DIE IKONEN

KURT WEITZMANN
GAIANÉ ALIBEGAŠVILI
ANELI VOLSKAJA
GORDANA BABIĆ
MANOLIS CHATZIDAKIS
MIHAIL ALPATOV
TEODORA VOINESCU
WILHELM NYSSEN

DIE IKONEN

HERDER FREIBURG · BASEL · WIEN

Die Originalausgabe erschien unter dem Titel
LE ICONE
bei Arnoldo Mondadori Editore S. p. A., Mailand

Die Übersetzung ins Deutsche besorgte
THOMAS MÜNSTER

Der Verlag dankt für freundliche Unterstützung:
dem Archäologischen Museum Skopje; Herrn Manolis Chatzidakis, Athen; der Kirche San Biagio, Ston; der Kirche San Giorgio, Prizren; der Kirche San Nicola, Prizren; dem Franziskanerkloster Dubrovnik; Frau Desanka Milošević vom Nationalmuseum Belgrad; dem Kloster von Dečani; dem Kloster von Morača; dem Kloster von Studenica; dem Museum der altserbischen Kirche, Sarajewo; dem Museum für religiöse Altertümer, Niš; dem Museum der serbisch-orthodoxen Kirche, Belgrad.

Alle Ikonen aus dem Katharinenkloster vom Sinai wurden reproduziert mit freundlicher Erlaubnis der Michigan-Princeton-Alexandria Expedition to Mount Sinai.

Einbandmotiv:
Der Evangelist Lukas malt die Ikone der Madonna
(unbekannter serbischer Meister um 1672)

INHALTSVERZEICHNIS: am Ende des Buches (Seite 420)

SONDERAUSGABE 1998

Printed in Spain
D.L. TO: 59-1998
ISBN 3-451-26542-7

URSPRUNG UND BEDEUTUNG DER IKONEN

VON KURT WEITZMANN

In der klassischen Antike fand die Verehrung der Gottheit ihren Ausdruck vorwiegend in der Kultstatue im Tempel. Der privaten Verehrung dienten kleine Kultfigurinen aus Bronze oder Terrakotta, die in einem Zimmer in einer eigenen Nische aufgestellt waren. Als sich dann in der Spätantike eine geistigere Vorstellung der Gottheit entwickelte, kam die Rundplastik außer Gebrauch und wurde zunächst durch das Flachrelief, später durch Malerei ersetzt. Diese Tendenz erkennt man am deutlichsten in den Geheimreligionen, deren transzendentale Auffassung in einer entmaterialisierten Wiedergabe des menschlichen Körpers besser zum Ausdruck kam. Der Vorgang läßt sich deutlich in der Kunst des Mithraskults verfolgen; hier erscheint das Bild des Mithras, der den Stier tötet, im 2. Jahrhundert noch als Rundplastik, im 3. als Flachrelief und schließlich als Fresko, wie zum Beispiel im Mithräum von Dura-Europos. Eine parallele Entwicklung ist im Isiskult zu beobachten, wo seit dem 3. Jahrhundert Serapis und Isis in Enkaustik auf die Faltflügel eines Triptychons gemalt werden, das als die angemessene Form eines privaten Hausaltars erscheint (S. 6).

Das Christentum als Erbe des Judentums verwarf, offenbar unter dem Einfluß des zweiten Gebotes, die bildende Kunst ganz allgemein und die Darstellung der Gottheit im besonderen. Selbst wenn mit der Hellenisierung des Christentums spätestens im 3., wahrscheinlicher aber schon Ende des 2. Jahrhunderts die bildenden Künste sich durchsetzten, so blieb der Widerstand für geraume Zeit erhalten. Die literarischen Quellen erwähnen einige Rundfiguren, aber das blieben Ausnahmen. Die wichtigsten Ausdrucksmittel waren Relief und Enkaustikmalerei. Im 4. Jahrhundert sprechen Bischöfe wie Eusebius von Cäsarea und Epiphanius von Salamis von Ikonen Christi, der Madonna, der Apostel und des Erzengels Michael. Es muß indes klargestellt werden, daß Heiligenbilder keine Erfindung des Christentums waren, sondern daß, wie zuvor erwähnt, der Isiskult sie schon kannte. Wie in den Mysterienkulten, so gab es auch im Christentum zwei Arten von Kultbildern: die monumentalen für die Gotteshäuser und die kleinen zu privater Verehrung. Aus den Quellen geht deutlich hervor, daß die kleinen, tragbaren Ikonen weit verbreitet waren in der Zeit, in welcher die Kirche noch gegen den Widerstand kämpfte, Bilder in Gotteshäusern anzubringen. Der Eiferer Epiphanius von Salamis riß ein auf einen Vorhang gemaltes Heiligenbild herunter, um auf diese Art seinen Widerstand gegen etwas auszudrücken, das er für Götzendienst hielt. Diese Episode ist besonders bemerkenswert, weil das von ihm abgelehnte Bild kein Gemälde war, sondern ein Tuch, was beweist, daß der Begriff Ikone von Anfang an nicht an ein bestimmtes Material gebunden war. Jüngst ist ein Webstück mit einer thronenden Madonna ans Licht gekommen (Kunstmuseum Cleveland), das eindeutig eine Ikone ist (S. 8).

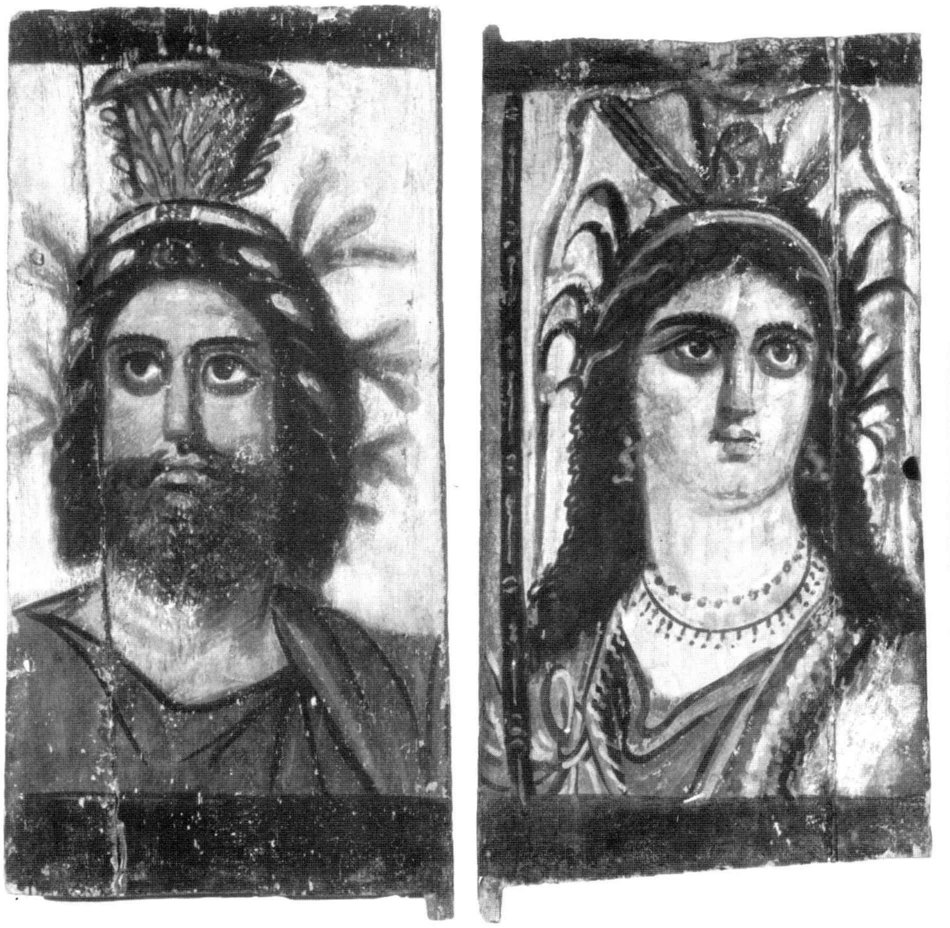

Serapis und Isis. Flügel eines Enkaustik-Triptychons, jeder Flügel 40 x 19 cm. Ägypten, 3. Jahrh. — J. Paul Getty Museum, Malibu, Kalifornien.

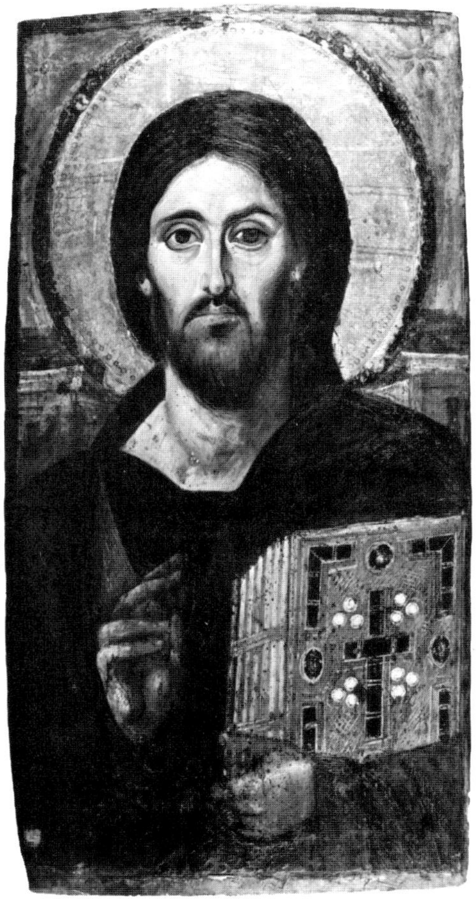

Christus. Enkaustik-Ikone, Konstantinopel, 8. Jahrh. — Sinai, Katharinenkloster.

Als im Jahre 726 die Frage der Bilderverehrung zu einem Bildersturm führte, wurden die Fundamente des Byzantinischen Reiches erschüttert. Die Kirchenväter, die zur Verteidigung der Bilder neigten, mußten überzeugende Argumente finden, warum Bilderverehrung kein Götzendienst war. Der Schlüssel zum Verständnis ist die Lehre von der Menschwerdung und das Dogma von den zwei Naturen Christi. Zu Beginn des Bilderstreits schrieb Johannes von Damaskus seine „Verteidigung der heiligen Bilder" in Palästina — damals unter islamischer Herrschaft —, wo er vor der Verfolgung des Kaisers von Byzanz sicher war. Er schrieb, daß „nicht der göttlichen Schönheit Form und Gestalt gegeben wird, denn diese kann nicht geschildert werden, sondern der Maler stellt die menschliche Gestalt dar. Wenn also der Sohn Gottes Mensch wurde und menschliche Natur annahm, warum sollte man ihn nicht abbilden?" In einer späteren Phase des Bilderstreits formulierte Theodoros von Studios die Beziehung zwischen Bild und Vorbild als eine Beziehung der Identität, eine Theorie, die er mit folgenden Worten erläuterte: „Der Mensch ist nach dem Bild und Gleichnis Gottes erschaffen, deshalb liegt in der Kunst, Bilder zu machen, etwas Göttliches." Als zweites betonte Theodoros die „Notwendigkeit" von Bildern: „Als vollkommener Mensch *kann* Christus nicht nur, er *muß* sogar in Bildern verehrt werden: wird dies verneint, so sind Christi Verdienste um die Erlösung praktisch verloren." Diese Theorie der Notwendigkeit gab dem Bild, nach dem endgültigen Sieg der Bilderverehrer im Jahre 853, die Vorrangstellung im Leben des orthodoxen Gläubigen, der seine kleine Ikone als Familienerbstück in Ehren hält und die Ikonen in den Kirchen verehrt.

Die Ikone kann unterschiedliche Gestalt annehmen. Als Privatbesitz ist eines ihrer wichtigen Kennzeichen die Tragbarkeit; der Besitzer kann sie also auf Reisen mitnehmen. Aus diesem Grund haben einige der ältesten Ikonen einen Schutzdekkel. Eine andere Art ist das Klappbild. Es wurde als Schreibtafel erfunden und behielt diese Funktion als das bekannte Konsular-Diptychon aus Elfenbein im 5. und 6. Jahrhundert. In der Ostkirche wurde es dann noch weiterverwendet, da der Diakon aus einem Diptychon die Bittgebete ablas. Als das Diptychon nicht mehr zu Schreibzwecken verwendet wurde, verlegte man die Elfenbeinschnitzerei von außen auf die Innenseiten, wo sie nun gut geschützt waren. Das Diptychon aus dem 6. Jahrhundert in Berlin mit Christus und der thronenden Madonna, offensichtlich eine Arbeit aus einer Werkstatt in Konstantinopel, ist eines der schönsten Exemplare (S. 8/9).

Schutz gewährt auch das Triptychon, das, nach den vielen gut erhaltenen Fragmenten vom Sinai zu schließen, noch weit beliebter war als das Diptychon. Da es ein repräsentatives Mittelfeld hatte und die Nebenfiguren auf die Seitenflügel verwies, ermöglichte es die Darstellung einer hierarchischen Ordnung.

In der Kirche kann das Bild fast überall verwendet werden, ob es sich nun um eine tragbare Tafel oder um ein Fresko handelt. Die Kirche S. Maria Antiqua in Rom ist ein schönes Beispiel für das Nebeneinander von Einzelikonen in Freskomalerei und erzählenden Friesen oder langen Reihen von Heiligen. Ein weiteres Beispiel ist die Kirche des hl. Demetrius in Saloniki mit ihren Ikonen in Mosaik an Säulen und Wänden (S. 9).

Bald wurde die Ikonostase der bevorzugte Platz, um die wichtigsten Ikonen auszustellen. Aber vor der mittleren byzantinischen Periode (853—1204) wurden anscheinend keine Ikonen größerer Abmessungen über der marmornen Brüstung oder zwischen den Säulen, die den Architrav tragen, angebracht. Meist bilden sie eine Vierergruppe mit Christus, der Jungfrau und Johannes dem Täufer als Fürbitter in der sogenannten Deesis und dem Schutzheiligen der Kirche. Über dem Architrav befand sich ein Wandteil, der vom 10. Jahrhundert an mit den Darstellungen liturgischer Feste verziert war, welche die früher üblichen Heiligenbüsten oder Medaillons ersetzten. Schließlich wurden die Königspforten, durch die der Priester das Heiligtum betritt, mit einer Verkündigung geschmückt, deren ältestes Beispiel — auf dem Sinai — aus dem 13. Jahrhundert stammt, obwohl es diese Dekoration schon früher gegeben haben mag.

Die Ikone des Tages wurde auf einem besonderen Lesepult, dem Proskynetarion, im Kirchenschiff ausgestellt. Jede Kirche hatte eine oft beachtliche Anzahl von kleinen Ikonen, die entweder an den Wänden der Seitenschiffe oder des Chores hingen oder sich in einem Lagerraum befanden, aus dem man sie holte, wenn sie gebraucht wurden. Dann gab es noch Ikonen besonderer Verehrung, wie die Madonnenbilder, die der Überlieferung nach vom hl. Lukas selbst gemalt wurden, oder die Acheiropoieten, die „Nicht-von-Menschenhand"-Gemalten. Sie waren Anziehungspunkte für Pilger und wurden mit Votivgaben aller Art bedacht. Schließlich gab es die beidseitig bemalten Prozessions-Ikonen, denen man ebenfalls besondere Verehrung entgegenbrachte; früher wurden sie von der Armee mit in die Schlacht getragen.

Die Ikone ist nach der allgemein verbreiteten Vorstellung eine bemalte Holztafel. Diese Vorstellung beruht auf der gewaltigen Menge von erhaltenen Ikonen aus der spät- und nachbyzantinischen Zeit, bei denen tatsächlich bemaltes Holz vorherrscht. Das stimmt aber nicht für frühere Zeiten. Besonders in der Zeit der makedonischen Dynastie (867—1056), dem zweiten goldenen Zeitalter von Byzanz, wurden die verschiedensten Materialien verwendet. Zu den monumentalen Mosaiken kommen jetzt die Mosaik-Ikonen aus sehr kleinen Steinen. Gold und Silber wurden oft verwendet, um den Glanz der Ikonen zu erhöhen. Desgleichen das hochgeschätzte Elfenbein und kostbare Steine. Die Marmorskulptur spielt wieder eine wichtige Rolle, aber wie beim Elfenbein zieht man das sehr flache Relief vor, um den Eindruck betonter Körperlichkeit zu vermeiden. Die Benutzung mannigfaltiger Medien besonders im 10. Jahrhundert ist eine bewußte Anlehnung an das erste goldene Zeitalter von Byzanz, an die Zeit Justinians. Ein Material gibt es aber, das seine frühere Anwendung bei weitem übersteigt: das Zellenschmelz-Email (cloisonné), das wegen seines betont zweidimensionalen Charakters und seiner Durchsichtigkeit die Künstler dieser Zeit ansprach und besser als jedes andere Medium die Wiedergabe entmaterialisierter Körper erlaubte.

Von der frühen byzantinischen Periode an sind, bezeugt sowohl durch die literarischen Quellen wie auch aus den jüngsten Funden im Sinai zu schließen, die meistbehandelten Themen Christus, die Madonna, die Apostel, die populären Heiligen und die hohen Feste des Kirchenjahres. Christus und die Madonna erscheinen oft mit Beinamen, die jedoch in den meisten Fällen nicht besondere Typen darstellen, sondern allgemeine Eigenschaften. Das schmückende Beiwort „Eleousa" zum Beispiel, Madonna der Sanftheit oder des Mitleids, ist ein Ausdruck, der sich in der Dichtung, vor allem in Hymnen, sehr oft findet und mit vielen anderen „Typen" der Jungfrau wetteifert. Andere Beinamen sind Ortsbezeichnungen, wie zum Beispiel „Blachernitissa". Aber die Kirche der Blachernae in Konstantinopel hatte viele Marien-Ikonen und das Beiwort „Blachernitissa" bezeichnet daher sehr unterschiedliche Marienbilder.

In der mittelbyzantinischen Periode bekommt die byzantinische Kunst einen zunehmend liturgischen Charakter, wie klar aus der Darstellung der schon erwähnten Deesis, des Fürsprache-Gebets, zu erkennen ist. Es zeigt Christus im Mittelpunkt und an den Seiten, ihrer Rangordnung gemäß, die Jungfrau Maria, Johannes den Täufer als Hauptfürbitter, daneben die Erzengel, Apostel und noch einige Heilige. Der Platz für die Große Deesis ist über den Pforten der Ikonostase, wo sich oft auch die Bilder der großen Feste des Kirchenjahres befinden. Einzeln hatte es diese Feste schon in der frühchristlichen Kirche gegeben, aber jetzt entstand eine Gruppe von zwölf Festen, deren Feier in mittelbyzantinischer Zeit vorgeschrieben wurde.

Nachdem Symeon Metaphrastes im 11. Jahrhundert sein „Leben der Heiligen" in zehn Bänden geschrieben hatte, wurde die Kalender-Ikone beliebt, in der die Heiligen eines jeden Tages im Jahr in einer langen Reihe abgebildet waren. Spätestens gegen Ende des 12. Jahrhunderts beginnen Episoden aus dem Leben der Heiligen deren Abbilder von allen Seiten einzurahmen. Die spätbyzantinische Periode brachte verhältnismäßig wenig Neues, erweiterte nur die überlieferten Themen und fügte häufig eine Menge Nebenpersonen hinzu. Während zum Beispiel beim Tod Marias in der mittleren Periode die Zahl der Klagenden auf die zwölf Apostel und drei Bischöfe beschränkt war, nahm die Zahl der Zuschauer in späteren Darstellungen immer mehr zu: Christus ist von himmlischen Heerscharen umgeben, und klagende Frauen besetzen die Balkone der umliegenden Häuser.

Von der Mitte des 15. Jahrhunderts an wurde Rußland ikonographisch besonders schöpferisch und erfand eine eindrucksvolle Zahl von dogmatischen, liturgischen und sogar historischen Themen, die auf weitgehend mystischer Literatur aufbauten und häufig sehr komplex waren.

Über die erste Zeit der Ikonenmalerei wissen wir sehr wenig und werden wegen der radikalen Zerstörungen während des

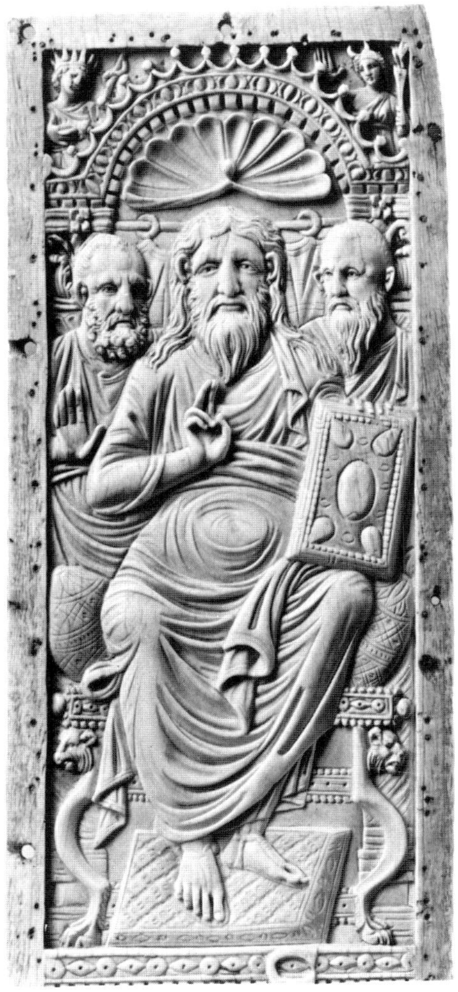

Christus zwischen Petrus und Paulus. Diptychon aus Elfenbein, jede Klappe etwa 29 x 13 cm. Konstantinopel, 6. Jahrh. — Berlin, Staatliche Museen, preußischer Kulturbesitz.

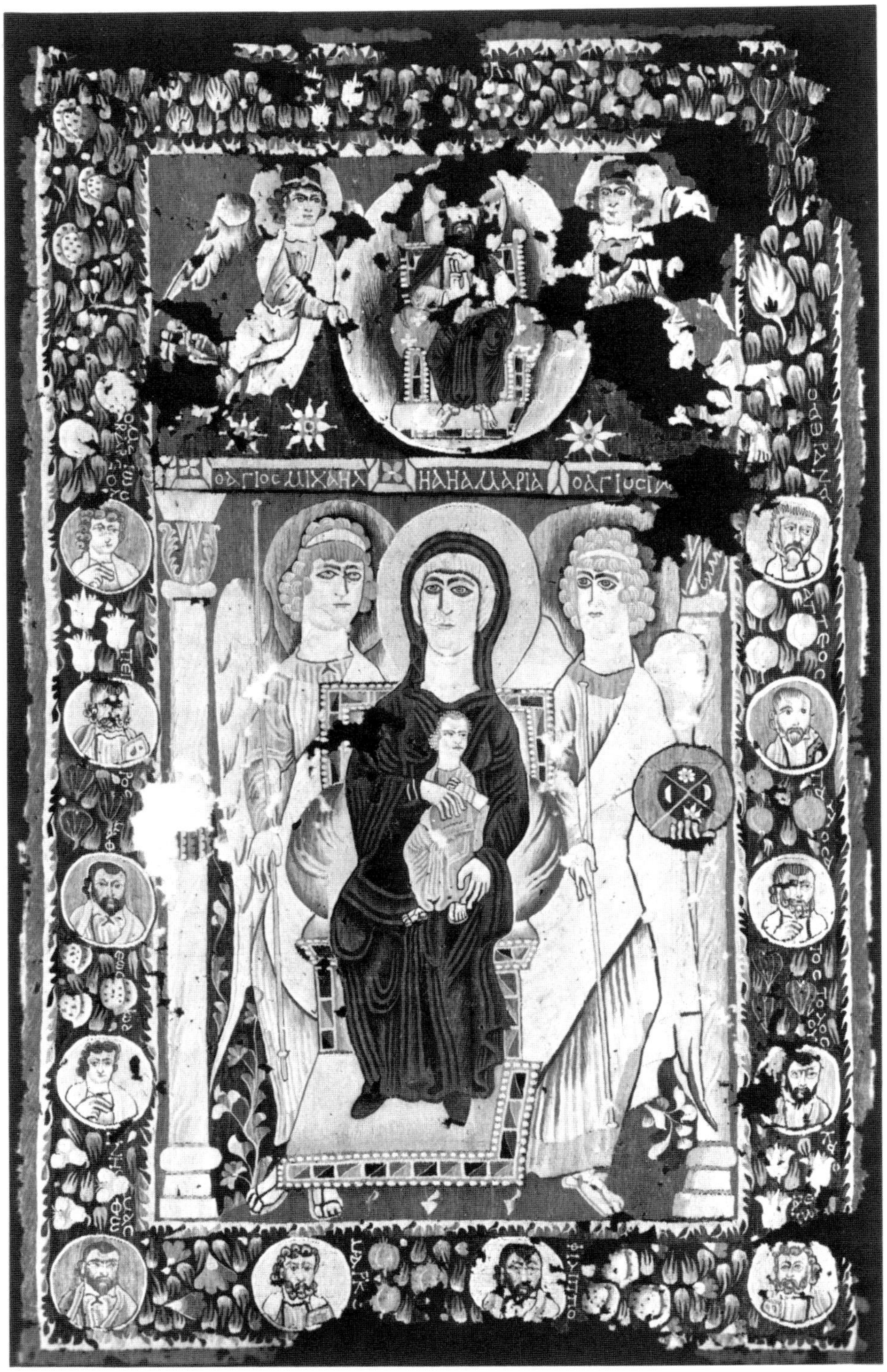

Thronende Madonna, Himmelfahrt und Medaillons mit den zwölf Aposteln. Gewebe, 179 x 100 cm. Ägypten, 6. Jahrh. — Kunstmuseum Cleveland.

durch den Bilderstreit entfesselten Krieges auch nie die ganze Geschichte erfahren. Bis in jüngste Zeit waren nur vier Ikonen aus der Zeit vor dem Bildersturm bekannt. Diese befinden sich in Kiew und stammen aus dem Sinai. Erst nachdem die Sinai-Sammlung selbst in den letzten 25 Jahren untersucht werden konnte, waren wir in der Lage, einige erstklassige Arbeiten, ein Brustbild Christi (S. 6), Petrus sowie eine zwischen Soldaten und Heiligen thronende Madonna als Arbeiten aus den Werkstätten Konstantinopels identifizieren zu können. Eine etwas größere Gruppe alter Ikonen stammt, wie wir vermuten, aus Palästina, also der Provinz, in der das Sinai-Kloster liegt. Wir wissen auch noch recht wenig über die Ikonenmalerei in einem so wichtigen Zentrum wie Alexandria, die einen griechischen, vom koptischen sehr verschiedenen Charakter gehabt haben muß. Es sind zwar einige koptische Ikonen bekannt, aber ihr systematisches Studium ist bisher nicht einmal versucht worden. Sicher war Antiochia ein bestimmendes Element in der Ikonenmalerei, aber da klafft in unserem Wissen eine Lücke. Im Sinai-Kloster gab es noch Ikonen aus einer etwas späteren Zeit mit syrischen und arabischen Inschriften und eigenem Stil. Sie könnten zum Anlaß der Erforschung jener Ikonen dienen, die von christlichen Syrern und Arabern produziert wurden. Mit Gewißheit wurden in vor-ikonoklastischer Zeit auch in Georgien Ikonen gemalt, aber auch da-

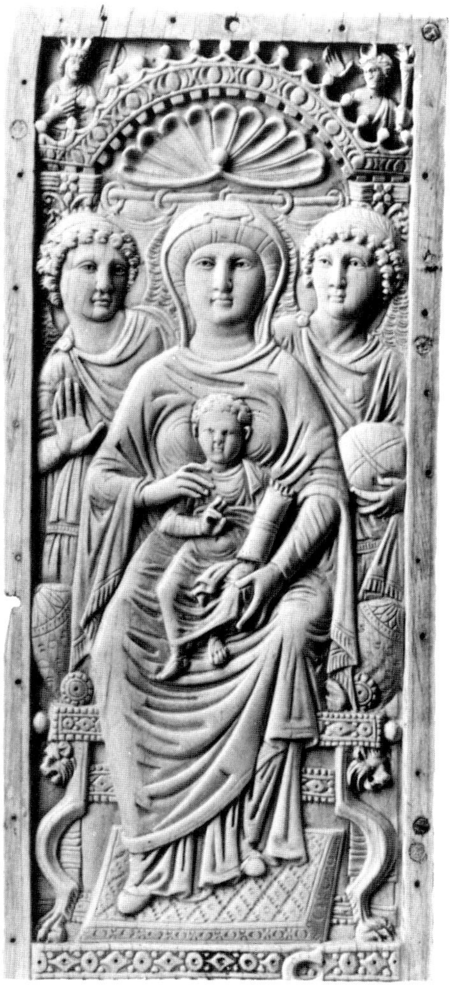

Madonna zwischen Erzengeln. Zweite Tafel aus dem Diptychon von S.8.

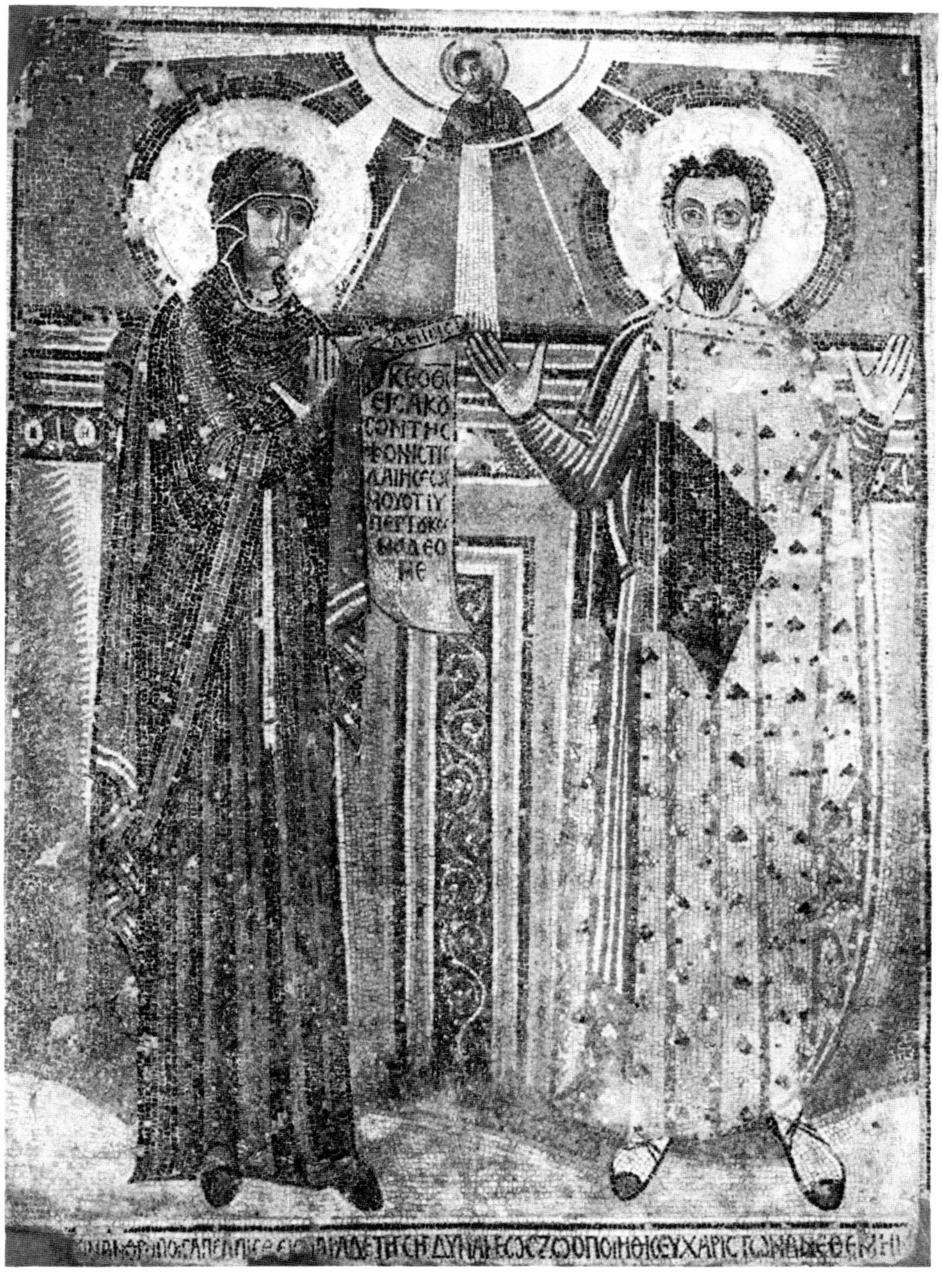

Maria und der hl. Theodoros Stratelates. Mosaik, etwa 7. Jahrh. — Kirche des hl. Demetrius, Saloniki.

von sind nur wenige erhalten. Wir haben allen Grund zu der Annahme — und es gibt Belege dafür —, daß es in der frühen byzantinischen Zeit keinen einheitlichen Stil gab und daß jede bedeutende Metropole mit der sie umgebenden Provinz ihre eigene Tradition hatte, die von einheimischen und häufig antiklassischen Bestrebungen bestimmt war. Einige sehr wichtige alte Enkaustik-Ikonen sind in Rom ans Licht gekommen. Sie unterscheiden sich sehr von denen des Ostens und sind nicht so malerisch im Stil.

Die Ikonenschätze des Katharinenklosters im Sinai zeigen also, daß mit dem Ausbruch des Ikonoklasmus im Jahre 726 die Ikonenmalerei nicht zu völligem Stillstand kam. Jenseits der Grenzen des Byzantinischen Reiches, zum Beispiel im damals unter muselmanischer Herrschaft stehenden Palästina, wurden Ikonen gemalt, wie eine Anzahl der Ikonen des Sinai, die wir auf das 8.—9. Jahrhundert datieren, beweist. Konstantinopel wurde erst im zweiten goldenen Zeitalter, als sich das Reich unter der makedonischen Dynastie wieder ausdehnte, der unbestrittene künstlerische Mittelpunkt im östlichen Mittelmeer, und es bildete einen eigenen Stil aus, dessen Ausstrahlung in den Nachbarländern nach Nord und Süd, nach Ost und West spürbar wurde. In einem Versuch, das erste goldene Zeitalter unter Justinian neu aufleben zu lassen, entstand eine Erneuerungsbewegung, die wir heute Makedonische Renaissance nennen.

Im 11. und 12. Jahrhundert, also zur Zeit der Komnenen-Kaiser (1081—1185), wurde der hohe Standard der Kunst in Konstantinopel gewahrt, aber das klassische Element trat bis zu einem gewissen Grade zurück zugunsten eines Stils, der den stärker entmaterialisierten menschlichen Körper bevorzugte. Diese Tendenz sollte man indes nicht als antiklassisch einstufen, sondern eher als einen Versuch, die erdnahe Klassik zu vergeistigen. Ein mehr asketischer Stil entwickelte sich unter dem Einfluß des wiederauflebenden Mönchstums mit seiner Neigung zum Mystizismus, wie ihn Symeon der Neue Theologe (949—1022) vertrat. Zwischen beiden Strömungen hatte sich eine vollkommene Harmonie herausgebildet, die anhielt, solange es byzantinische Kunst gab.

Als Folge der Bestrebung, den menschlichen Körper zu entmaterialisieren, beginnen die plastischen Künste zugunsten der Malerei zu schwinden. Von ihren früheren Materialien blieben ihrer flächigen Wirkung wegen nur Zellenschmelz-Email und Mosaik in Gebrauch.

Die Kunst der Hauptstadt war nicht nur in alle Nachbarländer exportiert worden; Künstler aus Konstantinopel, Mosaizisten insbesondere, wurden auch in andere christliche und muselmanische Städte, wie Venedig, Palermo, Kiew, Damaskus und Córdoba, gerufen, um nur einige der wichtigsten zu nennen. In Griechenland war Saloniki seit frühchristlicher Zeit ein starker Rivale Konstantinopels. Man stellte dort höchste künstlerische Anforderungen, was unter anderem aus den Votiv-Ikonen der Wandmosaiken in der Kirche St. Demetrius mit Darstellungen des Titularheiligen hervorgeht. Das restliche Griechenland mußte bis zur mittelbyzantinischen Periode auf wirtschaftliche Besserung und eine Wiederbelebung der byzantinischen Kunst und Ikonenmalerei warten. Nach der Christianisierung des Balkans und Rußlands wurden byzantinische Kunst und Ikonenmalerei aus Konstantinopel eingeführt und von einheimischen Künstlern nachgeahmt. Da man die orthodoxe Lehre annahm, war das ein ganz natürlicher Vorgang. Im lateinischen Westen war die Lage völlig anders. Starke Wellen byzantinischen Einflusses erreichten besonders im 12. und 13. Jahrhundert alle westlichen Länder. Ikonen, wie die Madonna von Spoleto vom Ende des 12. Jahrhunderts, wurden hoch geschätzt und erfreuten sich besonderer Verehrung, aber die wahre Bedeutung der Ikone und ihre Funktion in der Liturgie wurde nicht verstanden. Im Westen wurde das verehrungswürdige Bild zum Altarbild, während im orthodoxen Gottesdienst nur Kelch, Patene und Evangeliar am Altar erlaubt sind.

Als im 13. Jahrhundert in Konstantinopel das lateinische Königtum entstand und die Kreuzritter sich in Syrien und Palästina festsetzten, gediehen byzantinische Kunst und Ikonenmalerei trotz dieser Okkupationen weiter. Es fand eine wechselseitige Durchdringung westlicher und byzantinischer Ikonographie statt, und der westliche Stil gewann bis zu einem gewissen Grade Einfluß, wenn auch die Hauptströmung von Osten nach Westen ging. Die byzantinische Kunst war lebensfähig genug, gerade in dieser Zeit den stärksten Einfluß auf den Westen, besonders auf Italien, auszuüben, wo man den byzantinischen Stil geradezu „maniera greca" nannte. Ähnlich stark war der Einfluß in den slawischen Ländern, in denen anscheinend viele Künstler aus Griechenland und von den griechischen Inseln Zuflucht gefunden hatten.

In der Zeit der Palaiologen (1261—1453) setzte mit der Rückeroberung Konstantinopels die Abwehr des westlichen Einflusses ein. Ein bewußtes Zurückgreifen auf die eigene Vergangenheit und besonders auf die justinianische Zeit bestimmte die Ikonenmalerei und die Kunst im allgemeinen. Neue Formeln für das Zusammenspiel klassischer und spiritueller Elemente wurden gefunden, wobei letztere immer stärker hervortreten. Plastische Medien wie das Flachrelief, das in der komnenischen Zeit noch lebte, wurden gänzlich aufgegeben. Malerei wurde das einzige Ausdrucksmittel für Ikonen, und es entwickelte sich eine freie Art der Pinselführung, die dem Geist der Zeit sehr entsprach. Mit dem Schrumpfen des Reiches ging auch der Einfluß byzantinischer Kunst über die Grenzen hinaus mehr und mehr zurück. Er erreichte zwar noch Georgien im Osten und die slawischen Länder im Norden, aber letztere suchten ihren eigenen Stil, wobei sie sich der byzantinischen Wurzeln bewußt blieben, doch die hellenistischen Elemente um der stärkeren Abstraktion willen zurückdrängten. Besonders in der russischen Ikone geht die Entmaterialisierung der menschlichen Gestalt weit über das griechische Vorbild hinaus. Die Personen werden überlang, und eine flüchtige Pinseltechnik gibt ihnen manchmal ein gespenstisches Aussehen, das noch durch den Gebrauch geheimnisvoll leuchtender Farben betont wird. Der Einfluß byzantinischer Kunst auf den lateinischen Westen setzte indes aus fast dem entgegengesetzten Grund aus: Mit Beginn der Gotik hatte sich Westeuropa auf den Weg zu einem Naturalismus gemacht, der mit der spirituellen Auffassung der Ikonen nicht vereinbar war.

Nach dem Fall Konstantinopels im Jahr 1453 wurde die Ikonenmalerei weiter gepflegt im damals unter venezianischer Herrschaft stehenden Kreta und auf dem Athos, der unter türkischer Herrschaft eine gewisse Autonomie behielt. Die in großen Mengen hergestellten und technisch oft sehr qualitätvollen kretischen Ikonen verraten in der ersten Zeit stilistisch und ikonographisch einen hohen Grad an Konservativismus. Indessen führte der enge Kontakt mit Venedig auf die Dauer zum Einströmen westlicher Elemente. Es entstand ein Misch-Stil, der zur Auflösung der spirituellen Werte führte, ohne welche die Ikone ihre Daseinberechtigung verliert.

Weit länger als ein Jahrtausend stand die Ikone im Mittelpunkt des Lebens der orthodoxen Gläubigen, und ihre allgemeine Anerkennung beruhte auf dem Geschick der Künstler, Tradition und Neuerung zu verbinden. Die Themen wurden entweder von der Kirche vorgeschrieben oder aus dem Volksglauben entwickelt. Darum blieben sie für die Massen jederzeit verständlich. Außerdem blieb immer ein ausreichendes Maß an künstlerischer Freiheit gewahrt, nicht so sehr zur Entwicklung eines persönlichen Stils — obwohl die individuelle Note keineswegs fehlt —, sondern eines Stils, der durch die Struktur der Gesellschaft und der Bevölkerungsschichten, die Ikonen in Auftrag gaben, bedingt war. Während höfische Kreise einen klassisch getönten Stil bevorzugten, entwickelte sich in mönchischer Umgebung ein eher asketischer Stil. Weiter verfügen die Ikonen über ästhetische Werte, die in ihrer harmonischen Zeichnung und in genau berechneten Farbwerten zum Ausdruck kommen. Auf diesen Werten beruht die große Beliebtheit, deren sich die Ikonen noch heute in aller Welt erfreuen.

DIE IKONEN KONSTANTINOPELS

VON KURT WEITZMANN

Der Bildersturm, der Raubzug der Venezianer im Jahre 1204 und die Plünderung durch die Türken von 1453 sind die Hauptgründe, weshalb in Konstantinopel selbst nur wenige Ikonen erhalten sind. Es muß deshalb als verwegener Versuch erscheinen, ein Kapitel über die Ikonen der Hauptstadt zu schreiben. Dennoch liegt der Fall nicht ganz so hoffnungslos, wie es auf den ersten Blick aussehen mag. Vor allem muß man sich klarmachen, daß es Ikonen nicht nur als Tafelmalerei gab, sondern auch als Fresken und Wandmosaiken. Einige davon sind unter dem Kalkanstrich wieder zum Vorschein gekommen und geben ein ungetrübtes Bild vom hohen Stand der künstlerischen Entwicklung in Konstantinopel. Die Mosaiken vor allem sind von geübten Handwerkern in gut ausgerüsteten Werkstätten angefertigt worden, und Konstantinopel war als Meisterin der Mosaikkunst so sehr bekannt, daß seine Handwerker von christlichen und islamischen Ländern der ganzen Welt angefordert wurden. Diese Monopolstellung dehnte sich auch auf die kleineren Mosaik-Ikonen aus. Die meisten von ihnen zeugen von großen künstlerischen Fähigkeiten, und es besteht Grund zu der Annahme, daß sie fast ausnahmslos in der Hauptstadt hergestellt wurden. Deshalb wird eine erhebliche Anzahl in dieser Studie besprochen.

Es gab andere wertvolle Materialien, mit denen die Kunst Konstantinopels glänzte. Besonders in der Zeit der makedonischen Dynastie (867—1056) zeigt sich eine fast prahlerische Prachtentfaltung auch in den Ikonen. In den „kostspieligen Künsten" waren Gold und Silber die meist verwendeten Materialien neben Elfenbein — diese Künste hatten in der ersten byzantinischen Epoche geblüht und wurden jetzt neu belebt. Weil aber das meiste Gold und Silber eingeschmolzen wurde — die beiden Erzengel der Ikonen von Venedig sind Ausnahmen (S. 42 u. 43) —, blieb nur eine erhebliche Zahl von Elfenbeinarbeiten übrig. Aus diesem zweiten goldenen Zeitalter gibt es so viel Elfenbein, daß verschiedene Ateliers unterscheidbar sind und ihre Entwicklung im einzelnen verfolgt werden kann. In Hinsicht auf Edelmetalle und Elfenbeinschnitzerei hatte Konstantinopel nur wenige Rivalen, wie Georgien im Osten und die Reiche der Karolinger und Ottonen im lateinischen Westen.

Wir sind uns bewußt, daß es keine überzeugende Methode gibt, im einzelnen Falle die Herkunft eines Kunstwerks aus Konstantinopel nachzuweisen. Ein Künstler aus der Hauptstadt kann an einen anderen Ort verzogen sein, oder ein provinzieller Künstler kann entweder in die Hauptstadt abgewandert oder den städtischen Stil zu Hause nachgeahmt haben. Außerdem ist in Betracht zu ziehen, daß nicht alle hauptstädtischen Produkte zwangsläufig von erster Qualität sein mußten. Es muß deshalb zugegeben werden, daß zwischen einem Produkt aus Konstantinopel und einem, das unter seinem unmittelbaren Einfluß entstanden ist, nicht immer eine scharfe Grenze zu ziehen ist und also der Ausdruck „Stil von Konstantinopel", wie wir ihn verwenden, in einem erweiterten Sinne zu verstehen ist.

Der Ausbruch des Bildersturms bekommt ein Schlaglicht durch die Episode am Chalke-Tor, wo im Jahre 726 oder kurz danach auf Befehl Kaiser Leos III. eine Ikone Christi entfernt wurde — ein Vorgang, der zu den schlimmsten Zusammenrottungen geführt hatte. Tore waren bevorzugte Plätze, um Schutzheilige aufzustellen, und die Menschen, die hindurchgingen, wurden zu ihren Verehrern. Die ursprüngliche Ikone vom Chalke-Tor war nicht fest mit dem Mauerwerk verbunden, desgleichen die zweite Figur, die Kaiserin Irene etwa um 800 aufstellen ließ. Als aber das Christusbild 843 ein drittes Mal angebracht wurde, geschah dies aus dem Wunsch nach größerer Dauerhaftigkeit in Gestalt eines Wandmosaiks. Unter den noch existierenden Portalmosaiken ist das über der Kaiserpforte der Hagia Sophia das älteste (S. 25). Es stellt den vor dem thronenden Christus knienden Kaiser Leo VI. dar mit Maria als Fürsprecherin über dem büßenden Kaiser. Wahrscheinlich entstand es nach dem Tod des Kaisers im Jahr 912. Die majestätische Gestalt Christi mit dem einem Zeus ähnlichen Haupt wirkt in hohem Maße körperlich, was durch die fest anliegende Kleidung betont wird. Die nächsten Parallelen zu einer solchen klassischen Auffassung des Körpers sind die Miniaturen des bekannten Psalters von Paris, der besten Arbeit aus der Zeit, die Makedonische Renaissance genannt wird.

Unter Leos Nachfolger Konstantin VII. Porphyrogennetos, einem Gelehrten und Künstler auf dem Thron, erreicht die Neubelebung der Klassik ihren Gipfel. Er war auch ein großer Reliquiensammler und hatte das Mandylion, das Tuch mit dem Gesichtsabdruck Christi, in einer Triumphprozession aus Edessa, wo es eine bewegliche Portal-Ikone gewesen war, im Jahre 944 nach Konstantinopel gebracht. Ein Preislied (Enkomion), das diesen Vorgang feiert, wird ihm zugeschrieben. Auf dem Flügel eines Triptychons vom Sinai (S. 28) ist die Szene geschildert, in der ein Bote das Mandylion König Abgar von Edessa überbringt, der ein Bildnis Christi gewünscht hatte. Nun hat das Gesicht des Königs Abgar unverwechselbare Ähnlichkeit mit Kaiser Konstantin Porphyrogennetos, und das bedeutet, daß das Bild erst nach 944 entstanden sein kann. Anscheinend wurde es kurz danach fertiggestellt. Die Gestalt des Kaiserkönigs zeigt fest anliegende Kleider an einem kräftig gebauten Körper — im Prinzip dieselben Kennzeichen wie im Leo-Mosaik (S. 25). Die künstlerische Qualität ist aber nicht überragend, und das wirft die — unbeantwortbare — Frage auf, ob die ikonographisch so eng mit Konstantinopel verknüpfte Ikone wirklich dort gemalt wurde. Es stimmt allerdings, daß auch weniger gelungene Arbeiten in der Hauptstadt entstanden sind.

Der Mangel an gemalten Ikonen im 10. Jahrhundert wird durch die Fülle von Elfenbein reichlich wettgemacht. Von den mehr als 200 vorhandenen byzantinischen Elfenbeintafeln sind die Mehrzahl Ikonen dieses Jahrhunderts und entstanden mit geringen Ausnahmen in Konstantinopel in eindeutig feststellbaren Ateliers. Einige, die man „nach Vorlage" nennt, wurden, wie das Wort besagt, nach Gemälden gestaltet. Die verhältnismäßig geringe Größe der Tafeln und die Feinheit der Ausführung machen es mehr als wahrscheinlich, daß als Modelle Miniaturen dienten. Eine der schönsten Elfenbeinarbeiten ist der „Tod Mariä" in München (S. 26). Die dichten, scharfen Linien an der Liegestatt ahmen den Pinselschlag nach. Unter dem Einfluß der Makedonischen Renaissance verbindet der Künstler malerische und bildhauerische Effekte, wobei er die Figuren ziemlich flach hält, den Hintergrund ringsherum aber tief herausarbeitet, so daß ein starker Eindruck von Plastizität entsteht. Diese Elfenbeintafel war einmal das Mittelstück eines Triptychons, als es aber in den lateinischen Westen gelangte, wurde seine Funktion als tragbare Ikone nicht mehr verstanden. Es wurde zerlegt, und das Mittelfeld wurde verwendet, um das luxuriöse Evangeliar des deutschen Kaisers Otto III. (983—1002) zu schmücken.

Vom Elfenbein kam man auf die Bearbeitung des empfindlichen, aber nicht so teuren Steatit. Eine der frühesten und wahrscheinlich auch im 10. Jahrhundert entstandenen Arbeiten in Speckstein ist der „Marientod" in Wien (S. 27). Während die Gesichter sehr ausdrucksvoll sind, wirkt der Faltenwurf weniger elegant und klassisch wie bei den Elfenbeinarbeiten, was die Vorstellung weckt, daß qualifizierte Künstler nur in Elfenbein arbeiteten. Außerdem war Speckstein aus technischen Gründen für den komplizierten Mechanismus eines Triptychons nicht geeignet, und unsere Tafel mit dem Tod Mariä befand sich wahrscheinlich in einem Holzkästchen mit Metallrahmen (S. 80).

Unter den nach malerischen Vorlagen gearbeiteten Stücken befindet sich eines von der höchsten Qualität, die man in Konstantinopel erwarten darf, eine Elfenbein-Kreuzigung unter einem offenen Baldachin im Metropolitan-Museum (S. 29). Sie war ursprünglich gleichfalls Mittelteil eines Triptychons. Der Schnitzer wendet mit großem Geschick zwei unterschiedliche Formprinzipien zu gleicher Zeit an, indem er die Jungfrau in einer starren Pose, Johannes aber in lockerer Haltung und realistischer schildert, um so zwischen Göttlichem und Menschlichem zu unterscheiden. Die tiefe Schnittführung ist besonders wirksam in der Gestalt Christi am Kreuz, die fast vom Hintergrund gelöst erscheint. Die an manchen Einzelheiten kenntliche klassische Tradition ist am deutlichsten in der Figur des erstochenen Hades unter dem Kreuz, der von einem klassischen Fluß oder Berggott inspiriert war.

Eines der wenigen vollständig erhaltenen Triptychen der Gruppe „nach Vorlage", das sich jetzt in Leningrad befindet, hat als Mittelteil die Vierzig Märtyrer von Sebaste, die in einem eisigen See zu Tode froren (S. 31). Die verkrümmten Posen einiger der Märtyrer könnten von den sterbenden Giganten einer Gigantomachie, wie man sie von antiken Bodenmosaiken kennt, angeregt sein. Aber während der Elfenbeinschnitzer die außergewöhnliche Bewegtheit seiner Figuren nach einem antiken Modell kopierte, unterdrückte er die muskuläre Struktur, indem er die Körper übermäßig verlängerte, um die nervöse Empfindsamkeit zu betonen. Auf diese Weise gelang es ihm, klassischen Realismus und christliche Spiritualität zu verbinden. Zugleich setzte er die Unruhe des Mittelfelds in Gegensatz zu den feierlichen Posen der Soldatenheiligen auf den Flügeln.

Einzelne Soldatenheilige können Gegenstand besonderer Ikonen sein, wie die des hl. Demetrius im Metropolitan-Museum (S. 32). Da er in Pose und Faltenwurf ein bißchen manierierter wirkt, mag diese Schnitzerei etwas später entstanden sein als die Gruppe „nach Vorlage“, aber wahrscheinlich noch im 10. Jahrhundert. Da die Tafel von stattlicher Größe ist, war sie ganz sicher in einen massiven Holzblock eingelassen und hatte einen metallenen Rahmen, wodurch ein Eindruck ähnlich dem der Demetrius-Ikone aus Steatit entstand (vgl. S. 80).

Es gab eine gegenseitige Beeinflussung aller Materialien und Techniken. Nicht nur war eine Gruppe von Elfenbeinarbeiten von gemalten Vorbildern abhängig, sondern man kann bei einer Ikone des hl. Philippus auf dem Sinai (S. 34) auch eine Rückwirkung des Elfenbeins auf die Malerei beobachten. Die Behandlung der Falten, die geschnitzte Furchen vortäuscht, spiegelt die Technik der Elfenbeinschnitzer (S. 26, 29, 32). Von den wenigen heute bekannten gemalten Ikonen des 10. Jahrhunderts müssen wir die des hl. Philippus wegen der feinen Arbeit und der würdigen Haltung Konstantinopel zuschreiben.

Die vornehmsten Arbeiten sind solche, die irgendwie mit den Kaisern in Zusammenhang stehen und als deren Aufträge gelten können. Sie bilden die sogenannte Romanos-Gruppe, die nach einem Schnitzwerk im Louvre benannt ist, in dem Christus einen Romanos-Kaiser und eine eudokische Kaiserin krönt. Man dachte an Romanos IV. (1068—1071), später an Romanos II. (959—963), und die neuere Forschung hält den Gekrönten wieder für Romanos IV. Mag das sein, wie es will, es gibt keinen Zweifel, daß diese Gruppe vor der Mitte des 10. Jahrhunderts begann und eines ihrer ersten Werke das Triptychon in Rom (S. 33) ist, das auf der Mitteltafel eine Inschrift hat, die Konstantin erwähnt und das Versprechen Christi, ihm alle Macht zu verleihen. Dieser Konstantin kann niemand anders sein als Konstantin VII. Porphyrogennetos (912—959). Das Kernstück ist die Deesis oben in der Mitte, in welcher — ein seltener Fall — Johannes der Täufer, dessen Haupt der Kaiser besonders verehrte, rechts von Christus steht. Unten sind fünf der zwölf Apostel, nämlich jene, die mit den großen Bistümern in Zusammenhang stehen: Petrus und Paulus mit Rom, Jakobus mit Jerusalem, Johannes mit Ephesus und Andreas mit Konstantinopel. Auf den Flügeln befinden sich der Rangordnung gemäß die Kirchenväter und die Soldatenheiligen. Die Anordnung bekundet die überragende Bedeutung der Fürbitte, welche die Dekorationen der Ikonostase überragt und so die liturgische Funktion dieses Werkes spiegelt. Vorbilder, besonders für die Apostel, waren frühe byzantinische Reliefs, vielleicht aus Elfenbein oder auch aus Marmor. Die normalen Proportionen, die soliden Positionen und das vergleichsweise hohe Relief geben den Figuren körperhafte Realität, die stärker ist als in fast allen anderen byzantinischen Elfenbeinarbeiten. In dieser Hinsicht spiegelt sie den Höhepunkt der Makedonischen Renaissance.

Der Wunsch, jedes denkbare wertvolle Material für die Herstellung von Ikonen zu verwenden, führte zu einer Belebung der spätantiken Steinschneidekunst. Im Kreml gibt es eine farbige Heliotrop-Ikone mit einem stehenden, segnenden Christus (S. 35). Dieser Christus wurde offenbar durch eine zeitgenössische Elfenbeinarbeit der Romanos-Gruppe angeregt und scheint die berühmteste Ikone, nämlich die vom Chalke-Tor zu reflektieren, die gewiß eines der bekanntesten und meistverehrten Christusbilder Konstantinopels war. Obgleich die Haltung von Christi rechtem Arm etwas von den „chalkisch“ genannten Typen abweicht, ist unsere Gemme als Variante dieses berühmten Bildes anzusehen.

Ein einzigartiges Stück ist eine Kreuzigungsgruppe aus massivem Gold auf einer Scheibe aus Lapislazuli im Schatz von San Marco. Gold auf Lapislazuli wurde in der Spätantike gern verwendet und ist aus Ägypten zugeschriebenen Arbeiten bekannt. Wie die Gemme im Kreml (S. 35) ist auch die Scheibe ein lebendiges Zeugnis für das Aufleben der kostspieligen Künste im Konstantinopel des 10. Jahrhunderts. Ihr Stil erinnert an die frühe Phase des Romanos-Elfenbeins (S. 33), dem es durch die plastische Behandlung und die natürlichen Proportionen der Figuren nahekommt, deshalb sollten wir sie ebenfalls dem 10. Jahrhundert zuschreiben.

Die Romanos-Gruppe ist nicht die einzige mit Beziehungen zum kaiserlichen Hof. Zu S. Francesco in Cortona gibt es ein Elfenbeinstück von beachtlicher Größe (S. 36) mit einer Reliquie des Heiligen Kreuzes aus der Zeit des Kaisers Nikephoros, bei dem es sich nur um Nikephoros II. Phokas (963—996) handeln kann. Der Schatzmeister der Großkirche der Hagia Sophia namens Stephanos schenkte diese Ikone dem Kloster, das ihn gefördert hatte — ähnlich wie im Kloster Studios. Normalerweise werden Reliquien in einem Kästchen aufbewahrt, aber die Befestigung eines Kreuz-Partikels an einer Ikone ist nicht ohne Parallelen. Thema des oberen Teils der Arbeit ist wieder einmal eine Deesis, diesmal mit zwei Erzengeln, aber ohne Apostel. Johannes der Evangelist unten rechts und Longinus unten beziehen sich auf die Kreuzigung, die Medaillons Konstantins und Helenas auf die Auffindung des Heiligen Kreuzes, und Stephanus ist da als Namensvetter des Spenders. Dieses Elfenbein ist der Schlüssel zur sogenannten Nikephoros-Gruppe, deren Produktion ebenso umfangreich war wie die der Romanos-Gruppe. Wenigstens in ihren besten Arbeiten ist diese Gruppe, die ihren Ursprung gewiß in Konstantinopel hat, von gleich hoher Qualität. Immerhin sind die Figuren körperlicher, die Gesichter rund und fleischig und die Augen groß. Das läßt die Gestalten weniger streng und menschlicher erscheinen als die der aristokratischeren Romanos-Gruppe.

Es gibt Beweise dafür, daß die Tafeln mit stehendem Christus und stehender Madonna in Bamberg (S. 37) in kaiserlichem Auftrag entstanden. Sie stammen aus einem größeren Werk mit Petrus und Paulus, dem Erzengel Gabriel und der Darstellung im Tempel, die über zwei Felder verteilt waren und ursprünglich den Architrav einer Ikonostase zierten. Vier der Tafeln wurden dann als Deckel für die Gebetbücher des deutschen Kaisers Heinrich II. (1002—1024) und seiner Gemahlin Kunigunde verwendet. Heinrich hatte den Kaiserschatz Ottos III. erworben, der ein Sohn der byzantinischen Prinzessin Theophanu, der späteren Gattin Ottos II., war.

Sehr wahrscheinlich stammte dieses byzantinische Elfenbein aus dem Besitz der Theophanu und schmückte einmal die Ikonostase in ihrer Privatkapelle. Dieses Epistyl, zu dem vermutlich mehr als dreißig Tafeln von einiger Größe gehörten, einschließlich der großen Deesis und des Zyklus der liturgischen Feste, muß eines der größten und kostspieligsten Unternehmen gewesen sein, das je von Elfenbeinschnitzern ausgeführt wurde. Dem Stil nach gehören die Heiligenfiguren zur Romanos-Gruppe, obwohl die Ausführung weniger sorgfältig ist. Das ist leicht dadurch zu erklären, daß sie in einer gewissen Höhe aufgestellt wurden, in der das Auge keine Einzelheiten mehr erkennt.

Bei den frühen christlichen Ikonen spielt die Form des Diptychons, die weltlichen Bereichen der Kunst entsprang, eine bedeutende Rolle. Auf ihren Flügeln erschienen zumeist Christus und die thronende Madonna. Das Elfenbein-Diptychon von Berlin aus der Zeit des Justinian, das auf der einen Seite den mit einem Evangelienbuch segnenden Christus, auf der anderen die Madonna mit Kind zeigt, ist ein typisches Beispiel. Das Aufleben der Form des Diptychons im 10. Jahrhundert ist durch zwei jetzt getrennte Tafeln belegt, die eine in Paris mit der thronenden Madonna und die andere in Hannover mit einer Kreuzigung.

Im 10. Jahrhundert war der Zyklus der zwölf großen Feste des Kirchenjahres schon konzipiert und mag zum erstenmal auf dem Epistyl einer Ikonostase aufgetaucht sein. Wenn das so war, so wurde er unmittelbar darauf von allen anderen denkbaren Medien übernommen. Im frühen Stadium waren einige Feste noch austauschbar, und in einem Elfenbeindiptychon von Leningrad, einem der ältesten Beispiele für den Festzyklus (S. 38), finden sich die Heimsuchung und der ungläubige Thomas an den Stellen des Dodekaortons, wie man den Zyklus nennt, die später von der Auferweckung des Lazarus und dem Tod Mariä eingenommen werden. Auch dieses Elfenbein gehört zur Nikephoros-Gruppe, obwohl der Stil wegen des kleinen Maßstabs der Figuren nicht so ausgeprägt ist. Der Faltenwurf ist skizzenhafter behandelt und die Proportionen der Figuren gestreckt — ein Kennzeichen für das Ende des 10. oder auch für den Anfang des 11. Jahrhunderts.

Aus Elfenbein ist auch die älteste Ikone mit einer Schilderung des Jüngsten Gerichts. Auf einer Londoner Tafel, die um die Wende vom 10. zum 11. Jahrhundert entstand (S. 39), entdecken wir einen frühen Christustyp mit einer Geste, welche die Schafe von den Böcken trennt, eine Komposition, die in Fresken und Mosaiken, wie dem von Torcello ihre Parallelen hat. Es ist wahrscheinlich, daß die umfangreiche Komposition für eine Monumentalausführung geplant war. Obwohl die Figuren verkleinert und viele Details weggelassen sind, wirken sie wie ihr großes Vorbild, besonders die Gestalten der Apostel, der Engel hinter ihnen und der Chor der Erretteten darunter. Man erkennt charakteristische Merkmale der Nikephoros-Gruppe, aber sie sind vermischt mit denen einer anderen Elfenbein-Schule von Konstantinopel, der sogenannten „Rahmengruppe".

Im Wettstreit mit dem Elfenbein erreichte das Zellenschmelz-Email (cloisonné) seine größte Vollkommenheit im Konstantinopel der mittelbyzantinischen Periode. Weil einige ihrer Farben, zum Beispiel Inkarnat und Meergrün, durchleuchtend waren, eignete es sich besonders für Ikonen, die eine Spiritualisierung erstrebten, um den menschlichen Körper weniger gegenständlich erscheinen zu lassen. Es gibt in der Schatzkammer von San Marco ein Paar von Emailtafeln, deren eine den mit dem Colobium drapierten Christus am Kreuz zeigt, die andere eine Virgo orans; beide Darstellungen sind von Medaillons mit Heiligenbüsten umgeben. Beide Platten sind mit Perlenschnüren eingefaßt, und der äußere Rahmen besteht aus Glasstückchen nach Art der Opus sectile genannten Mosaiktechnik. Derzeit sind diese Tafeln der Einband eines lateinischen Evangeliars aus dem 9. Jahrhundert, das in der Cappella Ducale des Markusdoms verwendet wird. Sie teilen das Schicksal vieler Elfenbeinarbeiten, die, als sie in den Westen gelangten, als Buchdeckel dienen mußten, weil sie in ihrer Eigenschaft als Ikonen nicht erkannt wurden. Allein die Tatsache, daß auf dem schlimm zugerichteten hinteren Deckel mit der Madonna Email und Perlen fehlen, beweist, wie ungeeignet ein solches Kunstwerk ist, mit der Bildseite auf dem Altartisch zu liegen. In einem Diptychon dagegen waren beide nach innen gefalteten Bildseiten in gleicher Weise geschützt. Stilistisch tragen beide Arbeiten die Kennzeichen der ersten Zeit des Email cloisonné und stehen in enger Beziehung zur Votivkrone der Markuskirche, die für Leo VI. (886—912) angefertigt wurde.

Ein zweites Paar von Emailtafeln hat das gleiche Schicksal getroffen. Als sie nach der Plünderung Konstantinopels im Jahre 1204 in Venedig angekommen waren, wurden sie ebenfalls als Einband eines Manuskripts verwendet, eines venezianischen Evangelienbuchs aus dem 14. Jahrhundert. Auch hier zeigt der Verlust von Perlen und Steinen, daß die Rückseite stärkerem Verschleiß ausgesetzt war. Mit der Virgo orans, die früher der linke Flügel, und dem stehenden Christus, der früher der rechte Flügel des Diptychons war (S. 40 und 41), haben wir hier die üblichen Themen dieses Ikonentyps. Daß den Venezianern die eigentliche Funktion solcher perlenbesetzten Diptychen bekannt war, geht aus der Tatsache hervor, daß in Venedig selbst ähnliche Diptychen nach byzantinischen Modellen angefertigt wurden. Indes ersetzten die Venezianer das Email durch Miniaturen, auf die sie Perlen nähten und die sie mit Bergkristall bedeckten. Die bekanntesten sind das Andreas-Diptychon in Bern und ein sehr ähnliches im Kloster Chilandari auf dem Berg Athos, beide aus der zweiten Hälfte des 13. Jahrhunderts. Binnen weniger Jahrzehnte hatte sich die Technik des Email cloisonné in Konstantinopel schnell verbessert. Die schlanken Gestalten Christi und der Madonna sind von großer Zartheit und zeigen eine viel sicherere Handhabung der Zeichnung mit Goldfäden als Andeutung der Falten. Die zweifarbig gestreiften Kleider der Medaillons haben eine stark dekorative Wirkung. Sie finden ihre engste Parallele in der Staurothek von Limburg, die Mitte des 10. Jahrhunderts von einem gewissen Basilius am Hofe Romanos' I. (920—944) gestiftet wurde.

Die Emailtechnik, deren Wirkung auf einer Zeichnung beruht, welche die Oberfläche dekorativ aufteilt, aber auch auf den Effekten der zum Teil durchscheinenden Farben, hat ein Gegenstück in der Technik der Marmorintarsien, zu der farbiger Marmor, Pasten und Glas verwendet wird. Diese Technik war vom 4. bis zum 6. Jahrhundert sehr im Schwang, zu einer Zeit also, die Reliefs durch zweidimensionale Medien zu ersetzen suchte, um die menschliche Gestalt weniger körperlich darzustellen. Im Zug der Neubelebung alter Techniken im 10. Jahrhundert wurde auch die Marmorintarsie wieder modern und fast ausschließlich für Ikonen verwendet, wofür sie sich besonders eignete. Obwohl in vielen Kirchen Konstantinopels Fragmente gefunden wurden, ist nur eine fast vollständig erhalten. Sie zeigte Eudokia, die Gattin Theodosius' II., als Betende in kaiserlichen Gewändern, deren Juwelenschmuck in der Intarsientechnik besonders zur Geltung kam (S. 44). Die rosa getönte Farbe des Fleisches hat eine ähnliche Wirkung wie die durchscheinenden Emailfarben. Die Ikone Eudokias wurde in der im 15. Jahrhundert in eine Moschee umgewandelten Kirche Feneri Isa Camii ausgegraben und entstand am Ende des 10. oder vielleicht Anfang des 11. Jahrhunderts.

Wir können nicht alle Techniken aufzählen, die zur Gestaltung von Ikonen anregten, aber erwähnt werden müssen die emaillierten Terrakotten, also Ziegelplatten, wegen ihrer Ähnlichkeit mit dem Email cloisonné. Ihre glänzende Oberfläche eignet sich in gleicher Weise zur Schilderung immaterieller, also heiliger Gestalten. Eine ganze Menge solcher Ziegel wurde in einem Vorort Konstantinopels gefunden und zwischen dem Louvre in Paris und der Walters Art Gallery in Baltimore aufgeteilt. Es ist interessant, daß sämtliche Heiligenbüsten einschließlich der Maria mit Kind des Nikopoia-Typs (S. 42) die Form von Medaillons haben. In den Marginal-Miniaturen der Psalter des 9. Jahrhunderts sind alle Ikonen, die im Verlauf des Bildersturms zerstört wurden, als Medaillons überliefert. Wir entnehmen daraus, daß diese vom Clipeus der klassischen Antike hergeleitete Form vor und während des Bilderstreits üblich war und in geringerem Maße auch in späteren Jahrhunderten (S. 44 oben rechts).

Bei Betrachtung der hier dem 10. Jahrhundert zugeschriebenen Ikonen läßt sich für diese Blütezeit kein einheitlicher Stil feststellen, es können aber zwei entgegengesetzte Strömungen deutlich unterschieden werden. Die eine ist die Erneuerung der Klassik, mit besonderem Einfluß auf die Elfenbeinarbeiten, in geringerem Maße auch auf das Mosaik (S. 25) und die Ikonenmalerei (S. 28). Zur gleichen Zeit macht sich eine abstraktere Strömung bemerkbar, die im 8. Jahrhundert vorherrscht und im 9. noch anhält, besonders im Email (S. 40 und 41), den Marmorintarsien (S. 44) und den Ziegelplatten (S. 42). Es gab um die Jahrtausendwende keinen Bruch der Tradition, und die klassizistischen Elemente blieben, wenn auch in geringerem Maße, während der makedonischen Dynastie erhalten. Aber mit Beginn des 11. Jahrhunderts gab es eine harmonische Verschmelzung der beiden gegensätzlichen Bewegungen, und diese kennzeichnet die komnenische Kunst (1081—1185).

Die schönsten Stücke der venezianischen Beute von 1204 — und also der byzantinischen Kunst im allgemeinen — sind zwei Ikonen, die eine äußerst verfeinerte Technik und kostbares Material vereinen. Die ältere (deren Rahmen nicht zum ursprünglichen Bild gehört) zeigt ein Brustbild des Erzengels Michael (S. 42), dessen Gesicht, Hände und Unterarme aus vergoldetem Silber getrieben sind, während der Loros, das kaiserliche Zeremonialgewand, aus Steinen, Glaspasten, Perlen und Filigran besteht, und andere Teile, wie die Flügel und die Ärmel der Tunika, aus Zellenschmelz-Email. Wegen der traditionell feierlichen Erscheinung des Erzengels ist das Bild stilistisch schwer zu datieren, man weiß also nicht, ob es aus dem 10. oder 11. Jahrhundert stammt.

Die zweite Email-Ikone im Markusdom stellt ebenfalls den Erzengel Michael dar, aber in ganzer Figur; er hält sehr realistisch in der ausgestreckten rechten Hand ein Schwert und in der linken einen mit feinem Email verzierten Globus (S. 43). Man kann nur staunen, mit welchem Einfallsreichtum die verschiedenen Techniken kombiniert wurden. Im Gegensatz zu dem anderen Michael sind das skulpturierte Gesicht und der Nacken mit fleischfarbenem Email bedeckt. Für die Flügel nimmt der Künstler Gold statt Email, obwohl er sonst sehr viel Email verwendet. Jede Schuppe des Panzers ist ein getrennt ausgearbeitetes Emailstückchen, Aureole und Hintergrund sind zierlich gemustert, und die ungewöhnlich breit angelegten Teile vom Innenfutter des Umhangs zeigen ein kompliziertes pflanzliches Ornament. Im Unterschied zur vorigen hat diese Ikone einen zeitgenössischen Rahmen. Er hat oben und unten Medaillons von Heiligen, an den Seiten Paare von Soldatenheiligen in Ganzfigur, die in ähnlicher Weise angeordnet sind wie auf den Flügeln der Elfenbein-Triptychen (S. 31). Auch in diesem Falle ist die Datierung der Ikone auf stilistischer Basis schwierig: Die Figuren sind steif und fast leblos, Vergleichsmaterial für diesen Reliefstil existiert nicht. Wir schlagen als Datum die erste Hälfte des 11. Jahrhunderts vor. Welche Menge von Email-Ikonen im Jahre 1204 zerstört oder eingeschmolzen wurde, läßt sich nach diesen versprengten Stücken nur in etwa erschließen. Ganz gewiß müssen in dieser Zeit Metall-Ikonen weit verbreitet gewesen sein, wie wir aus der großen Zahl metallener Relief-Ikonen schließen können, die in Georgien noch erhalten sind, wo sie größeren Zerstörungsaktionen entgingen.

Wie für das 10., so müssen wir uns auch für das 11. Jahrhundert weitgehend auf Elfenbeinarbeiten berufen, obwohl deren Produktion gegen Ende des Jahrhunderts bis auf ein dünnes Rinnsal schrumpfte. Gleichlaufend gingen auch die anderen kostspieligen Künste zurück, was vor allem an der wirtschaftlichen Rezession lag. Anscheinend wurde nur einmal während der Makedonischen Renaissance von einem Elfenbeinschnitzer der Versuch unternommen, die Wirkung einer freistehenden Statuette zu erproben — in einer stehenden Madonna des Hodegetria-Typs von beachtlicher Größe, die sich jetzt in London befindet (S. 44). Der Künstler stellte die Figur nicht wie in allen anderen bekannten Fällen vor einen Hintergrund, sondern löste sie fast ganz davon ab und — einmalig in der byzantinischen Kunst — modellierte die Rückseite durch einen eng am Körper liegenden Faltenwurf. Betrachtet man die Figur aber von vorn, so wird einem wegen der flachen Bearbeitung kaum bewußt, daß sie dreidimensional ist. Es ist eine abgelöste Figur, aber keine Rundplastik. Wegen ihrer schlanken Proportionen und der geraden, immateriellen Kleiderfalten möchten wir diese Statuette der Romanos-Gruppe, erste Hälfte des 11. Jahrhunderts, zuschreiben.

Zur letzten Phase dieser Gruppe gehört das Mittelfeld eines Triptychons der Dumbarton Oaks Collection, Washington, die ebenfalls eine Hodegetria-Madonna mit Johannes dem Täufer und dem hl. Basilius an ihren Seiten darstellt (S. 45). Die hohe Qualität und die Ikonographie — die beiden Heiligen wurden von den byzantinischen Kaisern sehr verehrt — sprechen für einen kaiserlichen Auftrag, was auch aus der stilistischen Verwandtschaft mit dem Krönungs-Elfenbein von Romanos IV. und Eudokia (1068—1071) im Louvre hervorgeht. Verglichen mit der Londoner Madonna, ist die Entmaterialisierung noch weiter fortgeschritten, und wir haben ein Stadium erreicht, in dem die Malerei dem Streben nach Vergeistigung eher entspricht.

Den Einfluß der Elfenbeine der Romanos-Gruppe kann man in verschiedenen Medien aufspüren. In London gibt es ein Medaillon — eine Form (S. 42), die, wie schon erwähnt, vom antiken Clipeus abgeleitet ist und in der Ikonenmalerei häufig vorkommt — mit einem Brustbild der Maria orans aus dunkelgrün geflecktem Serpentin (S. 44). Das Gesicht der Jungfrau sowohl als auch die Draperie mit den dichten, scharf eingeschnittenen Falten läßt keinen Zweifel an einem engen Zusammenhang mit Elfenbein-Madonnen wie der aus der Dumbarton Oaks Collection (S. 45). Die Umschrift auf dem Rand erfleht die Hilfe der Muttergottes für Kaiser Nikephoros III. Botaneiates (1078—1081), und das erlaubt indirekt die Datierung einiger Romanos-Arbeiten auf die Mitte des 11. Jahrhunderts oder später.

Ebenfalls vom Elfenbein der Romanos-Gruppe abhängig ist ein Triptychon aus vergoldetem Bronzeguß in London, das die thronende Jungfrau mit Kind darstellt, und auf den Flügeln die stattlichen Gestalten des Gregor von Nazianz und Johannes Chrysostomus. Die Verwandtschaft ist tatsächlich so eng, daß man sich vorstellen könnte, die Figuren seien mit von Elfenbeinfiguren abgenommenen Matrizen gegossen. Wir schreiben also das Triptychon dem gleichen Datum zu, der zweiten Hälfte des 11. Jahrhunderts, wenn auch der Guß etwas späteren Datums sein kann.

Als die Elfenbeinschnitzerei gegen Ende des 11. Jahrhunderts in Konstantinopel zu Ende ging, fand sich ein Ersatz im Steatit, einem Material, das eine wunderbar weiche und manchmal grünlich getönte Färbung hat. Es hat nur den einen Nachteil, daß wegen seiner Weichheit die Oberfläche leicht abgerieben wird, weshalb uns nur wenige Steatit-Ikonen im ursprünglichen Zustand erhalten sind. Auch hier war es, mit wenigen Ausnahmen einer früheren Zeit (S. 27), wieder die Romanos-Gruppe, die den stärksten Einfluß ausübte.

Weil nach byzantinischer Vorstellung Götzendienst eng mit Marmorstatuen verknüpft war, ist es kaum überraschend, daß Monumentalskulpturen auch in Form von Flachreliefs eine verhältnismäßig kleine Rolle spielten. Das erklärt, warum es so wenig Marmor-Ikonen gibt, obwohl das Material weniger vergänglich ist als Metall. Eine hervorragende Arbeit ist die Relief-Ikone mit der betenden Jungfrau (S. 46), die vor der Kirche des hl. Georg im Viertel Mangana in der Nähe des von Konstantin Monomachos (1042—1055) erbauten Palastes gefunden wurde; es ist deshalb wahrscheinlich, daß die Ikone aus der Zeit dieses Kaisers stammt. Die Hände der Madonna sind durchbohrt, was bedeutet, daß das Relief einmal als „Quelle" für einen Weihwasserbrunnen diente. Im 10. Jahrhundert gab es im Stadtviertel Blachernae ein ähnliches Madonnenrelief, das als „Lebenspendende Quelle" (Zoodochos Pege) bekannt war. Die Marmorskulptur ist stilistisch nicht sehr ausgeprägt, zeigt aber Kennzeichen der zwei Hauptgruppen der Elfenbeinkunst, der „nach Vorlage" arbeitenden und der Romanos-Gruppe. Die relative Körperlichkeit besonders der Beine und die Ausbildung des Faltenwurfs als Furchen deuten auf Anregungen der „gemäldeartigen" Gruppe (vgl. S. 26), während die feierliche Haltung und die starren Falten besonders des Mantels von der fortschrittlichen Romanos-Gruppe angeregt sind.

Im Gegensatz zum byzantinischen Osten hatte der lateinische Westen seit der frühen Romanik sich voll zur Erneuerung der Monumentalskulptur bekannt; das macht es verständlich, daß die Venezianer von der Plünderung Konstantinopels so viel Marmorstatuen heimbrachten, wie sie nur erlangen konnten, um damit die Innen- und Außenmauern des Markusdoms und anderer Kirchen zu schmücken. Ein solcher Import ist die Maria orans in der Kirche S. Maria Mater Domini (S. 46), die fast gleichzeitig mit der Madonna von Mangana entstanden ist. Sie hat vor der Brust einen Clipeus mit einem jugendlichen Christus — man nennt diese Madonna mit Brustschild Platytera (die weiter als der Himmel ist) — und es gab eine solche auch in der Kirche Blachernae, wo sie als Blachernitissa bekannt war. Aber dieses ortsgebundene Beiwort wurde für verschiedene Madonnen in derselben Kirche verwendet. Ihre durchbohrten Hände zeigen an, daß auch sie als Zoodochos Pege diente. Auch hier erkennt man den Einfluß der Elfenbeinskulptoren. Der Faltenwurf erinnert an die „gemäldeartige" Gruppe, während die weichere Linienführung und das fülligere Gesicht eher mit der Nikephoros-Gruppe übereinstimmen.

Weitere Importe aus Konstantinopel sind drei getrennte Marmortafeln im Markusdom, die eine Deesis (S. 47) bilden. Als Christus hatte man den bekannten Christustyp vom Chalke-Tor gewählt, der in Konstantinopel sehr beliebt war. Der eigentliche Platz für eine solche Deesis ist die Ikonostase, wo sie zwischen den Stützen des Architravs aufgestellt war. Nach unserer Meinung gehörten diese Tafeln zu einer Ikonostase, die in allen Teilen aus Marmor bestand. Die gab es, bevor gemalte Ikonen an einer hölzernen Ikonostase angebracht wurden; der Wechsel fand um das 12. Jahrhundert statt. Offensichtlich ist dies das älteste Exemplar der sogenannten „despotischen Ikonen", die wegen ihrer Anlehnung an die Elfenbein-Ikonen, die besonders in den Figuren des Christus und des Johannes eine gewisse Körperlichkeit wahren (S. 33), etwa aus der ersten Hälfte des 11. Jahrhunderts stammen mag.

Vom Ende des 11. Jahrhunderts an waren die Relief-Ikonen zwar nicht ganz aufgegeben, aber selten; gemalte und Mosaik-Ikonen wurden vorherrschend, weil sie dem Verlangen der Künstler nach einem asketischen Stil entsprachen. Gottheiten und Heilige werden in eine mehr himmlische Sphäre versetzt, der Abstand zum Betrachter nimmt zu. Dieser strenge Stil herrscht ohne bedeutende Unterbrechung von der Mitte des 11. bis zur Mitte des 12. Jahrhunderts, also fast während der ganzen komnenischen Periode (1081—1185), und es ist oft schwer zu unterscheiden, ob eine Ikone zur zweiten Hälfte des 11. oder zur ersten des 12. Jahrhunderts gehört.

Unsere geringe Kenntnis der Ikonen Konstantinopels ist beträchtlich erweitert worden durch die Ikonen des Katharinen-Klosters auf dem Sinai, wenigstens für die komnenische Zeit. Zu diesem kaiserlichen Kloster wurden jahrhundertelang Ikonen aus der Hauptstadt gebracht oder übersandt. Eine Ikone mit der Deesis (S. 49) macht den Stilwandel sehr deutlich. Die unsichere Stellung Christi erhöht den Eindruck eines immateriellen Körpers, und die Gestalt Johannes' des Täufers ist gleichfalls unkörperlicher, als es der Tradition entspricht. Die steife Pose dieser Gestalten entspricht der Haltung der Madonna, für die eine gewisse Starrheit immer angemessen schien. Die Schmächtigkeit der Figuren ist sogar noch stärker betont in den Personen des Johannes Eleemosynarius (Almosengeber) und des Johannes Klimakus auf dem schmalen Rahmen.

Verwandt im Stil ist die Madonna auf einer Ikone des Sinai-Klosters mit der seltenen Szene eines strampelnden Kindes, das sich aufrecht zu halten sucht, indem es mit der linken Hand nach dem Schleier der Mutter greift, während es mit der rechten eine Schriftrolle, den Logos, aus der Hand der Mutter empfängt (S. 48). Dieses Bild ist die Kopie eines Madonnenbildes, das der Überlieferung nach von niemand geringerem als dem hl. Lukas gemalt worden war. Im Jahre 1082 hatte Kaiser Alexios Komnenos es als Geschenk an das Kloster Kykko auf Zypern geschickt. Wir werden nicht versuchen, das Problem zu lösen, ob die Kopie vom Sinai oder die Kykkotissa vor 1082 in Konstantinopel gemalt wurde oder später von einem Maler aus Konstantinopel auf Zypern. Der Mittelteil mit der thronenden Jungfrau ist von einem breiten Rahmen mit Figuren von Propheten und Heiligen und szenischen Darstellungen in einem sehr ausführlichen Stil umgeben. Das läßt auf einen Künstler schließen, der zugleich Miniatur- und Ikonenmaler war, was es im 11. Jahrhundert häufig gab.

Das wichtigste Betätigungsfeld für die kleinfigurige Malerei war die Kalender-Ikone, in der für jeden Tag des Kirchenjahres ein Heiliger — oder auch mehrere — abgebildet war. Kalender-Ikonen kamen im 11. Jahrhundert auf, nachdem Symeon Metaphrastes um die Wende vom 10. zum 11. Jahrhundert sein „Leben der Heiligen" in zehn Bänden abgeschlossen hatte. Das Katharinenkloster hat die älteste Sammlung solcher Kalender-Ikonen, die in die Zeit ihrer Erfindung zurückreicht. Aus der zweiten Hälfte des 11. Jahrhunderts stammt ein Satz von vier Tafeln, deren jede die Heiligen von drei Monaten enthält, entweder frontal, als stehende Figur, oder mit Szenen aus ihrem Leben, die natürlich oft ihr Martyrium schildern. Die erste Tafel (S. 50) enthält die Monate September, Oktober und November und beginnt oben links mit Symeon dem Styliten, der den Kalender des Kirchenjahres einleitet. In derselben Zeile ist für den 6. September das Wunder des hl. Michael von Chonae dargestellt, von dem das Sinai-Kloster noch eine besonders schöne Ikone besitzt (S. 57). In einigen der am reichsten illustrierten Menologien des Symeon Metaphrastes findet man am Anfang jedes Monats ganzseitige Miniaturen, in denen die Heiligen aufgereiht dastehen, genau wie in den Ikonen. Das macht wieder einmal wahrscheinlich, daß viele Künstler in beiden Techniken arbeiteten.

Die Ikonen begannen sich zu vermehren, und jede Kirche versuchte, sie in beträchtlicher Zahl zu sammeln, um am Tag der Proskynese den richtigen Heiligen auf dem Chorpult im Kirchenschiff ausstellen zu können. Wenn keine Ikone greifbar war, konnte man auf die Kalender-Ikonen zurückgreifen, um sicher zu sein, daß ein Bild des Heiligen dieses Tages zur Stelle war. Außerdem wurden Heilige in Gruppen zusammengefaßt, die nicht unbedingt der Reihenfolge des Kalenders entsprachen, sondern ihren Beziehungen zueinander. Eine Ikone des Katharinenklosters vereint zum Beispiel die drei Soldatenheiligen (S. 51) Prokopius (8. Juli), Demetrius und Nestor (beide 26. Oktober). Ihre starre Haltung, ihre immateriellen Körper und ihre Unnahbarkeit sowie die sorgfältige Ausführung der Arbeit machen diese Ikone zu einem typischen Erzeugnis des komnenischen Stils am Ende des 11. Jahrhunderts.

In Konstantinopel sind nur zwei Ikonen aus komnenischer Zeit erhalten geblieben, die im griechischen Patriarchat aufbewahrt werden (S. 52). Beides sind Mosaik-Ikonen, eine Technik, die von dieser Zeit an nicht nur als Wandschmuck, sondern auch für tragbare Ikonen verwendet wurde. Leider waren beide stark zerstört und wurden im 19. Jahrhundert schlecht restauriert, so daß ihre Qualität gelitten hat, was um so bedauerlicher ist, als so erbärmlich wenig übriggeblieben ist, um von Konstantinopels strahlendster Zeit Zeugnis abzulegen. Die eine Ikone zeigt in frontaler Stellung Johannes den Täufer, der auf ein Medaillon deutet, das ursprünglich gewiß eine Büste Christi enthielt, aber als Engel restauriert wurde. Der zu Füßen des Täufers kniende Stifter, den der Restaurator völlig verzerrt hat, kann Kaiser Johannes II. Komnenos (1118—1143) gewesen sein, der, wenn es auch nicht beweisbar ist, der Gründer der Kirche Maria Pammakaristos gewesen sein mag, aus der die Ikone stammt. Das hagere asketische Gesicht des Täufers ist ruhig, ohne Anzeichen körperlicher Spannung, wie es für die späte byzantinische Kunst bezeichnend ist (S. 68). Die Madonna ist der in Konstantinopel so beliebte Typ der Hodegetria (S. 44 und 45), aber sie wurde auch Jungfrau Pammakaristos genannt, auch ein toponymes Beiwort, das aber in Kirchenliedern einen poetischen Klang hat. Diese beiden Mosaik-Ikonen können zusammen mit einem jetzt verschwundenen Christus für ein und dieselbe Ikonostase angefertigt worden sein.

In welche fremden Länder Ikonen von Konstantinopel aus auch immer als Geschenke verschickt wurden, sie waren überall sehr geschätzt und wurden besonders verehrt. Um 1131 wurde ein Madonnenbild nach Kiew geschickt und kurz darauf weiter nach Wladimir, woher die Ikone (S. 55), bevor sie 1315 in den Kreml gelangte, das Toponym Wladimirskaja erhielt. Als Typ wurde sie Eleousa, die Barmherzige, genannt. Dieses Beiwort wendet man auch auf andere Madonnentypen an, es hat dann aber nur eine allgemein poetisch, hymnische Bedeutung. Es muß angemerkt werden, daß nur Gesicht und Hände alt sind, daß aber die Gewänder, die unter der Abdekkung mit einer Metallfolie sehr gelitten hatten, erneuert wurden. Bezeichnend ist die intime Stellung Wange an Wange von Mutter und Kind. Aber dennoch verrät das Gesicht der Jungfrau eher Melancholie als Zuneigung, wie wenn sie das Leiden ihres Sohnes vorhersehe. Die Mandelaugen, der schmale Nasenrücken und andere entmaterialisierende Züge teilt sie mit der Jungfrau Pammakaristos, die etwa zur gleichen Zeit entstanden sein dürfte.

Ein weiteres komnenisches Marienbild wurde gegen Ende des 12. Jahrhunderts von Friedrich Barbarossa der Kathedrale von Spoleto geschenkt, wo es sehr geschätzt und das Ziel vieler Pilger wurde. Wie all diese besonders verehrten Ikonen war die Ikone nicht nur mit einer Metallfolie, dem Oklad, abgedeckt, sondern hatte auch einen mit Juwelen besetzten Glorienschein und anderen Zierat. Die Madonna von Spoleto (S. 52) ist der Typ der Paraklesis, der Helferin, in der Hand trägt sie eine offene Schriftrolle mit dem Bittgebet. Friedrich Barbarossa hatte diese Ikone von einem Kreuzfahrer namens Petrus Alipha erworben; zeitlich ist sie nicht weit von den beiden vorigen Ikonen entfernt, denn sie hat denselben durchgeistigten, aber distanzierenden Gesichtsausdruck, der den Eindruck des Göttlichen vertieft.

In Palermo gibt es die Madonna Paraklesis als Monumentalmosaik (S. 53). Hier hat sie die Rolle einer Fürsprecherin für Georg von Antiochia, den Admiral der normannischen Flotte (1143—1151), der ausgestreckt zu ihren Füßen liegt. Die Jungfrau als Fürsprecherin war wirklich für eine Votiv-Ikone an der Kirchenwand ein geeignetes Thema, wie man schon an der Mosaik-Ikone aus der Zeit vor dem Bildersturm in der Demetriuskirche von Saloniki sieht. Das Martorana-Mosaik ist das Werk der ersten Generation griechischer Mosaizisten auf sizilianischem Boden, die ihre Ausbildung in Konstantinopel, der weltweit bekannten Hauptstadt des Mosaiks, erhielten.

Im Falle der Ikonen Christi halten sich die Künstler eng an die allgemein anerkannte Überlieferung von verhältnismäßig wenigen Typen, was die Datierung oft erschwert. In Westberlin gibt es eine Ikone mit einer Christusbüste (S. 54) und der Inschrift Eleemon, der Barmherzige, wieder eines dieser poetischen, preisenden Beiworte, das keinen bestimmten Typ bezeichnet. Das der Ewigkeit zugewandte Gesicht ohne menschlichen Ausdruck entspricht dem Geist der komnenischen Kunst. Zeitlich kann es nicht weit von dem Christus, der König Roger krönt, entfernt sein, dem Gegenstück der Madonna Paraklesis in der Martoranakirche von Palermo, und so können wir auch die Ikone Christus Eleemon in Berlin einem Künstler aus Konstantinopel zuschreiben. Die Ikone entspricht mit ihrer beachtlichen Größe jenen, welche die Zwischenräume der Ikonostase füllten, und so ist es wahrscheinlich, daß sie — wie die Mosaik-Ikone im griechischen Patriarchat (S. 52) — für diesen Platz bestimmt war, in welchem Falle man annehmen muß, daß sie zusammen mit zwei heute verlorenen Ikonen der Jungfrau Maria und des Täufers eine Deesis gebildet hat.

Nur unwesentlich kleiner ist eine Ikone in der Eremitage von Leningrad mit der Halbfigur des Gregorios Thaumaturgos, des Wundertäters (S. 56). Auch hier ist wahrscheinlich, daß sie für eine Ikonostase bestimmt war, da als Ergänzung der drei Ikonen, die eine Deesis bilden, als vierte eine der sogenannten „despotischen Ikonen" hinzukommt. Verglichen mit dem zurückhaltenden Christus der Berliner Ikone, hat der Blick des hl. Gregor wirklich ein Ziel; das sorgfältig gekämmte Haar, der gepflegte Bart und die Haarbüschel zwischen den zusammengezogenen Augenbrauen sind individualisierende Züge und Zeichen großen Feingefühls, was auf eine spätere Phase des komnenischen Stils und einen Künstler aus Konstantinopel schließen läßt.

Die Eleganz, Raffinesse und Geschicklichkeit in der gleichzeitigen Anwendung verschiedener Methoden, deren die komnenische Kunst fähig ist, kommt nirgends deutlicher zum Ausdruck als in der Ikone vom Sinai, die das Wunder des hl. Michael von Chona zum Thema hat (S. 57). Nach der Legende rettete der Erzengel die Hütte des Mönches Archippos, die der Teufel wegschwemmen wollte, indem er einen Strom umleitete. Die künstlerische Wirkung beruht auf dem Gegensatz zwischen dem schmächtigen, mageren Körper des Mönchs und der kräftig gebauten Gestalt des Erzengels, für den der Künstler mehr Körperlichkeit brauchte, um die Realität seiner Anwesenheit auf der Erde zu unterstreichen. Aber die fließenden Falten seines Gewandes und die Stellung fast auf Zehenspitzen wirken dem entgegen und betonen Schwerelosigkeit. Dazu spielt auch noch der Gegensatz zwischen der dunklen Mönchskleidung und den lichten Gewändern des Engels, die ätherisch wirken, eine wichtige Rolle. Die durch den Fluß gebildeten Wölbungen geben dem Bild eine ausgeglichene, feste Struktur. Etwas launisch ist die arme Hütte des Mönchs als prachtvoller Marmorbau wiedergegeben.

Aus komnenischer Zeit besitzt das Sinai-Kloster eine einzigartige Sammlung von Ikonostase-Architraven, zu denen üblicherweise der Zyklus der zwölf größten Feste, das sogenannte Dodekaorton, gehört und in der Mitte die Unterbrechung durch die beherrschende Deesis. Jetzt ist auch die Auswahl der Feste eindeutig, was bei den älteren Arbeiten aus Elfenbein (S. 38) noch nicht der Fall war. Auch die Bilder der übrigen Feste werden mehr oder weniger standardisiert, wie man in der Wiedergabe der Erweckung des Lazarus aus dem 12. Jahrhundert (S. 58) an einem Ikonostasebalken erkennt, von der nur das Mittelstück erhalten ist. Der von den Aposteln gefolgte Christus steht dem aufrecht im Eingang eines kellerähnlichen Grabes stehenden Lazarus gegenüber, neben dem ein Mann mit der Marmorplatte steht, die das Grab verschloß, und ein zweiter, der das Leichentuch einrollt. Aus den Abmessungen des Architravs ist zu schließen, daß der Künstler am Ort, das heißt im Kloster auf dem Sinai, gearbeitet hat. Obwohl die Qualität der Ikone nicht ganz auf der Höhe der Ikone des hl. Michael von Chonae liegt, glauben wir, daß der Maler sehr wohl aus Konstantinopel gekommen sein kann. Es muß daran erinnert werden, daß die Ikonostasen nicht aus derselben Nähe betrachtet werden konnten wie die Bilder auf dem Proskynetarion, sondern aus größerer Entfernung und von unten, was die weniger sorgfältige Ausarbeitung erklärt. Der gleichen Erscheinung begegneten wir bei der Elfenbeintafel von Bamberg (S. 37), die wahrscheinlich auch von dem Querteil einer Ikonostase stammt.

In komnenischer Zeit wurden auch noch andere Ikonen als die Tafelmalereien produziert, aber offenbar nicht mehr in der Menge wie in der makedonischen Zeit. Während im 10. und im größten Teil des 11. Jahrhunderts Elfenbein vorherrschte, übernahm im 11. und zunehmend im 12. Jahrhundert Email cloisonné die Führung, weil es besser geeignet war, den menschlichen Körper zu abstrahieren und zu entmaterialisieren. Eines der ehrgeizigsten Projekte der Emailkunst war der Architrav einer Ikonostase, von dem nur die zweite Hälfte mit den Festen vom Einzug in Jerusalem bis zum Marientod (S. 59) erhalten ist. Als diese sechs Tafeln nach Venedig kamen, wurden sie oben auf der Pala d'Oro im Markusdom angebracht. Hier wurde in der Mitte ein Erzengel Michael aus einer früheren Periode eingefügt. Als diese Szenen noch in der Ikonostase einer Kirche Konstantinopels — wahrscheinlich der kaiserlichen Kirche des Pantokrators — an Ort und Stelle waren, befand sich die Unterbrechung der ursprünglich zwölf Feste links vom Einzug in Jerusalem, der ersten der sechs noch erhaltenen Tafeln, und der beherrschende Mittelpunkt war sicher wieder eine Deesis. Der Marientod (Koimesis) enthüllt deutlich die Probleme der Emailkünstler, die in einem verhältnismäßig großen Format arbeiteten. In den Figuren der Apostel sind die dichten Goldlinien der Falten zu einem Muster geworden und abstrakter als in jedem anderen Medium; der Vorhang unter der Bahre der Jungfrau zeigt eine Vorliebe für farbige Ornamente. Der goldene Untergrund und die goldenen Wände der Gebäude tragen dazu bei, die unirdische Wirkung dieser Szene zu betonen, deren Stil auf die zweite Hälfte des 12. Jahrhunderts verweist.

Es gibt Emailarbeiten, in denen eine Ikone mit einer Reliquie des Heiligen Kreuzes kombiniert wurde, wie in der Elfenbeintafel von Cortona (S. 36). Eine solche wird in Esztergom (Gran) in Ungarn aufbewahrt (S. 60), deren Stil den Ikonentafeln der Pala d'Oro nicht unähnlich ist, aber von ungleicher Qualität. Es ist gute Emailtechnik, große Goldflächen aufzuteilen, was in diesem Fall zur Einführung waagrechter ornamentaler Emailstreifen führte. Oben befinden sich zwei schwebende Engel, wie üblich bei Kreuzigungsszenen, darunter Konstantin und Helena, deren reiche kaiserliche Gewänder das Entzücken der Emailkünstler waren, und unten zwei Passionsszenen. Das Bild ist von einem Rahmen aus gehämmerten Metallreliefs umgeben, der etwa aus dem 14. Jahrhundert stammt und wahrscheinlich einen älteren Emailrahmen mit einer Deesis ersetzt, die, wie es die Elfenbeinarbeit von Cortona zeigt, zum liturgischen Programm einer solchen Reliquien-Ikone paßt.

Hinzufügen und Ersetzen ist bei byzantinischen Ikonen üblich. Dabei handelt es sich nicht immer um Restaurierung, sondern um einen Wachstumsprozeß. Besonders hochverehrte Ikonen bekamen Zusätze von Metallreliefs, Filigrantafeln und Edelsteinen, um ihren materiellen Glanz zu erhöhen. Das feine Email einer Kreuzigung in Leningrad (S. 61), im Stil ähnlich den Tafeln der Feste auf der Pala d'Oro erstickt beinahe in einer Fassung, zu der zwei Emailtafeln mit Bischöfen verschiedenen Maßstabs gehören und ein Metallrelief aus dem 14. Jahrhundert, gleichfalls mit Figuren verschiedener Größenordnung. Sehr wahrscheinlich hatte die Kreuzigung früher einen kleineren und passenderen Rahmen. Es muß aber daran erinnert werden, daß Ikonen in erster Linie zur Verehrung gemacht sind und daß jede Generation von Gläubigen zur Steigerung ihrer religiösen Aussagekraft und zu ihrem materiellen Glanz beitragen will.

Als in der späten komnenischen Periode die Darstellung der menschlichen Gestalt steif und stereotyp zu werden drohte, setzte eine Gegenströmung ein. Ohne die Körperlichkeit übermäßig zu betonen, entwickelten die Künstler ihre Fähigkeit, den menschlichen Körper beweglicher darzustellen, je nachdem welches Verhalten die Situation erfordert. So werden menschliche Emotionen, die bislang dem hieratisch-feierlichen Prinzip der byzantinischen Kunst widersprachen, verspätet als neue Ausdrucksform in die Malerei eingeführt. Bis dahin gab es diesen emotionalen Stil nur in Fresken wie denen von Nerezi in Jugoslawien (1162) oder — in etwas manierierter Form — in Kurbinovo (ebenfalls Jugoslawien, 1193), oder auch in Laghondera (1192) auf Zypern. Das erste bekannte Werk in Konstantinopel, das den neuen Stil in höchster Vollendung spiegelt, ist eine Ikone der Verkündigung (S. 62) im Sinai-Kloster. Die Madonna, nicht mehr die erhabene Frau der Vergangenheit, sondern eine zarte Gestalt mit einem ängstlichen Ausdruck in den traurigen Augen, empfängt die Botschaft des Erzengels Gabriel, der in einer verdrehten Pose erscheint, die stürmisch und gehemmt zugleich wirkt. Um diese vielfältige Bewegung auszudrücken, machte der Künstler eine Anleihe in der Antike, wo tanzende Mänaden in ähnlich wirbelnder Stellung gezeichnet sind. Die Zartheit der Ikone wird erhöht durch die an Grisaille erinnernde Behandlung des Engels, des Bodens, des Hintergrunds und des Thrones, und nur die dunkelblauen und purpurnen Kleider der Jungfrau haben eine kräftige Farbwirkung.

Sogar das Gesicht Christi, das für Veränderungen weniger geeignet ist als andere Personen, hat auf sehr feinsinnige Weise teil an dem Streben nach Emotionalisierung. Während die Leere im Gesicht des Christus Eleemon in Berlin (S. 54) kaum menschliche Züge aufweist — die Art der byzantinischen Künstler, das Göttliche auszudrücken —, sieht der Christus auf dem Mosaik in Florenz finster aus (S. 64) wie am Tag des Jüngsten Gerichts.

Der lebhafte Stil der späten komnenischen Zeit war mit dem Erlöschen dieser Dynastie oder dem Ende des 12. Jahrhunderts nicht plötzlich abgeschnitten, und wir möchten eine der feinsten Mosaik-Ikonen mit der Verklärung (S. 65), die sich jetzt im Louvre befindet und mit Gewißheit aus Konstantinopel stammt, auf die Jahrhundertwende datieren. Einerseits setzt sie durch den wogenden Faltenwurf am Mantel des Johannes und die bewegten Stellungen der knienden Petrus und Jakobus die komnenische Tradition fort, andererseits ersetzt sie die kontrastreiche, an Email erinnernde Farbgebung, die in komnenischer Zeit bevorzugt wurde (S. 58), durch gedämpfte, abgestimmte Töne, die offensichtlich den Pinselschlag der Maler nachahmen. Um diese Wirkung zu erzielen, benutzten die Künstler die kleinsten Würfel, die man aus einigem Abstand nicht mehr als solche erkennt, so daß wirklich der Eindruck eines Gemäldes entstand.

Seit der Jahrhundertwende entwickelte sich ein neuer Stil, bei dem die Künstler versuchten, mit malerischen Mitteln dasselbe wirksam zum Ausdruck zu bringen, was komnenische Künstler durch lineare Zeichnung erreicht hatten. Erstaunliche Beispiele für diesen neuen Stil der Ikonenmalerei wurden im Sinai-Kloster gefunden, wo wir die Entwicklung eines sehr individualistischen Künstlers in Einzelheiten verfolgen können. Zuerst arbeitete er gemeinsam mit zwei anderen Malern, die noch dem späten komnenischen Stil anhingen, am Architrav einer Ikonostase, für die er neben einigen anderen Szenen eine Geburt Christi (S. 63) schuf. Der Zug zum Malerischen äußert sich deutlich in der Landschaft, der er größere Bedeutung beimißt, als üblich war. Ausdrucksstark ist der Eingang der Höhle in Gestalt von Flammenzungen, desgleichen die neue Farbpalette, in der völlig unrealistische Schattierungen in Ocker und Orange eine gefühlsbetonte Wirkung erzeugen. Nach seiner Mitarbeit an dem, was ich das „Epistyl der drei Meister" genannt habe, bearbeitete er allein eine solche Quer-Bildreihe, wobei sich sein malerischer Stil schon als gereifter erwies, und dann war er, offensichtlich als leitender Meister, an dem riesigen Projekt beteiligt, zwölf monumentale Kalender-Ikonen herzustellen. Wahrscheinlich ist er nach dem Jahre 1204 aus Konstantinopel gekommen und muß im Kloster selbst gearbeitet haben.

Aber der malerische Stil war in der wirren Zeit Anfang des 13. Jahrhunderts nicht der einzige. Daneben entwickelte sich ein Stil, der mit linearen Mitteln der menschlichen Gestalt ein solides und häufig monumentales Ansehen verlieh, in dieser Hinsicht also die Entwicklung des 12. Jahrhunderts ohne Bruch fortsetzte. Dem Beginn des 13. Jahrhunderts können wir eine der schönsten Mosaik-Ikonen zuschreiben, die es gibt und die wahrscheinlich ein Geschenk Konstantinopels an das Kloster ist. Es stellt die Maria Hodegetria dar und weicht insofern vom Original ab, als das Kind hier auf dem rechten Arm getragen wird, eine Spielart, die als Dexiokratousa (S. 64) bekannt ist. Für die menschliche Haut wurden besonders kleine Würfel verwendet, im Faltenwurf größere für die betont geraden goldenen Glanzlichter, die der Pänula einen entschieden dekorativen Schimmer geben. Der Hintergrund hat ein Muster, das Email cloisonné nachahmt, ein Beweis für die gegenseitige Beeinflussung der Medien.

In die erste Hälfte des 13. Jahrhunderts möchten wir auch eine Ikone des Sinai-Klosters datieren, die eine thronende Madonna mit zwei Engeln zeigt, die ihre Hände auf den Thron legen (S. 66). Hier haben die goldenen Streifen eine noch stärkere Wirkung, weil sie Abstraktion und Leuchtkraft erhöhen. Diese Technik war besonders beliebt im 13. Jahrhundert, zu einer Zeit also, da die Beziehungen zum Westen und speziell zu Italien sehr eng waren (vgl. S. 227).

Aus der Periode, als Konstantinopel unter lateinischer Herrschaft stand (1204—1261), stammt eine Ikone der betenden Maria vom Typ der Hagiosoritissa (das heißt Maria vom heiligen Soros, einem Reliquiar mit dem Gürtel der Madonna, eine berühmte Reliquie, die Kaiser Arkadius der Kirche der Chalkoprateia in Konstantinopel geschenkt hatte). Sie befindet sich jetzt in der Kathedrale von Freising in Bayern, wohin sie aber nicht vor dem 15. Jahrhundert gelangt ist. Sie ist übermalt und müßte gereinigt werden, ehe man ihren Stil genauer beurteilen kann. Ihre Bedeutung liegt in der Tatsache, daß sie mit Sicherheit datierbar und einer der seltenen Fälle ist, in welchen die bemalte Tafel und der reich verzierte Rahmen mit Medaillons von Heiligen in Emailtechnik noch vollkommen erhalten sind und aus der gleichen Zeit stammen. Außerdem trägt der Rahmen eine ausführliche Beschriftung in feinem Email, die als Schenker einen gewissen Manuel Disykatos nennt, der von 1235—1261 Bischof von Saloniki war. Das bedeutet nicht unbedingt, daß die Ikone in der makedonischen Hauptstadt gemalt wurde, denn der Bischof kann sie in Konstantinopel, der Hauptstadt des Email cloisonné, in Auftrag gegeben haben.

Im Laufe des 13. Jahrhunderts wurden die Ikonostasen höher, und anstelle der durchlaufenden Balken wurden größere Einzelbilder jetzt am Architrav angebracht, wofür die beiden Ikonen mit den Brustbildern Michaels und Gabriels (S. 66) ein gutes Beispiel sind. Der wuchtige Körper verrät den Einfluß der Monumentalmalerei. Es sind in Konstantinopel aus dieser Zeit zwar keine Fresken erhalten, aber man erkennt ihre Ausstrahlung an den Fresken der Marienkirche in Studenica, Jugoslawien, aus dem Jahre 1209.

Etwa zur gleichen Zeit wurde auf dem Sinai eine ganze Serie von riesigen Ikonen angefertigt, die für Kapellen der jeweiligen Heiligen bestimmt waren. Die älteste dieser Ikonen, die man auf den Anfang des 13. Jahrhunderts datiert, wurde für die nicht mehr existierende Kapelle des hl. Nikolaus gemalt und zeigt diesen hochverehrten Bischof als Halbfigur (S. 67). Von den anderen, noch größeren Ikonen sind als Brustbild der hl. Pantaleon, und als Ganzfiguren Johannes der Täufer, der hl. Georg und die hl. Katharina erhalten. Gemeinsam haben all diese Ikonen — und das ist eine Neuerung — auf dem Rahmen einen Bilderzyklus mit Szenen aus dem Leben des jeweiligen Heiligen.

Die Beliebtheit des „Lebens der Heiligen" von Symeon Metaphrastes führte dazu, daß einige dieser Lebensbilder durch ausführliche, erzählende Zyklen von Miniaturen illustriert wurden, die für die Rahmen der Ikonen als Vorlage dienten. Es besteht ein deutlicher Unterschied zwischen der Heiligenfigur auf der Tafel, auf die der neue Monumentalstil angewandt wurde, und den erzählenden Szenen auf dem Rahmen, die bildhafter ausgeführt sind. Nicht nur in der Nikolaus-Ikone, sondern auch in denen der anderen zuvor erwähnten Heiligen sind diese erzählenden Szenen von schwächeren Künstlern ausgeführt worden, bei denen man zweifeln darf, ob sie in Konstantinopel geschult wurden.

Als sich 1261 die Dynastie der Palaiologen in der zurückeroberten Hauptstadt einrichtete, setzte sofort eine umfangreiche künstlerische Tätigkeit ein. Einer der ersten — gewiß kaiserlichen — Aufträge war die große Mosaik-Ikone der Deesis in der Südgalerie der Hagia Sophia (S. 68). Sie ist offensichtlich nicht das Ergebnis eines Neubeginns, sondern ein reifes Werk, das auf eine lange, ununterbrochene Tradition zurückblickt. Hier ist ganz betont auf eine vertiefte Wiedergabe menschlicher Gefühle Wert gelegt. Christus hat einen müden Blick, das Gesicht der Madonna hat einen Hauch von Melancholie und das Johannes' des Täufers drückt Schmerz aus. Die palaiologische Kunst setzt diese Entwicklung fort.

Ihren Höhepunkt erreicht die palaiologische Kunst im 14. Jahrhundert in den Mosaiken und Fresken der Kirche Kariye Camii, dem früheren Kloster der Chora, deren Stifter der große Humanist Theodoros Metochites († 1335) war. Die Mosaiken vor allem sind das umfangreichste von verschiedenen Programmen der Kirchenausstattung, die in der letzten Blütezeit dieser vornehmen Technik verwirklicht wurden. Unter den

Mosaiken der Kariye Camii sind verschiedene als Einzel-Ikonen gestaltet und genossen als solche besondere Verehrung. Das gilt besonders für das Brustbild des Pantokrators (S. 63) in der Lünette über der Türe vom äußeren zum inneren Narthex. In Anlehnung an den Namen des Klosters trägt er als Inschrift das toponyme Beiwort Chora ton Zonton (Land der Lebendigen). Solche Portal-Ikonen mit Christus haben, wie schon früher erwähnt, ihr Vorbild in der beweglichen Ikone am Chalke-Tor, aber das Leo-Mosaik der Hagia Sophia (S. 25) war schon Anfang des 10. Jahrhunderts fest angebracht. Verglichen mit der Deesis Christi aus einem früheren Stadium der palaiologischen Kunst (S. 68), ist der Ausdruck des Gesichts Christi unbeweglich und traditioneller, in dieser Hinsicht sind Züge der komnenischen Kunst erhalten, aber die manierierte Haltung der linken Hand, die mit weit gespreizten Fingern das Evangelienbuch hält, sind typisch für den palaiologischen Manierismus.

Eine zweite Portal-Ikone befindet sich über dem Eingang vom inneren Narthex in das Kirchenschiff. Sie zeigt den thronenden Christus mit dem Spender Theodoros Metochites zu seinen Füßen. Zwei weitere Mosaiken mit einer kostbaren Rahmenbettung aus farbigem Marmor, die Petrus und Paulus (S. 70 und 71) darstellen, flankieren diesen Eingang. Hier begegnen wir dem voll entwickelten palaiologischen Stil, dessen überlange Figuren mit aufgebläht wirkenden Gewändern bekleidet sind, so daß man den Eindruck hat, sie berührten die schmächtigen Leiber kaum. Zugleich sind aber die schwungvollen Falten und die aufgesetzten Lichter Zeugnisse für die Macht der klassischen Tradition, die in der frühen palaiologischen Periode wieder einmal aufgegriffen wird und sich zum Teil auf gute Vorbilder der Makedonischen Renaissance des 10. Jahrhunderts beruft, gelegentlich auch auf antike Modelle zurückgreift. Aber die klassischen Elemente bleiben auf die Behandlung der Oberfläche beschränkt und haben keinen Einfluß auf die Körperlichkeit der Figuren, deren unsichere Stellungen einen materielosen Leib noch betonen.

Auf einer tragbaren Ikone, wie auf der Ikone vom Sinai (S. 70 und 71), sind Petrus und Paulus gemeinsam abgebildet und stehen einander gegenüber. Sie sind gleichzeitig — oder etwas später — mit den Ikonen der Kariye Camii entstanden und stimmen in der Behandlung der Draperie überein, die unten am Mantel des Petrus metallischen Charakter annimmt. Abweichend von der Norm, nach der man eine Schriftrolle in der Mitte anfaßt, wird die in der Hand des Petrus aufrecht gehalten und ist oben auf verspielte Weise etwas offen, während Paulus ebenfalls unkonventionell ein Buch mit beiden Händen festhält. Auch diese Einzelheiten sind für den palaiologischen Manierismus typisch.

In der Kariye Camii gab es auch Fresken als Ikonen. Zwei davon befanden sich unter dem Bogen des Epistyls, eines mit Christus, das verlorengegangen ist, und eines mit einer Madonna, die sich nach rechts wendet (S. 69). Daß dieses Fresko als Ikone verehrt wurde, geht aus einer leichten Beschädigung hervor, die vom Rauch einer Votivlampe stammt. Als tragbare Ikonen hätten die Figuren Christi und der Madonna ein Diptychon gebildet, aber wie die Mosaiken des Petrus und des Paulus (S. 70 und 71) wurden sie durch die Verteilung als Wandschmuck in der Kirche getrennt. Die Jungfrau hält das Kind mit den Armen so hoch, daß die Köpfe, Wange an Wange, eng beisammen sind. Diese Madonna mit dem menschlichen Ausdruck ist häufig Eleousa genannt worden; treffender wäre Glykophilousa (die süß Liebende), aber mit diesem Beiwort ist kein bestimmter Typ belegt. Der Stil ist der gleiche wie in den Mosaiken, und die Qualität ist ebenfalls gleichwertig. Auf den ersten Blick erscheint die Gestalt der Madonna sehr massiv, sieht man aber genauer hin, so erkennt man, daß der schlanke, von der massigen Draperie verhüllte Körper nicht fest auf den weit nach links gerückten Füßen steht, so daß es aussieht, als müsse ein Teil des Körpers von der Kleidung gestützt werden. Während in Konstantinopel leider keine bedeutende tragbare Ikone aus dieser Zeit erhalten blieb, finden sich einige außerhalb der Grenzen des Byzantinischen Reiches, deren Herkunft sich bis zur Hauptstadt zurückverfolgen läßt. In Ochrid gibt es zwei beidseitig bemalte Ikonen von seltener Qualität, die aus dem Konstantinopeler Marienkloster mit dem Beinamen „Retterin der Seelen“ dorthin gesandt wurden. Der Abt dieses Klosters zur Zeit des Kaisers Andronikos II. (1282—1328) war ein gewisser Galaktion aus Ochrid, der diese Bilder nach Ochrid geschickt haben muß. Beide, Christus auf der einen Tafel und Maria auf der anderen, tragen die Inschrift „Retter der Seelen“, so daß sie zweifellos zusammen aus dem Kloster gleichen Namens kamen und im frühen 14. Jahrhundert entstanden sind. Auf der Rückseite der Madonnen-Ikone befindet sich eine Verkündigung (S. 72), die alle Kennzeichen des ausgereiften palaiologischen Stils aufweist. Der Engel, der einen hastigen Schritt nach vorne tut, ist in einen aufgeblähten Mantel gehüllt, dessen Ende absteht wie ein starres Metallstück. Die Jungfrau schreckt in einer Weise zurück, daß sich die organische Struktur ihres überlangen Körpers verzerrt, die Füße zu weit nach links und der linke Arm zu weit nach unten gestreckt sind. Für das Gleichgewicht der Komposition spielt die Architektur eine wesentliche Rolle: Das Dach des Baldachins stößt nach links vor, um die Bewegung des Engels auszugleichen. Der Besitz erstklassiger Ikonen aus Konstantinopel hat zweifellos auf das Kunstschaffen in Makedonien, Serbien und Bulgarien großen Einfluß gehabt.

Wenn die orthodoxe Kirche am 30. Juni ihre Synaxis der zwölf Apostel feiert, wird eine Ikone mit diesem Thema auf dem Proskynetarion ausgestellt. Eine Ikone in Moskau, auf der die Apostel (S. 73) abgebildet sind, gibt die vier in der ersten Reihe als die hervorragendsten zu erkennen. Unter diesen ist wieder Johannes, der zweite von rechts, als der älteste und bedeutendste ausgezeichnet, dem Petrus und Matthäus sich ehrerbietig zuneigen, während Jakobus links beiseite steht. Von den Aposteln in der zweiten Reihe ist nur Andreas, den man an seinem Haarschopf erkennt, etwas stärker betont als die übrigen, weil er der Legende nach der erste Bischof von Konstantinopel war. Diese Apostel sind trotz ihrer leicht geblähten Gewänder mit etwas mehr Körperlichkeit ausgestattet als die Figuren in der Kariye Camii, deshalb sind wir geneigt, die Moskauer Ikone etwas früher zu datieren, nämlich Anfang des 14. Jahrhunderts.

Seit dem 14. Jahrhundert schwillt die Zahl der noch erhaltenen Ikonen unermeßlich an. Konstantinopel bestimmte zweifellos die hohen Maßstäbe, aber andere Orte, die nie die Abhängigkeit von der Hauptstadt bestreiten, treten erfolgreich in Wettbewerb. Dadurch wird es schwierig, den Stil der Hauptstadt von dem anderen Orte in Griechenland, aber auch auf dem übrigen Balkan zu unterscheiden, was manchmal zu erhitzten Auseinandersetzungen führte. Bei dem Versuch, festzustellen, was wahrscheinlich in Konstantinopel selbst entstanden ist, sollte man den Schwerpunkt auf die verfeinerten Mosaik-Ikonen legen, die im allgemeinen ein besonders hohes Niveau haben. Angesichts des weltweiten Rufes, den die Hauptstadt wegen ihrer Mosaikarbeiten hatte, scheint die Annahme gerechtfertigt, daß die Mehrzahl der Mosaik-Ikonen von dort stammt.

Dem 14. Jahrhundert muß die hochverehrte römische Ikone in der Kirche Santa Croce in Gerusalemme zugeschrieben werden, die zum Triptychon eines Reliquiars gehört und die eine nicht haltbare örtliche Tradition mit Papst Gregor dem Großen in Zusammenhang brachte. Sie schildert den Schmerzensmann vor dem Kreuz (S. 76). Das Haupt Christi mit geschlossenen Augen ist auf seine Schulter gesenkt, die Hände sind gekreuzt und zeigen die Wundmale, obwohl es lange als ein Produkt westlicher Kunst angesehen wurde, gibt es keinen Zweifel, daß dieses Werk die Arbeit eines Meisters aus Konstantinopel ist. Als es kürzlich restauriert wurde, fand sich auf der Rückseite ein Bildnis der heiligen Katharina in einem Stil, in dem es viele Ikonen auf dem Sinai gibt. Das macht es wahrscheinlich, daß die Ikone im 14. Jahrhundert vom Sinai nach Italien gelangte und in der Kirche Santa Croce ausgestellt wurde. Einerseits ist der Körper höchst stilisiert, andererseits deuten die kräftige Neigung des Kopfes und der sorgenvolle Ausdruck des Gesichts Gefühlswerte an, die für die palaiologische Kunst bezeichnend sind.

Eine zweite, sehr ähnliche Mosaik-Ikone aus dieser Zeit auf orthodoxem Boden mit dem Schmerzensmann gibt es in Griechenland im Kloster Tatarua in Eurytania, und eine weitere, diesmal eine gemalte, im Kloster der Verklärung von Meteora, die aus dem späteren 14. Jahrhundert stammt. Hier bildet der Schmerzensmann den Flügel eines Diptychons, auf dessen anderem Flügel eine Christus zugewendete trauernde Madonna steht. Die beiden Flügel bilden ikonographisch und stilistisch eine solche Einheit, daß man die Frage stellen darf, ob nicht auch die beiden Mosaik-Ikonen des Schmerzensmannes ursprünglich die Flügel eines Diptychons waren.

In der zweiten Hälfte des 14. Jahrhunderts wurde die palaiologische Malerei zunehmend manieriert, übertrieb die schmächtigen Körper und ihre verdrehten Posen, betonte noch stärker die metallische Wirkung des Faltenwurfs und schuf mit der Zickzackbewegung der Glanzlichter eine gewisse Ruhelosigkeit. All diese Charakteristika finden sich sehr ausgeprägt in einem Mosaikdiptychon der zwölf Kirchenfeste im Museo dell'Opera del Duomo in Florenz (S. 74 und 75). Dieser manierierte Stil besitzt viel dynamische Energie, an der nicht allein die Personen, sondern auch die Landschaft teilhat, zum Beispiel das wilde Felsgebilde über der Geburtshöhle. In der Taufe springen die heftige Vorwärtsbewegung Johannes' des Täufers und die verdrehte Haltung der Apostel am Ufer ins Auge, auf Tabor die vom Licht Geblendeten; in der Anastasis dient die unsicher geneigte Mumie des auferweckten Lazarus als Blickfang, und inmitten des sonst ruhigen Pfingstbildes die lebhafte Geste des Paulus. Der Zyklus der zwölf Feste bildete sich im 10. Jahrhundert (S. 38); nach einigem Schwanken entstand im 11. und 12. Jahrhundert eine festliegende Bildfolge, in der die Heimsuchung und der ungläubige Thomas durch die Auferweckung des Lazarus und die Koimesis ersetzt wurden, die Reihenfolge des Florentiner Diptychons.

In London gibt es eine Mosaik-Ikone mit der Verkündigung (S. 77), die aus derselben Werkstatt wie das Florentiner Diptychon stammen könnte. Der Engel ist nicht so stürmisch, aber wegen des etwas größeren Maßstabs dieser Szene wird die Wirkung des starken Faltenwurfs und die dadurch angedeutete Unruhe noch vertieft. Außerdem sind die Kleider nicht mehr so gebläht wie in früheren palaiologischen Arbeiten, und der Künstler betont die Gebrechlichkeit der Leiber, besonders bei der Jungfrau Maria, die sich soeben vom Thron erhoben hat, auf dem sie spinnend gesessen hatte. Während sie den Engel aufmerksam ansieht, weicht sie etwas zurück. Diese Mosaik-Ikonen haben mit der Emailkunst gemeinsam die Neigung, bestimmte Flächen, wie die Gloriolen oder den Fußboden, durch Muster auszufüllen und die Inschriften auf eigenen Tafeln anzubringen.

Im Sinai-Kloster gibt es ein Tetraptychon, das — typisch für die palaiologische Kunst — den Zyklus der zwölf Feste erweitert und drei Szenen hinzugefügt hat: das Geleit Christi zum Kalvarienberg, die Kreuzabnahme, die Beweinung und schließlich noch die Soldatenheiligen Georg und Demetrius (S. 78 und 79). In verkleinertem Maßstab haben wir hier das Programm eines Epistyls der Ikonostase vor uns, für welche die Überwölbung der Szenen mit einem gemalten Bogen und die Heiligen an beiden Enden typisch sind. In diesem kleinen Format wirkt die verzerrte Stellung der Figuren weniger störend. Die Schwerelosigkeit der puppengleichen Personen wird nicht allein durch ihre Proportionen betont, sondern auch dadurch, daß die Gestalten, wie Johannes und die Madonna bei der Kreuzabnahme, frei in der Luft schweben. Der dynamische Effekt wird durch die flammenähnlichen Berge und Bäume verstärkt. Einige ikonographische Elemente haben die sonst traditionelle Komposition angereichert, wenn zum Beispiel Nikodemus in der Beweinung seinen Kopf zwischen die Sprossen der Leiter steckt. Es ist sehr wahrscheinlich, daß in diesem Falle, wie es im 11. Jahrhundert des öfteren vorkam (S. 50), ein Künstler am Werk war, der auch als Miniaturist arbeitete.

Wir möchten die Betrachtung der kleinformatigen Mosaik-Ikonen Konstantinopels mit einem Bildnis des Johannes Chrysostomos schließen (S. 81). Es kommt aus dem Kloster Vatopedi auf dem Athos und befindet sich in der Dumbarton Oaks Collection zu Washington. Im 11. Jahrhundert machte sich das Streben bemerkbar, diesem Kirchenvater ein asketisches und zugleich hochintellektuelles Aussehen zu geben. In palaiologischer Zeit wurden diese Merkmale überbetont: Die Größe der Stirn wuchs abnorm an, und die eingefallenen Wangen wurden gänzlich fleischlos. Diese Ikone grenzt schon hart an die Karikatur. Hier hat der Manierismus der palaiologischen Kunst sein letztes Stadium erreicht.

Es leuchtet ein, daß in einer Periode, die sich am besten dadurch ausdrücken konnte, indem sie den Pinselstrich auch in anderen Medien nachahmte, die Reliefskulptur nicht länger eine Rolle spielte. Tatsächlich scheinen in dieser Zeit sehr wenig Elfenbeinschnitzereien entstanden zu sein, und es gab auch nur eine beschränkte Zahl von Steatitarbeiten. Ein Steatit aus palaiologischer Zeit befindet sich jetzt in Moskau. Er stellt Demetrius zu Pferd (S. 80) dar und wurde häufig kopiert. Es heißt, dieser Steatit mit der wundervoll blaßgrünen Oberfläche sei ein Geschenk des byzantinischen Kaisers an den Großfürsten Dimitrij Donskoj, aber wenn das auch nicht mit Sicherheit feststeht, so ist seine Herkunft aus Konstantinopel doch überzeugend. Der Kopf in Eiform mit dem ins Gesicht gekämmten Haar und besonders der mit steifen Wellenlinien ornamentierte Mantel unterstreichen ebenso wie der zeitgenössische Metallrahmen, mit dem die Ikone eine Einheit bildet, die Herkunft aus dem 14. Jahrhundert. Für die kleinen Mosaik-Ikonen müssen wir einen ähnlichen Metallrahmen voraussetzen (S. 76, 77 und 81) und uns vor Augen halten, daß ohne diesen die beabsichtigte ästhetische Wirkung beeinträchtigt und das ikonographische Programm unvollständig ist.

Im Gegensatz zu der Feinheit und Bewegtheit der menschlichen Gestalten in so vielen Schöpfungen der palaiologischen Malerei treten diese Besonderheiten nicht in Erscheinung bei den großen, „despotischen" Ikonen der Ikonostase, wo mehr als in anderen Zweigen der Ikonenmalerei ein betonter Traditionalismus vorherrscht. Dies gilt insbesondere für das Christusbild, wie ein Beispiel aus der Eremitage (S. 82 und 83) beweist. Die hieratische, frontale Stellung, die konventionellen Gesten und das Gesicht ohne jede menschliche Bewegung haben sich im Lauf der Jahrhunderte vergleichsweise wenig gewandelt (S. 54, 64 und 68). Dennoch kann man auch hier charakteristische Züge des fortgeschrittenen palaiologischen Stils erkennen. Dieses Bild ist leicht datierbar durch die kleinen Figuren der Stifter auf dem Rahmen, Alexios, der große Stratopedarch, und Johannes, der große Primicerios, welche die Gründer des Klosters Pantokratoros auf dem Athos waren. Es wurde 1363 gegründet, die Ikone muß also um dieses Jahr herum entstanden sein. Was diese Ikone hauptsächlich von früheren unterscheidet und ein typisches Merkmal des späten 14. Jahrhunderts ist, sind die harten Schraffurmuster der Glanzlichter auf den bloßen Körperteilen. Obwohl diese scharfen Lichter hier nur sehr mäßig verwendet sind, überziehen sie in späteren Werken die ganze Figur und hinterlassen manchmal einen gespenstischen Eindruck. Dies trifft besonders zu für Theophanes den Griechen, den Ikonen- und Freskenmaler, der nach einer umfangreichen Produktion auf griechischem Boden nach Rußland gegangen war, wo er seinen Stil bis zum Extrem entwickelte.

Das 15. Jahrhundert bis zum Fall Konstantinopels im Jahre 1451 läßt Zeichen der Erschöpfung erkennen, obwohl in seinen besten Schöpfungen noch ein hoher Standard herrscht. Für länger als ein halbes Jahrtausend, vom späten 9. bis zum 14. Jahrhundert, hatte Konstantinopel nicht nur im byzantinischen Kaiserreich den Ton angegeben, seine Ausstrahlung reichte in allen Richtungen über die Grenzen hinaus. In der

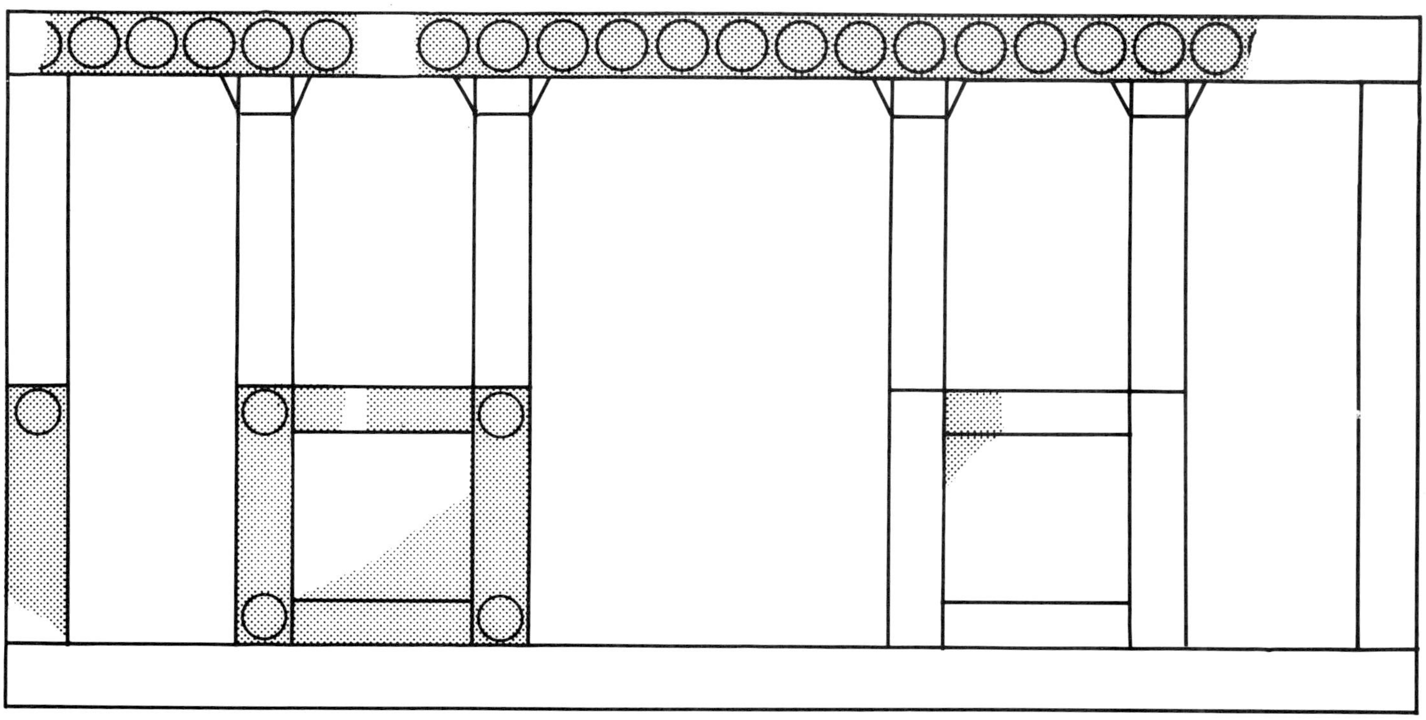

Älteste figurierte „Ikonostase" (Templon), entdeckt 1967/68 in Selcikler Köyü bei Sivasli (Türkei), dem antiken Sebaste in Phrygien. Zehntes Jahrhundert. Rekonstruktion; erhaltene Teile siehe Graufläche.

künstlerischen Produktion hatte die Ikone die wichtigste Rolle gespielt, denn sie stand im Brennpunkt des religiösen Lebens, sowohl beim Gottesdienst in der Kirche als auch im Tagesablauf. In all diesen Jahrhunderten war nicht an materiellem Aufwand gespart worden. In den Ikonen sind die stilistischen Wandlungen, an der alle wichtigen Zweige der byzantinischen Kunst beteiligt sind, am frühesten und deutlichsten kenntlich, und wir haben Grund zu der Annahme, daß einige der Besten und bekanntesten Künstler ihre Energie für das einsetzen, was als hochgepriesene Frucht byzantinischer Kultur gesucht war.

Als in der makedonischen Periode klassische Formen neu belebt wurden, vorwiegend in für den kaiserlichen Hof bestimmten Werken, spiegelte sich diese Strömung am deutlichsten in den Elfenbeinschnitzereien (S. 29 und 33). In der komnenischen Periode zeigt sich eine Gegenströmung dieses klassizistischen Trends. Vom Kloster Studios ausgehend, führte diese Strömung zur Schaffung eines stärker spiritualisierten Stils, der sich in einer asketischen Wiedergabe des menschlichen Körpers äußert. Es ist aber bezeichnend für die byzantinische Kultur, daß dies nicht zu einem Gegensatz, sondern zu einer harmonischen Verschmelzung klassischer und antiklassischer Tendenzen führte, wofür die Ikone vom Sinai-Kloster mit dem Erzengel Michael (S. 57) ein beweiskräftiges Beispiel ist. Von Konstantinopel ging auch die neue Richtung aus, die zur Beobachtung menschlicher Verhaltensweisen und Betonung von Gefühlswerten leitete, wie aus der Ikone der Verkündigung (S. 62) auf dem Sinai zu erkennen ist.

Während der lateinischen Besetzung (1204—1261) scheint die Entwicklung stagniert zu haben, obwohl es Anzeichen dafür gibt, daß eine gewisse Produktion auf einem hohen Niveau weitergeführt wurde, für die, falls unsere Datierung auf das frühe 13. Jahrhundert korrekt ist, die Madonna (S. 64) vom Sinai ein überzeugendes Beispiel ist. Um die Wende des 13. Jahrhunderts hatte Konstantinopel zwei neue Entwicklungen eingeleitet, die anscheinend nebeneinander liefen. Eins war der Wechsel der Palette zu einem mehr malerischen Stil, der auf impressionistische Wirkungen zielte, wie die „Geburt" (S. 63) vom Sinai zeigt. Das andere zielte auf eine neue Monumentalität, wie man an der Ikone des hl. Nikolaus (S. 67) vom Sinai erkennt. Beide Strömungen können recht genau auf dem Sinai verfolgt werden, wo das Kloster gerade um diese Zeit nach dem Fall der Hauptstadt im Jahre 1204 seine Blüte erlebte.

Kurz nach der Wiedereroberung im Jahre 1261 übernahm Konstantinopel mit der Schaffung des palaiologischen Stils wieder die Führung. Einerseits studierten die Künstler gute Vorbilder der mittelbyzantinischen Epoche, andererseits brachten sie eine neue Spiritualität ein, wie man aus dem Mosaik der Deesis (S. 68) in der Hagia Sophia erkennt. Aber während im 14. Jahrhundert die Ikonenmalerei Konstantinopels die Führung behielt, erwuchsen ihm in Griechenland, vor allem in Saloniki, und in den slawischen Ländern Rivalen. Sowohl die Balkanländer als auch Rußland hatten im 10. und 11. Jahrhundert den byzantinischen Stil völlig absorbiert, und obwohl nationale Elemente begannen sich geltend zu machen, wurde die Abhängigkeit von der Kunst Konstantinopels niemals verneint. Aber die byzantinische Kunst begann Ende des 14. und in der ersten Hälfte des 15. Jahrhunderts Ermüdungserscheinungen zu zeigen, während die slawischen Länder durch große Vitalität und Erfindungsgabe glänzten. Doch auch die byzantinische Kunst war noch nicht am Ende. Sie lebte fort im späteren 15. und im 16. Jahrhundert sogar noch später, wenn auch nicht in Konstantinopel, das seine lange aufrechterhaltene Vorrangstellung verloren hatte, sondern besonders in Kreta, aber auch in anderen Teilen der orthodoxen Welt.

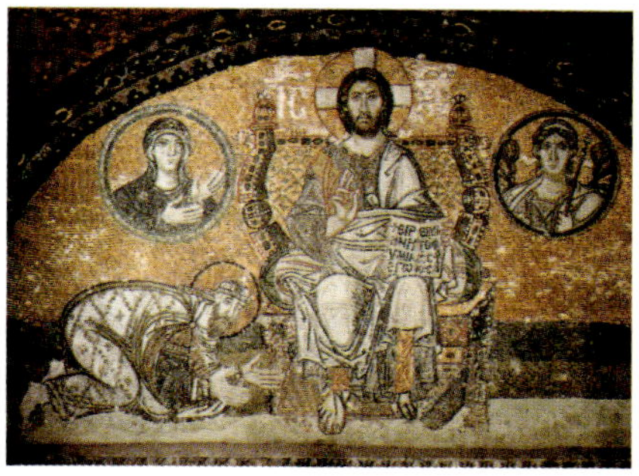

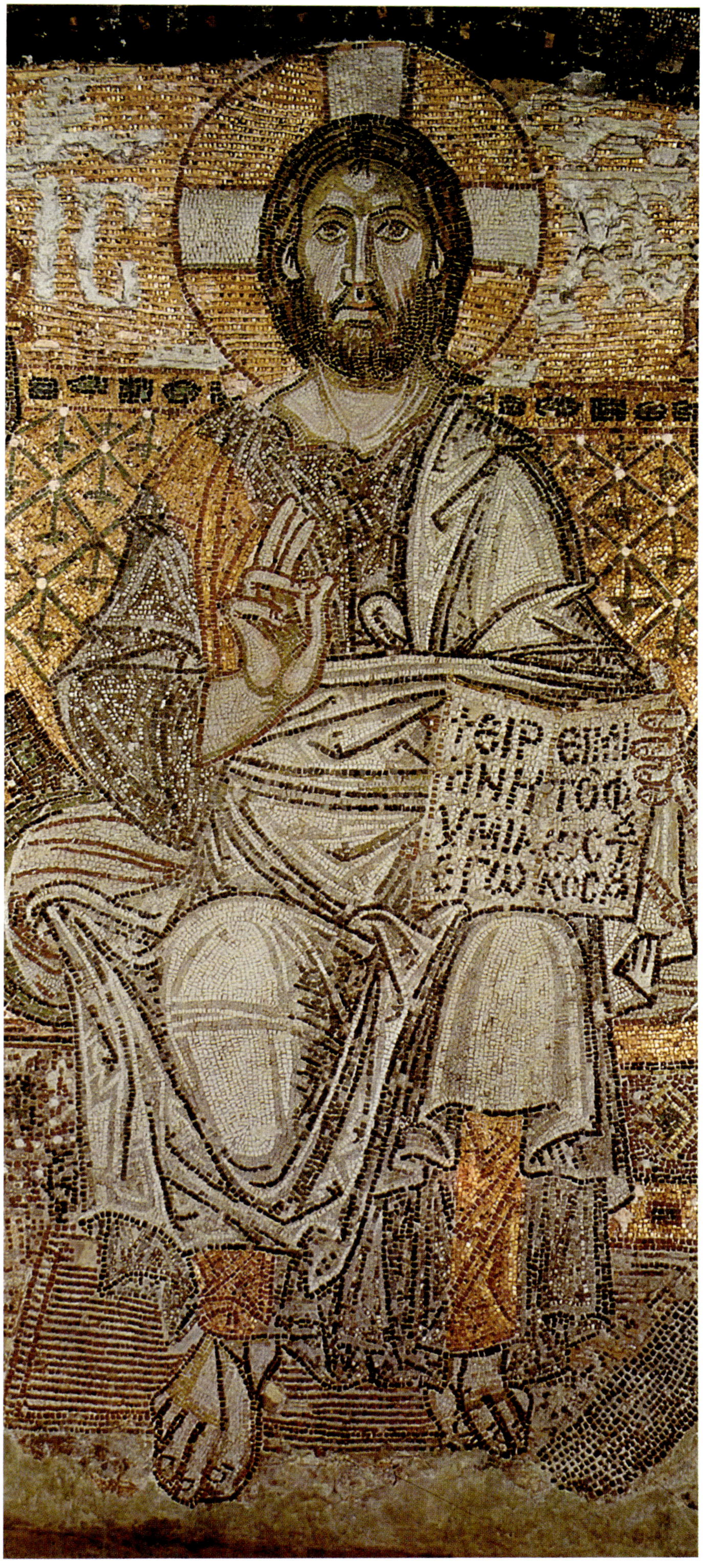

Oben: *Leo VI. auf den Knien vor dem thronenden Christus.* Mosaik, nach 912. — Istanbul, Hagia Sophia, über der Mitteltüre zwischen Narthex und Kirche.

Rechts: Ausschnitt der Gestalt Christi.

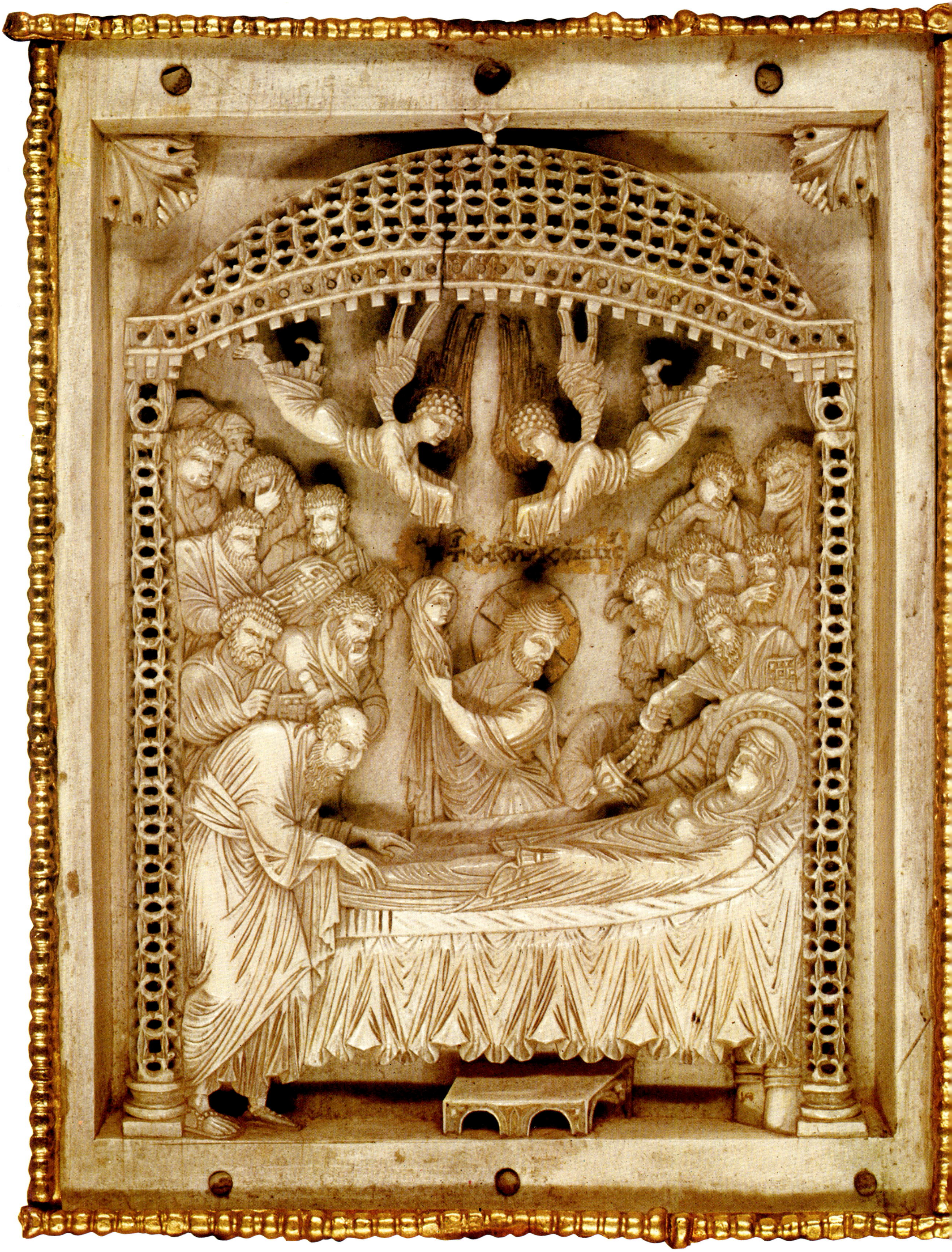

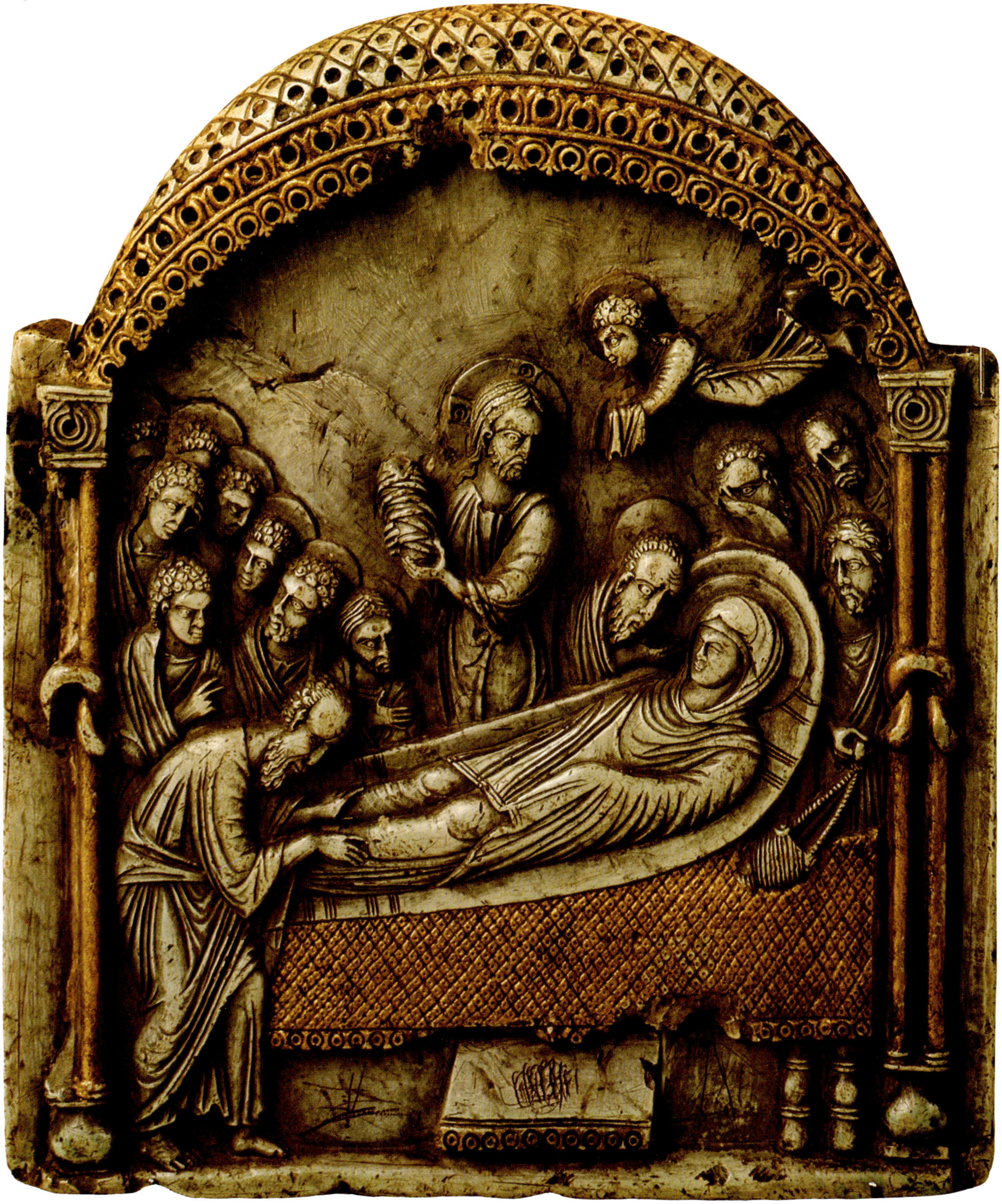

Links: *Tod Mariä.* Mittelteil eines Triptychons aus Elfenbein, 14,5 x 11 cm; verwendet als vorderer Einbanddeckel eines Buches. Konstantinopel, 10. Jahrh. — München, Staatsbibliothek, cod. Monac. lat. 4453, Cim. 58.

Tod Mariä. Steatitplatte, ursprünglich in Holzblock gebettet, 13,1 x 11,3 cm. Konstantinopel, 10. Jahrh. oder wenig später. — Wien, Kunsthistorisches Museum.

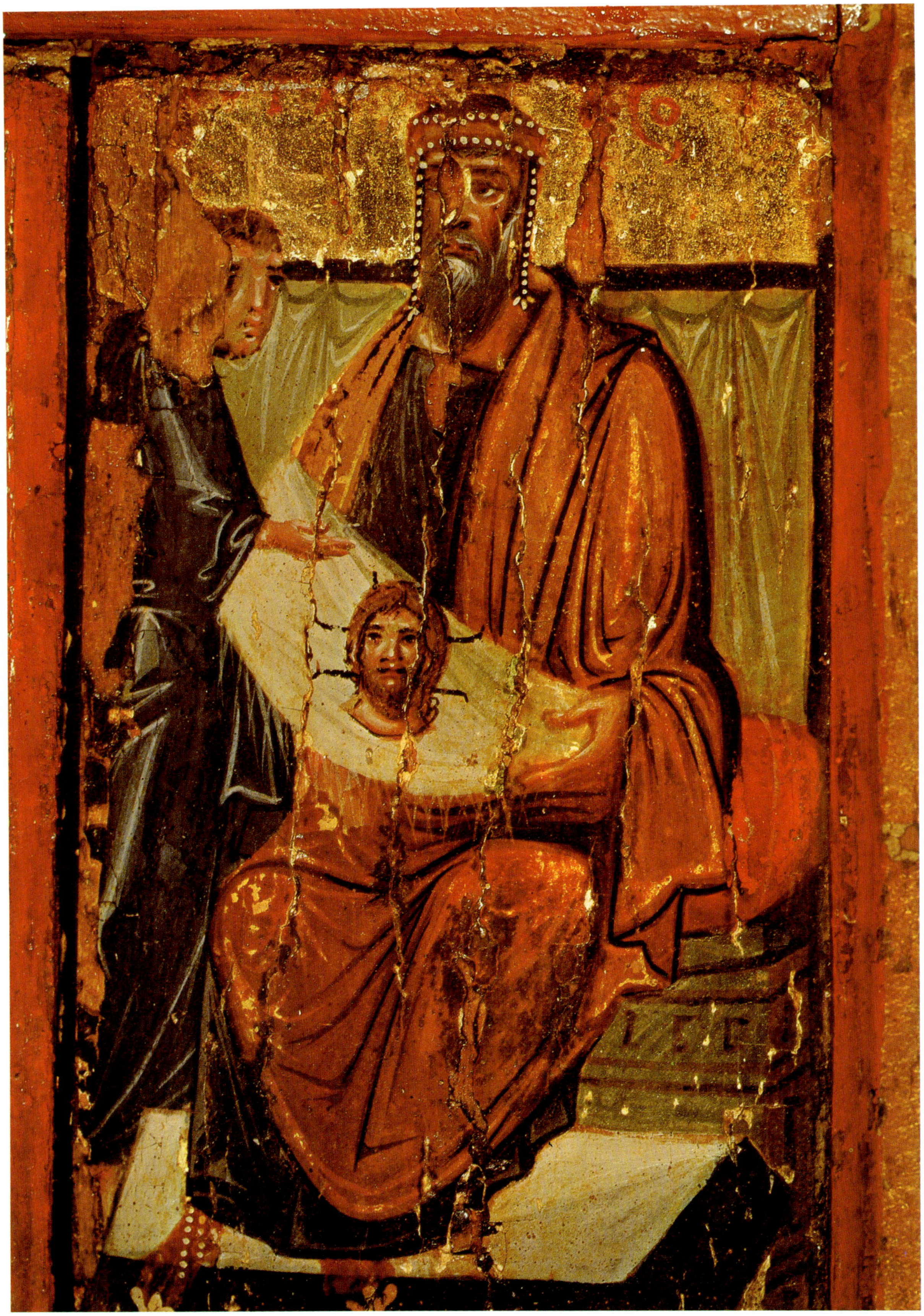

Maler aus Konstantinopel (?), *König Abgar empfängt das Mandylion.* Oberer Teil vom Flügel eines Triptychons, Tempera auf Holz,. Nach 944. — Sinai, Katharinenkloster.

Rechts: *Kreuzigung.* Mittelstück eines Elfenbein-Triptychons, 12,7 x 8,8 cm. Konstantinopel, 10. Jahrh. — New York, Metropolitan Museum.

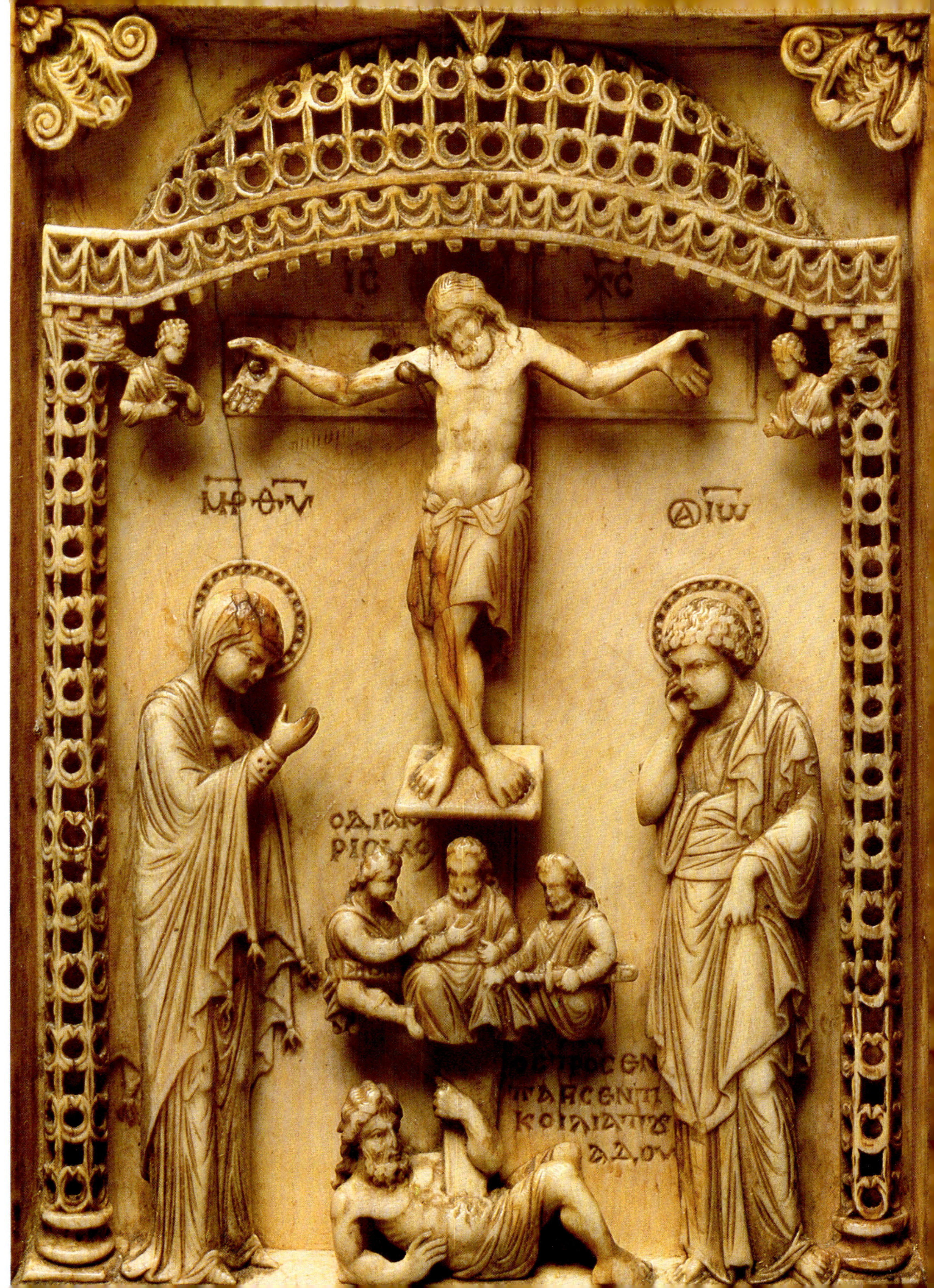

IC
XC

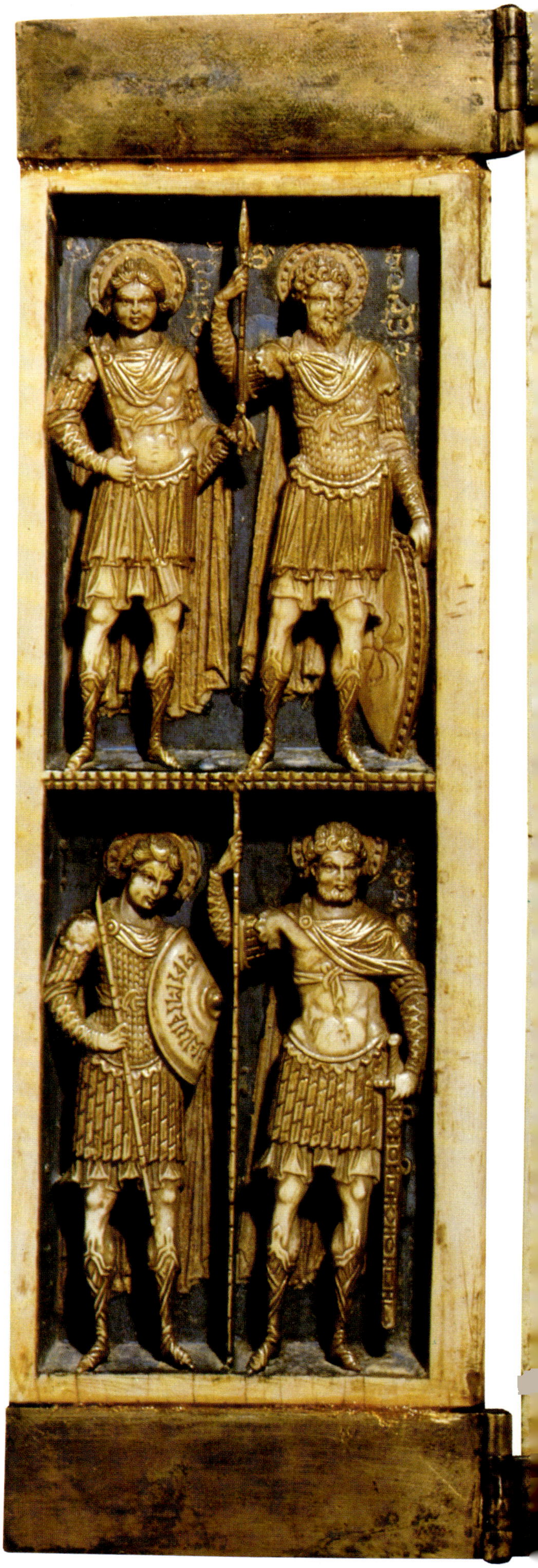

Die vierzig Märtyrer von Sebaste und heilige Krieger. Triptychon aus Elfenbein, mittlere Tafel 18,7 x 12 cm, Flügel 16,8 x 5,9 cm. Konstantinopel, 10. Jahrh. — Leningrad, Eremitage.

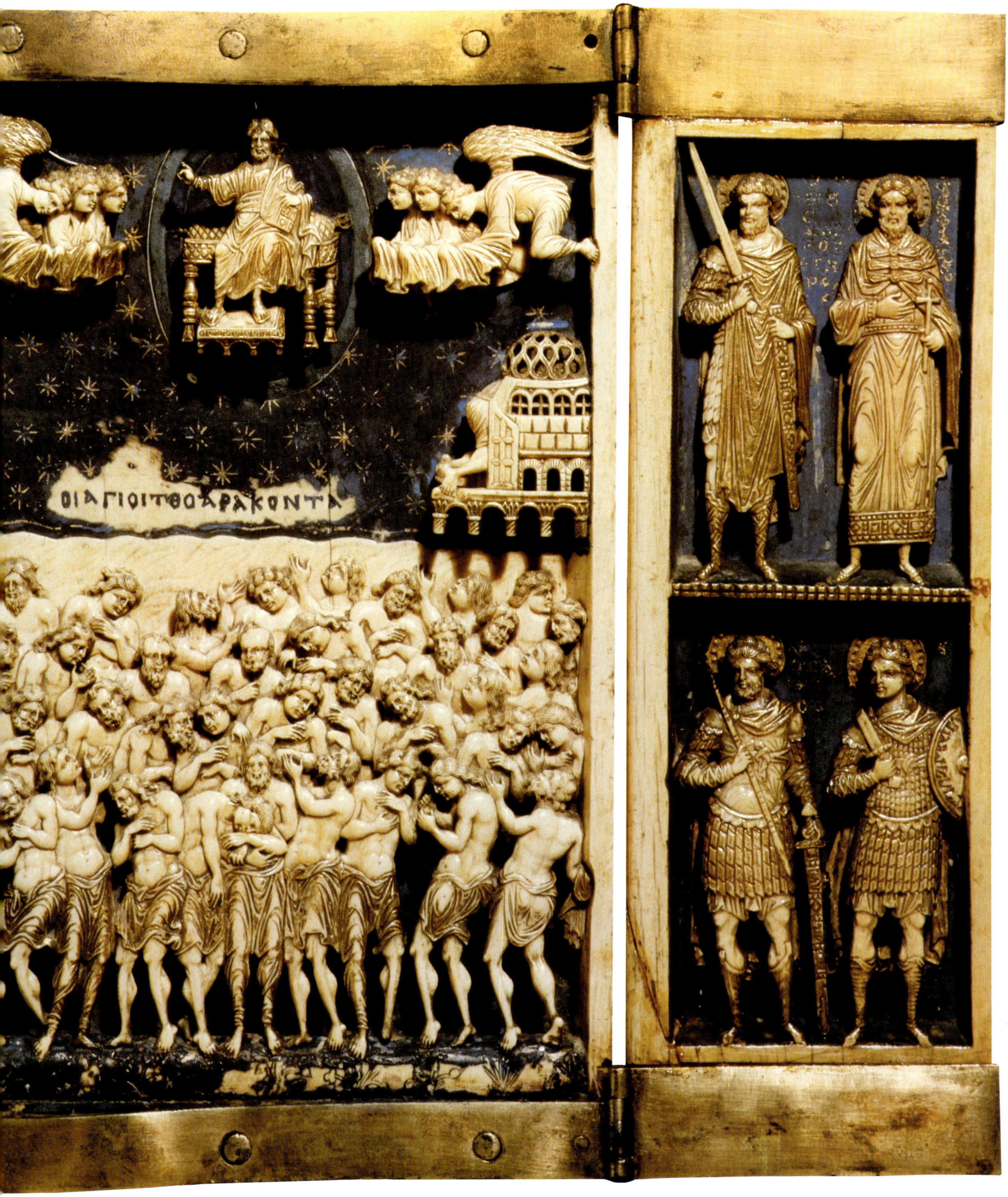

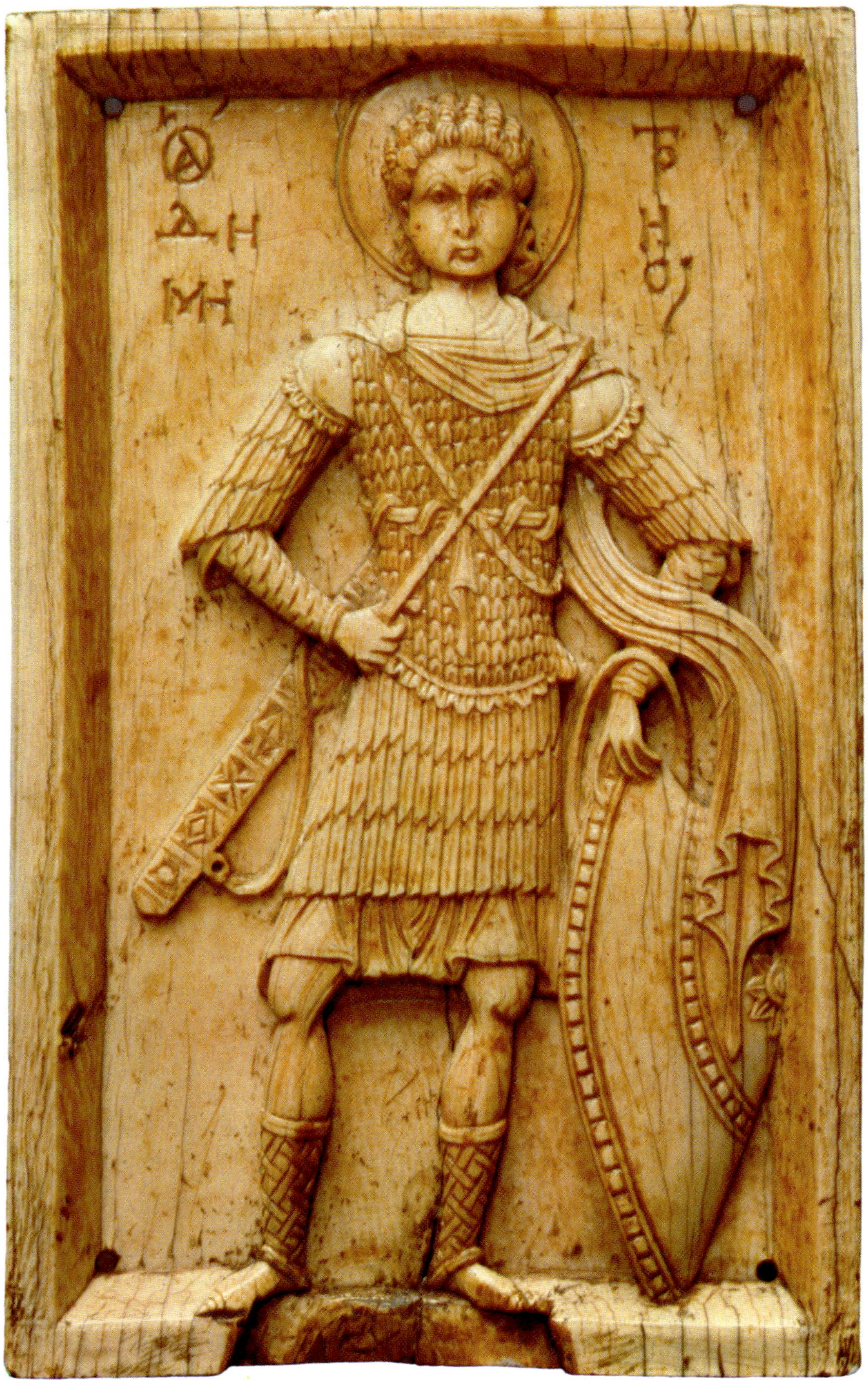

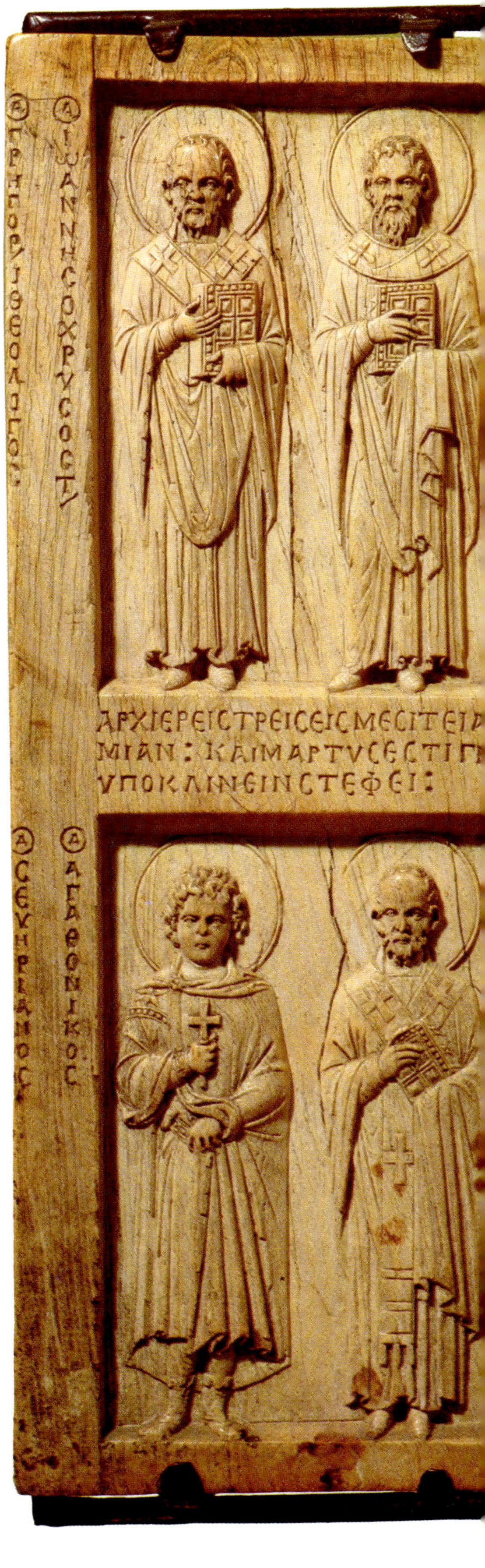

Oben: *Der hl. Demetrius.* Elfenbein, 19,5 x 12,5 cm. Konstantinopel, spätes 10. Jahrh. — New York, Metropolitan Museum.

Rechts: *Deesis und Heilige.* Triptychon aus Elfenbein, Mitteltafel 24 x 14,5 cm, Flügel 21 x 7—7,2 cm. Konstantinopel, Mitte 10. Jahrh. — Rom, Museum Palazzo Venezia.

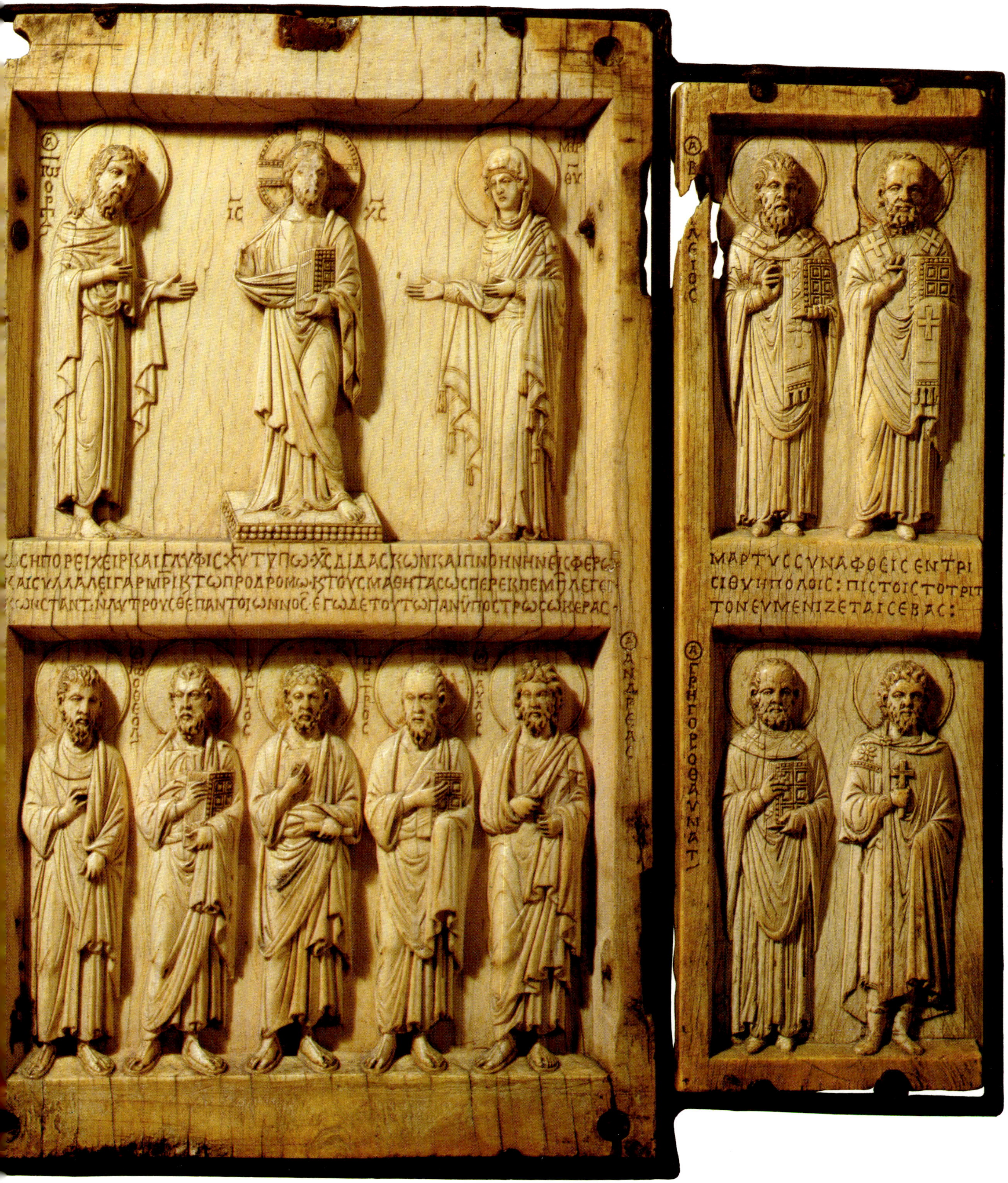

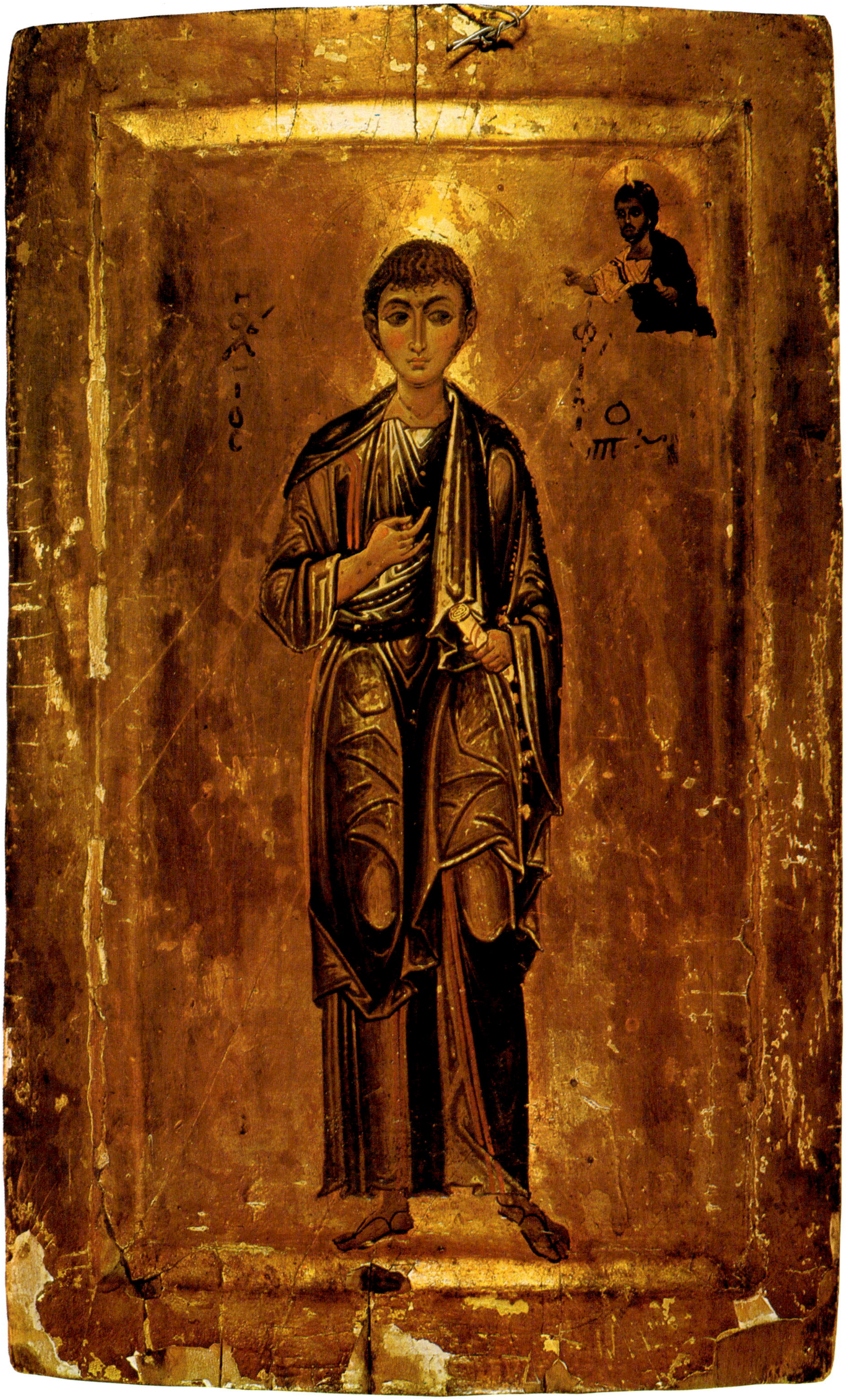

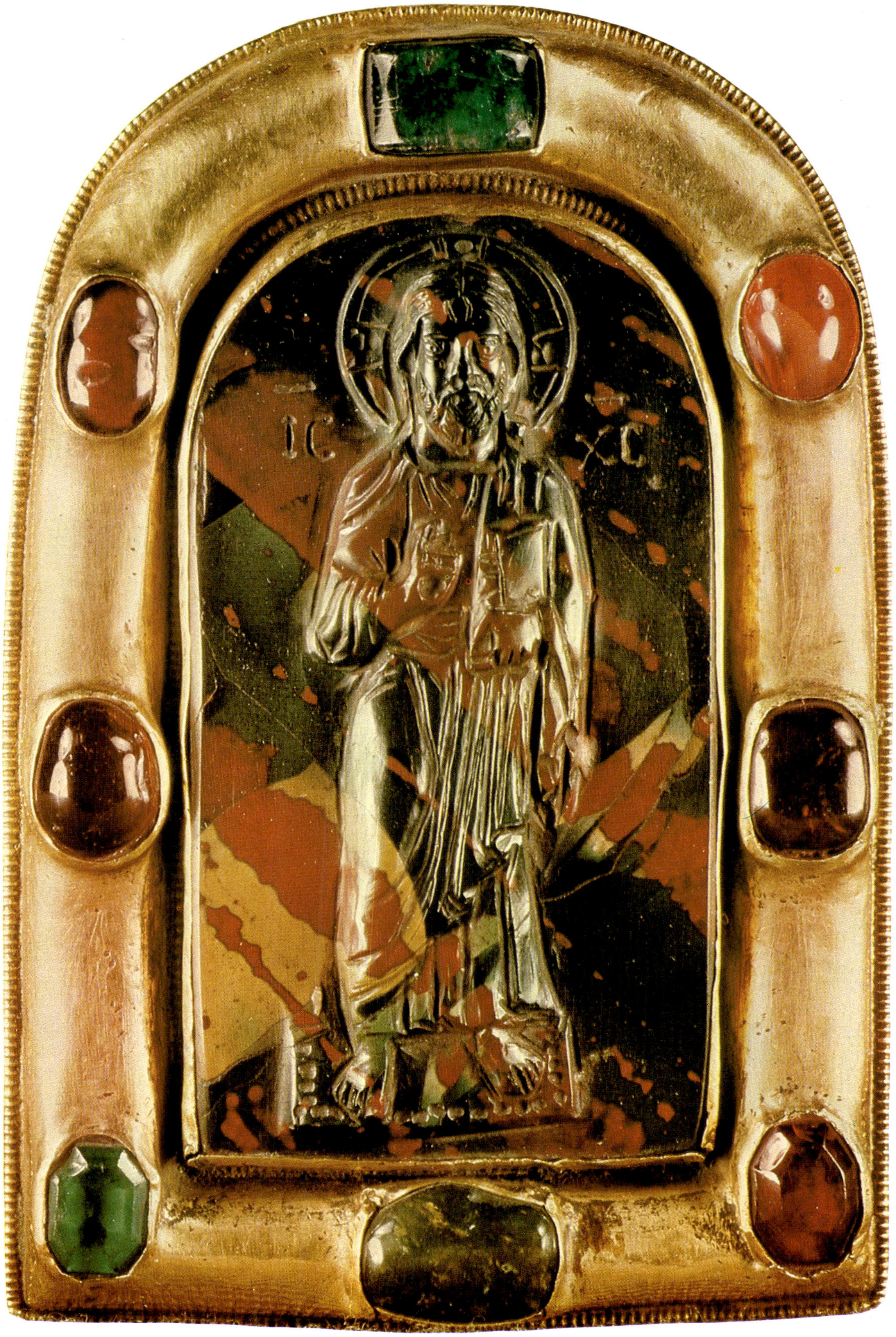

Links: *Der hl. Philippus.* Tempera auf Holz, 32,8 x 20,2 cm. Kontantinopel, zweite Hälfte des 10. Jahrh. — Sinai, Katharinenkloster.

Stehender Christus. Chalkedon, Rahmen aus späterer Zeit, mit Rahmen 12 x 8,2 cm, ohne Rahmen 8,8 x 5 cm. Konstantinopel, etwa 10. Jahrh. — Moskau, Kreml, Arsenal.

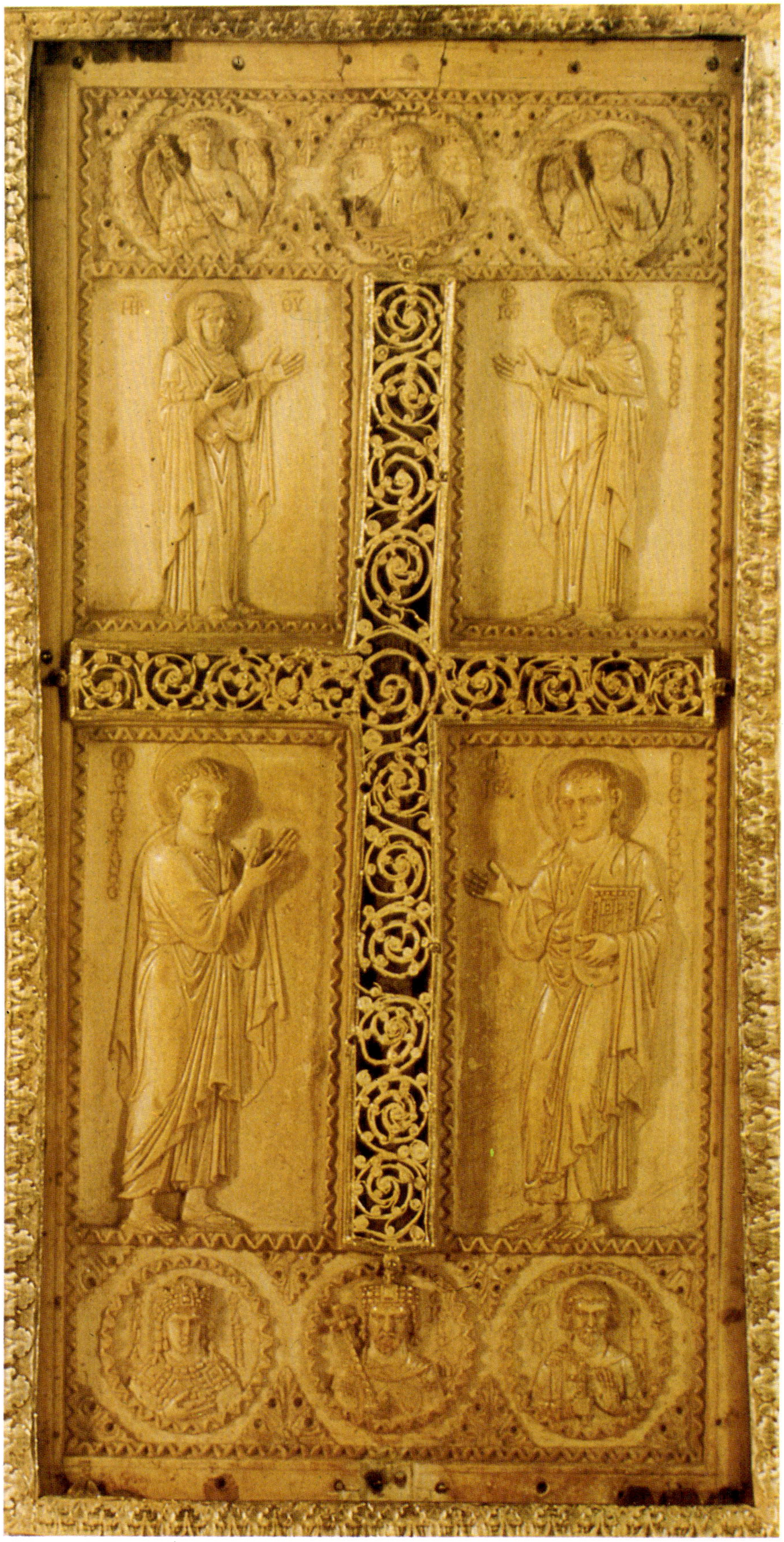

Deesis und Heilige. Elfenbein-Ikone mit einer Reliquie des Heiligen Kreuzes, 31 x 17,4 cm. Konstantinopel, 963—969. — Cortona, Kirche des hl. Franziskus.

Rechts: *Christus und Maria.* Elfenbeintafel, ursprünglich am Epistyl einer Ikonostase, dann als Deckel eines Gebetbuchs verwendet, jede Tafel 27,9 x 11,3 cm. Konstantinopel, Ende des 10. Jahrh. — Bamberg, Staatsbibliothek.

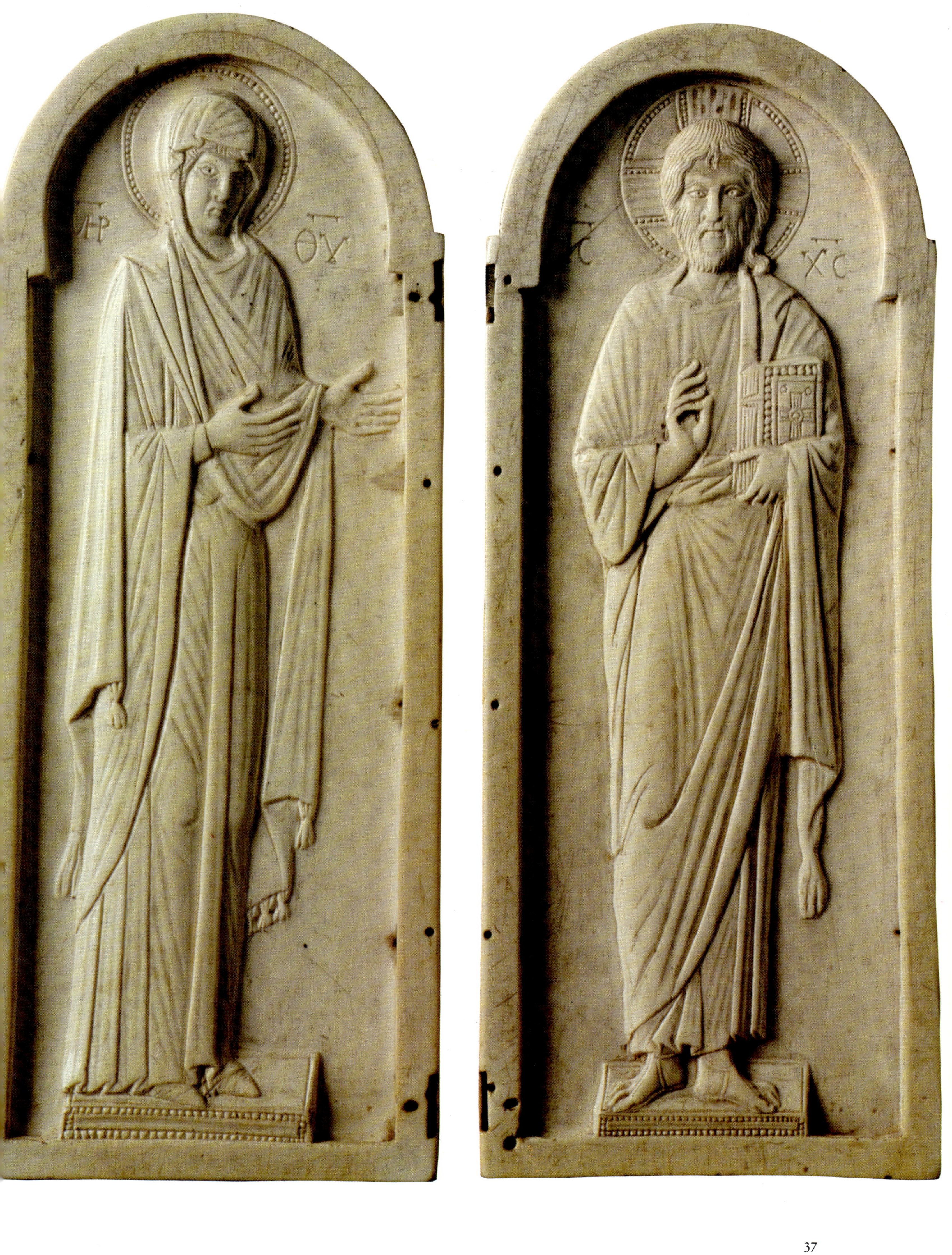
ΘΥ
XC

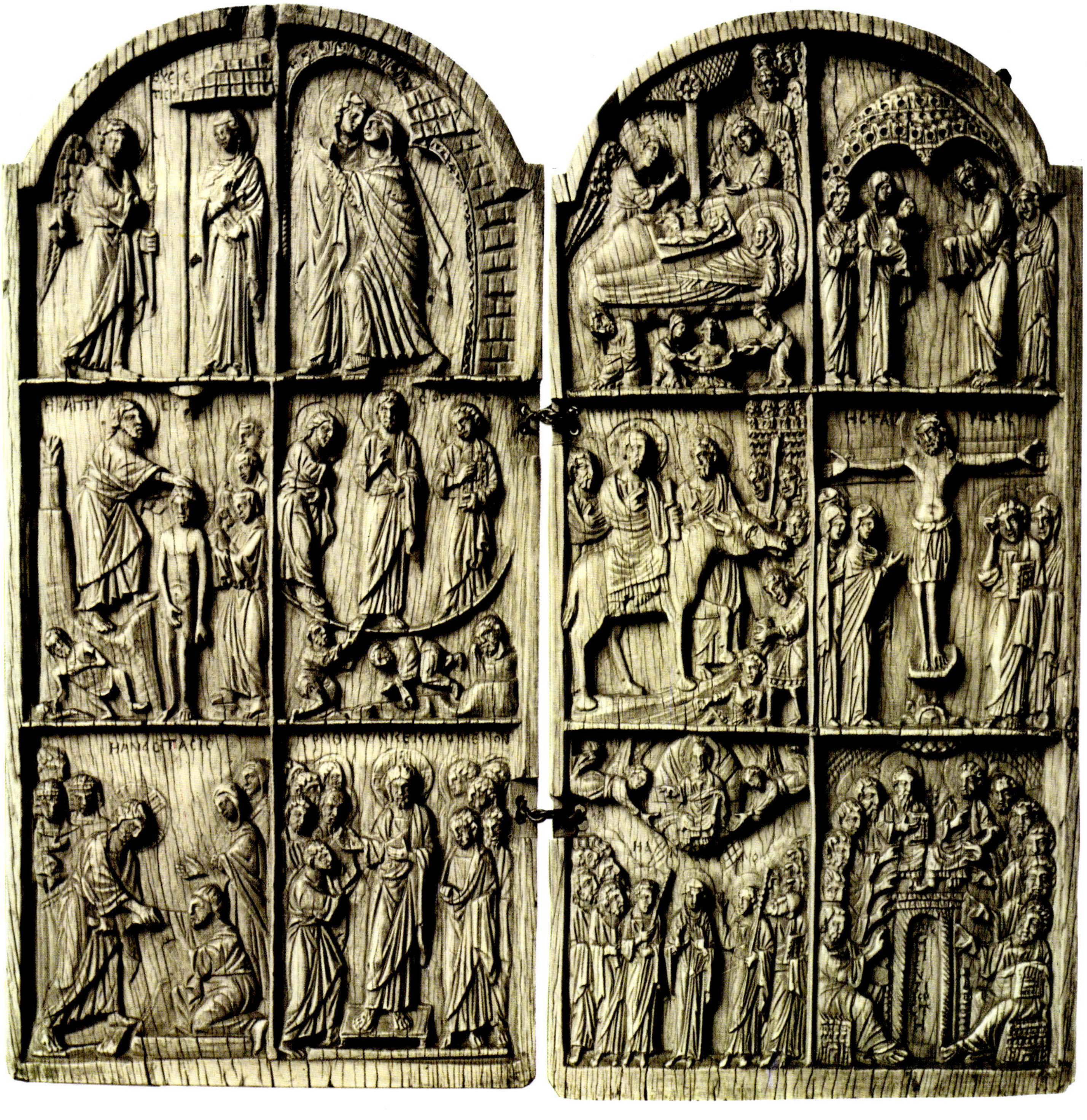

Die zwölf Feste des Kirchenjahres. Diptychon in Elfenbein, jeder Flügel 26,4 x 13,2 cm. Konstantinopel, Ende 10., Anfang 11. Jahrh. – Leningrad, Eremitage.

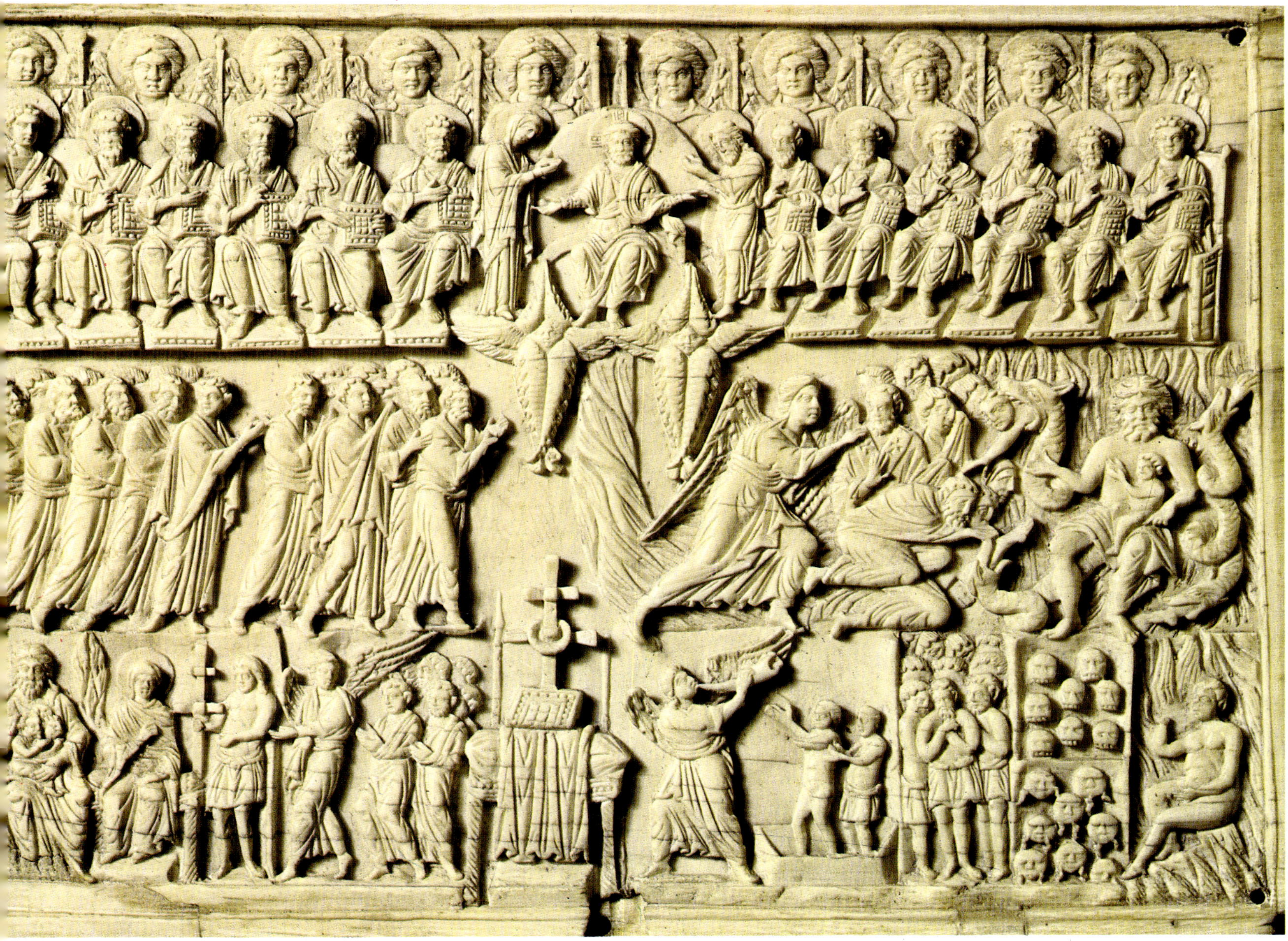

Jüngstes Gericht. Elfenbein-Ikone, 15,5 x 21,5 cm. Konstantinopel, Ende 10., Anfang 11. Jahrh. — London, Victoria and Albert Museum.

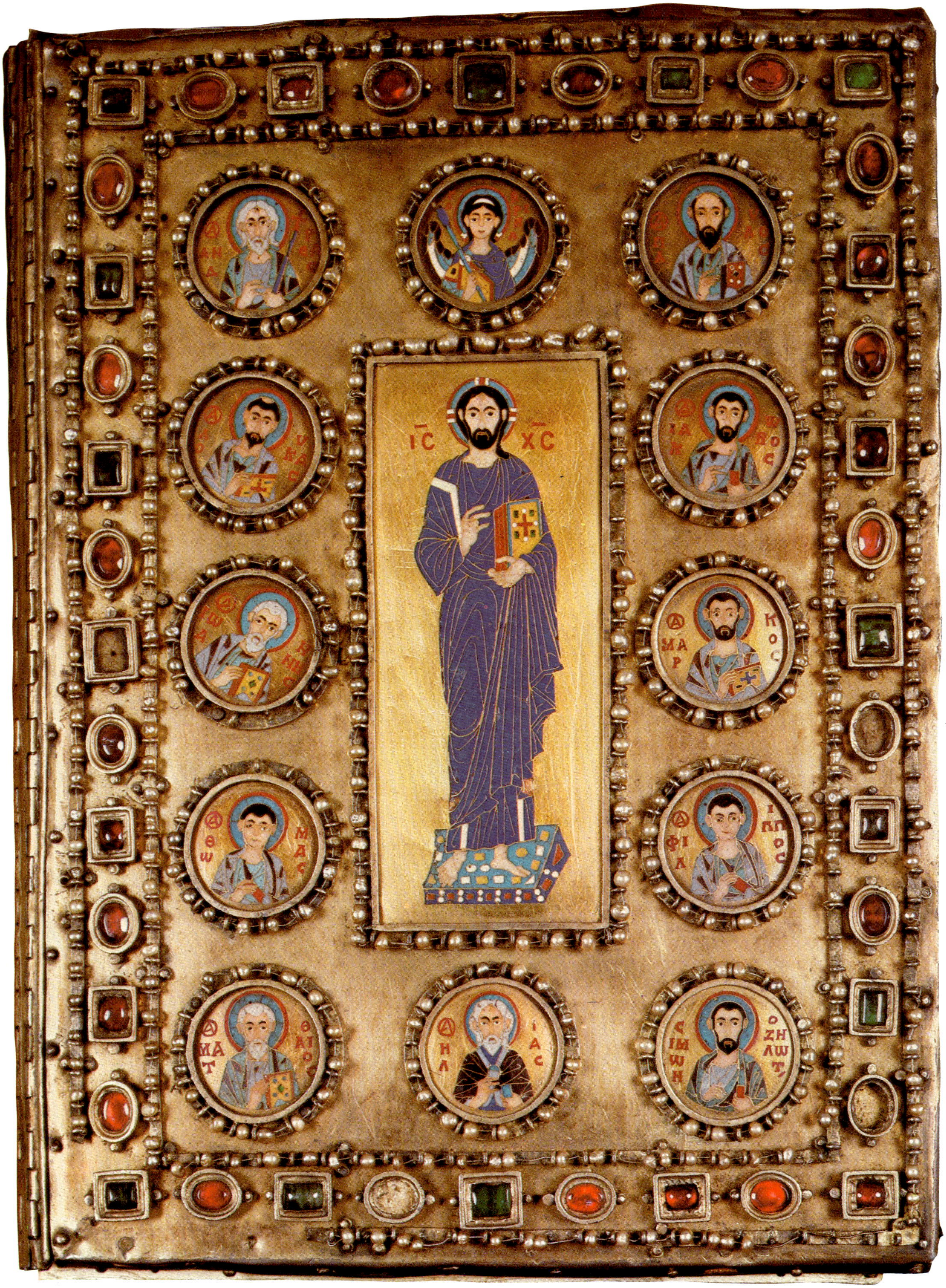
IC XC

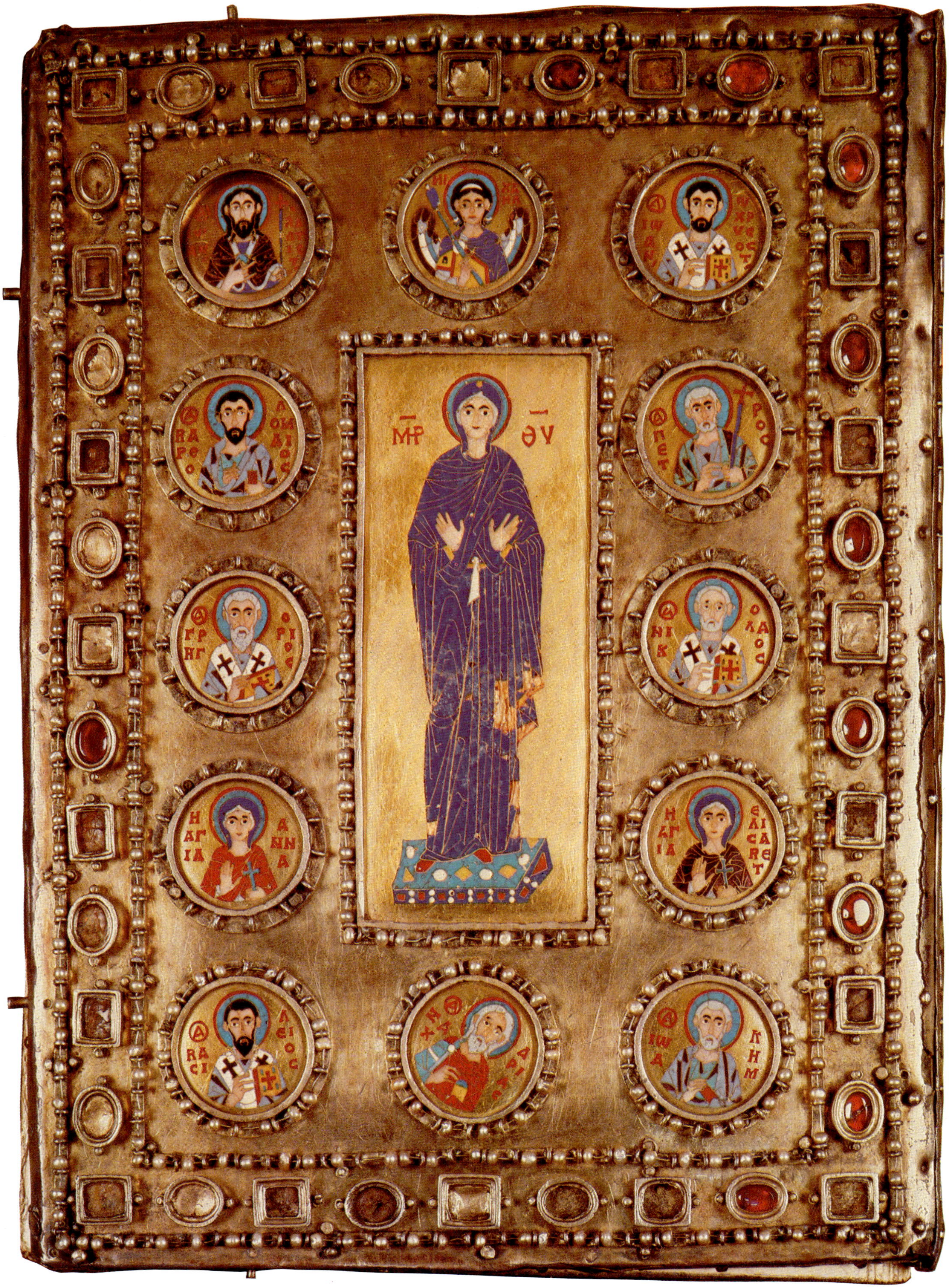

Christus, Maria orans und Heiligenbüsten. Diptychon in Email, jeder Flügel 29 x 21 cm. Konstantinopel, 10. Jahrh. — Venedig, Schatzkammer San Marco.

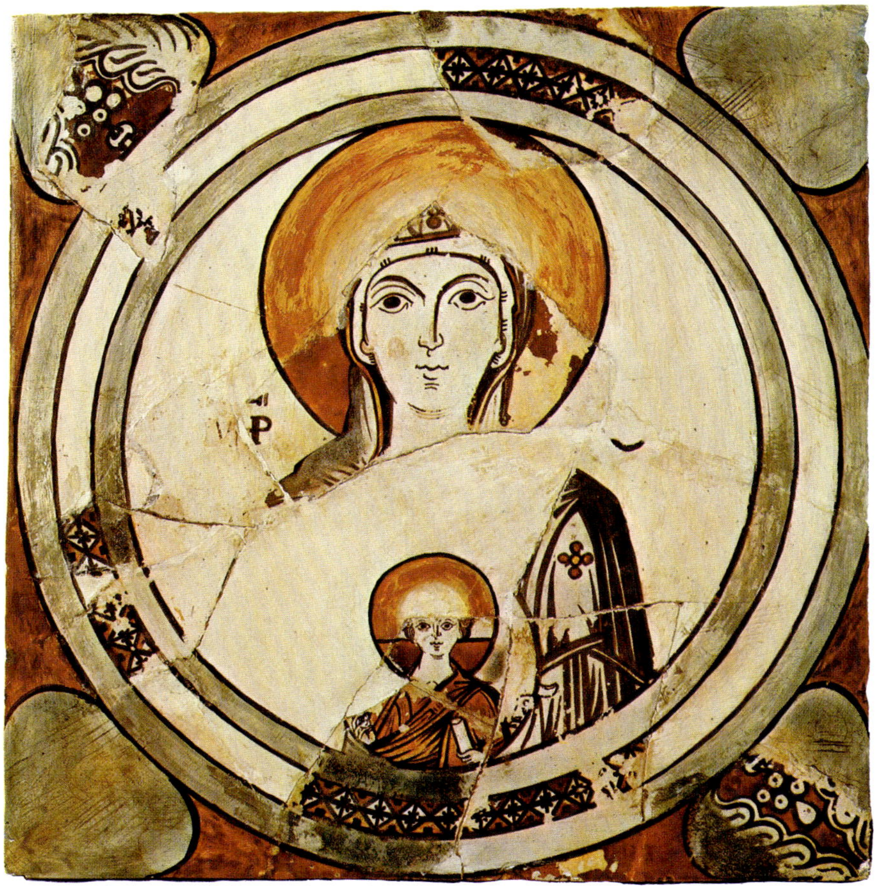

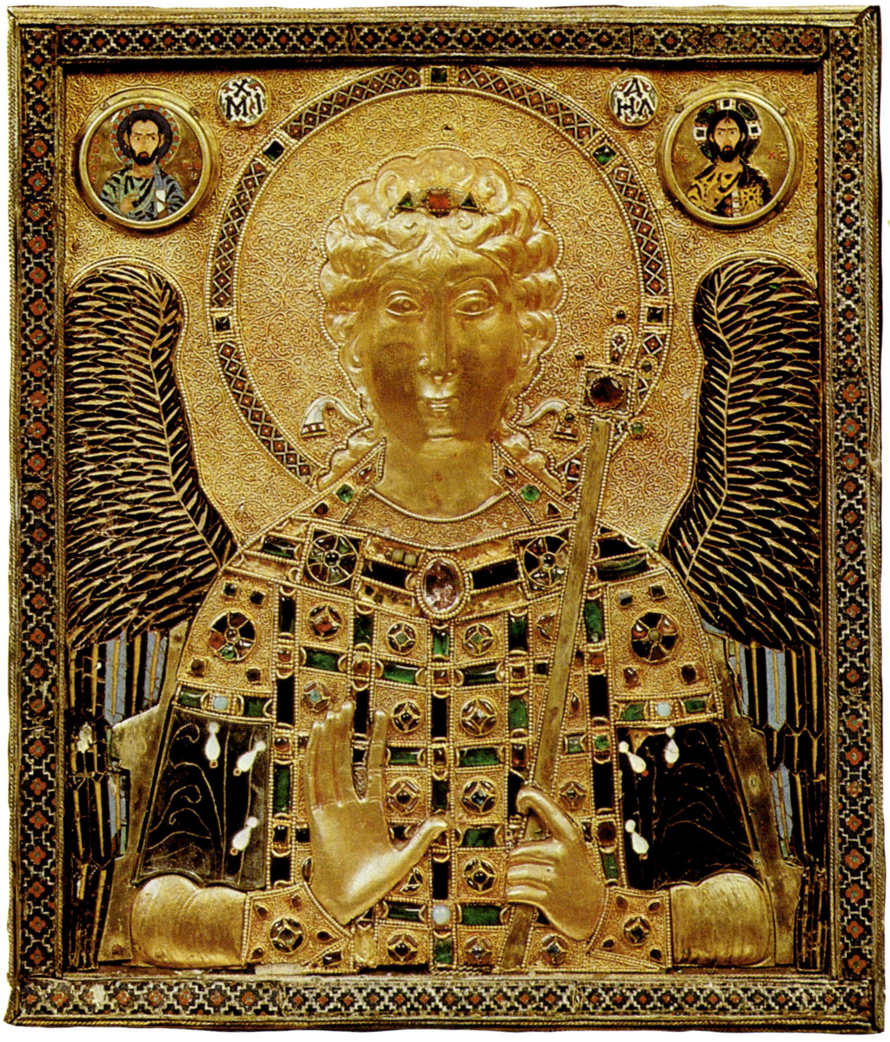

Links oben: *Madonna Nikopoia.* Email-Ikone auf Terrakotta, 30 x 30 cm. 10.–11. Jahrh. – Paris, Louvre.

Links: *Brustbild des Erzengels Michael.* Email-Ikone, Rahmen aus dem 13. Jahrh. mit zum Teil älteren Elementen, 33 x 22 cm. Konstantinopel, zweite Hälfte des 10. oder Anfang des 11. Jahrh. – Venedig, Schatzkammer San Marco.

Rechts: *Stehender Erzengel Michael und Heilige.* Email-Ikone, 46 x 35 cm. Konstantinopel, erste Hälfte des 11. Jahrh. – Venedig, Schatzkammer San Marco.

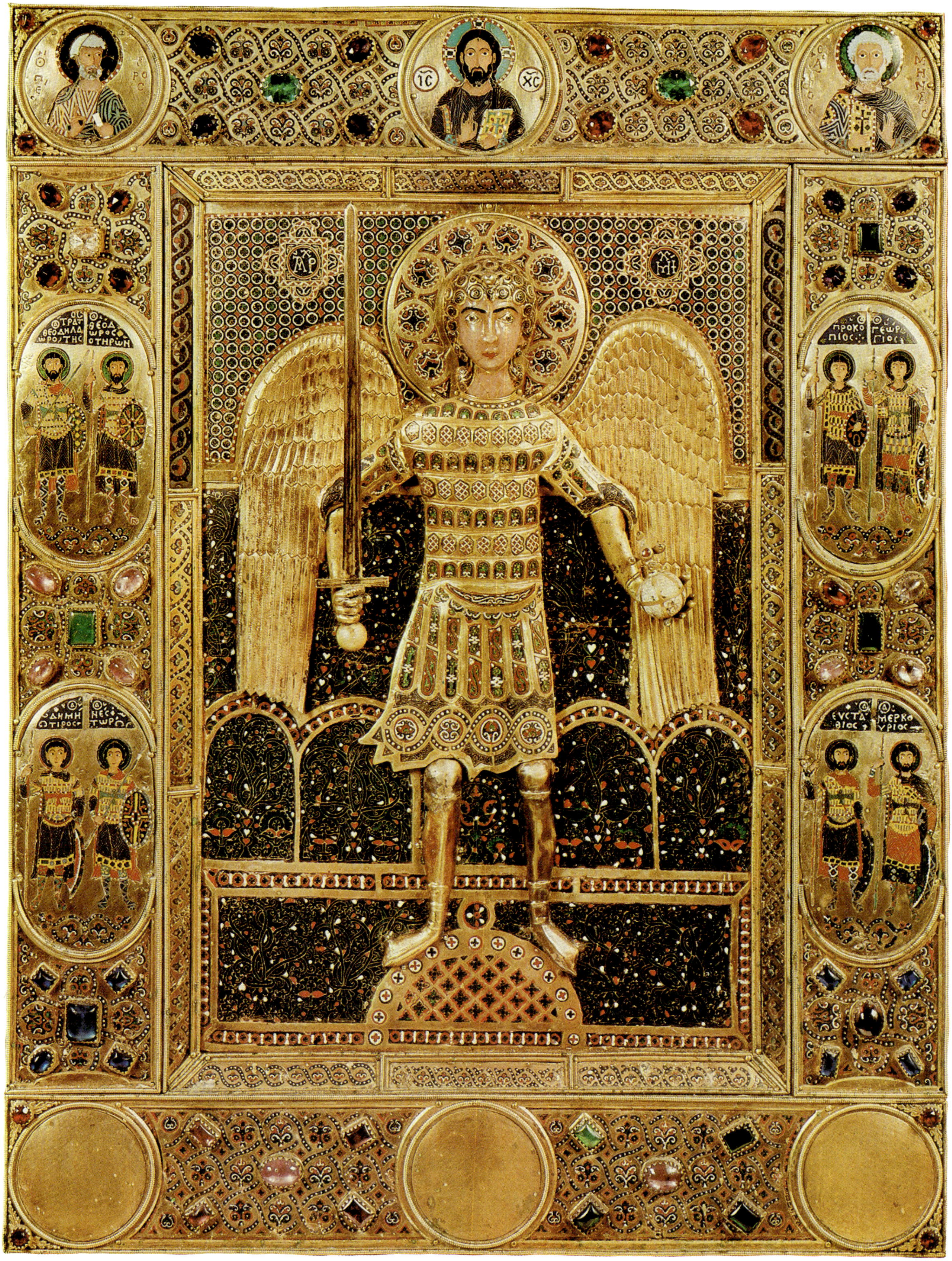
IC
XC

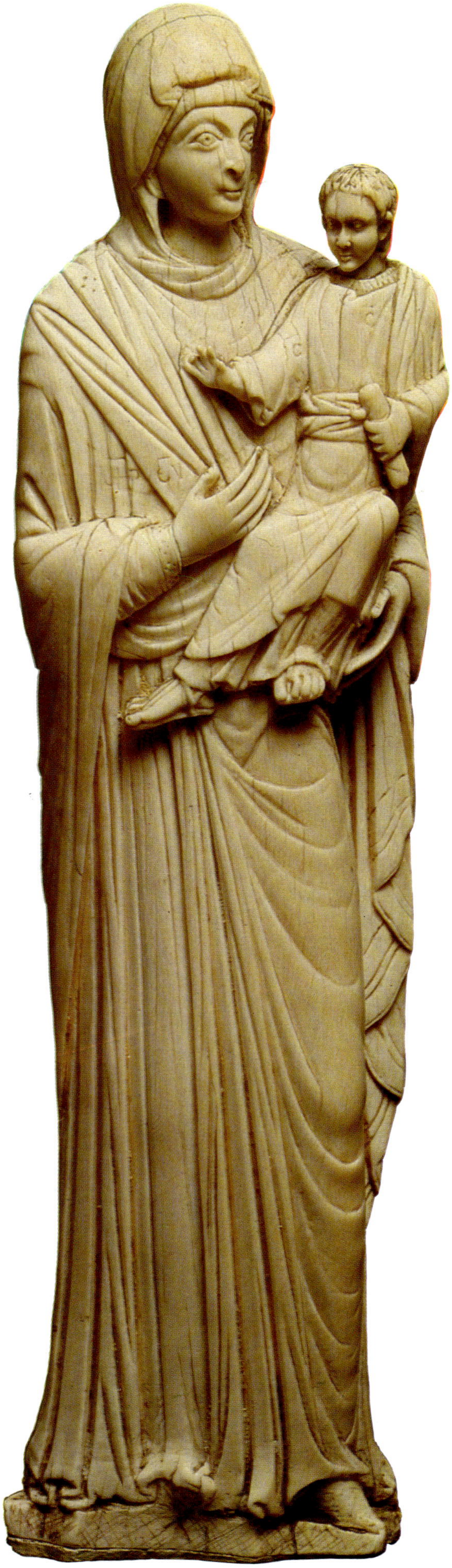

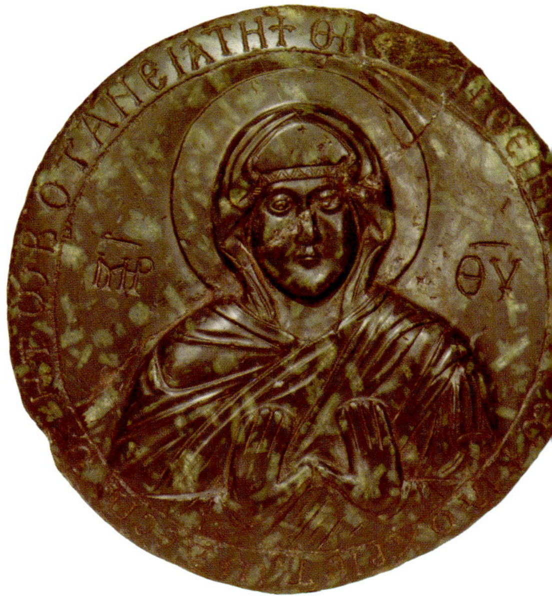

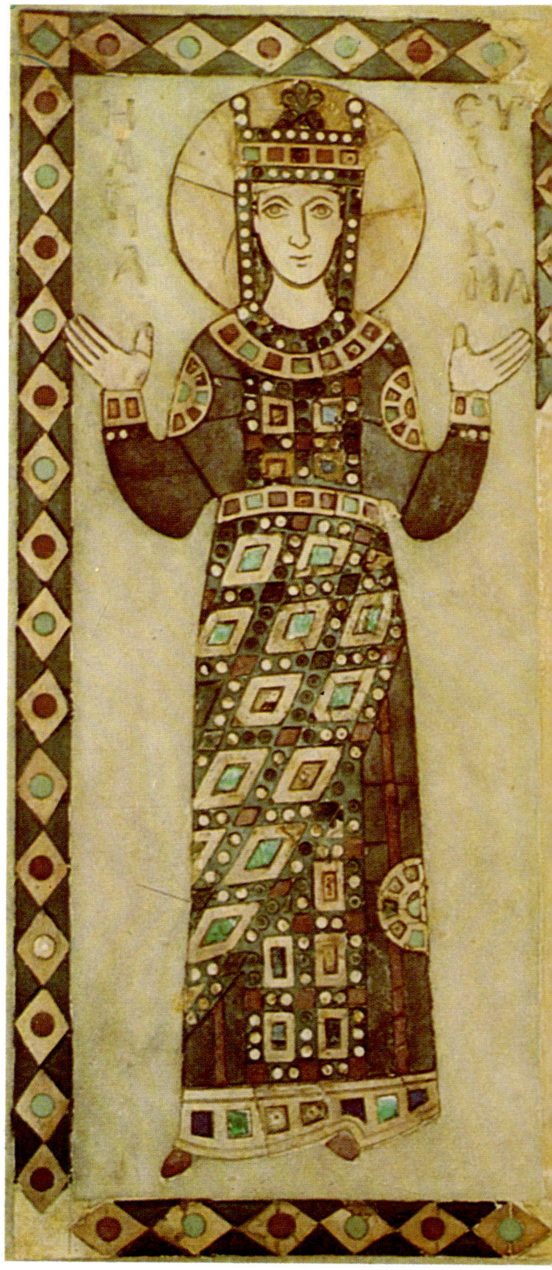

Links: *Stehende Madonna Hodegetria.* Elfenbein, 32,1 cm. Konstantinopel, erste Hälfte des 11. Jahrh. — London, Victoria and Albert Museum.

Rechts oben: *Maria orans.* Rund-Ikone aus grünem Serpentin, Durchmesser 17,9 cm. Konstantinopel, 1078—1081. — London, Victoria and Albert Museum.

Rechts unten: *Die hl. Eudokia.* Ikone aus Marmor-Intarsien, 57,5 x 27 cm. Konstantinopel, Ende 10., Anfang 11. Jahrh. — Istanbul, Archäologisches Museum.

Rechte Seite: *Madonna Hodegetria zwischen Johannes dem Täufer und dem hl. Basilius.* Mittelteil eines vom Hintergrund abgelösten Elfenbein-Triptychons, 16,2 x 10,6 cm. Konstantinopel, Mitte 11. Jahrh. — Washington, Dumbarton Oaks Collection.

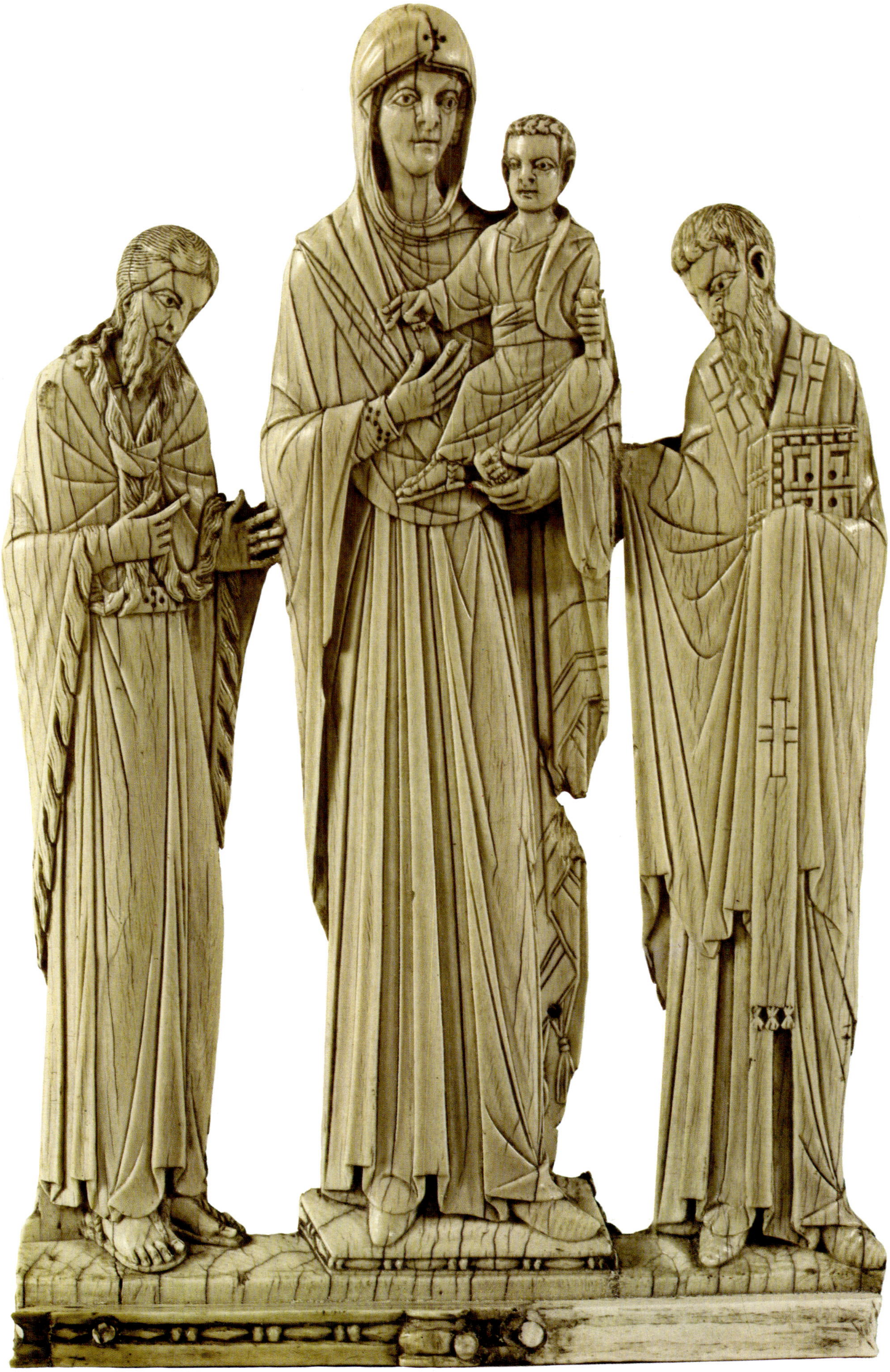

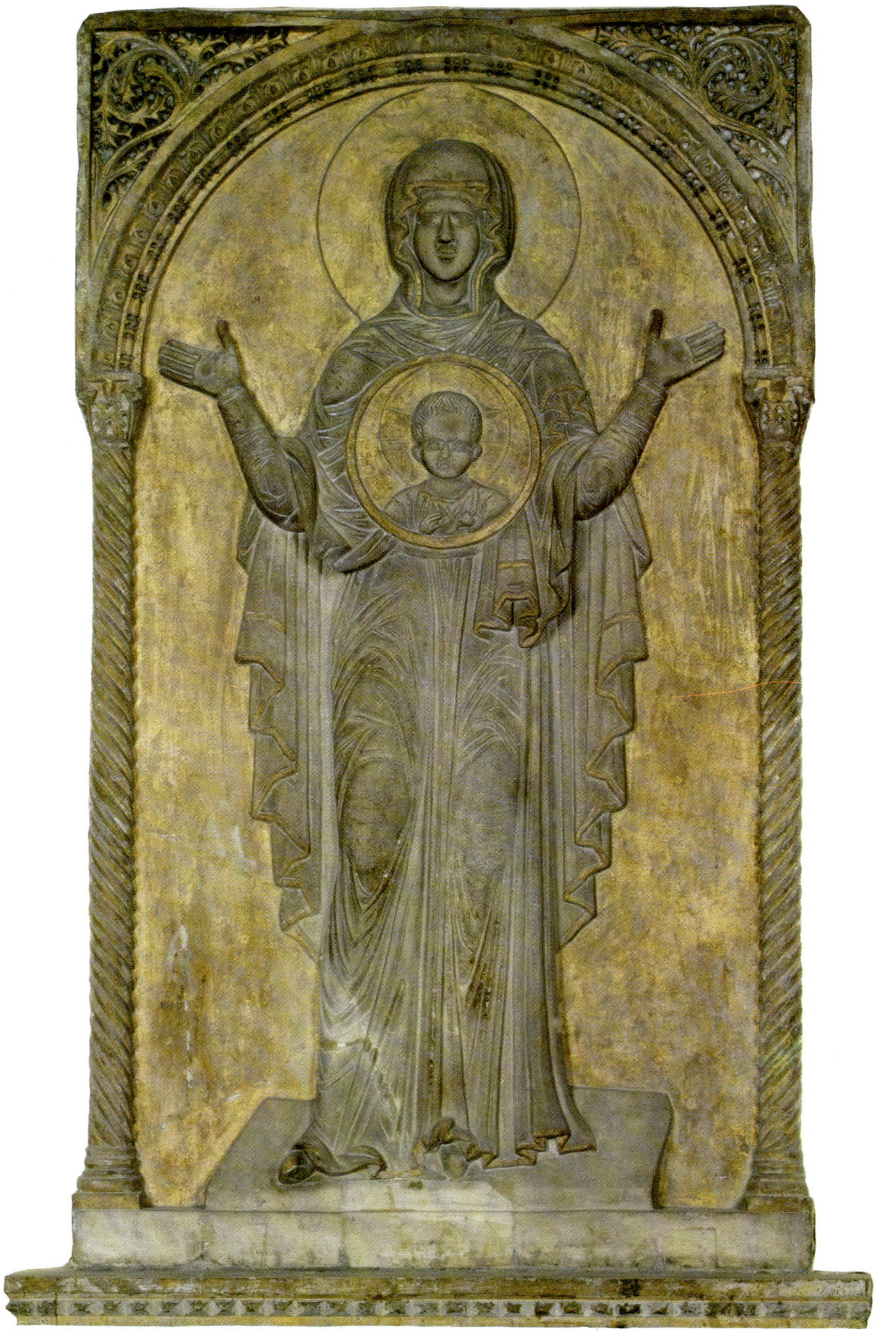

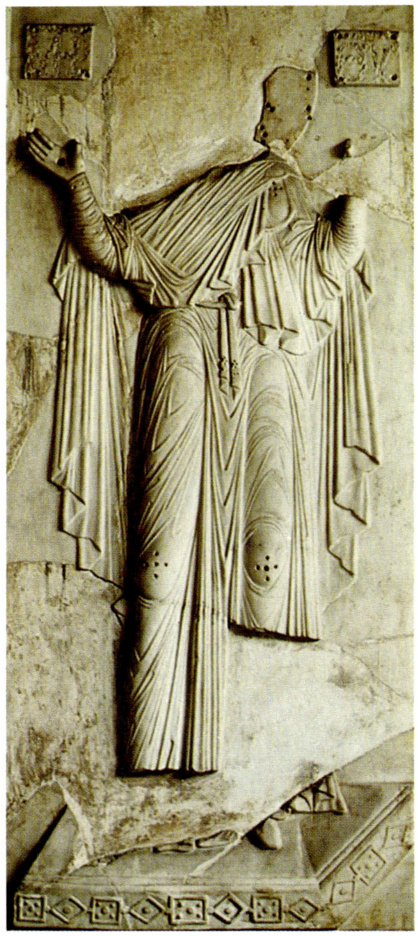

Madonna Platytera. Marmor-Ikone, 136 x 76 cm. Konstantinopel, etwa Mitte 11. Jahrh. — Venedig, Santa Maria Mater Domini.

Maria orans. Marmor-Ikone, 200 x 99 cm. Konstantinopel, Mitte 11. Jahrh. — Istanbul, Archäologisches Museum.

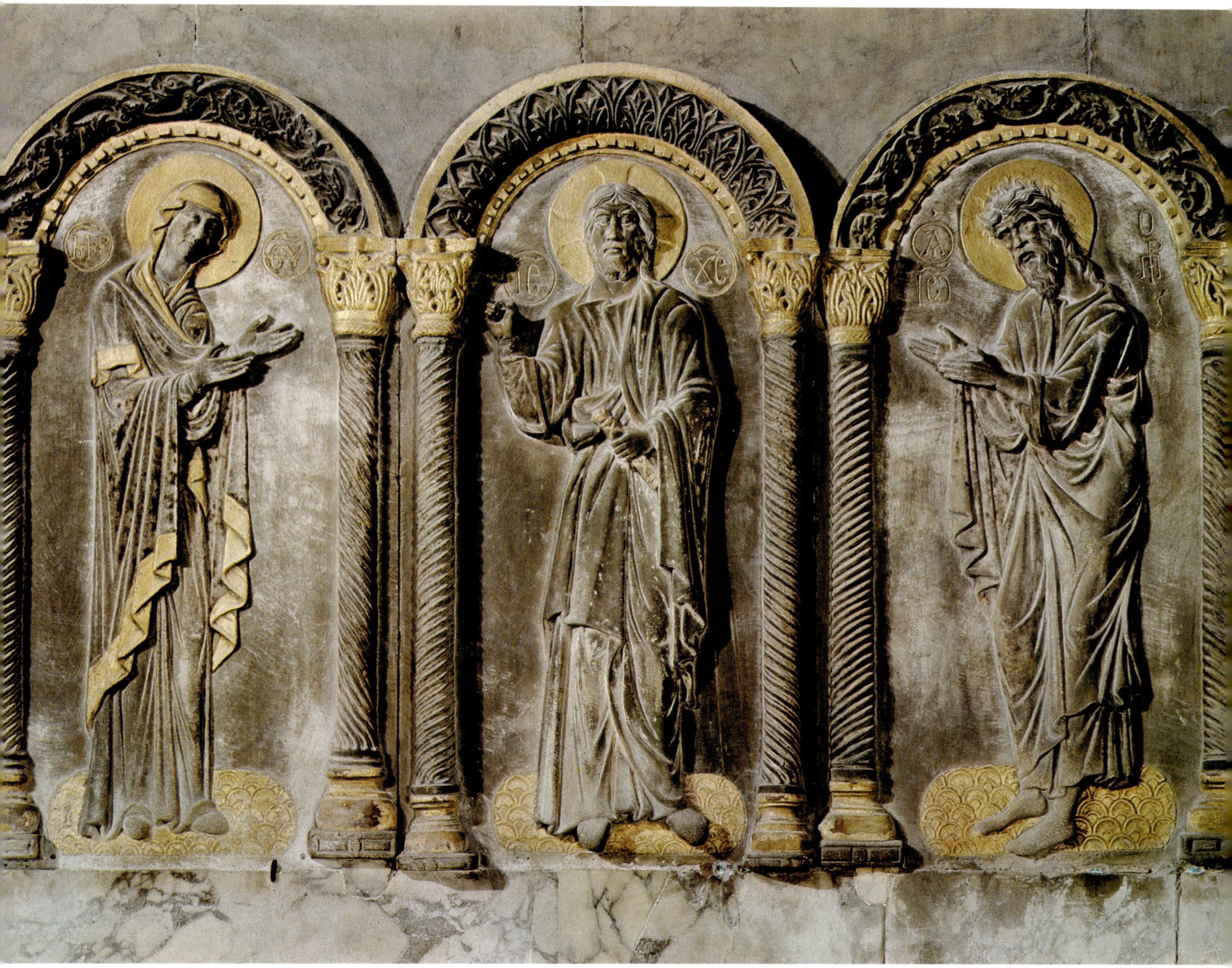

Deesis. Drei Marmor-Ikonen von einer Ikonostase, Gesamtmaße 111 x 177 cm. Konstantinopel, etwa Mitte 11. Jahrh. — Venedig, San Marco.

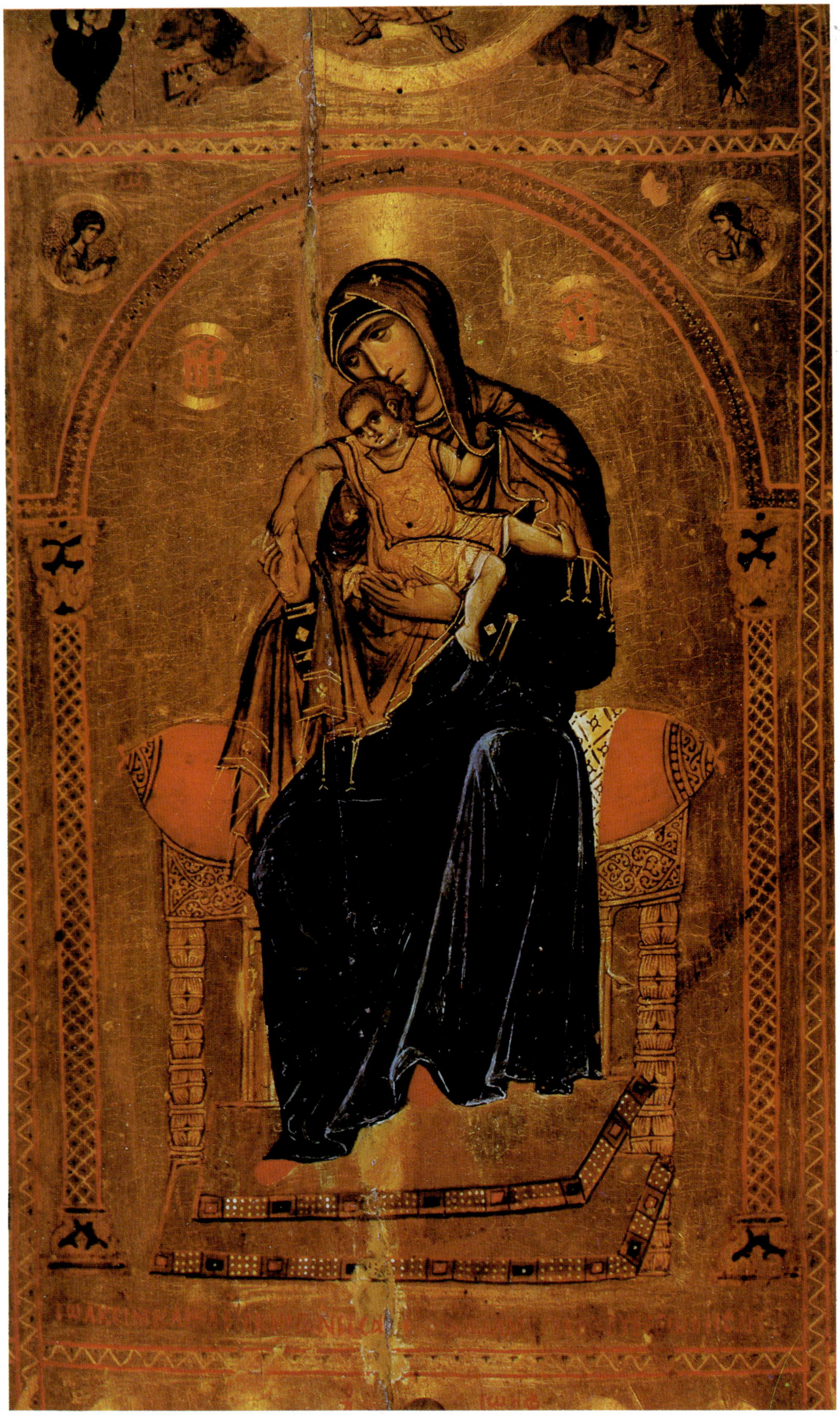

Madonna von Kykko, Ausschnitt. Mittelteil einer Tempera-Ikone mit Heiligenfiguren und Szenen auf dem Rahmen, Gesamtmaße 48,6 x 39,8 cm. Konstantinopel, zweite Hälfte des 11. Jahrh. — Sinai, Katharinenkloster.

Rechts: *Deesis mit Heiligen auf dem Rahmen.* Tempera-Ikone, 36,2 x 29,1 cm. Konstantinopel, spätes 11. Jahrh. — Sinai, Katharinenkloster.

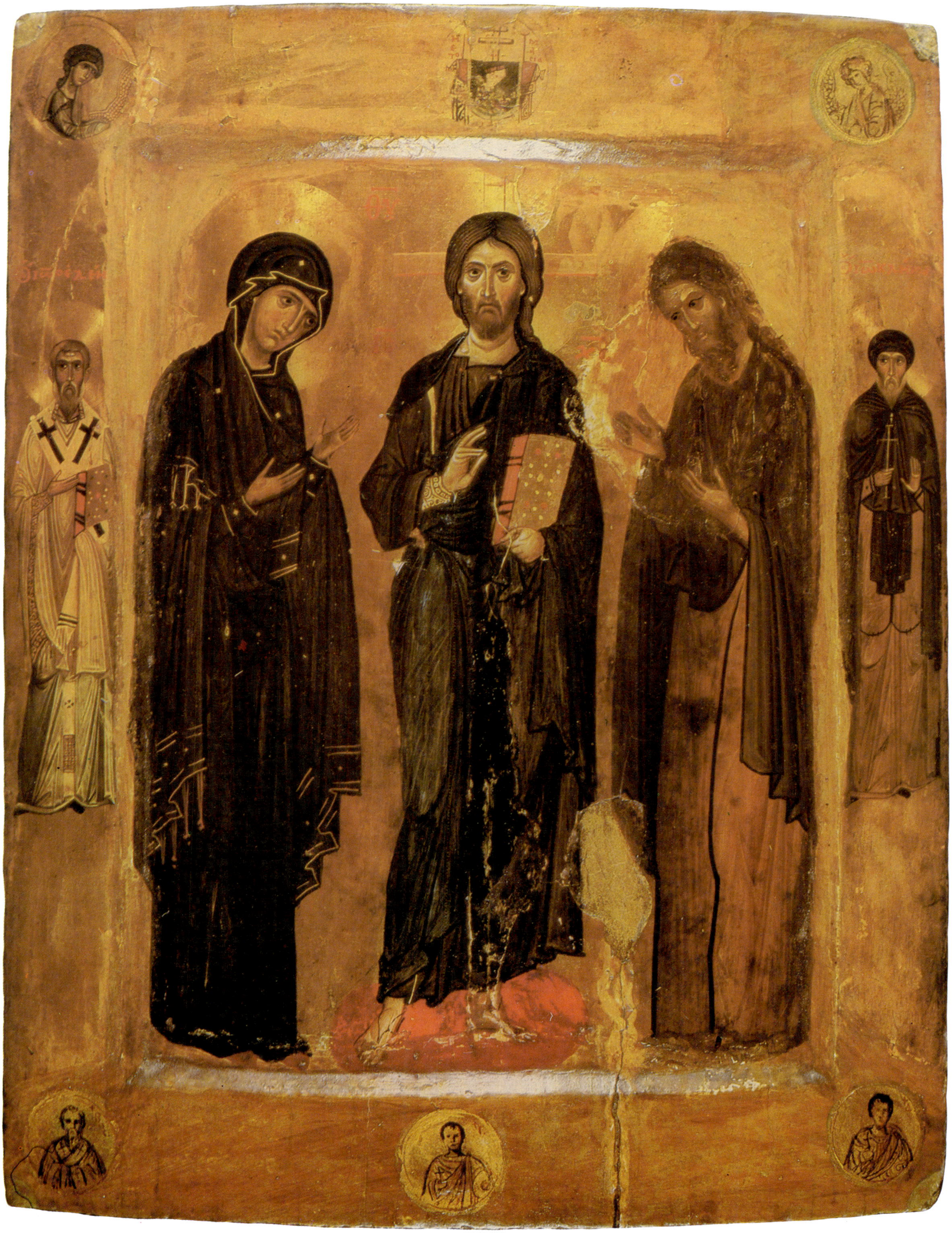

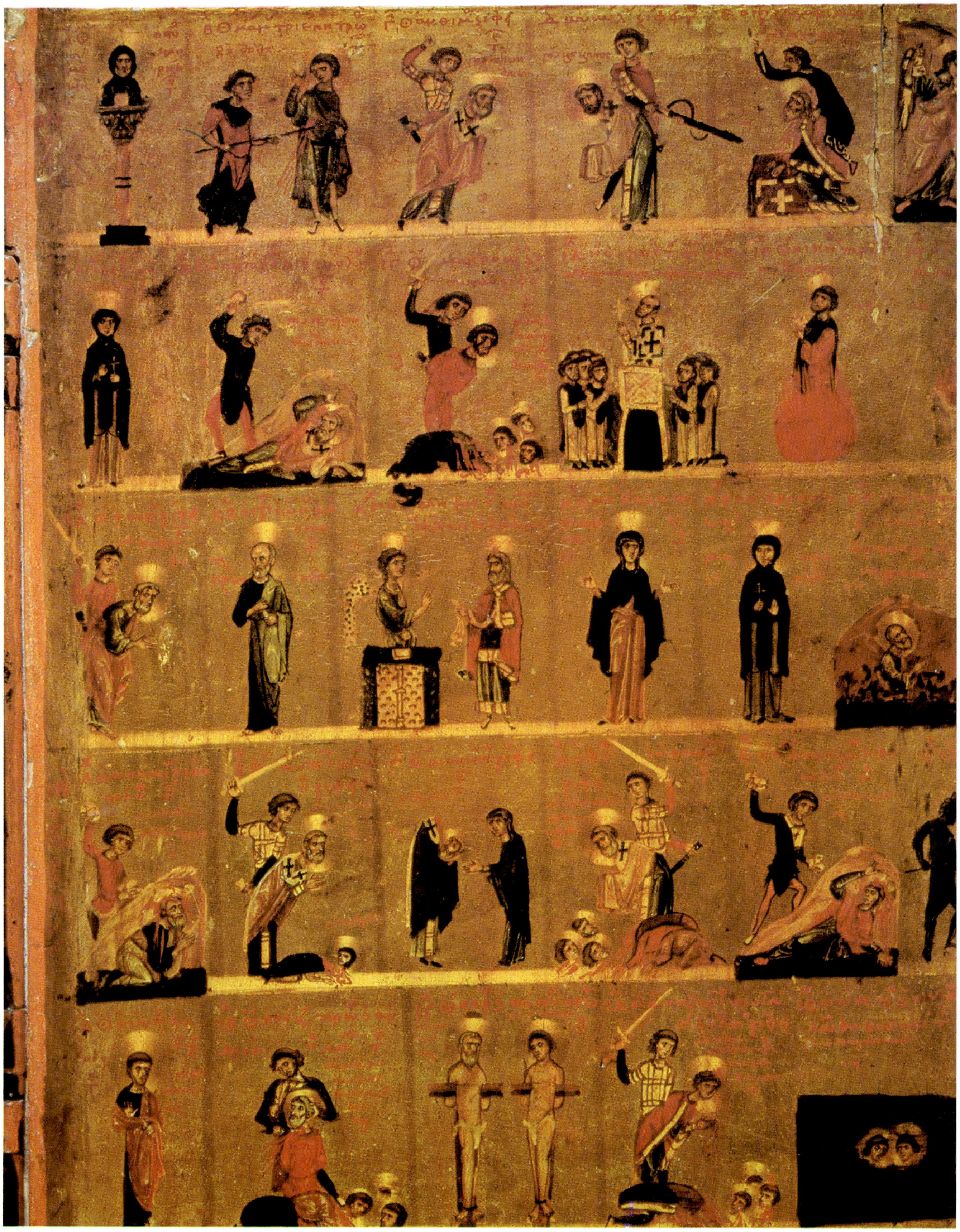

Die Heiligen für September-November. Eine von vier Kalender-Ikonen in Tempera, 48,1 x 36,8 cm. Konstantinopel, zweite Hälfte 11. Jahrh. — Sinai, Katharinenkloster.

Rechts: *Die Soldatenheiligen Prokopius, Demetrius und Nestor.* Tempera-Ikone, seitlich abgeschnitten, 28,5 x 18,2 cm. Konstantinopel, zweite Hälfte 11. Jahrh. — Sinai, Katharinenkloster.

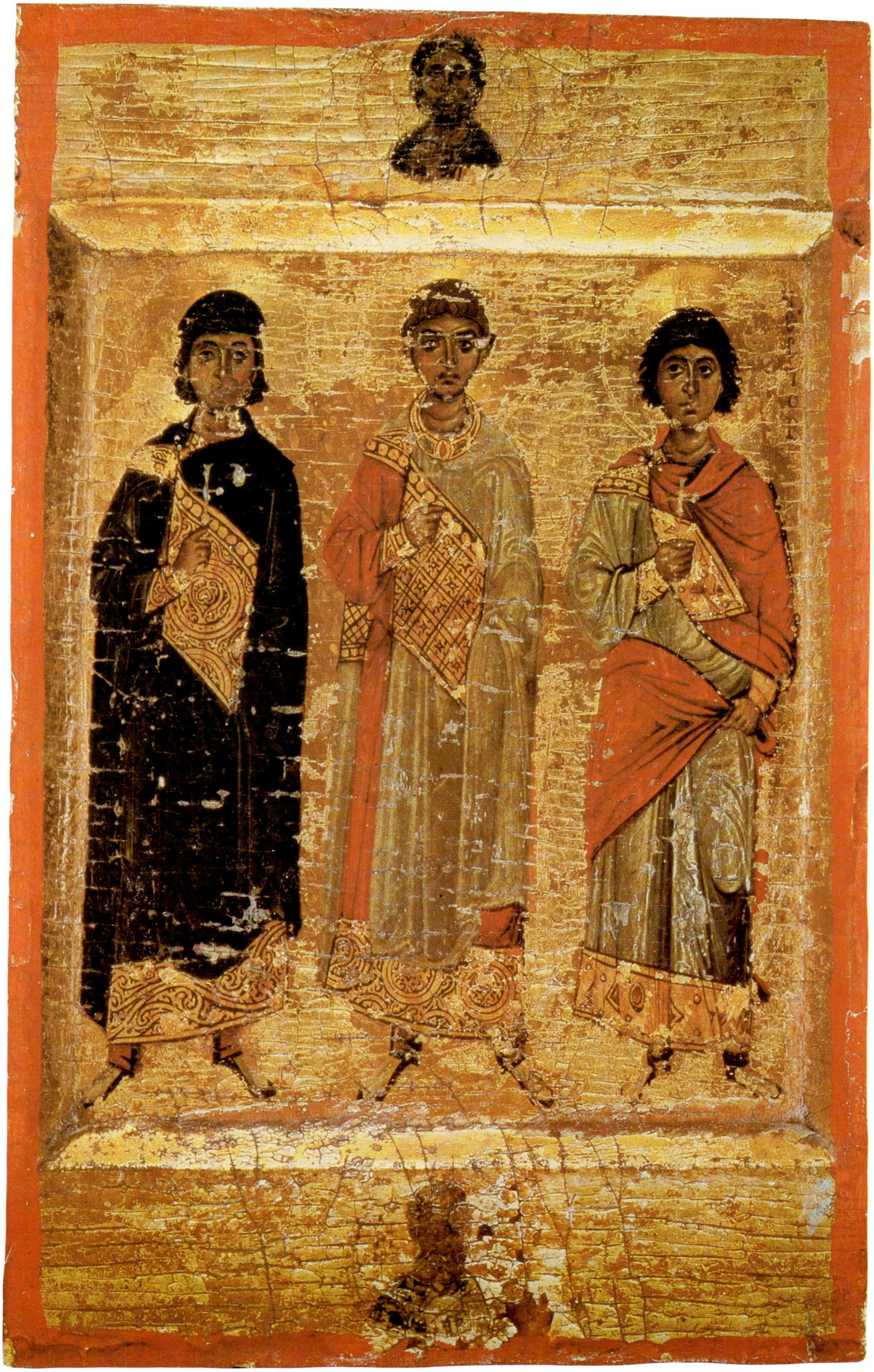

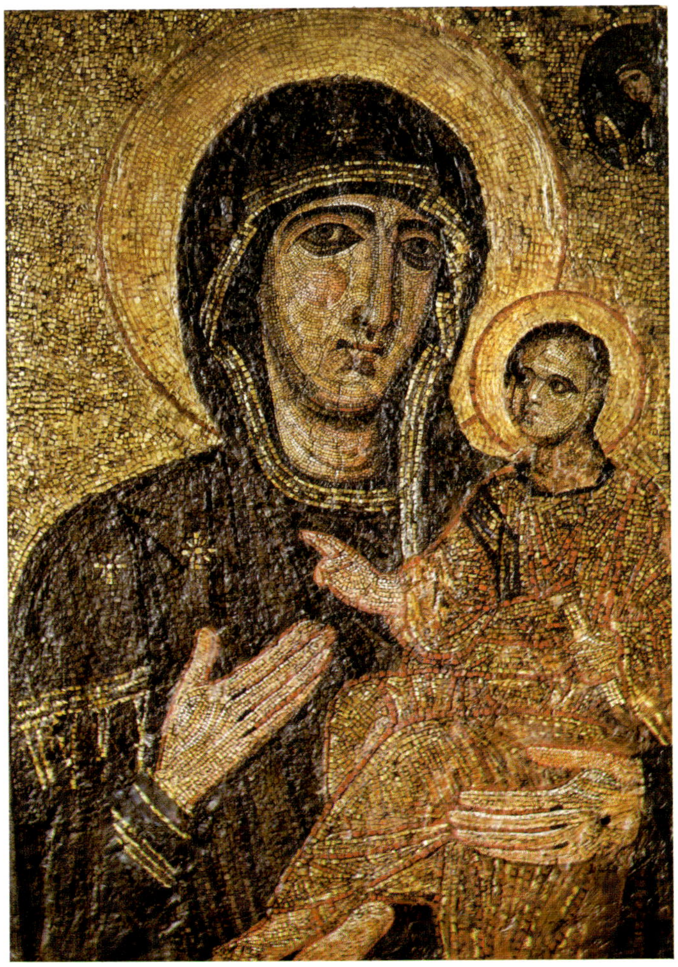

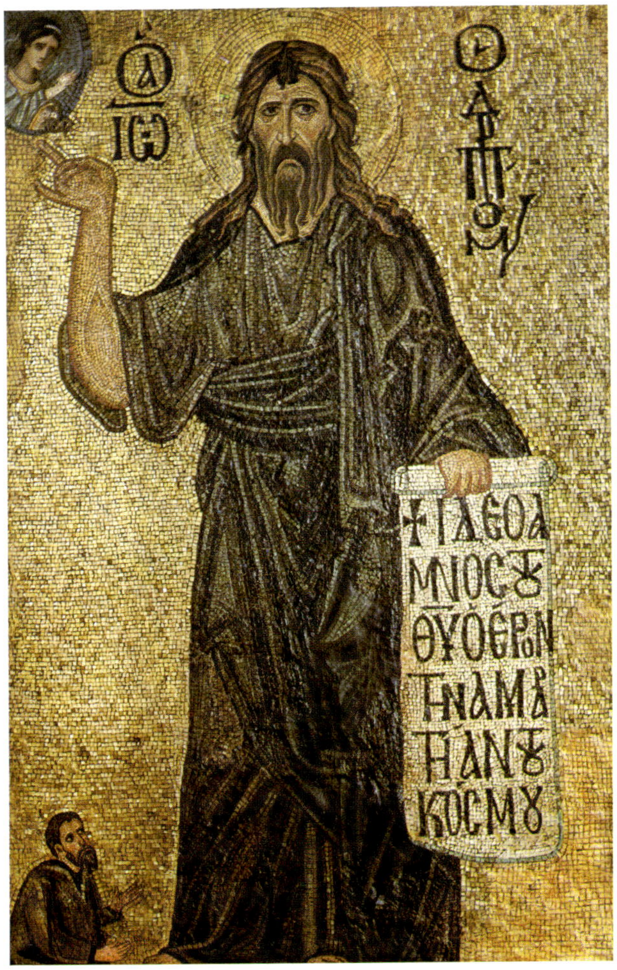

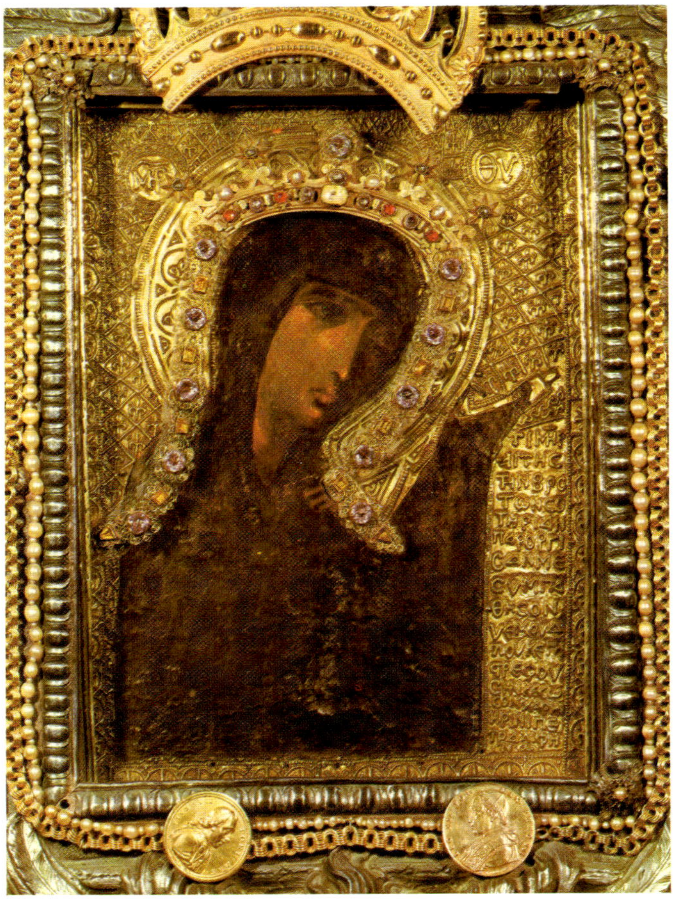

Oben links: *Madonna Hodegetria.* Mosaik-Ikone, 17,2 x 16,5 cm. Konstantinopel, wahrscheinlich 1118—1143. — Istanbul, griechisches Patriarchat.

Oben rechts: *Johannes der Täufer.* Mosaik-Ikone, 20,3 x 19,5 cm. Konstantinopel, wahrscheinlich zwischen 1118 und 1143. — Instanbul, griechisches Patriarchat.

Links: *Madonna Paraklesis.* Tempera-Ikone, Konstantinopel, erste Hälfte 12. Jahrh. — Spoleto, Kathedrale.

Rechts: *Madonna Paraklesis mit Georg von Antiochia.* Wandmosaik, in Sizilien arbeitender Künstler aus Konstantinopel, 1143—1151. — Palermo, Martoranakirche.

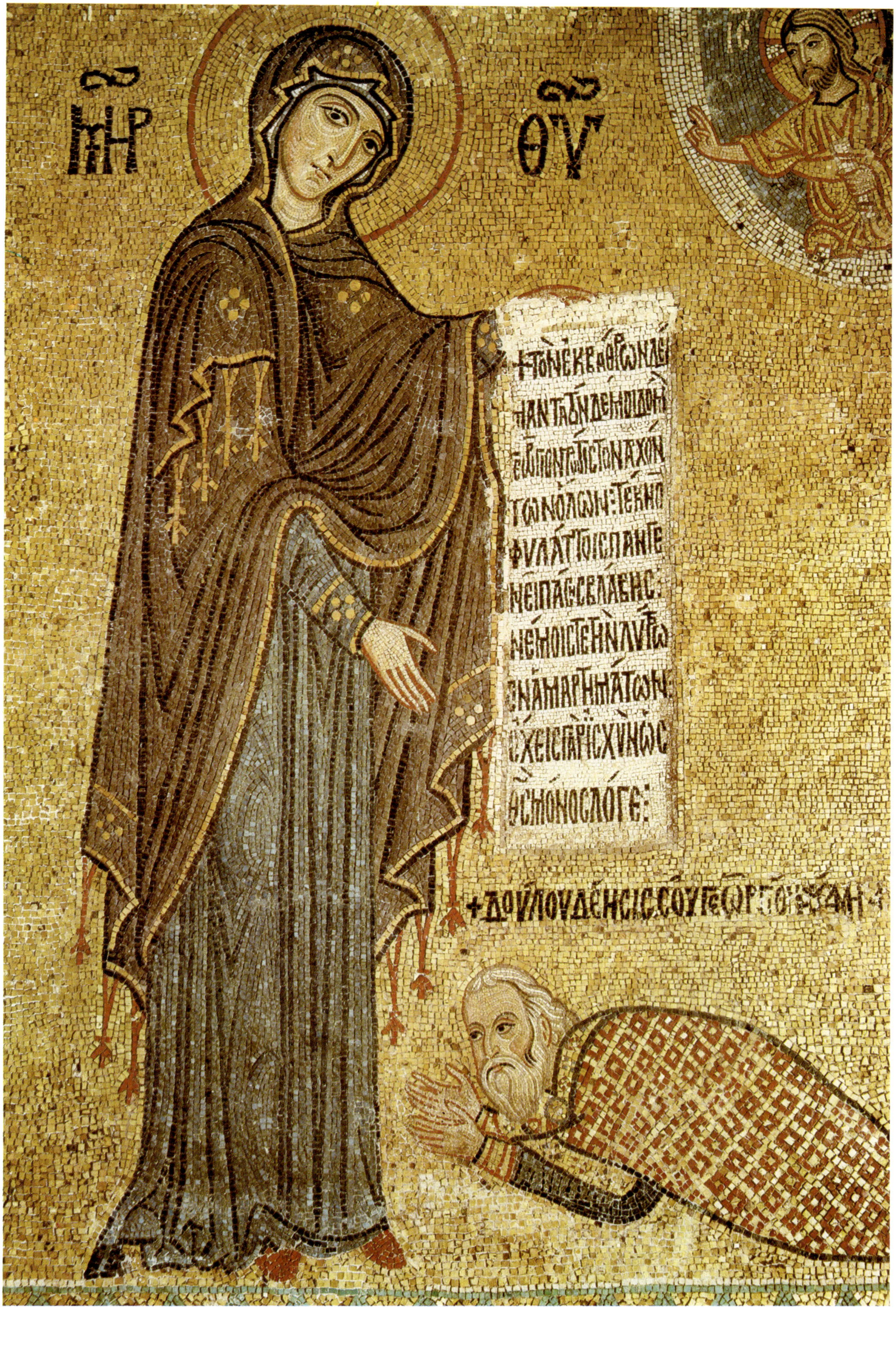
ΜΡ
ΘΥ

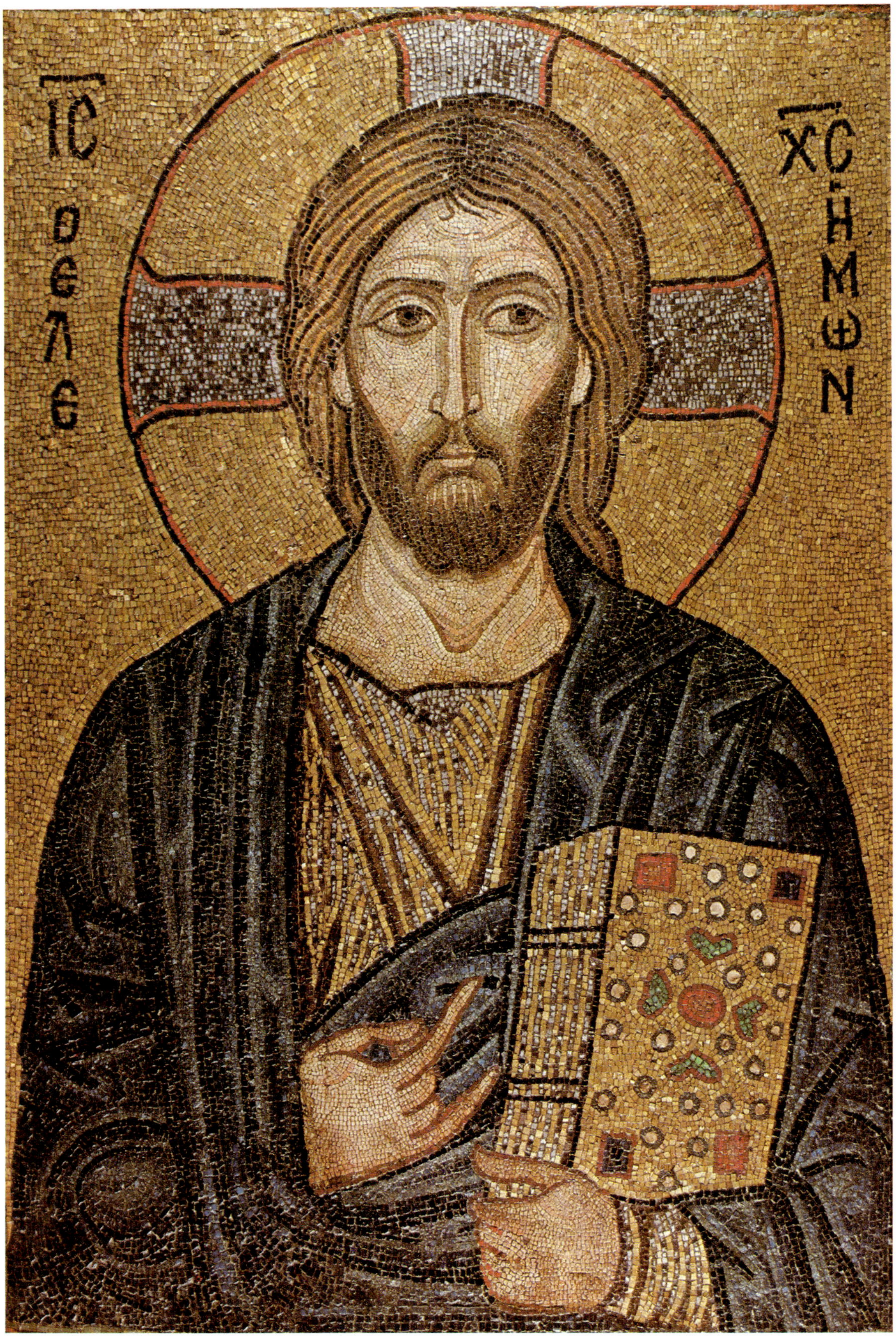

Christus Eleemon. Mosaik-Ikone, 74,5 x 52,5 cm. Konstantinopel, erste Hälfte oder Mitte 12. Jahrh. — Berlin, Staatl. Museen, preußischer Kulturbesitz.

Rechts: *Madonna von Wladimir.* Tempera-Ikone, 104 x 69 cm. Konstantinopel, etwa 1131. — Moskau, Galerie Tretyakov.

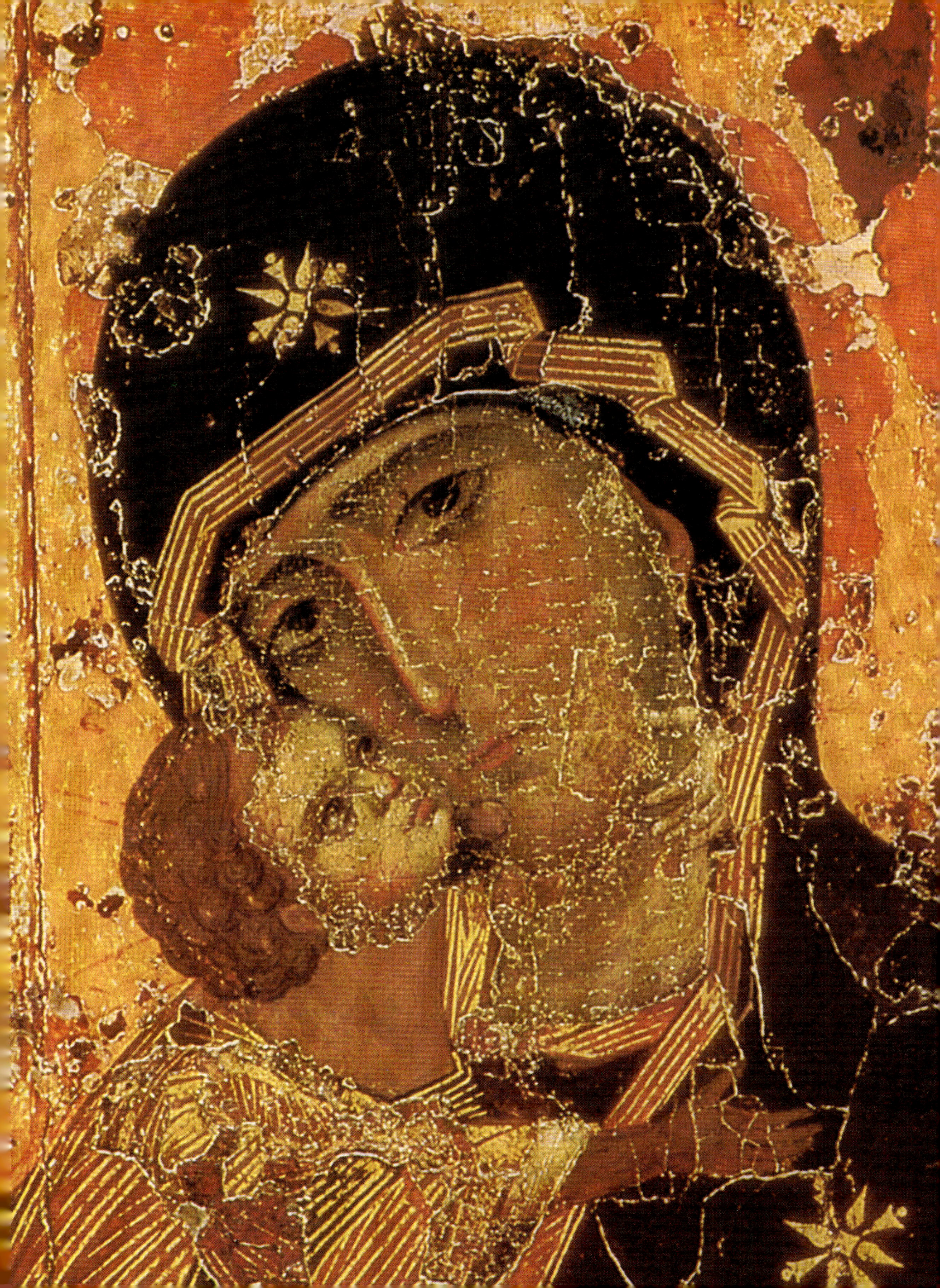

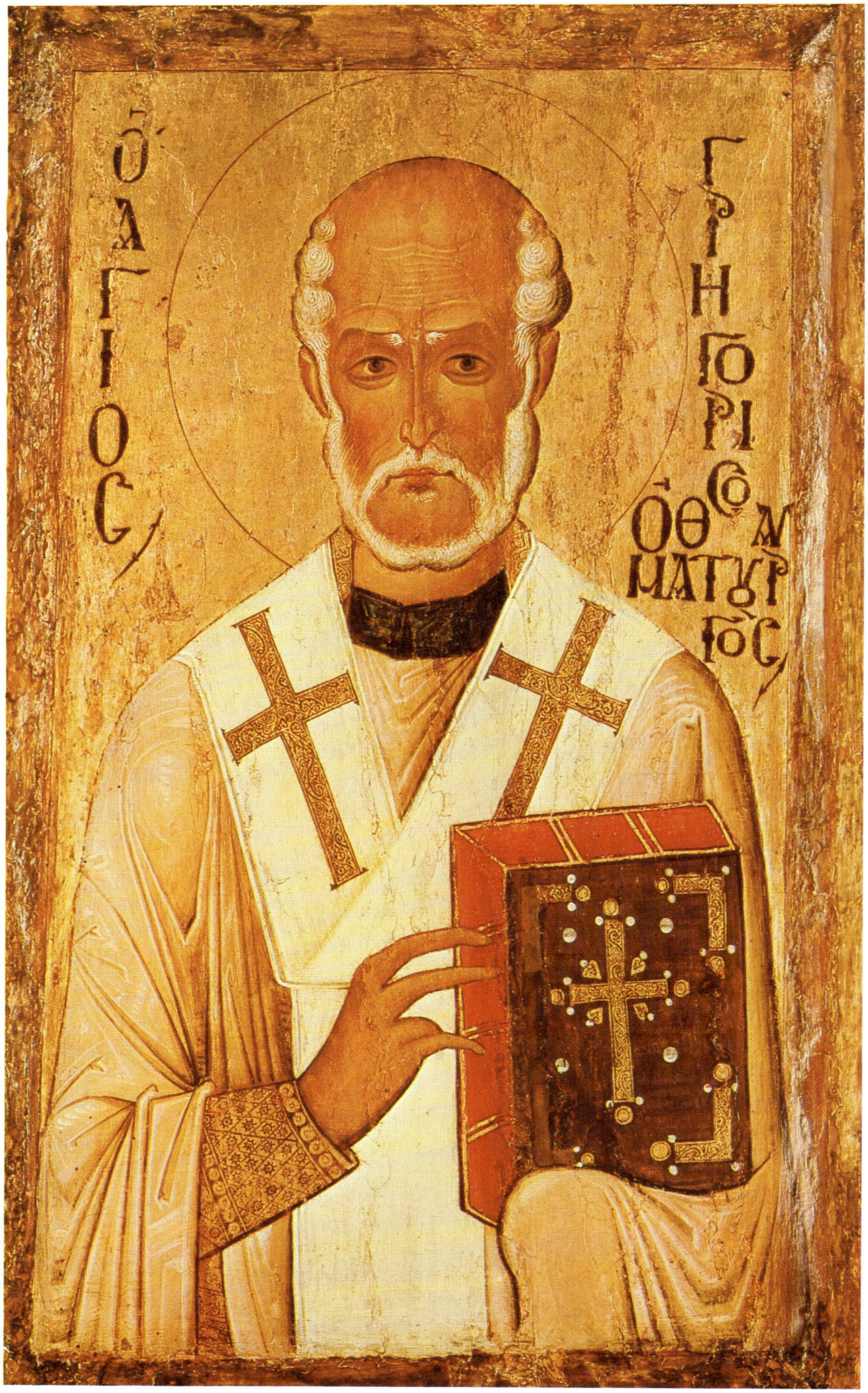

Halbfigur des Gregorios Thaumaturgos. Tempera, 81 x 53 cm. Konstantinopel, zweite Hälfte 12. Jahrh. — Leningrad, Eremitage.

Rechts: *Das Wunder des hl. Michael von Chonae.* Tempera, 37,5 x 30,7 cm. Konstantinopel, erste Hälfte 12. Jahrh. — Sinai, Katharinenkloster.

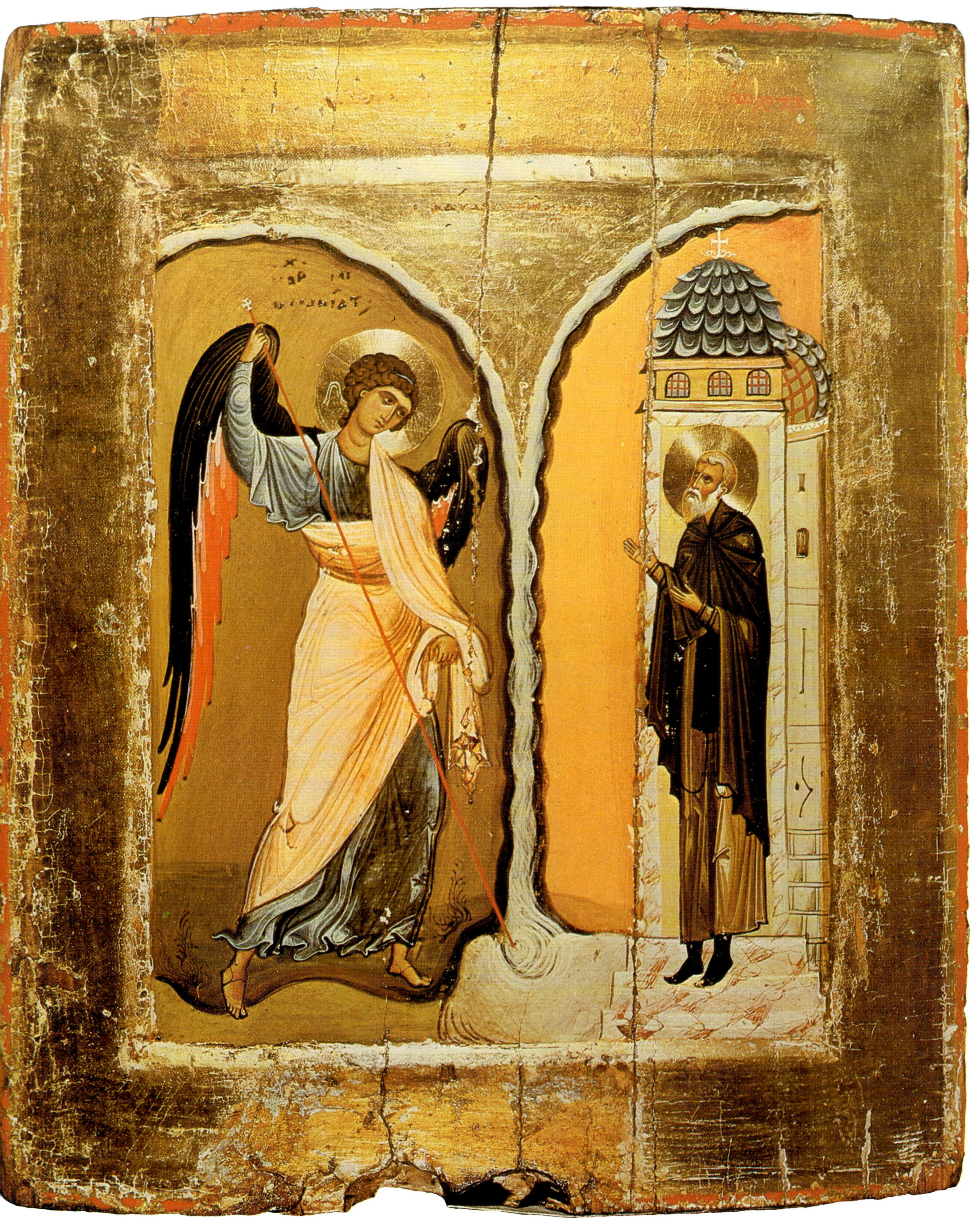

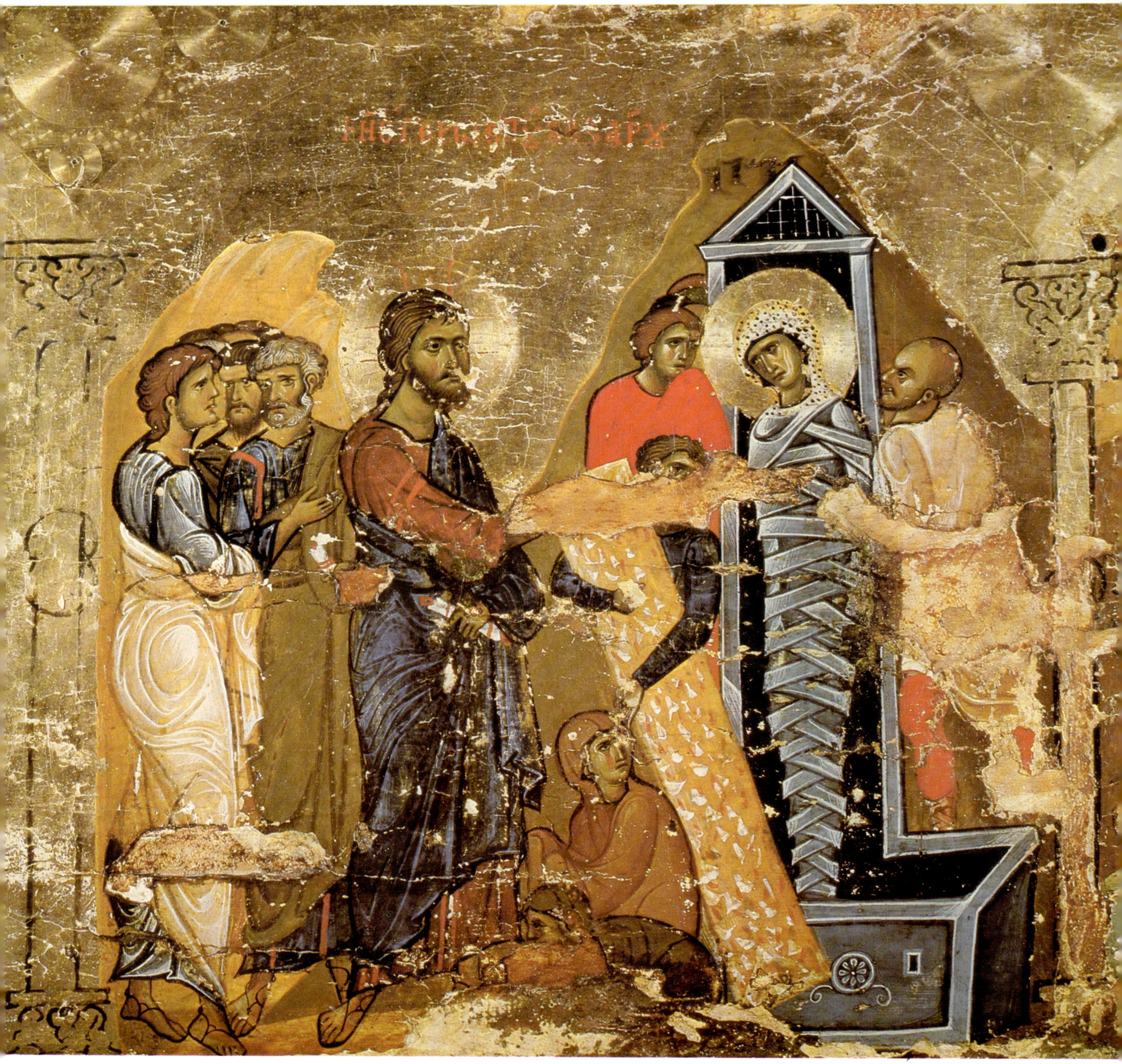

Im Sinai arbeitender Künstler aus Konstantinopel: *Auferweckung des Lazarus.* Ausschnitt des Mittelteils vom Epistyl einer Ikonostase mit Deesis und Szenen von vier Festen, Gesamtmaße 41,5 x 159 cm. Mitte 12. Jahrh. — Sinai, Katharinenkloster.

Rechts: *Marientod,* Ausschnitt vom Epistyl einer Ikonostase, die zerlegt und auf der Pala d'Oro wieder zusammengesetzt wurde, Email cloisonné, 30,7 x 30 cm. Konstantinopel, zweite Hälfte 12. Jahrh. — Venedig, San Marco.

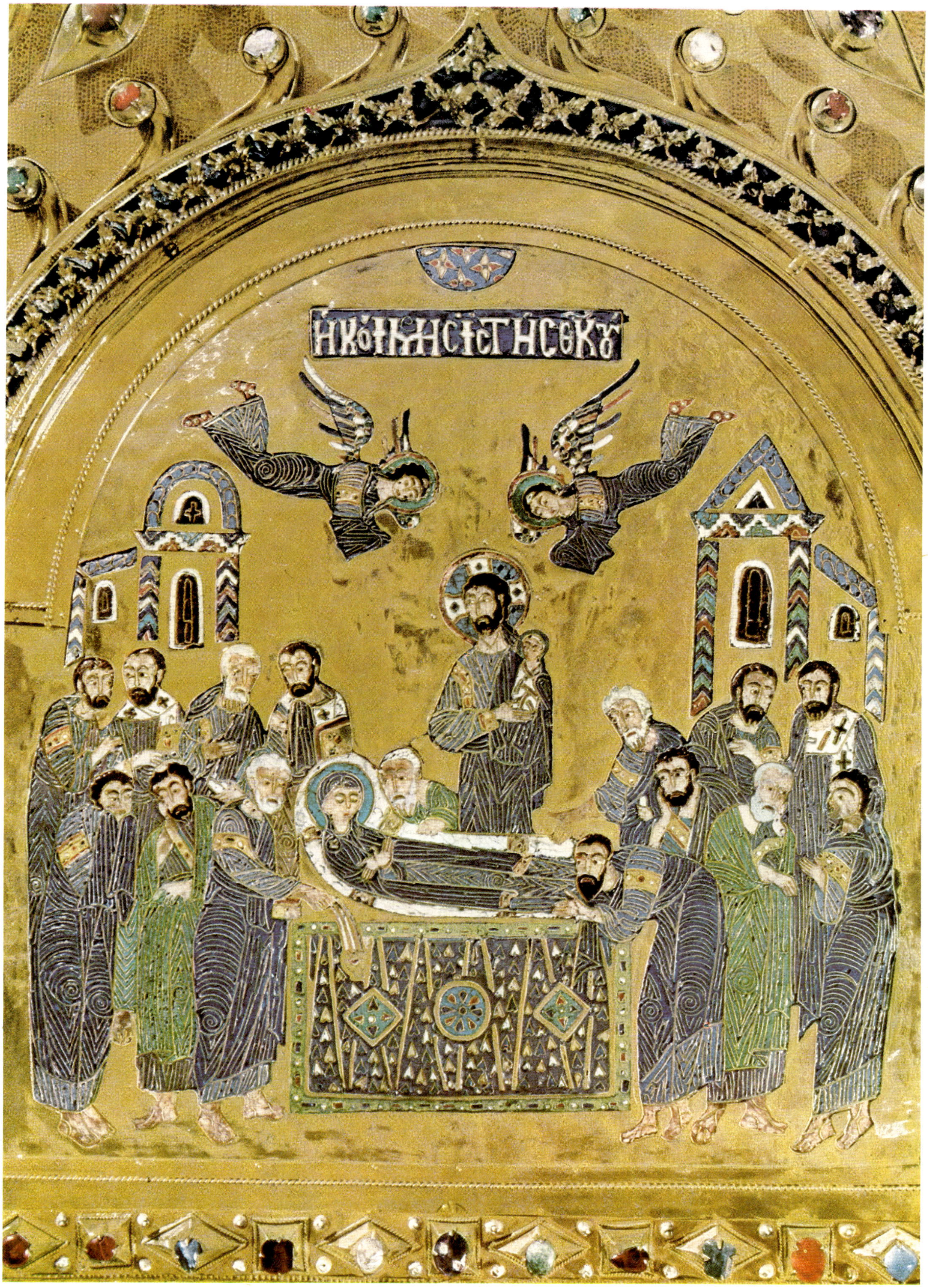
Η ΚΟΙΜΗCΙC ΤΗC ΘΚΟΥ

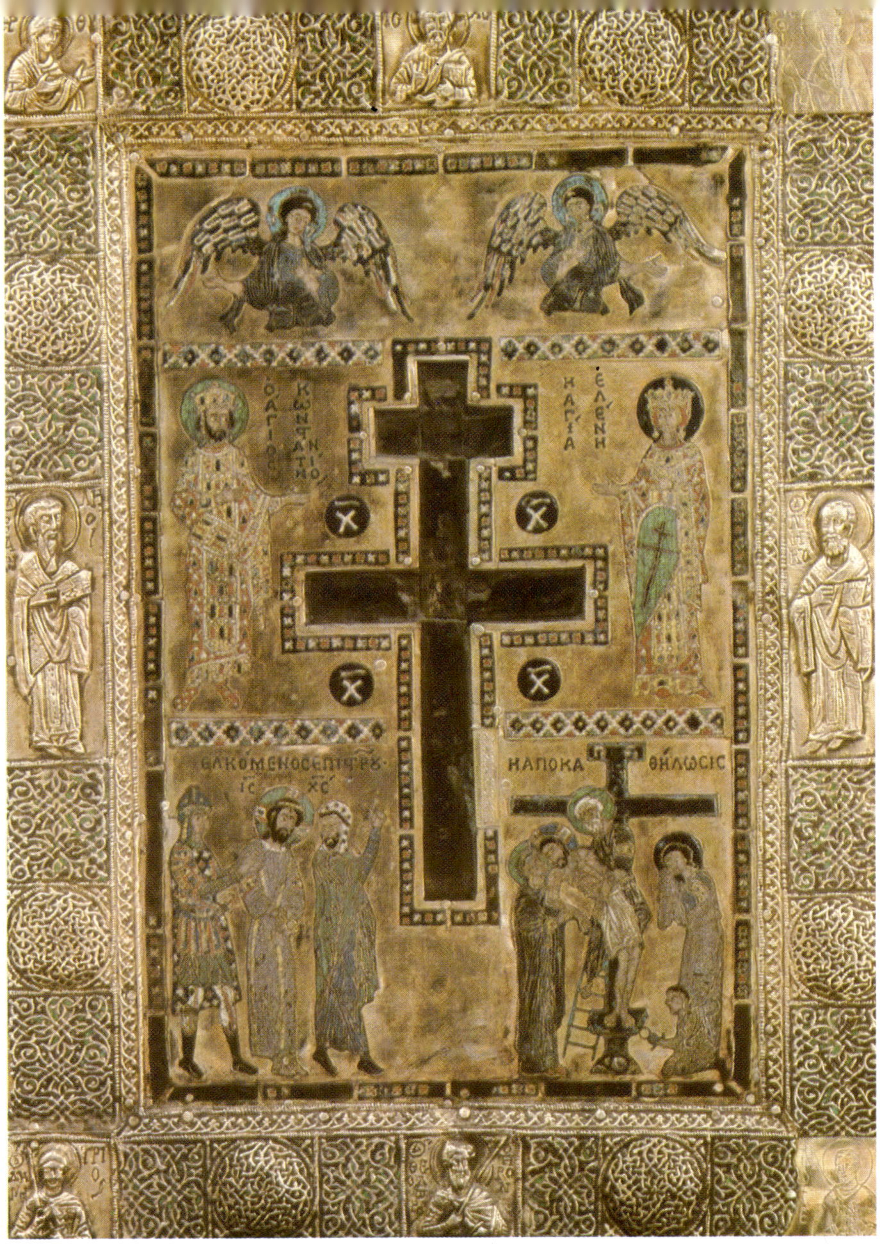

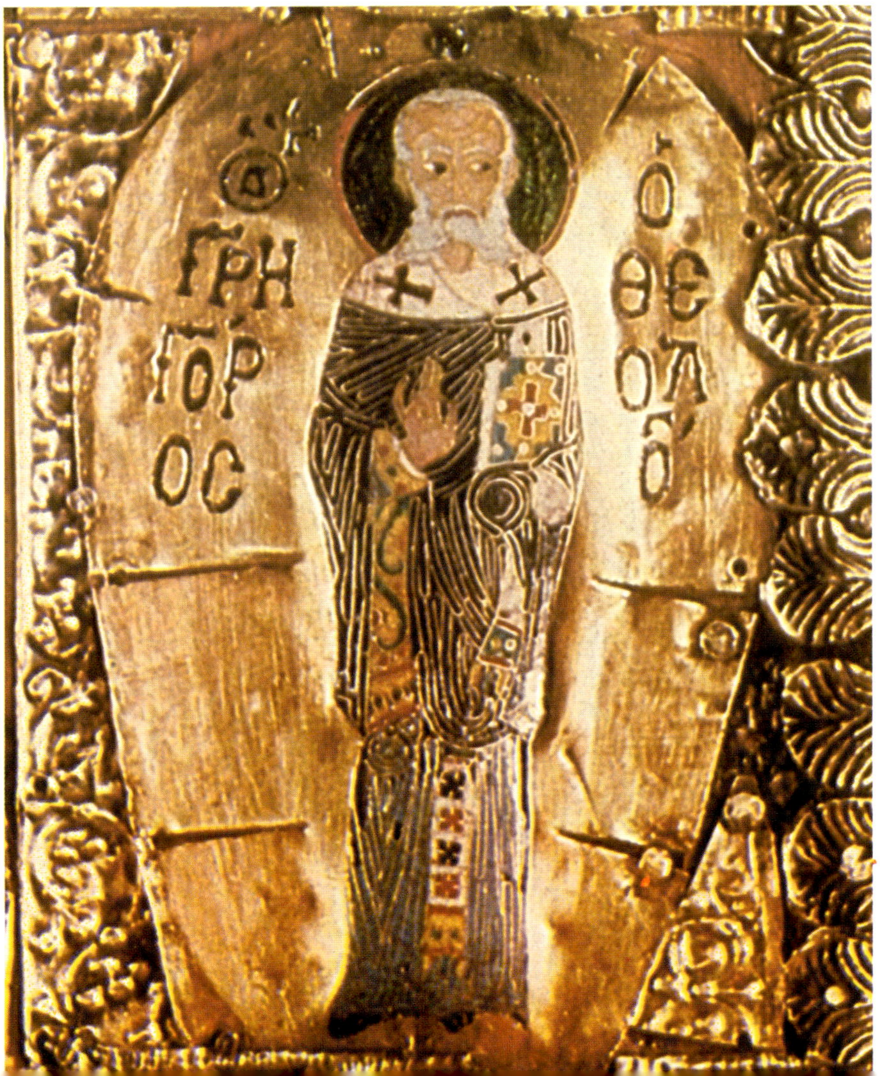

Links oben: *Kreuz-Reliquiar mit Konstantin, Helene und zwei Szenen der Passion.* Zellenschmelz-Email, 35 x 25 cm. Konstantinopel, zweite Hälfte 12. Jahrh. — Esztergom, Ungarn, Christliches Museum.

Rechts: *Kreuzigung und Heilige.* Ikone in Email und Metall, 34,3 x 32,5 cm. Mittlerer Teil Konstantinopel, 12. Jahrh. — Leningrad, Eremitage.

Links unten *Heiliger.* Ausschnitt aus der nebenstehenden Ikone.

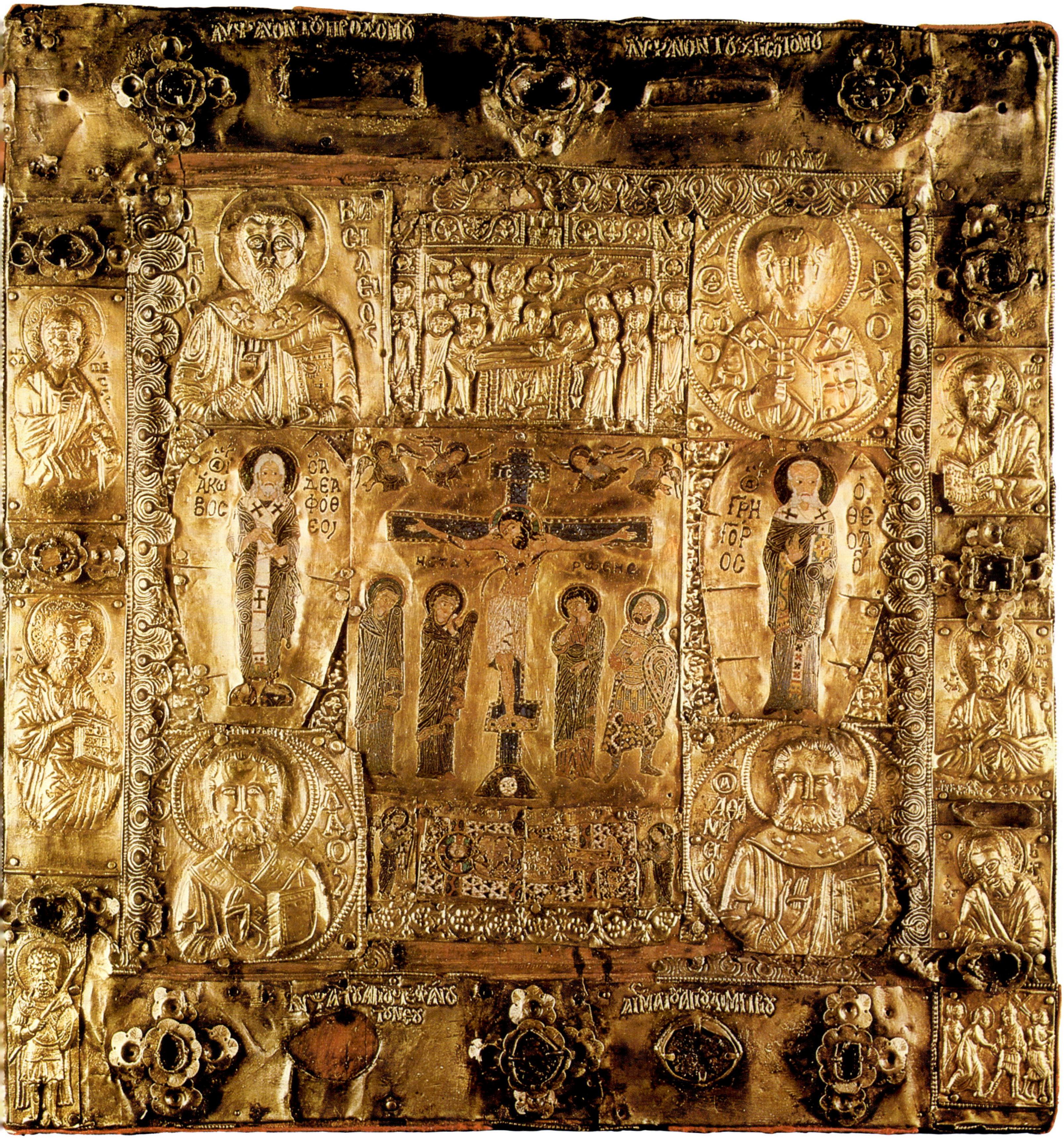

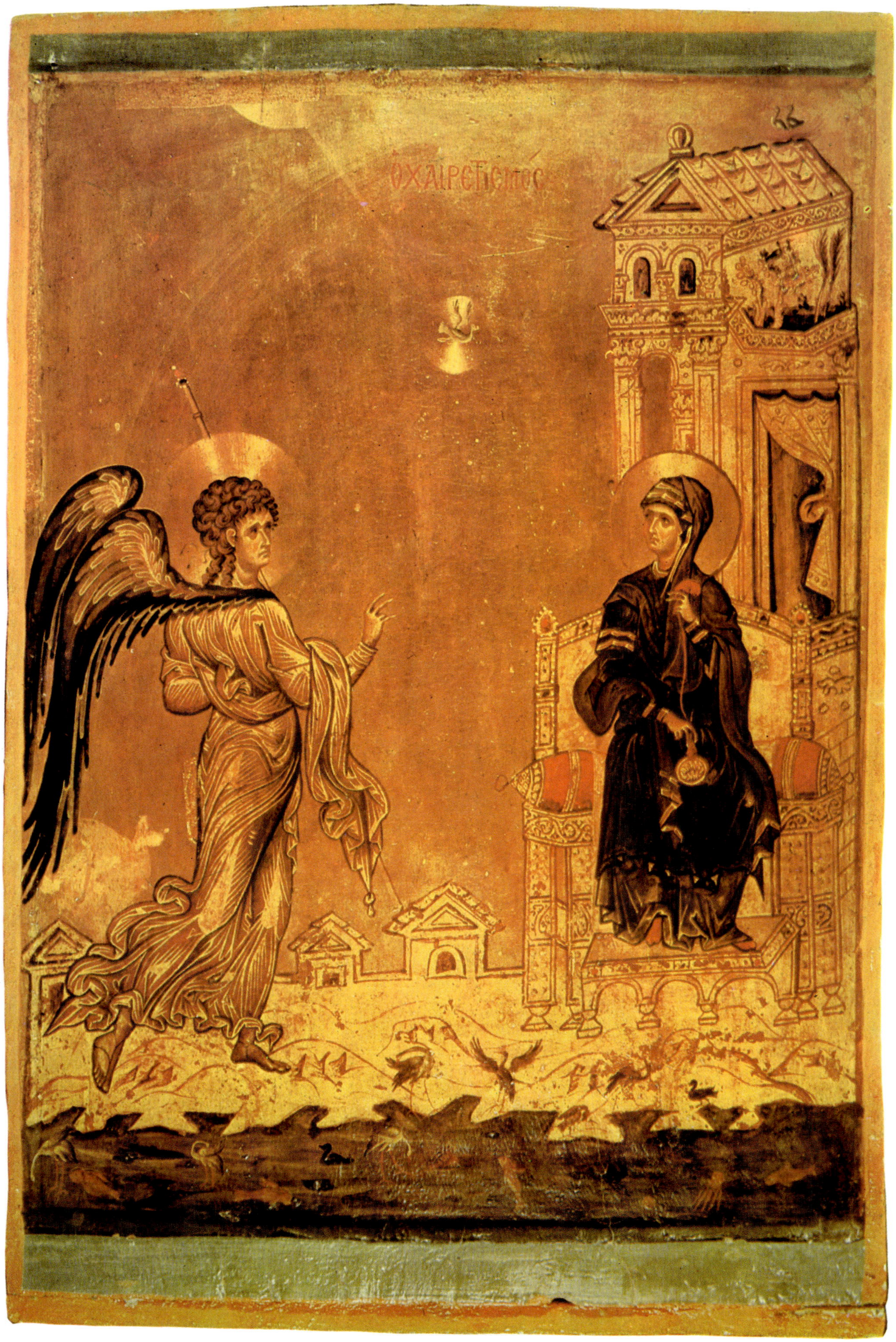
Ο ΧΑΙΡΕΤΙCΜΟC

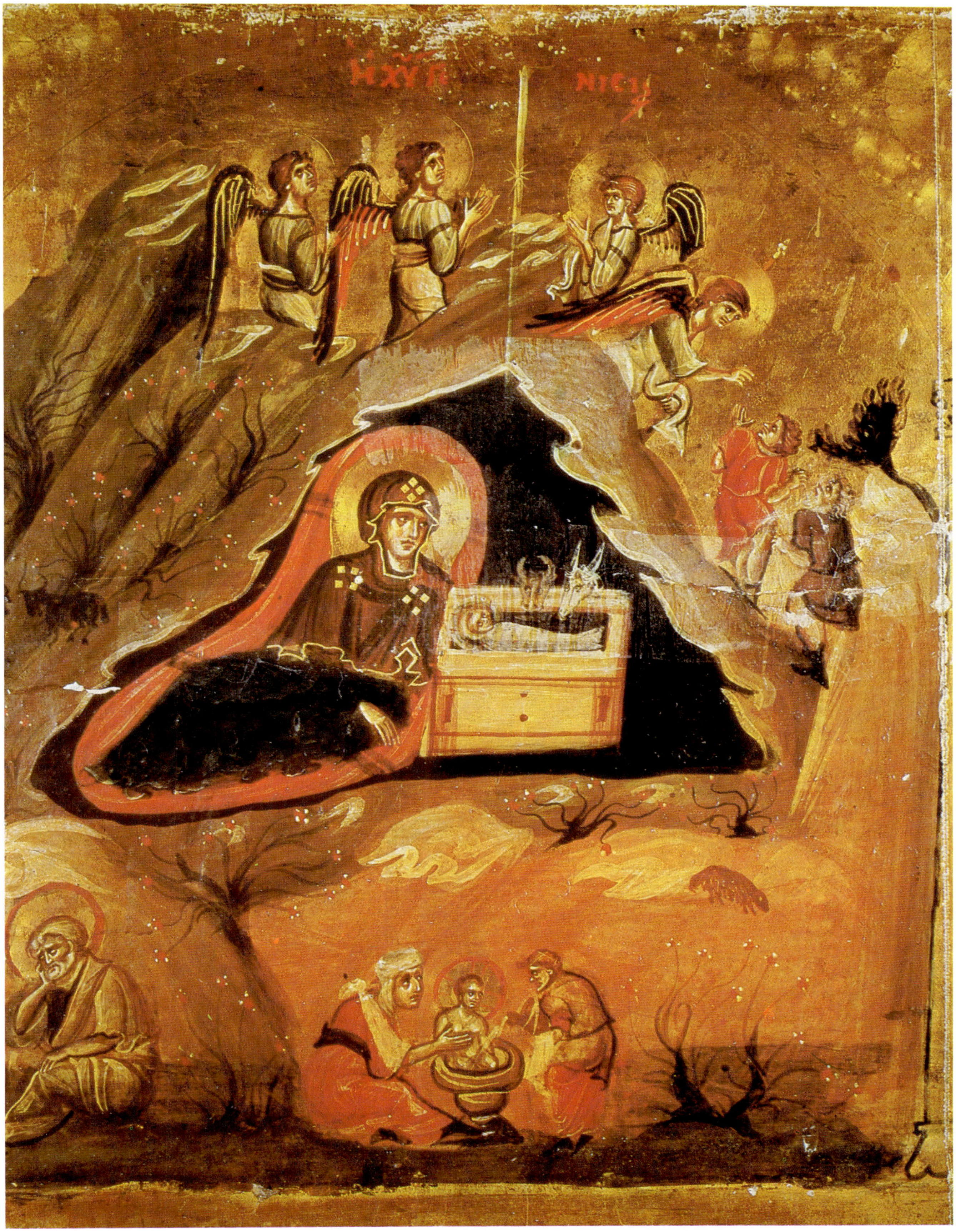

Links: *Verkündigung.* Tempera-Ikone, 61 x 42 cm. Konstantinopel, Ende 12. Jahrh. — Sinai, Katharinenkloster.

Geburt Christi, wahrscheinlich von auf dem Sinai arbeitenden Künstlern aus Konstantinopel. Ausschnitt vom Epistyl einer Ikonostase mit dem Festzyklus. Tempera, 38 x 50,3 cm, einschließlich der Vorstellung im Tempel. Wende vom 12. zum 13. Jahrh. — Sinai, Katharinenkloster.

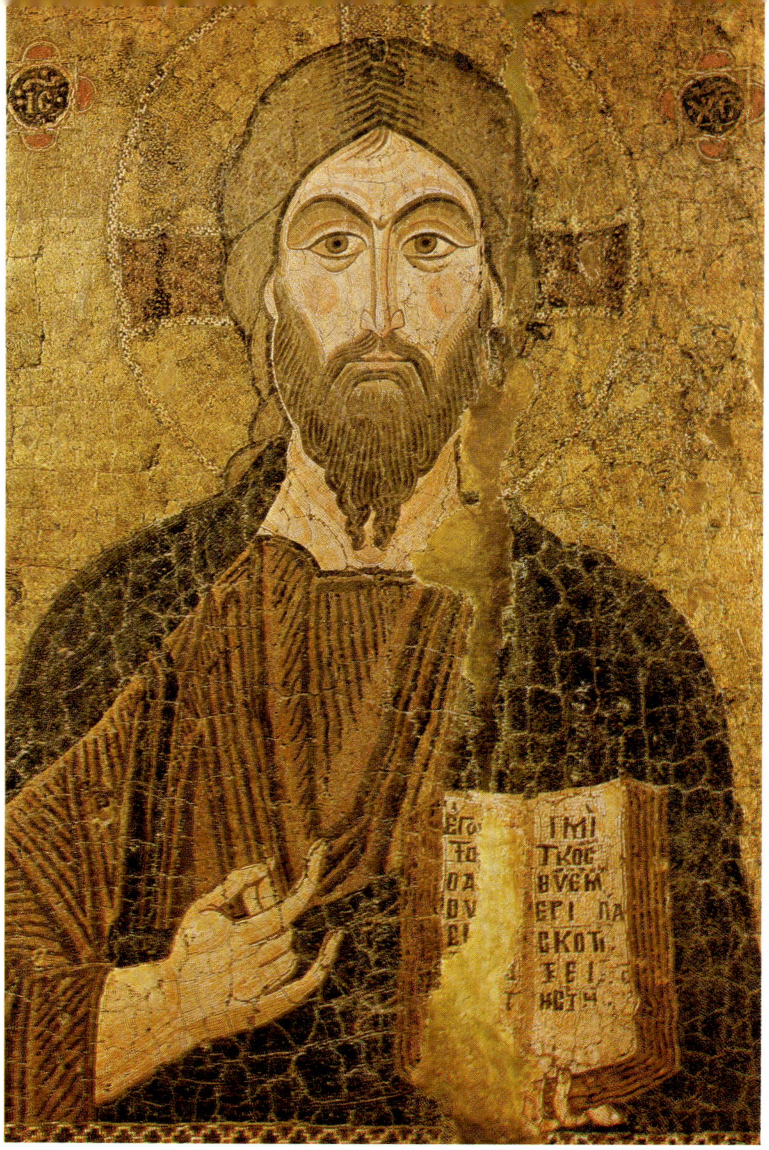

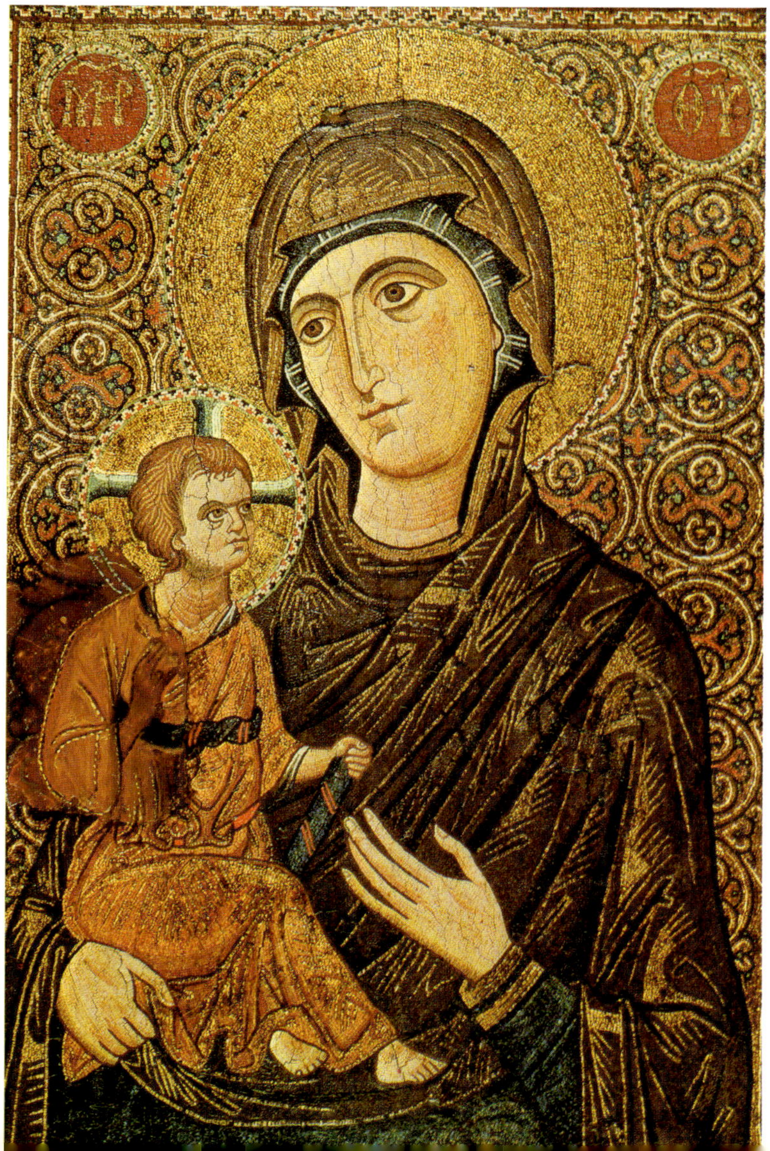

Links oben: *Christus.* Mosaik-Ikone, 54 x 41 cm. Konstantinopel, zweite Hälfte 12. Jahrh. – Florenz, Museo del Bargello.

Links unten: *Madonna Hodegetria.* Mosaik-Ikone, 44,6 x 33 cm, ohne Rahmen 44 x 23 cm. Konstantinopel, Anfang 13. Jahrh. – Sinai, Katharinenkloster.

Rechts: *Verklärung Christi.* Mosaik-Ikone, 52 x 36 cm. Konstantinopel, Wende vom 12. zum 13. Jahrh. – Paris, Louvre.

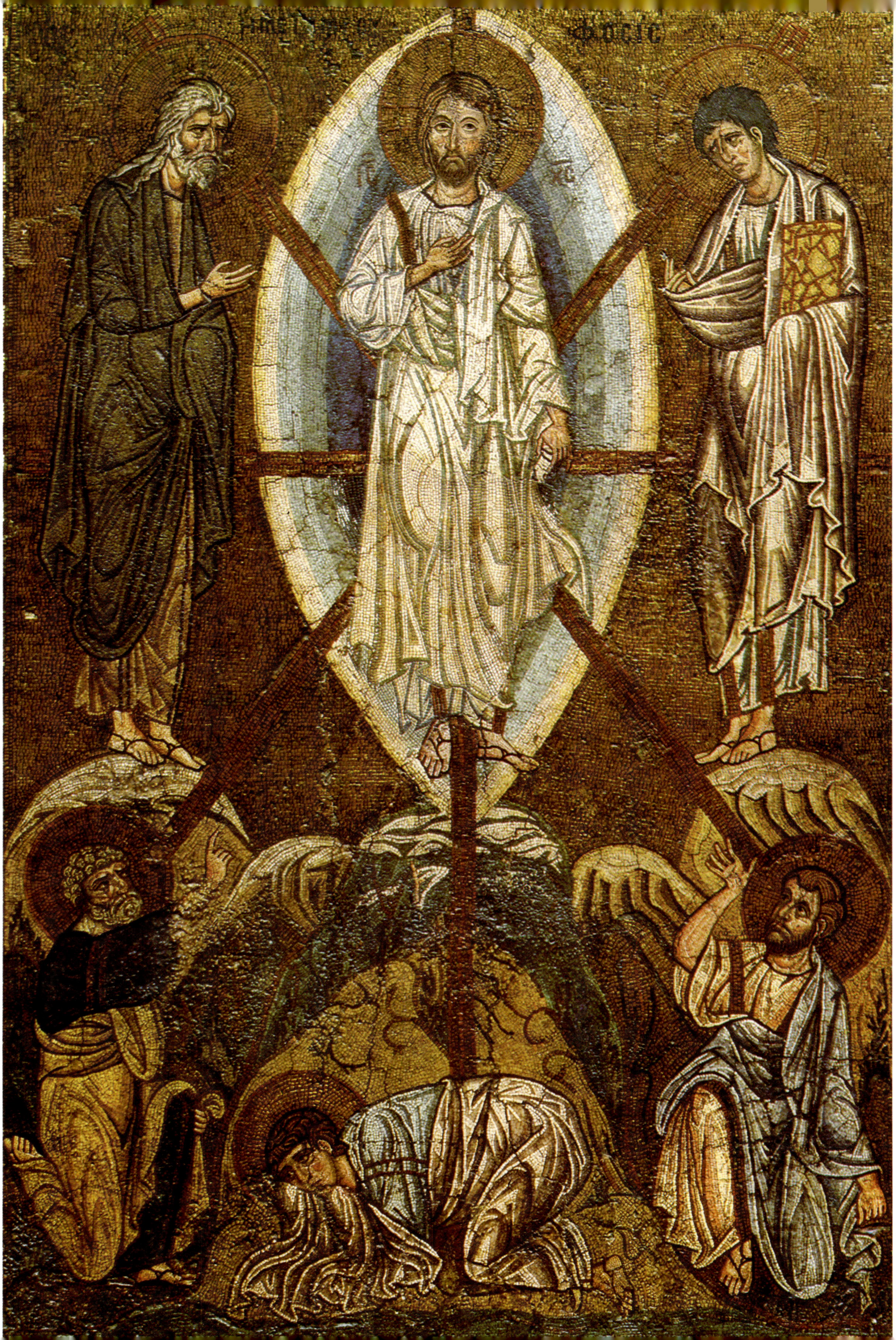

Rechts: *Thronende Madonna.* Tempera, 34,5 x 26 cm. Konstantinopel, erste Hälfte 13. Jahrh. — Sinai, Katharinenkloster.

Unten: Auf dem Sinai arbeitender Künstler aus Konstantinopel: *Erzengel Gabriel.* 55,6 x 45,5 cm. Erste Hälfte 13. Jahrh. — Sinai, Katharinenkloster.

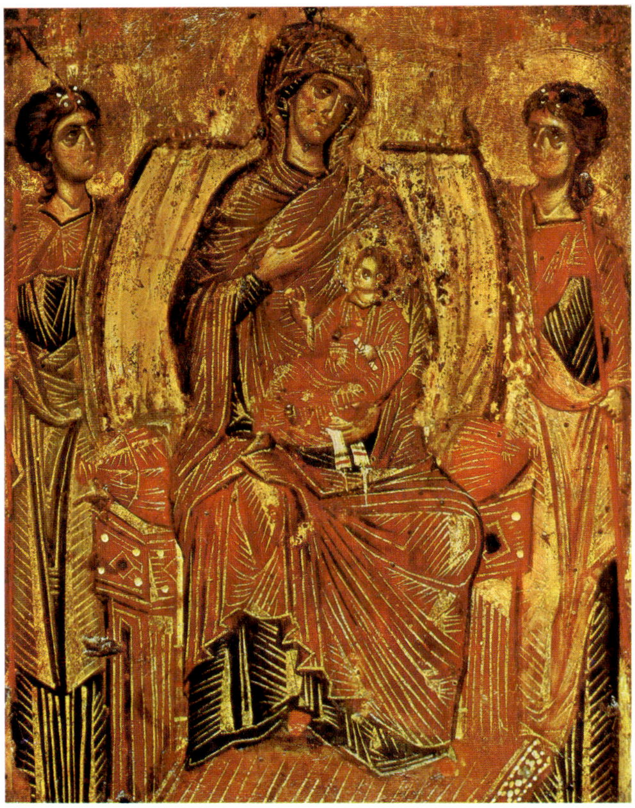

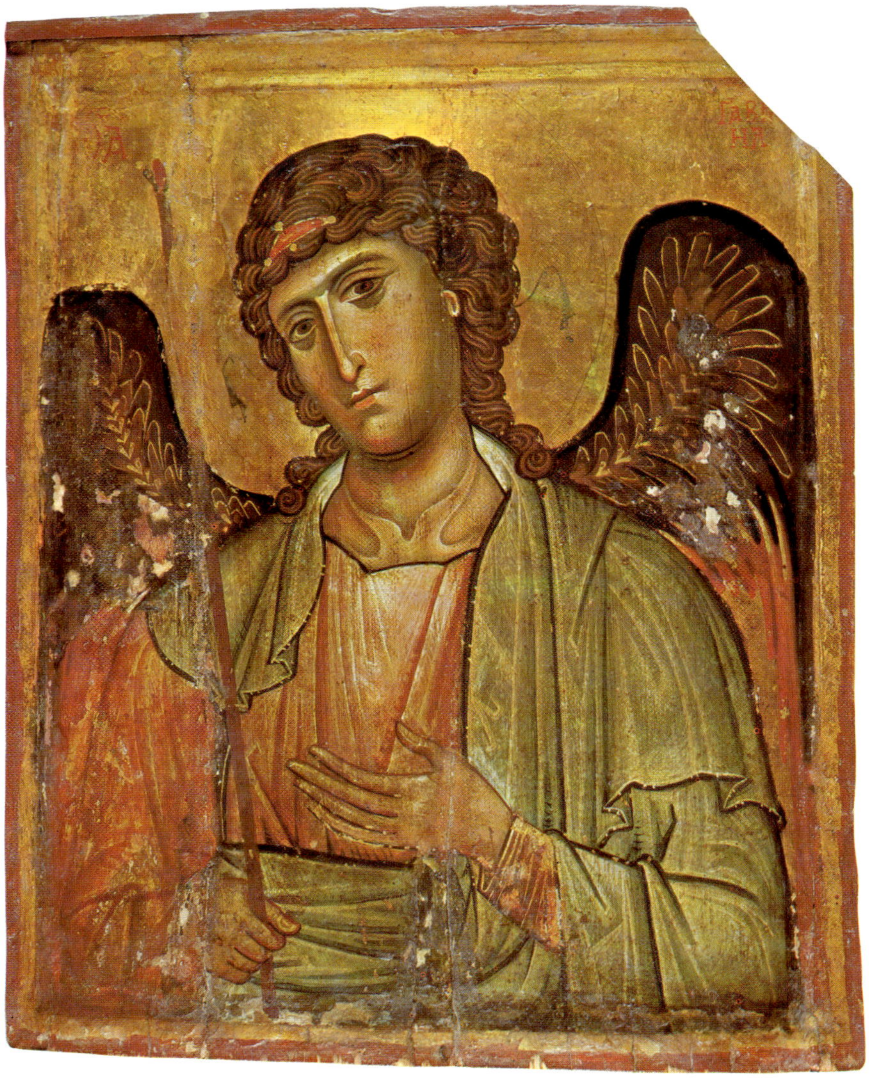

Rechts: Auf dem Sinai arbeitender Künstler aus Konstantinopel: *Sankt Nikolaus.* 82 x 56,9 cm. Anfang 13. Jahrh. — Sinai, Katharinenkloster.

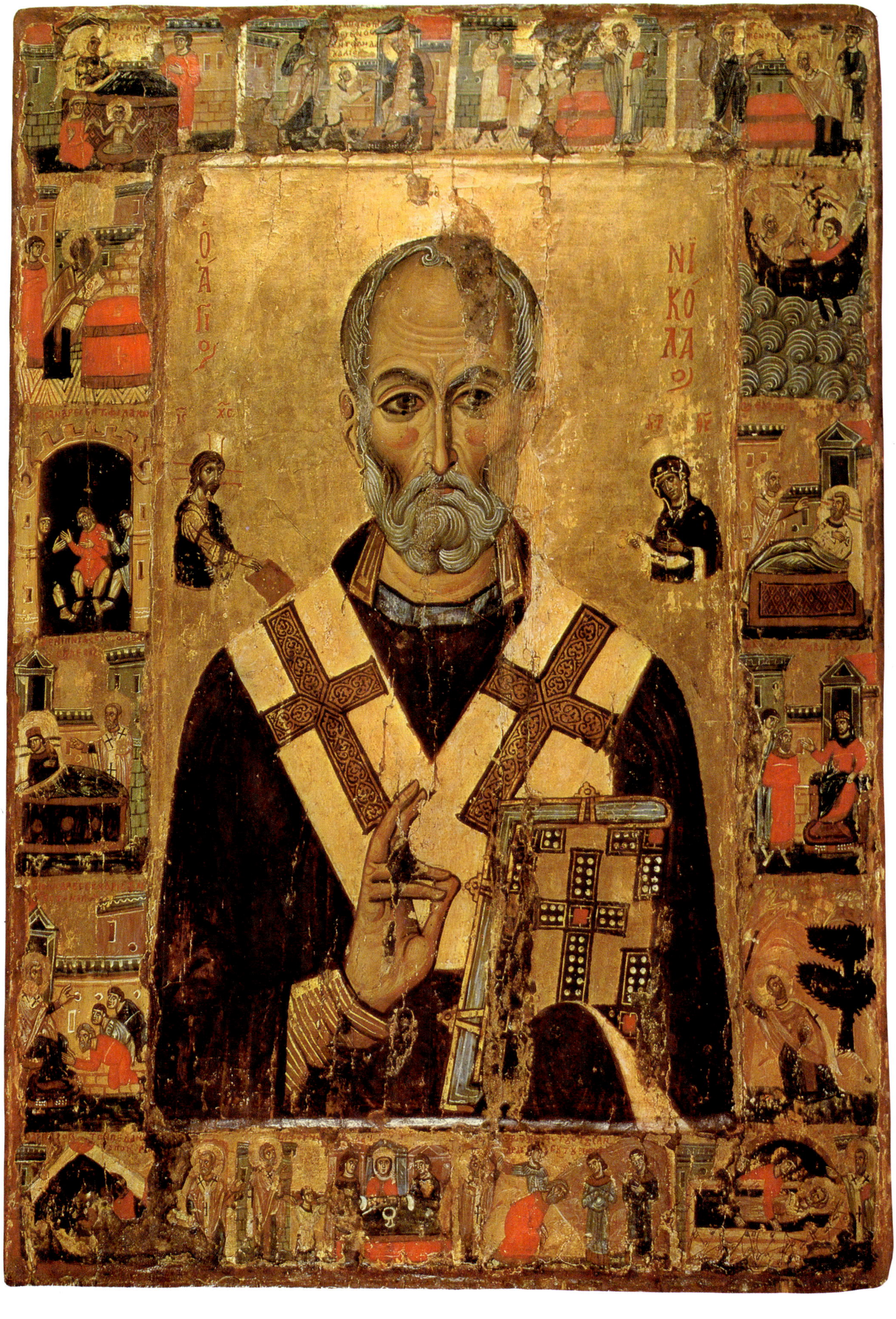

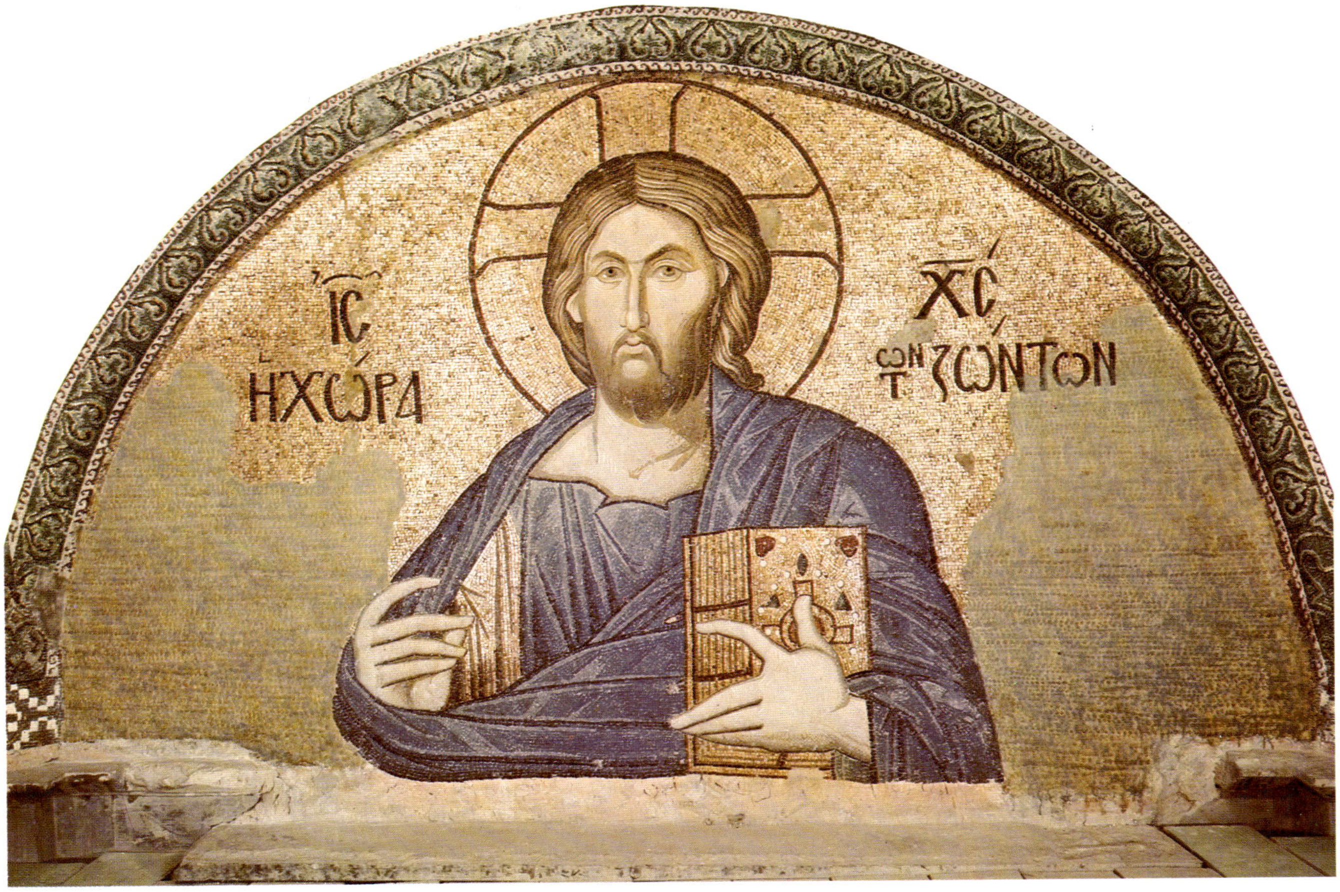

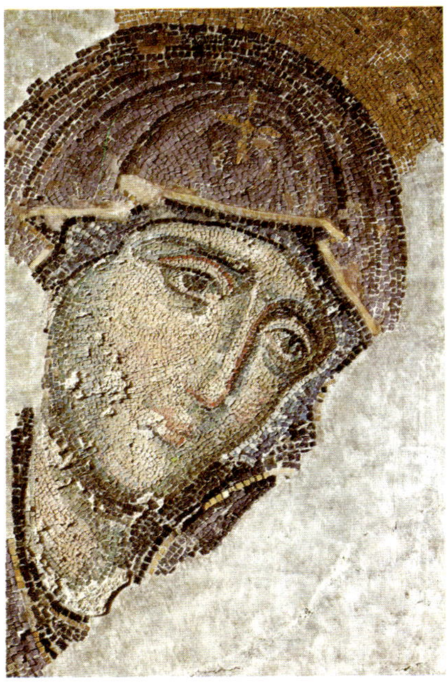

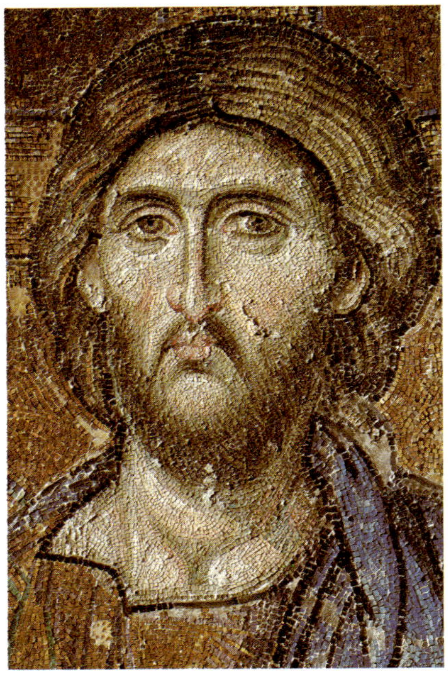

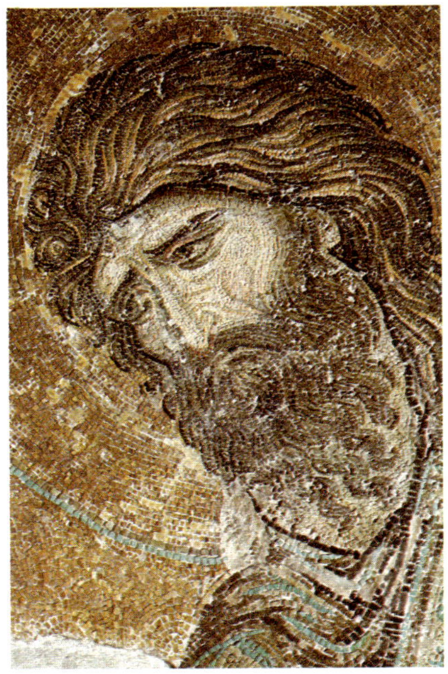

Ganz oben: *Büste Christi.* Portal-Ikone über dem Eingang zum Narthex, Mosaik, 215 x 363 cm. Konstantinopel, vor 1335. – Istanbul, Kariye Camii.

Oben: *Deesis,* Wandmosaik. Konstantinopel, Ende 13. Jahrh. – Istanbul, Hagia Sophia, Südgalerie.

Rechts: *Madonna Glykophilousa.* Fresko-Ikone, 229 x 156 cm. Konstantinopel, vor 1335. – Istanbul, Kariye Camii.

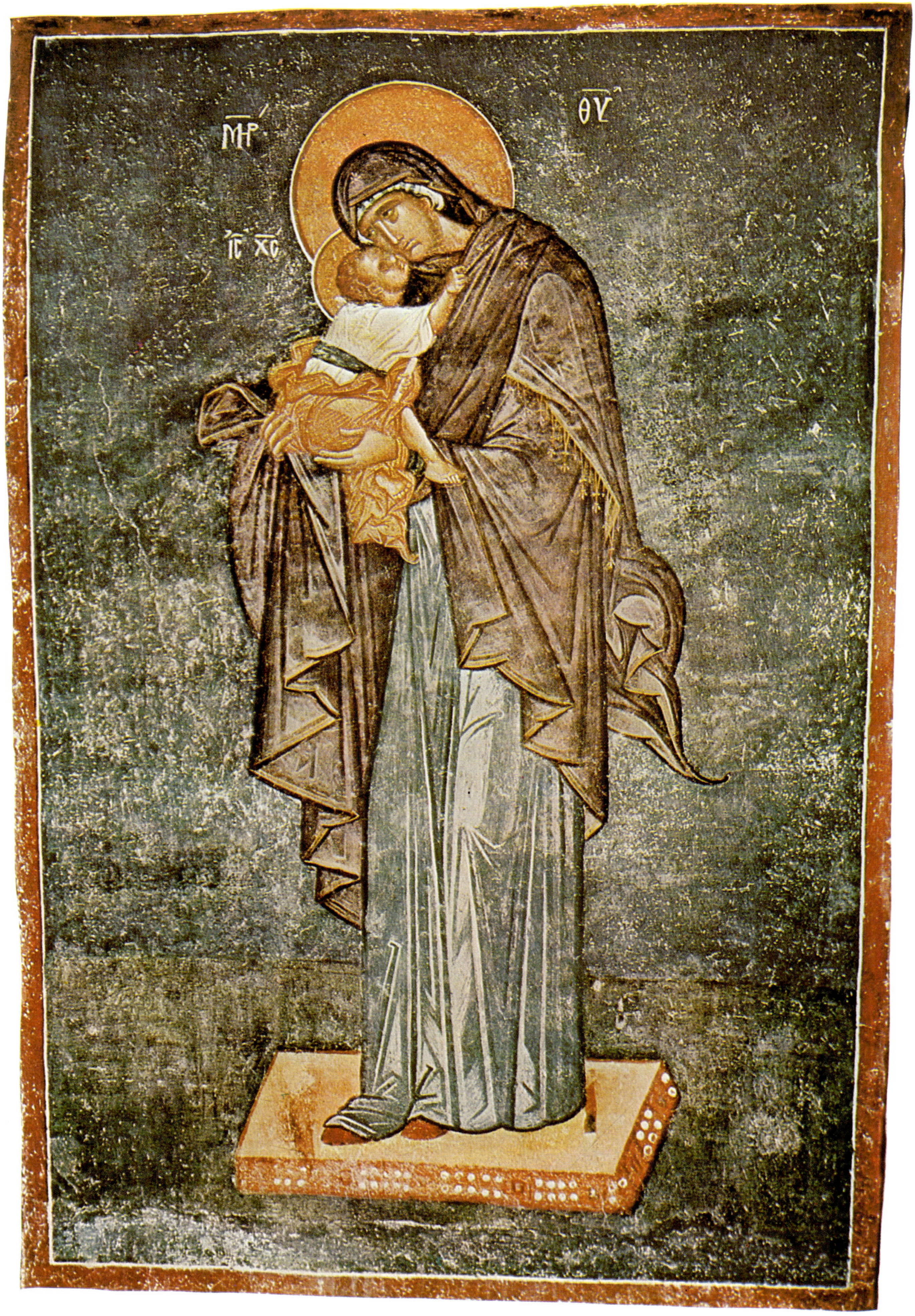

ΜΡ ΘΥ
ΙC ΧC

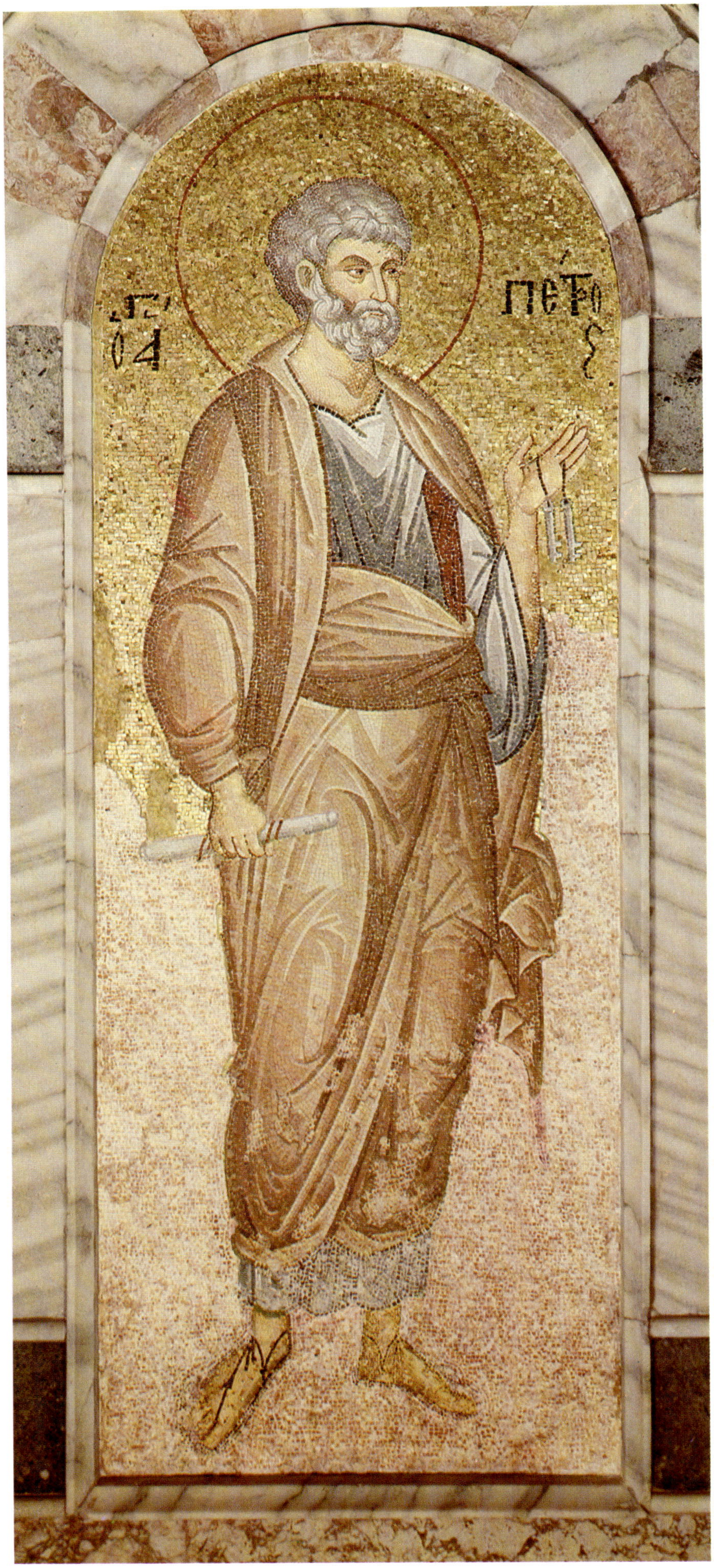

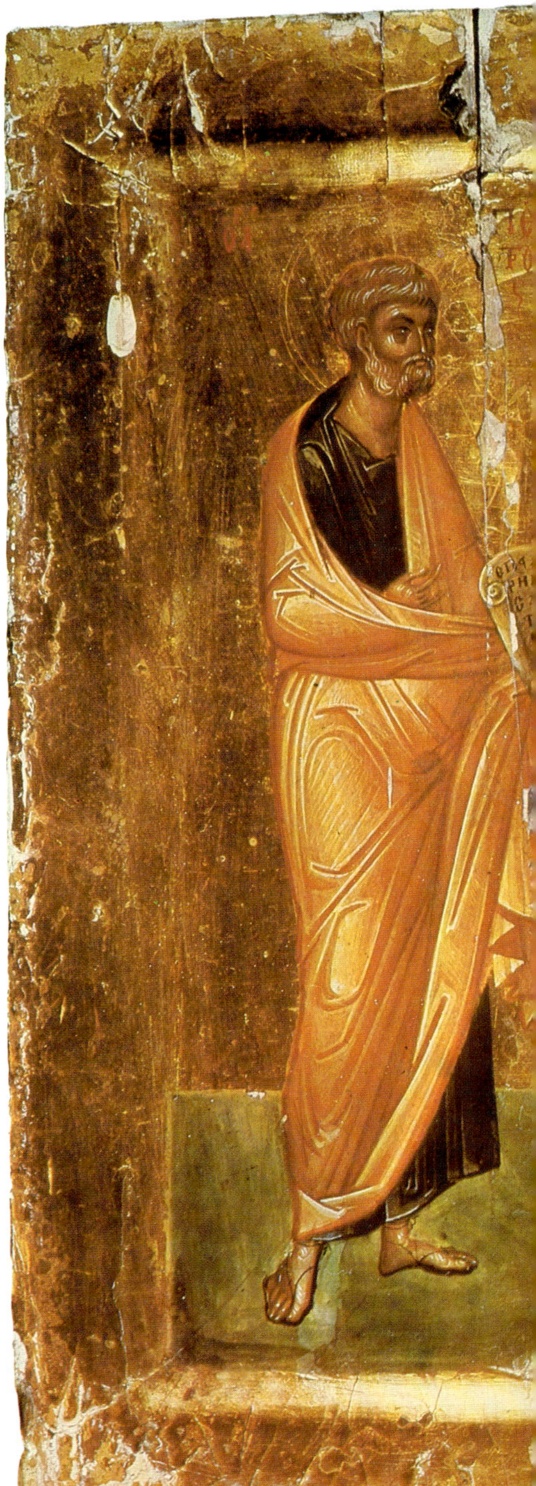

Mitte: *Petrus und Paulus.* Tempera, 25 x 20,8 cm. Konstantinopel, 14. Jahrh. — Sinai, Katharinenkloster.

Links und rechts: *Petrus und Paulus.* Mosaik-Ikonen zu Seiten des Eingangs zum Kirchenschiff, Petrus 205 x 76 cm, Paulus 205 x 72 cm. Konstantinopel, vor 1335. — Istanbul, Kariye Camii.

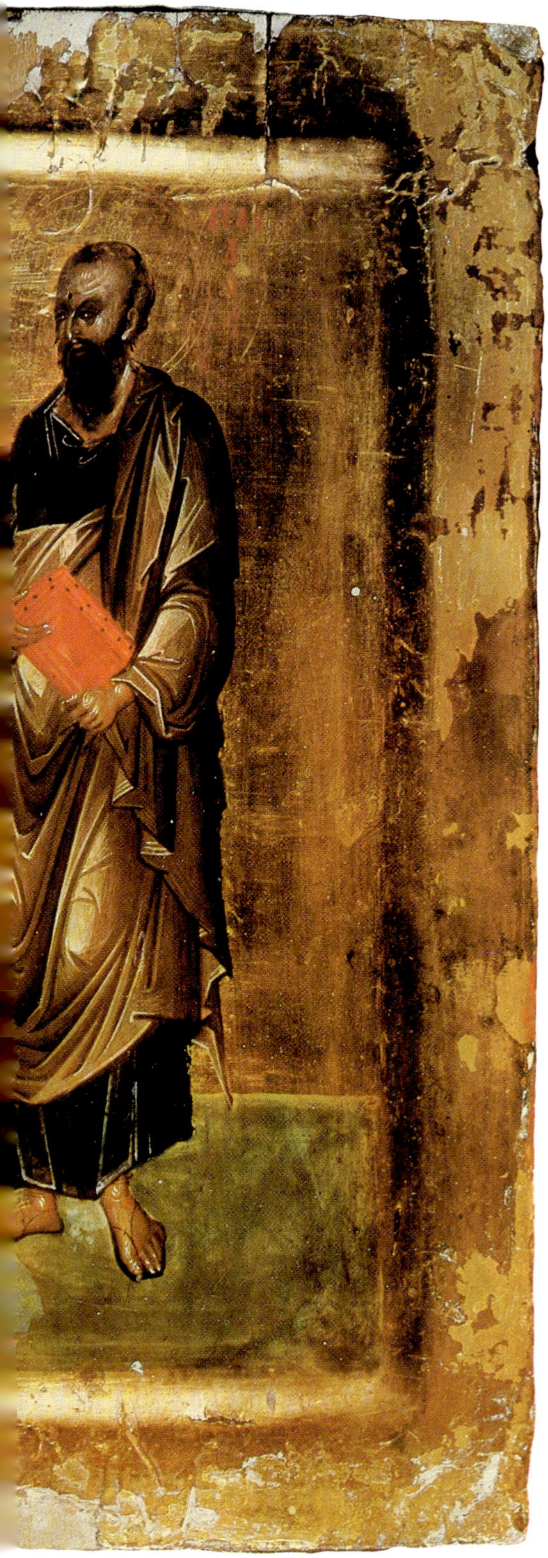

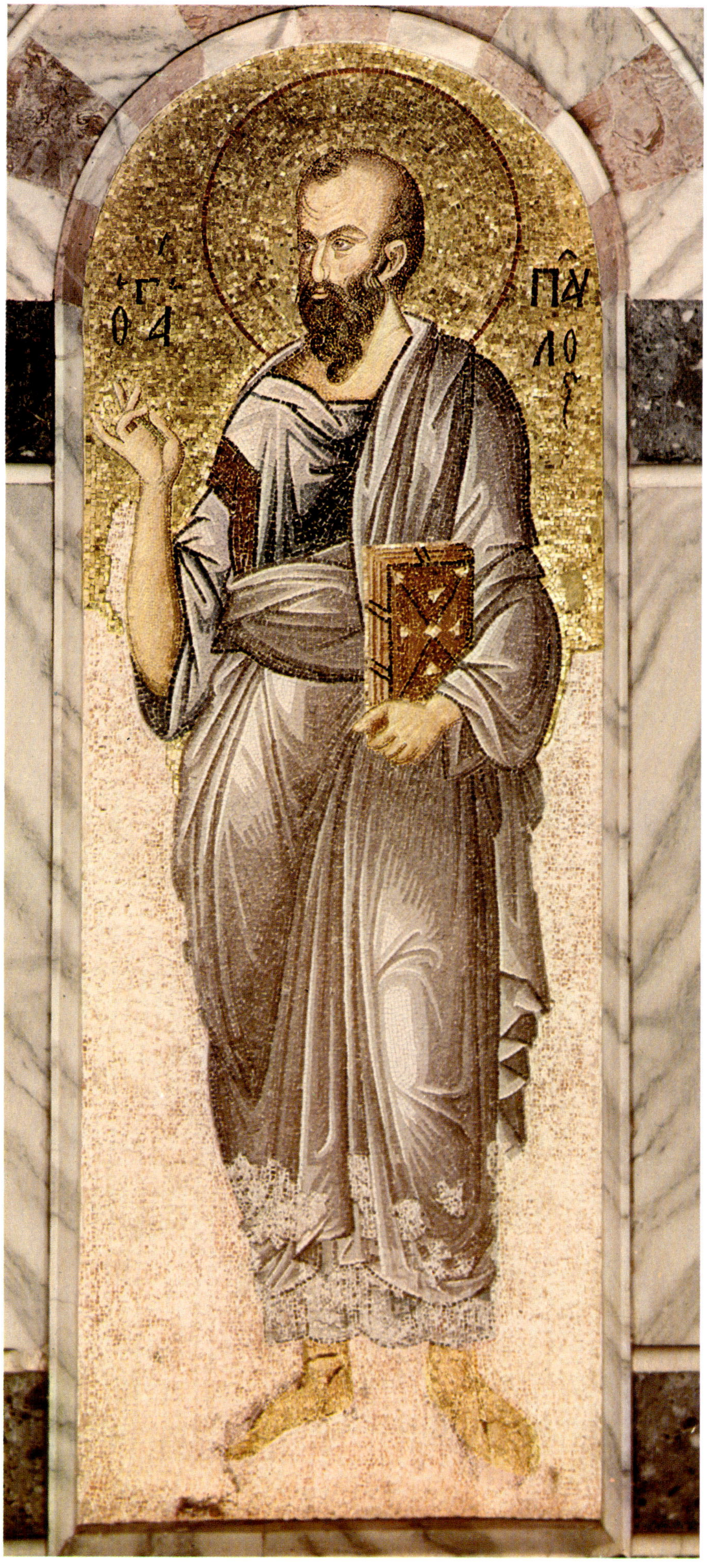

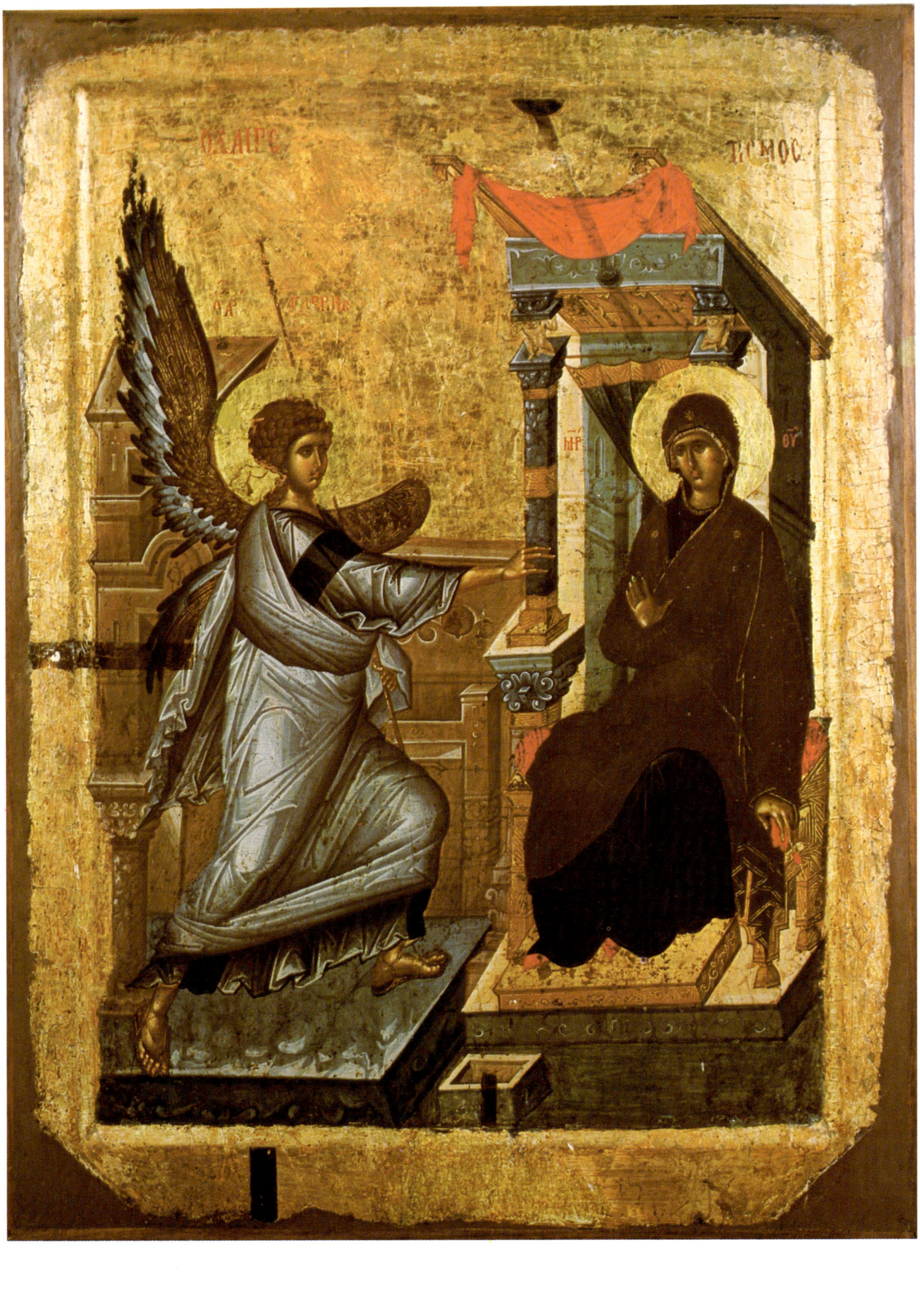

Verkündigung. Zweiseitig bemalte Ikone, Tempera, 94,5 x 80,3 cm. Konstantinopel, Anfang 14. Jahrh. – Ochrid, Nationalmuseum.

Rechts: *Synaxis der zwölf Apostel.* Tempera, 38 x 34 cm. Konstantinopel, Anfang 14. Jahrh. – Moskau, Puschkin-Museum.

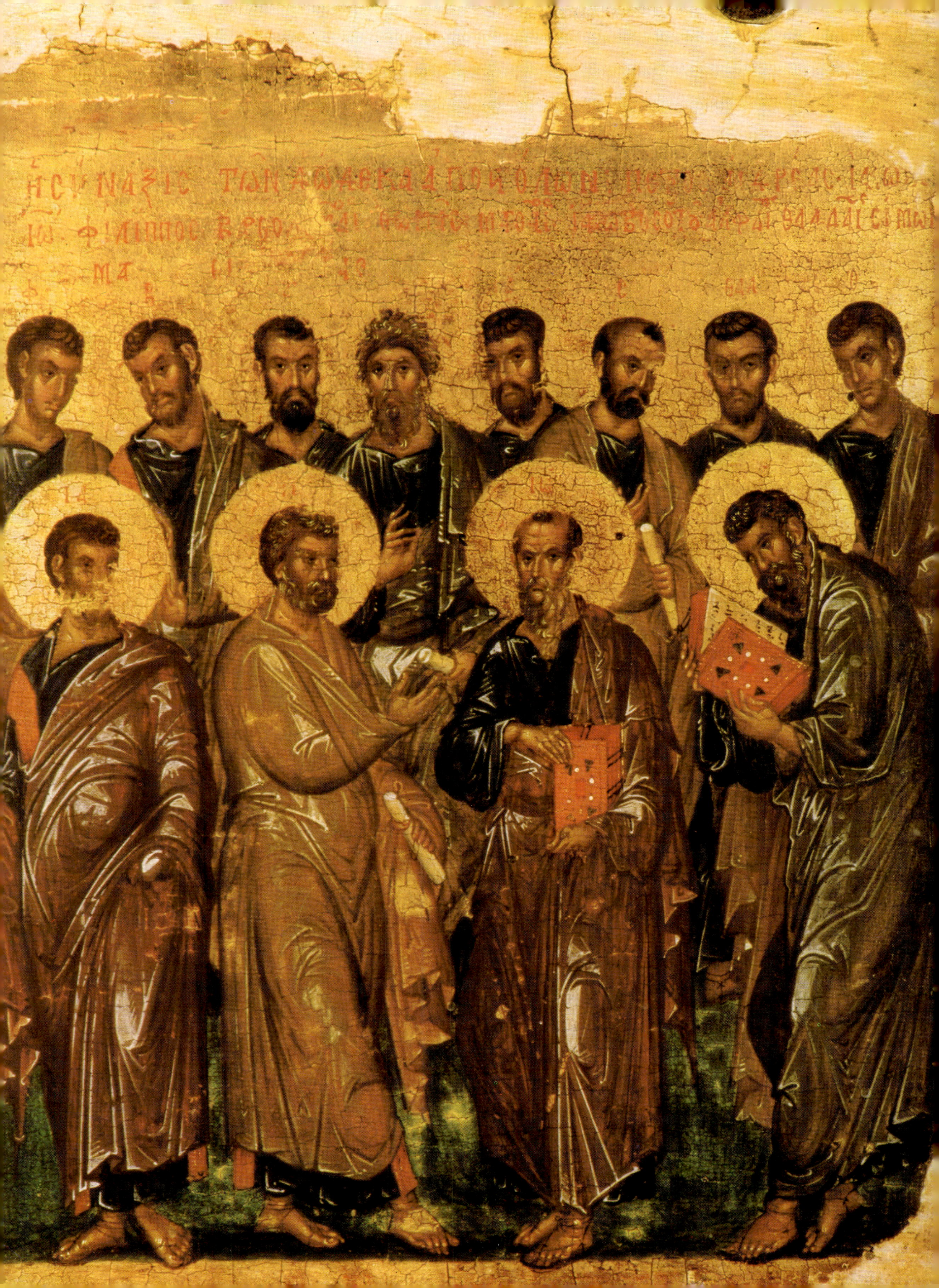

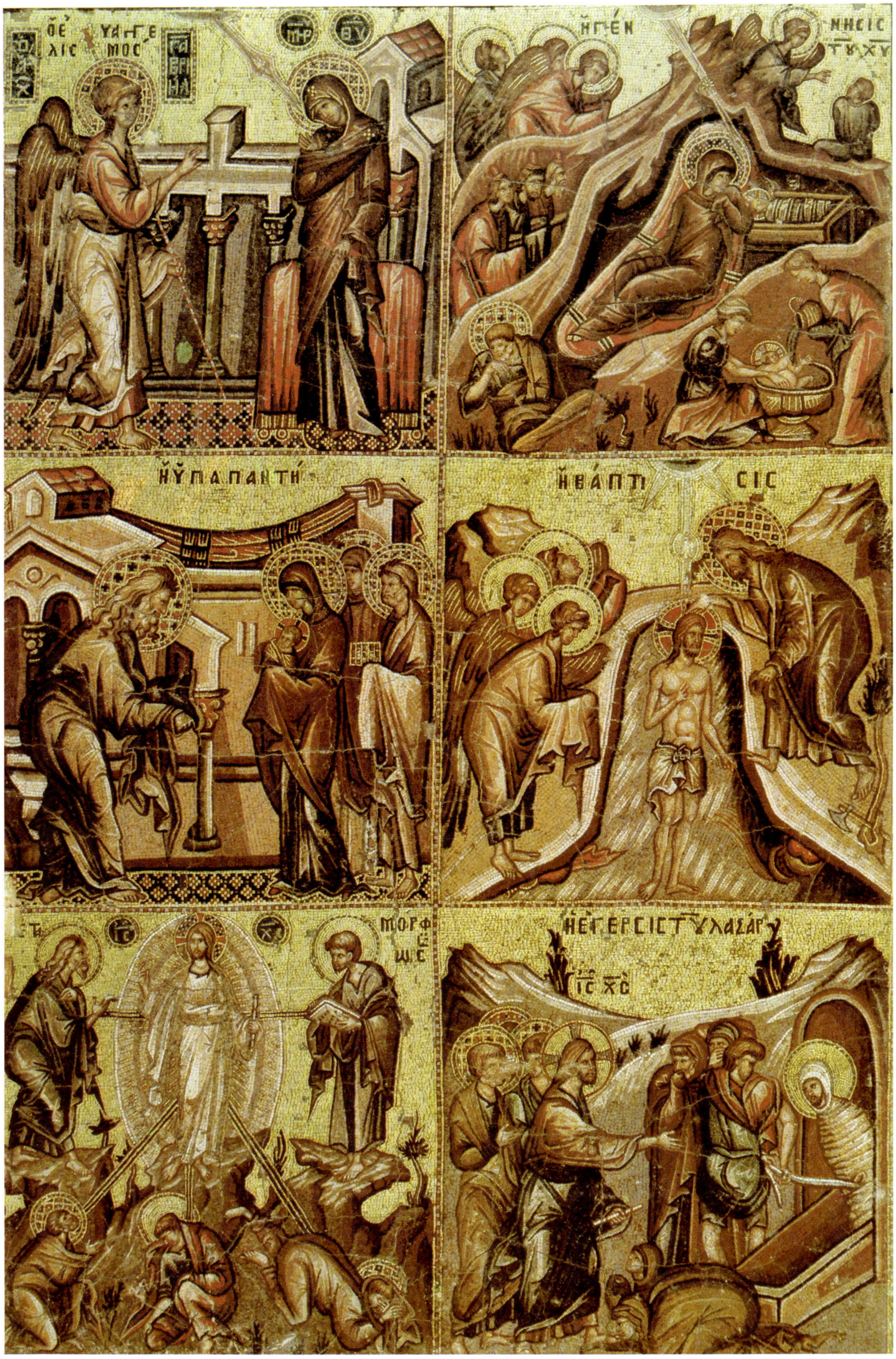
ΜΡ ΘΥ
Η ΥΠΑΠΑΝΤΗ
Η ΒΑΠΤΙ CIC
Η ΕΓΕΡCΙC Τ ΛΑΖΑΡ
IC XC

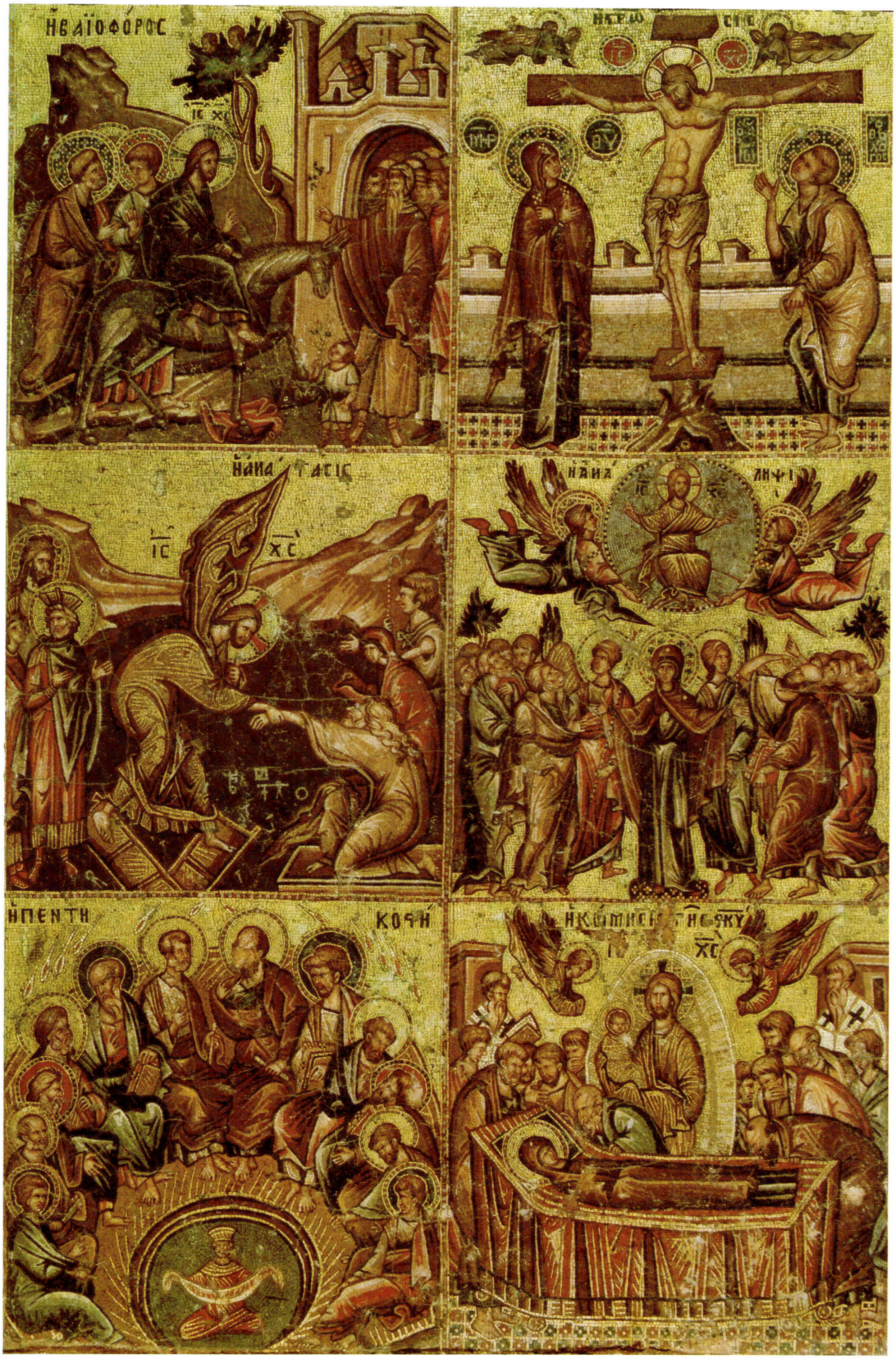

Die zwölf Feste des Kirchenjahres. Diptychon in Mosaik, 27 x 17,7 cm ohne Rahmen. Konstantinopel, zweite Hälfte 14. Jahrh. — Florenz, Museo dell'Opera del Duomo.

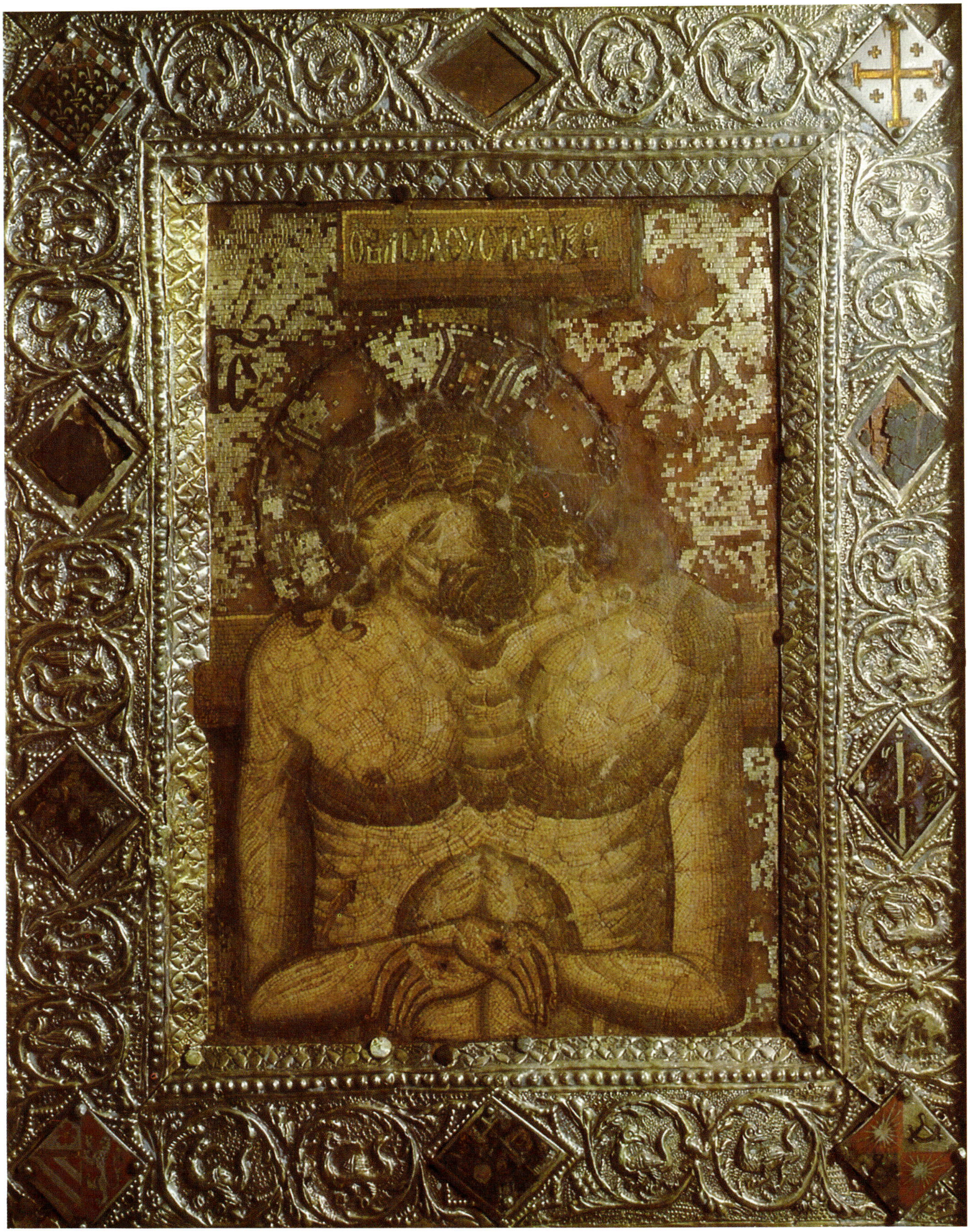

Schmerzensmann. Mosaik an einem Reliquiar, 28 x 23 cm, ohne Rahmen 19 x 13 cm. Konstantinopel, Anfang 14. Jahrh. — Rom, Santa Croce in Gerusalemme.

Rechts: *Verkündigung.* Mosaik, 13,3 x 8,4 cm. Konstantinopel, zweite Hälfte 14. Jahrh. — London, Victoria and Albert Museum.

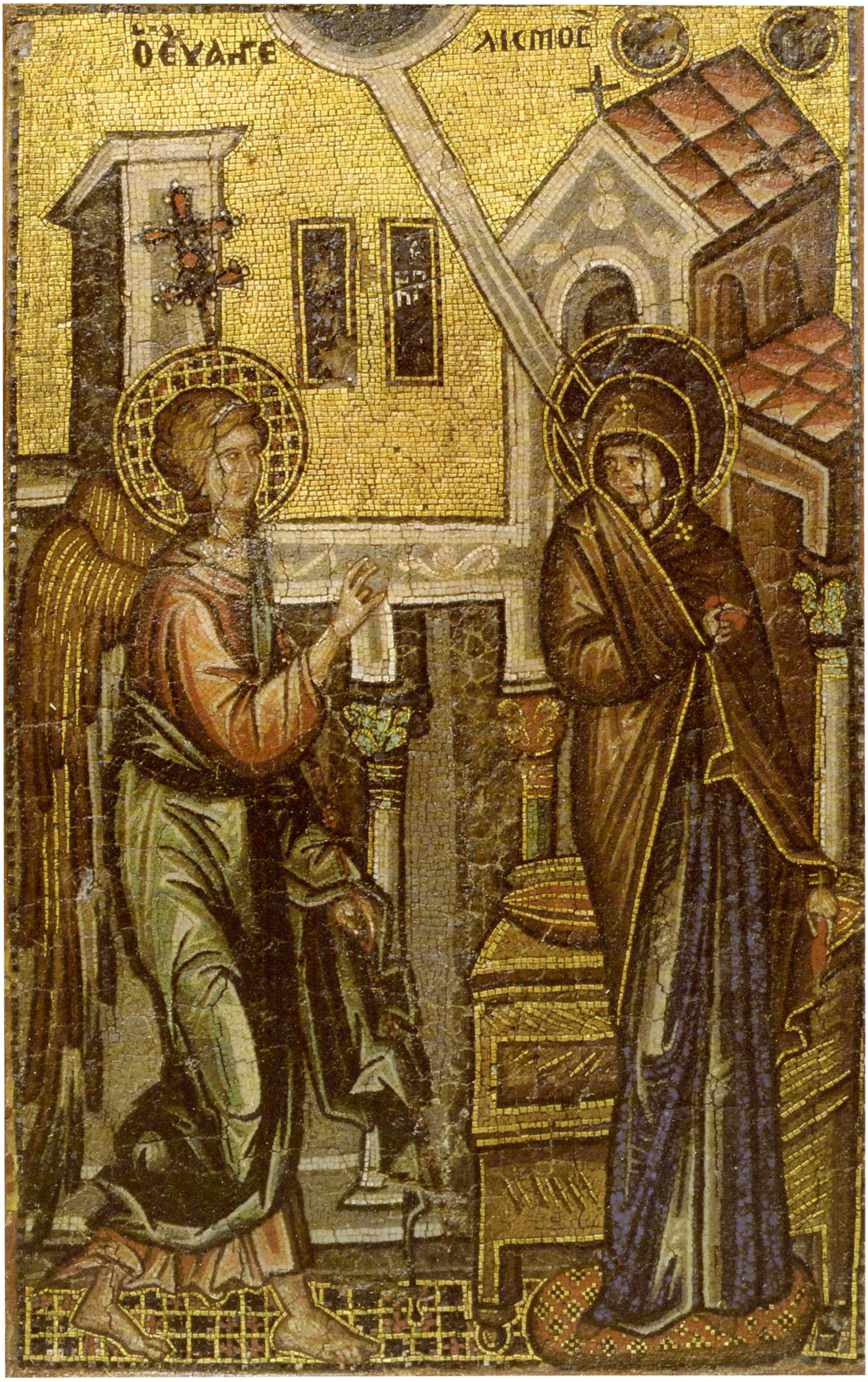
ΟΕΥΑΓΓΕ
ΛΙϹΜΟϹ

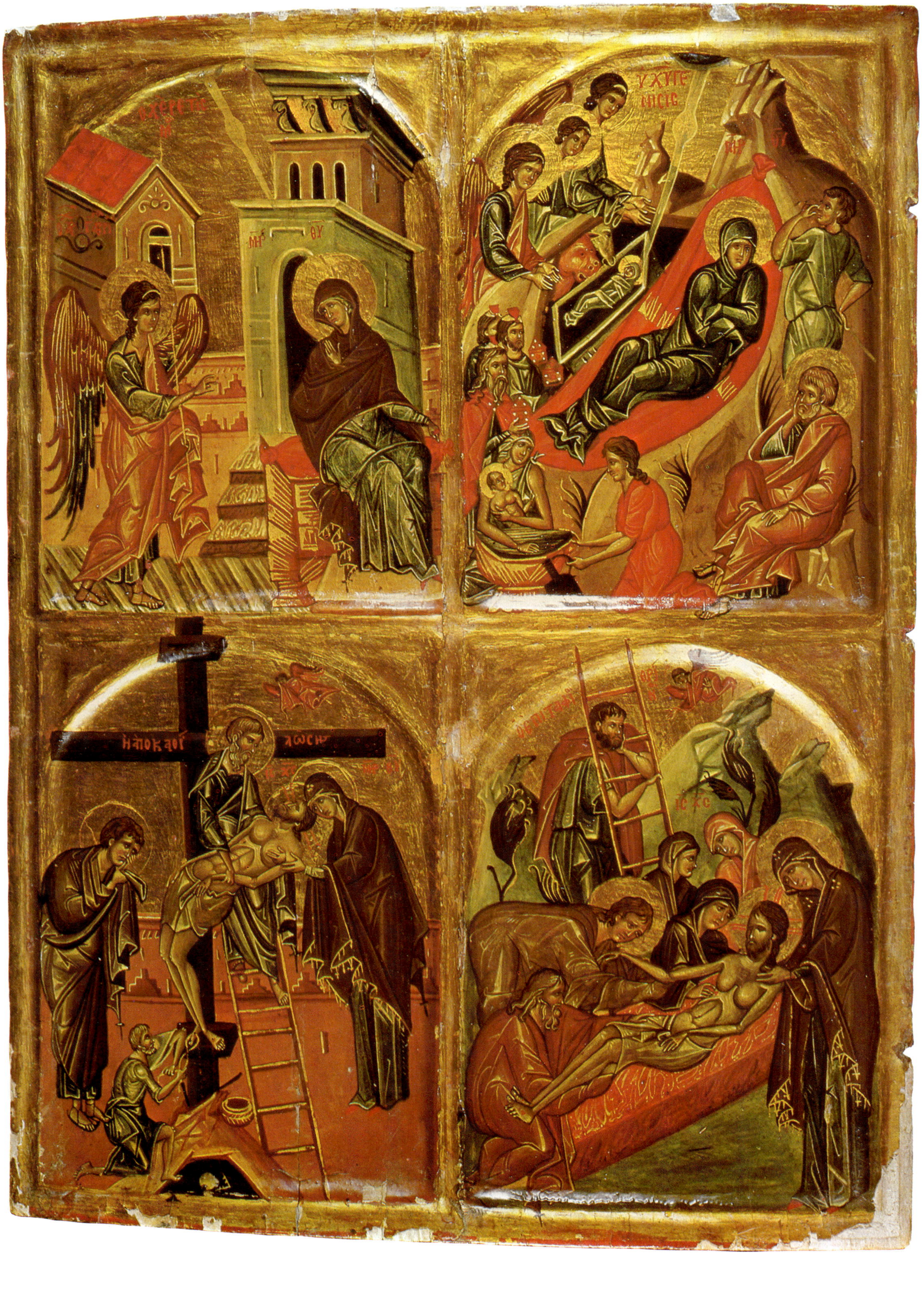

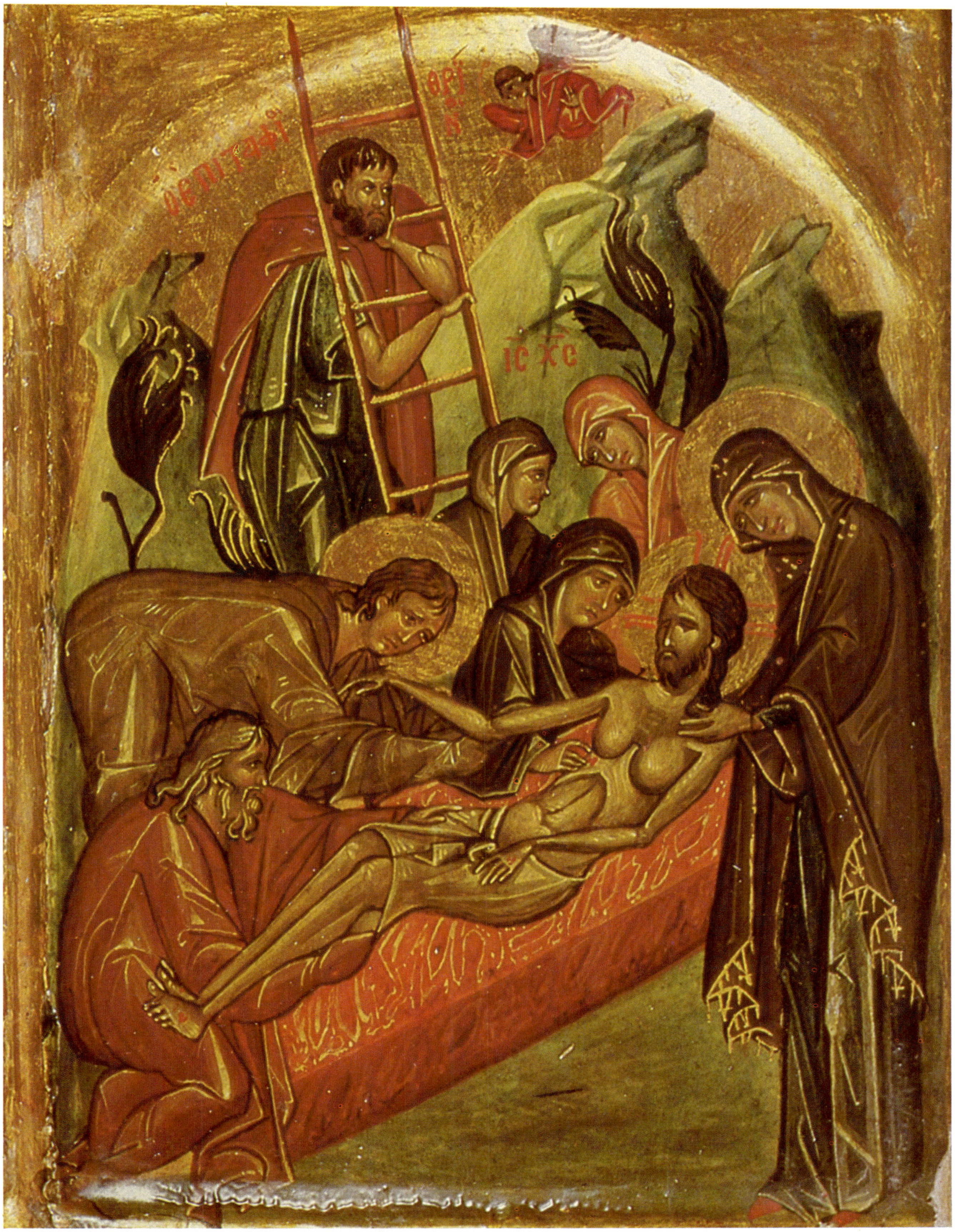

Links: *Verkündigung, Geburt, Kreuzabnahme und Beweinung Christi.* Flügel eines Tetraptychons, Tempera, 35,9 x 27,2 cm. Konstantinopel, zweite Hälfte 14. Jahrh. — Sinai, Katharinenkloster.

Beweinung Christi. Detail aus der nebenstehenden Tafel.

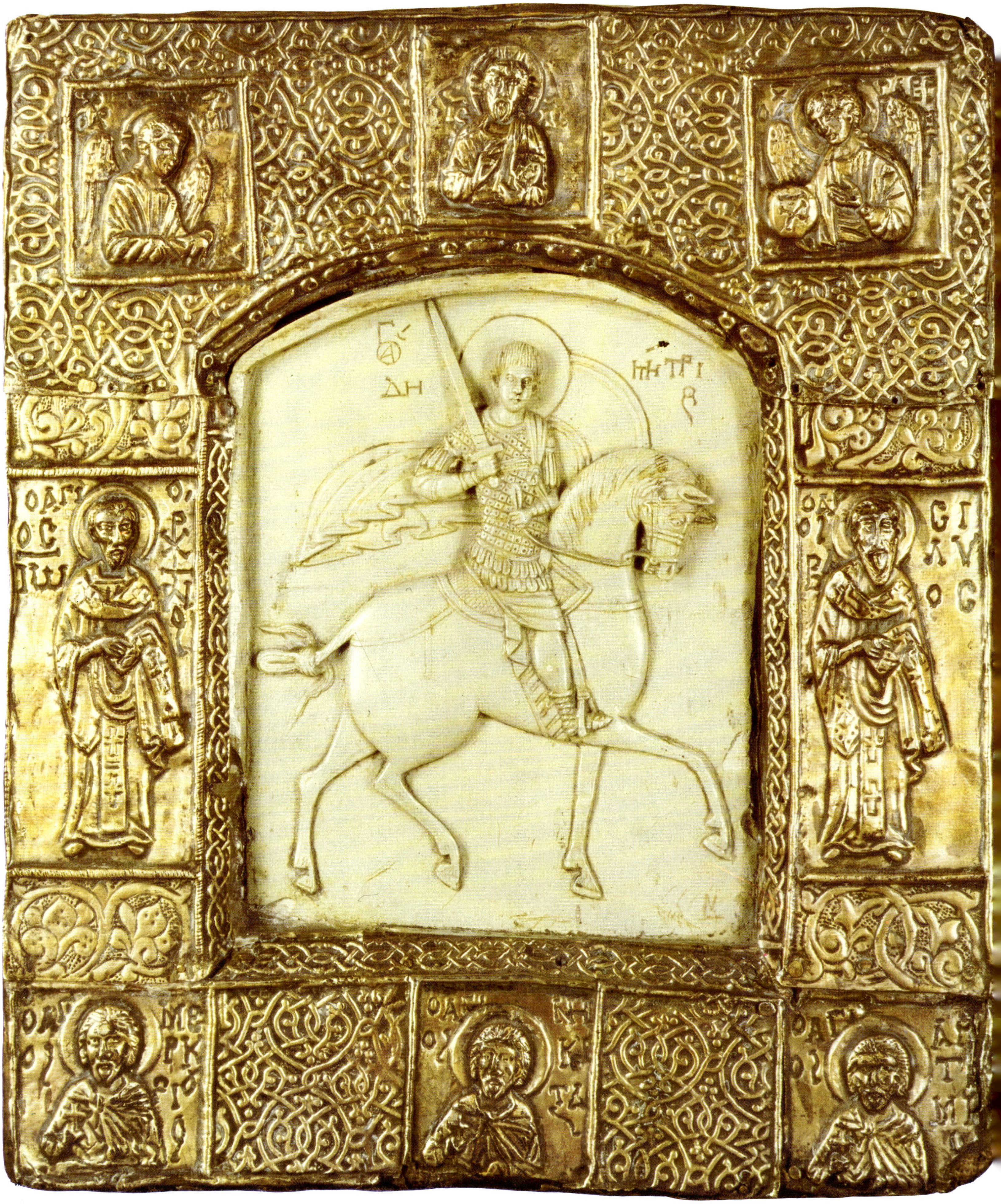

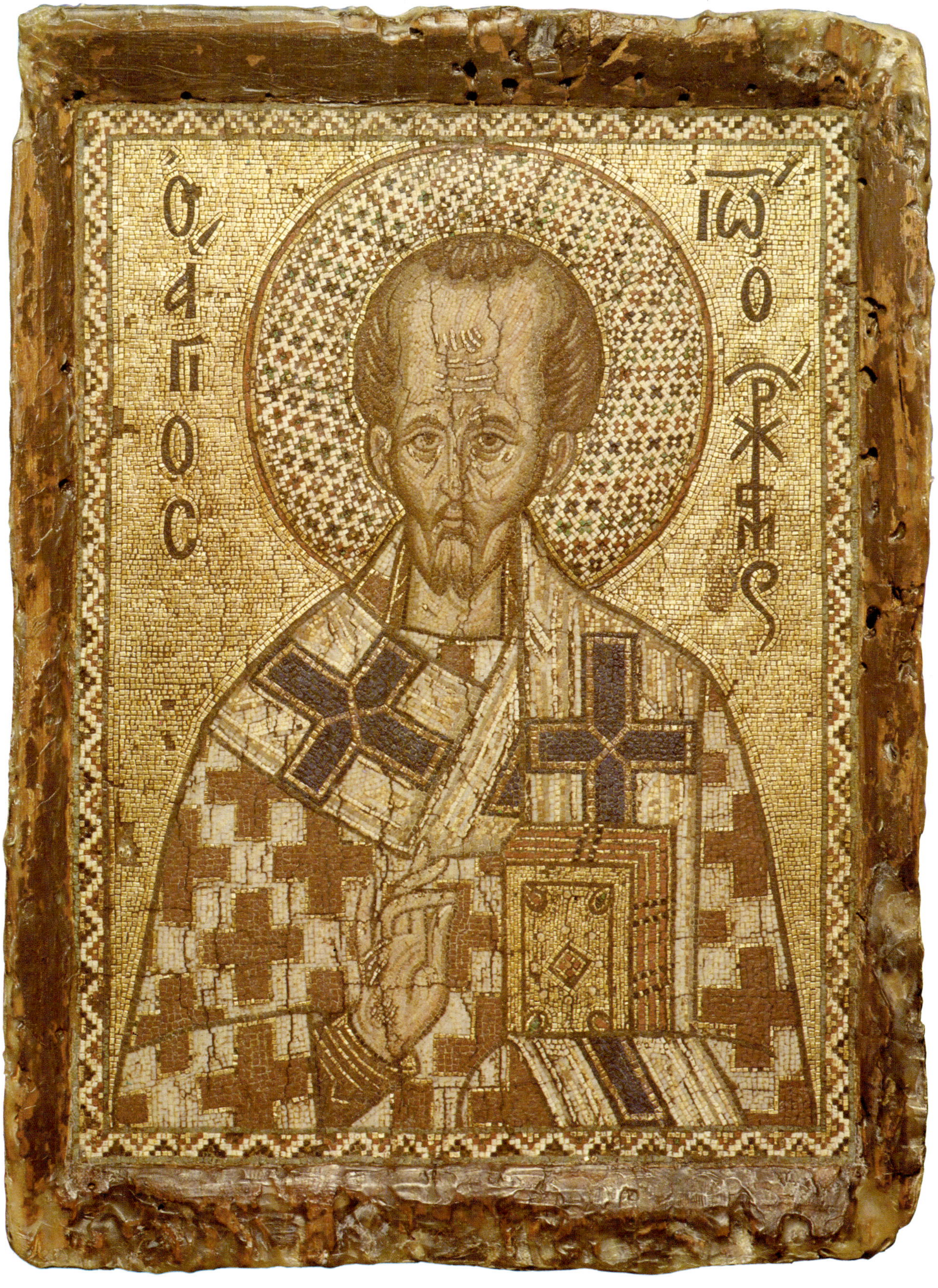

Links: *Demetrius zu Pferd.* Steatit-Ikone mit Rahmen aus vergoldetem Silber, 31,4 x 26,4 cm, ohne Rahmen 11,8 x 9,7 cm. Konstantinopel, 14. Jahrh. — Moskau, Kreml, Arsenal.

Der hl. Johannes Chrysostomos. Mosaik-Ikone, 18 x 13 cm. Konstantinopel, zweite Hälfte 14. Jahrh. — Washington, Dumbarton Oaks Collection.

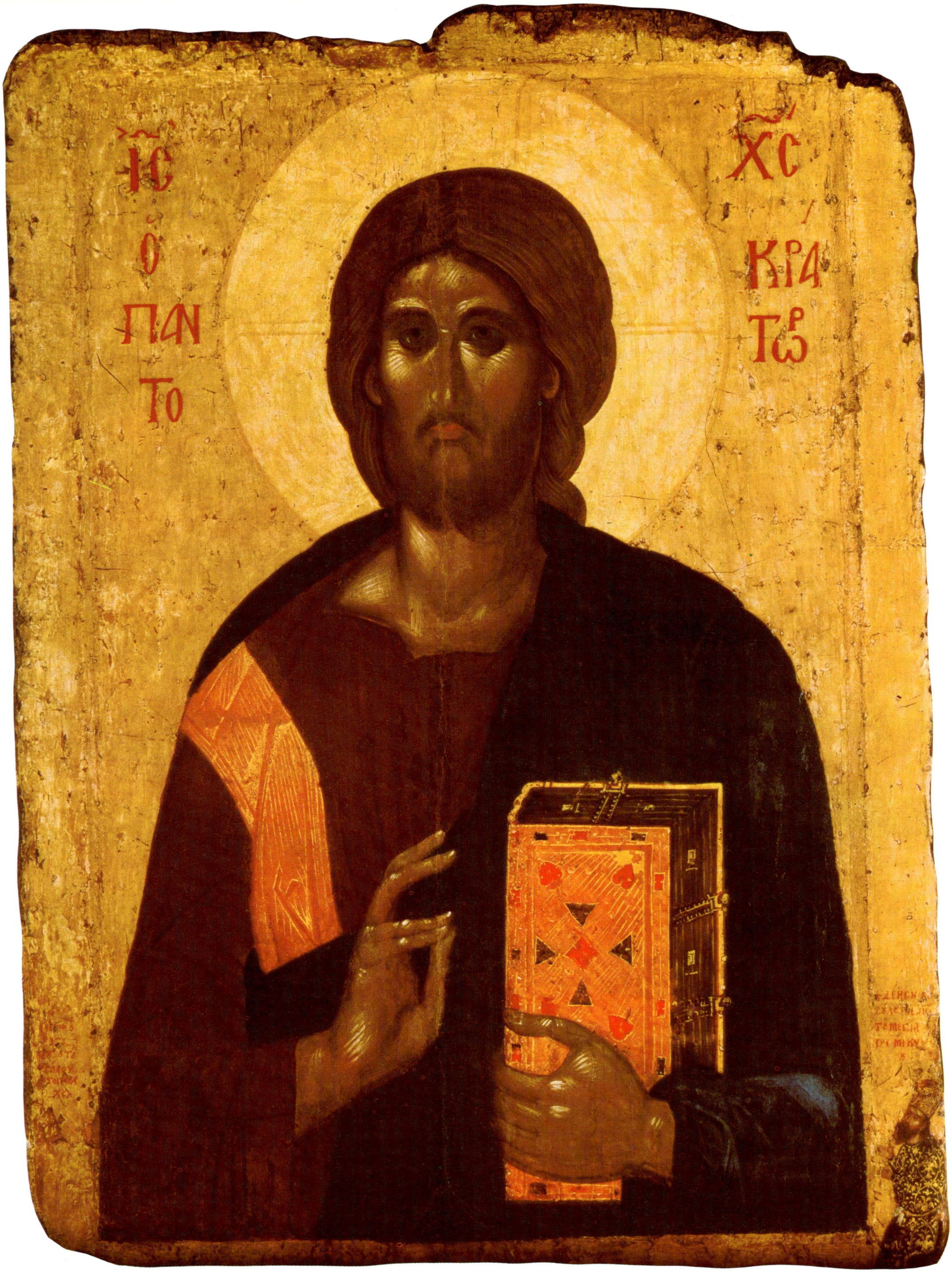

Christus Pantokrator. Halbfigur, Tempera, 106 x 79 cm. Konstantinopel um 1363. — Leningrad, Eremitage.

Rechts: *Christus Pantokrator.* Ausschnitt aus nebenstehender Ikone.

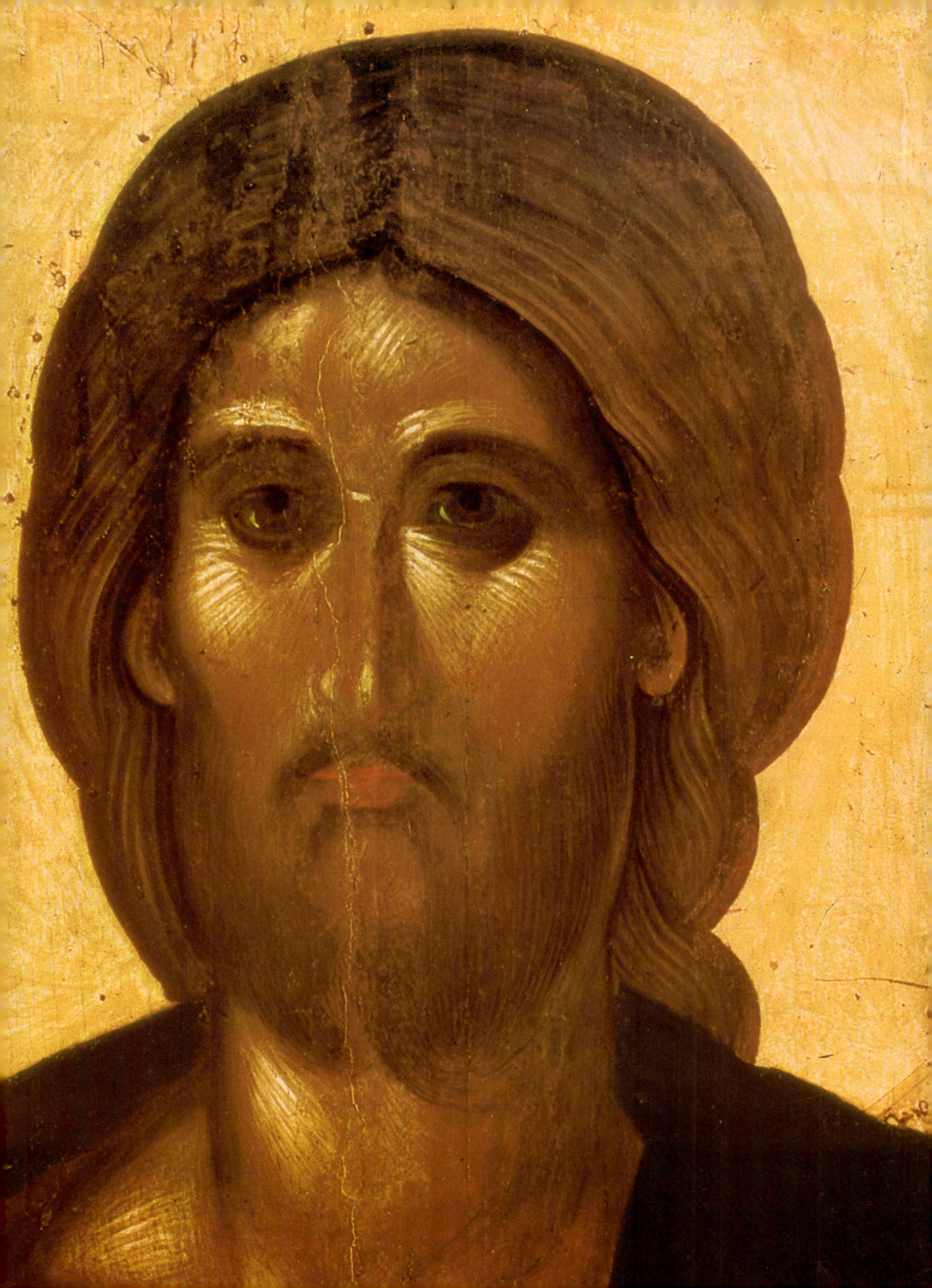

DIE IKONEN GEORGIENS

VON GAIANÉ ALIBEGAŠVILI UND ANELI VOLSKAJA

Georgien nahm schon sehr früh das Christentum an (4. Jahrhundert) und trug wie andere christliche Länder zur Geschichte der mittelalterlichen Kunst bei. Die in großer Zahl erhaltenen getriebenen und gemalten Ikonen entstanden in dem Zeitraum vom 9. bis zum 14. Jahrhundert, weshalb der Forscher in der Lage ist, den langen Prozeß der Entwicklung dieses Zweiges der georgischen Kunst schrittweise zu verfolgen. Im übrigen geben die „Verklärung" von Zarzma (S.93) und die „Jungfrau" von Tsilkani (S.94), die ältesten erhaltenen Ikonen aus dem 9. Jahrhundert, Grund zu der Annahme, daß es Vorläufer gegeben haben muß. Für die getriebenen Ikonen wird diese Vermutung durch die Bildhauerkunst bestätigt, für die es Beispiele aus dem 5. Jahrhundert gibt. Im übrigen gibt es auch unter den archäologischen Funden in Gräbern aus vorchristlicher Zeit viele Beispiele von Goldschmiedekunst. Durch Vergleiche können wir eindeutig das Eindringen einer plastischen Tendenz in die schon gut entwickelte dekorativ-ornamentale Kunst belegen, die das Bestehen internationaler Beziehungen und den Austausch von Kunstgegenständen beweist. Anfangs förderte das Christentum diesen Vorgang und veranlaßte die Handwerker, sich den aktuell gewordenen Themen zu widmen.

Die Entwicklung der Kultur und besonders der Bildenden Kunst hängt sowohl von allgemeinen historischen Bedingungen ab als auch von der eigenen inneren Gesetzmäßigkeit. Also ist es nicht immer möglich, einzelne künstlerische Entwicklungsstadien mit den allgemeinen historischen Gegebenheiten in Übereinstimmung zu bringen; ebenso schwierig ist es, Gleichzeitigkeiten und Ähnlichkeiten in der Entwicklung verschiedener Kunstgattungen festzustellen.

Die Wechselfälle, die das sowohl mit der christlichen Welt als auch mit der muselmanischen in Verbindung stehende mittelalterliche Georgien trafen, haben die Entwicklung der bildenden Künste bis zu einem gewissen Maße bestimmt. In der Entwicklung der gepunzten und gemalten Ikonen lassen sich also gemeinsame Kennzeichen feststellen. Die in diesem historischen Augenblick anstehenden Probleme und die Suche nach ihrer Lösung haben dem Kunstzweig, der den Forderungen der Zeit am besten entsprach, den Vorrang eingeräumt.

Die Zeit vom 9. bis zum 13. Jahrhundert – die Periode eines reifen Feudalismus, der Bildung und Festigung des einheitlichen Nationalstaates, der zu Beginn des 13. Jahrhunderts seinen politischen, wirtschaftlichen und kulturellen Gipfel erreichte – ist von der schöpferischen Suche nach neuen Wegen in der Kunst gekennzeichnet, einschließlich der getriebenen und gemalten Ikonen. Im 14. und 15. Jahrhundert, als Georgien unter feindlichen Einfällen, sozialen Gegensätzen und wirtschaftlichem Niedergang zu leiden hatte, kam die schöpferische Tätigkeit fast zum Stillstand. Erst im 16. Jahrhundert, nach dem Einfall der Mongolen Tamerlans, begann das Land neue Kräfte zu sammeln, und es gab eine kurze Zeit wirtschaftlichen und kulturellen Aufschwungs. Aber schon in den folgenden Jahrhunderten ging es wieder abwärts, und der stilistische Verfall ist offensichtlich. Im 17. Jahrhundert war der politische Einfluß Irans auf Georgien der Anlaß, daß iranische Elemente in die georgische Kunst eindrangen. Andererseits öffnete die Orientierung nach dem orthodoxen Rußland dem russischen und dadurch ebenfalls dem westeuropäischen Einfluß die Tore. Darüber hinaus wurde der westliche Einfluß auch durch die ins Land kommenden Missionare verstärkt. Aber den fremden Einflüssen gelang es nicht, die örtliche künstlerische Tradition auszurotten. Die getriebenen und gemalten Ikonen sind in den staatlichen Museen Georgiens (Tbilisi, Kutaisi, Zugdidi, Mestia) gesammelt. Einige sind auch noch erhalten in stillgelegten Kirchen Hoch-Svanetiens. Die große Zahl von Ikonen und anderen Kunstschätzen, die dort erhalten sind, ist nicht auf die Tatsache zurückzuführen, daß die Kunst der Treibarbeit und der Malerei in Svanetien besonders entwickelt war. Diese vom übrigen Land abgeriegelte georgische Bergregion war der sicherste Ort, um geweihte oder wertvolle Gegenstände aufzubewahren.

Neben der Darstellung von Heiligen und Kompositionen, die der ganzen christlichen Kunst gemeinsam sind, zeigen die gepunzten und gemalten Ikonen Georgiens eine Vorliebe für Darstellungen, die mit dem Kult der besonders in Georgien verehrten Heiligen zusammenhängen, Kulte, die im Volksglauben verankert sind. Die alte Legende, nach welcher Georgien der Jungfrau Maria als Apanage zugeteilt war, verbreitete sich besonders vom 9. Jahrhundert an. Das erklärt die Verbreitung des Marienkults im Land. Von den wohlbekannten Typen der byzantinischen Ikonographie ausgehend, malten die georgischen Meister ein Gesicht voll innerer Bewegtheit. – Ein anderes beliebtes Thema waren die kriegerischen Heiligen. Besonders der Kult des hl. Georg erfreute sich großer Popularität, unter anderem, weil er mit dem tiefverwurzelten heidnischen Kult des Sonnengottes verwandt war. Der hl. Georg wurde, zu Fuß oder zu Pferd, als Sieger dargestellt. Verbreitet ist in Georgien der berittene hl. Georg, der das „Böse“ in Gestalt eines heidnischen Königs bekämpft, falls es sich wirklich um eine symbolische Darstellung und nicht um die Erinnerung an ein historisches Ereignis handelt. Die große Zahl der Ikonen mit Erzengeln besonders in den Bergregionen von Racha und Svanetien erklärt man sich mit ihrer Aufgabe als Wächter der Berggipfel. Es gibt noch weitere typische Kompositionen, in denen sich die georgischen Meister an byzantinische und ostchristliche Vorbilder anlehnen.

Die getriebenen Ikonen

Eine große Zahl verschiedener Kultgegenstände wurde in Punztechnik hergestellt: Prozessions- und Altarkreuze, Kelche und andere liturgische Geräte. Unter diesen Gegenständen sind es die getriebenen Ikonen, mit denen die Gelehrten am besten die ununterbrochene Entwicklung der Kunst des „repoussé“ vom 8./9. bis zum 19. Jahrhundert nachweisen können. Die Treibarbeit konnte auch dazu verwendet werden, gemalte Ikonen auszuschmücken. In vielen Fällen können die getriebenen und die gemalten Teile gleichzeitig ausgeführt worden sein. Mit der Entwicklung der plastischen Kunst wurden im 10. und 11. Jahrhundert die Ikonen ganz in Treibarbeit ausgeführt. Die Rückseite der getriebenen Ikonen Georgiens bestand häufig aus einer mit ornamentalen Motiven verzierten Metallplatte. Auch der ornamentale Rahmen ist für den Gesamteindruck einer solchen Ikone sehr wichtig: Er erhöht die Wirkung der Ikone dadurch, daß er ihr formal untergeordnet wird.

Die georgischen Meister arbeiteten vorwiegend in Silber, liebten es aber, ihre Ikonen zu vergolden, manchmal auch nur teilweise, um die wichtigen Stellen zu betonen. Auch Niello-Technik wurde häufig verwendet. Zellenschmelz-Email (cloisonné) und kostbare Steine (Smaragde, Saphire, Rubine und Perlen) gaben den Ikonen besondere Farb- und Prunkeffekte. Das Zusammenspiel von gepunzten und gemalten Teilen erweiterte die Skala der Ausdrucksmöglichkeiten.

Die ältesten Beispiele von Treibarbeit gehen auf das 8.–9. Jahrhundert zurück. In den Werken dieser Zeit können wir das Abweichen von den fremden Reliefmustern beobachten, die mit dem Christentum übernommen worden waren; es entwickelte sich eine neue Anwendung der flächigen und linearen Ausdrucksmittel. Die gepunzte Ikone der „Verklärung“ von Zarzma (886, S.93) ist ein glänzendes Beispiel solch neuer figurativer Auffassung. Es bleibt kaum noch etwas von den ursprünglich gemalten Teilen übrig. Der Tradition nach hat diese wundertätige Ikone den Ort bezeichnet, an dem das Kloster Zarzma gebaut werden sollte. Als besonders verehrungswürdiger Gegenstand wurde die gemalte Ikone später mit einer Silberplatte abgedeckt, die in Punzarbeit einen plastischen Eindruck des verdeckten Bildes vermittelte. Der monumentale Gesamteindruck des Werkes ist unlösbar mit der symbolischen Behandlung des Inhalts verbunden. Die Ikone von Zarzma bildet mit anderen Werken dieser Zeit (der liturgische Fächer von Mestia; zwei Enkolpien [Brustkreuze] aus Martvili, eins aus dem 8./9. Jahrh., das andere aus dem 9./10. Jahrh. mit der Inschrift: David, Bagrat, Khosrovanush) die Grundlage für die Weiterentwicklung der plastischen Kunst Georgiens, als die Nachahmung fremder Motive unterbrochen wurde, und im 10. Jahrhundert die unabhängige Suche nach plastischen Lösungen durchbrach. Mit der Erfahrung entwickelte man auch die Prinzipien der Kunst des Punzens; ein gleichlaufender, gestalterischer Prozeß vollzog sich in der Herstellung von Gebrauchs- und Ziergegenständen wie in der Komposition der Ikonen. Die Werkstätten der Goldschmiede verteilten sich über das ganze Land; an diesen Anfängen beteiligten sich erfahrene Meister, Handwerker mittlerer Begabung und talentierte Skulpturen. Aus der Ähnlichkeit der künstlerischen Mittel ist zu schließen, daß zwischen diesen Werkstätten ein reger Austausch stattgefunden hat. Die plastische Tendenz versuchte vor allem, die Inhalte zu vertiefen und ihre emotionelle Seite hervorzuheben. Wir finden Analogien zur archaischen Periode der Bildenden Kunst. Unter den Ikonen ist der lebhafteste Ausdruck dieses Strebens die Ikone von Bravaldzali mit den Gestalten der Heiligen Georg und Theodor

(Ende des 10. Jahrh.). Ihre grob umrissenen Figuren enthüllen eine „elementare Kraft der Plastizität", und die breiten, faltenlosen Gesichter hinterlassen einen tiefen Eindruck. Die Plastizität ist stark betont in dem Hochrelief der Ikone des hl. Georg von Sakao (S.96). Obwohl die Figuren klein sind, haben sie monumentale Wirkung und zeigen dramatische Bewegungen (die kräftige Kopfwendung des Heiligen, die seine Entschlossenheit verrät, und die Bewegungen des Pferdes kontrastieren scharf zur gedemütigten Gestalt Diokletians).

Die Gestalten des Christus in den Ikonen von Mgvimevi, Tsalendjikha und Katskhi wie auch die Figur der „Jungfrau" von Khobi (S.97) sind eher als Flachrelief ausgeführt, aber die Bewegtheit der Rahmenbänder ist schon ein deutliches Zeichen für das Aufkommen einer genuin plastischen Kunst. Ein weiteres Vorzeichen dieser Entwicklung ist neben den Steinreliefs ein Werk aus einem anderen Bereich der bildhauerischen Nebenkünste, das Elfenbein-Triptychon von Racha.

Von den beiden gepunzten Ikonen der „Jungfrau Hodegetria" (nach dem Kloster Hodegoi bei Konstantinopel) des Klosters Martvili ist eine ein Beispiel byzantinischer Kunst (vergoldeter Rahmen), während die andere eine Kopie der ersteren ist, die ein georgischer Meister in Gold ausführte und reich mit Saphiren, Rubinen und Email verzierte (S.99). An dieser Ikone ist es interessant zu beobachten, wie die übernommenen Vorbilder örtlich abgewandelt werden. In der georgischen Ikone hat die Madonna ihre steife, zeremonielle Haltung verloren und zeigt sich von einer gefälligeren Seite. Die Neigung zu plastischer Gestaltung des Körpers ist in diesem wie in anderen Werken georgischer Kaltschmiedekunst der Zeit deutlich zu spüren.

Die aufeinanderfolgenden Entwicklungsstadien des Strebens nach Plastizität sind abzulesen an den gepunzten Ikonen der Madonnen von Tsageri (S.98) und Labechina sowie des hl. Georg von Khidistavi, Seti (S.100), Labchina, Nakipari (S.101) und des hl. Cyricus (Lagurka).

Bei der Madonna von Tsageri (1. Jahrzehnt des 11. Jahrh., S.98), die anderen Ikonen gleichen Inhalts als Vorbild dient (Labchina, Chukuli, Tekali und anderswo), ist der Kopf Hochrelief, und die Gesichtszüge sind ausdrucksvoll modelliert, während man in der Gestalt noch einen gewissen Mangel an Proportionen spürt, ein „Überleben" der tastenden Versuche aus der vorausgehenden Epoche. Aber schon in der Ikone der „Jungfrau" Lakladidze vom Typ der „Eleousa", der Erbarmenden, (3. Jahrzehnt des 11. Jahrh., S.103), erreicht die plastische Ausdruckskraft der sorgfältig durchgearbeiteten Körper einen Höhepunkt dieses schöpferischen Strebens; hinzu kommt eine andere Auffassung vom Wesen einer Ikone.

Die Zeichnung offenbart Körper in richtigen Proportionen und erzeugt ein sanftes Fließen von einem Detail zum anderen, das auch die ausdrucksvolle Geistigkeit betont und die Gefälligkeit, die in der Neigung des Kopfes und in dem weichen Profil der Jungfrau zum Ausdruck kommt.

Acht Ikonen mit Bildern des hl. Cyricus, die in der Kirche des Dorfes Lagurka (Kirche der Heiligen Cyricus und Julitta), Hoch-Svanetien, erhalten sind, zeigen eine erstaunliche Betonung des Körperlichen. Alle richten sie sich nach dem gleichen ikonographischen Muster, unterscheiden sich aber etwas in den Einzelheiten, was beweist, daß sich die örtlichen Künstler in der Ausarbeitung ihrer Gegenstände eines gewissen Spielraums erfreuten. Die bemerkenswerteste dieser Ikonen ist die mit der Inschrift „Sankt Cyricus von Gverula" (S.104) durch die plastische Darstellung des Körpers, besonders des Gesichtes. Diese Ikone diente für viele von den Goldschmieden Svanetiens ausgeführte Arbeiten als Modell.

Mitte des 11. Jahrhunderts erreichte der schöpferische Vorgang des Suchens nach plastischen Ausdrucksformen seinen Höhepunkt in großartigen Arbeiten wie dem „Erlöser" am Prozessionskreuz von Martvili und in Ikonen aus Svanetien wie „thronender Christus" (Ieli, S.104), „Sankt Symeon der Stylit" (Lagami, S.102), das Fragment einer Ikone mit der „Vorstellung" des hl. Symeon (Lailashi, S.102), die „Erzengel" von Tsyurmi (S.105) und andere Werke.

In der zweiten Hälfte des 11. Jahrhunderts bietet die plastische Kunst Georgiens nach den ersten Erfolgen dann ein völlig unerwartetes Bild. Der schöpferische Fortschritt wird durch das Wiederholen bekannter Formeln ersetzt, der Sinn für plastische Effekte scheint verschwunden zu sein. Das Streben nach Plastizität, das der Reliefkunst ein Maximum an Ausdruckskraft verliehen hatte, weicht im 12. Jahrhundert einer dekorativen Richtung, die jetzt von der Vorliebe für ornamentale Motive und schmückende Akzente (Email, Edelsteine) bestimmt wurde.

In den Werken des 12. Jahrhunderts ist die Bedeutung der dargestellten Personen weitgehend herabgesetzt, während die ornamentale Ausstattung betont wird; das Interesse für eine körperhafte Gestaltung scheint erloschen zu sein. Es ist also kein Zufall, daß das bekannte Triptychon von Khakhuli (12. Jahrh., S.111), das dazu diente, eine große Ikone der Madonna in Zellenschmelz-Email aufzunehmen, von der bloß noch Gesicht und Hände erhalten sind, nur eine einzige Relieffigur aufweist. Es muß auch betont werden, daß die Rolle der georgischen Emailmalerei, von der uns zahlreiche Beispiele erhalten sind, nicht auf dekorative Zwecke beschränkt war. Die Emailtechniken sind ein eigener Zweig der georgischen Kunst, in dem die allen bildenden Künsten des Landes gemeinsamen Wandlungen vom 9. bis ins 13. Jahrhundert und auch der Folgezeit zu beobachten sind. Und unter den verschiedenartigen Arbeiten befinden sich auch solche, die als Ikonen anzusprechen sind (Triptychon mit Deesis von Martvili, 9. Jahrh., S.95; drei erhaltene Tafeln von den üblichen zwölf, auf denen die Kirchenfeste angezeigt werden, Ende 12./Anfang 13. Jahrh.). In der Ikone von Anchi (S.118), einem Werk des bekannten Goldschmieds Beka Opizari aus dem 12. Jahrhundert, ist die Bedeutung der Figuren in mehr als einer Hinsicht geringer als in Arbeiten des 11. Jahrhunderts; sie verstärken unten die dekorative Wirkung der ornamentalen Motive, die nicht besonders plastisch ausgearbeitet sind. Im 12. und 13. Jahrhundert sind die Figuren häufig eine Wiederholung von Modellen des 11. Jahrhunderts ohne schöpferischen Impuls in der plastischen Durcharbeitung.

Nach einer so fruchtbaren Periode ist dieses Stagnieren schwer zu erklären, um so weniger, als sowohl die Monumentalmalerei als auch die Miniatur von der zweiten Hälfte des 11. bis Anfang des 12. Jahrhunderts in Blüte standen. Sehr wahrscheinlich haben wir es mit einer Art von historischem „Gesetz“ zu tun, das die ungleiche Entwicklung verschiedener Kunstzweige bestimmt, indem es jene in den Vordergrund rückt, deren Besonderheit den Anforderungen der Zeit am besten gewachsen ist. Das Streben nach körperhafter Wiedergabe der menschlichen Gestalt hätte letzten Endes zur Rundplastik geführt. Es trat aber ein anderer wichtiger Faktor in Erscheinung, nämlich die kompositorische Einordnung glatter Fassadenwände in ein Bauwerk. Diese ebene Fläche bot alle Möglichkeiten der Gestaltung und machte das Relief zum „Gefangenen“ seiner speziellen Ausdrucksmöglichkeit. Die Mauern der Kirchen, die in dieser Zeit gebaut wurden, verblüffen den Betrachter durch den Reichtum der ornamentalen Motive, die mit unglaublicher Sorgfalt ausgeführt sind und das Relief verdrängen (Betania, Kvatakhevi u.a.). Endlich gibt es noch einen anderen wichtigen Grund: das aktive Eingreifen der orthodoxen Kirche und wahrscheinlich das Verbot, christliche Themen oder Heilige in der Skulptur wiederzugeben. Hingegen wurde die Malerei als Instrument christlicher Mission ermutigt. So entstanden während des 12. und 13. Jahrhunderts großartige Werke sowohl in der Monumentalmalerei als auch in der Miniatur: Bochorma Ende 11., Anfang 12. Jahrhundert; Lagurka, Nakipari, Vardzia 12. Jahrhundert; Betania, Quintsvisi, Bertubani, Timotes Ubani Anfang des 13. Jahrhunderts; die zweite Kopie des Evangeliums von Djruchi letztes Viertel des 12. Jahrhunderts; die Homiletik des Gregor von Nazianz Anfang des 13. Jahrhunderts). Aus historischen Gründen wandte sich das Interesse an seelischer und plastischer Ausdrucksmöglichkeit nun der Malerei zu, insbesondere der Monumentalmalerei. Es spiegelt sich darin der Augenblick der Erneuerung georgischer Kultur, die am stärksten in der Literatur zum Ausdruck kommt – besonders in dem großartigen Gedicht des Shota Rustaveli, „der Held im Pantherfell“, das in dieser Zeit entstand.

Das charakteristische Ereignis des 12. Jahrhunderts war die Errichtung der Akademie und des Klosters Gelati, das zu einem kulturellen Zentrum in religiöser und philosophischer Hinsicht wurde. Die Gestaltung der Innenseite der Flügel des Triptychons von Anchi (S. 118) wurde im 14. Jahrhundert von diesen Gelehrten bestimmt. Die Gestalten dieser Komposition sind ein lebendiges Beispiel für die künstlerischen Prinzipien der Zeit. Die Plastizität und Proportionalität der Körper sind verlorengegangen. Im 15. Jahrhundert war das Stanzen sehr gebräuchlich. Es war üblich, sich für die ornamentalen Muster der Ikonenrahmen auf Vorlagen aus dem 11. Jahrhundert zu berufen, aber im 11. Jahrhundert war das Stempeleisen erheblich präziser gearbeitet und stand als Muster nie im Gegensatz zu dem von Hand getriebenen Bild. Die Stempel des 15. Jahrhunderts wurden anscheinend mit geringer Sorgfalt gearbeitet und waren technisch unvollkommen.

Im 16. Jahrhundert gab es eine gewisse Wiederbelebung der Metalltreib-Technik. Unter den vielen aus dieser Zeit stammenden Arbeiten gibt es eine Anzahl, an der sich verschiedene Kunstströmungen ablesen lassen. Am beachtenswertesten sind die in der Werkstatt von Kakhezia ausgeführten Ikonen (zweite Hälfte des 16. Jahrh.): Sie verraten die Anwendung einer neuen Technik, die aus dem Iran stammen könnte. Das ornamentale Muster wird weder von der Rückseite her vorgetrieben noch von vorne eingestanzt, wie es in dieser Zeit üblich war, sondern Blumen, Blätter, Stengel werden als Relief aus einem kräftigen Goldblech ausgeschnitten. Die Ikonen von Kakhezia sind auch auffällig durch die reichliche Verwendung von Perlen und Edelsteinen, besonders Türkise und Rubine („Jungfrau mit Kind“ von Shuamta, S. 126; Ikone von Alaverdi; Goldvase von Chkhorotskhu). In diesen Ikonen sind die Gesichter meistens gemalt („Erlöserchristus“, S. 127).

Im 16.–17. Jahrhundert erscheinen in der Ikonenmalerei neue Themen: zum Beispiel zahlreiche Bilder von Propheten (Ikonen von Gelati, Krtskheli, Kvatakhevi). Origineller ist die Schilderung, wie dem hl. Georg der Stier erscheint, in Ilori. Der Tag, der dem Andenken dieses Heiligen geweiht ist, war zugleich das Patronatsfest der Kirche. Porträts erreichen eine bisher nie dagewesene Beliebtheit. Das Bildnis Levans II. Dadiani erscheint auf fünf Ikonen (S. 126). Das weltliche Porträt, dessen alte Tradition in Georgien an erster Stelle mit der Monumentalmalerei verbunden ist, erscheint jetzt auch in den getriebenen Ikonen. Anders als in der Monumentalmalerei war auf diesen Ikonen nur in seltenen Fällen die verkleinerte Gestalt des Stifters zu Füßen des Heiligen kniend dargestellt (Ikone eines Erzengels, Murkmela, 10. Jahrh.). Im 17. Jahrhundert erscheint der Stifter auf der Ikone als Ganzfigur, manchmal so groß wie der Heilige.

Die eklektische Natur der Werke des 16.–17. Jahrhunderts, deren Urheber in den nach alten Modellen gestalteten Figuren, die sie manchmal auch nur kopierten, nicht das Niveau der schöpferisch angelegten Werke erreichten, zeigt deutlich einen stilistischen Niedergang oder gar Verfall (Ikone von Tsilkani; große Ikone von Martvili). Fremde, besonders iranische Einflüsse sind bei einer Gruppe von Ikonen des 17. Jahrhunderts zu beobachten, die mehr dem Geist der Zeit entsprechen. Aber diese Einflüsse blieben flüchtig und äußerlich. Dasselbe Phänomen läßt sich in Architektur und Malerei beobachten (besonders bei der Illustration von Manuskripten weltlichen Inhalts). Das Abendmahl, eine Darstellung auf der Außenseite eines Flügels des Triptychons von Anchi (1686, S. 118), ist ein Beispiel für europäischen Einfluß, denn es ist eine genaue Analogie zu einer venezianischen Miniatur aus einem Manuskript des Jahres 1659; Einzelheiten in einer Szene mit dem ungläubigen Thomas enthalten Elemente von Renaissance-Architektur. Der wachsende Einfluß Rußlands und Europas äußert sich in der Ikonographie und in der Technik der ornamentalen Motive. Aber auch in dieser Periode, in der die Gestaltungskraft deutlich nachließ, blieben die nationalen Traditionen gewahrt; sie waren nicht durch fremde Einflüsse verdrängt worden (Ikone Sankt Georg von Sudjun; Ikone des David Abashidze von Katskhi). Noch in der ersten Hälfte des 19. Jahrhunderts stellen die Werke des talentierten Meisters Pepu Neunargia eine lebhafte Kundgebung georgischer Traditionen dar. Trotzdem können diese Werke mit den mittelalterlichen Punzarbeiten Georgiens nicht wetteifern.

Im Mittelalter gedieh diese Kunst zugleich mit der Architektur zur höchsten Blüte. Die Werke aus dieser Zeit können mit Recht als der beste Ausdruck des Nationalcharakters in der Kunst angesehen werden.

Die gemalten Ikonen

Es ist eine Eigenheit der in Georgien erhaltenen Ikonen, daß sie nicht aus einheitlichem Material und in einem langen Zeitraum entstanden sind. Man kann glänzend ausgeführte Ikonen finden, deren stilistische Kennzeichen mit der künstlerischen Tradition der Malerei Mittelgeorgiens zusammenhängen. Eine große Zahl von Ikonen trägt Merkmale der malerischen Schule Svanetiens, wie man sie in den Wandmalereien der svanetischen Kirchen wiederfindet. In dieser Gruppe faszinieren manche Arbeiten den Betrachter besonders durch ihre naive Ausdruckskraft, welche die Hand provinzieller Meister verrät. Die künstlerische Eigenständigkeit einiger Ikonen gemahnt an die besten Beispiele der städtischen Schule in Griechenland. Das umfangreiche Material bezeugt nicht nur die ausgedehnten Kontakte, die Georgien zu anderen Ländern unterhielt, sondern auch, daß die georgische Malerei trotz der engen Bindung an die byzantinische Kunst mehr als Architektur und Plastik ihre lokalen und traditionellen Eigenheiten bewahrt hat. Die älteste der erhaltenen georgischen Ikonen ist die der „Jungfrau mit Kind" von Tsilkani (S.94). Die Forschung datiert die mit enkaustischer Tempera gemalten Teile (Gesichter, Hälse, Hände, Füße) einstimmig auf das 9. Jahrhundert. Der Rest (Kleider, Haare, Hintergrund) ist gewöhnliche Tempera und hat die Kennzeichen einer späteren Periode (13. Jahrh.). Wenngleich eine ausgesprochene Neigung zu einem graphischen, flächigen Stil besteht, bewahren die ursprünglichen Teile der Ikone noch die „reiche" Art des Entwurfs und die Ausdruckskraft lebhafter Gestik. Die Gesichter mit den weit offenen Augen von mandelförmigem Schnitt und die geschwungenen Brauen sind von starker Wirkung.

In der Ikone der Madonna mit Kind und der heiligen Barbara, einer Heiligen, die besonders in Hoch-Svanetien verehrt wird (9.–10. Jahrh.), erfährt der flächige, graphische Stil eine Abwandlung, die weit von klassischen Vorbildern entfernt ist. Aber die vereinfachte Zeichnung ist von einer geradezu ergreifenden Frische.

Betrachten wir die in Georgien noch vorhandenen Ikonen in chronologischer Folge, so müssen wir hier eines der wichtigsten Kunstdenkmäler erwähnen: eine Ikone aus dem 11. Jahrhundert mit Kreuzabnahme und Beweinung (S.109). Sie gehört zu einer Gruppe der noch in Hoch-Svanetien erhaltenen Ikonen, die, was Gewandtheit des Künstlers angeht, mit den besten Exemplaren der in städtisch-griechischem Stil gemalten Ikonen vergleichbar ist. Die malerische Behandlung der Kleider zeugt von der Erfahrung des Künstlers in der ausgefeilten Technik, die für die gemalten byzantinischen Ikonen so charakteristisch ist. Ein letzter Beweis für diese Tatsache ist der goldschimmernde nackte Körper Christi, den man durch das grüne Gewebe des Kleides erkennt. Die Ikone ist auf Leinwand gemalt — in der georgischen Ikonenmalerei eine Seltenheit. Sie könnte einem griechischen Meister zugeschrieben werden, wenn es nicht die typische Behandlung der Gesichter gäbe, die auf der ortsüblichen Grundfarbe (Braun) eine sorgfältige Ausarbeitung zeigen. Die Verwandtschaft mit georgischer Malerei ist außerdem durch den sichtbaren Ausdruck der Gefühle belegt.

In Hoch-Svanetien findet man auch Ikonen, die deutlich machen, auf welche Art die dortigen Maler die klassischen Modelle abwandelten. Die Ikone der „Madonna Eleousa mit Kind" von Lagurka (11. Jahrh., S.108) ist dafür ein typisches Beispiel. Die unregelmäßige Zeichnung, der zu große Kopf, der in keinem Verhältnis zum Körper steht, das alles trägt zur Ausdruckskraft der Augen bei, deren Ernst und Trauer ergreifend sind. Die tragbare Mosaik-Ikone des hl. Georg, die in Svanetien entdeckt wurde, ist ein Einzelstück. Die Schaffung solcher Ikonen – von denen nur wenige Exemplare bekannt sind – schreibt man gewöhnlich den Werkstätten von Konstantinopel zu; viele stammen aus dem 14. Jahrhundert. Aber diese Ikone aus Svanetien unterscheidet sich von denen des 14. Jahrhunderts: Es fehlt der für die Zeit typische verspielte Manierismus, der sich in der übertriebenen Muskulatur äußert. Nach Zeichnung und Haltung der Figur deutet die Ikone auf engere Verwandtschaft zu einigen Werken des 11. und 12. Jahrhunderts hin. Die Form des Schildes und die Behandlung des Fußbodens finden Parallelen in Werken des 11. und 14. Jahrhunderts.

Es sind in Svanetien zwei auf Leinwand gemalte Ikonen gefunden worden mit dem Erzengel Michael (S.110) und dem Erzengel Gabriel. Sie stammen aber offensichtlich aus einer Werkstatt der Hauptstadt, wie man aus der professionellen Perfektion der Ausführung schließen muß. Beide Ikonen sind Arbeiten desselben Malers: In beiden sind die würdevollen Gesichter von einem regelmäßigen Oval ebenso identisch wie die vorzüglich gezeichneten Hände. Die Kompositionen sind ebenfalls identisch. Die beiden einander zugewendeten Figuren müssen Teile einer Deesis gewesen sein.

Durch ihre klassischen Proportionen und die vollkommene Beherrschung der Maltechnik, bei der mehrere Farbschichten übereinander aufgetragen werden, sind diese Ikonen den besten Beispielen der griechischen Ikonenmalerei gleichzusetzen. Auch sie haben für die georgische Ikonenmalerei typische Kennzeichen, wie die betonte Empfindsamkeit, die in den Augen liegt, den gefällig geneigten Kopf und die sanfte Bewegung. Malweise und Zeichnung werden vom Inhalt bestimmt. Beide Ikonen verraten Verwandtschaft mit den stilistischen Besonderheiten Mittelgeorgiens, besonders mit den Wandmalereien im Narthex der Hauptkirche von Gelati und den Miniaturen des Triodion aus der ersten Hälfte des 12. Jahrhunderts.

Eine kleine Ikone mit einer „Kreuzigung" im Museum von Mestia (S.110) ist ein besonders schönes Beispiel der Ikonenmalerei. Die georgische Herkunft wird durch die Tatsache bekräftigt, daß einige alte, eindeutig georgische Buchstaben (Asomtavruli) erhalten sind, die einmal zu dem Namen Sankt Johannes der Täufer gehörten. Die Gruppierung der Figuren und der Rhythmus der Aufteilung mit Freiräumen für den vergoldeten Hintergrund erinnern an die künstlerischen Tendenzen, die in Georgien für das 11. Jahrhundert typisch sind. Aber die schmächtigen Körper, die langgestreckten Gestalten, denen trotzdem jene „Schwerelosigkeit" der Erzengel fehlt, verweist die Datierung der „Kreuzigung" in das 12. Jahrhundert. Die flüssige Komposition der Figuren wahrt die Ähnlichkeit, hat aber zugleich dekorativen Charakter.

Im Vergleich mit den klassischen Beispielen der Ikonenmalerei wird die besondere Ausdruckskraft der Ikonen Svanetiens noch bedeutsamer. Eine zeigt die Gestalten der Heiligen Georg und Theodor (S.112) in abstrakter Umgebung, wobei der Schild in der Mitte als ein beiden heiligen Kriegern gemeinsames Attribut erscheint. Das Bild ist auf Leinwand gemalt. Ein gewisser Mangel an Proportionen in den Gestalten verrät die Hand eines provinziellen Meisters. Aber die Konturen sind zu stark betont, sie scheinen in einer einzigen, ununterbrochenen Linie gezeichnet worden zu sein, um die kräftigen Rundungen der Körper wirksam zu betonen. Die auffällige Wendung ins Profil und die Komposition haben eine Parallele in der weltlichen Porträtkunst der georgischen Monumentalmalerei. Die Charakteristika dieser Periode bringt auch dieser provinzielle Maler durch seine professionelle Gewandtheit zum Ausdruck: durch die weiche Modellierung der Gesichter in Goldocker, die fast unmerkliche Abschattung der Hauptfarben zu Umbra und auch durch die feinfühlige Lichtverteilung. Die Figuren der heiligen Krieger sind etwas statisch, was sie von denen der Malerei zu Beginn des Jahrhunderts unterscheidet. Die Ikone ist wahrscheinlich eines der typischsten Beispiele für die Malerei dieser Zeit.

Ein Beispiel für das Bemühen um plastischen Ausdruck in der Ikonenmalerei, aber auch für die hohe Meisterschaft der städtischen Schule ist die Ikone der „vierzig Märtyrer" (S.113), die in Hoch-Svanetien erhalten blieb. Sie ist mit dünnem Auftrag auf Leinwand gemalt und bemerkenswert durch die überraschende Synthese von plastischer Ausdruckskraft und der Betonung des linearen Prinzips, was für die georgische Kunst typisch ist. Die geradezu kalligraphische, aber kräftige Zeichnung übernimmt die Aufgabe, den Körpern Plastizität zu verleihen, was gewöhnlich durch die Lichtgebung geschieht. Die Lichter sind zurückhaltend, aber sehr genau aufgesetzt und bilden für sich wieder ein dekoratives lineares Muster. Das Bild ist eine Gipfelleistung der ikonographischen Tradition, körperliche Leiden mit Würde und Zurückhaltung zu schildern (ähnlich der Ikone der „vierzig Märtyrer" in Ochrid, 11. Jahrh.). Zugleich überrascht sie durch die Vielfalt der Stellungen und Gesten, worin sie die sehr ausdrucksstarke Tafel mit Elfenbeinschnitzereien aus dem 10. Jahrhundert (Leningrad, Eremitage, S.3) und sogar die Ikonen des 14. Jahrhunderts, der Zeit der Palaiologen (Mosaik-Ikone des 14. Jahrh. aus der Dumbarton Oaks Collection) noch übertrifft.

Die Suche nach packenden plastischen Ausdrucksmitteln, die in der Bildhauerei des 11. Jahrhunderts so deutlich erkennbar ist, findet auch in der Ikonenmalerei ihren Niederschlag. Wie wir schon sagten, war das Streben nach plastischem Ausdruck in der Malerei ein lang anhaltender Vorgang, aber auch in der Zeit, in der diese Bestrebungen ihre besten Ergebnisse zeitigten, bedienten sie sich des überlieferten, konventionellen Formenschatzes. In vielen der offensichtlich in städtischen Werkstätten Georgiens entstandenen Ikonen wie auch in den Miniaturen gleicher Herkunft sind die Bindungen an die künstlerischen Traditionen der byzantinischen Malerei sehr deutlich zu erkennen. In einer Ikone mit der „Auferweckung des Lazarus" auf Leinwand (12. Jahrh., S.115) nach dem traditionellen ikonographischen Schema zeigt sich der „Byzantinismus" nicht nur in der glänzenden Technik des schwierigen Farbauftrags in verschiedenen Schichten, sondern auch in dem Bestreben, durch Vielfarbigkeit Wirkung zu erzielen. Der byzantinische Charakter dieser Ikone wird noch einleuchtender durch einen Vergleich mit der Halbfigur des „Erlöserchristus" (S.117), die mit großem Können, aber deutlich anderen künstlerischen Intentionen ausgeführt ist. Das Bild ist mit dünnem Farbauftrag auf eine Holztafel gemalt, in den strukturierten Teilen ist die Farbe am dünnsten aufgetragen. Bei der Ausarbeitung der Gestalt hat die Zeichnung vorrangige Bedeutung und bildet fest umrissene Farbflächen. Die einfache Farbgebung spielt zwischen dunklem Blau und Goldocker, die Farbskala ist sehr eingeschränkt.

Zu dem Abweichen von der wirksamen Methode, die Körperlichkeit durch Licht und Schatten sichtbar zu machen, die für die georgische Malerei des 11. und 12. Jahrhunderts typisch ist, kommt noch die Betonung des Dekorativen. Letztere wird durch eine Tendenz linearer Stilisierung bestimmt, die in der georgischen Malerei Ende des 12., Anfang des 13. Jahrhunderts auftaucht. Diese Tendenz ist in den svanetischen Ikonen der Zeit noch deutlicher ausgeprägt. Sie äußert sich in der Ikone „Johannes der Täufer" (Ende 12. oder Anfang 13. Jahrh., S.116), einer Halbfigur, durch die ununterbrochen durchlaufende Linie der Stirn, des Halses und des Mantels. Solch ein künstlerischer Notbehelf soll die Figur leichter erscheinen lassen. Aber die Bestimmtheit dieser sanft fließenden Linien führt zur Stilisierung und dient eher dekorativen Zwekken als der Darstellung dreidimensionaler Körper. Der etwas zu große Kopf, die großen, weit geöffneten Augen sind archaische Züge, die für die Gruppe der sogenannten „Volkstümlichen" bezeichnend sind. Das Archaische ist auch in den „nicht klassischen" Miniaturen des 13.–14. Jahrhunderts gegenwärtig. Die künstlerischen Bestrebungen der „vorplastischen" Periode scheinen wieder zum Leben zu erwachen. Der sehr begabte Künstler, der eine weitere Ikone mit Johannes dem Täufer malte (aufgefunden in Matskhvarishi, Svanetien, S.112) folgt der dekorativen Tendenz seiner Zeit, ohne zurückzublicken.

Die Komposition mit vielen Figuren, die eine „Kreuzigung" darstellt (S.119), zeigt die für svanetische Künstler typische Schilderung von Gemütsbewegungen, die in erzählerischen Einzelheiten zum Ausdruck kommen: Eine der trauernden Frauen berührt das Kinn, ein Alter streicht seinen Bart, eine andere Gestalt trocknet sich die Tränen, Einzelheiten, die der monumentalen Wirkung der gut durchgeführten Komposition keinen Abbruch tun. Die vereinfachte Behandlung der Körper bestärkt den Eindruck der frei geäußerten Erregung. Die fließenden Linien der Zeichnung, die „herzförmigen" Zutaten der Gewänder und die malerische Gruppierung der gut durchkomponierten Arbeit gestatten eine Datierung des Bildes auf den Anfang des 13. Jahrhunderts.

In den gepunzten oder gemalten Ikonen Svanetiens des 12. und 13. Jahrhunderts zeigt sich die deutliche Tendenz, einige Kompositionsschemen und einige Gesichtstypen ständig zu wiederholen. Eine der Ikonen des hl. Georg wiederholt genau die Vorbilder der in Metall getriebenen Ikonen, aber die etwas schematische Zeichnung der Augen, die ovalen, zu regelmäßigen Gesichter, die schmalen, fast schwerelosen Körper und die

Gewänder sind Kennzeichen einer späteren Zeit (13. Jahrh.). Zu den Werken, die freimütig die Neigung der svanetischen Künstler zur Steigerung des Ausdrucks bekennen, gehört die Ikone eines Erzengels von Ipari (S. 119), in der die weichen, gedämpften Farben (eine Kombination von grau getöntem Blau und blassem Ocker) zusammen mit den dekorativen Elementen (Perlen, ornamentale Muster des Gewandes) einen festlichen Eindruck hinterlassen. Die sehr großen Augen, der kleine Mund, die übertrieben lange und fleischige Nase, die im Verhältnis zum Kopf viel zu schmalen Schultern, die verkürzten Arme mit den zu kleinen Händen verraten einen provinziellen Künstler. Die Zeichnung ist aber schön und sehr ausdrucksvoll. Ein gewisser archaischer Zug dieser Ikone, die deutlich dekorative Tendenz und andere Kennzeichen wie der kleine Mund und die armen kleinen Hände erlauben es, diese Ikone auf die zweite Hälfte des 13. Jahrhunderts zu datieren.

Das in Hoch-Svanetien so volkstümliche Thema der Erzengel ist nach den Regeln der Ikonographie als Halb- oder Ganzfigur in vielen örtlichen Spielarten realisiert worden. Bemerkenswert ist eine dieser Ikonen durch ihre originelle Komposition: zwei von vorn gesehene Erzengel sind mit der Szene des Letzten Abendmahls (Ushguli) kombiniert. Die Schilderung des Abendmahls im oberen Teil des Bildes reicht bis zum Rahmen. Die dekorative Tendenz zeigt sich in beachtlichem Maße nicht allein in den Ikonen Svanetiens, sondern im 13. Jahrhundert auch in anderen provinziellen Schulen. Der für die georgische Malerei des 13. Jahrhunderts bezeichnende Linearismus äußert sich häufig in der Betonung des Graphischen. Dem verdankt eine Ikone des thronenden Christus aus dem Dorf Matskhvarishi und eine weitere aus Imereti mit Christi Darstellung im Tempel, Christi Himmelfahrt und der Herabkunft des Heiligen Geistes ihre besondere Wirkung (S. 121). Die abgestimmte Farbskala, die Harmonie von Blau, Grün, Lila und Braun unterscheiden diese Ikone sehr von den in Svanetien gemalten. Die Verteilung von Licht und Schatten erinnert an die graphischen Wandlungen der Malerei in der ersten Periode der Palaiologen, zusammen mit der hellbraunen Strichführung bestimmt sie die dekorative Wirkung. Das künstlerische Mittel zur Hervorhebung der Körper, also die detaillierte Zeichnung, zeigt Anklänge an die Miniaturmalerei. Diese Ikonen sind Beispiele nicht nur für die Möglichkeit, sich auf verschiedene Modelle zu beziehen, sondern auch für das Geschick der Künstler, in verschiedenen Zweigen ihres Faches zu arbeiten, zum Beispiel als Miniaturisten und Ikonenmaler. Untersuchungen haben ergeben, daß man die Ikone des thronenden Christus (S. 123) aus dem Dorf Khe und das Wandgemälde darüber aus der Kirche Sankt Barbara ihrer Ähnlichkeit wegen demselben Meister zuschreiben muß.

Die parallelen Linien, die bogenförmig über die Brust der Erzengel von Matskhvarishi (S. 120) gezeichnet sind, scheinen von dreidimensionalen Modellen übernommen zu sein, haben jede plastische Ausdruckskraft verloren und hinterlassen den Eindruck aufgeblähter Körper. Die eindeutig scharfe Linienführung im Gesicht der svanetischen Halbfigur des hl. Georg (S. 124) ist eine graphische Wiederholung der „malerischen" Modellierung der Formen; dieselbe Wirkung wird durch Farbflecken auf Wangen und Hals erzeugt; Gesichtszüge, Form der Hände und Gestik sind typisch für das 14.–15. Jahrhundert.

Neben diesen Ikonen aus provinziellen Schulen, die dazu neigen, die Stilmittel der Palaiologen ins Graphische abzuwandeln, wurden in Georgien auch Werke geschaffen, die von der hohen Meisterschaft ihrer Erzeuger sprechen und den Stil der Palaiologen lebhaft widerspiegeln. Drei Ikonen von Bkhotrera – der Erlöser, ein Erzengel und der Apostel Paulus, alles Halbfiguren – enthalten Beweise für ihre georgische Herkunft. Auch zwei große Triptychen aus Ubisi sind eindeutig georgischen Ursprungs, und die Inschriften in Asomtavruli, der einzigartigen georgischen Schrift, bestätigen es. Die stilistischen Kennzeichen dieser Triptychen beweisen, daß sie aus derselben Werkstatt stammen (eines schildert einen Marientod mit Propheten und Evangelisten; das andere Szenen aus der Vita Mariens und dem Alten Testament, S. 122. Die Szenen aus dem Leben der Jungfrau sind eine exakte Wiederholung der Szenen, die wir in den Fresken des 14. Jahrh. in Zarzma finden). Die Prinzipien einer Komposition mit vielen Figuren, die gebrochenen Linien des Entwurfs, die mit den grünen, lila und roten Farbflecken der Gewänder kontrastieren, sind typische Kennzeichen für den Einfluß des palaiologischen Stils auf die georgische Malerei des 14. Jahrhunderts.

Von den Werken der späteren Jahrhunderte haben wir ein vollständiges Bild. In Svanetien gibt es reichliches Material von geringem Wert, in dem die Charakteristika der verschiedenen Zeiten kaum kenntlich sind: ein Stil ist nicht erkennbar, die Ausführung mittelmäßig. Die Besonderheiten des sogenannten post-byzantinischen Stils finden ihren Ausdruck in Ikonen wie der Büste des Erlösers von Shuamta in einem kostbaren, gepunzten Rahmen. Im ganzen weisen die Ikonen dieser Zeit künstlerische Einflüsse verschiedenen Ursprungs auf; in manchen Fällen ist außer der eigenen Tradition auch iranischer Einfluß erkennbar.

Es gibt auch Ikonen, die deutliche Nachahmungen russischer Malerei sind. Neben Ikonen georgischer Künstler, die unter russischem Einfluß entstanden, finden sich auch original russische Arbeiten. Manche von ihnen sind nur von geringem historischem Interesse als ergänzendes Material für das Studium der Periode, in der die georgische Malerei die rückschauende und die orientalische Tradition überwand und nach einer neuen Belebung suchte, die sich zunächst an Rußland orientierte und auf diesem Umweg Anschluß an die westliche Kunst Europas fand. Auf jeden Fall spiegeln die in Georgien erhaltenen gemalten Ikonen sowie die Wand- und Miniaturmalerei die Eigenarten verschiedener Perioden.

Rechts: *Verklärung.* Vergoldetes Silber mit gemalten Gesichtern, 131,5 x 74 cm. Zarzma, 886. — Tbilisi, Staatl. georgisches Kunstmuseum.

Auf den folgenden Seiten, links: *Jungfrau mit Kind und Erzengeln.* Enkaustische Tempera, 40 x 60 cm. Tsilkani, 9. Jahrh. Haar, Gewand, Hintergrund und Inschrift im 13. Jahrh. teilweise erneuert. — Tbilisi, Staatl. georgisches Kunstmuseum.

Auf den folgenden Seiten, rechts oben: Triptychon mit *Deesis.* Zellenschmelz-Email und vergoldetes Silber, 8 x 9 cm. Martvili, 9. Jahrh. — Tbilisi, Staatl. georgisches Kunstmuseum.

Auf den folgenden Seiten, rechts unten: *Tod Mariä.* Elfenbein, Mittelstück eines Triptychons, 13 x 12,6 cm. Nikortsminda, 10. Jahrh.

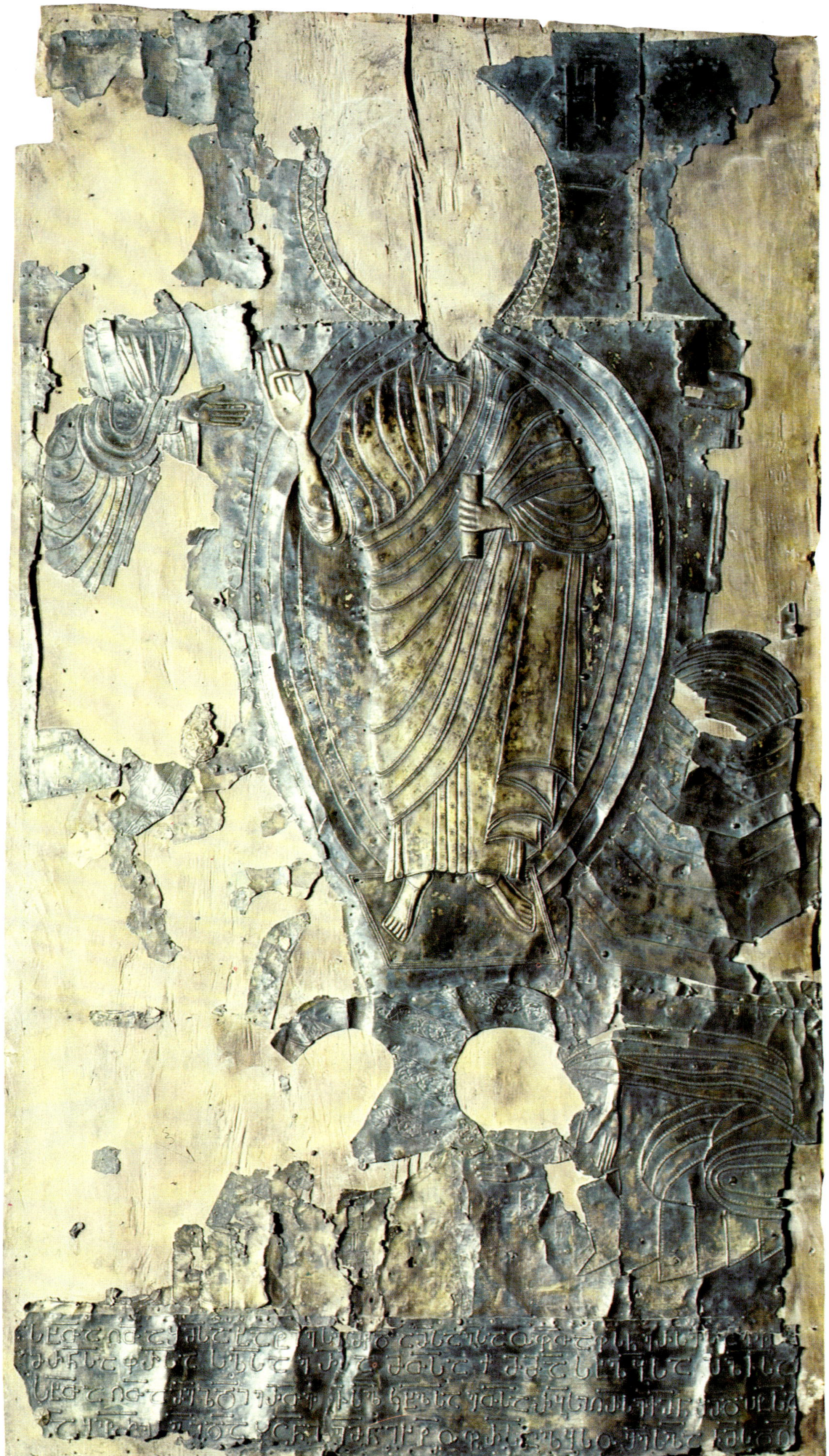

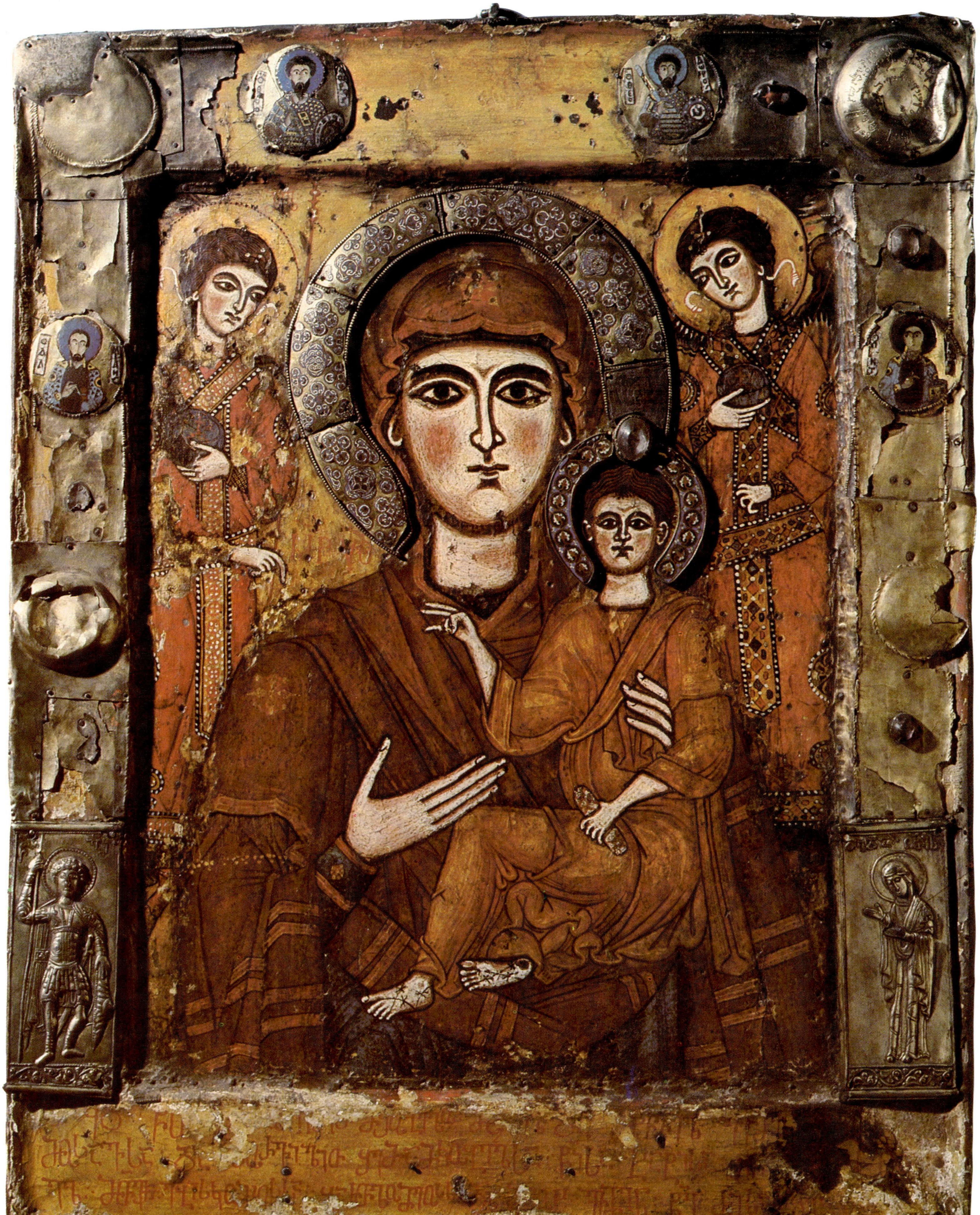

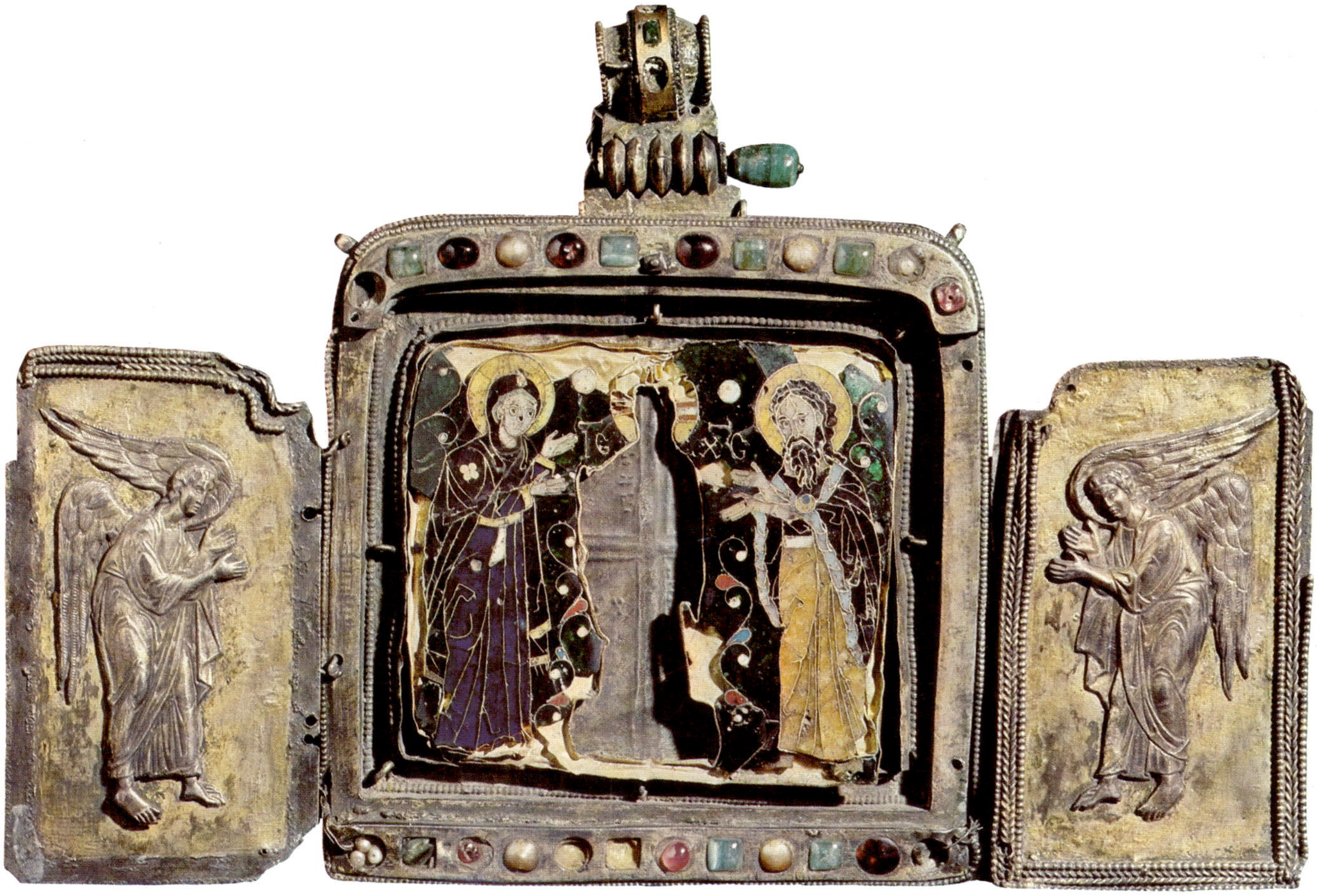

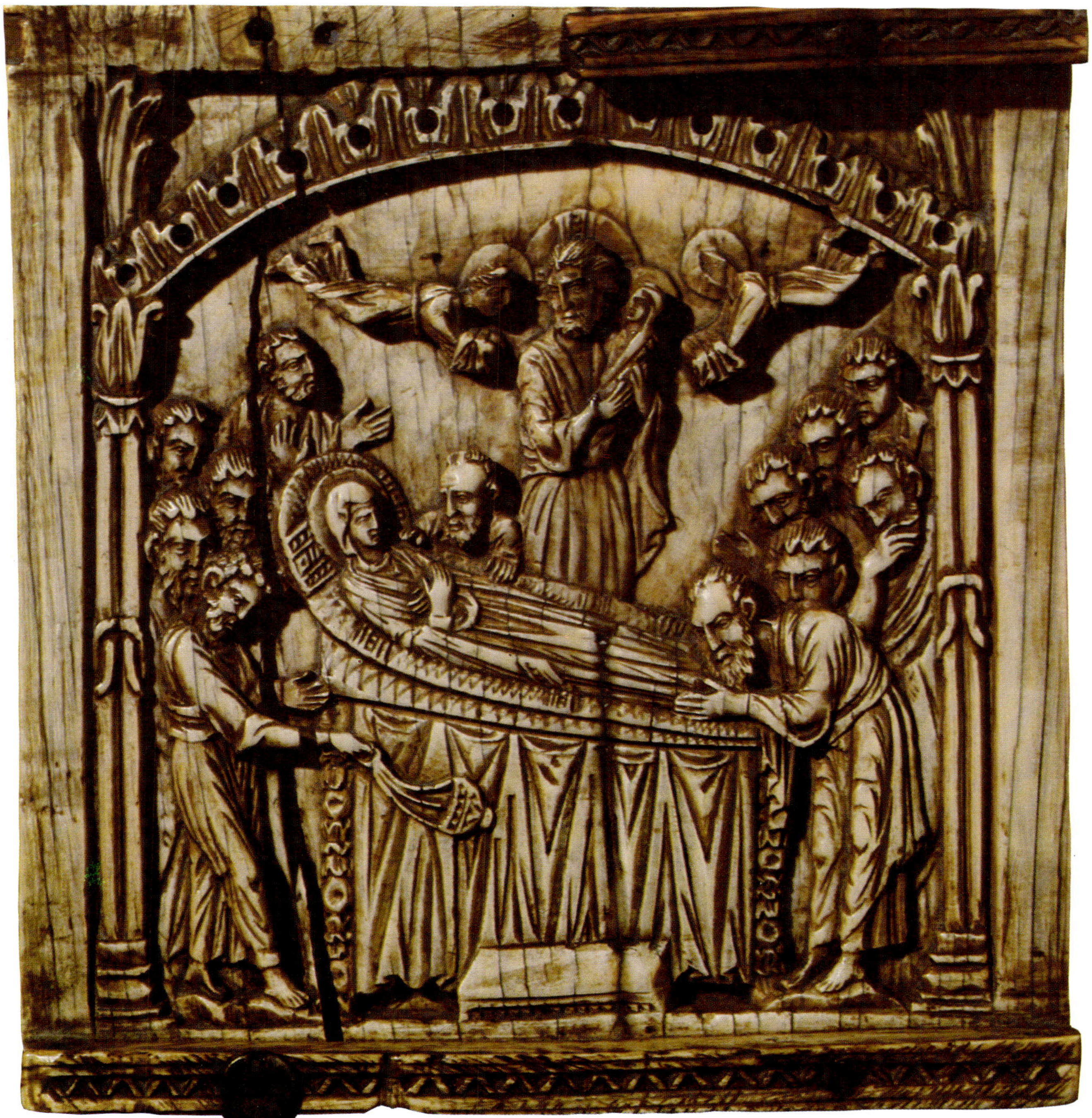

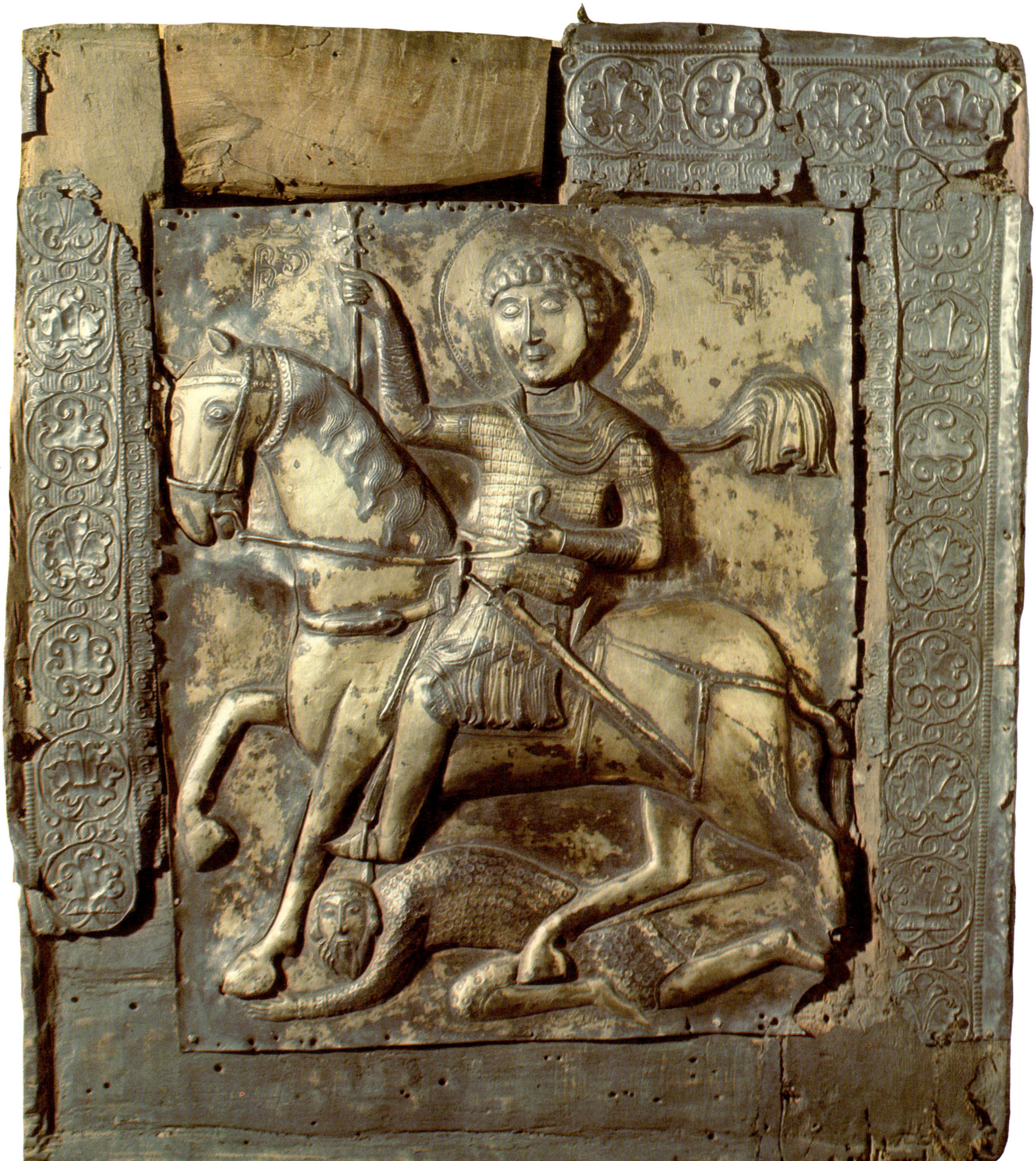

Sankt Georg zu Pferd. Silber vergoldet, 38,5 x 35 cm. Sakao, Ende des 10. Jahrh. — Tbilisi, Staatl. georgisches Kunstmuseum.

Rechts: *Madonna.* Silber vergoldet, Zellenschmelz-Email, Edelsteine, 55 x 43 cm. Khobi, zweite Hälfte des 10. Jahrh.; das Gedicht der Madonna aus späterer Zeit. Die Inschrift auf der Seitenkante des Rahmens erwähnt den König Leo (957—967). — Tbilisi, Staatl. georgisches Kunstmuseum.

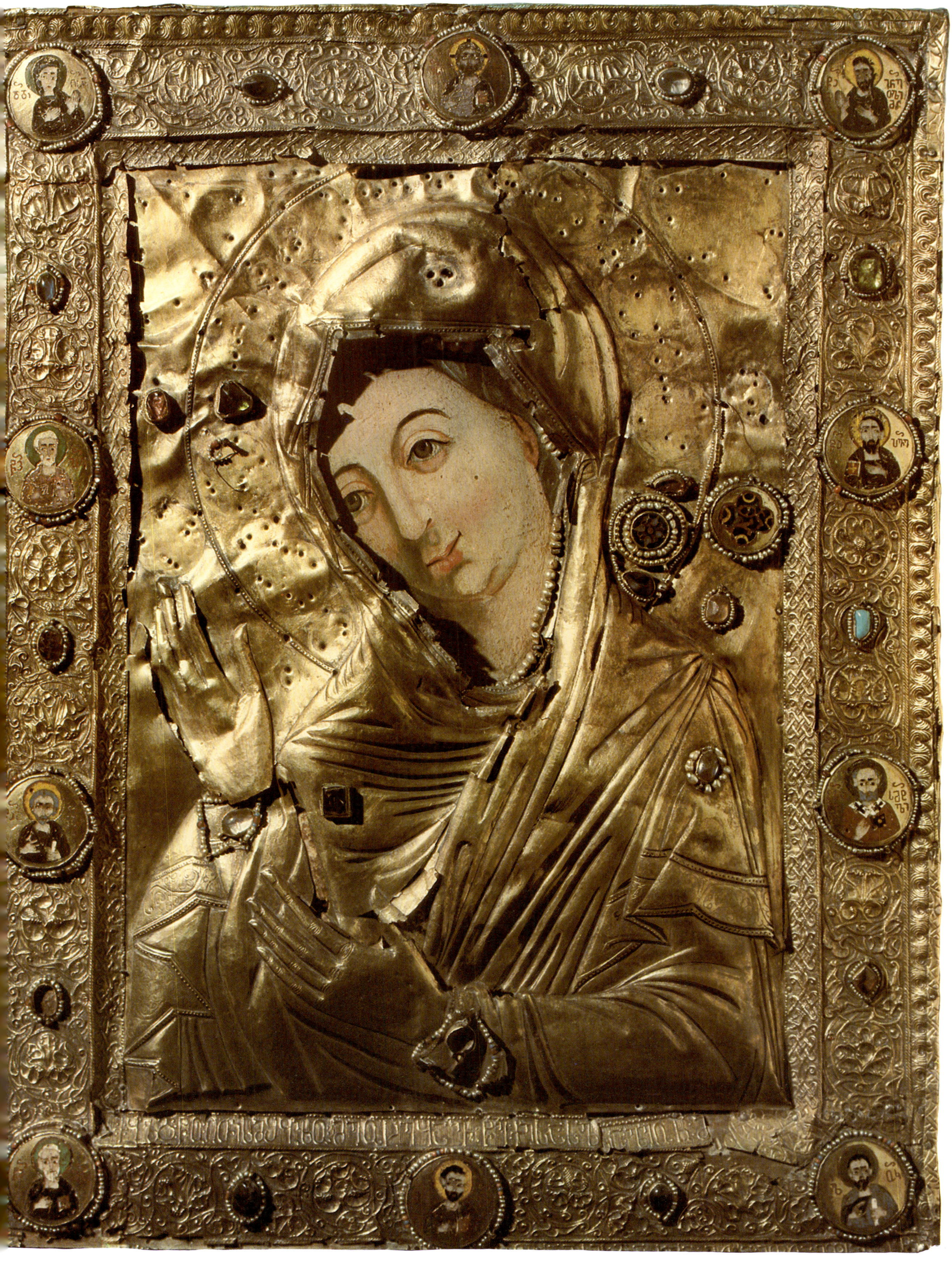

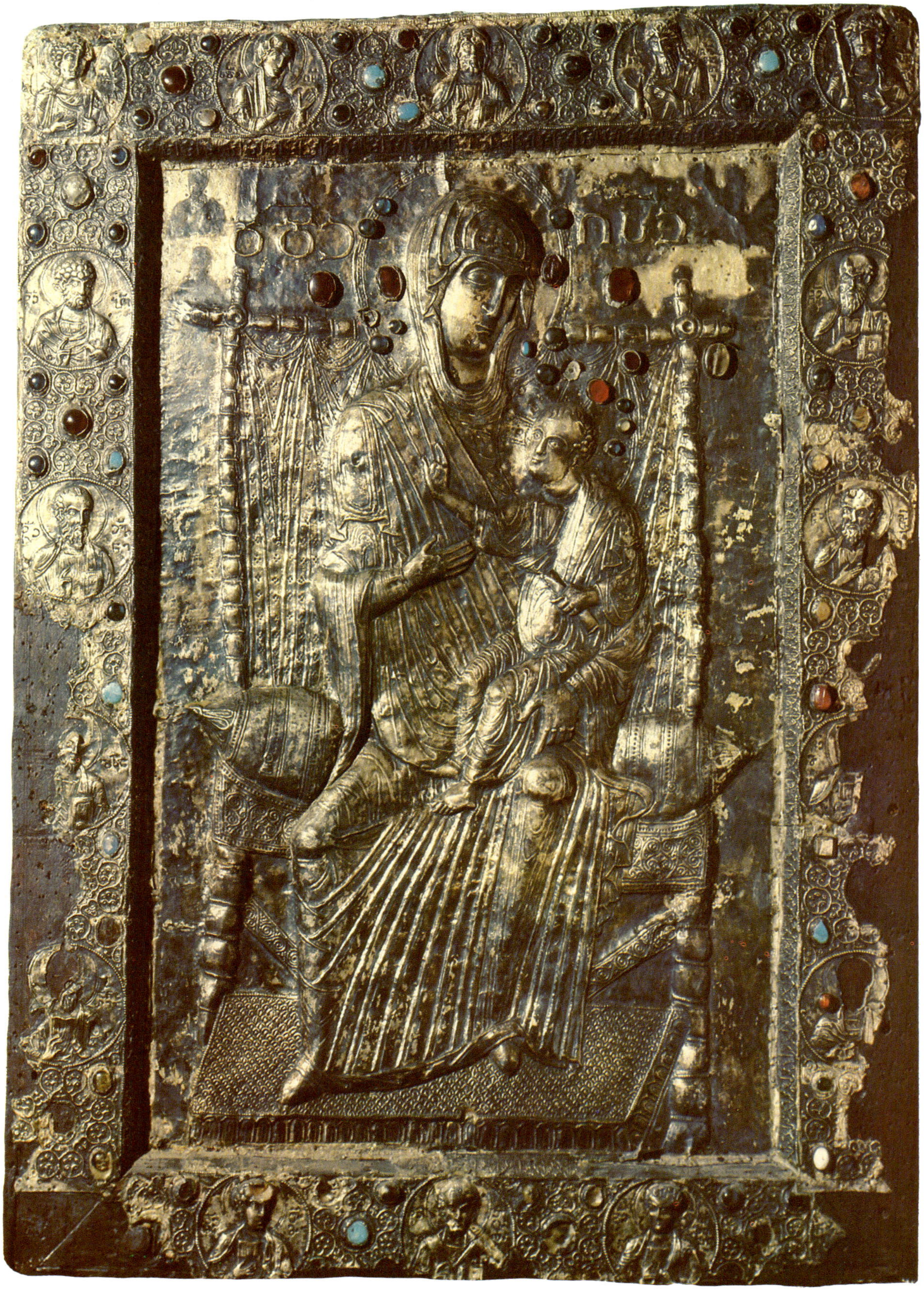

Thronende Jungfrau mit Kind. Silber vergoldet, 106 x 75 cm. Tsageri, Anfang des 11. Jahrh. — Tbilisi, Staatl. georgisches Kunstmuseum.

Rechts: *Maria Hodegetria mit Kind.* Gold, Mittelteil Silber vergoldet, Rahmen mit Email-Medaillons, 27,6 x 15,1 cm. Martvili, 10.—12. Jahrh.; die kostbaren Steine rings um die Madonna sind eine spätere Beifügung. — Tbilisi, Staatl. georgisches Kunstmuseum.

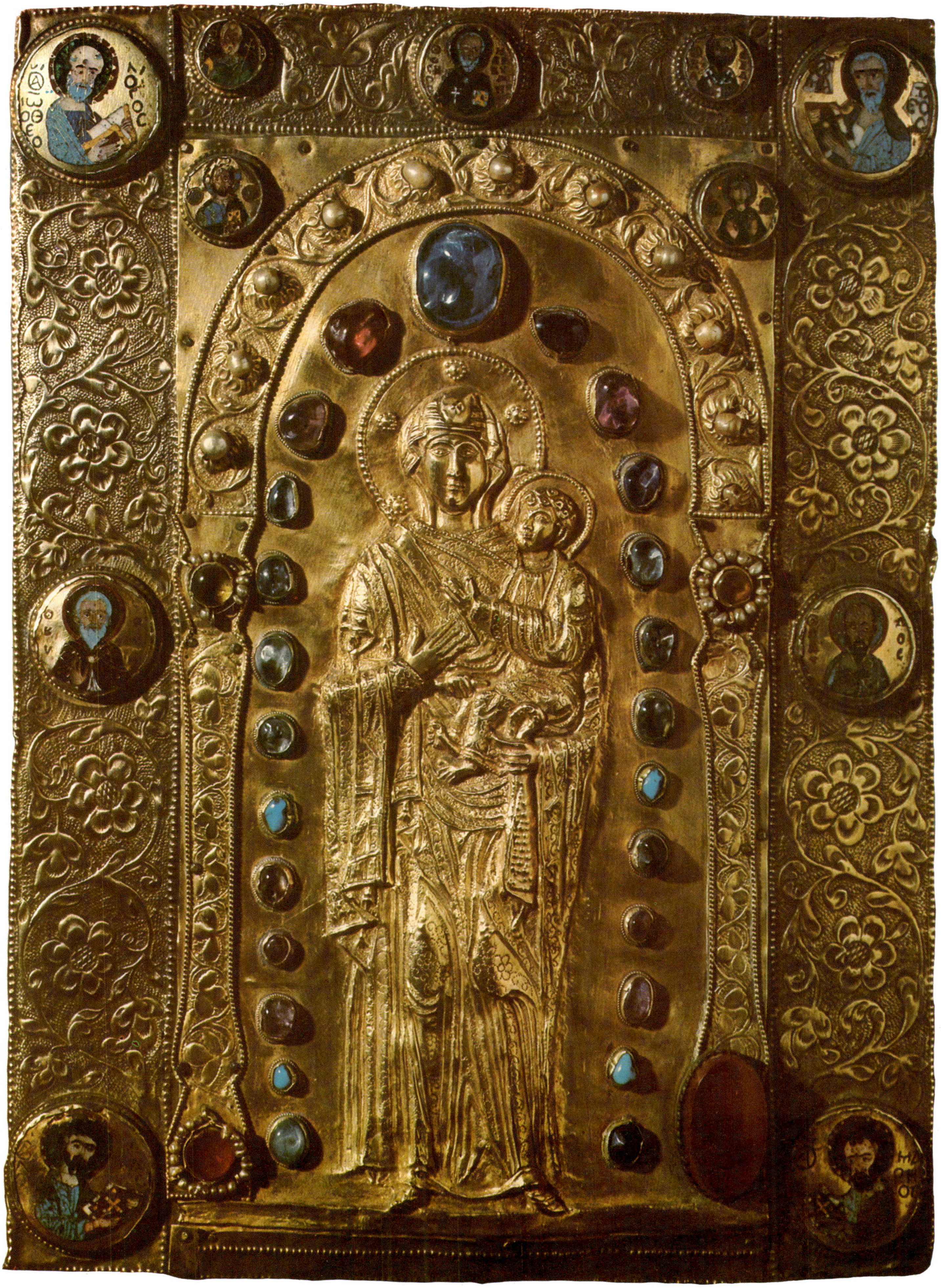

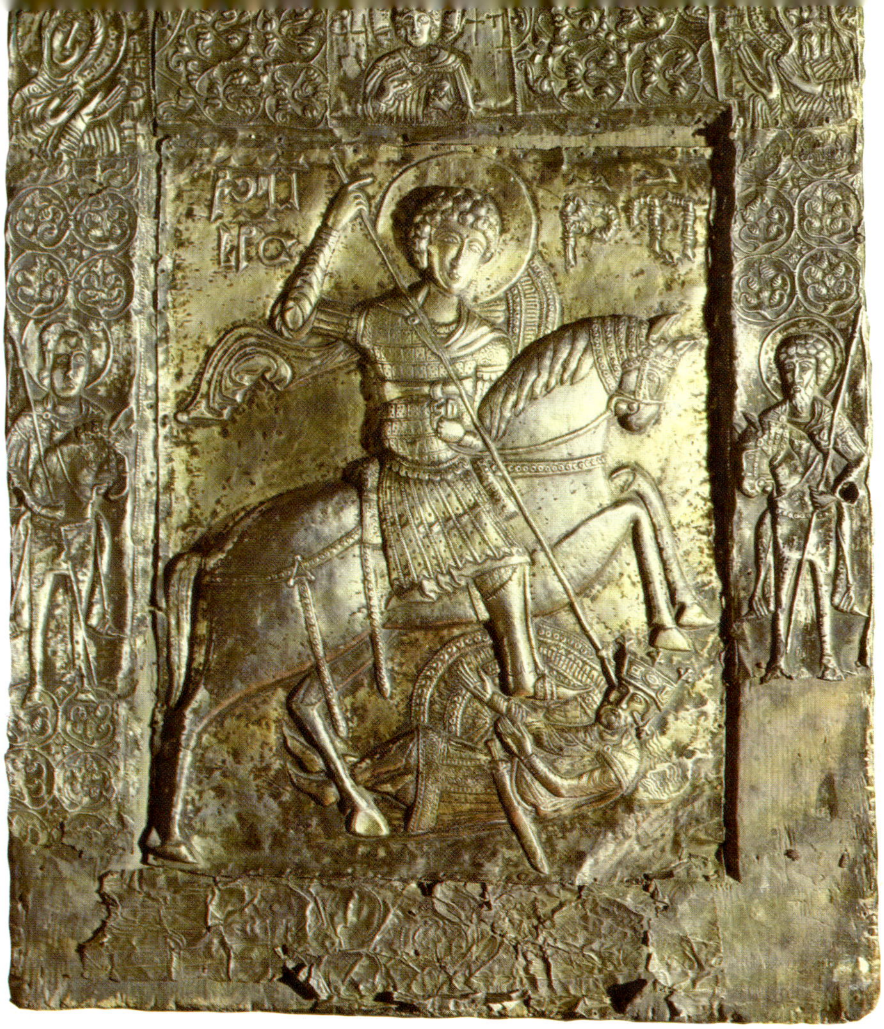

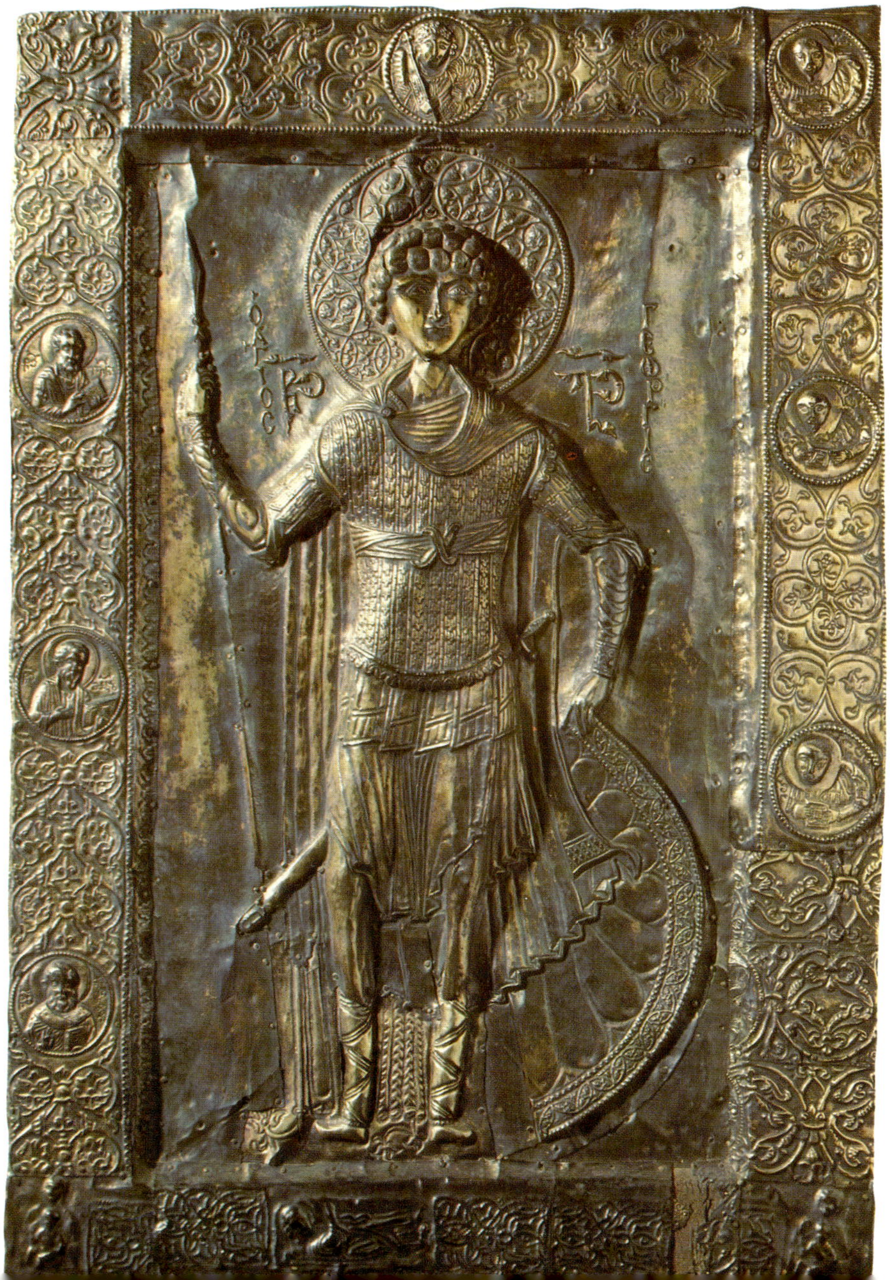

Links oben: *Der heilige Georg zu Pferd.* Hintergrund Silber, die Figuren des hl. Georg, des Königs und der Königin sowie Pferdehufe vergoldet, das Pferd selbst nicht. 53 x 64 cm. Seti, 10., Anfang 11. Jahrh. — Mestia, Staatl. Museum für Geschichte und Ethnographie Svanetiens.

Links unten: *Sankt Georg.* Silber vergoldet, Sujuna, 11.—12. Jahrh. Teile des Hintergrunds und Beine unterhalb der Knie aus erheblich späterer Zeit am Ort aufbewahrt.

Rechts: Goldschmied Asan, *Sankt Georg „von Ipari“.* Silber vergoldet, Nakipari, 11. Jahrh., geschenkt von Marushi — Am Ort aufbewahrt.

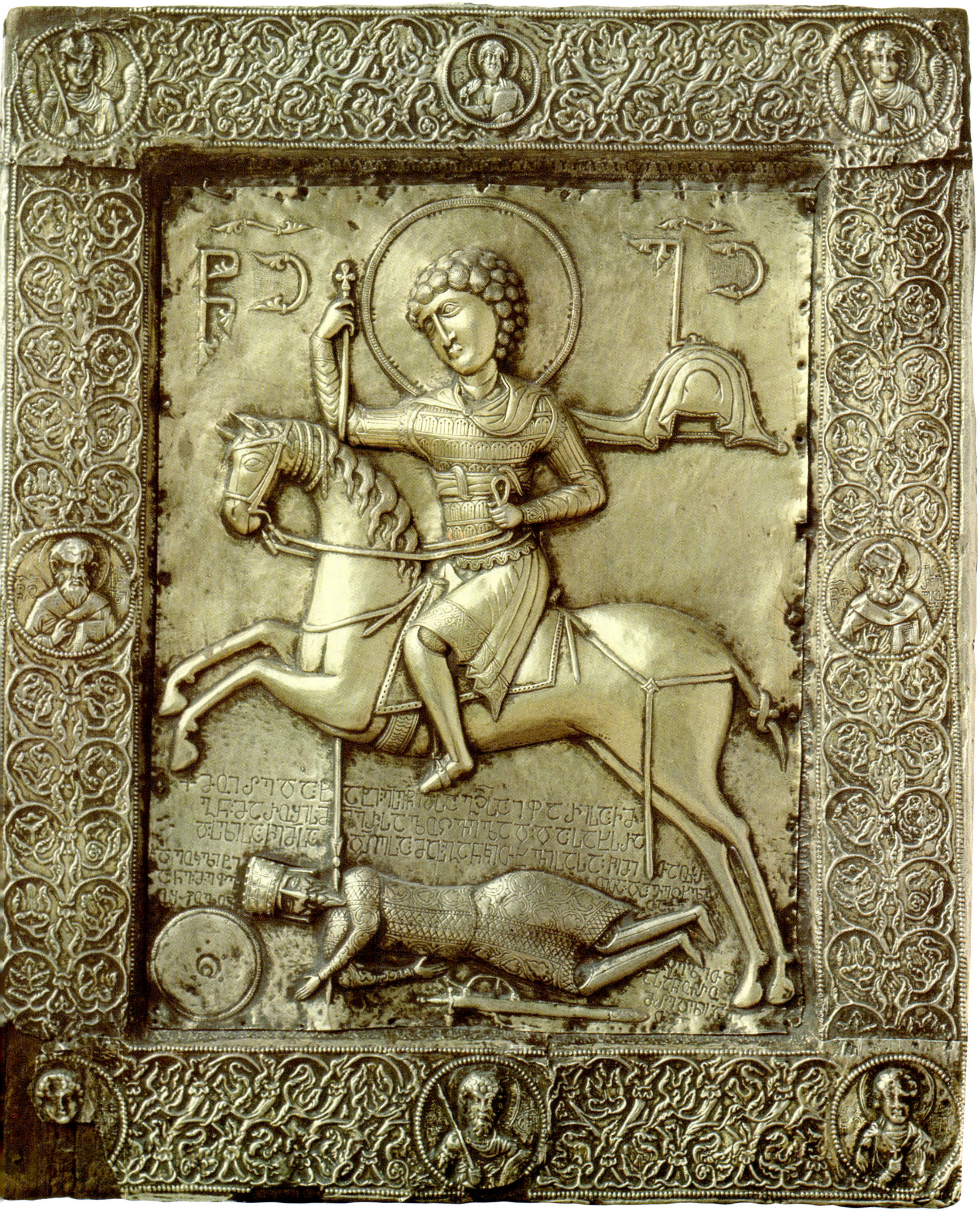

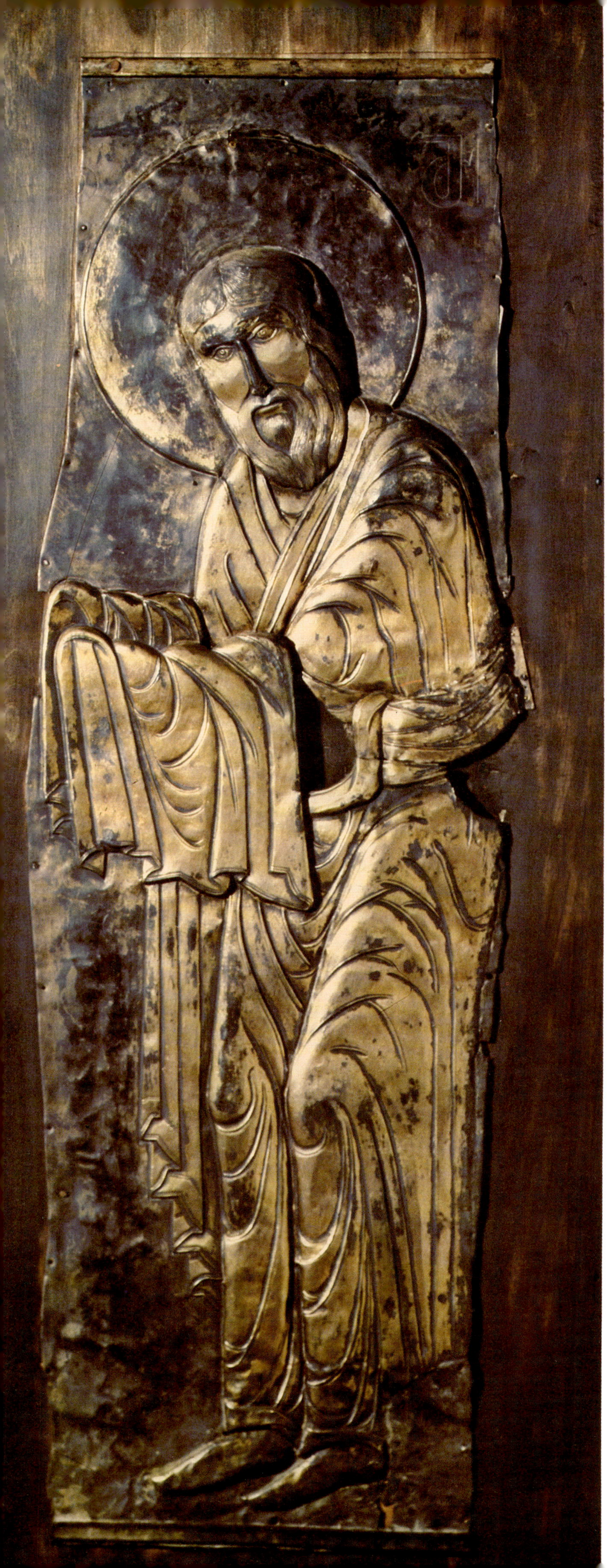

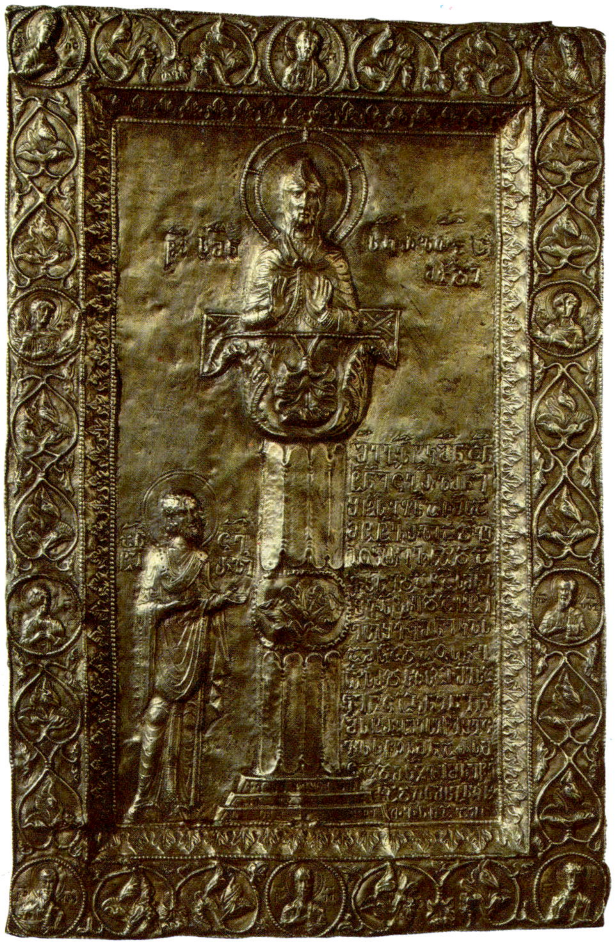

Oben: Goldschmied Philipp, *Sankt Symeon der Stylit.* Unten links der Stifter Anton, Bischof von Tsageri. Silber vergoldet, 35,3 x 23 cm. Lagami, drittes Jahrzehnt des 11. Jahrh. — Tbisili, Staatl. georgisches Kunstmuseum.

Links: *Sankt Symeon,* Fragment aus der Ikone der Darstellung im Tempel. Silber vergoldet, Höhe 75,5 cm. Lailashi, drittes Jahrzehnt des 11. Jahrh. — Tbilisi, Staatl. georgisches Kunstmuseum.

Rechts: *Madonna Eleousa mit Kind.* Auf dem Rahmen Szenen aus dem Leben Mariä und Christi. Die Inschrift erwähnt Mitglieder der vornehmen Familie Lakladidze. Silber vergoldet, 80 x 64 cm. Zarzma, erstes Viertel des 11. Jahrh. Die im Original gemalten Gesichter von Jungfrau und Kind sind jetzt photographische Reproduktionen. — Tbilisi, Staatl. georgisches Kunstmuseum.

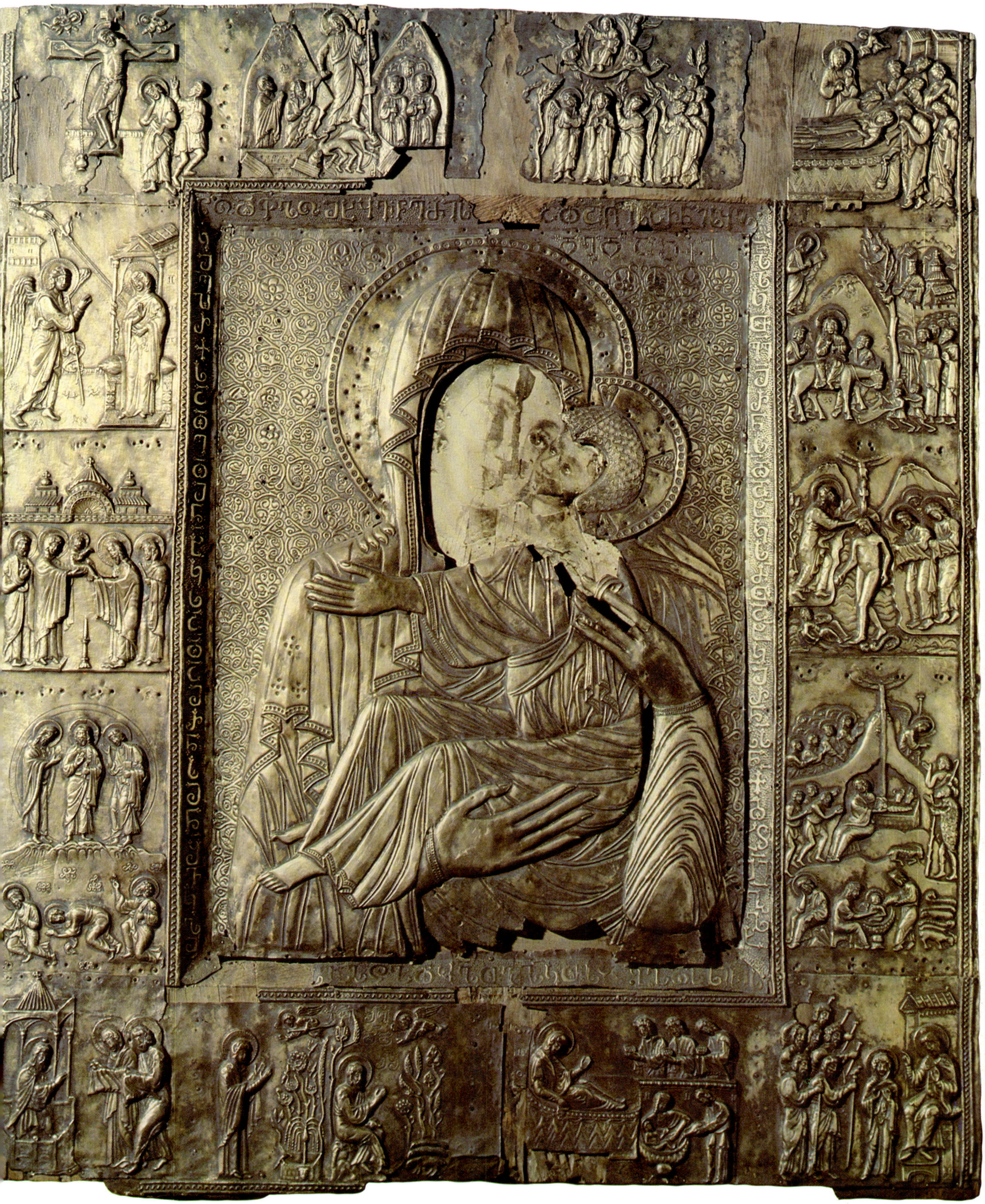

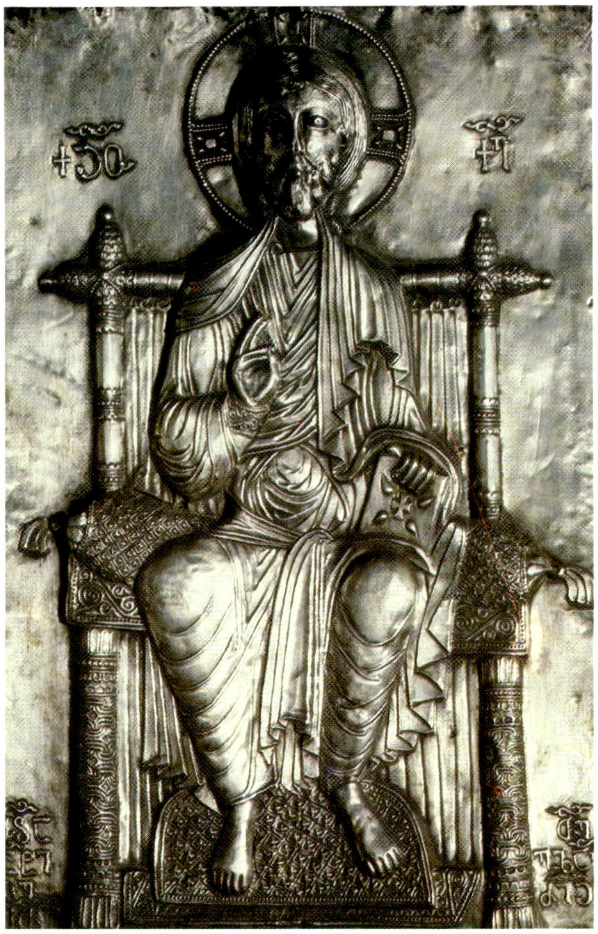

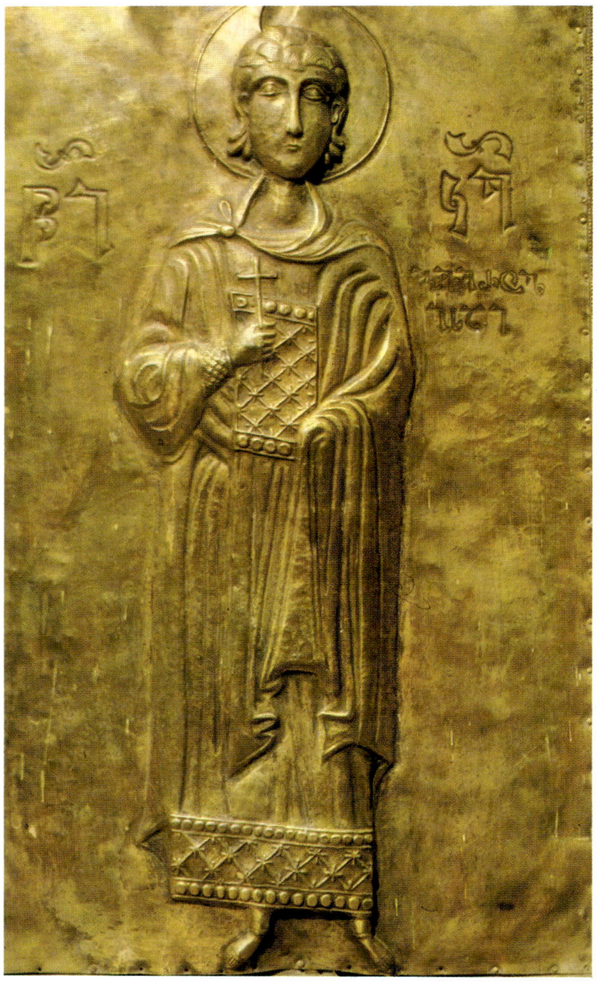

Links oben: Goldschmied Tydor Gvazavaisdze, *Thronender Christus.* Silber vergoldet, ohne Rahmen, 35 x 26,3 cm. Ieli, viertes bis fünftes Jahrzehnt des 11. Jahrh. Auftrag von Joanné Borohvelasdze. — Mestia. Staatl. Museum für Geschichte und Ethnographie Svanetiens.

Links unten: *Sankt Cyricus von Gverula.* Silber vergoldet, 67,5 x 47,5. Lagurka, viertes Jahrzehnt des 11. Jahrh. — Am Ort aufbewahrt.

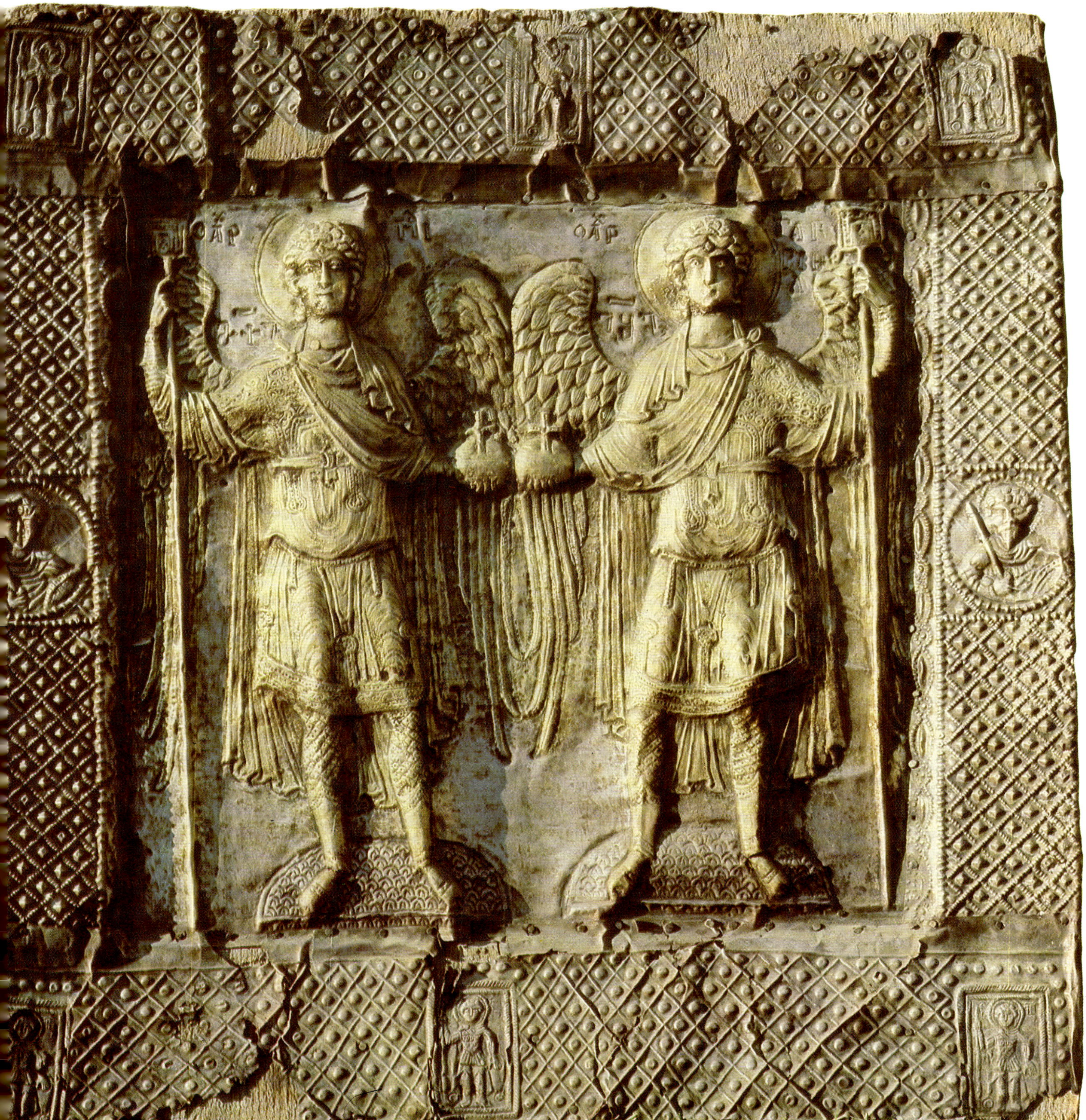

Die Erzengel Michael und Gabriel in Rüstung. Silber, 44 x 43,5 cm. Tsyurmi, 11. Jahrh. — Am Ort aufbewahrt.

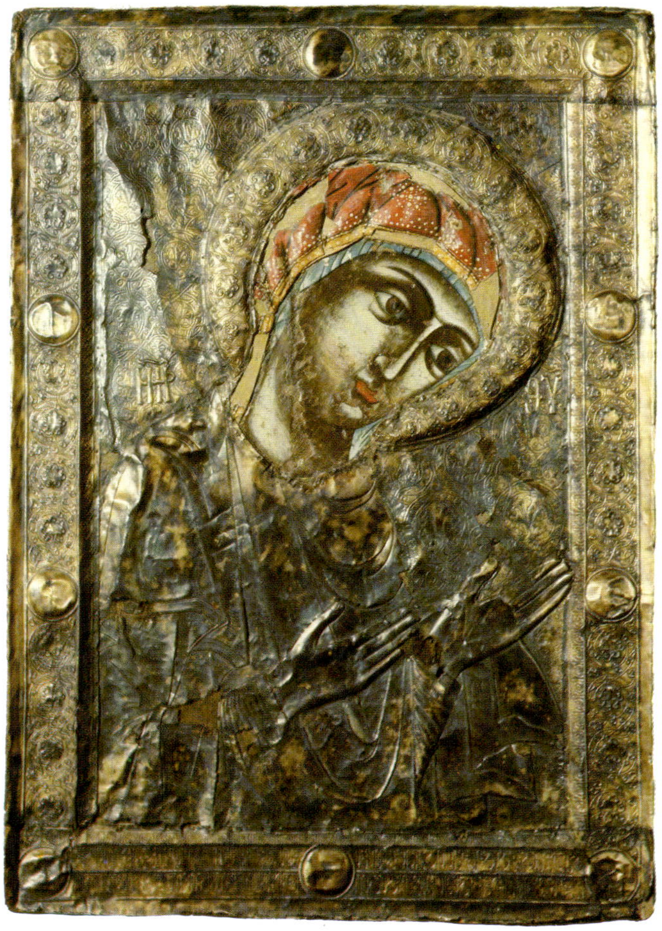

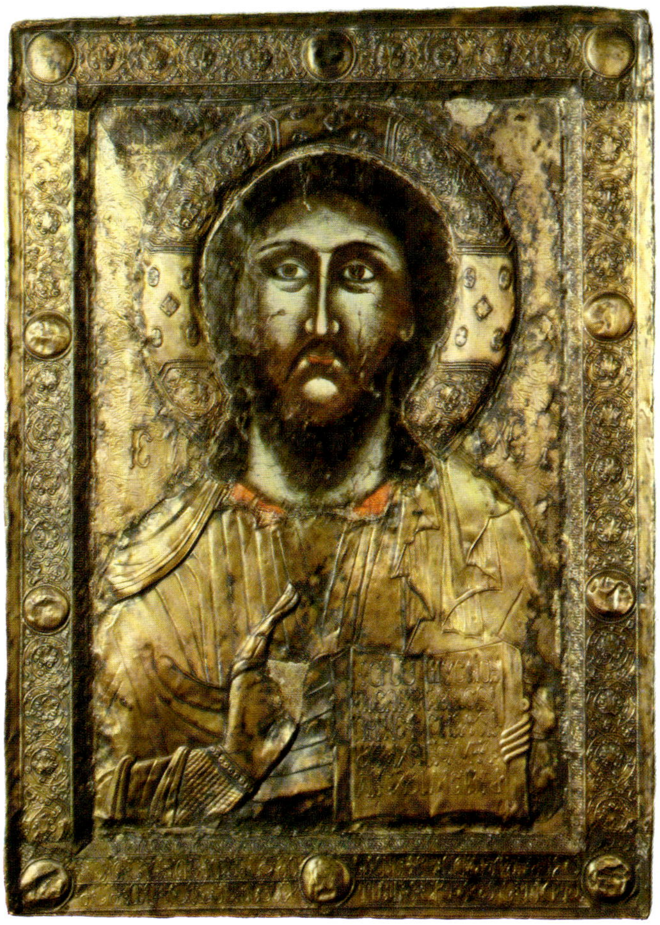

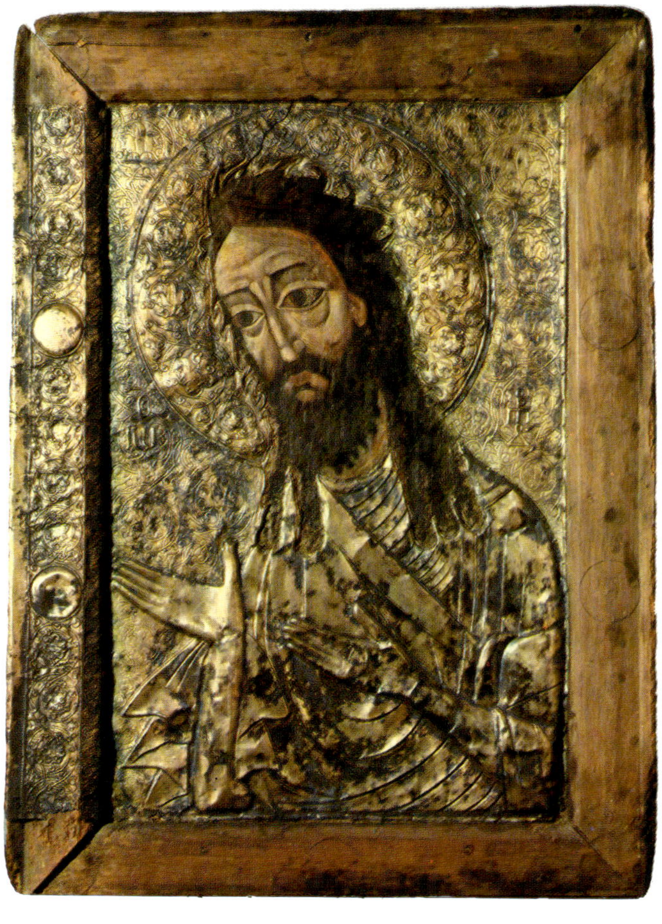

Deesis. Oben links Madonna, oben rechts Erlöser, unten rechts Johannes der Täufer. Seite nebenan, Detail des Madonnenbildes. Gepunzte Ikone, Madonna 87 x 61 cm, Erlöser 87 x 62 cm, Johannes der Täufer 87 x 62 cm. Mgvimevi, 11. Jahrh. — Tbilisi, Staatl. georgisches Kunstmuseum.

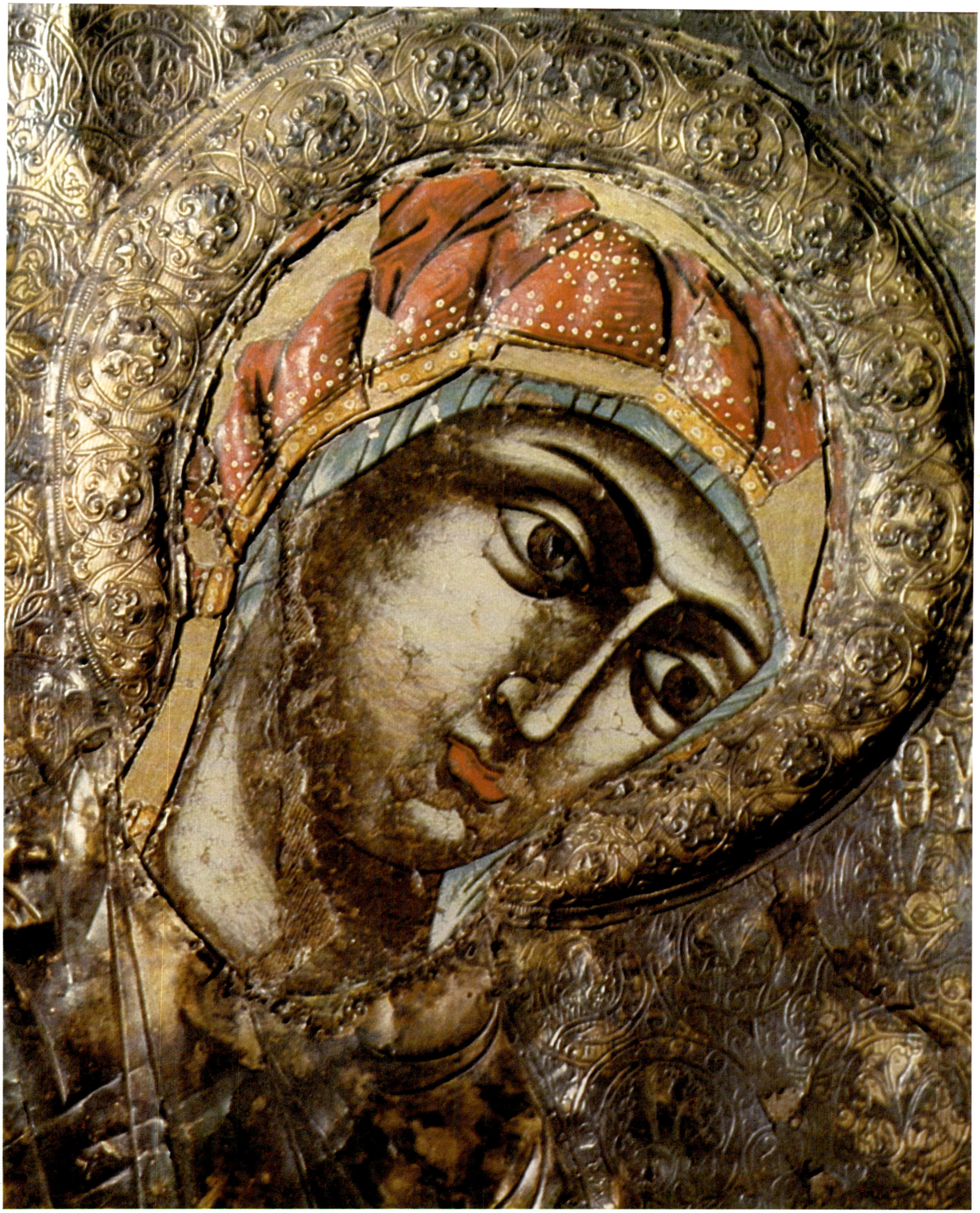

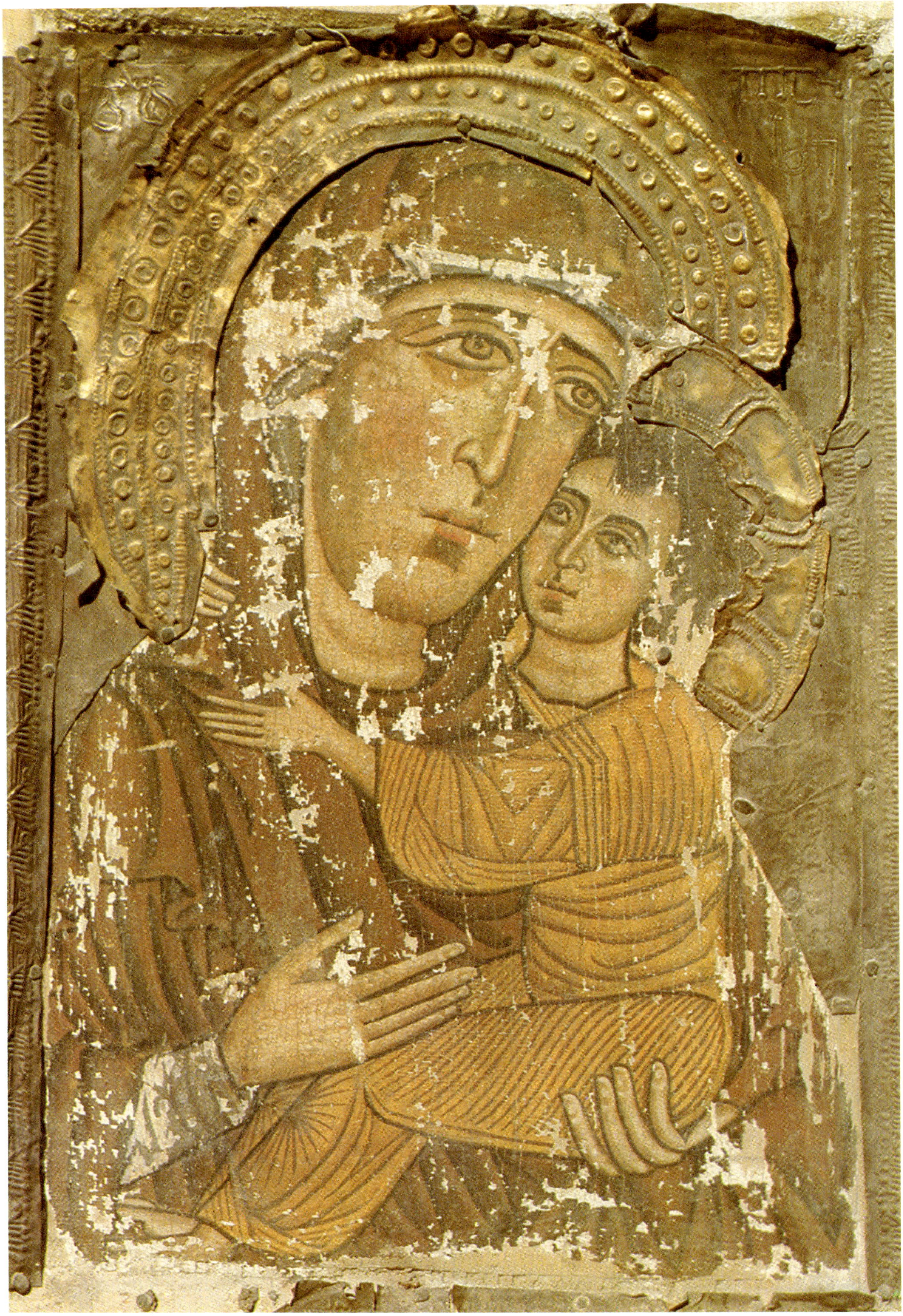

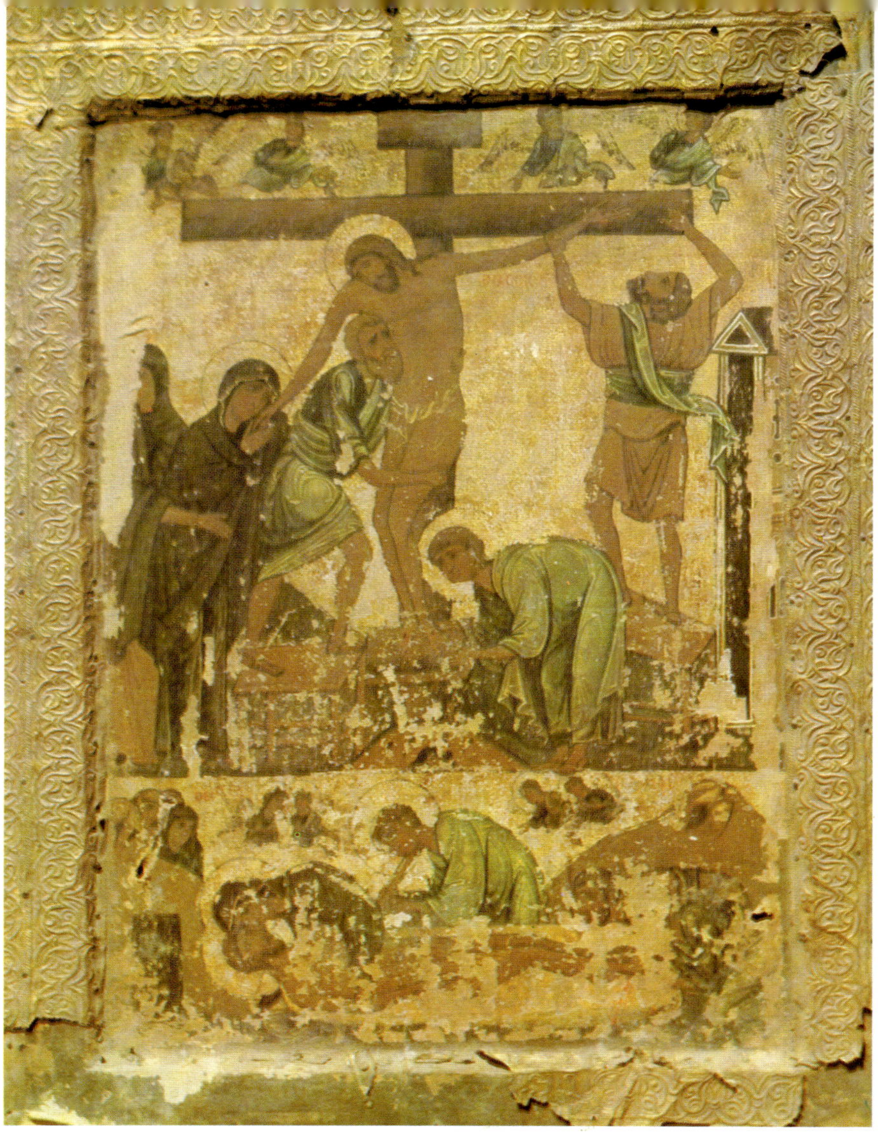

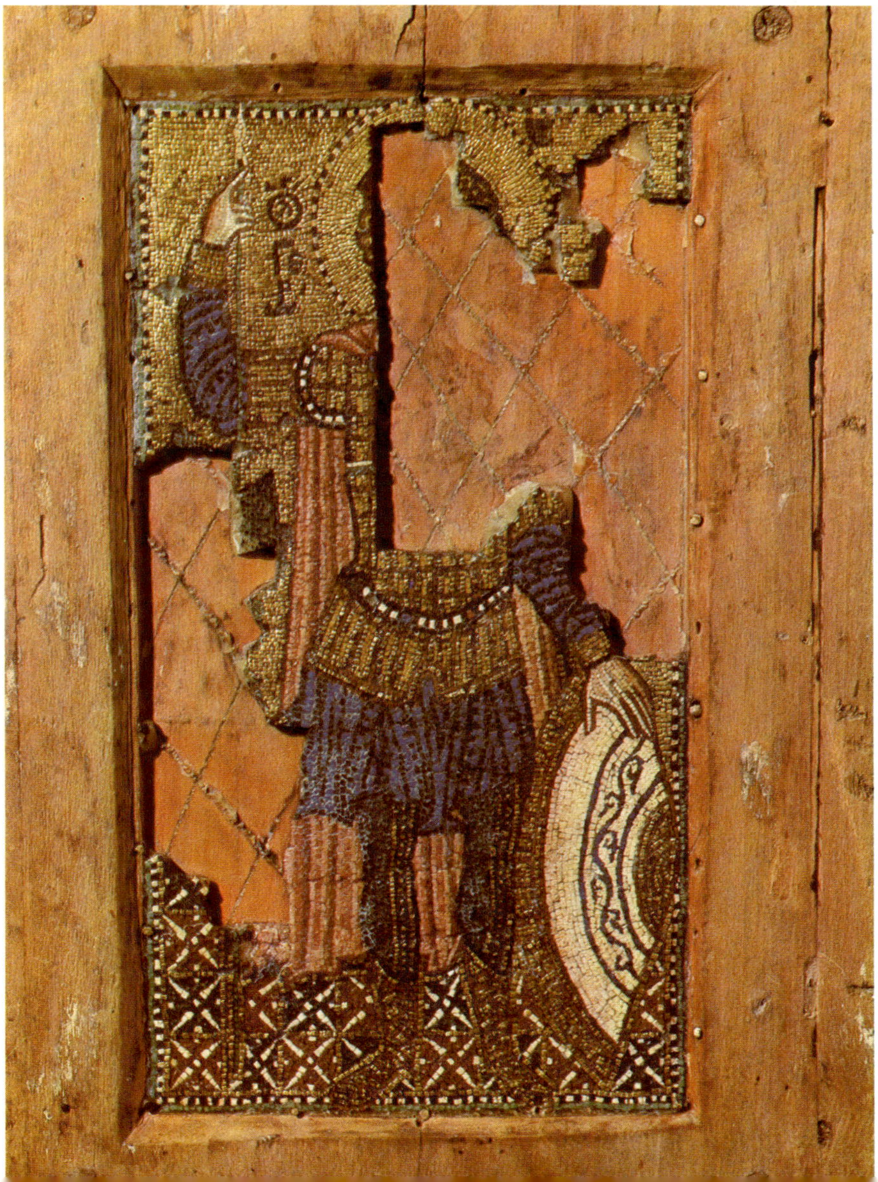

Links: *Madonna Eleousa mit Kind.* Tempera auf Holz, 33 x 25 cm. Lagurka, 11. Jahrh. — Am Ort aufbewahrt.

Rechts oben: *Kreuzabnahme und Beweinung.* Tempera auf Holz 48,5 x 40. Lagurka, Kirche der Heiligen Cyrieus und Julitta, 11. Jahrh. — Am Ort aufbewahrt.

Rechts unten: *Sankt Georg.* Mosaik, 27 x 17 cm. Matskhvarishi, 11.—12. Jahrh. — Tbilisi, Staatl. georgisches Kunstmuseum.

Unten links: *Erzengel Michael.* Holz, Leinwand, Tempera, 72 x 47 cm. Lagurka, Kirche der Heiligen Cyricus und Julitta, Ende 11., Anfang 12. Jahrh. — Am Ort aufbewahrt.

Unten rechts: *Kreuzigung.* Tempera auf Holz, mit Rahmen in getriebenem Silber, 28 x 21 cm, 12. Jahrh. — Mestia. Staatliches Museum für Geschichte und Ethnographie Svanetiens.

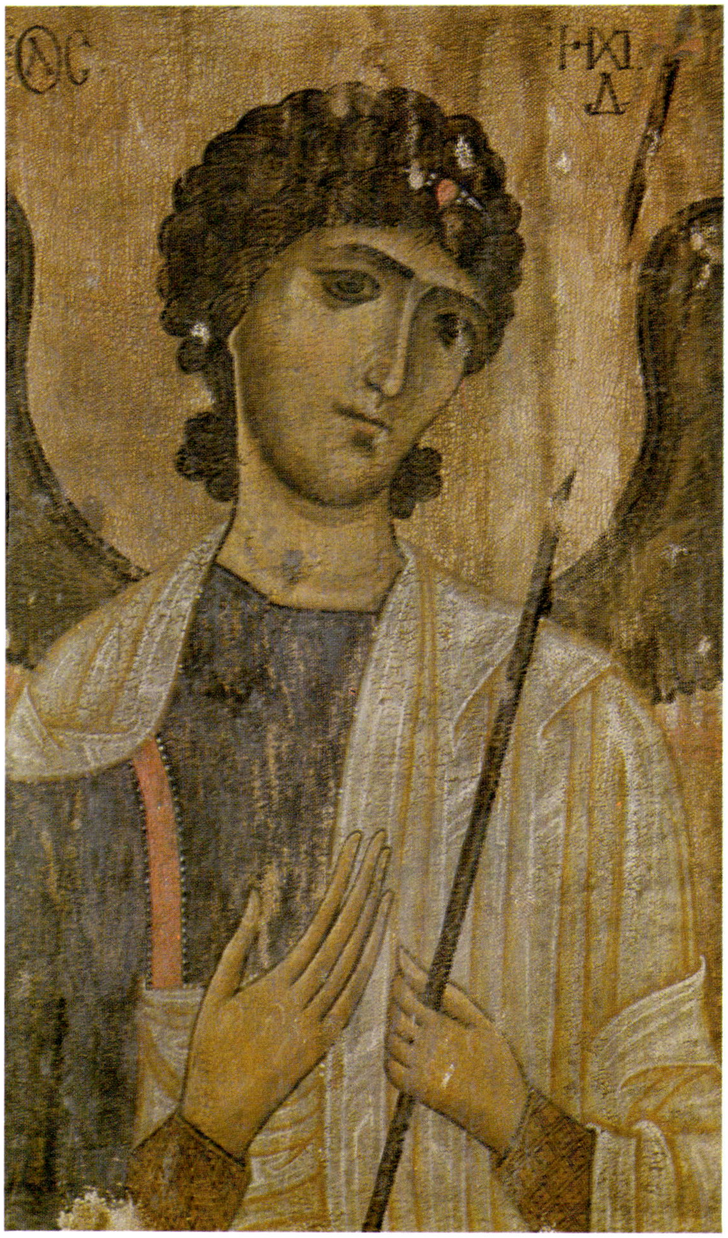

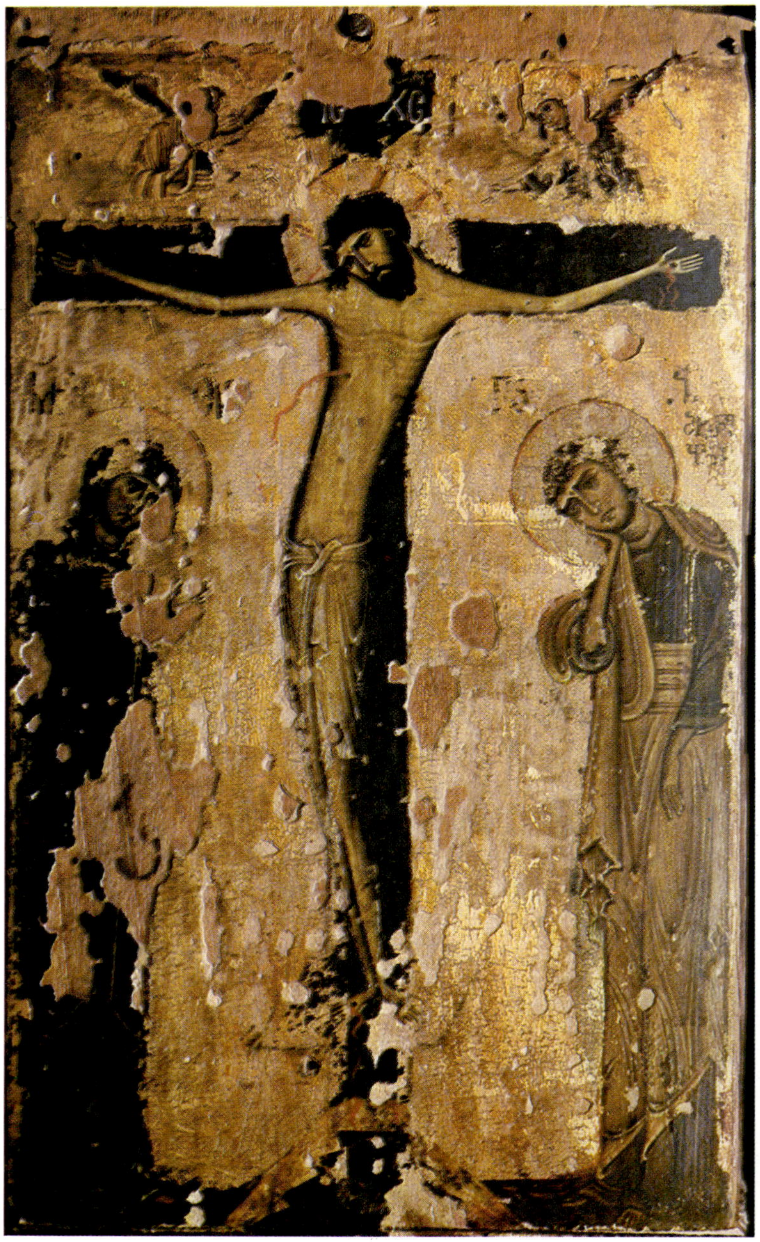

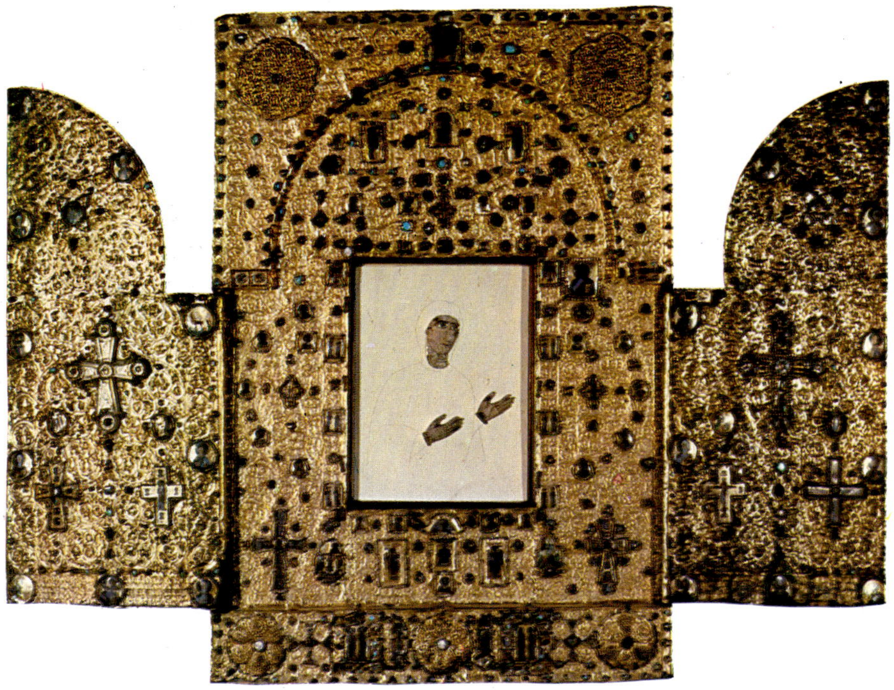

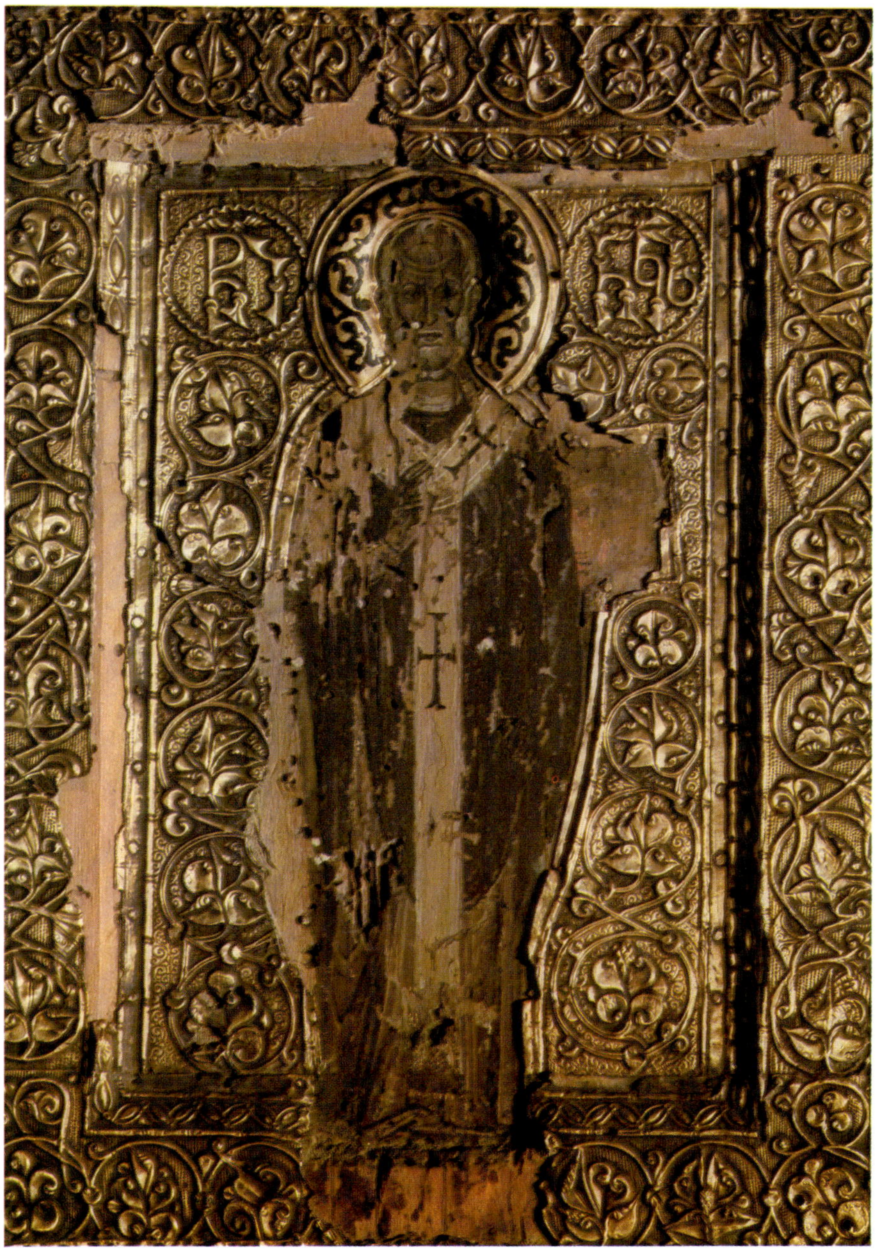

Rechts oben: *Madonna von Khakhuli.* Triptychon mit goldenem Mittelfeld, Flügel Silber vergoldet, mit georgischem und byzantinischem Zellenschmelz-Email aus dem 8.—12. Jahrh. verziert, 147 x 202 cm. Gestiftet von König David dem Erbauer (1089—1125) und seinem Sohn Demetrius I. (1125—1154). — Tbilisi, Staatl. georgisches Kunstmuseum.

Rechts: *Sankt Nikolaus.* Silber vergoldet, Gesicht gemalt, 23,5 x 17 cm. Mestia, 12. Jahrh. — Mestia, Staatl. Museum für Geschichte und Ethnographie.

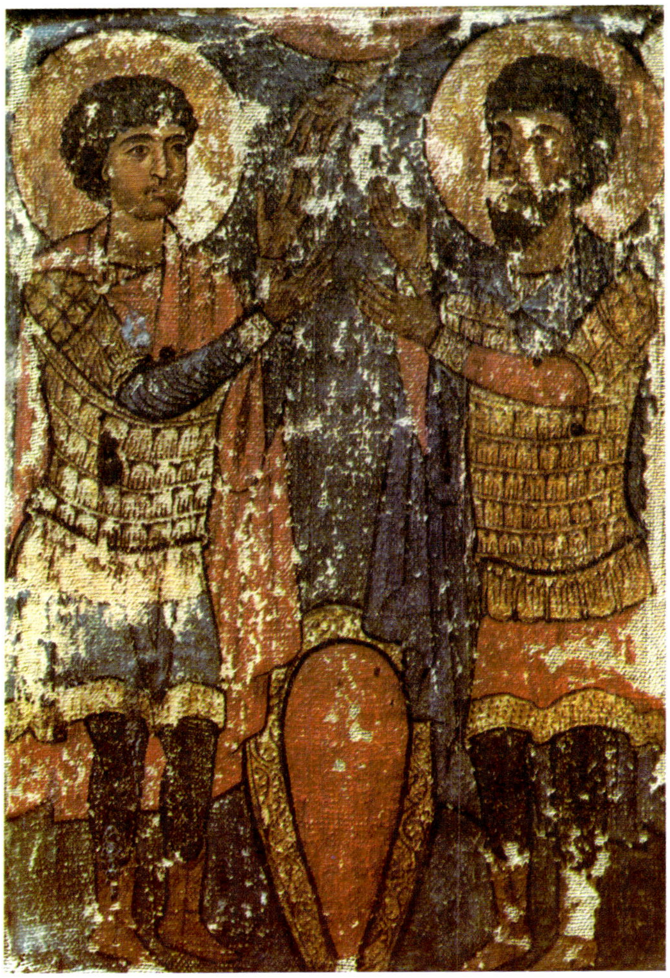

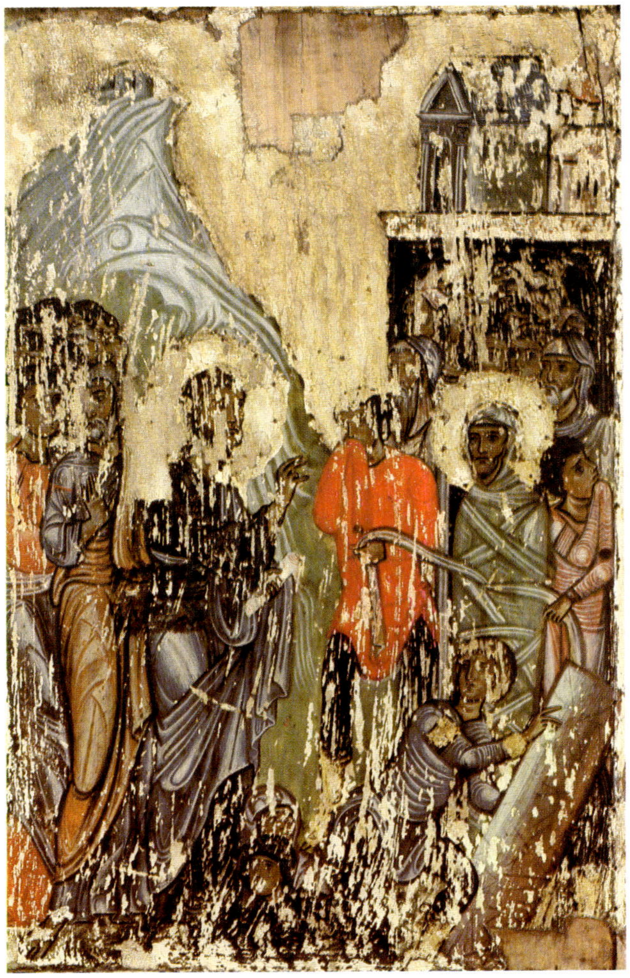

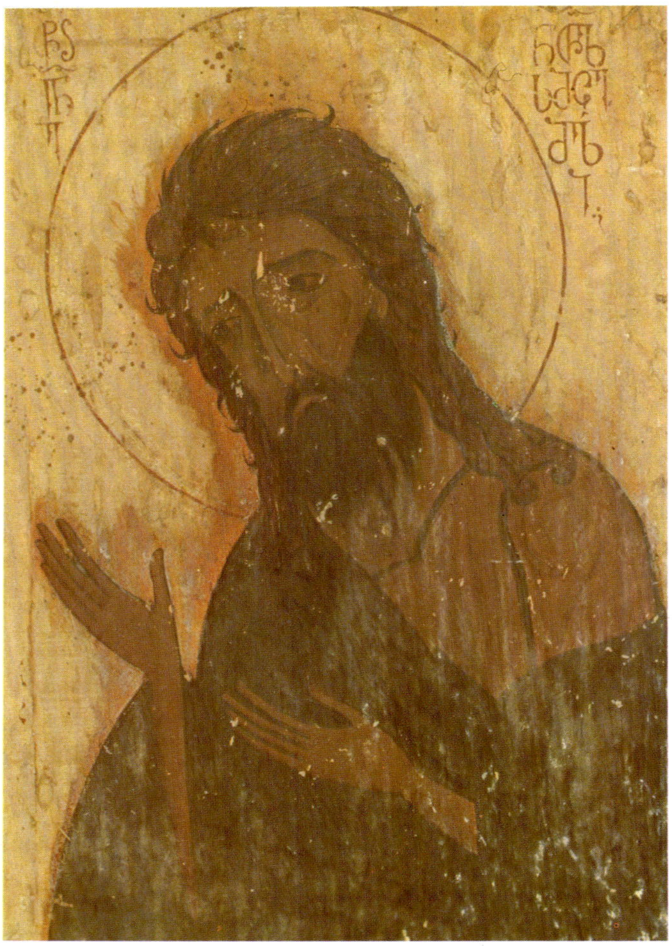

Oben links: *Die Heiligen Georg und Theodor.* Tempera auf Leinwand, der hölzerne Spannrahmen ist nicht erhalten, 43 x 31 cm. Nakipari, 12. Jahrh. — Tbilisi, Georgisches Institut für Geschichte und Kunst.

Oben rechts: *Auferweckung des Lazarus.* Leinwand auf Holz, Tempera 65 x 46,5 cm, 12. Jahrh. — Mestia, Staatl. Museum für Geschichte und Ethnographie Svanetiens.

Links: *Johannes der Täufer.* Tempera auf Holz, 52 x 41 cm. Matskhvarishi, 12. Jahrh. — Am Ort aufbewahrt.

Rechts: *Die vierzig Märtyrer.* Tempera auf Holz, 68,5 x 53 cm, Mitte des 12. Jahrh. — Mestia, Staatl. Museum für Geschichte und Ethnographie Svanetiens.

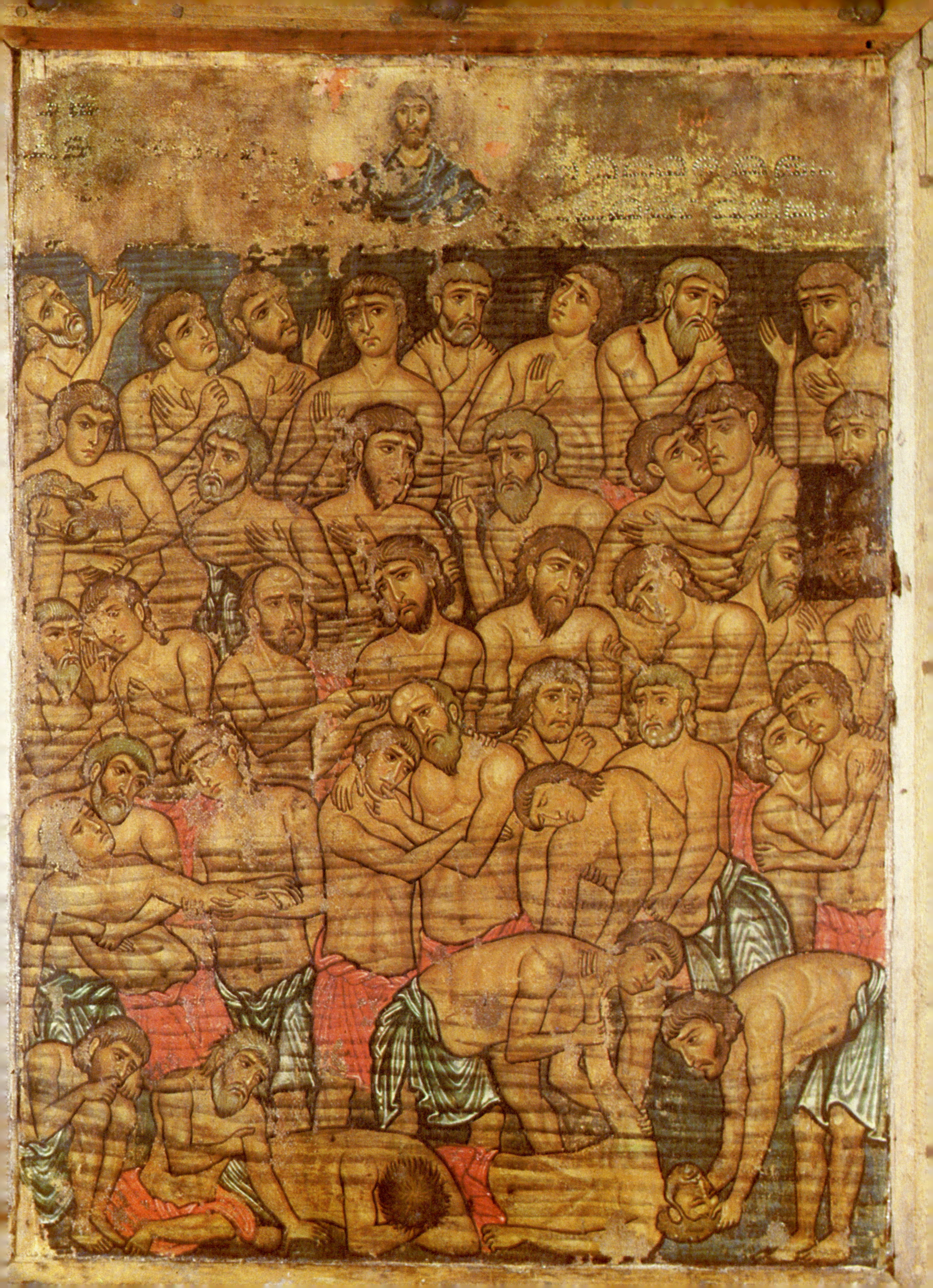

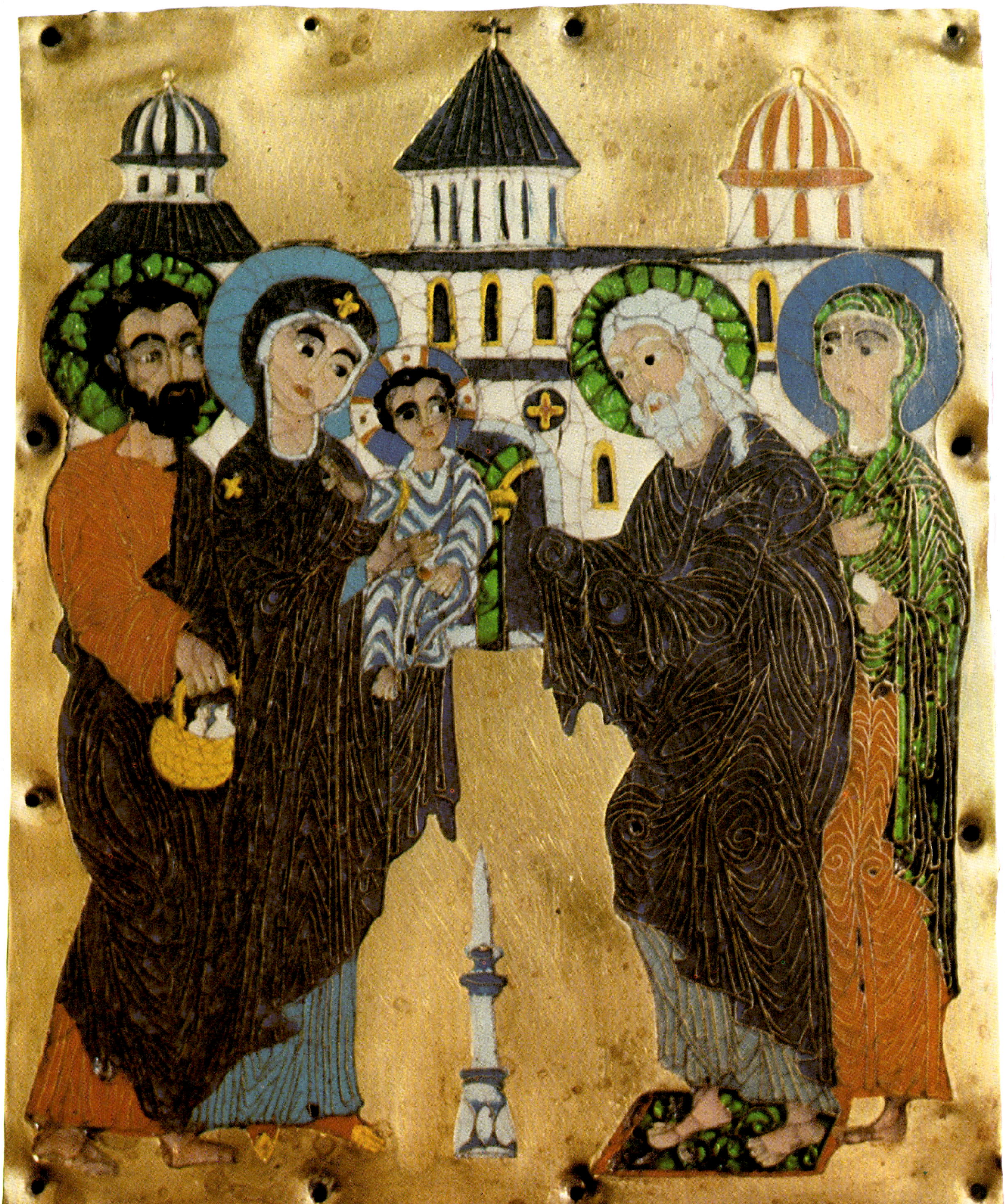

Darstellung im Tempel. Zellenschmelz-Email, 13 x 10 cm, Ende des 12., Anfang des 13. Jahrh. — Tbilisi, Staatl. georgisches Kunstmuseum.

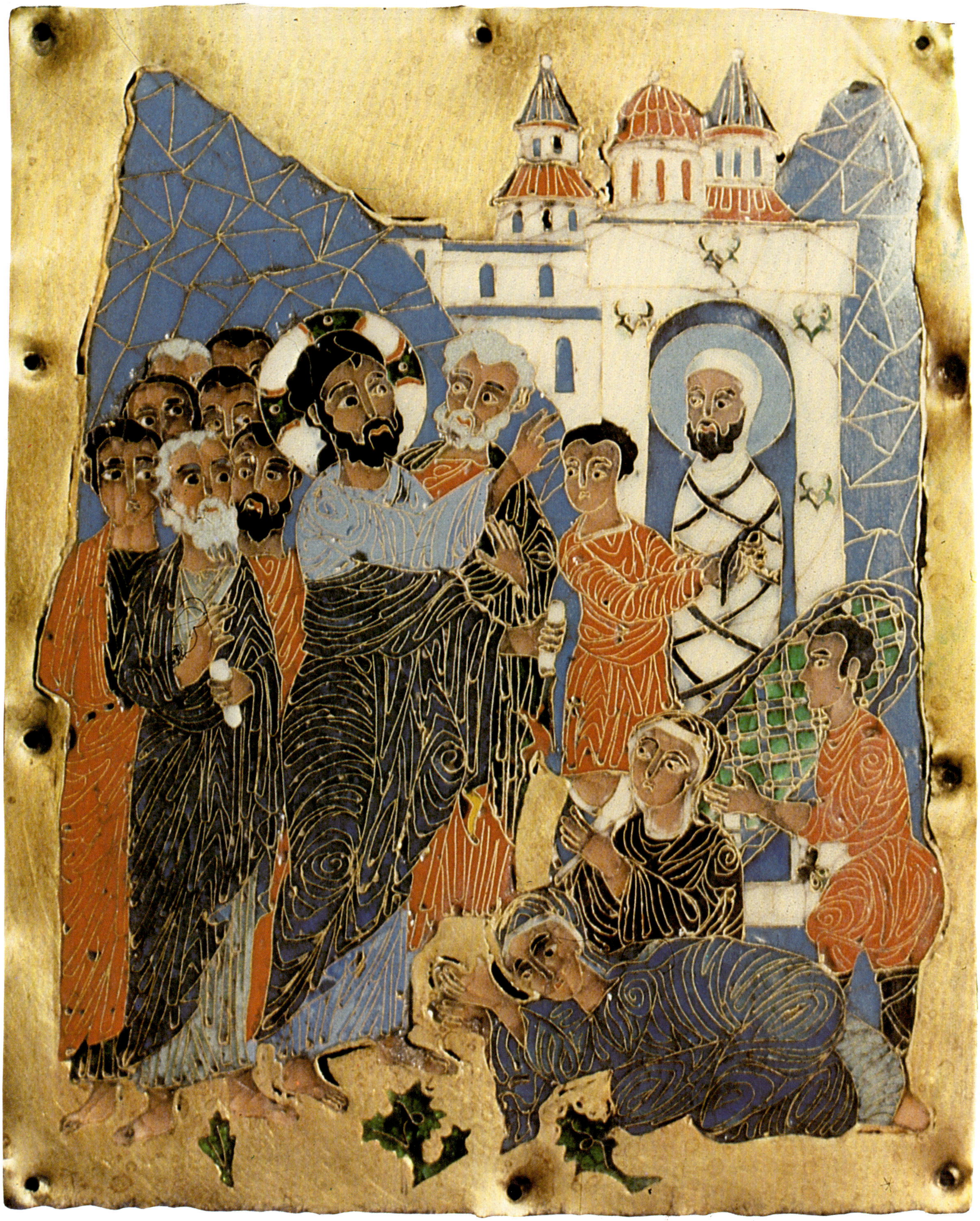

Auferweckung des Lazarus. Zellenschmelz-Email, 12,5 x 10,4 cm, Ende des 12., Anfang des 13. Jahrh. — Tbilisi, Staatl. georgisches Kunstmuseum.

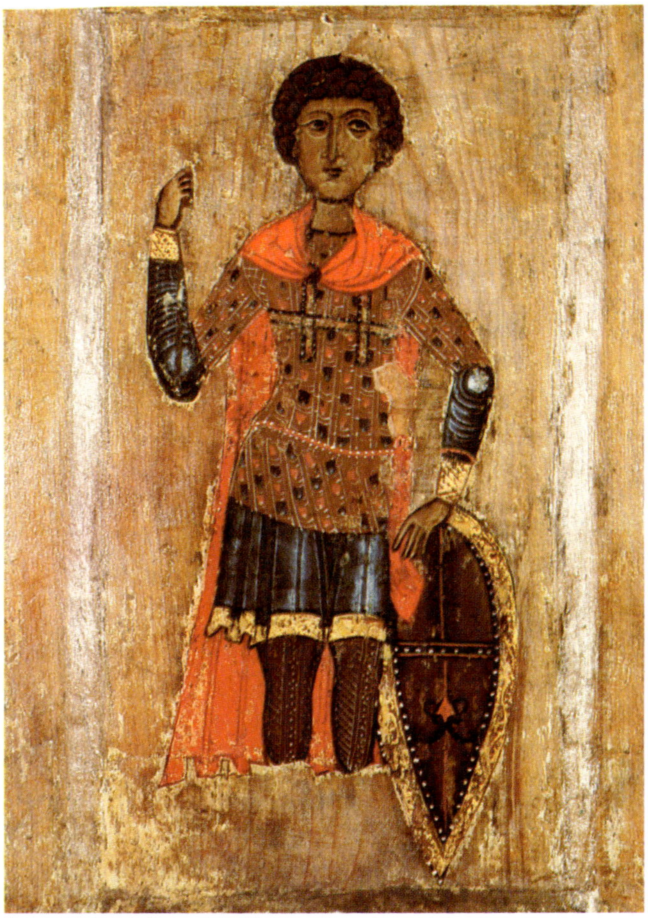

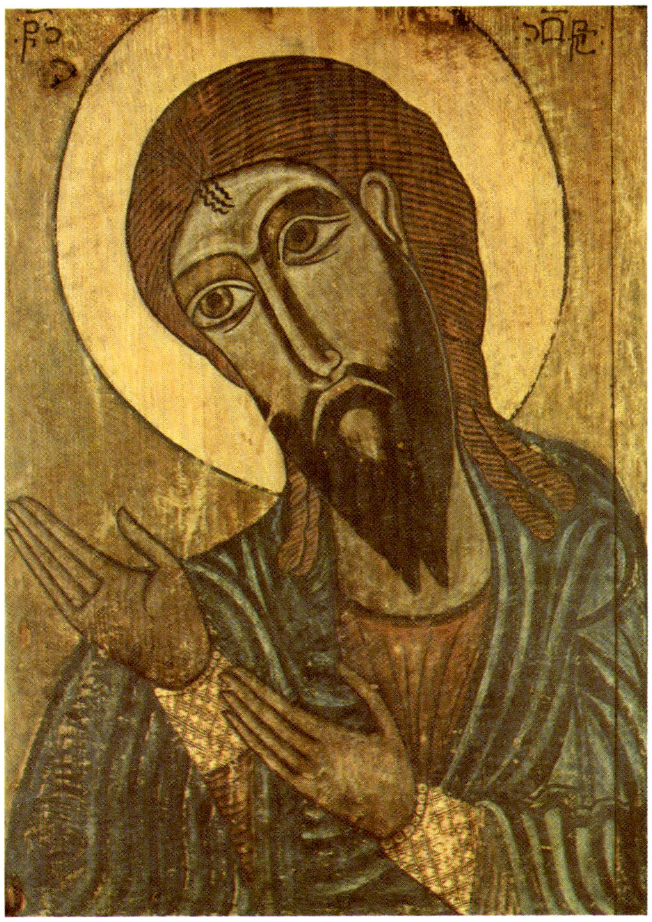

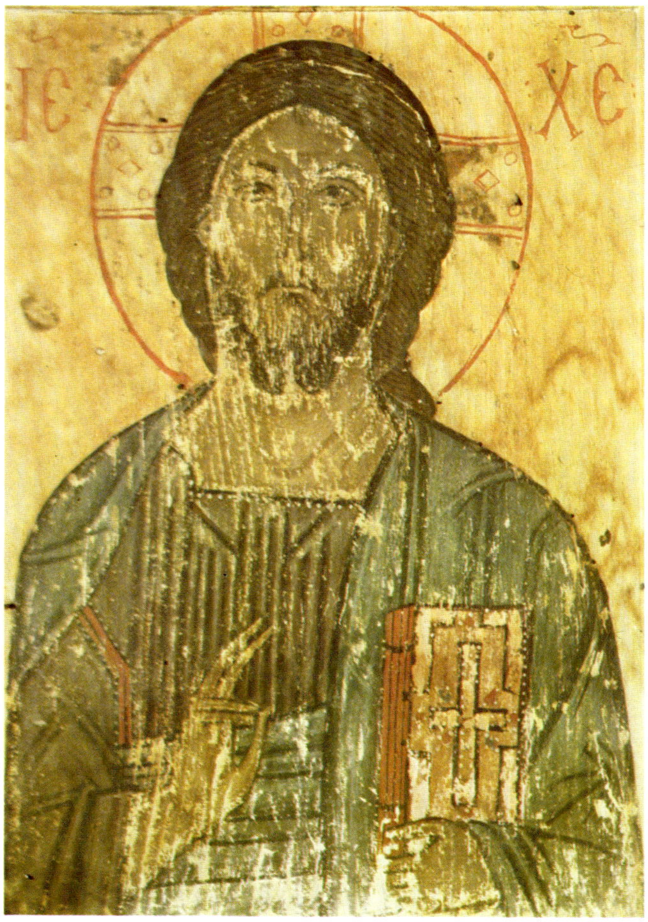

Oben links: *Sankt Georg.* Tempera auf Holz, 58 x 38 cm. Nakipari, 13. Jahrh. — Mestia, Staatl. Museum für Geschichte und Ethnographie Svanetiens.

Oben rechts: *Johannes der Täufer.* Tempera auf Holz, 79 x 59 cm, Ende des 12., Anfang des 13. Jahrh. — Mestia, Staatl. Museum für Geschichte und Ethnographie Svanetiens.

Links: *Erlöserchristus.* Tempera auf Holz, 40,5 x 30 cm. Tsyurmi, 12.—13. Jahrh. — Erlöserkirche Svaneti.

Rechts: *Erlöserchristus,* Detail. Tempera auf Holz, 59 x 51 cm. — Mestia, Staatl. Museum für Geschichte und Ethnographie Svanetiens.

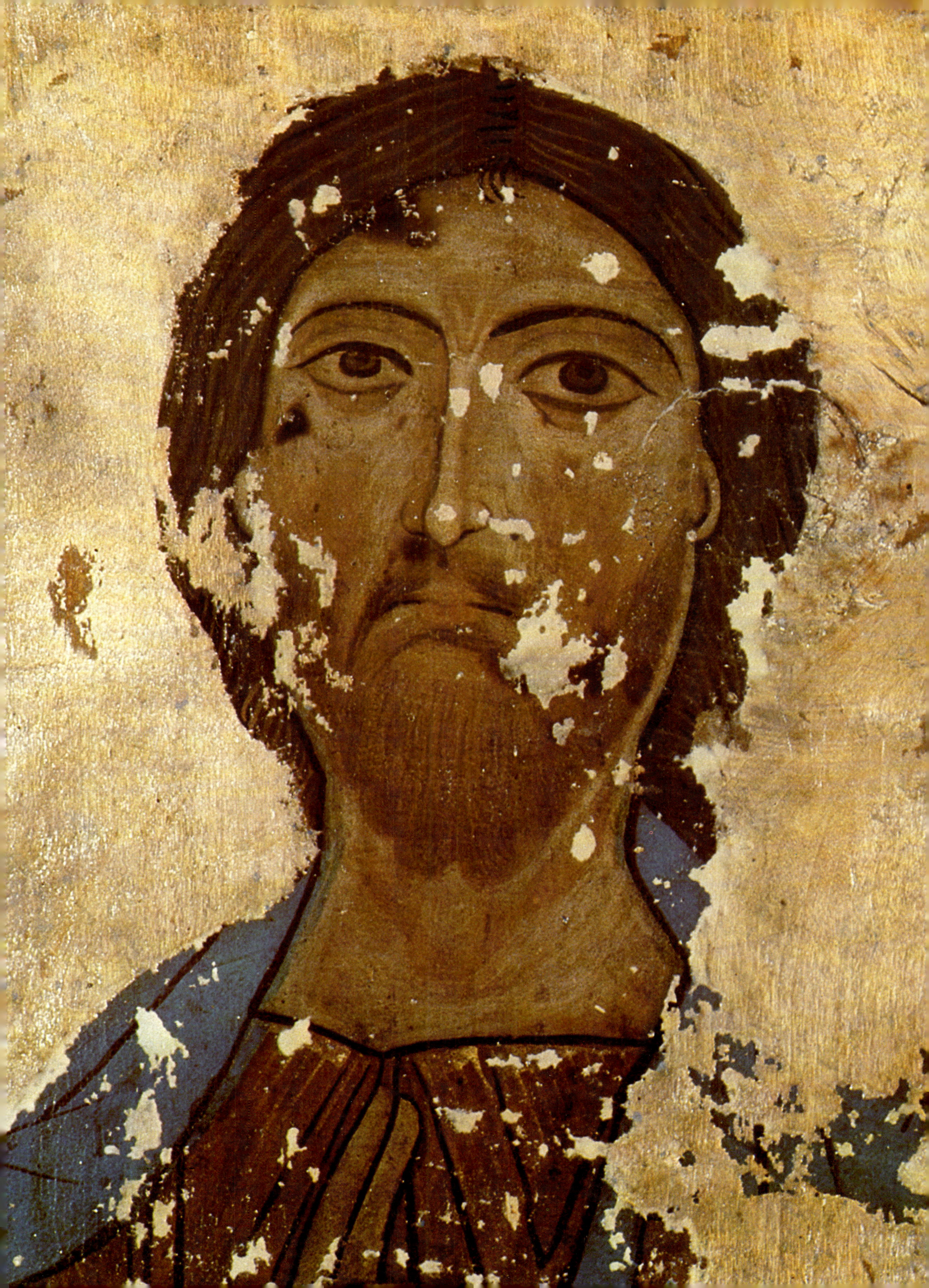

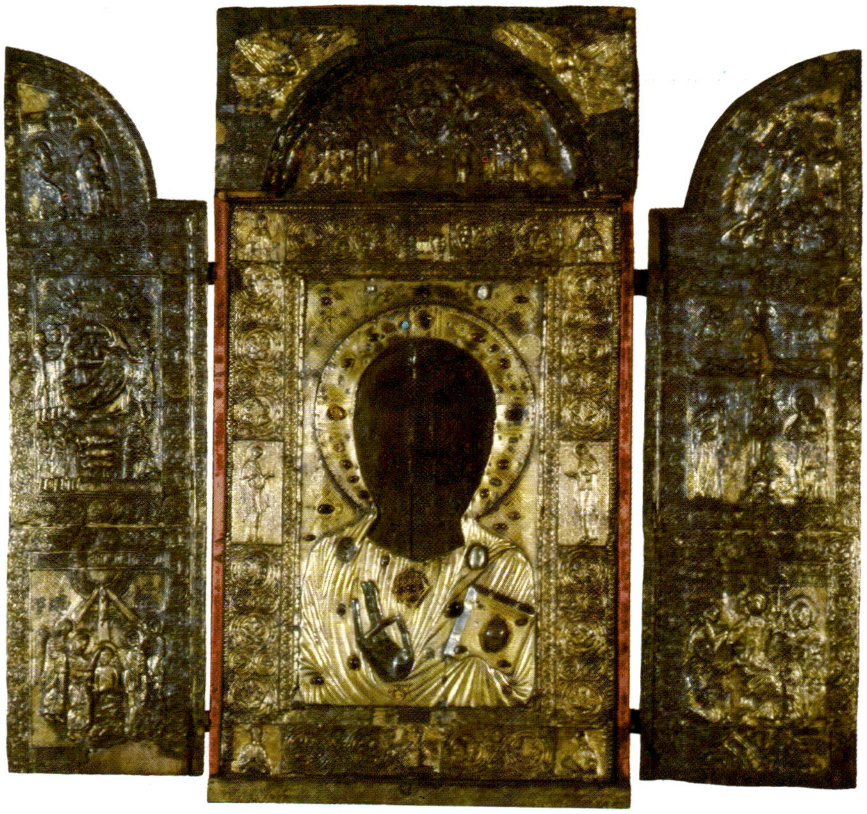

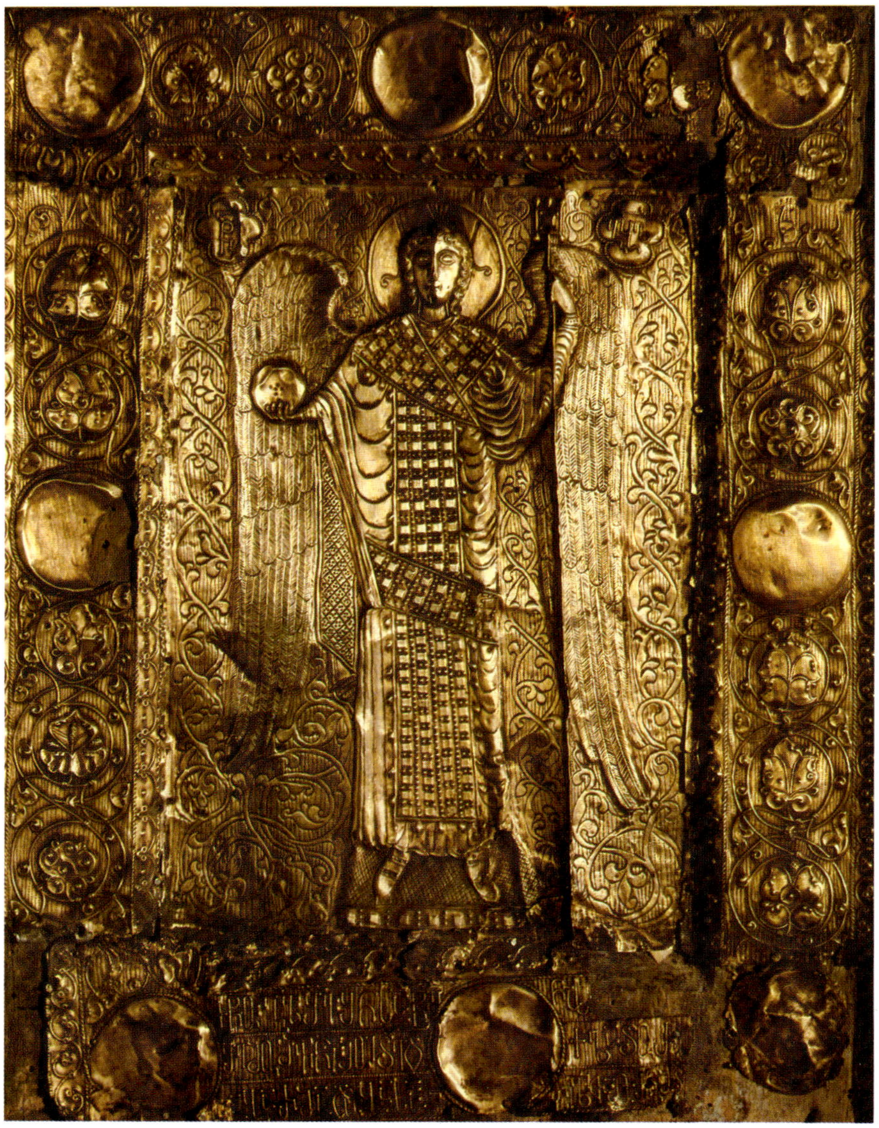

Links oben: *Der Erlöser des Triptychons von Anchi.* Gold (der Rahmen des Mittelfelds) und Silber vergoldet, 148 x 156 cm. Tbilisi, Ende 12. Jahrh. (Mittelfeld Arbeit des Beka Opizari), 14. Jahrh. (die Reliefs auf den Innenseiten der Flügel und oberer Halbkreis) und 1686 (die Reliefs auf den Außenseiten der Flügel, Arbeiten des Goldschmieds Bertauka Loladze). — Mestia, Staatl. Museum für Geschichte und Ethnographie Svanetiens.

Links unten: Tavdidisdze, *Erzengel.* Silber vergoldet, 35 x 45 cm. Mestia, 13. Jahrh. — Mestia, Staatl. Museum für Geschichte und Ethnographie Svanetiens.

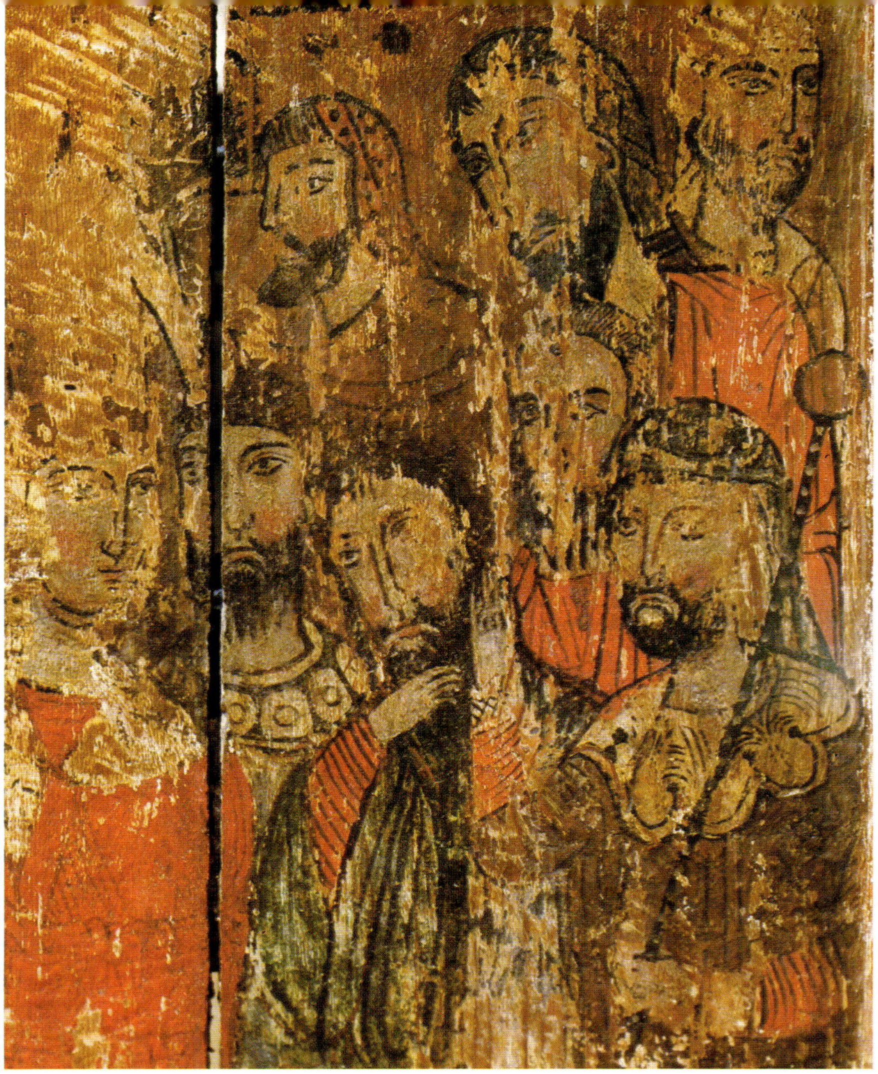

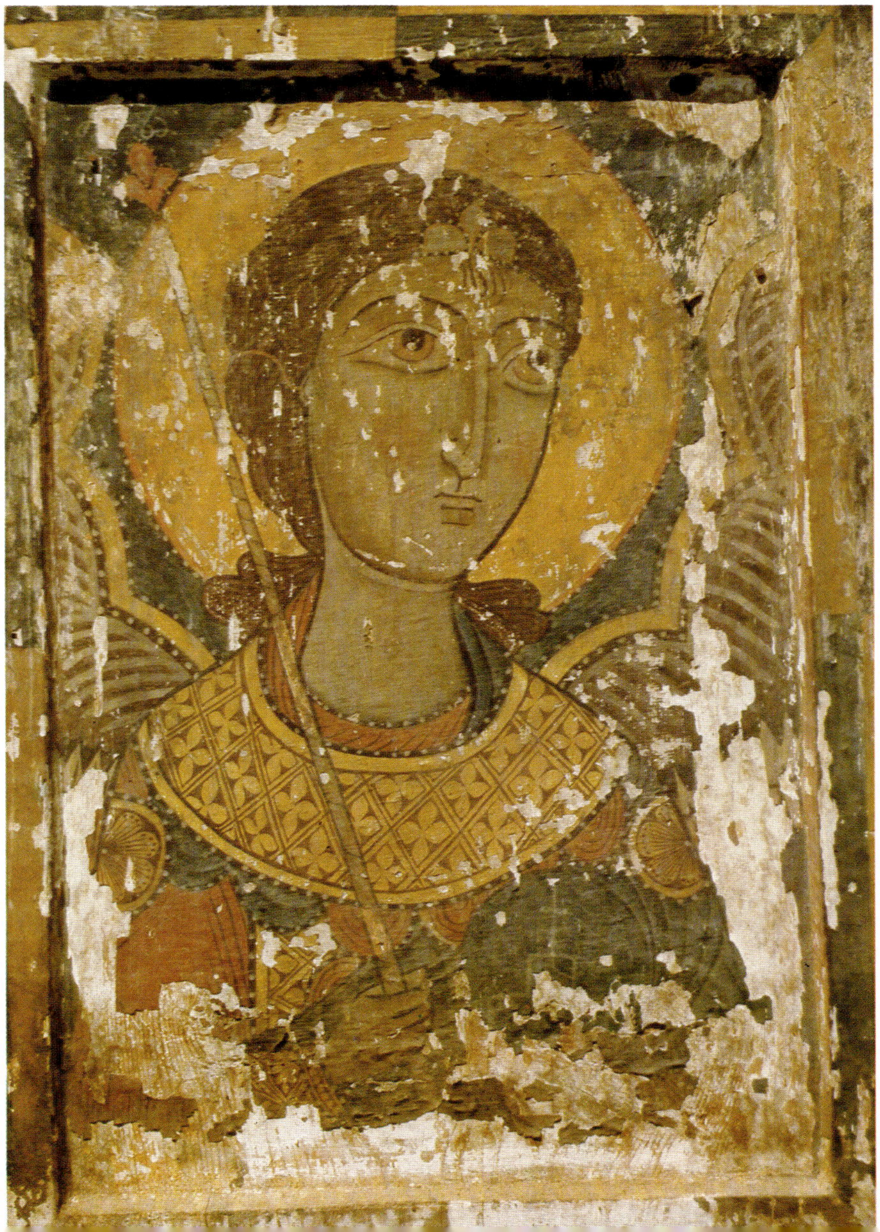

Rechts oben: *Kreuzigung*, Detail der Zuschauer. Tempera auf Holz, Größe des Gesamtwerkes 157 x 101. Matskhvarishi, 13. Jahrh. — Am Ort aufbewahrt.

Rechts unten: *Erzengel*. Tempera auf Holz, 90 x 66,5 cm. Ipari, 13. Jahrh. — Am Ort aufbewahrt.

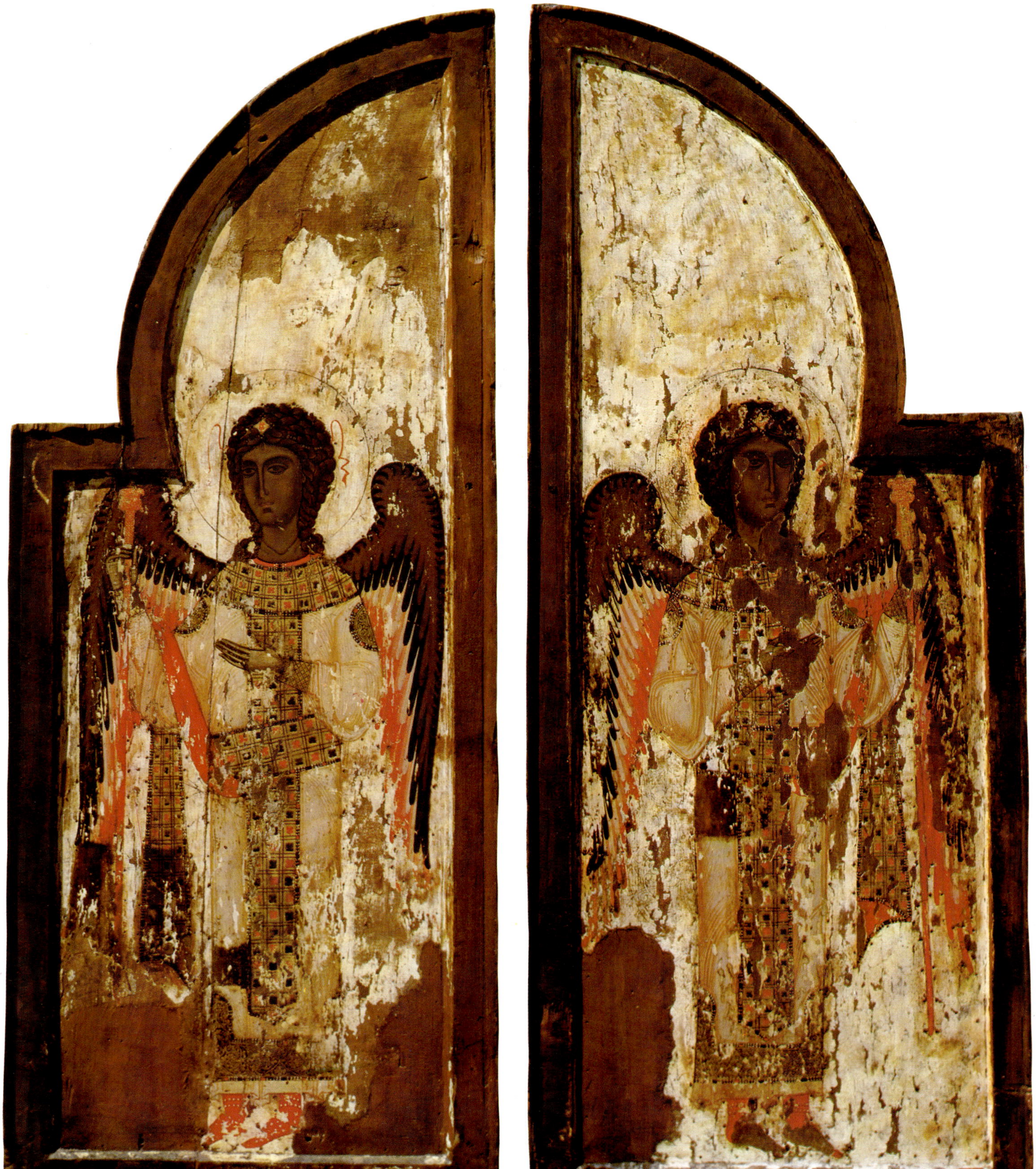

Zwei Erzengel. Flügel eines Triptychons, Tempera auf Holz, 104—68 x 43 cm. Matskhvarishi, zweite Hälfte des 13. Jahrh. — Am Ort aufbewahrt.

Rechts: *Herabkunft des Hl. Geistes auf die Apostel.* Tempera auf Holz, 48 x 34 cm. Imereti, 13. Jahrh. — Tbilisi, Staatl. Georgisches Kunstmuseum.

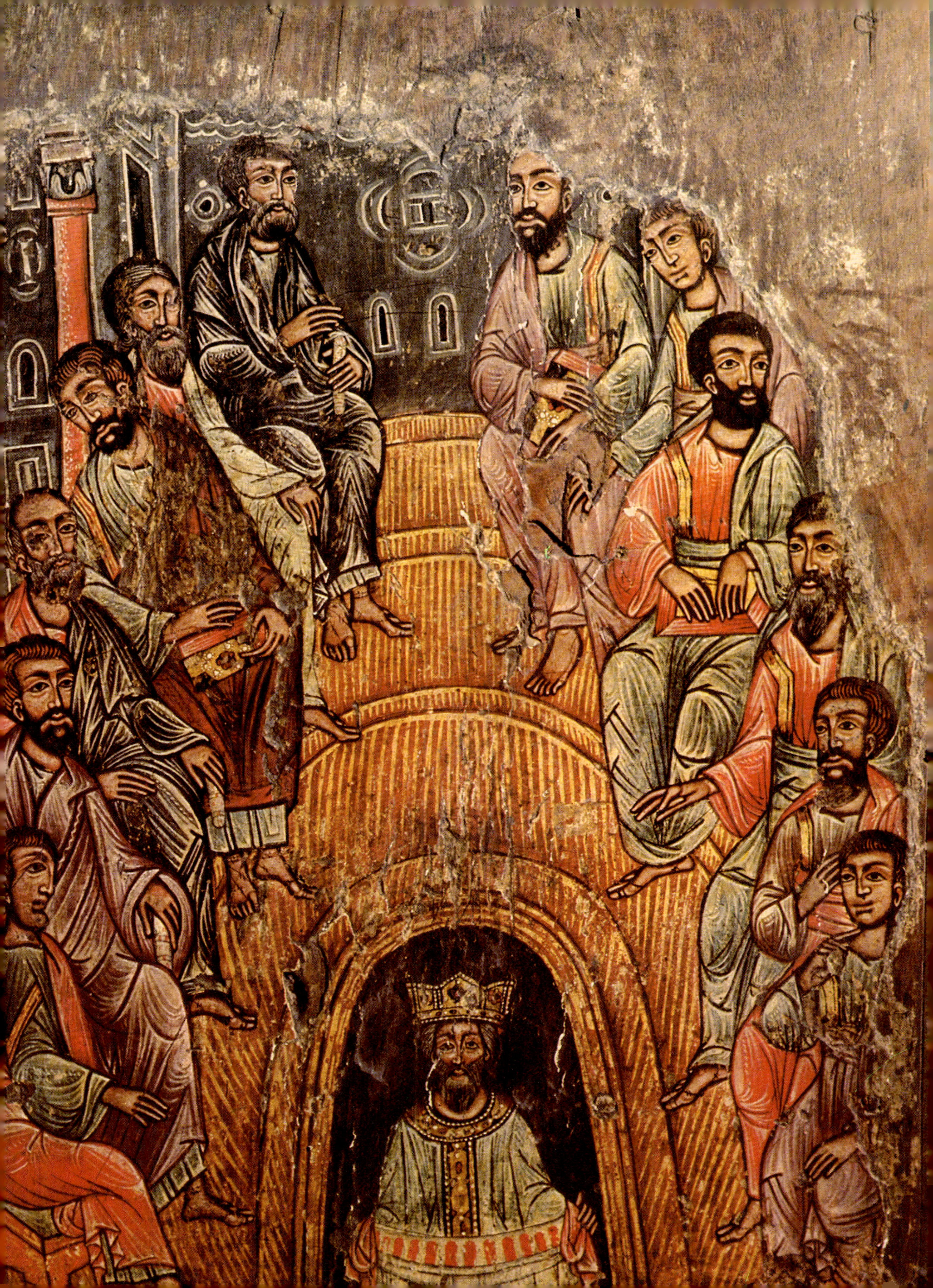

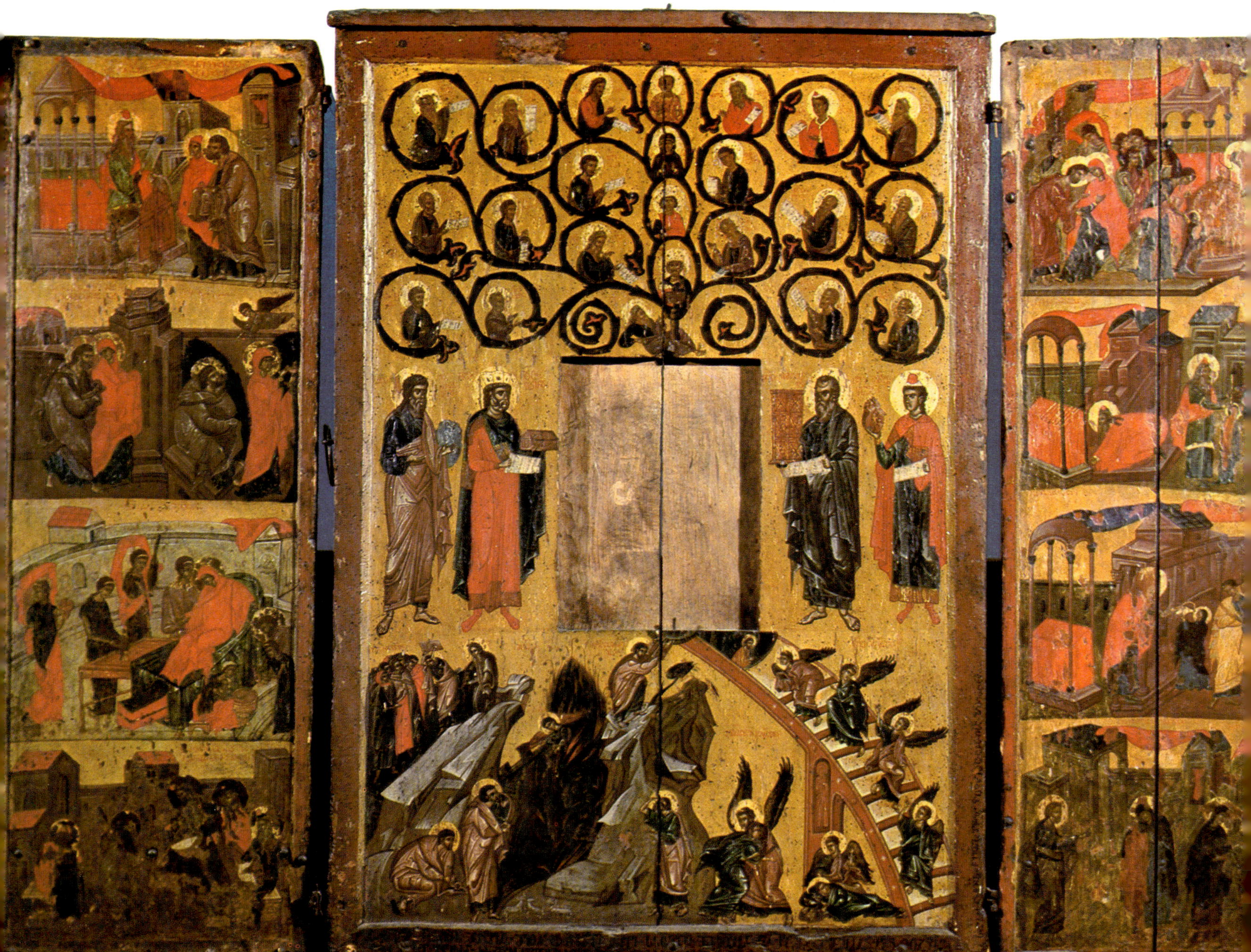

Triptychon mit *Szenen aus dem Leben Mariä und dem Alten Testament.* Tempera auf Holz, 133 x 176 cm. Ubisi, 14. Jahrh. — Tbilisi, Staatl. georgisches Kunstmuseum.

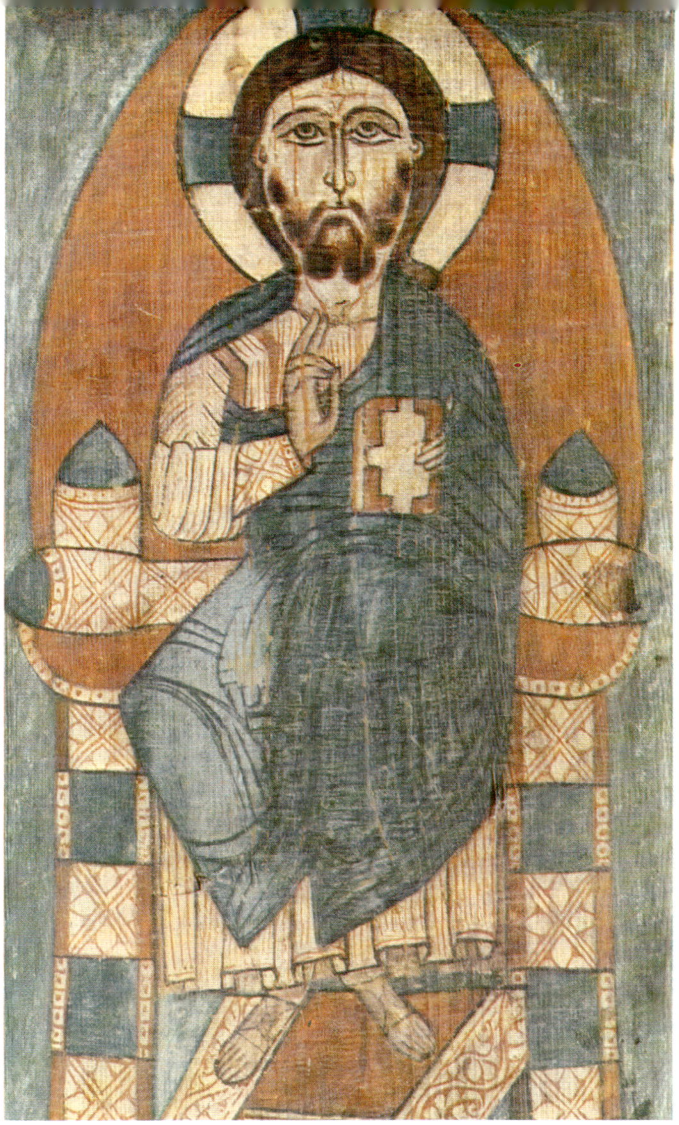

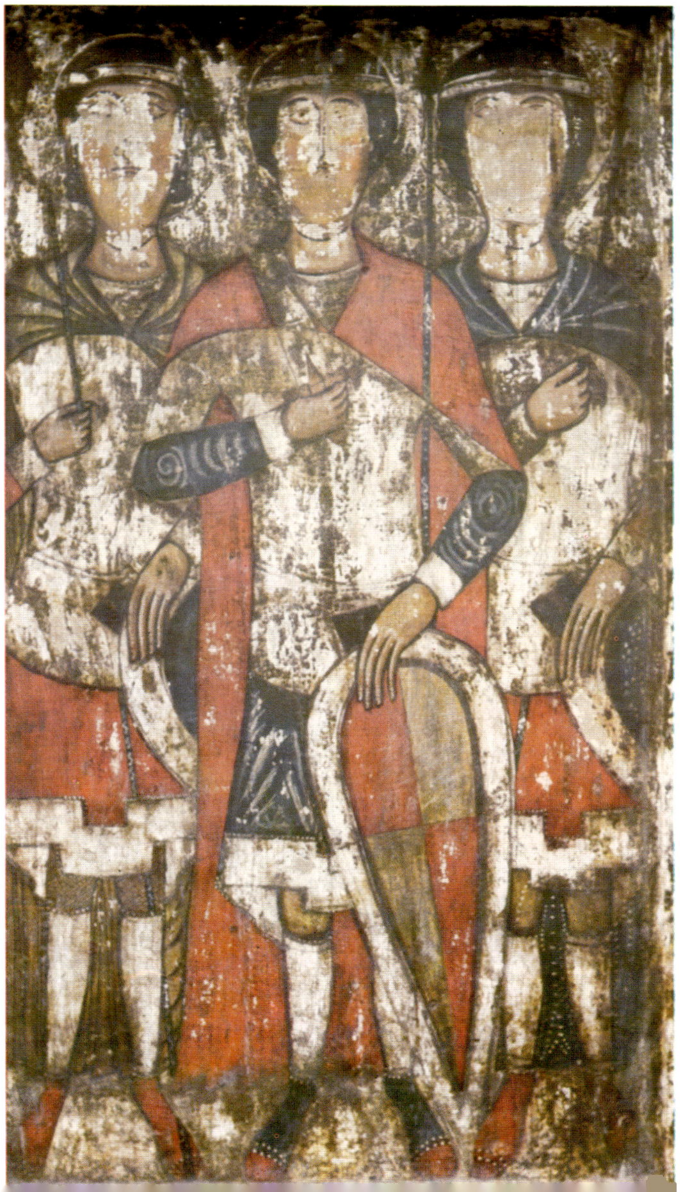

Rechts oben: *Thronender Christus.* Tempera auf Holz, 88 x 58 cm. Khe, 13. Jahrh. — Khe, Svanetien, Kirche Sankt Barbara.

Rechts unten: *Die Heiligen Georg, Theodor und Demetrius.* Leinwand auf Holz, Tempera, 125 x 75 cm. Nakipari, 13. Jahrh. — Am Ort aufbewahrt.

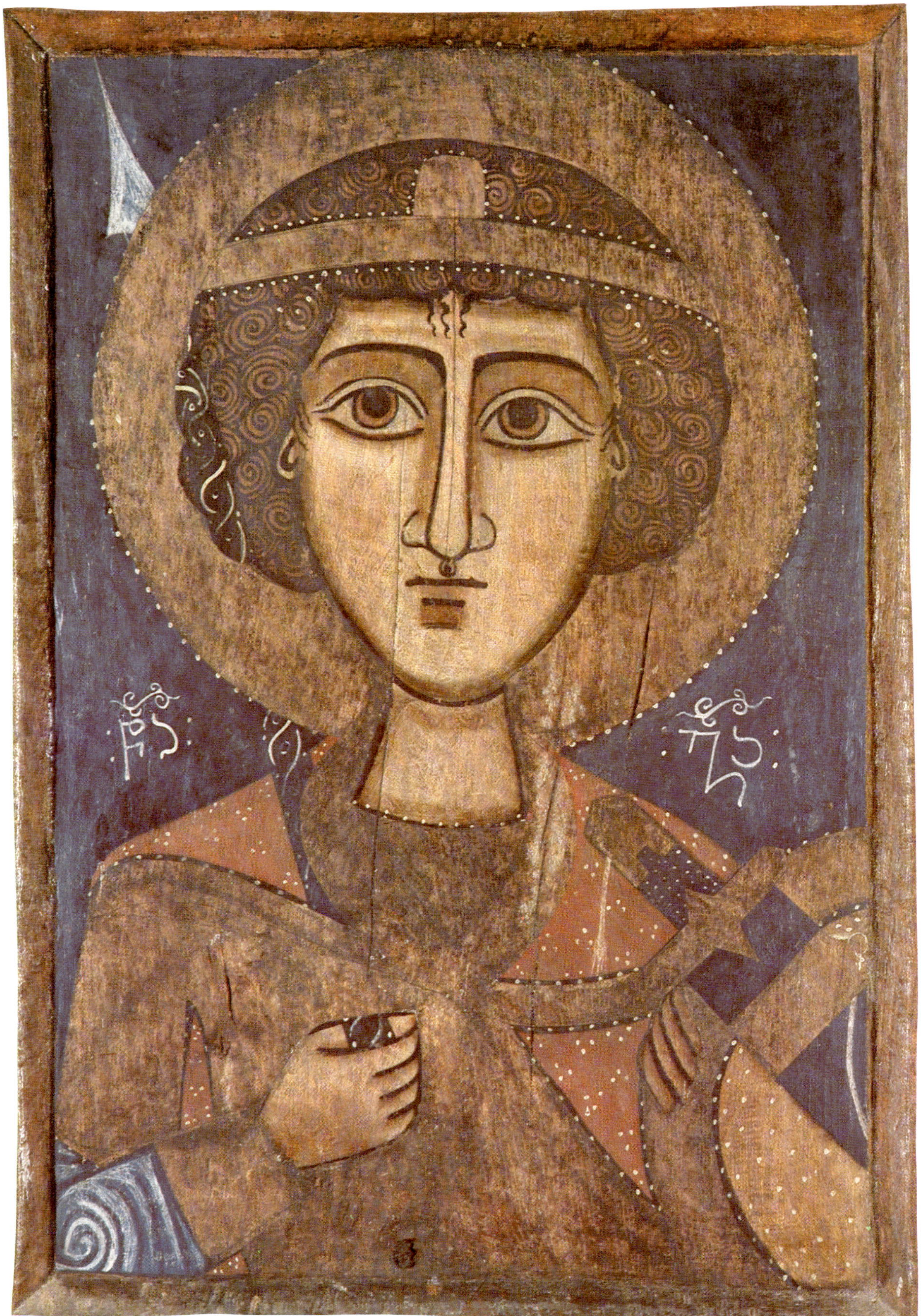

Sankt Georg. Tempera auf Holz, 80 x 58 cm. Mestia, 14.—15. Jahrh.

Rechts: *Sankt Georg zu Pferd.* Zellenschmelz-Email, 14,5 x 11,6 cm. 15. Jahrh. — Tbilisi, Staatl. georgisches Kunstmuseum.

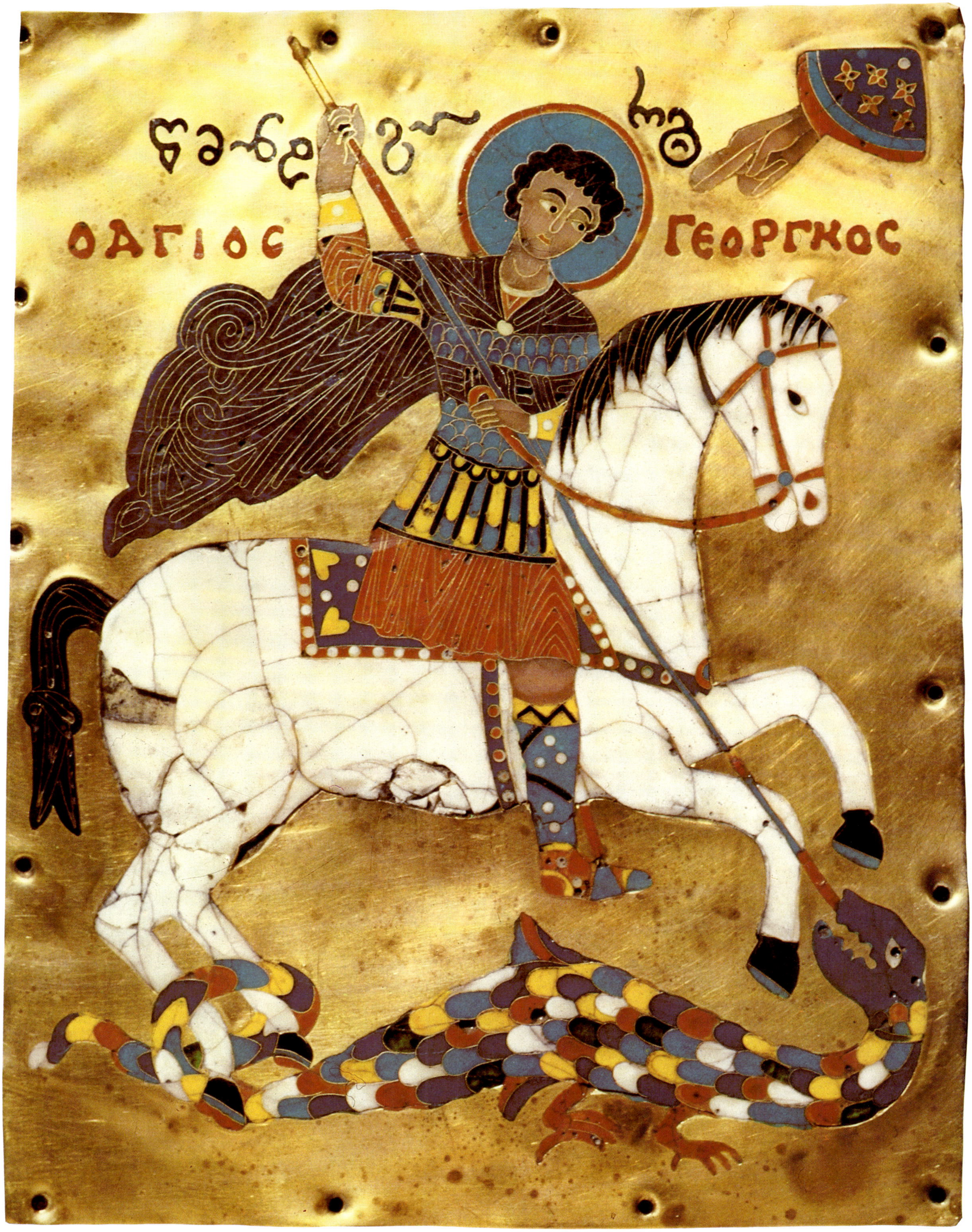
ΟΑΓΙΟϹ
ΓΕΟΡΓΚΟϹ

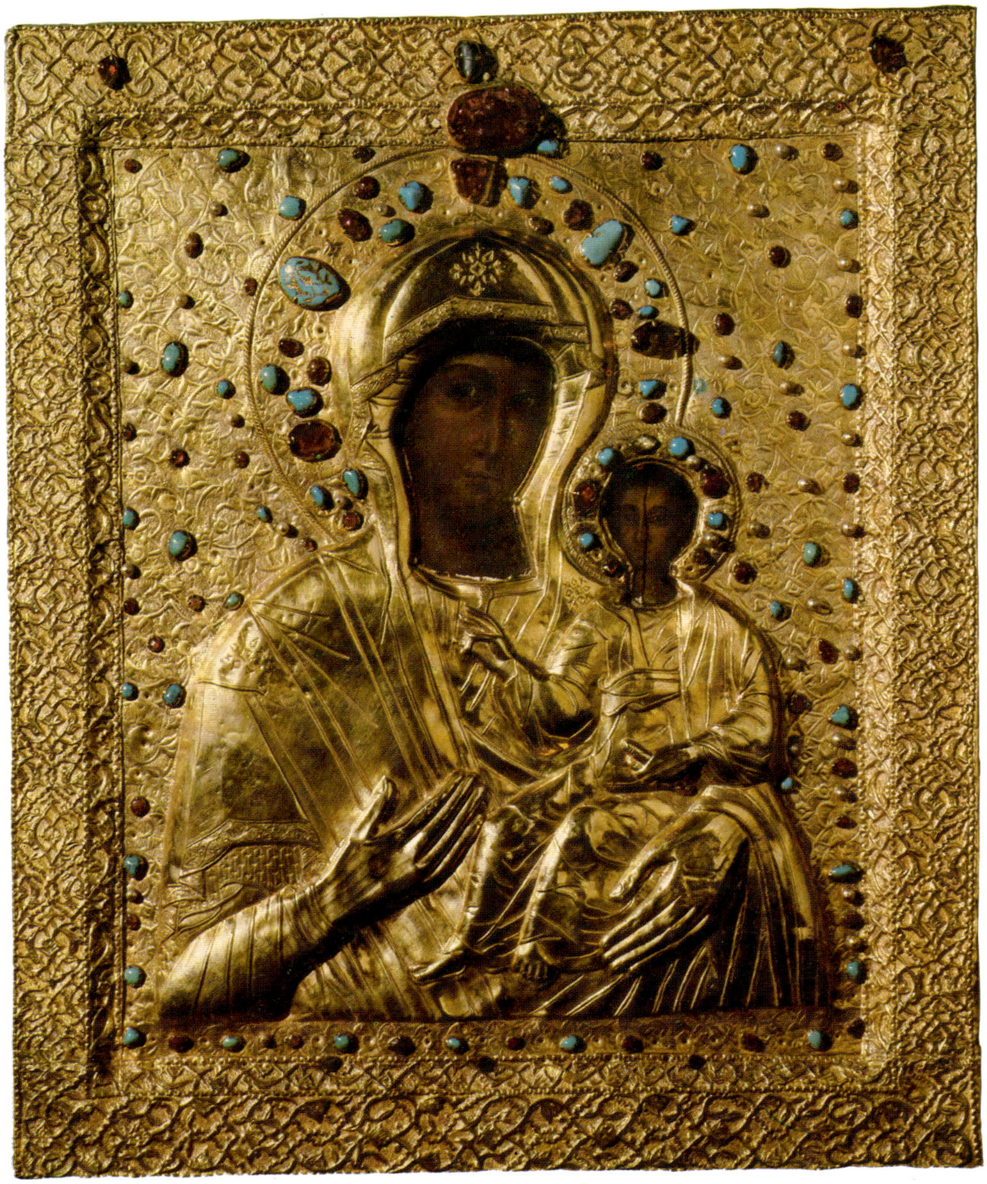

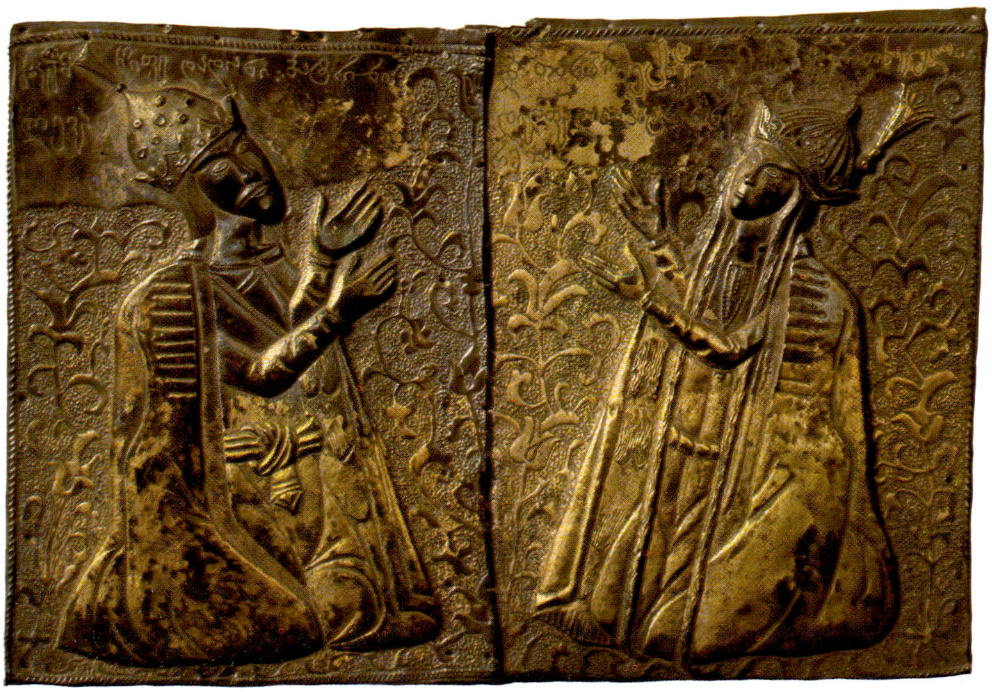

Links oben: *Maria mit Kind.* Gold, Gesichter gemalt, reich verziert mit Edelsteinen (Rubine, Türkise) und Perlen, 49 x 41 cm. *Shuamta,* zweite Hälfte des 16. Jahrh. Gestiftet von der Königin Tinatin, der Gattin Leos, des Königs von Kakhezia (1520—1574). — Tbilisi, Staatl. georgisches Kunstmuseum.

Links unten: *Propheten,* Detail einer Ikone des Stifters Levan II. Dadiani (1611—1657) und seiner Gattin Nestan-Daredjan. Silber vergoldet, Größe des Gesamtwerks 65 x 47 cm. Kortskheli 1640. — Tbilisi, Staatl. georgisches Kunstmuseum.

Rechts: *Erlöserchristus.* Gesicht gemalt in Gold, Ornamente aus kostbaren Steinen, 58 x 41 cm. Alaverdi, 16. Jahrh. — Tbilisi, Staatl. georgisches Kunstmuseum.

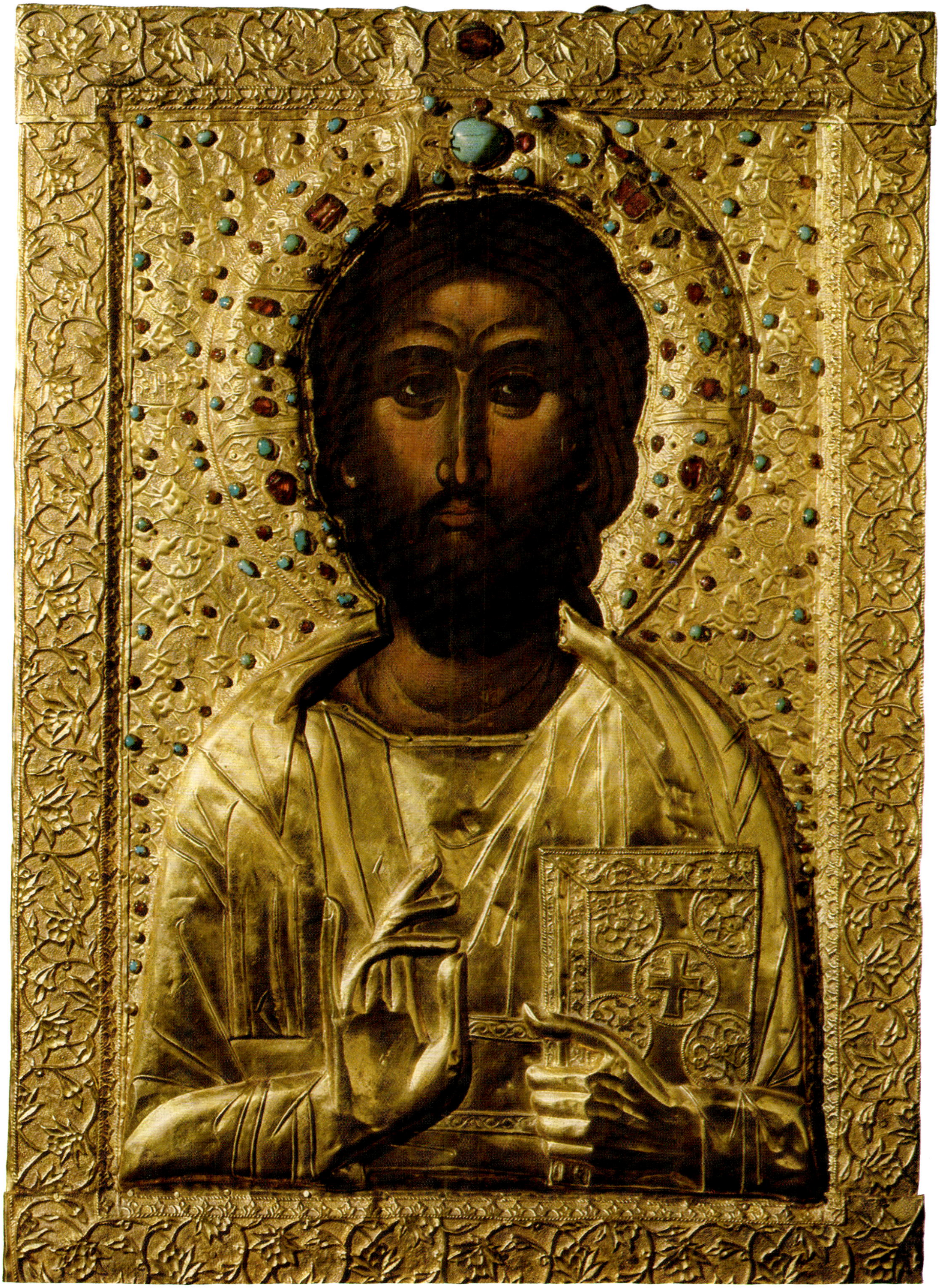

DIE IKONEN DER BALKANHALBINSEL UND DER GRIECHISCHEN INSELN

TEIL I

VON MANOLIS CHATZIDAKIS UND GORDANA BABIĆ

Saloniki

Thessalonike, die zweitgrößte und meistbevölkerte Stadt des Byzantinischen Reiches, barg innerhalb der starken Festungsmauern, die noch heute die Altstadt umgeben, eine große Anzahl kirchlicher Bauwerke, darunter einige der größten und prächtigsten des Reiches. Diese Stadt diente als Bollwerk gegen slawische und bulgarische Invasionen. Sie war ein Knotenpunkt für Landstraßen und Seewege aus allen Richtungen. Die Via Egnatia, die Konstantinopel mit Dyrrhachium (Durazzo) am Adriatischen Meer verband, führte wenig nordwärts an der Stadt vorbei. Während des 5. und 6. Jahrhunderts wurden einige große Kirchen vom Basilikatyp erbaut, und mindestens ein eindrucksvolles, spätrömisches Bauwerk, die Rotunde, wurde in die Kirche umgewandelt, die heute noch zu sehen ist. Zwei der wichtigsten Basiliken sind noch erhalten, das große Martyrion des hl. Demetrius, das während der ganzen byzantinischen Zeit eines der bekanntesten Heiligtümer war, und Acheiropoietos, wahrscheinlich die erste Kathedrale. All diese Kirchen waren geschmückt mit dekorativen Fußböden und Wandverkleidungen aus farbigem Marmor, mit Mosaiken an Wänden und Gewölben, mit sorgfältig gearbeiteten Säulenkapitellen, mit Reliefs an den Balustraden und anderen Skulpturen. Es gibt tragbare Ikonen, darunter die in zeitgenössischen Quellen erwähnten wundertätigen Bilder. Trotz der Zerstörungen durch Erdbeben, den Zahn der Zeit, Wandalismus, Reparaturen und Renovierungen bewahren diese Kirchen, wie auch einige byzantinische Bauwerke aus späterer Zeit, besser als alle anderen – von Konstantinopel ausgenommen – die wahre Größe und den Adel, welche die Architektur dieser Periode auszeichnen.

Während der byzantinischen Zeit und der ottomanischen Besetzung spielte Saloniki unter den Städten des Balkans, dem byzantinischen Italien, Griechenland und seinen Inseln eine führende Rolle. Es ist selbstverständlich, daß das Kunstschaffen dieser großen Stadt für das ihrem unmittelbaren Einfluß ausgesetzte Makedonien wie auch für die bedeutende Malerei des südlicheren Griechenland als Vorbild diente. Wir dürfen auch annehmen, daß viele der Kunstwerke, die sich im Norden und Süden finden, aus den Werkstätten Salonikis stammen. Der Umfang dieser künstlerischen Tätigkeit, der durch schriftliche Quellen und die noch vorhandenen Werke bezeugt wird, hat Saloniki zu einem kulturellen Zentrum ersten Ranges gemacht. Das heißt nicht unbedingt, daß hier neue Stile und Techniken entwickelt wurden, die sich von den Impulsen der Hauptstadt völlig lösten. Auf künstlerischer Ebene hielten die beiden Städte engen Kontakt.

Wer die mittelalterliche Kunst der Region studiert, muß in

jedem einzelnen Fall unterscheiden, ob das Zusammenspiel von angewendeter Technik, ikonographischem Konzept, dargestellten Figuren und Ereignissen sowie des Stils nach Saloniki deutet und nicht nach Konstantinopel.

Dieser Versuch ist nicht leicht. Wer auch nur einen summarischen Überblick über die Ikonenproduktion Salonikis gewinnen möchte, stößt auf viele Hindernisse, denn die Zahl der tragbaren Ikonen, die zweifelsfrei aus Saloniki stammen, ist sehr gering. Leichter wird es, wenn man sich dem sehr umfassenden byzantinischen Begriff der Ikone anschließt. Der Bilderstreit betraf jegliche Darstellung von Heiligen oder erbaulichen Szenen, gleichgültig in welchem Material (Farbe, Marmor, Metall, Elfenbein oder kostbare Steine), mit welchen künstlerischen Ausdrucksmitteln und in welchem Maßstab, von monumentalen Mosaikfiguren bis zur Miniatur, also nicht nur die tragbaren Malereien auf Holztafeln.

Aus Saloniki ist kein Beispiel eines Werkes mit kostbarem Material bekannt, aber in der Monumentalmalerei – Mosaik und Wandgemälde – sind viele Bilder von Heiligen oder Szenen aus der Heiligen Schrift von Wert und Qualität erhalten. Außerdem darf man annehmen, daß die Werkstätten, von deren Existenz in Saloniki man weiß, die Stadt und ihre Umgebung sowohl mit Tafel-Ikonen als auch mit Wandgemälden versorgten. Wir sind also zu der Annahme berechtigt, daß solche Mosaiken und Wandgemälde, soweit feststellbar, in keinem wesentlichen Punkte von den Tafel-Ikonen ihrer Zeit verschieden sind, außer vielleicht in der Größe. In dieser Zeit borgten sich die Maler tragbarer Ikonen ihre Technik und ihren Stil je nach Größe des geplanten Tafelbildes entweder von der Monumentalmalerei oder von Miniaturillustrationen.

Es muß hier bemerkt werden, daß es in früheren Jahrhunderten in Saloniki wundertätige Ikonen gab, zum Beispiel die Madonna Hodegetria, die Acheiropoietos, die Kataphyghe und andere. Nur in den noch erhaltenen Mosaikdekorationen der Demetriuskirche, die aus einzelnen Widmungsfeldern aus dem 7. Jahrhundert bestehen, wird die Gestalt des zwischen den Stiftern stehenden hl. Demetrius vielmals in fast identischer Weise wiederholt. Er ist als Ganzfigur in frontaler Stellung mit zum Gebet erhobenen Händen abgebildet. Wir nehmen an, daß diese Figuren nach dem Modell des verlorenen Gnadenbildes gestaltet sind. Das schließen wir sowohl aus der ständigen Wiederholung der Stellung und der Einzelheiten als aus der Chlamys des Edelmanns und besonders aus den vergoldeten Händen. Dies ist vielleicht das älteste bekannte Beispiel für die Anwendung von Metall in einer Tafel-Ikone. Es müssen auch – vielleicht in früherer Zeit – Ikonen mit dem sitzenden Heiligen existiert haben, in beiden Beispielen ist er als Adeliger, nicht als Krieger geschildert.

Aus der Zeit des Bilderstreits und dem 10. Jahrhundert sind in Saloniki nur wenige Ikonen bekannt. Es gibt eine kleine Marmorplatte – jetzt im Byzantinischen Museum von Athen – mit drei stehenden Aposteln in einem erhabenen Linearrelief, dessen umrandete Flächen mit farbigem Material ausgefüllt sind. Es muß im Teil vom Architrav einer Ikonostase gewesen sein, auf dem es an beiden Seiten der dreifigurigen Deesis Darstellungen der zwölf Apostel in ganzer Figur gegeben hat. Die Datierung auf das 10. Jahrhundert ist glaubwürdig. Es wurden in Saloniki noch zwei weit größere Ikonen aus Stein gefunden – eine betende Madonna als Ganzfigur (Byzantinisches Museum, Athen) und ein David (Museum, Thessalonike), die in gleicher Technik ausgeführt sind – wodurch sich die Gewißheit erhöht, daß die Tafeln in Saloniki angefertigt wurden. Stilistisch gehören diese drei Stein-Ikonen, die wohl in eine Mauer eingelassen waren, zur antiklassizistischen Strömung dieser Zeit. Eine vierte Relief-Ikone mit stark betonten klassischen Zügen, die an die vornehmen Elfenbeinarbeiten der gleichzeitigen „Romanos-Gruppe" erinnern, ist stärker der Kunst Konstantinopels verpflichtet.

In der Monumentalmalerei bieten sich Vergleichspunkte mit den Ikonen nicht so leicht an. Das bedeutendste Werk dieser Periode in Saloniki, die großformatige „Himmelfahrt" in der Kuppel der Hagia Sophia (880?), hat enge Beziehungen zu einigen Mosaiken in der großen Kirche von Konstantinopel. In derselben Kirche von Saloniki zeigen die in der inneren Wölbung des Narthex erhaltenen Wandmalereien Paare von Heiligen in frontaler Stellung mit der für Märtyrer traditionellen Haltung der Hände (S. 145). Diese Bilder kann man als für die erste Hälfte des 11. Jahrhunderts typische Ikonen ansehen; sie stellen zugleich eine Abwandlung der hauptstädtischen Kunst dar. Der blaue Hintergrund, die ausdrucksvollen Gesichter, deren Wirkung durch lineare und plastische Tendenzen vertieft wird, finden sich auch auf Wandmalereien anderer Kirchen in Saloniki wie in der nach 1027 erbauten Panagia Chalkeon. Wir finden sie auch in der ältesten Malschicht der Sophienkirche in Ochrid, die von Leo, dem ersten aus Konstantinopel gekommenen Erzbischof (1037–1056), gegründet wurde.

Wir können diese stilistische Tendenz, die eine vorwiegend antiklassische Neigung hat, als Ausdruck einer aristokratischen Kunstauffassung bezeichnen, nicht nur weil wir ihr in besonders reich ausgestatteten Kirchen und Klöstern begegnen, sondern auch wegen der peinlich genauen Arbeit, dem handwerklichen Können und schließlich wegen ihrer Vielseitigkeit. Diese Eigenschaften schließen oberflächliche Etikettierungen wie „bäuerlich", „mönchisch", „hieratisch" oder „provinziell" aus. Dieser Stil bleibt während des 11. Jahrhunderts im Byzantinischen Reich und jenseits seiner Grenzen vorherrschend, wenn auch nur an Schaffensstätten mit hohem Niveau. Wir finden ihn in der Sophienkirche von Kiew, wo byzantinische Handwerker für die russischen Herrscher gearbeitet haben, und sehr viel weiter im Süden in der größeren der beiden Klosterkirchen von Hosios Lukas in Böotien, dort sowohl in den Mosaiken des Kirchenschiffs und des Narthex als auch in den Wandmalereien der Seitenkapelle und der Krypta. Wir wissen, daß die größere Kirche trotz ihrer reichen Ausstattung keine kaiserliche Gründung war, sondern die eines Abtes Philotheos, der aus der landbesitzenden Schicht Thebens stammte. Für ihn war es selbstverständlich, zur Ausschmückung seiner Kirche auch die Ateliers von Saloniki einzuspannen. Bezeichnend für das Mosaikprogramm der Kirche, die das wundertätige Marmorreliquiar mit den Gebeinen des hl. Lukas birgt, ist das Überwiegen der Heiligenbilder (Ikonen), deren es 144 gibt, während nur wenige biblische Szenen dargestellt sind. Es ist deshalb nicht verwunderlich, daß man hier gleich zwei Spielarten der Madonna Hodegetria (S. 146) findet, ein Thema, das von ungezählten zeitgenössischen und späteren Tafel-Ikonen bekannt ist. Es ist auch kein Zufall, daß diese Ikonen sehr hoch in der Nähe der Ikonostase ihren Platz haben, wie es auch in der Sophienkirche von Ochrid (S. 149) der Fall ist. Außerdem ist sogar im Umriß und Ausdruck der Gesichter die Ähnlichkeit mit den entsprechenden Figuren in der Panagia Chalkeon von Saloniki eindeutig.

Weit mehr nicht ortsfeste Ikonen sind uns aus dem 12. Jahrhundert überkommen. Das mag mit der Entwicklung der Schranke zum Altarraum (Templon) zusammenhängen, die Ikonen einer neuen Art in größerer Zahl erforderte. Die allmähliche Veränderung der Chorschranke, ihr Ausbau von den Balustraden des Templon zur Ikonostase hatte schon zur Zeit der makedonischen Dynastie begonnen. Zunächst wurden Bilder auf dem Architrav über den Türen der Ikonostase angebracht. Solche Ikonen können sehr unterschiedlich gewesen sein, wie etwa die oben beschriebene Platte mit den Aposteln. Oder es gab auf Holz gemalte Ikonen, die nur eine vielfigurige Deesis enthielten, manchmal auch eine zweite Bilderzeile mit Szenen der zwölf Feste des Kirchenjahres oder aus dem Leben des Heiligen, dem die Kirche geweiht war. Häufig fanden sich auch solche Szenen mit der Deesis in derselben Reihe.

Ikonen an dieser Stelle hinderten nicht den freien Blick der Gemeinde auf die gottesdienstlichen Handlungen im Sanktuarium, denn der Raum zwischen den kleinen Säulen des Templons war durch Vorhänge abgeschlossen, die angehoben werden konnten. Das heißt, daß sich schon im 11. Jahrhundert gewisse ikonographische Regeln herausgebildet hatten, in denen sich die Entwicklung des Templon ankündigt. Die Deesis, die sich auf die Wiederkunft Christi bezieht, wird oft in den aus älterer Zeit stammenden steinernen Architraven der Ikonostase eingemeißelt. Das ikonographische Programm wurde allmählich durch große Ikonen im Mittelfeld des Templons erweitert, die zwar dem Kult dienten, aber nicht an bestimmte Regeln gebunden waren. Für die Deesis entwickelte sich schließlich eine bestimmte Form – die Gestalt Christi zwischen Maria und Johannes dem Täufer, dazu die Ikonen des Schutzheiligen und der Erzengel. So gewannen die Säulenbalustraden des Templons das Aussehen einer festen Wand, die in dekorative Felder aufgeteilt war wie eine rhythmisch aufgeteilte Architekturfassade, die zwei oder drei Reihen von Ikonen aufnehmen konnte – das Templon wurde zur Ikonostase. Aber die Liturgie wurde zu etwas Geheimnisvollem, denn jetzt war sie den Blicken der Gläubigen entzogen.

Die Entwicklung vom Templon zur Ikonostase vollzog sich in dem frommen Wunsch, die Ikonen Christi und der Madonna vor dem Sanktuarium zur Verehrung auszustellen. So finden wir auf der Vorderseite der Pfeiler an den Seiten des Templons ganzfigurige Ikonen Christi und der Madonna als Ikonen oder Wandmalerei, wie zum Beispiel in Ochrid schon im 11. Jahrhundert (S. 149), in Porta Panagia, Trikkala in Thessalien (S. 164 u. 165) und vielen anderen Kirchen des 13. Jahrhunderts. Von da aus war es ein kleiner Schritt, sie in das ikonostatische Programm der zwischen diesen beiden Pfeilern entstandenen Ikonostase einzufügen.

Hier wandelt nun die als streng und unbeweglich angesehene byzantinische Kunst diese Themen mit großer Freiheit ab und bringt damit den Byzantinisten des 20. Jahrhunderts in eine schwierige Lage, weil er ihr immer die Starre und Regeltreue einer logischen Konzeption unterstellt. Zum Beispiel gibt es auf den beiden Pfeilern der Sophienkirche in Ochrid zwei verschiedene Darstellungen der Madonna, aber kein Christusbild. Ähnlich begrenzen in Hosios Lukas, wo es keine Pfeiler gibt, zwei Marien-Ikonen das Templon (S. 146). In der Kirche des hl. Panteleimon in Nerezi, die von Alexis, dem Enkel des Kaisers Alexis Komnenos, nach 1164 gegründet wurde, befinden sich an den Pfeilern die Ikonen der Madonna und des hl. Panteleimon in kunstvoll ausgeführten Rahmen (vgl. Abbildung eines Templons auf S. 23).

Der hl. Panteleimon, dessen edles Gesicht sehr durchgeistigt ist, wird als aristokratischer junger Mann im Gewand eines Arztes vorgestellt. Vorne trägt er ein langes, malvenfarbiges Gremiale, mit dessen Rändern seine zarten Hände die medizinischen Instrumente fassen. Diese Ikone gehört zu einer Reihe von Gemälden, die für die Entwicklung der komnenischen Kunst nach der Mitte des 12. Jahrhunderts bezeichnend sind. Zum erstenmal ist hier in der europäischen Kunst der Versuch gemacht worden, dem Thema des Bildes entsprechend Schmerz und Leiden rückhaltlos auszudrücken. Die massigen Figuren der Heiligen auf den Ikonen gewinnen eine aristokratische Eleganz, werden ausdrucksstark schon durch die Proportionen, weil der untere Teil des Körpers häufig unnatürlich lang gestreckt ist. Die malerische Gestaltung besonders der jugendlichen Gesichter zeigt eine verfeinerte Pinselführung in warmen Farben, die durch kühle, grünliche Schatten noch betont werden. Ähnliche Methoden wurden in der Hagia Sophia von Konstantinopel für die Bildnisse der kaiserlichen Familie des Johannes Komnenos verwendet. Es ist nicht unmöglich, daß der talentierte Maler von Nerezi aus Saloniki kam, denn man findet gleichen Stil und Formenreichtum in den Wandgemälden des Klosters Latomou in Saloniki.

Die spätere Entwicklung der Malerei auf dem Balkan beweist die Schlüsselstellung Nerezis, denn hier findet man im Keim schon alle stilistischen Wandlungen späterer Phasen der Malerei. So zeigen in der Kirche der Heiligen Anargyroi (Kosmas und Damian) zu Kastoria in den beiden unteren Reihen Szenen der Passion und Kriegerheilige in ganzer Figur, die das Werk eines begabten „modernen" Malers sein müssen, eine kühne Anwendung der Ausdrucksmittel, die durch Überbetonung in die Komposition gelangen, was in den Passionsszenen besonders deutlich wird. Die Heiligen Georg und Demetrius (S. 150), die in voller Größe dargestellt sind, haben zwar kurze Leiber, aber hier kommt der gesteigerte Ausdruck durch die reiche Ausgestaltung nicht nur der Komposition, sondern auch der militärischen Prunkgewänder zur Geltung. Der hl. Georg trägt einen eng anliegenden Schuppenharnisch. Es ist nicht sehr natürlich für einen Panzer, daß er Falten wirft und ein Blattmuster aufweist. Außerdem ist seine knielange Tunika mit den langen Ärmeln durch einfallsreiche Arabesken in Goldstickerei verziert. Die lange, rote Chlamys mit doppeltem Perlenbesatz an den Rändern flattert malerisch herab wie von einem Windhauch bewegt. Die Chlamys des Demetrius hängt gerade, das Gewand geht fast bis zu den Füßen, und die Schuppen des Panzers sind größer. Die geschmeidigen Körper, die etwas gekünstelte Haltung, der dünne Hals mit dem verhältnismäßig zu schweren Kopf hinterlassen den Eindruck, hier sollten unerprobte aristokratische Jünglinge dargestellt werden, keine erprobten Krieger. Alles verrät das Streben nach einem gewissen Manierismus, der für die späte komnenische Malerei bezeichnend ist. Wegen ihrer Verwandtschaft mit ähnlichen Bildern auf Zypern und besonders in Kurbovino, Jugoslawien, sollten die Wandmalereien der heiligen Anargyroi den letzten zwanzig Jahren des 12. Jahrhunderts zugeschrieben werden.

Die Umwandlung des Templons in die Ikonostase hatte für die Malerei beweglicher Ikonen weitreichende Folgen. Es entstanden neue Formate, wie etwa die langen, schmalen Ikonen für den Architrav der Ikonostase und für größere Kirchen die Ikonenreihen mit den Aposteln und Szenen der zwölf Kirchenfeste sowie die Serien der großen, despotischen Ikonen von gleichem Format und gleicher Größe. In der Folge wurden sowohl Ikonen der verschiedensten Gattung als auch Chorschranken und das große Kreuz darüber in zunehmendem Maße hergestellt.

Die Mosaik-Ikone der Jungfrau Hodegetria im Kloster Chilandari auf dem Berg Athos (S. 146 u. 147) mag für das Templon gedacht sein, denn ihre Abmessungen schließen das nicht aus. Die Symmetrie der vom regelmäßigen Faltenwurf des Maphorions eingerahmten Gesichtszüge mit der durch scharfe Schatten bedingten Plastizität, die an eine Skulptur gemahnt, die geschwungenen Brauen mit den beherrschenden Augen und die schmale, verlängerte Nase deuten auf ein klassizistisches Vorbild hin. Parallele, senkrechte Dunkelheiten heben die Falten des Maphorions hervor. Das alles besagt, daß der Stil dieser Ikone einer Richtung der komnenischen Kunst angehört, die man akademisch nennen könnte. Diesen gab es zuvor in Nerezi, und er wurde auch parallel mit dem dynamischeren Stil, den wir zum Beispiel in Kastoria (vgl. S. 15) sahen, gegen Ende des Jahrhunderts weitergepflegt. In derselben Ikone hat die Gestalt des Kindes ein ausdrucksvolleres Gesicht und freiere Bewegungen, und die lebhaften Falten des kastanienbraunen Himation sind durch goldene Glanzlichter betont. Einige Schwächen, wie die steifen Finger und der leere Blick, lassen die Herkunft dieses Werkes aus Saloniki vermuten, denn zu dieser Stadt hielten die serbischen Fürsten, die Gründer des Klosters, enge Verbindung.

Einige Ikonen, die als Schmuck des Architravs der Ikonostase gedacht waren, sind erhalten geblieben, und manche verraten ihre Herkunft aus Saloniki. Vier große, rechteckige Ikonen stammen vom Architrav der Ikonostase im Kloster Vatopedi, und zwei weitere von einer Serie der zwölf Feste aus einem anderen Athoskloster. Von den letzteren, kleineren Ikonen befindet sich eine „Verklärung" jetzt in der Eremitage, und die „Auferweckung des Lazarus" (S. 154) in einer Athener Privatsammlung. Die Malerei dieser kleinen Ikone, deren Stil Beziehungen zur Miniaturmalerei hat, wahrt dennoch in der Komposition, in der kleine Gruppen ruhiger Figuren die vereinzelte Gestalt Christi hervorheben, einen monumentalen Charakter. Der bei Ikonen seltene rote Hintergrund ersetzt den üblichen Goldgrund. Stilistisch gehört das ins Ende des 12. Jahrhunderts.

Während der fränkischen Herrschaft in Saloniki – bis 1224 – ist die künstlerische Schaffenskraft, wenigstens soweit es die kleinen Ikonen betrifft, nicht versiegt. Hinweise auf den Stil der tragbaren Ikonen kann man aus den Wandgemälden in Saloniki – etwa der Darstellung der vierzig Märtyrer in der Kirche Acheiropoietos – oder auch weiter weg in der versunkenen Kirche Episkopi in Eurytania im Despotat Epirus finden, zu dem Saloniki bis mindestens 1244 gehört hat. Unter den jüngeren der im Kloster Episkopi aus dem 13. Jahrhundert erhaltenen Ikonen befindet sich in der tieferen Reihe stehender Heiliger der Arzt Kosmas (S. 152). Sein schönes Gesicht verrät Adel und hohe Geistigkeit, die Modellierung mit roter Tönung und aufgesetzten Lichtern schafft schöne, weiche Übergänge. Er trägt die Berufskleidung der Ärzte. Es ist anzunehmen, daß der hohe Standard dieser Malerei, die in einer wahrscheinlich ärmlichen, abgeschlossenen Gegend blühte, den im 12. Jahrhundert wahrnehmbaren akademischen Stil bestärkte. Wir möchten sagen, daß sich in diesen Wandmalereien die sorgfältige Durcharbeitung entwickelte, die auch den tragbaren Ikonen eigen ist. Aber in derselben Kirche sind andere Figuren, wie etwa der Soldatenheilige Orestes (S. 153), völlig anders gemalt, ganz frei vom Einfluß des 12. Jahrhunderts. Hier ist die Formgebung malerischer, der Pinselstrich gröber, der Ausdruck stärker und die Haltung weniger statisch; alles das betont den heroischen Charakter des Kämpfers. Aus dem 12. Jahrhundert stammt die Vorliebe für Einzelheiten der Kleidung und der Rüstung (S. 150), aber ohne die feine Ausführung der Muster.

Relief-Ikonen aus Stein sind im Byzantinischen Reich nicht unbekannt, es wurden schon einige aus früheren Zeiten hier erwähnt. Bemalte Relief-Ikonen aus Holz tauchen im 13. Jahrhundert auf. Die größte, gut drei Meter hoch, ist die von Omorphoklesia (Galista) in der Nähe von Kastoria; ihr Hochrelief zeigt den heiligen Krieger Georg in fast frontaler Stellung. Aus der Gegend von Ochrid stammt eine ähnliche Ikone mit dem örtlichen Heiligen, Klemens, eine recht naive Arbeit. Hohes malerisches Können verrät die zweiseitige Ikone des hl. Georg in Kastoria selbst, die sich jetzt im Byzantinischen Museum von Athen befindet (S. 155). Als Relief zeigt die Ikone nur die Gestalt des heiligen Kriegers mit zum Gebet erhobenen Händen, der nach links auf die kleine, gemalte Gestalt Christi blickt. Zu seinen Füßen links in der Ecke ist der Spender, die Miniatur einer Nonne in Gebetshaltung, dargestellt. Auf dem oberen Rahmen bereiten zwei Engel den Thron, und auf jeder Seitenleiste befinden sich sechs Szenen aus dem Leben des Heiligen, von denen sieben gut erhalten sind. Auf der stark beschädigten Rückseite stehen zwei heilige Frauen in ganzer Figur einander gegenüber und beten zu einer kleinen Christusgestalt in der Mitte oben. Diese gute Ikone hat eine Diskussion über ihren Ursprungsort ausgelöst. Im Reliefteil sind fränkische Einflüsse sprübar: im Umriß und der Dekoration des Schildes, im kriegerischen Gewand mit dem wahrscheinlich ledernen Küraß, in dem knielangen, langärmeligen Gewand, das einen roten Rand mit goldenen, pseudo-kufischen Buchstaben hat und schließlich in der starren, unbeholfenen Stellung. Das alles zeugt von engen Kontakten zur westlichen, europäischen Welt sowohl im Gegenständlichen als auch in der künstlerischen Manier, die eher romanisch als gotisch wirkt. Aber alle gemalten Teile verraten deutlich byzantinischen Stil. In den Miniaturen lassen vor allem die gotischen Bauwerke auf Berührungsflächen östlicher und westlicher Auffassung während des 13. Jahrhunderts schließen. So kommen auch weit von Konstantinopel entfernte Orte wie Arta, Kastoria, Zypern und sogar das Katharinenkloster auf dem Sinai als Ursprungsorte dieser Ikone in Frage. Beim gegenwärtigen Stand unseres Wissens ist eine endgültige Ortsbestimmung nicht möglich; die Vielfalt der ikonographischen Motive und die unterschiedlichen Stilmittel müssen zuerst gründlicher untersucht werden. Jedenfalls muß die Arbeit aber aus einem bedeutenden Kunstzentrum der Mitte des 13. Jahrhunderts stammen.

Die Zahl der Ikonen, die man in das 13. Jahrhundert datiert, ist weit höher als die des 12. Jahrhunderts, und die Werke aus der zweiten Hälfte des 13. Jahrhunderts sind wieder zahlreicher als die aus der ersten. Das liegt nicht nur daran, daß jüngere Arbeiten leichter überlebten. Es hängt, genau wie in der Monumentalmalerei, mit den günstigen Umständen zusammen, die in Saloniki nach der Befreiung von den Franken (1224) gegeben waren, obwohl die Stadt zwar dem Zugriff des griechischen Despoten von Epirus entzogen war, jedoch einem anderen griechischen Herrscher, dem König von Nicäa, in die Hände fiel. Schließlich förderte die Wiedererrichtung Konstantinopels als Hauptstadt des Byzantinischen Reiches im Jahre 1261 dort gewaltig das künstlerische Schaffen. Das geht aus der folgenden Blütezeit hervor, die nicht auf Konstantinopel beschränkt blieb.

Mit Gewißheit entwickelte sich Saloniki im letzten Jahrzehnt des 13. Jahrhunderts und im 14. Jahrhundert – das ist die palaiologische Periode – zu einem künstlerischen Mittelpunkt, vor allem für religiöse Kunst. Um 1300 gab es dort drei, vielleicht sogar vier bedeutende Schulen der Wandmalerei. Zu den Namen der Meister, die sie gründeten, gehört auch der des hervorragenden Bürgers Georg Kaliergis, der die Wandgemälde der Christuskirche von Veroia (1315) signierte und möglicherweise die Gemälde in der Blasiuskirche derselben Stadt ausführte; weiter gab es das sehr fruchtbare Malerpaar Michael Astrapas und Eutychios sowie Manuel Panselinos, dessen Name mit den Wandbildern des Protatonklosters auf dem Athos in Verbindung gebracht wird. Hinzu kommt eine beachtliche Zahl von Wandbildern anonymer Maler wie die von Arilje (1296), deren Urheber ganz augenscheinlich aus Saloniki stammen. Weitere Beispiele finden sich in Omorphoklesia (Galista), 1286–1287, in den Metropolitankirchen von Veroia und Edessa, in der Klosterkirche Elassona, auf dem Berg Athos (Vatopedi, 1312; Chilandari, 1320; und in verschiedenen Kapellen), und in Saloniki selbst in St. Panteleimon (1300?), St. Euthymios (1303), St. Aikaterini (1300?), St. Nikolaus Orphanos (1320–1330) und anderen. Wir übergehen die Apostelkirche, weil die Mosaiken und Wandbilder darin wahrscheinlich von Künstlern aus Konstantinopel stammen. Wir übergehen auch bedeutende, aber unsignierte serbische Wandbilder in Gračanica, Žiča, Péc und anderswo, von denen wohl auch manche Saloniki zugeschrieben werden können.

All diese ausgezeichneten Wandmalereien von bekannter oder unbekannter Hand, die nicht als Randerscheinungen abzutun sind, können mit Gewißheit den Werkstätten Salonikis zugeschrieben werden, was bedeutet, daß es deren viele gegeben haben muß und großen Einfluß ausübten. Es ist nicht leicht, die Besonderheit dieser künstlerischen Produktion zu bestimmen. Früher wurde sie „makedonisch" genannt wegen der Gleichartigkeit einiger charakteristischen Erscheinungen, die man heute eher für den Ausdruck des „Geistes der Zeit" hält als für örtliche Eigenheiten. Die Natur dieser Gleichartigkeit geht aus den Debatten hervor, die um die Frage entbrannten, ob die Malereien des Protaton nun Michael Astrapa und Eutychios zuzuschreiben seien, die von Orphanos und Chilandari dem Georg Kaliergis und so fort. Ein typisches Beispiel für das Maß der stilistischen Veränderung ist die Entwicklung in ein und demselben Atelier, dem von Michael Astrapas und Eutychios, die unter der Schutzherrschaft des Königs Milutin sowie des griechischen und serbischen Adels im Zeitraum von etwa fünfundzwanzig Jahren (etwa 1295–1320) Serien von Wandbildern schufen. Die Verschiedenheiten sind derart, daß man ohne die erhaltenen Beschriftungen unmöglich glauben könnte, diese Werke stammten von denselben Künstlern.

Es gibt keinen Zweifel, daß tragbare Ikonen sowohl was ihre Verschiedenheit als auch was die stilistischen Wandlungen betrifft, denselben Bedingungen unterlagen wie die Wandmalerei. Leider sind die uns erhaltenen Ikonen weder in der Stadt noch in anderen Gebieten sehr zahlreich. Wenn man überlegt, daß durch Dokumente und Häuserverzeichnisse die Namen von mindestens fünfzig Kirchen und vierzig Klöstern in Saloniki überliefert sind, kann man sich vorstellen, daß die Zahl der in der Stadt vorhandenen Ikonen gewaltig gewesen sein muß, besonders wenn man all die im Besitz von kleineren kirchlichen Institutionen, Metochien, Wallfahrtsorten und Privatleuten befindlichen noch hinzurechnet. Diese Zahl muß unter den Palaiologen noch beträchtlich zugenommen haben.

Von den uns erhaltenen Ikonen zeichnet sich nun eine ganz besonders aus, eine große, gemalte Ikone in der Kirche der Madonna Peribleptos zu Ochrid mit dem nach rechts schreitenden Evangelisten Matthäus (S. 168). Unseres Wissens arbeitete niemand wieder in diesem etwas barocken Stil; denn nach 1300 wendete sich die Malerei einem mehr klassischen Konzept zu, einer leichteren und eleganteren Auffassung der Figur, und unsere Maler liebten die Art, die wir zum Beispiel in Nagoričino und anderswo finden. Die tragbaren Ikonen, die diese Seite der palaiologischen Kunst nach 1300 am besten zeigen, findet man in den Bildern der zwölf Feste, wie sie uns in der Kirche der Madonna Peribleptos (die Angesehene) (S. 169–172) in Ochrid erhalten sind. Es handelt sich um Werke von hoher Qualität, die frei sind von den Beschränkungen des „voluminösen Stils". Sie verbinden das Streben nach origineller Komposition des überlieferten Formenreichtums mit Erfindungsgabe und Schönheitssinn.

Signierte Arbeiten von Michael und Eutychios sind in der Georgskirche von Staro Nagoričino, einer Gründung König Milutins (1313), erhalten. Die mit 1318 datierten Wandgemälde bestehen aus mehreren ikonographischen Zyklen, so daß die Einzelszenen nur kleine Abmessungen haben, ähnlich den tragbaren Ikonen. Die Tendenz, die Bilderfolgen zu vermehren und in jeden Zyklus immer mehr Bilder und mehr Personen einzuführen, so daß sich alles zum Kleinformat entwikkelt, ist in dieser Zeit ein weitverbreitetes Phänomen, das einem neuen religiösen Empfinden entspringt. Die Folge ist, daß die Technik dieser Wandgemälde sich häufig der Technik der bis ins kleinste ausgearbeiteten tragbaren Ikonen nähert. Diese leichte Verwirrung in der Anwendung verschiedener Medien findet sich auch in der dekorativen Malerei des gemauerten Templons wieder, den es in größeren Kirchen wie in der von Milutin erbauten Georgskirche gibt. Hier sind in etwas veralteter Weise die großen hölzernen despotischen Ikonen durch willkürlich ausgewählte Wandmalereien ersetzt, Sankt Georg Diassoritis und Madonna Pelagonitissa (S.174 u. 175), letztere in einem für das Templon ungebräuchlichen Typ, der aber in der Region sehr verehrt wurde. Christus Eleemon und die Schmerzensmadonna sind in ganzer Figur auf der Vorderseite der angrenzenden Pfeiler dargestellt.

In den despotischen Ikonen des Templons, seien es bewegliche Ikonen oder Wandmalerei, bleibt der Stil immer konservativ, weil man sich nach alten Modellen richtet. Die Ikonen der zwölf Feste entwickeln zwar eine freiere Komposition, werden aber immer seltener. Der sehr persönliche Stil unserer Maler kommt in den despotischen Ikonen des Templons der Georgskirche nicht zum Ausdruck, obwohl er in den anderen Wandgemälden dieser Kirche deutlich zu erkennen ist.

Zu den stilistischen Kennzeichen der Künstler von Saloniki, welche die Uniformität der Malerei in den ersten zwei oder drei Dekaden des 14. Jahrhunderts durchbrechen, gehört das Streben nach einer realistischeren Wiedergabe der Gesichtszüge, nach ausdrucksvolleren Stellungen und Bewegungen in den Szenen und ein Raumgefühl, das sich auch in einer Zunahme der Plastizität äußert. Diese Tendenz wird einmal spürbar im Zurückgreifen auf klassische Tradition durch Vermeidung idealisierter Typen, statischer und gefälliger Posen und vornehmer Gesten, dann auch in der betonten Vorliebe für häßliche Gesichter, deren grober oder auch überzeichneter Ausdruck porträthaft wirkt. Von jetzt ab kann man diese Strömung, die man antiklassizistisch nennen könnte, sogar in einigen Mosaiken des Klosters Chora (Kariye Camii) zu Konstantinopel beobachten, und sie hält während des ganzen 14. Jahrhunderts an. Es muß aber betont werden, daß sie nicht die einzige Stärke dieser Periode und auch nicht auf einen bestimmten Bereich beschränkt bleibt.

Wir müssen hier einige für diesen Stil repräsentative tragbare Ikonen erwähnen, die aus Saloniki stammen und im Byzantinischen Museum von Athen ausgestellt sind. Die große Gestalt Christi, „Weisheit Gottes" genannt, hat ein breites Gesicht, flatterndes Haar, einen starken Nacken und einen plastisch ausgearbeiteten Nimbus, aber seine verhältnismäßig schmale rechte Hand wahrt in ihrer segnenden oder sprechenden Geste eine gewisse Eleganz (S.192). Diese eindrucksvolle Gestalt mit den etwas allgemeingehaltenen Kennzeichen verkündet dem Menschen Vergebung nach den Worten der Bibel (Mt 6,14–15).

Die Jungfrau mit dem schmollenden Ausdruck, die vor Sorge um das auf ihrem Arm kauernde Kind fast krank ist, wirkt wie eine Dame von Rang mit schlankem Hals und ausgeprägten Gesichtszügen (S.179). Der melancholische Ausdruck findet sich häufig in den Wandgemälden dieser Zeit, zum Beispiel in St. Nikolaus Orphanos.

Zum gleichen Zyklus muß die Ikone einer Madonna gehören (S.178), die sich auch im Byzantinischen Museum in Athen befindet, obwohl sie aus Kleinasien kommt. Die technischen Mittel der Modellierung sind anders, so daß das Gesicht mit seinen scharfen Schatten ausdrucksvoller und die Unregelmäßigkeit offensichtlicher wird. Das kleine Kind mit dem großen Kopf, aufgeblasenen Wangen, großer Nase und der zum Segen erhobenen fleischigen Hand drückt keine besondere Geistigkeit aus. Man kann jedoch sagen, daß die porträthafte Übertreibung des Gesichts in diesen Ikonen, die an Häßlichkeit grenzt, beabsichtigt ist. Sie erinnert an die Worte des Propheten: „Er hatte weder Gestalt noch Hoheit" (Jes 53,2), und mag den Wunsch ausdrücken, den irdischen Aspekt der Menschwerdung zu betonen.

Die ersten dreißig Jahre des 14. Jahrhunderts waren für die Malerei eine schöpferische Periode, in der neue Stilmittel erarbeitet wurden und zur Reife gelangten. In den folgenden Jahrzehnten blieb der künstlerische Standard hoch, aber mit geringen stilistischen Wandlungen, während sich in den letzten Jahrzehnten des Jahrhunderts bei Ikonen- und Wandmalerei eine Rückkehr zu den Methoden vollzieht, die zu Beginn des Jahrhunderts Brauch waren, mit einem deutlichen Gegensatz zwischen den Arbeiten des „voluminösen" Stils (die Apostel des Klosters Chilandari, S.180–192) und dem weit eleganteren und malerischeren Stil, den man auf der zweiseitigen Ikone von Poganovo (jetzt Ikonenmuseum Sofia), die Ende des 14. Jahrhunderts in Saloniki entstanden sein muß, sehen kann.

In den kleinen Städten und Provinzen im Inneren des Balkans wurde die künstlerische Tätigkeit häufig durch Krieg und Raub unterbrochen. Die Existenz von Ikonen und ihre Wertschätzung ist jedoch schriftlichen Zeugnissen zu entnehmen: noch erhaltene Regeln oder Inventare von Klöstern, Testamente und Aufstellungen der Gegenstände, die von reichen Leuten in wirren Zeiten an sicheren Plätzen in Aufbewahrung gegeben wurden. Viele alte Ikonen werden auch in den Biographien von Stiftern erwähnt, die zur Verschönerung der von ihnen gegründeten Institutionen beitrugen.

Das erhaltene Typikon (Regeln) des Klosters Bačkovo (1083), das Inventar des Klosters Johannes Evangelist in Patmos (1200) und viele andere schriftliche Quellen berichten von Ikonen und Reliquiaren aus Silber und Gold, die mit Perlen und kostbaren Steinen geschmückt waren. Ein Inventar der Bestände des Klosters Xilurgos (1143) auf dem Athos gibt auch eine Beschreibung des Templons, dessen Architrav seit dem 11. Jahrhundert Ikonen der zwölf Feste und die unentbehrlichen Abbilder Christi, der Madonna, des Schutzheiligen der Kirche und anderer besonders verehrter Heiligen trug. Das Inventar des 1080 in der Nähe von Strumica gegründeten Klosters der Maria Eleousa von 1499 erwähnt einige vierzig Ikonen, von denen nicht eine in dieser Kirche erhalten ist.

In Städten, wo die künstlerische Tätigkeit einschließlich der

Ikonenmalerei länger andauerte, sind einige Ikonen erhalten geblieben. Die Kirchen von Ochrid, Kostur und Veroia bergen noch wertvolle Ikonen, die aus örtlichen Werkstätten stammen oder als Geschenke aus Konstantinopel und Saloniki hierher gelangten.

Ochrid

In der Stadt Ochrid am See gleichen Namens, wo Klemens und Naum, Schüler von Kyrill und Methodios, lebten und wirkten, hatten Kunst und Literatur schon im 9. Jahrhundert eine Blütezeit. Die ältesten Ikonen stammen indes aus dem 11. Jahrhundert, als zwischen 1037 und 1056 eine große Zahl von Künstlern in Ochrid wohnte, um die Sophienkirche, den Sitz des Erzbischofs, zu restaurieren. In dieser Zeit wurden viele Ikonen auf Holz gemalt, und viele stammen aus Konstantinopel oder Saloniki; zwei in Freskotechnik sind auf den Säulen der früheren Altarschranke in der großen Kirche von Ochrid zum Teil noch erhalten. Beide Ikonen stellen zwei unterschiedliche Typen von Madonna mit Kind dar (S.149).

Örtliche Ateliers scheinen gegen Ende des 12. Jahrhunderts in Ochrid und Westmakedonien aktiver geworden zu sein, wie aus dem Zeugnis der Fresken in der Georgskirche von Kurbinovo am Ufer des Prespa-Sees (1191), der Kirche der heiligen Ärzte (Anargyroi) und des hl. Nikolaus tou Kasnitzi (beide spätes 12. Jahrh.) in Kastoria und der Kirche St. Elijah im Dorf Grnčari (frühes 13. Jahrh., Makedonien) hervorgeht. Der unbekannte Maler der Prozessions-Ikone von Kastoria, die auf der einen Seite Madonna mit Kind und auf der anderen den Tod des Erlösers zeigt (spätes 12. Jahrh.), war sensibler in der Farbgebung und zurückhaltender in der Schilderung des Schmerzes der Madonna, die das Ende ihres Sohnes vorausahnt, als der Meister von Kurbinovo, der auch für die Fresken in der Georgskirche und für das große Ikonenfresko mit Christus und der Madonna als Fürbitterin (Paraklesis) verantwortlich ist.

Während des 13. Jahrhunderts wurden vom Ochrider Klerus und führenden byzantinischen Beamten in Epirus und Thessalien in zunehmendem Maße einheimische Künstler herangezogen. Dank der griechischen Inschrift auf der Rückseite der Ikone des Christus Pantokrator in der Sammlung der Klemenskirche von Ochrid ist bekannt, daß sie im Jahre 1262/63, zur Zeit des Erzbischofs Konstantin Cavasilas, gemalt wurde (S.159). Das Bild stammt von einem Maler, der in einer Schule mit sehr langer Tradition ausgebildet wurde, wo der Versuch, den menschlichen Körper dreidimensional darzustellen, schon im 13. Jahrhundert unternehmungslustige Maler dazu anregte, mit warmen Goldtönen modellierende Effekte zu erzielen und die betonte Linearität der komnenischen Epoche aufzugeben. Dieser unbekannte Meister hinterließ in Ochrid eine schöne gemalte Ikone mit sanften Übergängen von den olivfarbenen Schatten des ovalen Gesichts zu den rosigen Wangen und dem blassen Leuchten der hohen Stirne. Sehr geschickt bekamen der purpurne Chiton und der dunkelblaue Himation Glanzlichter aus Gold, wenn die Falten auch eher den Rhythmus der Komposition als die Formen des Körpers betonen. Aus diesem Versuch, Material und Form des Gewandes Christi wiederzugeben, geht hervor, daß der Künstler noch sehr in der Tradition lebte.

In der Ikone des hl. Georg in Struga, die 1276/77 im Auftrag des großen Kunstfreunds, des Diakons und Referendars (erzbischöflicher Beamter) für das Erzbistum Ochrid, mit Namen Jovan von einem Künstler des gleichen Namens gemalt wurde, sind die alten stilistischen Konzepte noch völlig dominierend. Die Figur Georgs hat eine steife, zeremonielle Pose. Viel mehr Aufmerksamkeit ist der Ausstattung gewidmet, den Waffen und der ganzen Ornamentierung auf der Tunika sowie seinem Kettenpanzer, als der Wiedergabe des Körpers. Der Inschrift nach arbeitete der Maler Jovan nach einem ihm vom Stifter vorgeschlagenen Modell. Die lange griechische Inschrift beginnt mit den Worten: „Das Geschenk deines demütigen Dieners Jovan, der den Rang eines Referendars hat. Nachdem ich voller Ehrfurcht dein heiliges Gesicht zeichnete, hat Jovan, der die Gabe der Farben besaß, diese Ikone gemalt", und endet mit der Wiederholung, diese Ikone stamme „von der Hand des Jovan".

Der Kunstfreund und Diakon Jovan von Ochrid kannte sicher auch die Freskomalerei der Nikolauskirche von Moriovo (1271). Er hatte einen traditionellen Kunstgeschmack und erfreute sich an den Vorbildern der komnenischen Zeit. Weder in der Nikolauskirche noch in der Ikone von Ochrid nahm der Künstler die neuen Errungenschaften des wiedererstandenen Konstantinopel zur Kenntnis, wo nach dem palaiologischen Sieg über die Lateiner (1261) eine veränderte Auffassung von Kunst herrschte.

Zur Wiederbelebung der byzantinischen Kunst während der Herrschaft Michaels VIII. Palaiologos (1261–1282) suchten die führenden Künstler Konstantinopels ihre Vorbilder in Werken des 9. und 10. Jahrhunderts. Die Modellierung des Fleisches, die auf der Kontrastwirkung komplementärer Farben, Rosa und Grün, warm und kalt, beruhte, die in transparenten Schichten auf ockerfarbigen Grund gemalt wurden, kam nach 1260 in den Werken bekannter Meister der makedonischen Schule zur Anwendung. Die Fresken des Klosters Sopoćani in Serbien, die Ikonen Christi und der Madonna in Chilandari, die nach der berühmten Deesis in der Hagia Sophia von Konstantinopel gestaltet sind, illustrieren die Entwicklung dieses Stils. In den sechziger und siebziger Jahren des 13. Jahrhunderts beschäftigten die Gründer und Wohltäter der serbischen Klöster von Sopoćani und Chilandari vorzüglich ausgebildete Künstler, die mit den stilistischen Entwicklungen in der kaiserlichen Hauptstadt vertraut waren. Die Fresken von Sopoćani und die Ikonen Christi und der Madonna an der Chorschranke der Hauptkirche von Chilandari (S.160/61) gehören zu den schönsten Werken dieser Zeit. Die Herkunft ihrer Schöpfer fiel infolge der Bescheidenheit vieler Künstler der Vergessenheit anheim, da diese vor dem 14. Jahrhundert nur sehr selten ihre Werke signierten.

Um 1300 waren im Gebiet um Ochrid und in Serbien mehr Meister aus Saloniki am Werk. 1296 wurde Arilje, eine Gründung des Königs Dragutin von Serbien, von Künstlern dieser Stadt mit Fresken ausgestattet. Sie führten viele Neuerungen der Arbeitsmethoden und Farbenwahl ein. Die stehende Christusfigur auf einem Bild mit der serbischen Nemanjiden-Dynastie als bescheidene Mönche ist fast ausschließlich in Abtönungen von Ocker und Braun gehalten. Die feine Abstufung in einer Farbe hinterläßt einen starken, dreidimensionalen Eindruck.

Der anonyme Maler der Ikone des hl. Matthäus (S.168) in der Sammlung der Klemenskirche von Ochrid war ein noch besserer Zeichner und feinfühliger in der Anwendung der Farben. Die Gestalt des Apostels wird mit denselben Mitteln farbiger Abstufung modelliert wie in Arilje, eine Praxis, die damals in Saloniki anscheinend sehr bewundert wurde. Gegen Ende des 13. Jahrhunderts zeigten die Ikonenmaler auch eine Vorliebe für athletische Körper, wie man an den Fresken von Protaton erkennt. Das Temperament und das Talent des Meisters, der den Matthäus schuf, erkennt man am besten bei einem Vergleich mit den Ikonenfresken an den Pfeilern der Altarschranke in der Johanneskirche des Weilers Kaneo bei Ochrid. Während die Ikonen von Kaneo Arbeiten eines etwas früheren und weniger begabten provinziellen Malers sind, gehört der des hl. Matthäus zu den besten seiner Zeit.

Als die Kirche der Madonna Peribleptos (jetzt Klemenskirche) in Ochrid 1295 dank dem byzantinischen General Progon Zgur neu ausgestattet wurde, muß sie auch viele Ikonen bekommen haben. Die Maler Michael und Eutychios kamen um diese Zeit aus Saloniki nach Ochrid, um die Fresken in der Kirche zu malen, und wahrscheinlich schufen sie auch einige Ikonen auf Holz. Ihrem Stil am nächsten kommen die „Himmelfahrt" (S.169) und die „Taufe Christi" (S.170), die sich in der Sammlung der Kirche befinden. Da Michael und Eutychios schon als hervorragende Künstler bekannt waren, wurden sie eingeladen, zur Arbeit nach Serbien zu kommen, wo sie im Verlauf von mehr als zwanzig Jahren viele Kirchen ausmalten, lauter Gründungen des Königs Milutin (1282–1321). Dies war eine Zeit der engsten künstlerischen Zusammenarbeit zwischen dem serbischen Königreich, Saloniki und dem Berg Athos. Die Einflüsse Konstantinopels werden in diesen drei lebendigen Kulturzentren, wo die Ikonenmalerei in örtlichen Werkstätten mächtig gefördert wurde, gleichzeitig spürbar.

Griechenland im 13. Jahrhundert

Aus der Feststellung, daß Saloniki und sein Hinterland unter direktem Einfluß Konstantinopels standen, folgt, daß das Griechenland südlich des Olymps mit seinen Inseln eine gesonderte Einheit bildete, in der zumindest teilweise die eigene Tradition erhalten blieb. Man muß sich jedoch fragen, ob diese auch der örtlichen Kunst ihren Stempel aufdrücken konnte. Denn geographische Trennungslinien sind keine scharf bewachten politischen Grenzen, der Austausch von Ideen und künstlerischen Praktiken blieb gewahrt.

Der südliche Teil dieses Gebiets war im ganzen Reich am stärksten benachteiligt, zum Teil seiner geographischen Lage wegen; auch war hier das künstlerische Schaffen in bezug auf Material und Stil bescheiden, wenn nicht geradezu ärmlich. Die verschwenderischen Bauten mit Fußböden aus vielfarbigem Marmor, Fassadenverkleidungen aus Marmor und Mosaikornamenten (zum Beispiel in Hosios Lukas, Nea Moni, Chios und Daphni) oder auch einzelne Bildmosaiken (Paregoritissa [Maria Trösterin] in Arta und St. Apostel in Saloniki) können nicht als Arbeiten örtlicher Werkstätten angesehen werden.

Tragbare Ikonen von einigem Format aus Holz oder wertvollerem Material (außer Stein) sind noch nicht identifiziert worden, wollen wir also nach Traditionen und Konzepten fahnden, die für ganz Griechenland gelten, so müssen wir uns auf Wand-Ikonen aus dem 13. Jahrhundert beschränken.

Die Wand-Ikonen in einer abgelegenen Höhle der Insel Kythera sind aufschlußreich. Zunächst ist klarzustellen, daß sie nicht ein gemauertes Templon schmückten, sondern die westliche Seite einer Wand, die wahrscheinlich das einzige Überbleibsel einer Sophienkapelle ist, die in die große Höhle hineingebaut war. Zu der Reihe von Heiligen, die frontal und in ganzer Figur dargestellt sind, gehören auch ein örtlicher Heiliger aus dem 10. Jahrhundert, Theodor der Kytherer, und eine Deesis mit drei Figuren. Rechts von dem engen Eingang befindet sich das Brustbild des hl. Nikolaus (S.167). Die Umrisse, die großen ausdrucksvollen Augen mit den geschwungenen Brauen und dem feinen Mund in diesem ältlichen Gesicht mit der breiten Stirn sind freihändig hingeworfen. Diesen linearen Stil könnte man für eine vereinfachte Fortsetzung dessen halten, was wir auch in den Wandbildern der Sophienkirche von Saloniki (S.145) aus dem 11. Jahrhundert sahen. Deshalb haben einige Wissenschaftler diese kytherische Wandmalerei dem 11. Jahrhundert zugeschrieben. Auf den Kleidern entfalten sich indessen die reichen Dekorationen der komnenischen Periode und sogar deren Motive (Kastoria, S.150). Der Meister Theodoros, der diese sogenannte mönchische Malerei signiert, war nicht Mönch, sondern ein Mann mit Familie. Er mag das Alphabet nicht besonders gut beherrscht haben, aber er war ein gewandter Zeichner in diesem Stil, der auf den Inseln und in Kreta während des 13. Jahrhunderts vorherrschte.

Zwei Mosaik-Ikonen an den Pfeilern der Kirche Porta Panagia bei Trikkala, Thessalien, führen uns nach Mittelgriechenland. Das Kloster wurde von Johannes Komnenos Angelos Doukas, dem illegitimen Sohn des Despoten von Epirus Michael II., um 1285 gegründet. Die Figuren, die wie üblich in ganzer Größe in Nischen mit Reliefsäulen stehen (S.164 u. 165), die den Templon flankierten, nehmen nicht ihren traditionellen Platz ein. Hier steht die Madonna links von Christus, also am südlichen Pfeiler. Das kennzeichnet einen Mangel an Verständnis für die dogmatische Bedeutung dieses Bildes. Die Ärmlichkeit des Materials verblüfft ebenfalls. Das ganze Mosaik besteht aus Stein, ohne eine Spur von Gold oder wenigstens von Glaswürfeln.

Die massiven Figuren mit den für die Kunst des 12. Jahrhunderts typischen verzerrten Proportionen – überlange Beine – sind beibehalten. Der Faltenwurf ist sehr steif, die Gewänder kleben am Körper, und die verhältnismäßig kleinen Köpfe haben wenig ausdrucksstarke Gesichter. Die Körperteile sind sehr bestimmt gezeichnet, die Plastizität bleibt gewahrt. Es ist zu bemerken, daß diese Mosaik-Ikonen älter sind als die Wandbilder des Heiligtums, obwohl sie mit einigen von ihnen, die ähnlich konservative Züge haben, Übereinstimmungen aufweisen. Wahrscheinlich stammen diese Bilder aus derselben Werkstatt. Im Vergleich zu den nur gut zehn Jahre jüngeren Mosaiken der Paregoritissa in Arta gibt es große Unterschiede des Materials, der künstlerischen Qualität und der Technik. Diese Mosaiken hält man für Arbeiten aus Konstantinopel. All das erlaubt den Schluß, daß die Mosaiken von Porta Panagia lokale Prägung haben, vielleicht aus einem Atelier des Despotats Epirus stammen, dessen Hauptstadt Arta war. Aus dem fränkisch besetzten Gebiet Euböas haben wir zwei Wand-Ikonen – um 1300. Unter den Wandmalereien der kleinen, quergewölbten Kirche der Verklärung des Dorfes Pyrghi, die etwa 1296 erbaut wurde, gibt es die Wand-Ikone des hl. Theodor Thyron. Sie gibt uns einen anderen Eindruck von der Malerei dieser Zeit (S. 166). Die männliche Gestalt des Soldatenheiligen mit fast rechteckigem Gesicht und kleinem Schnurrbart gehört zu den von westlichem Einfluß – wie es heißt – unberührten Porträts, die in den nördlichen Regionen zu Haus sind. Das sehr lebendige Gesicht ist ohne lineare Mittel, nur durch Abstufungen von Farbe, Licht und Schatten modelliert, wodurch der Ausdruck des tiefen Empfindens, der diese Bilder auszeichnet, verstärkt wird. Dieser hl. Theodor ist verwandt mit der fortschrittlichen Gruppe von Wandbildern in Porta Panagia, die keine Ähnlichkeit mit den Mosaiken haben. Pyrghi unterscheidet sich indessen durch den flachen, linearen Stil, in dem das schmuckvolle Gewand wiedergegeben ist. An dieser Eigenheit erkennt man die provinzielle Herkunft.

Gleichfalls auf Euböa, aber aus erheblich späterer Zeit, findet sich in den Wandmalereien der Kirche der hl. Thekla eine Reihe von Medaillons mit interessanten Brustbildern von Heiligen. Die hl. Barbara mit dem betonten Kopfschmuck zeigt dieselbe Neigung zu verstärktem Gesichtsausdruck in ihrem schrägen Blick, aber hier sind die malerischen Mittel etwas rauher geworden, härter die Gegensätze von Hell und Dunkel (S. 166). Der zeitliche Unterschied zwischen Pyrghi und St. Thekla kann nicht groß sein (1310?).

Nach diesen wenigen Beispielen scheint es eine vergebliche Hoffnung zu sein, gemeinsame Kennzeichen der gesamtgriechischen Kunst – zumindest für das 13. Jahrhundert – zu entdecken.

Serbien

Die ältesten Ikonen von Raška, Zeta und Hum sind spurlos verschwunden, nicht einmal Beschreibungen sind erhalten geblieben. Es bleibt daher unklar, wann bestimmte Themen oder Stile auftauchten, die für die serbischen Länder die Bildung einer Gesellschaft anzeigen, die ihren Selbstwert durch künstlerisches Schaffen unterstreicht oder den Kult der örtlichen Heiligen durch Andachtsbilder fördert.

Die Wichtigkeit, besondere Kulte zu fördern, wurde von den Gründern und Wohltätern der serbischen Klöster voll erfaßt. Der große Župan Stephan Nemanja (später Mönch Simeon) und sein Sohn, der Mönch Sava vom Berg Athos, wählten, als sie sich Ende des 12. Jahrhunderts entscheiden mußten, wem die Hauptkirche von Chilandari zu widmen sei, die Jungfrau Maria, die allgemein anerkannte Beschützerin der Menschen. Simon Nemanja tat 1199 in dem von ihm gegründeten Kloster auf dem Athos seinen letzten Atemzug, kurz nachdem ihm Sava eine Ikone der Madonna überbracht hatte, der er seine Seele empfahl. Auf seinen Reisen und Kriegszügen rief Nemanja immer öfter die Heiligen Nikolaus und Georg um Beistand an. Er erbaute in seinem Land Kirchen für diese Heiligen und sandte wertvolle Geschenke an die berühmte Nikolauskirche von Bari (Italien), wo sich die Reliquien des Heiligen aus Myra befinden. Im 14. Jahrhundert schickte König Stephan Dečanski von Serbien dieser Kirche auch eine Ikone (S. 157).

In den ältesten Ikonen, die als Freskenmalerei in der Marienkirche des Klosters von Studenica (1208/09) erhalten sind, wird den Schutzheiligen der nemanjidischen Dynastie große Bedeutung geschenkt. Außer der Madonna und Christus, die wahrscheinlich auf die Chorschranken gemalt waren, gab es Bilder von Nikolaus und Stephanus, dem ersten Märtyrer, in sehr dekorativ gemalten Rahmen. Der am byzantinischen Hof hochverehrte erste Märtyrer Stephanus wurde auch zum Schutzpatron der Nemanjiden erkoren, die zwei Jahrhunderte lang alle seinen Namen trugen. Etwas entfernt von der Chorschranke, befinden sich im Schiff der Marienkirche von Studenica Ikonen in Freskotechnik von Johannes dem Täufer (S. 151) und Sabas von Jerusalem, dem Beschützer der Nemanja-Söhne, die für die Ausstattung der Gründung ihres Vaters verantwortlich waren. Durch die Wahl von Schutzheiligen, deren Ikonen und Lebensschilderungen sie viel Platz einräumten, brachten die königlichen Schutzherrn schon in die Malerei ihrer frühesten Gründungen eigenwillige ikonographische Züge. Nach byzantinischem Brauch erschienen auch in serbischen Kirchen „neue“ Ikonen, die dadurch entstanden, daß man den älteren ikonographischen Typen aus Byzanz andere Funktionen beilegte. Eine Kopie der in Konstantinopel verehrten Ikone der Maria Nikopoia erschien in Studenica auf einem Fresko, aber mit einem Beiwort, das es an die Landschaft band: „Maria von Studenica“ (Bogorodica Studenička). Ähnlich scheint es in Chilandari eine „Maria Chilandar“ gegeben zu haben. Eine Kopie dieser Ikone ist im Kloster Konča in einer der „Madonna von Prizren“ (Bogorodica Ljeviška) geweihten Kirche auf einem Fresko aus dem 14. Jahrhundert erhalten, auf dem es auch einen Christus, „Schutzherr von Prizren“, gibt. In Matejič gibt es eine „Madonna von Montenegro“ und so weiter.

Die Existenz örtlicher Werkstätten mit unterscheidbaren Kennzeichen in ihren Malereien ist erst gegen Mitte des 13. Jahrhunderts beobachtet worden. Eine lange Zeit künstlerischer Entwicklung mußte vergehen, eine Zeit, in der serbische Stifter und Wohltäter sich bemühten, in ihrem eigenen Lebensraum Meister zu finden, die ausreichend geschult waren, ihre Ideen zu verwirklichen, ehe Serbien Werke schaffen konnte, die sich stilistisch von denen anderer byzantinischer Kulturzentren unterschieden. Vor Mitte des 13. Jahrhunderts gibt es in Serbien keinerlei Anzeichen, daß Malerschulen unter Anleitung eines Meisters bei den Gründungen tätig sind. Anfang des 13. Jahrhunderts holte Sava Nemanja Ikonen aus Saloniki, und aus Konstantinopel scheint er Maler mitgebracht zu haben, die auch für die Nemanjiden arbeiteten. Die Mosaik-Ikone der Madonna mit Kind von Chilandari

(S. 146/147) wurde nicht in einem serbischen Atelier ausgeführt, denn hier faßte diese alte byzantinische Maltechnik niemals Wurzeln. Die Ikonenfresken von Studenica zeigen ebenfalls stilistische Merkmale, die im späten 12. und frühen 13. Jahrhundert in Konstantinopel in Übung waren. Das ergibt sich aus ihrer stilistischen Ähnlichkeit mit Fresken und Ikonen aus den byzantinischen Provinzen, die gleichfalls der Kunst der Hauptstadt nacheiferten, zum Beispiel Ikonen auf dem Sinai und auf Zypern, sowie aus einigen Fresken in Eurytania in Griechenland und anderen Kunstdenkmälern auf dem griechischen Festland.

Der nächste Schritt zur Entwicklung einer eigenständigen serbischen Ikonenmalerei wurde durch das Streben von Staat und Kirche nach Unabhängigkeit gefördert. Nach der lateinischen Eroberung Konstantinopels (1204) war die Zeit reif für völlige Unabhängigkeit. Das nützten die Nemanjiden schnell aus durch eine geschickte Diplomatie und die Pflege heimischer Kulte. Als erstes tauchten Porträts von Simeon Nemanja in all seinen Stiftungen auf, bald wurde er zum Myroblitos (d.h. ein Heiliger, aus dessen Grab Myrrhe floß) proklamiert und sogar in Ikonen gefeiert. Seine in Chilandari begrabenen sterblichen Überreste (1199) wurden sieben Jahre später als heiligmäßige Reliquien nach Studenica überführt. Binnen zwanzig Jahren blühte in Serbien ein Kult des hl. Simeon, wie liturgische und künstlerische Zeugnisse beweisen. Seine Biographie wurde geschrieben, Meßtexte geschrieben, Szenen aus seinem Leben wurden bildhaft dargestellt in der Südkapelle, die zugleich mit dem Exonarthex durch seinen Enkel, den König Radoslav (1234–1235), an die Marienkirche von Studenica angebaut wurde. Der seit 1217 unabhängige serbische Staat und die seit 1219 autokephale serbische Kirche brauchten den Kult der lokalen Heiligen aus der königlichen Familie, die dabei enorm an Prestige gewann. Der Kult des hl. Simeon Nemanja wurde durch die Kirchengründer der Nemanjic gefördert, indem sie ihren heiligen Ahnen als Schutzherrn an die Kirchenwände oder auf Ikonen malen ließen. Eine serbische Ikone des Simeon Nemanja wird zusammen mit zwanzig anderen Ikonen in einem Inventar erwähnt, das im Jahre 1281 von Župan Desa und seiner Mutter Boleslava, der früheren serbischen Königin, in Dubrovnik deponiert wurde. Diese Ikone war mit einer silbernen Fassung und kleinen Tafeln aus Bergkristall verziert.

Die ältesten Darstellungen des hl. Simeon auf Fresken des Klosters Milaševa (vor 1228) und in der Radoslav-Kapelle von Studenica entsprechen vollkommen den Beschreibungen seiner Erscheinung in der serbischen Literatur (das Leben des hl. Sava, das Leben Stephans, des Erstgekrönten, und Gebete). Das Modell für Schreiber und Maler war das älteste Porträt des Simeon Nemanja über seinem Grab. Nach seinem Biographen strömte heilige Myrrhe aus seinem Bildnis in Chilandari: „Und Myrrhe kam nicht nur aus den heiligen Reliquien, sondern auch aus dem dürren Stein, wo das Gesicht des heiligen Mannes dem Felsen eingeschrieben war." Wie im Falle der berühmten Heiligen Demetrius und Theodora aus Saloniki und anderer wurde das Fließen von Myrrhe als Wunder und Heiligung der begrabenen Person angesehen. Jeder, dessen Bildnis einmal mit einem Strömen von Myrrhe ausgezeichnet war, wurde von da an wie ein heiliger (Myroblitos) verehrt und sein Bild auf tragbare Ikonen übertragen.

Erst vom Beginn des 14. Jahrhunderts an wurde dieser hl. Simeon mit seinem Sohn Sava, dem ersten serbischen Erzbischof (1219–1235), zusammen abgebildet. Da sie in liturgischen Versen und Fresken des frühen 14. Jahrhunderts vereint auftraten, wurden sie auch auf hölzernen Ikonen des 15. und 16. Jahrhunderts (S. 198), die in allen Teilen der orthodoxen Welt verbreitet waren, gemeinsam abgebildet. Die ersten Nemanjiden, die heiligmäßigen Gründer des serbischen Staates und der autokephalen Kirche, verdanken ihren weitverbreiteten Kult dem Eifer ihrer Nachfahren und den Kirchenoberen. Der mächtige serbische König Milutin (1282–1321) betete zu den Heiligen Simeon und Sava, wenn er in den Krieg gegen die Byzantiner zog. König Stephan Dečanski erflehte vor der Entscheidungsschlacht von Velbužd (S. 346/347), in der er Kaiser Michael von Bulgarien besiegte, gleichfalls ihre Hilfe. Die Pflege des Kults serbischer Heiliger führte zur Entwicklung einer eigenen Ikonographie in der serbischen Kunst. Stilistische Züge indessen wurden sowohl in der Ikonen- als auch in der Wandmalerei von anderen Faktoren beeinflußt.

Bei Ausführung von Aufträgen der serbischen Herrscher, Erzbischöfe oder Bischöfe im Inneren Serbiens oder dem Küstengebiet bedienten sich die örtlichen Maler einer Vielfalt von Stilen, je nachdem in welcher Gegend sie aufgewachsen waren oder arbeiteten. Selbst wenn sie bewußt die Ikonographie und Manier byzantinischer Maler nachahmten, gibt es bei den Malern der serbischen Küstenstädte Merkmale, die eine gleiche Vertrautheit mit der lateinischen Ikonographie und ihren stilistischen Traditionen verraten. Der robuste Christus mit Dornenkrone, ein rauhes Gesicht mit starkem Bart und ohne Kreuz im Nimbus erinnert an das Werk eines „griechischen Malers", wie die Leute von Kotor und Dubrovnik jene Künstler nannten, die Ikonen nach byzantinischer Art mit griechischen Inschriften malen konnten (S. 163). Eine Ikone mit Büsten der Apostel Petrus und Paulus und mit Porträts der serbischen Stifter Königin Helena von Anjou und ihrer Söhne (Mitregenten seit 1282) Dragutin und Milutin stammt wahrscheinlich von einem griechischen Maler der dalmatinischen Küste, der fähig war, seinen Stil dem Zweck des Bildes und den Wünschen des Spenders anzupassen (S. 156). Er war mit der byzantinischen Malerei der komnenischen Zeit aufgewachsen und vertraute noch in hohem Maße der Linie als einem Mittel, die Körper und Gesichter der in die konventionellen Gewänder Chiton und Himation gehüllten Heiligen abzubilden. Die historischen Figuren behandelt er summarisch, ohne sie porträtähnlich machen zu wollen. Die Gestalt des hl. Nikolaus, vor dem sich Königin Helena verneigt, trägt alle Merkmale der lateinischen ikonographischen Tradition mit ihren Gewändern, Mitren und Zepter. Wenn die Ikone als ein Geschenk an die katholische Kirche gedacht war, ist es sehr wahrscheinlich, daß Königin Helena einen „griechischen Maler" aus Kotor beauftragte, ein Bild zu malen, das in eine katholische Umgebung paßte.

Von dieser serbischen Königin ist bekannt, daß sie große Summen für Ikonenmalerei spendete, um ihre Gründungen zu verschönern, besonders die Mausoleumskapelle, die sie sich selbst in Gradac erbaut hatte (um 1276). Danilo II., Erzbischof von Serbien, stellt in Helenas Biographie fest, daß sie der Kirche von Gradac Ikonen schenkte, die in wundervoll ausgearbeitete Goldrahmen mit leuchtenden Perlen, kostbaren Steinen und vielen Reliquien von Heiligen gefaßt waren. Sie spendete Goldbrokate, Bücher und liturgische Gefäße. Es ist indessen keine Spur dieser unschätzbaren Ikonen, von denen die despotischen Ikonen der Chorschranke am meisten verehrt wurden, erhalten geblieben. Eine von ihnen sah und verehrte der serbische König Dragutin, als er (1314/15) das Grab seiner Mutter besuchte. Um diese Zeit wurde in der Metropolitankirche zu Belgrad ein wundertätiges Madonnenbild verehrt. Es ist die Ikone, die auch Königin Simonis von Serbien verehrte, als sie ihren Schwager König Dragutin an seinem Hofe besuchte (kurz vor 1316). König Milutin beschaffte ebenfalls viele Ikonen für die Kirchen, die er in Serbien und dem Bereich der Ostkirche stiftete, aber darüber ist wenig bekannt. Erzbischof Danilo II. teilt mit, daß Milutin dem Kloster der heiligen Jungfrau von Treskavac (bei Prilep) in Gold gefaßte und mit Perlen verzierte Ikonen schenkte. Diese und viele ähnliche sind den Kirchen genommen und zerstört worden. Zwei Fresko-Ikonen, die König Milutin restaurieren ließ, sind aber an der Chorschranke der Georgskirche von Staro Nagoričino (bei Kumanovo) noch erhalten. In den Jahren 1316–1318 malten die berühmten Künstler Michael und Eutychios für den König die Fresken in dieser Kirche. Die Öffnungen zwischen den kleinen Säulen und dem Architrav der Chorschranke dieser Kirche aus dem 11. Jahrhundert wurden von Milutins Meistern mit Fresko-Ikonen des hl. Georg Tropaoiphoros und Diassoritis sowie der Madonna Pelagonitissa (S. 174/175) ausgefüllt. Seit die Verehrung der Madonna während des 13. Jahrhunderts in der Landschaft Pelagonien aufblühte, glaubt man, daß sämtliche Kopien dieser Madonna mit dem munteren Kind nach einer alten, wundertätigen Ikone des Bezirks gemalt wurden.

Michael und Eutychios malten in verschiedenen Kirchen des Königs Milutin. Zu dieser Zeit waren sie in Serbien die Vertreter des „klassischen" Stils der palaiologischen Ära. Zur gleichen Zeit tauchte in Konstantinopel, Saloniki und Serbien eine künstlerische Strömung auf, welche auf den Lehren und Meinungen von gebildeten Theologen und Malern aus Konstantinopel basierte, die unter dem Einfluß der unsterblichen Antike aufgewachsen waren. Schon im späten 13. Jahrhundert hatte man neue Möglichkeiten entdeckt, mehr Ausdruck in die kleinen, vielfigurigen Szenen zu bringen, die durch das Spiel von Licht und Schatten modelliert und in Rahmen gefaßt wurden, die eine gewisse Tiefenwirkung erzeugten. Diese Vorzüge des neuen Stils erkennt man in den Wandmalereien der Georgskirche von Staro Nagoričino und in den Ikonen der Altarschranke (S. 174). Das stark betonte Relief des bewegten Körpers Christi und der Umfang der Büste, beides bewirkt durch das Spiel dunkler und heller Farbtöne, sind Qualitäten, die sich in der fortgeschrittenen byzantinischen und serbischen Malerei des frühen 14. Jahrhunderts durchsetzten.

Die hervorragenden Ikonen der großen Feste, zum Beispiel der Geburt Christi (S. 172), der Taufe (S. 173) und des Abstiegs zur Vorhölle (S. 170), zeigen die schönsten Möglichkeiten dieses Stils, der sich unter den Künstlern der Balkanländer schnell ausbreitete. Die von Engeln aufgehaltenen Himmelstore, die in den Wellen des Jordans spielenden Täuflinge, die Personifikationen von Fluß und See – all diese reizvollen Einzelheiten waren schon der komnenischen Malerei des 11. und 12. Jahrhunderts vertraut, aber erst im frühen 14. Jahrhundert bediente man sich dieser Randfiguren, um Tiefe und Raumwirkung zu erzeugen, die hügelige Landschaft zu betonen und die Kompositionen durch eine Vielfalt an Figuren auszugleichen, die einen Eindruck freundlicher Bewegtheit und Wirklichkeitsnähe erzeugen. Die satten und reinen Farben, die mit sicherer Pinselführung aufgetragen sind, und die sichere Zeichnung des bewegten menschlichen Körpers, besonders in der vorzüglichen Ikone der Anastasis, in der die Handlung durch diagonale Linienführung zusammengefaßt ist (S. 170), sind Leistungen, die diese sogenannte klassische Kunst der palaiologischen Zeit im 14. Jahrhundert zu Meisterwerken machen.

Eine weitere Ikone ist von gleichem künstlerischem Wert: die der Darstellung Mariä im Tempel in der Hauptkirche von Chilandari (S. 176). Diese traditionell gehaltene Ikone strahlt einen Realismus aus, der in anderen Kunstzentren selten so kraftvoll wirksam wurde. Die ungewöhnliche Anmut der die Madonne begleitenden Mädchen, ihre gewandten Bewegungen und der Versuch einer von ihnen, ihr Kerzenlicht vor einem Windhauch zu schützen, sind außerordentlich lebensnah und überzeugend, und nach solchen Wirkungen suchte man in der Malerei des frühen 14. Jahrhunderts. Die „Darstellung Mariä", die wahrscheinlich um 1321 gemalt wurde, als König Milutin das alte serbische Kloster Chilandari restaurieren ließ, beweist, an welch geschickte und gebildete Meister der serbische König sich wandte, wenn er seine Gründungen verschönern wollte. Außer Michael und Eutychios arbeiteten noch viele begabte Künstler für ihn; da sie nicht mit ihrem Namen signierten, blieben sie anonym. Aber die Ikonen, die sie für serbische Kirchen malten, verraten die Vertrautheit des Königs mit den zeitgenössischen künstlerischen Bewegungen und das Geschick, in seinen Werkstätten die besten Künstler seiner Zeit zu vereinen, die er in Saloniki fand und vielleicht sogar in Konstantinopel, wo er verschiedene Kirchen restaurierte und beschenkte, oder auch in seinem eigenen Königreich, in dem er die meisten seiner Stiftungen erbaute.

Außer den Malern der königlichen Werkstätten in Serbien, die sehr erfahren und mit der Gedankenwelt Konstantinopels vertraut waren, sind in der ersten Hälfte des 14. Jahrhunderts auch weniger geübte, aber trotzdem gesuchte Künstler am Werk. Diese entsprachen dem Geschmack und den Wünschen der örtlichen Feudalherren. Der Maler der Fresken in der Weißen Kirche von Karan (bei Učize) war ein provinzieller Künstler ohne eine Möglichkeit, sich klassische Bildung anzueignen. Die Ikonostase, die in der Kirche von Karan erbaut und bemalt wurde (1342), trug Ikonen, die der Gründer Župan Brajan und andere Stifter ausgesucht hatten. Auf den Wunsch einer Nonne wurde die Verehrung der Madonna mit drei Händen (Tricheiroussa) aufrechterhalten. Diese war nach Serbien gelangt über Skopje, wo König Milutin Ende des 13. Jahrhunderts, als er die Stadt einnahm, eine diesem Kult geweihte Kirche restaurieren ließ. Der Maler von Karan übernimmt also eine alte griechische Legende von der Erscheinung der Jungfrau mit drei Händen (S. 181). Die Jungfrau Tricheiroussa wurde seit dem 14. Jahrhundert auch in Chilandari verehrt, aber weitere Bilder dieses Typs sind uns nicht erhalten.

Die wachsende Zahl von Wohltätern, Leuten aus verschiedenen Gesellschaftsschichten, und der unterschiedliche Stand ihres Reichtums und ihrer Bildung brachten es mit sich, daß im Serbien des 14. Jahrhunderts Künstler von sehr verschiedenem Niveau arbeiteten. Die Ikone der Madonna mit Kind von Čainiče, die Madonna mit Kind (vom Typ Hodegetria) in der Nikolauskirche von Prizren (S. 187), die Maria Pelagonitissa von Prizren (S. 187) und die Maria mit Kind von Dečani (S. 180), alle aus dem 14. Jahrhundert, bezeugen, daß die Arbeiten der provinziellen Malwerkstätten zwar von ungleicher Qualität, aber nicht ohne Originalität waren.

Im 14. Jahrhundert wurde Prizren ein blühendes Kunstzentrum. Nach dem aus Saloniki stammenden Meister Astrapas, der die Fresken in der Marienkirche (Bogorodica Ljeviška, 1307–1313) schuf, arbeiteten verschiedene örtliche Maler in der Stadt und an den in der Umgebung von Feudalherren erbauten Kirchen. Der beste von ihnen malte die kleine Ikone, die an Festtagen ausgestellt und verehrt wurde, mit dem Fest der Verkündigung auf der einen Seite (S. 185) und der Begegnung Joachims und Annas auf der anderen (S. 184). Die vorzüglich gezeichnete Architektur im Hintergrund der letzteren mit ihren gotischen Fenstern und Giebeln erinnert an zeitgenössische Formen in Raška, während der wunderbar gearbeitete schreitende Erzengel Gabriel der „Verkündigung" an einen Maler denken läßt, der bei den ersten Meistern der klassischen Richtung zu Anfang des Jahrhunderts in die Schule gegangen ist. Die Verbindung von alt und neu datiert diese Ikone auf die Mitte des 14. Jahrhunderts.

In Dečani wurden zur gleichen Zeit (etwa 1340–1350) die Ikonen für die Ikonostase von einem anderen provinziellen Künstler gemalt, gleichfalls einem Nachfolger der klassischen Strömung zu Beginn des 14. Jahrhunderts. Die überzeugend natürlich dargestellte Beziehung zwischen Mutter und Kind (S. 180) verrät einen Künstler von viel Temperament und guter Vorbildung. Im 10. oder 11. Jahrhundert wurden einige Ikonen der gütigen Madonna aus Konstantinopel zweifellos besonders geschätzt, und später wurden Kopien über große Gebiete von Kappadokien bis zu den Balkanländern verbreitet. In Dečani war es genau dieser Ikonentyp, der das tiefe Empfinden heiliger Personen besonders betont, den man für die Ikonostase auswählte. Alle fünf Ikonen der Altarschranke von Dečani sind ausgezeichnete Arbeiten. Die schlanken, schmächtigen Gestalten, die gut gezeichnet und modelliert sind, haben die parallele Pinselführung in hellen Ockerfarben, womit die Rundung von Gesicht, Nacken und Armen erzeugt wird. Durch ein Spiel heller Linien gewinnen Bärte, Nacken und Wangen Relief, das Ungewöhnlichste ist aber die Behandlung der Stirn des Erzengels Gabriel (S. 180/181). Das regelmäßige ovale Gesicht ist durch unregelmäßige Linien belebt. Sowohl in dem jungen Gesicht des Erzengels als auch in den Runzelgesichtern Johannes' des Täufers und des hl. Nikolaus suchte der Maler seinen Personen Charakter zu verleihen. Die Ikone Christi auf dieser Chorschranke hat sehr gelitten. Alle in die marmorne Ikonostase eingepaßten Ikonen beweisen, daß die Stifter, König Stephan Dečanski und König Stephan Dušan, begabte Künstler mit traditionell „klassischer" Ausbildung suchten. Sie wurden sowohl mit dem Malen der Fresken betraut, die in der höchsten Zone des Schiffes ansetzten, als auch mit der Ausarbeitung der sehr wichtigen Ikonen auf der Ikonostase. Der traditionelle Stil wurde eindeutig noch am meisten geschätzt.

Einige Ikonen von großen Abmessungen wurden Mitte des 14. Jahrhunderts für die Ikonostasen der Ochrider Kirchen gemalt, die Erzbischof Nikolaus von Ochrid und der örtliche Magnat Kyr Isaac Ducas in Auftrag gegeben hatten. Die Feudalherren, die König Dušan, der Ochrid 1334 dem serbischen Staat einverleibt hatte, unterstützten, betonten ihre hohe Stellung in der Gesellschaft durch wertvolle Gaben an die Kirche. Sie schenkten der Kirche der Maria Peribleptos in Ochrid zwei große Ikonen mit goldenen und silbernen Einlagen im Rahmen. Auf dem Rahmen der Ikone des Erlösers (Psychosostis) ist eine Inschrift erhalten, die Kyr Isaac als Spender nennt, während eine Inschrift auf dem Rahmen der Maria Psychosostria (Seelenretterin) mit Kind (S. 186) das auf eine kleine Metallplatte gehämmerte Bild als das des Erzbischofs Nikolaus ausweist. Diese neuen Wohltäter und ihre Künstler waren um die Mitte des Jahrhunderts in Ochrid sehr aktiv. Der begabteste von ihnen war der Grieche Johannes Theorianos, es gab aber noch eine ganze Reihe, die sehr wohl aus Ochrider Familien stammen könnten, zum Beispiel Konstantin und sein Sohn, der Leiter des berühmten Chors der Sophienkirche.

Ochrid förderte das künstlerische Schaffen, das in der Mitte des Jahrhunderts sehr verschiedenartig war, als die klassischen Traditionen neuen stilistischen Möglichkeiten in den Arbeiten des Theorianos Platz machten und eine gewisse Monumentalität von großen Figuren in den Ikonen angestrebt wurde.

Die klassische Schönheit der Proportionen und die realistische Schilderung menschlicher Gefühle, wodurch sich die besten Arbeiten der ersten Hälfte des Jahrhunderts auszeichnen, entsprachen indes nicht den Wünschen der frommen Schenker in den sechziger Jahren. In Heiligenbildern suchten sie meist nach Helden, die robust gebaut und durchgeistigt zugleich waren, die also mit übermenschlichen Kräften begabte Persönlichkeiten vorstellten. Davon beeindruckt, strebte eine neue Richtung jetzt wieder nach Idealisierung. Auf dem Athos bewahrte Werke – stehende Figuren mit riesigen Ausmaßen in der Deesis des Pantokrator-Klosters (um 1363), die Ikonen von Vatopedi oder auch die umfangreiche Deesis (Megali Deesis) mit Brustbildern von Chilandari (um 1360) – zeigen, wohin eine bestimmte Gruppe von Malern sich bewegte: zunehmende Größe der heiligen Personen, kräftige Modellierung der mächtigen Körper und sorgfältige Charakterisierung der Gesichter sind ihre neue Vision des heldenhaften Kämpfers für den Glauben. Ausgewogene Kontraste dunklerer Farben in der Kleidung, sehr oft Tiefblau und Purpur, und die Abstufung der Fleischtöne mit etwas dunklerem Ocker, das sind die Charakteristika des ausgezeichneten Malers, von dessen Werk außerhalb des Athos nichts erhalten ist (S. 188–191).

Natürlich gab es mehr hervorragende Maler, wie zum Beispiel jenen, der die fünf Märtyrer von Sebaste (S. 176/177) auf einer in Chilandari aufbewahrten Ikone malte. Es waren begabte Künstler, die von den Mönchen zum Malen auf den Athos geholt wurden oder die in anderen Kulturzentren Werke schufen, die dann als Geschenke auf den Athos gelangten. Man hat auch den Eindruck, daß Auftraggeber vom Athos die Künstler in Konstantinopel und Saloniki anwarben, nachdem sie dort ihre Ausbildung empfangen und sich einen Namen gemacht hatten.

Die Ikonen aus den sechziger und siebziger Jahren des 14. Jahrhunderts, die man als Werke von Künstlern Konstantinopels und Salonikis ansieht, zeigen dieselbe Neigung zu Monumentalität und athletischem Körperbau der Heiligen wie die vom Athos und aus Serbien. Diese neue Form spiegelt neue Zeitumstände. Die Ikone Christi in der Eremitage (1363) und die Ikone Christi mit Johannes dem Theologen, die sich jetzt in Lesbos befindet, sind vollendete Arbeiten aus dieser Periode und ähnlich in der weichen Behandlung der Hautpartien. Diese großen Ikonen sind sehr sorgfältig und mit Liebe zum Detail gearbeitet. In der Ikone des Erzengels Michael im Byzantinischen Museum von Athen, in der etwas kleineren Ikone des hl. Georg Palamas in Moskau (Puschkin-Museum) und in vielen anderen Werken des sechsten und siebten Jahrzehnts des 14. Jahrhunderts werden die großen Figuren mit ausnehmend feinen Linien von lichtem Ocker modelliert, wodurch die Kurven des Gesichts und der Körper hervorgehoben sind. Dieselbe Methode war auch serbischen Künstlern dieser und etwas späterer Zeit bekannt. In der Fresko-Ikone des hl. Nikolaus von Psača (1365–1371) zeigt die mächtige Büste des Heiligen dasselbe Bestreben des Künstlers, das Fleisch durch Strahlen aus dünnen, weißen Linien aufzulichten. Der Maler der Madonnen-Ikone von Lesnovo (S. 193) arbeitete in ähnlicher Weise, und es gelang ihm, eine reliefartige Wirkung zu erzielen. Einen ähnlichen Stil kann man auch bei den Fresken von Melentija, Ravanica und anderen serbischen Kirchen entdecken.

Der nach Namen und Werk bekannteste Künstler des späten 14. Jahrhunderts war Metropolit Jovan. Er stammte aus der Gegend von Prilep, war ein Gefährte der letzten Könige aus der Familie Mrnjavčevič und ein Nachkomme des Mönches German, der Mitte des 14. Jahrhunderts das Kloster Zrze gründete. Für die Familienstiftung malte Jovan im Jahre 1394 Christus als Erlöser und Lebensspender (S. 192). Sein origineller Stil verkörpert alle Errungenschaften der vorausgegangenen malerischen Richtungen: die Monumentalität der athletischen Figuren, die ausführliche Behandlung des Fleisches mit feinen Linien lichten Ockers und die dunkleren purpurnen und blauen Töne der Kleidung Christi. Seine Fresken in der Andreaskirche in Treska (1389) mit einer beachtenswert gelungenen Farbharmonie zeigen den Ehrgeiz des Metropoliten, die besten Traditionen der serbischen Monumentalmalerei zu beleben. Der zweifellos mit den großen byzantinischen Meistern seiner Zeit bekannte Metropolit Jovan schuf diese großen, athletischen Figuren mit den mühsamen, langsamen Methoden eines Ikonenmalers, auch wenn er Fresken malte. Seine idealisierten Heiligenfiguren ermunterten die Maler der nächsten Generation zu weiteren Stilisierungen mit der Betonung eines robusten Körpers, zu dem aber ein schmales Gesicht mit großen Augen und sanften Formen gehört. Jovans Bruder Makarije malte 1422 die Ikone der Maria Pelagonitissa (S. 197), wobei er der ikonographischen Form dieses langverehrten Madonnentyps Rechnung trug; aber indem er der Linie und dem dekorativen Material mehr Aufmerksamkeit widmete als den Körpern, gab er ihr ein frisches Aussehen. Makarije arbeitete in Serbien, malte in den frühen Jahren des 15. Jahrhunderts in Ljubostinja Fresken, kehrte aber später an seinen Geburtsort zurück und unternahm die Ausschmückung der Ikonostase in der Stiftung seines Ahnherrn im Dorf Zrze. Außer der Madonna Pelagonitissa hinterließ er auf der Ikonostase einige Ikonen aus einer umfangreichen Deesis.

In den Zeiten, als der Untergang der christlichen Staaten kurz bevorzustehen schien, weil sie von siegreichen türkischen Armeen bedrängt waren, verdrängte das Verlangen nach geistiger Schönheit die schleichende Todesfurcht. Die schönsten serbischen Ikonen des frühen 15. Jahrhunderts müssen den goldstrahlenden Fresken von Resava und Kalenić ähnlich gewesen sein. Nur wenige sind erhalten geblieben (S. 198). Aller Wahrscheinlichkeit nach schufen die Freskomaler der Morača-Kirchen auch Ikonen für die Ikonostasen, Monumentalfiguren von vornehmer, würdiger und klassischer Schönheit. In den von Despoten beherrschten Staaten – die Familien Lazarevič und Branković im Norden, König Marko im Süden – wurden Ende des 14. und Anfang des 15. Jahrhunderts große Anstrengungen gemacht, um die örtlichen kirchlichen Organisationen zu bewahren und die Rechtmäßigkeit dieses Erbes, die früher von den serbischen Königen und Kaisern ausgeübt worden war, auch der neuen Autorität klarzumachen. Mit dem Tod des Königs Marko (1395) starb die Malerei in den Bereichen um Prilep und Ochrid für lange Zeit aus. Es scheint, daß die Kirchen in diesem Gebiet erst um 1430 restauriert und neu ausgestattet wurden, als sich die Position des örtlichen Klerus verbessert hatte. Die alten Kultstätten der Heiligen Klemens und Naum fanden neue Wohltäter. Auf einer Prozessions-Ikone von Ochrid sind die Heiligen abgebildet (S. 194/195). Die nachdenklichen Gesichter sind von einem gütigen Strahlen erhellt, und die mächtigen Stirnen gemahnen an die übermenschliche Natur der Heiligen, von denen Schutz zu erflehen die Bevölkerung dieser Landschaft niemals aufgehört hat. Das Streben der Maler nach vollkommener Idealisierung der heiligen Gestalten kommt in dem neuen Stil des 15. Jahrhunderts voll zur Geltung.

Nachdem Smederevo 1459 an die Türken gefallen war, verschwanden die letzten serbischen Herrscher, die Despoten der Dynastie Branković, von der Szene und mit ihnen für lange Zeit jede künstlerische Tätigkeit einheimischer Werkstätten. Das bedeutet das Ende der fruchtbaren Periode im künstlerischen Leben des serbischen Staates, der von Mitte des 12. bis Mitte des 15. Jahrhunderts die Ikonenmalerei als Spiegel der Frömmigkeit in der orthodoxen Kirche intensiv gefördert hatte. Begabte fremde und einheimische Künstler arbeiteten für die serbischen Schutzherren und durchtränkten die Werke mit ihren Idealen und ihrem Glauben.

Kehren wir nach Saloniki zurück, so erkennen wir, daß die tragbare Ikone der Maria Hodegetria aus der Kirche des hl. Nikolaus Orphanos, Metochion des Klosters Vlatadon (S. 183), dem 15. Jahrhundert zugeschrieben werden muß. Eine Reinigung der Tafel enthüllte Kennzeichen eines ungefälligen Stils mit betont expressionistischem Charakter, der die antiklassische Tendenz des vorausgehenden Jahrhunderts fortsetzt. Daher stammt auch der Versuch, dem runden Kopf durch sein Volumen Bedeutung zu geben, während der Faltenwurf eine sehr fortschrittliche Linienführung zeigt. Die Datierung der Ikone auf die erste Hälfte des 15. Jahrhunderts wird durch eine Wand-Ikone des hl. Josef in der Demetriuskirche mit denselben stilistischen Merkmalen verstärkt. Der Heilige ist in ganzer Gestalt als Beschützer des in kleinerem Maßstab abgebildeten hl. Gregor Palamas dargestellt. Während des hesychastischen Streits, in dem die mystische Theologie des Gregor Palamas angegriffen, ab 1351 aber von der Ostkirche anerkannt wurde, erfreute sich dieser Priester, der Führer der Hesychasten, des Schutzes von Kaiser Johannes Kantakuzenos, aus dem später der Mönch Joasaf wurde. Daß dieser Stil, den wir in den beiden letzten Arbeiten von Saloniki finden, einen gewissen Einfluß hatte, ist schon klar in den Wandmalereien der Morava-Schule aus dem 15. Jahrhundert in der Kapelle des Klosters Vatopedi und anderswo.

Dies war der letzte Schub künstlerischer Aktivität aus Saloniki. Saloniki und Konstantinopel waren jahrhundertelang die wichtigsten Zentren gewesen, von denen künstlerische Anregungen in die slawischen Länder des inneren Balkans ausstrahlten, aber auch der Berg Athos spielte, besonders Anfang des 14. Jahrhunderts, eine bedeutende Rolle als Vermittler kultureller Werte und künstlerischer Vorbilder zwischen der griechischen und der slawischen Welt. In der Zeit, in der diese alten Kunstzentren unter lateinischer Herrschaft an schöpferischer Kraft verloren, belebten die serbischen Könige in ihrem Land das Kunstschaffen, indem sie byzantinische Vorbilder aufgriffen, die sie jedoch ihren herrscherlichen Zielen unterordneten, indem sie die einheimischen Heiligen hervorhoben. Aber abgesehen von individuellen Unterschieden, den besonderen Gesichtspunkten, nach denen die Heiligen ausgewählt wurden, und stilistischen Abweichungen, die jede neue Zeit in die Kunst einbringt, wurde in den ausgedehnten Bereichen der Balkanhalbinsel dieselbe ikonographische Sprache gesprochen und der byzantinischen Kunst, die den in christlich-orthodoxer Tradition aufgewachsenen Menschen des Mittelalters verständlich war, volle Achtung entgegengebracht.

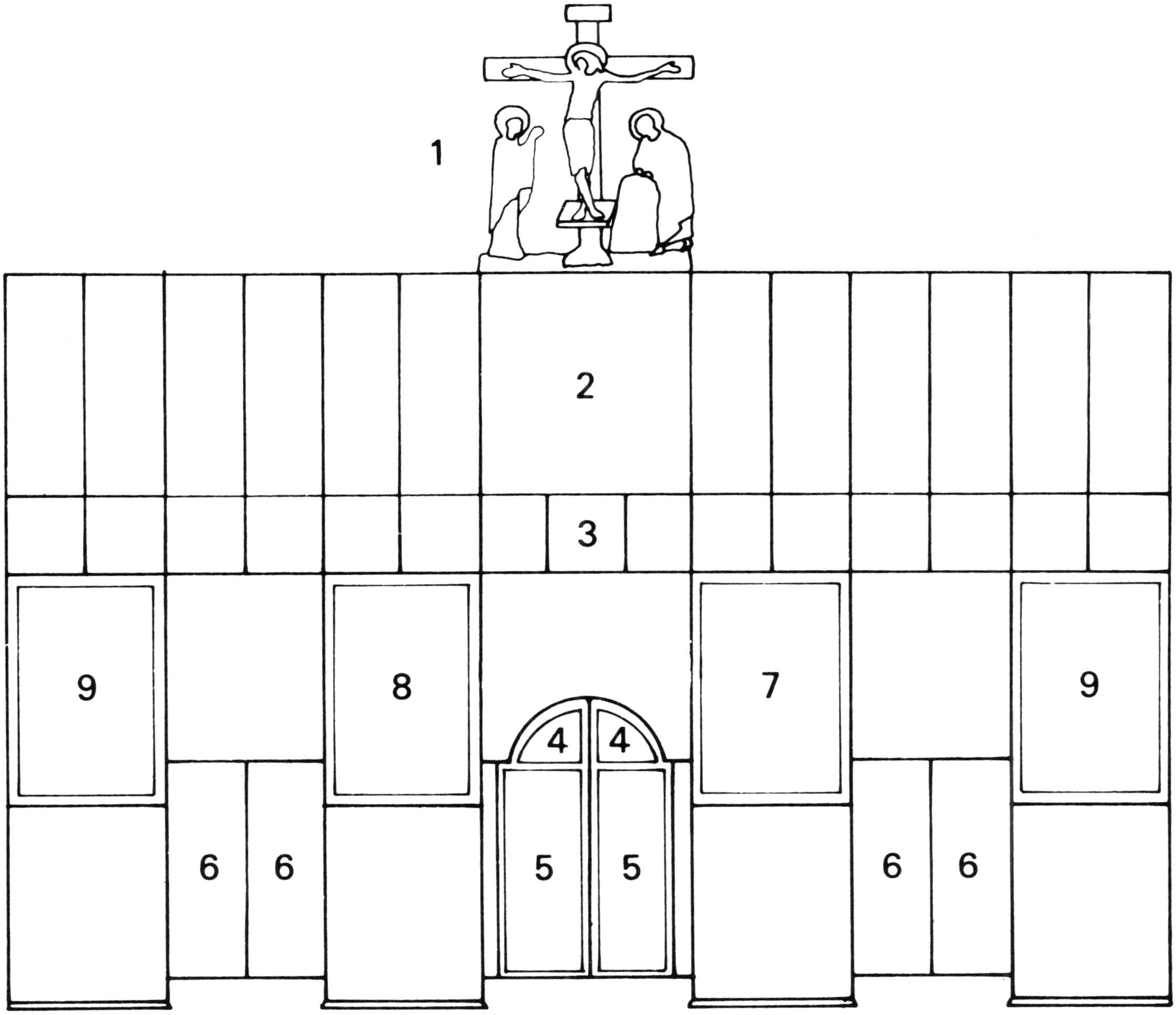

Aufbau der griechischen Ikonostase der Komnenenzeit (Schema)

1 Kruzifix mit Johannes-Maria-Gruppe und dem Täufer
2 Deesis sowie Heilige in Hinwendung zum thronenden Christus
3 Monats- oder Festtagsikonen
4 Verkündigung (auf der Königstür, „Pforte der Barmherzigkeit“)
5 Evangelisten oder hl. Väter Liturgisten Joh. Chrysostomus und Basilius
6 Engel
7 Ikone Christi
8 Ikone der Mutter Gottes
9 Ikonen örtlicher Heiliger

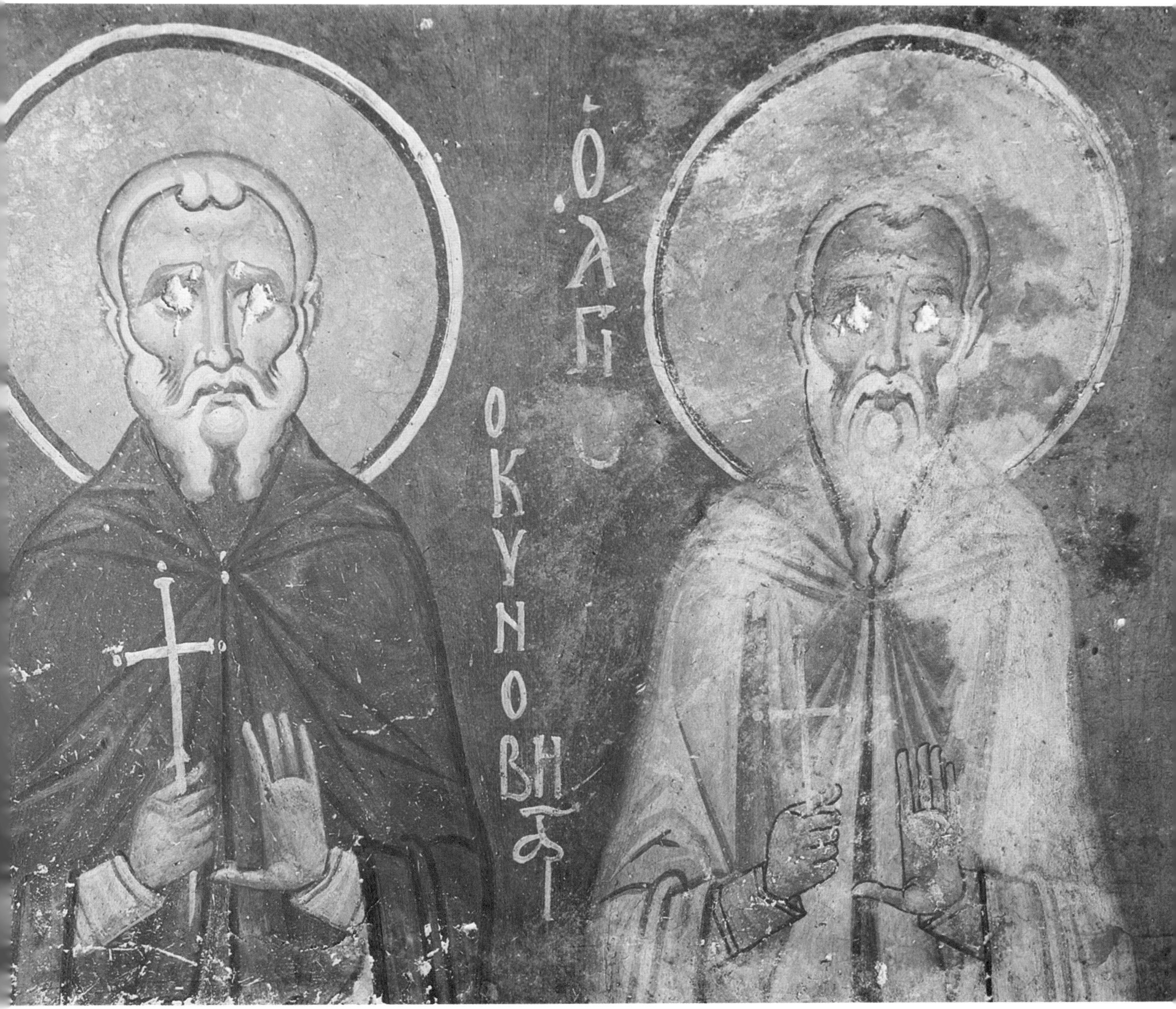

Der Hl. Theodosius Koinobiarches und ein unbekannter Heiliger. Fresko-Ikone, erste Hälfte des 11. Jahrh. — Saloniki, Hagia Sophia, Narthex.

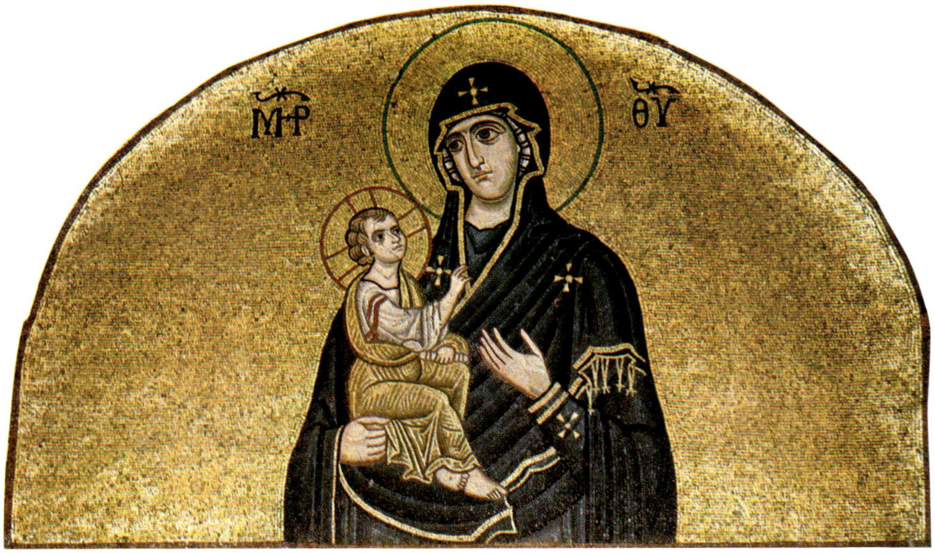
ΜΡ
ΘΥ

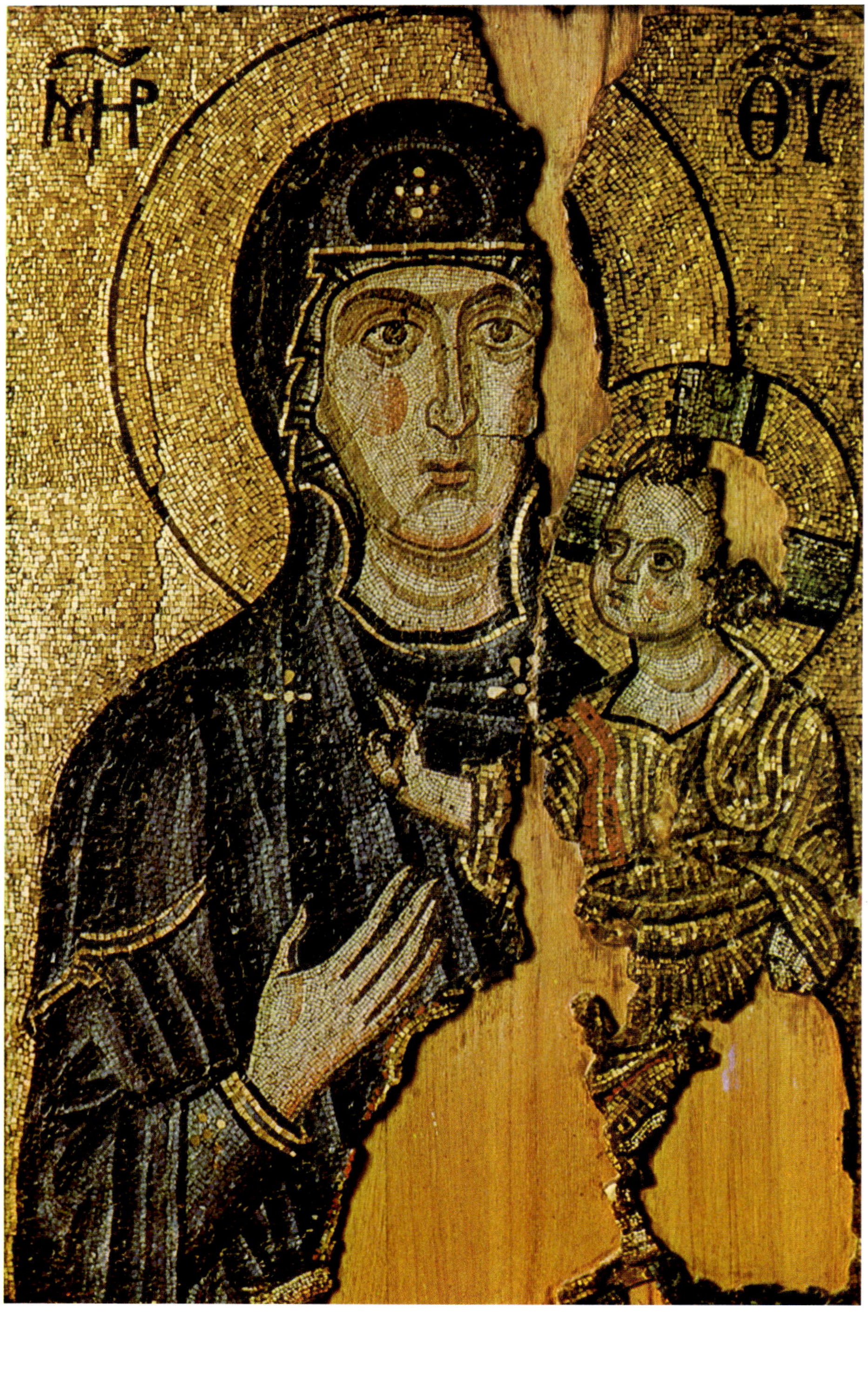
ΜΡ
ΘΥ

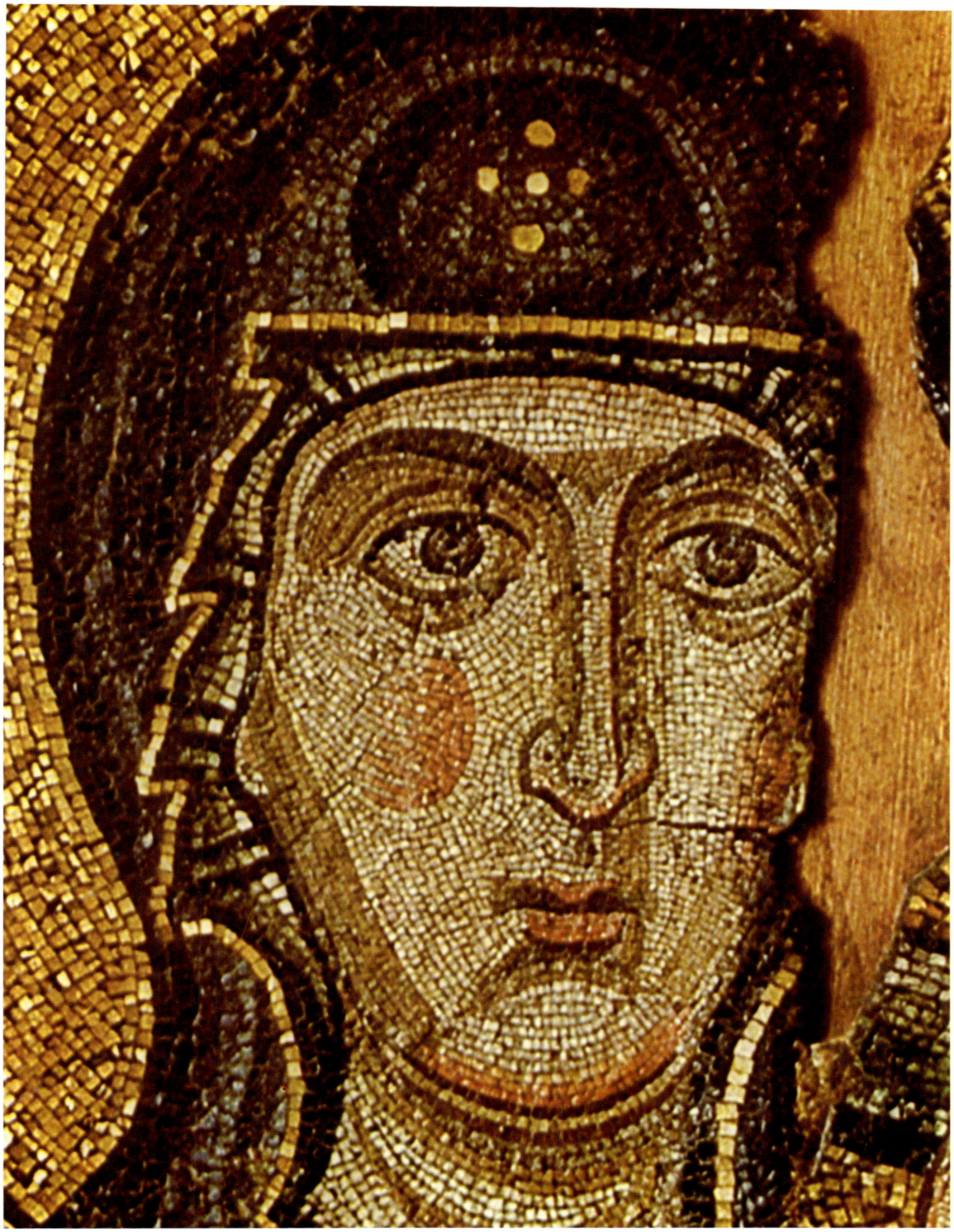

Links oben: *Maria mit Kind.* Mosaik, Kloster Hosios Lukas, Phokis, 1030 bis 1050. — Am Ort aufbewahrt.

Links unten, griechischer Maler: *Maria Hodegetria.* Mosaik, 57 x 38 cm, etwa Ende des 12. Jahrh. — Athos, Kloster Chilandari.

Oben: *Maria Hodegetria.* Ausschnitt aus nebenstehendem Bild.

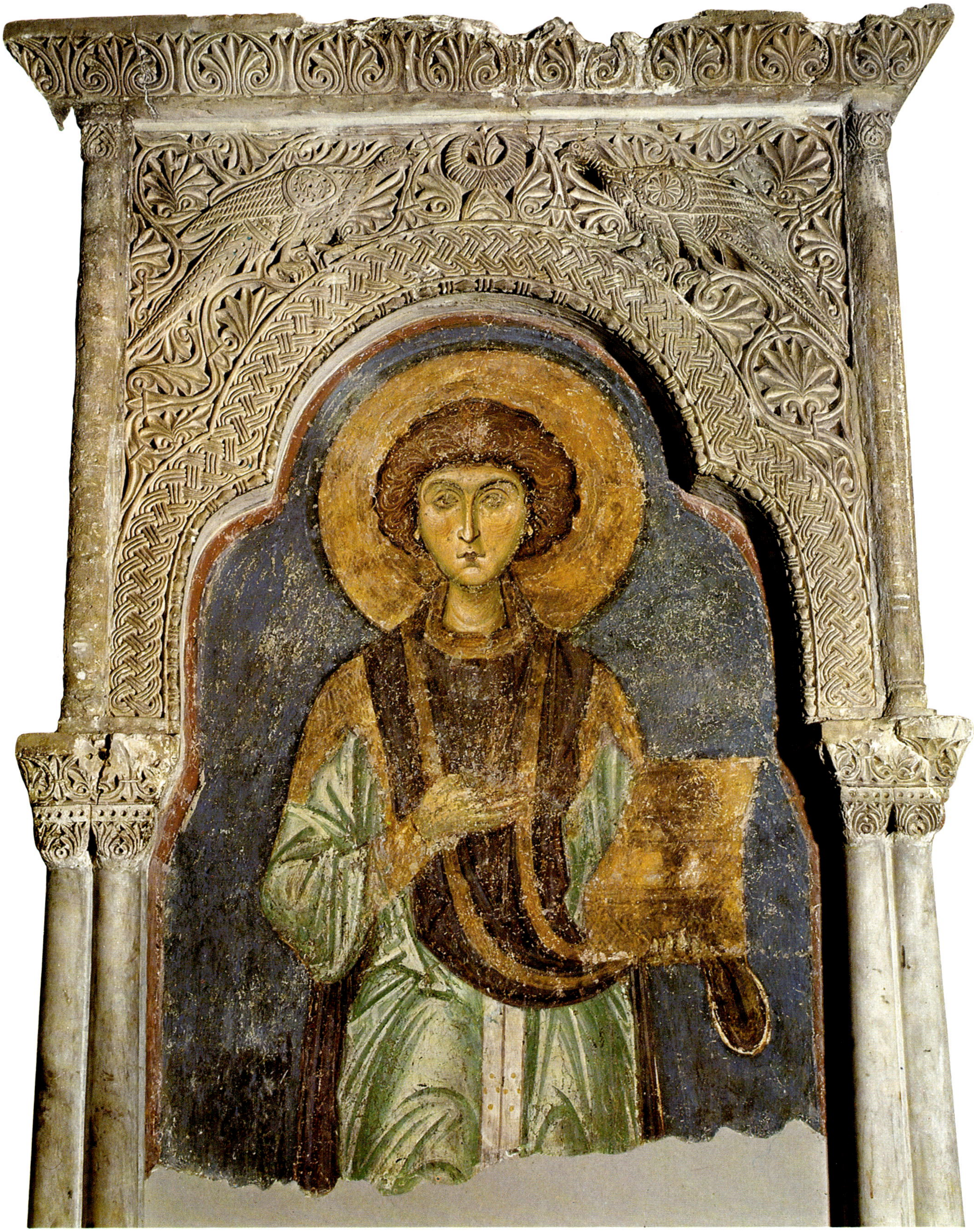

Griechischer Maler aus Konstantinopel: *Der hl. Panteleimon.* Fresko-Ikone, Dekoration am Pfeiler der Ikonostase — Nerezi bei Skopje, Panteleimonkirche.

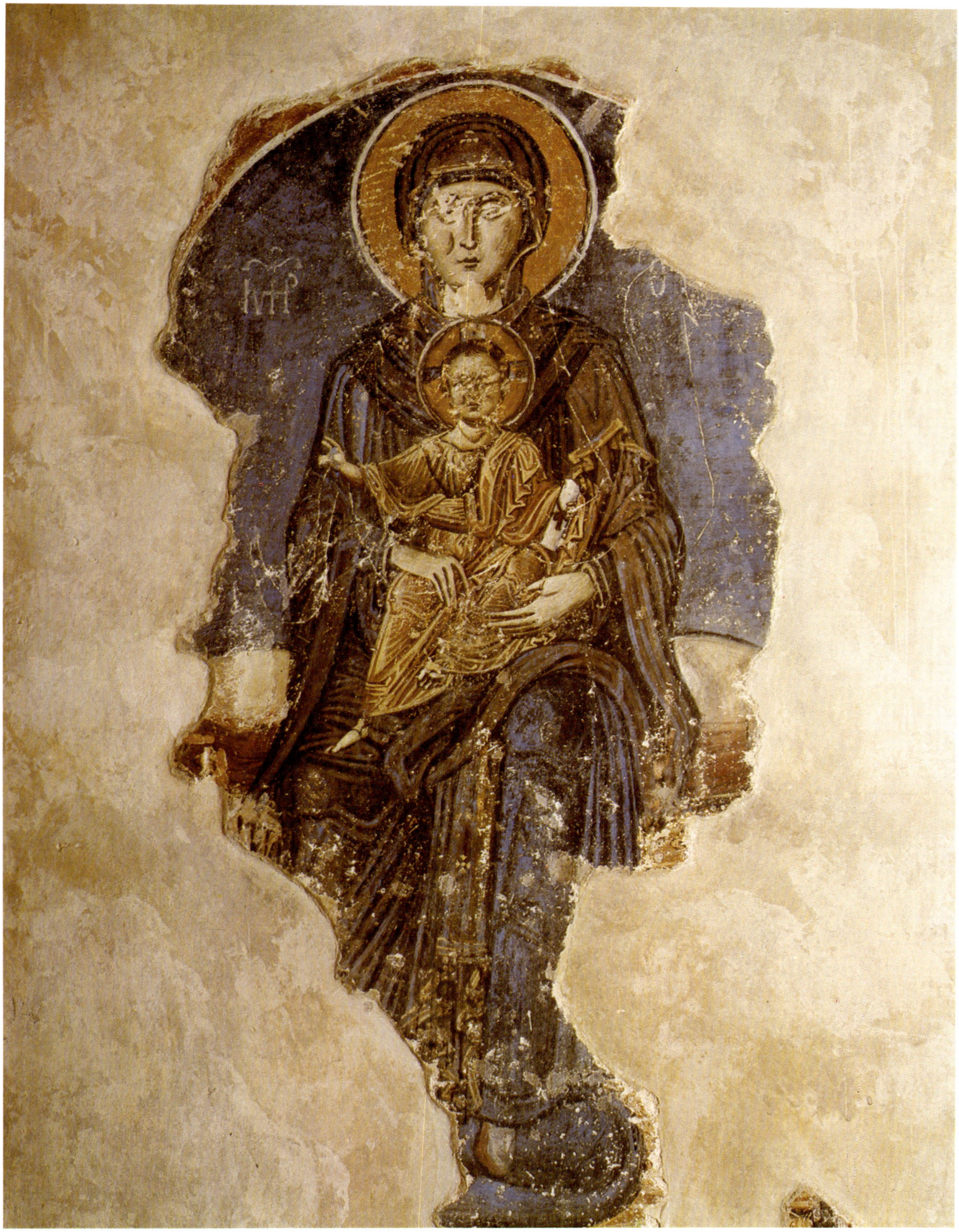

Griechischer Maler, wahrscheinlich aus Saloniki: *Thronende Madonna mit Kind.* Fresko-Ikone, Dekoration am Pfeiler der Ikonostase, etwa Mitte des 11. Jahrh. – Ochrid, Makedonien, Sophienkirche.

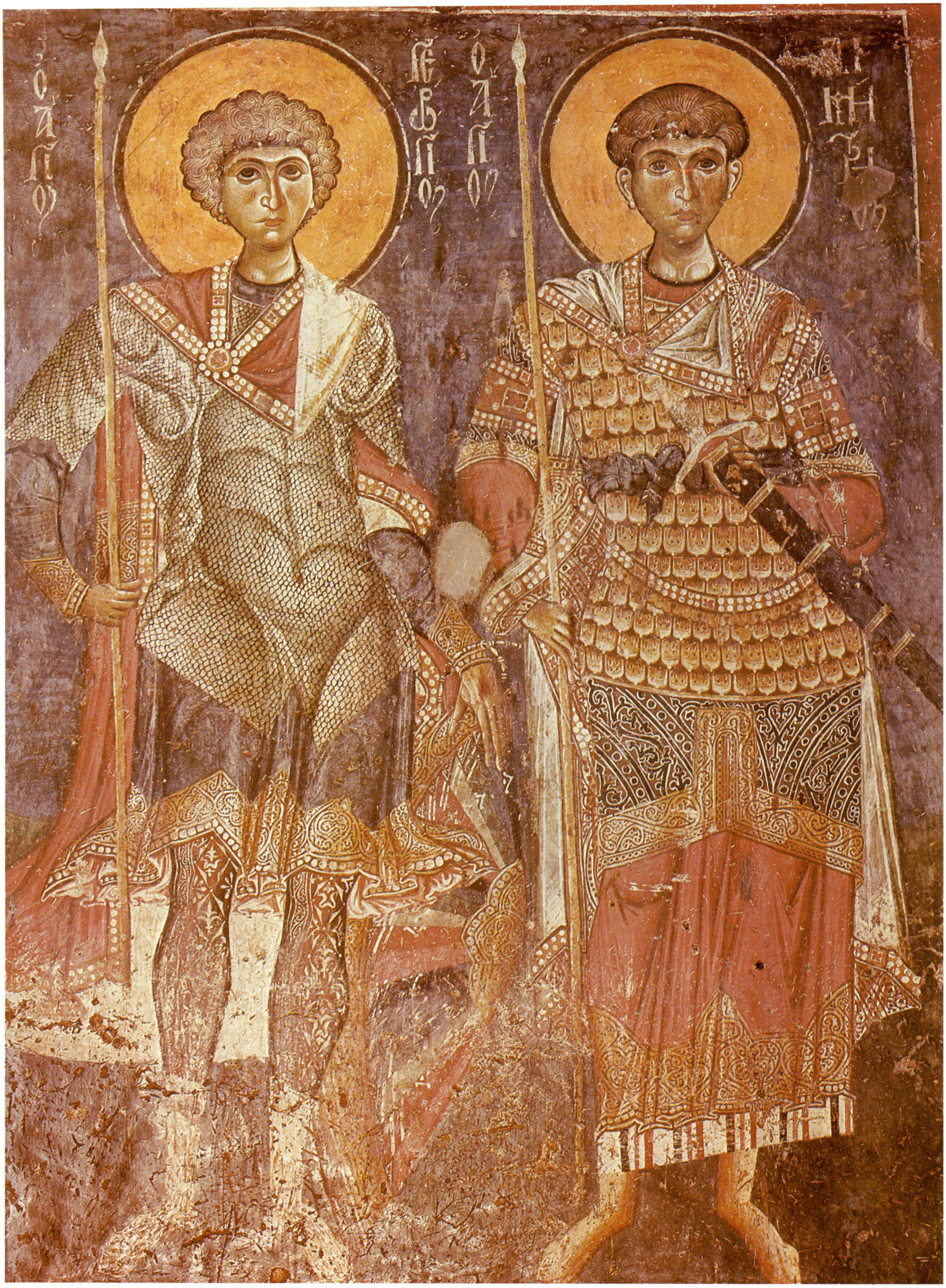

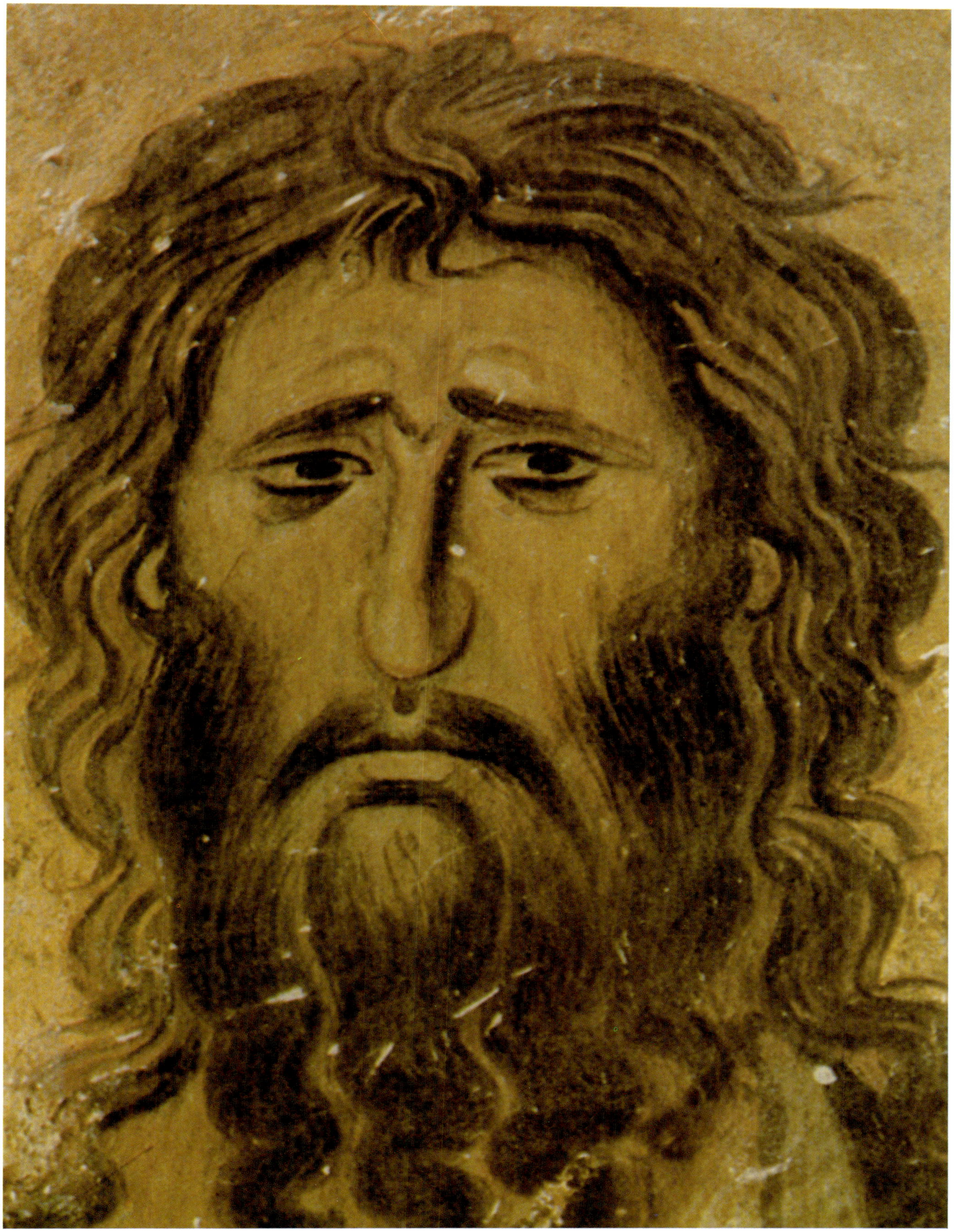

Links: *Die Heiligen Georg und Demetrius.* Wandmalerei, Tempera mit Ei, 1180—1200 — Kastoria, Kirche der Heiligen Kosmas und Damian.

Wahrscheinlich griechischer Maler aus Konstantinopel: *Johannes Prodromos (der Täufer).* Ausschnitt einer Fresko-Ikone am Pfeiler der Nordwand des Kirchenschiffs, 1208—1209 — Kloster Studenica, Serbien, Marienkirche.

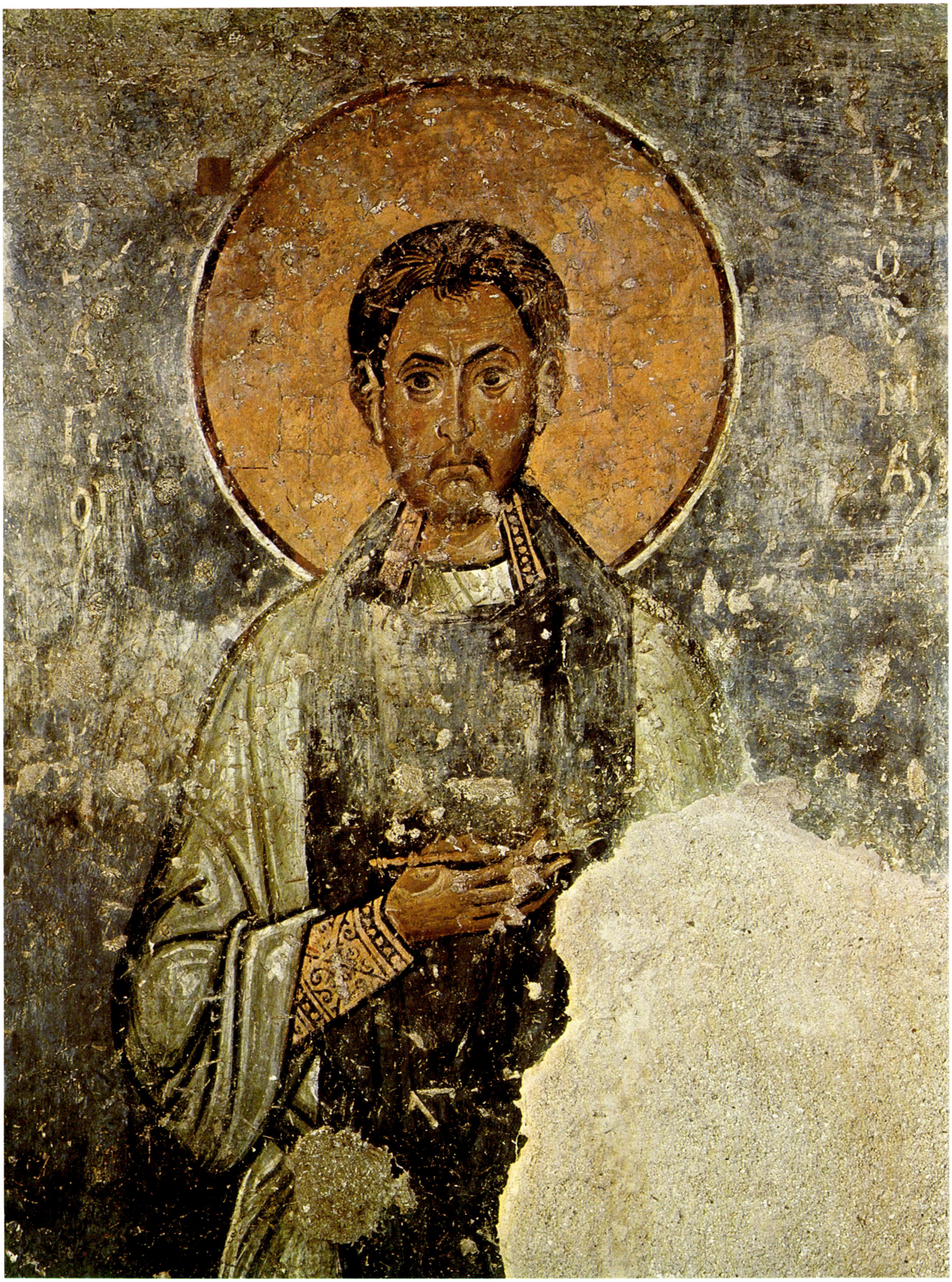

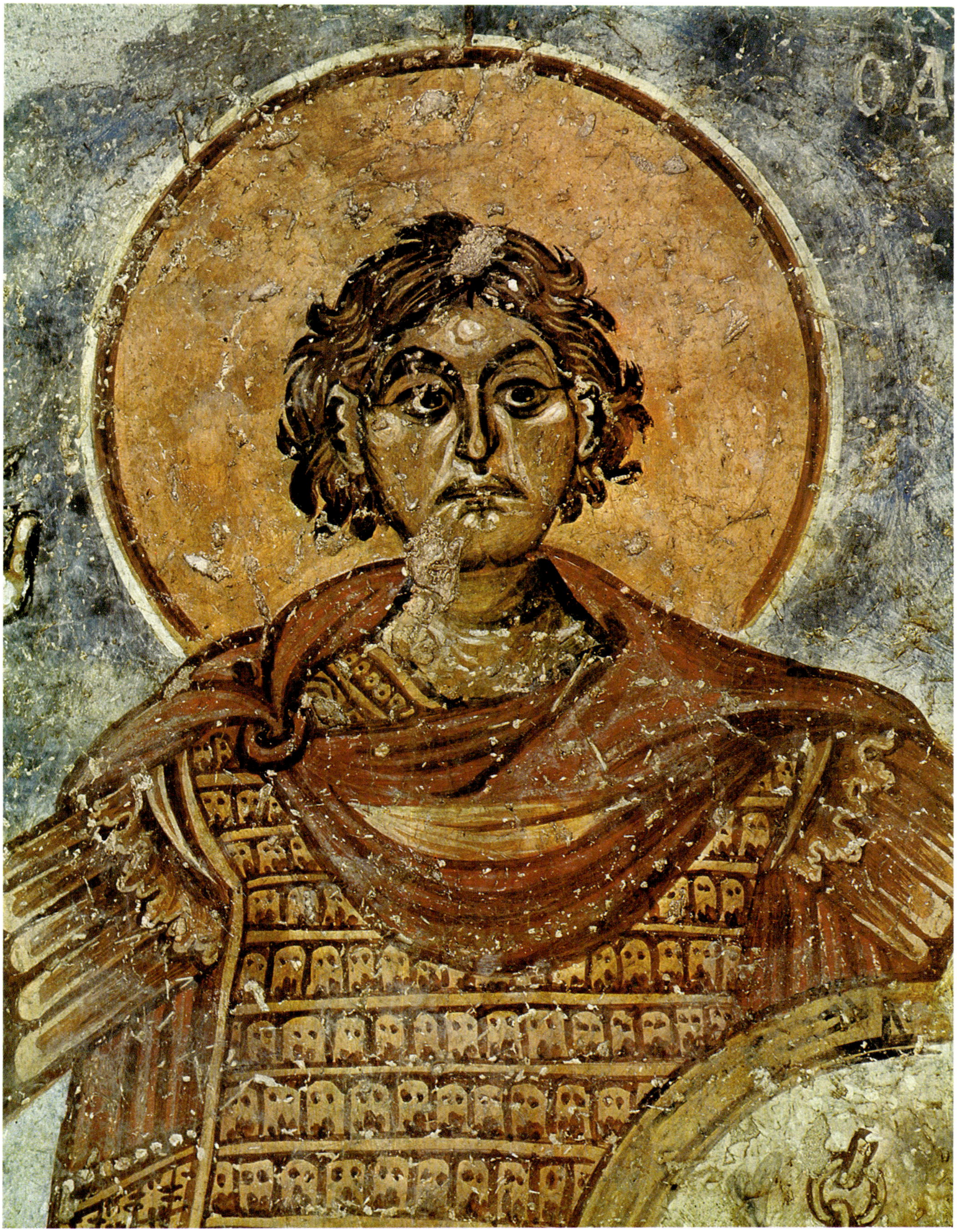

Links: *Der hl. Kosmas.* Fresko-Ikone, Tempera mit Ei; Kirche von Episkopi (zerstört), Eurytania, erste Hälfte des 13. Jahrh. – Athen, Byzantinisches Museum.

Der hl. Orestes. Fresko-Ikone, Tempera mit Ei; aus der zerstörten Kirche von Episkopi, Eurytania, erste Hälfte des 13. Jahrh. – Athen, Byzantinisches Museum.

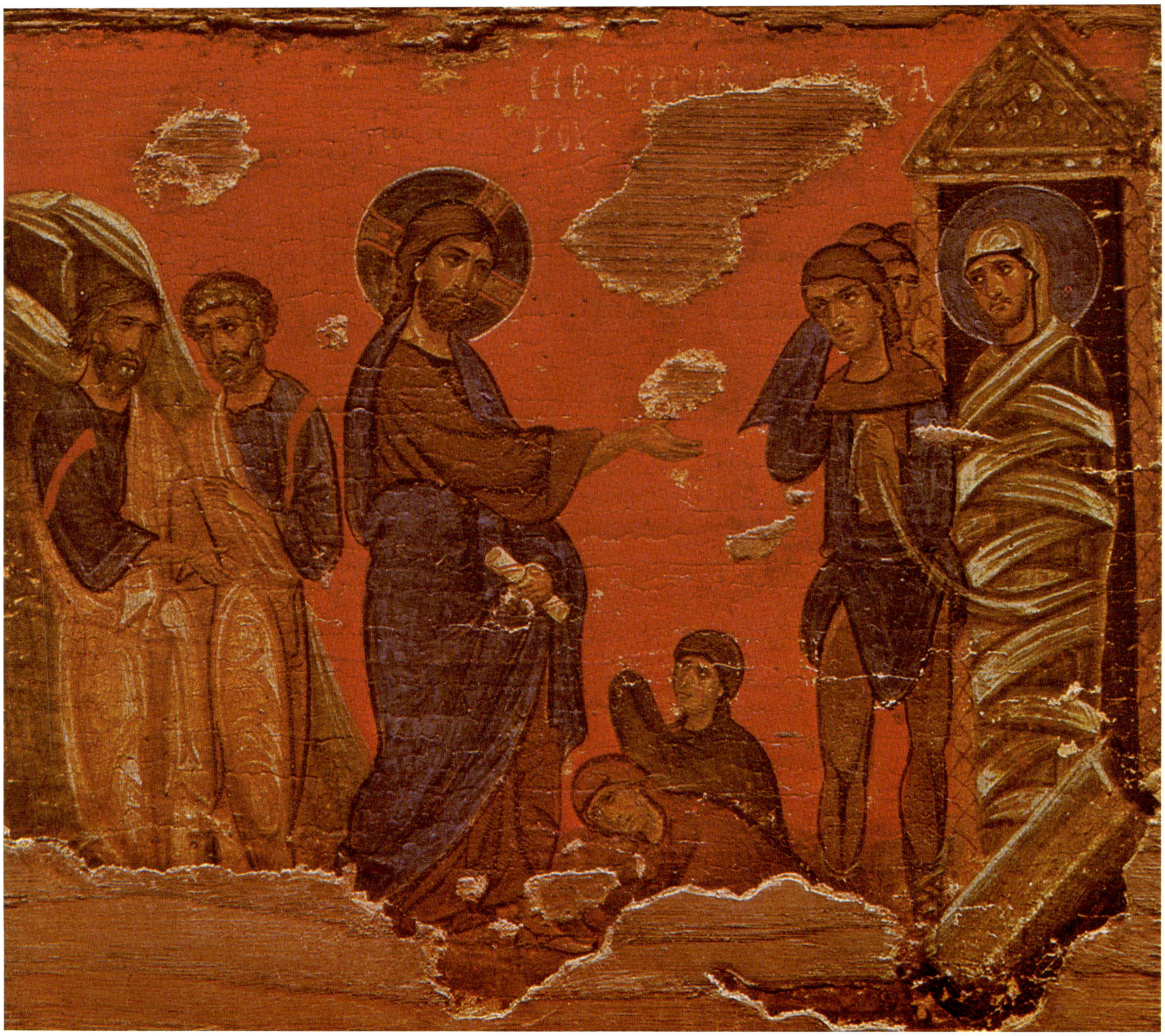

Auferweckung des Lazarus. Tempera mit Ei auf Holz, 21,5 x 24 cm, Saloniki (?), Ende des 12., Anfang des 13. Jahrh. — Athen, Privatsammlung.

Rechts: *Der hl. Georg.* Holzrelief, 109 x 72 cm, östl. Mittelmeer (?), 13. Jahrh., früher in Kastoria. — Athen, Byzantinisches Museum.

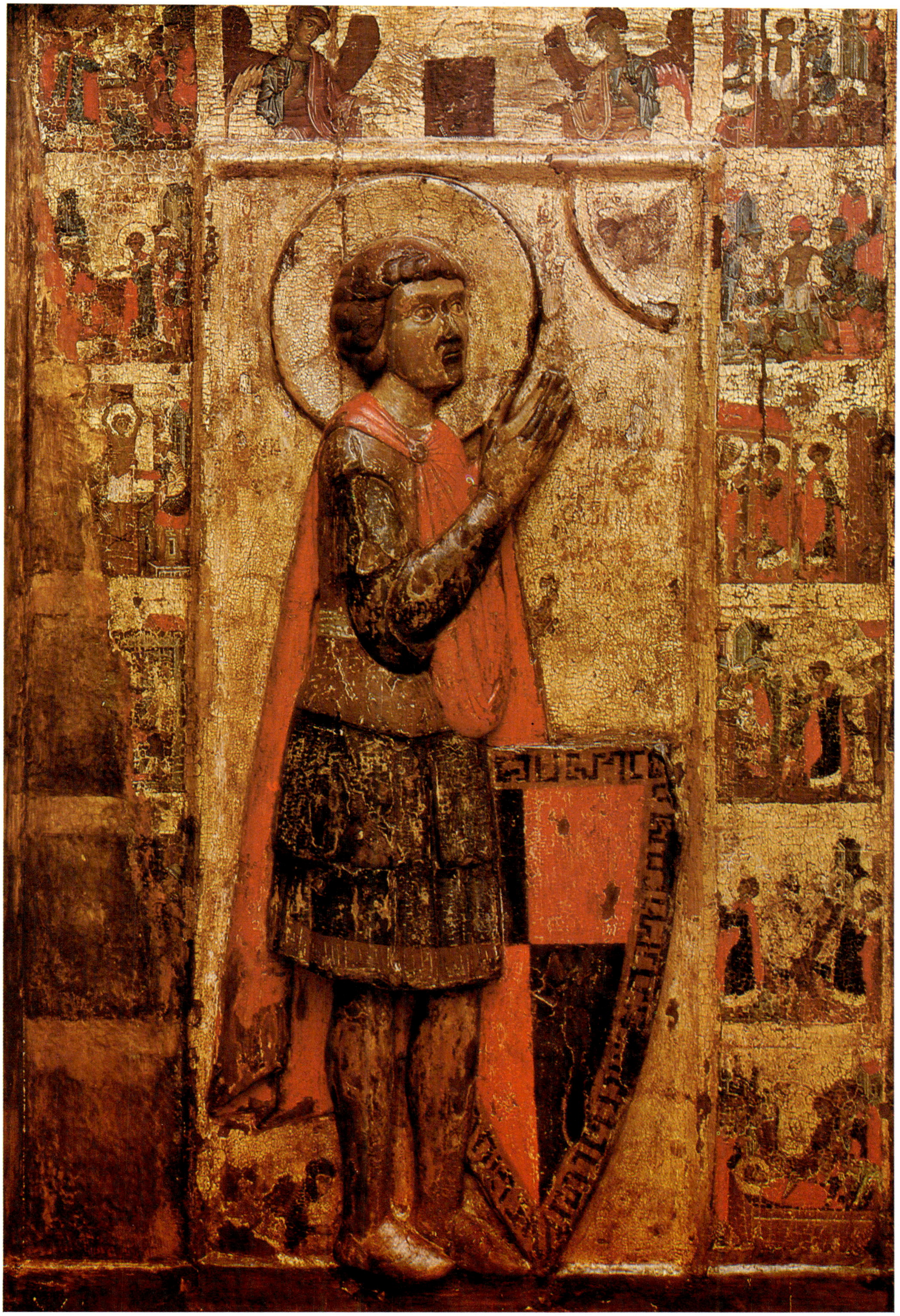

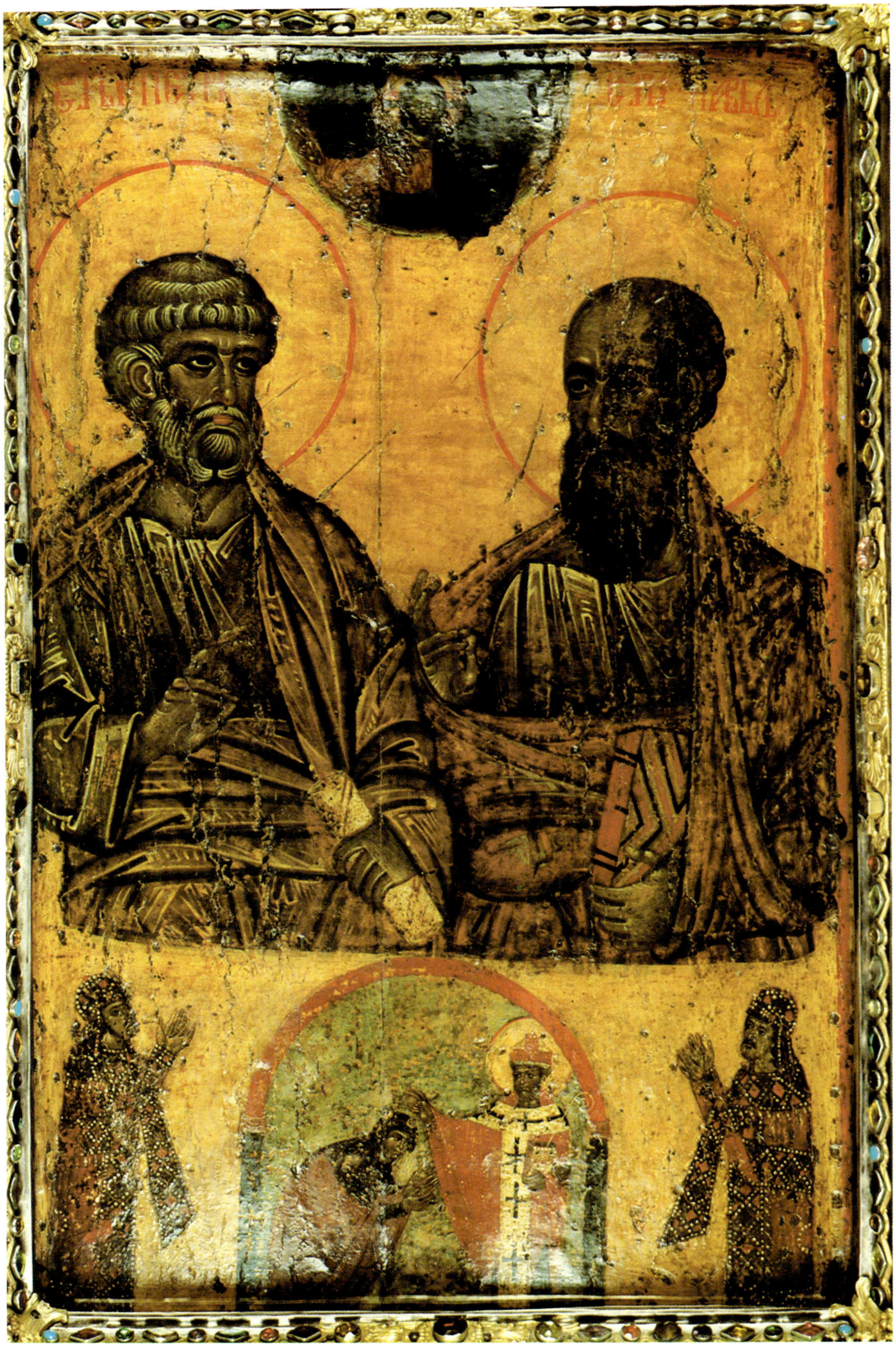

Serbischer Maler: *Die Apostel Petrus und Paulus mit den serbischen Königen Jelena, Dragutin und Milutin als Stiftern.* Tempera auf Holz, 75,5 x 51 cm, Ende des 13. Jahrh. — Rom, Schatzkammer Sankt Peter.

Rechts: Serbischer Maler: *Der hl. Nikolaus mit dem serbischen König Stephan III. Dečanski und Gattin als Stifter.* Tempera auf Holz und Treibarbeit, 187 x 132 cm, zwischen 1321 und 1331. — Bari, Krypta der Nikolauskirche.

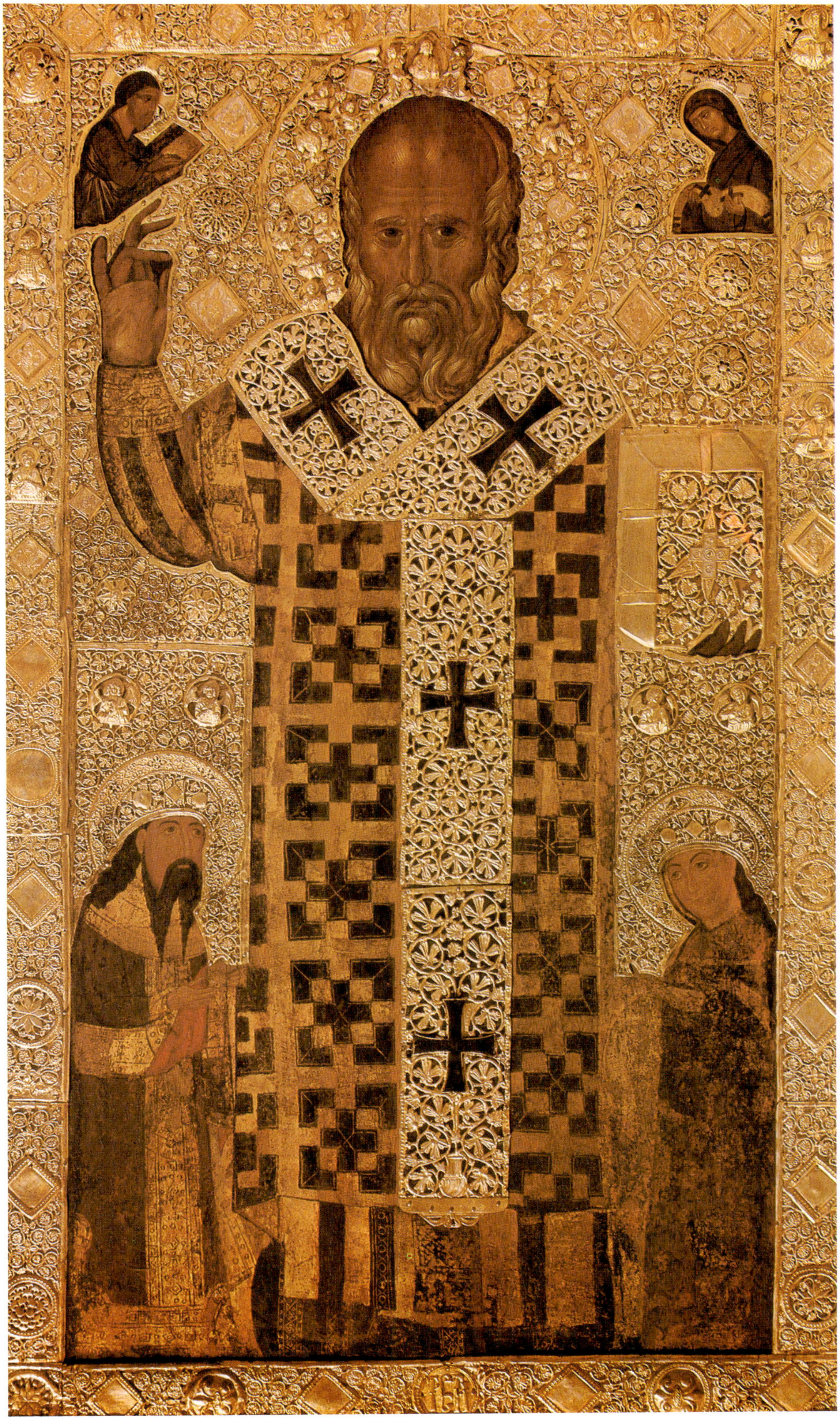

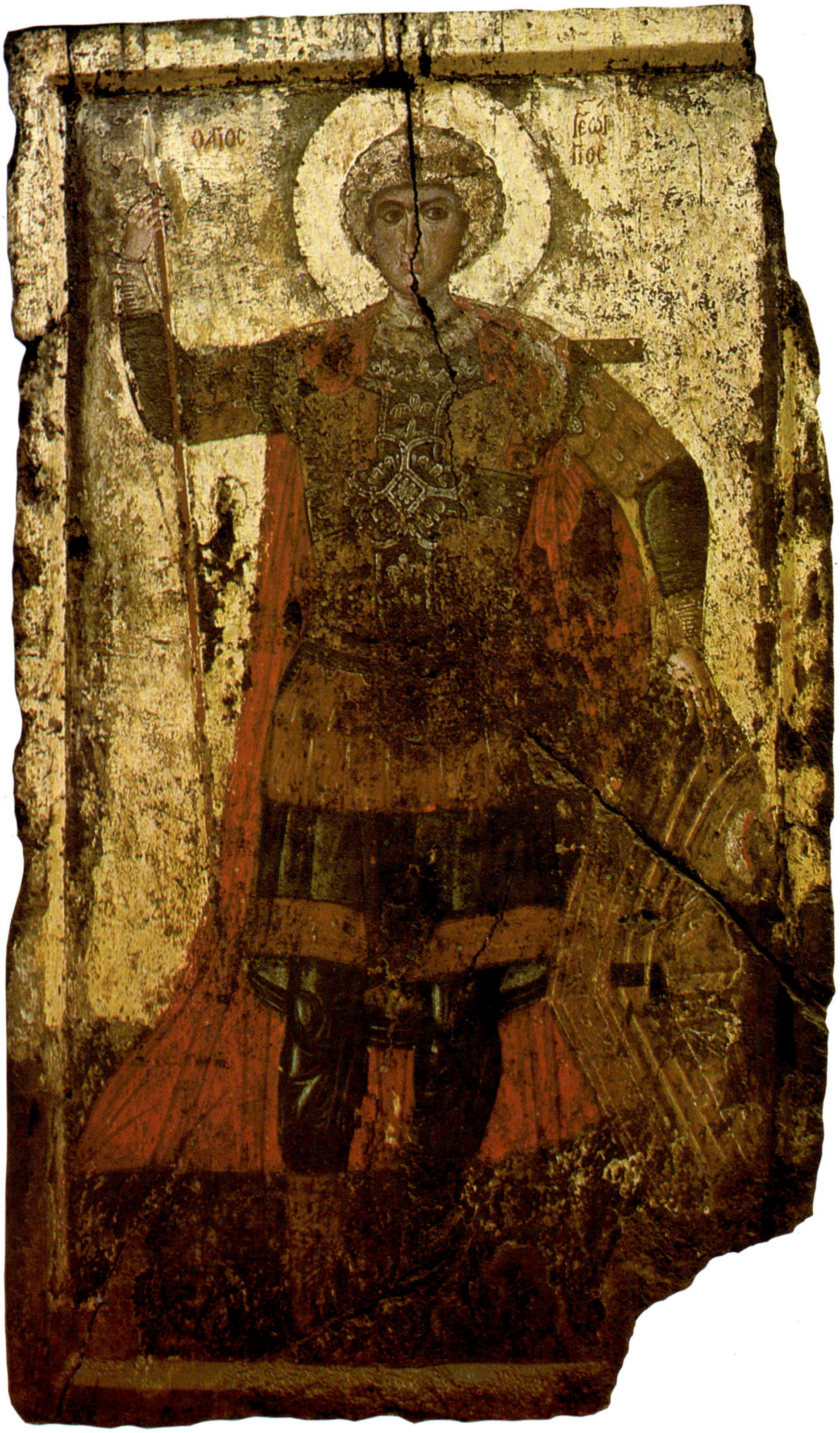

In Ochrid und Westmakedonien arbeitender Maler Jovan: *Der hl. Georg.* Tempera auf Holz, 145 x 86 cm, 1266–67. – Struga, Makedonien, Georgskirche.

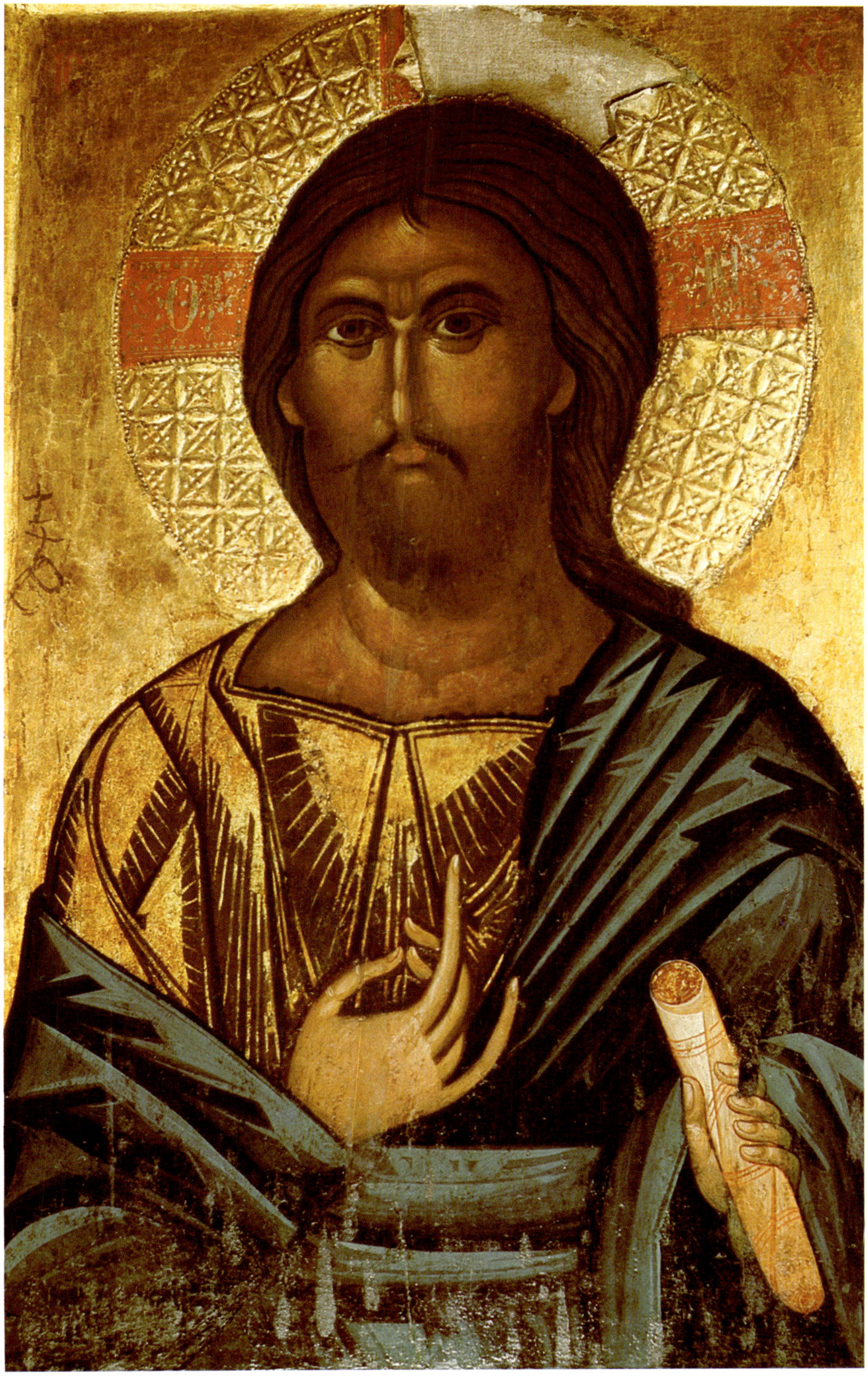

In Ochrid für den Erzbischof Constantinos Cavasilas arbeitender Maler: *Christus Pantokrator.* Tempera auf Holz, 135 x 73 cm, 1262—63. — Ochrid, Ikonengalerie der Klemenskirche.

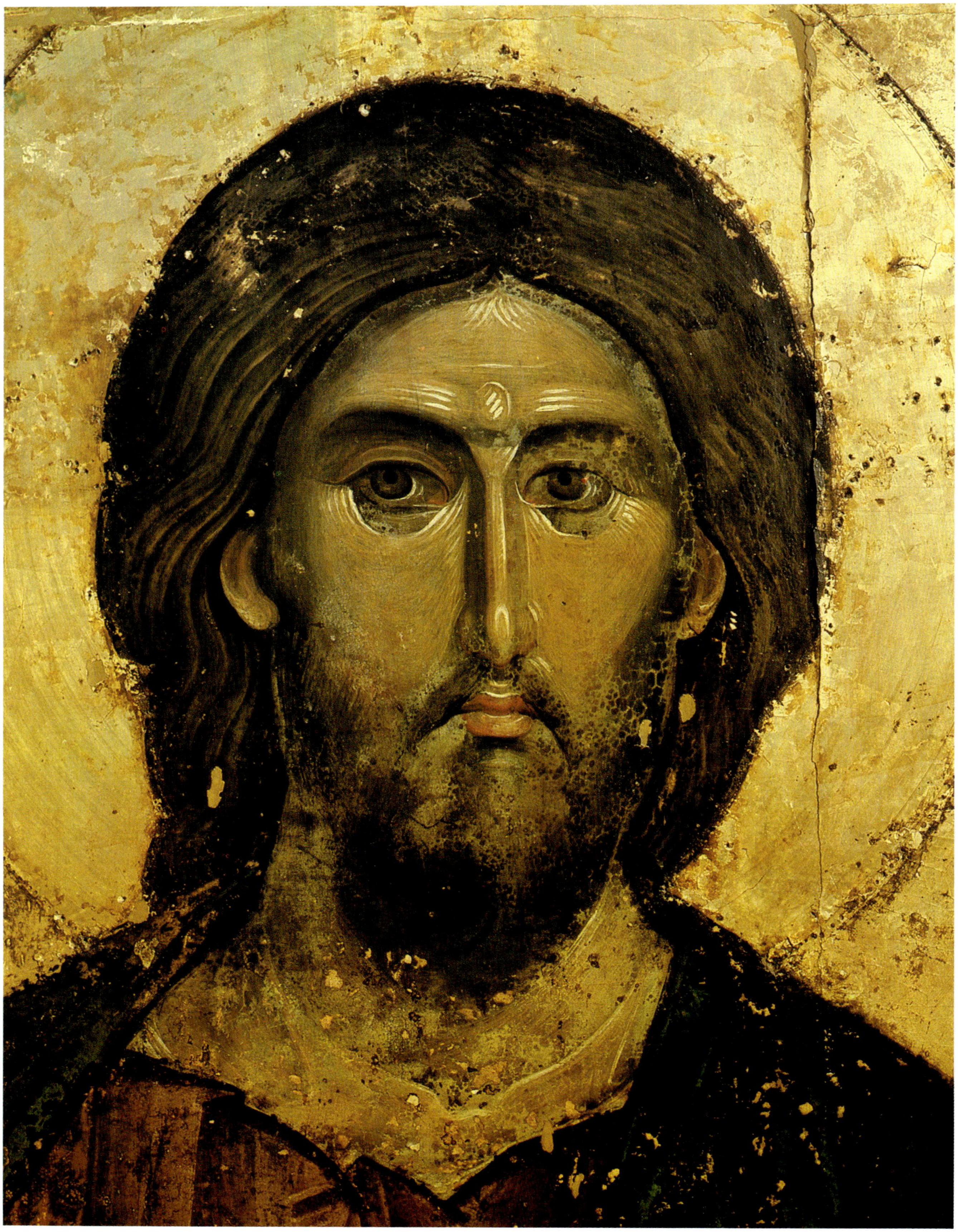

Unbekannter, in Chilandari arbeitender Maler: *Erlöserchristus,* Ausschnitt. Tempera auf Holz, 120 x 90 cm, um 1360—70. — Berg Athos, Kloster Chilandari.

Rechts: Unbekannter, in Chilandari arbeitender Künstler: *Madonna mit Kind.* Tempera auf Holz, beschädigt und ohne Ränder, etwa 1360—1370. — Athos, Kloster Chilandari.

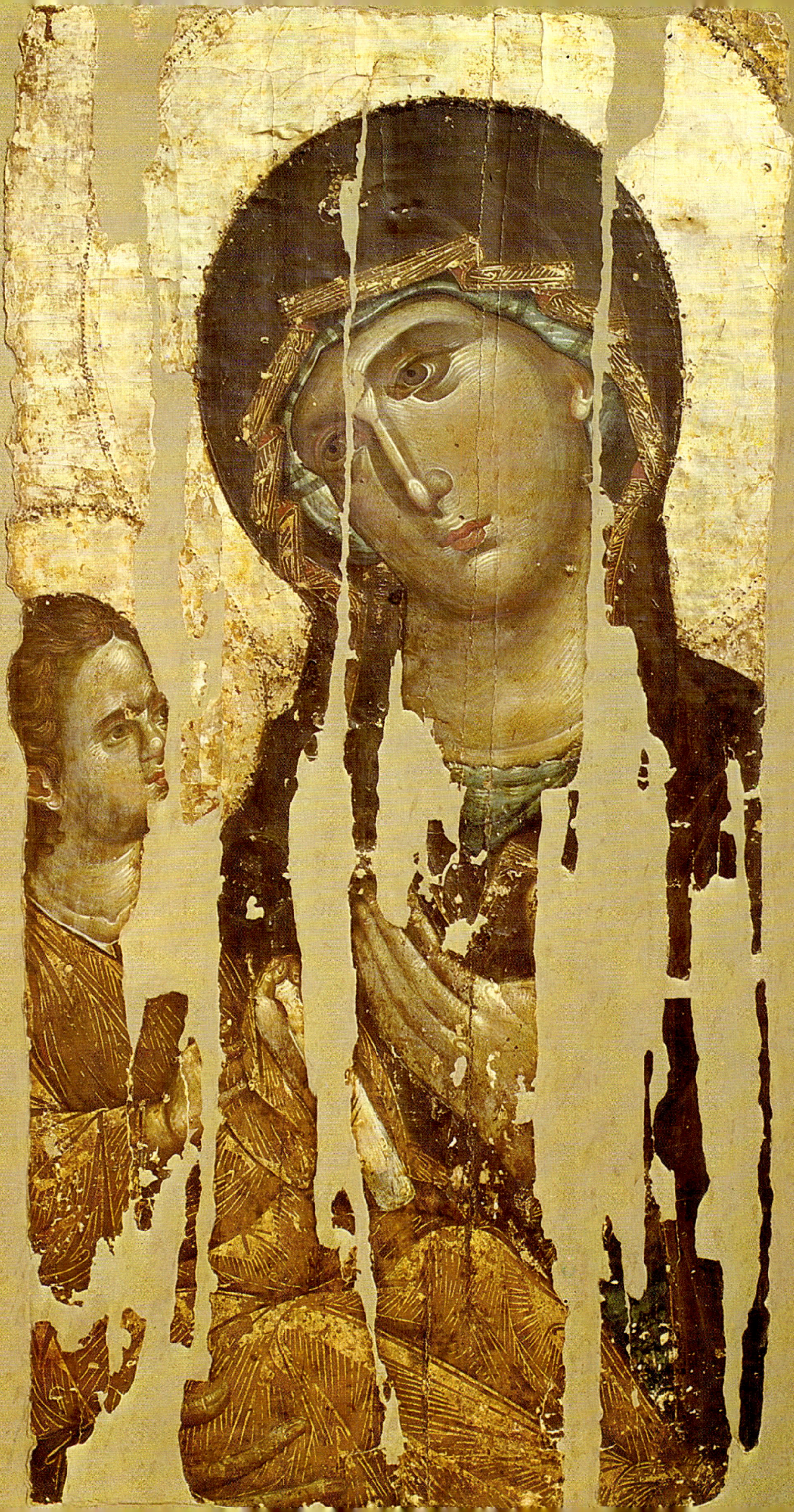

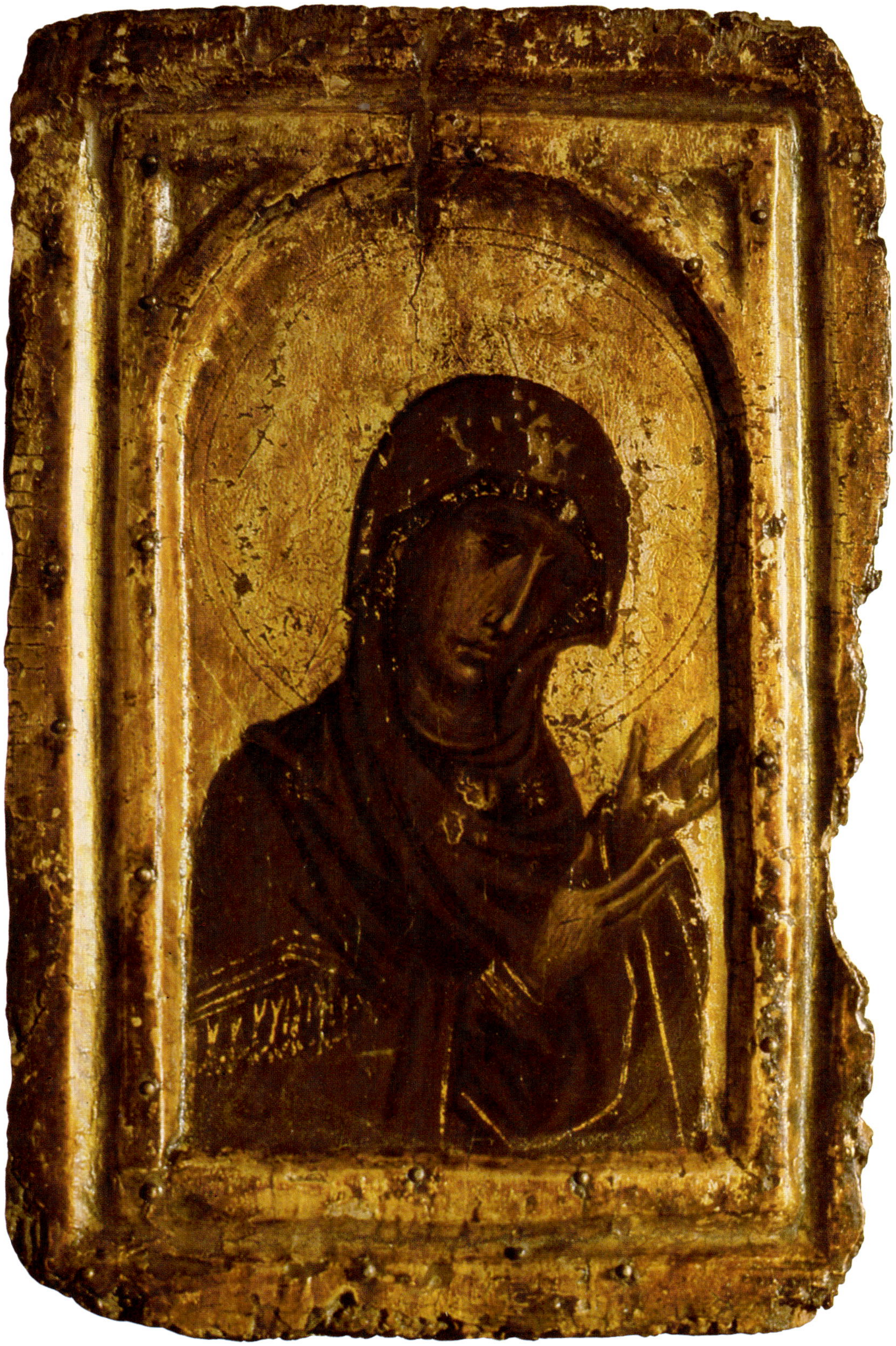

Wahrscheinlich in Ochrid arbeitender griechischer Künstler: *Madonna Paraklesis.* Linker Flügel eines Diptychons, Tempera auf Holz, 22,5 x 15 cm, Ochrid, Sophienkirche, 13. Jahrh. – Zagreb, Museum für kroatische Geschichte.

Rechts: An der Adriatischen Küste arbeitender griechischer Künstler: *Kreuzigung.* Tempera auf Holz, 136 x 80 cm, orthodoxe Kirche von Senj, Kroatien, gegen Ende des 13. Jahrh. – Zagreb, Museum für kroatische Geschichte.

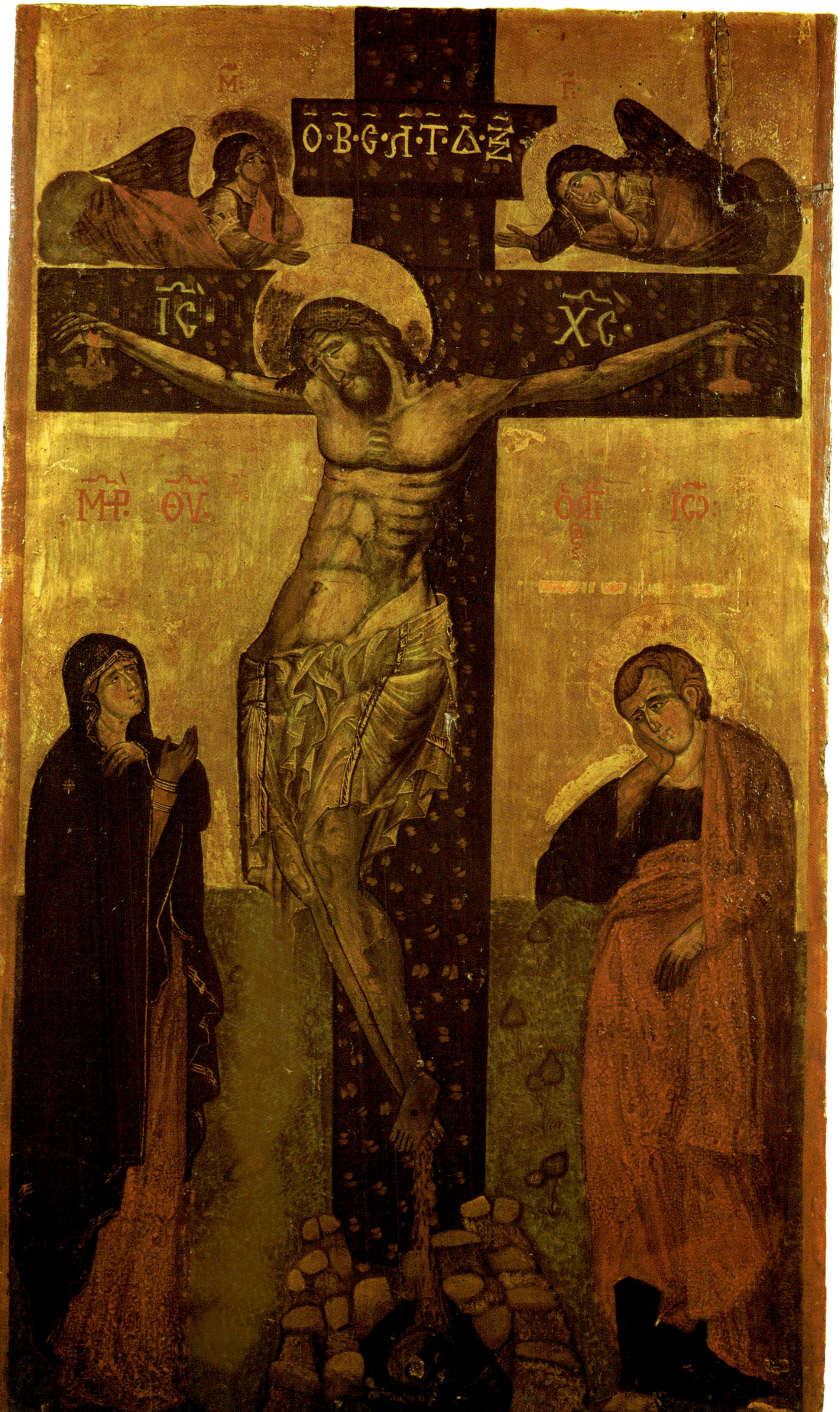
Ο·Β·Ϲ·Λ·Τ·Δ·Ξ
ΙϹ
ΧϹ
ΜΡ ΘΥ

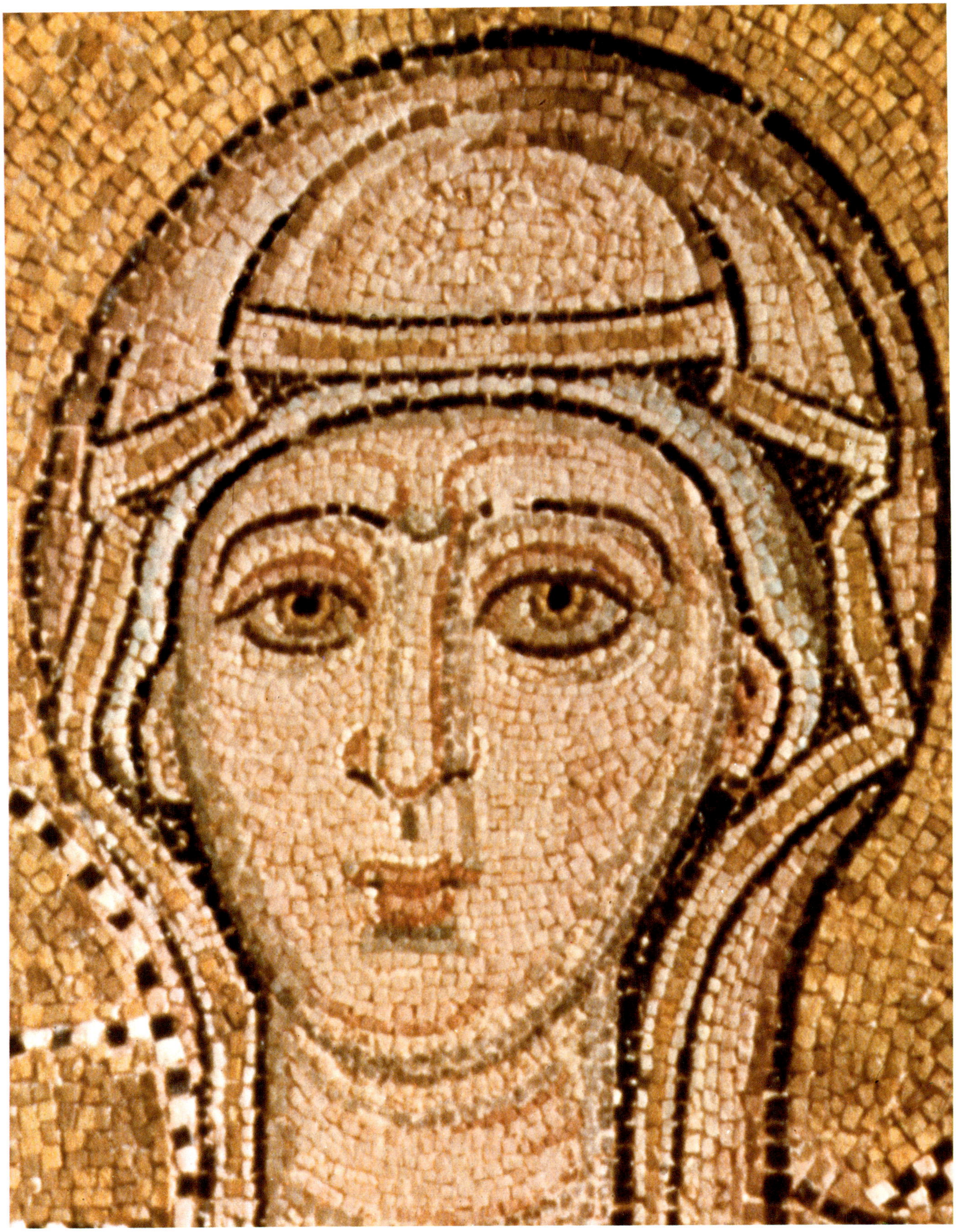

Oben: *Kopf der Madonna.* Ausschnitt aus dem Bild rechts außen.

Rechts: *Christus* und *Madonna mit Kind.* Mosaiken, um 1285, in Pfeilernischen der Kirche der Porta Panagia bei Trikkala, Thessalien.

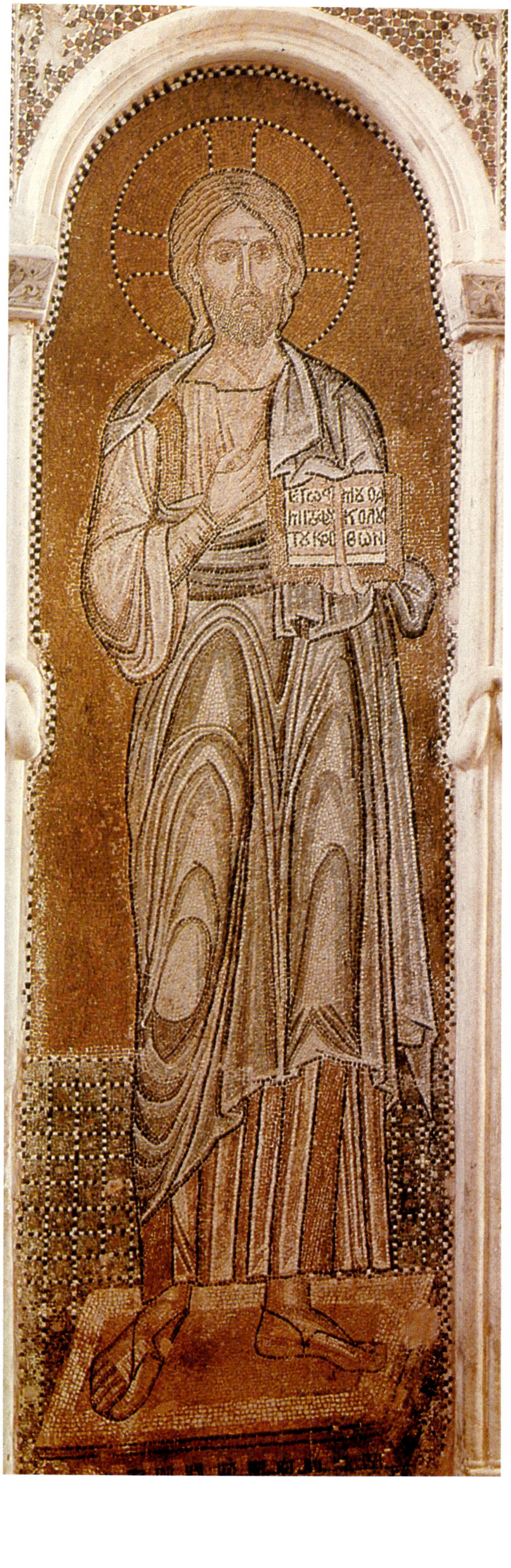

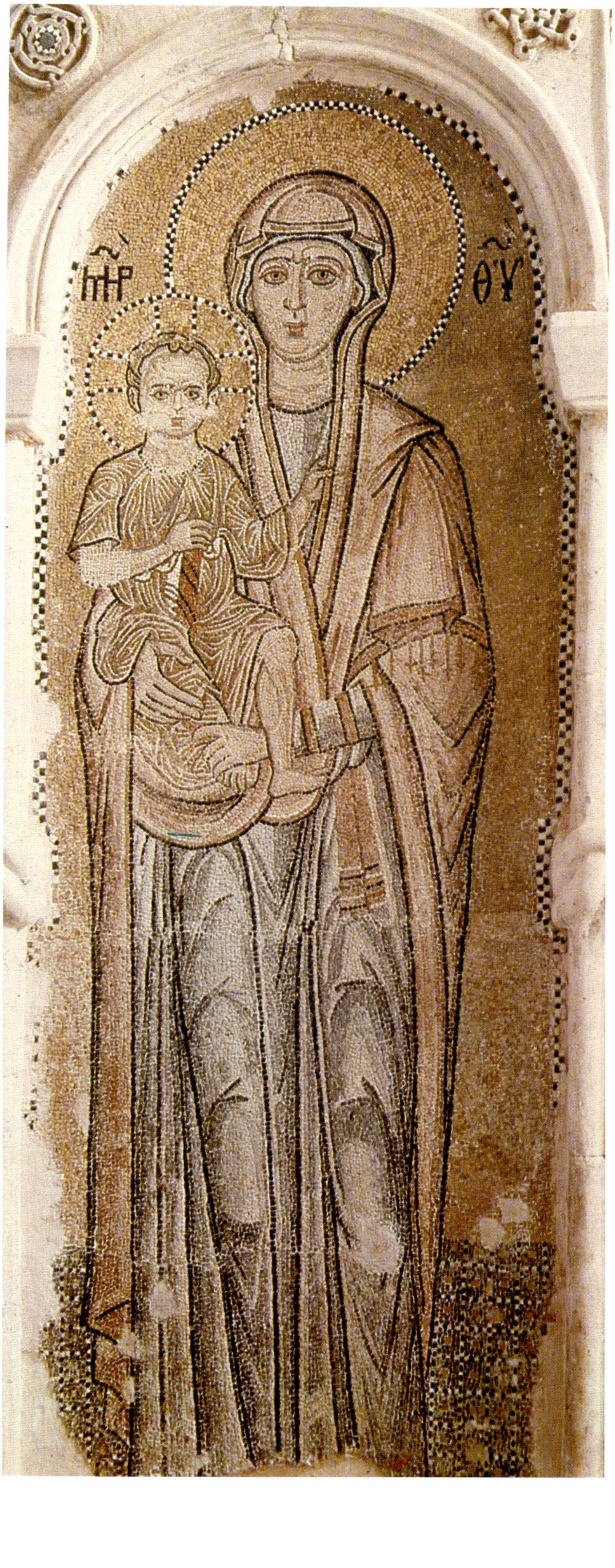
ΜΡ
ΘΥ

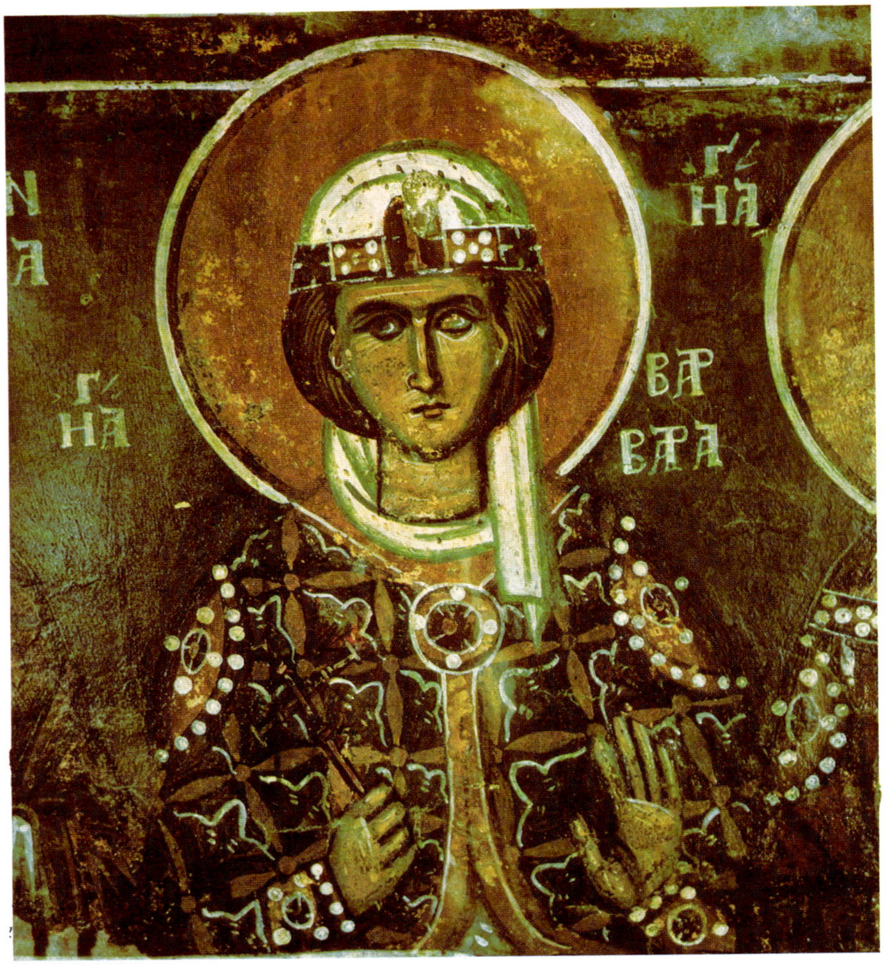

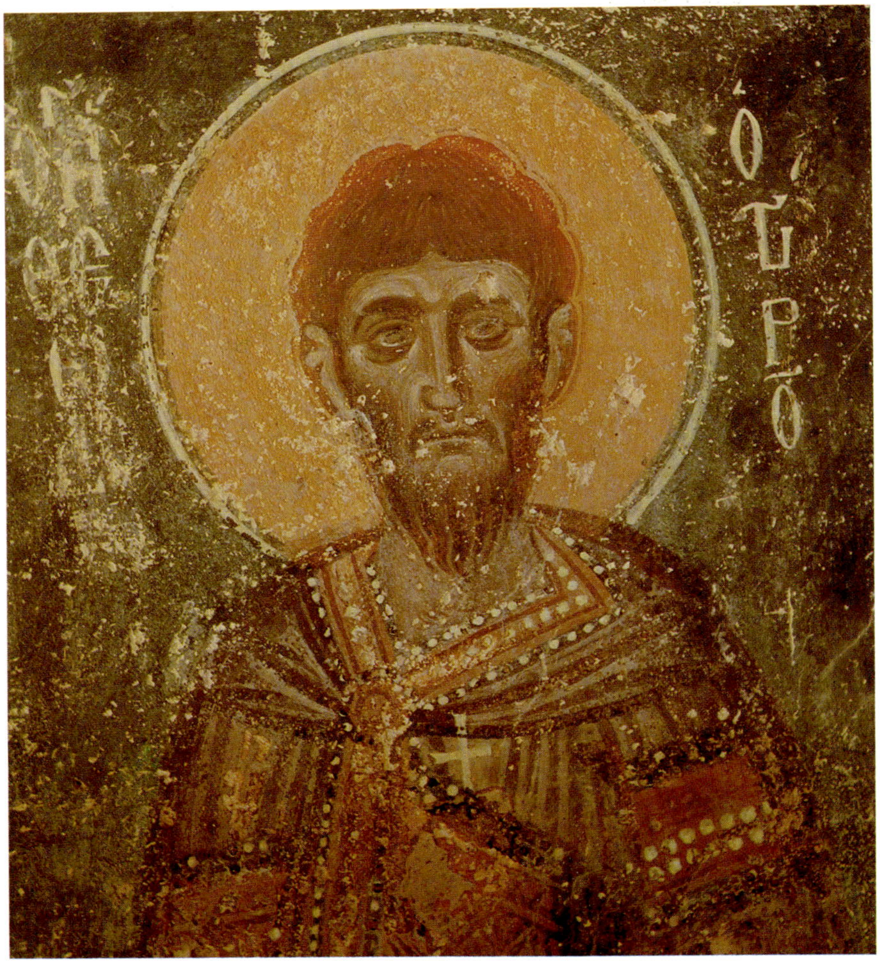

Links oben: *Hl. Barbara.* Fresko-Ikone, Mittelgriechenland, Anfang 14. Jahrh. — Kirche der hl. Thekla, Euböa, Erstveröffentlichung.

Links unten: *Hl. Theodor Thyron.* Fresko-Ikone, Mittelgriechenland, 1296 (?) — Pyrghi, Euböa, Kirche der Verklärung.

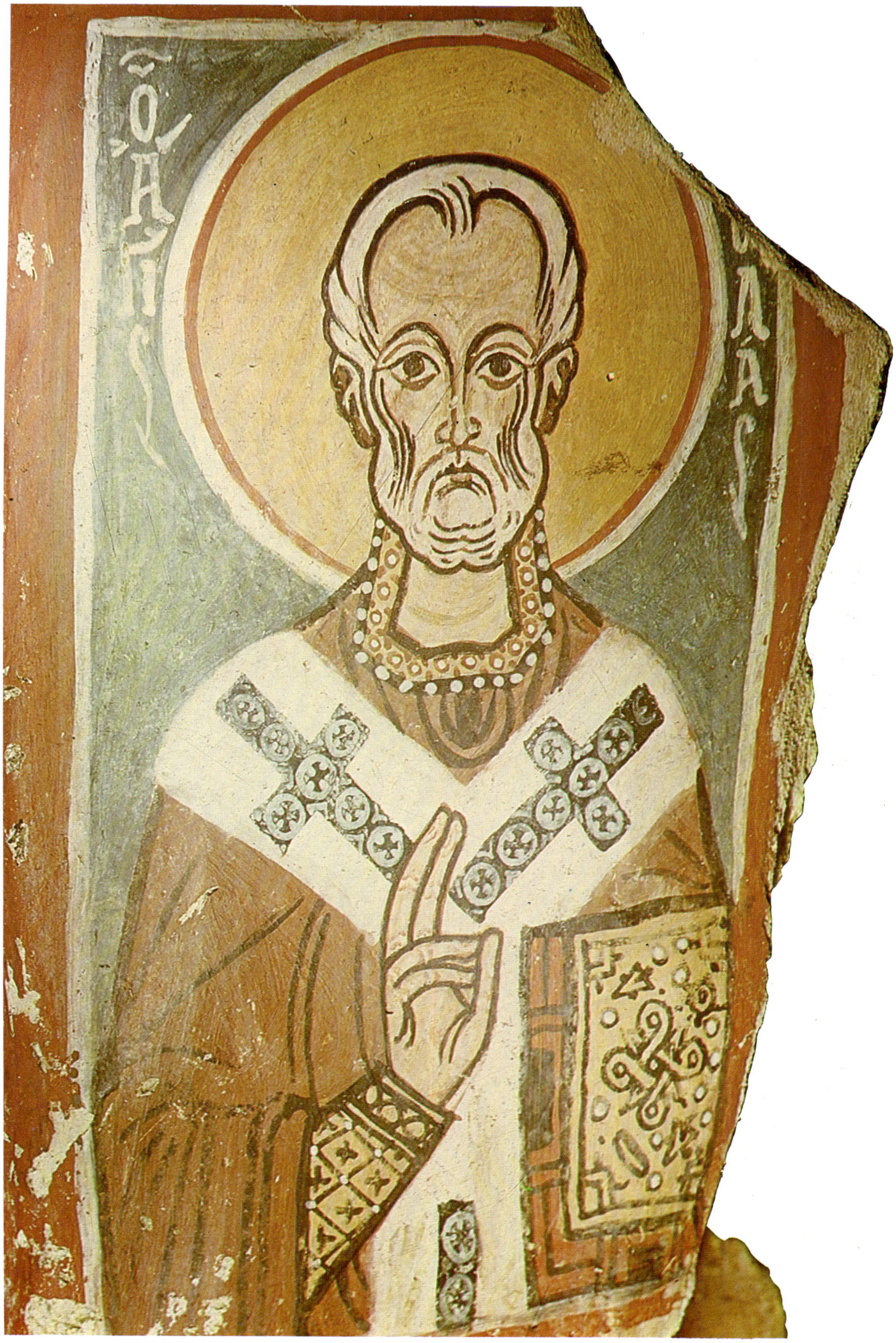

Maler Theodoros: *Hl. Nikolaus.* Mittelgriechenland, um 1200. — Insel Kythera, Sophienkirche.

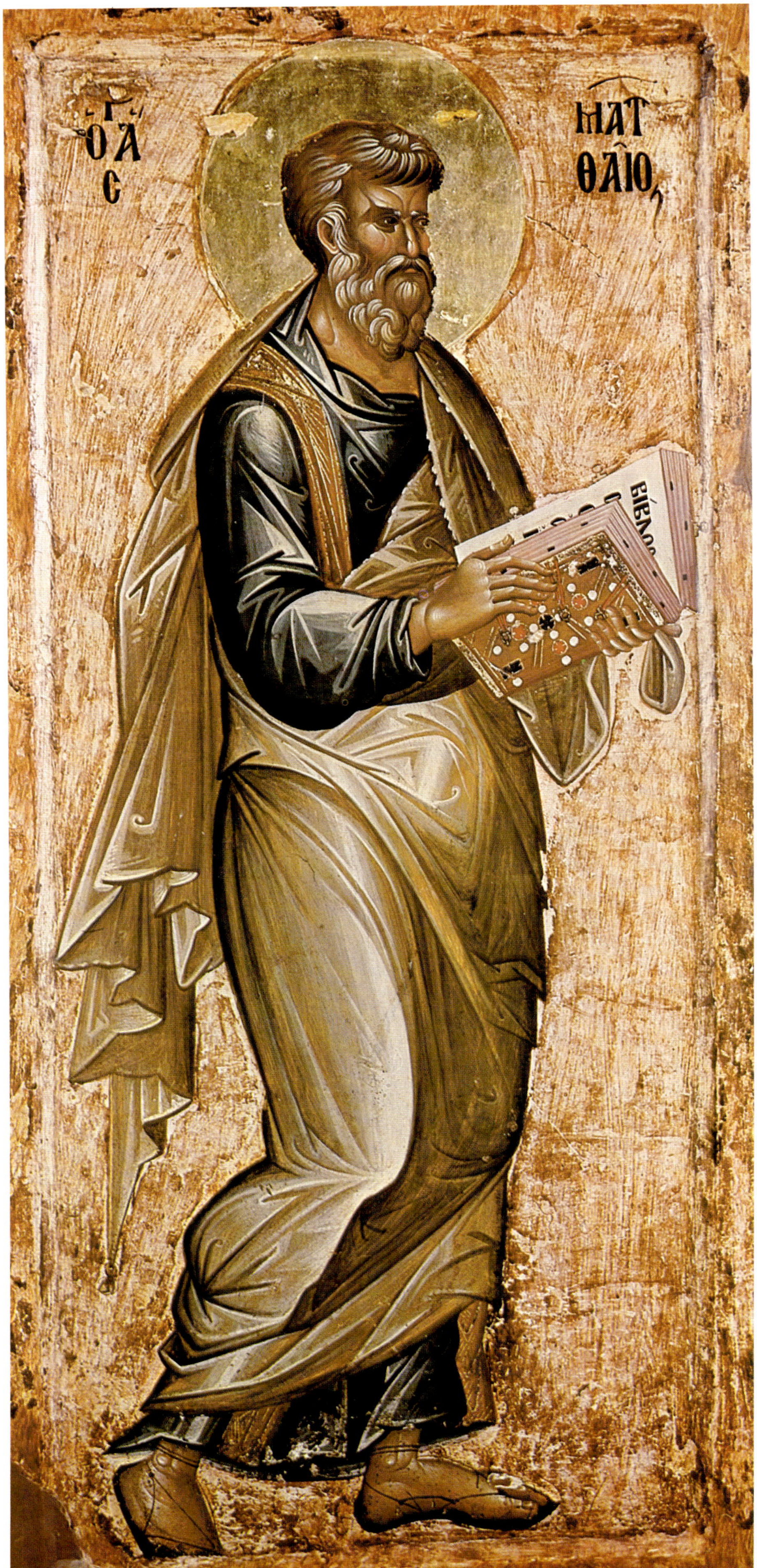

Links: In Ochrid arbeitender griechischer Maler: *Matthäus der Evangelist.* Tempera auf Holz, 106 x 56,5 cm, um 1300. — Ochrid, Makedonien, Ikonengalerie der Klemenskirche.

Rechts: Wahrscheinlich Michael und Eutychios, in Ochrid arbeitende Maler aus Saloniki: *Himmelfahrt Christi.* Tempera auf Holz, 39,5 x 29 cm, Kirche der Maria Peribleptos, jetzt Klemenskirche, 1295 ausgestattet, um 1300. — Ochrid, Makedonien, Ikonengalerie der Klemenskirche.

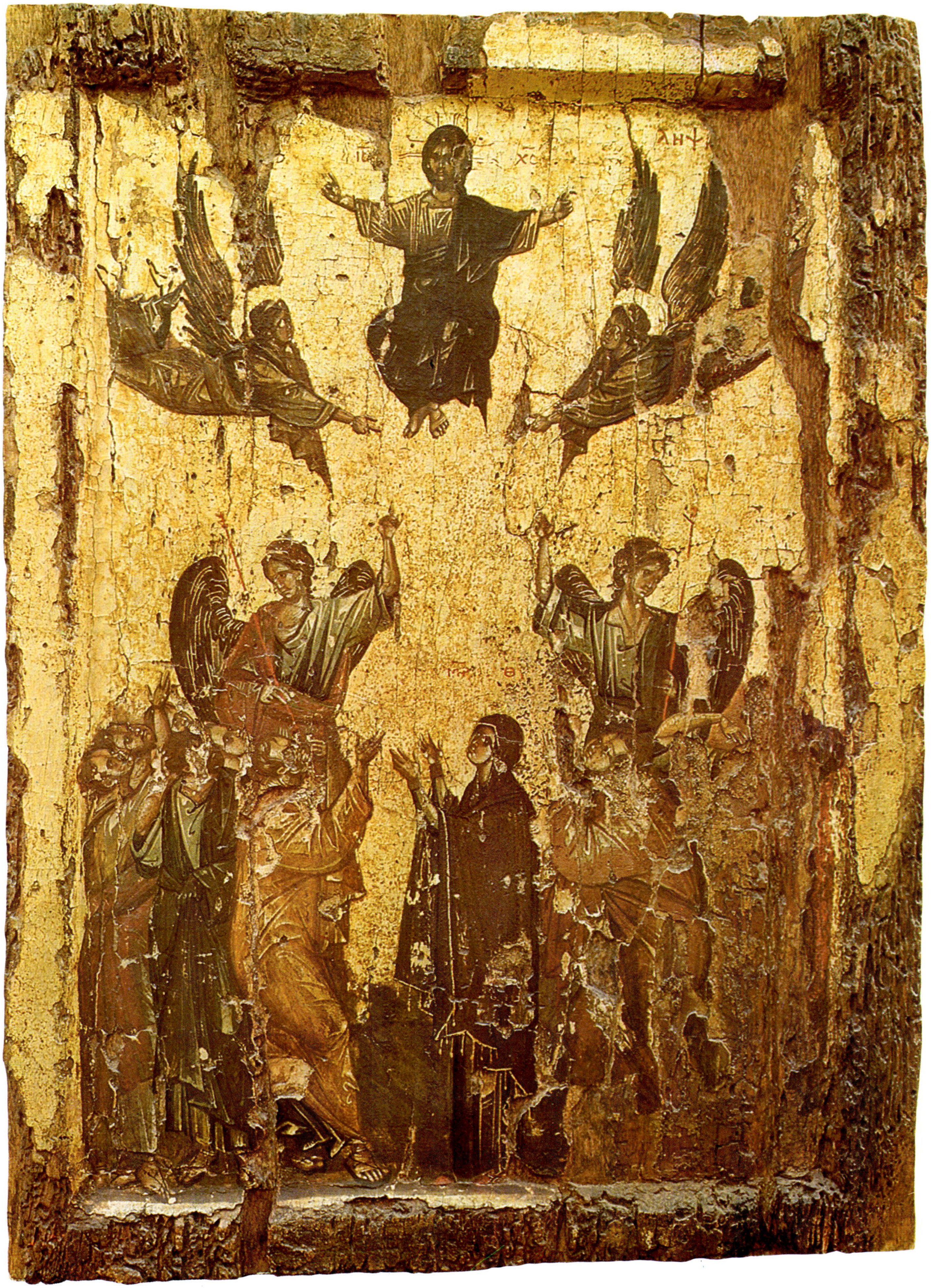

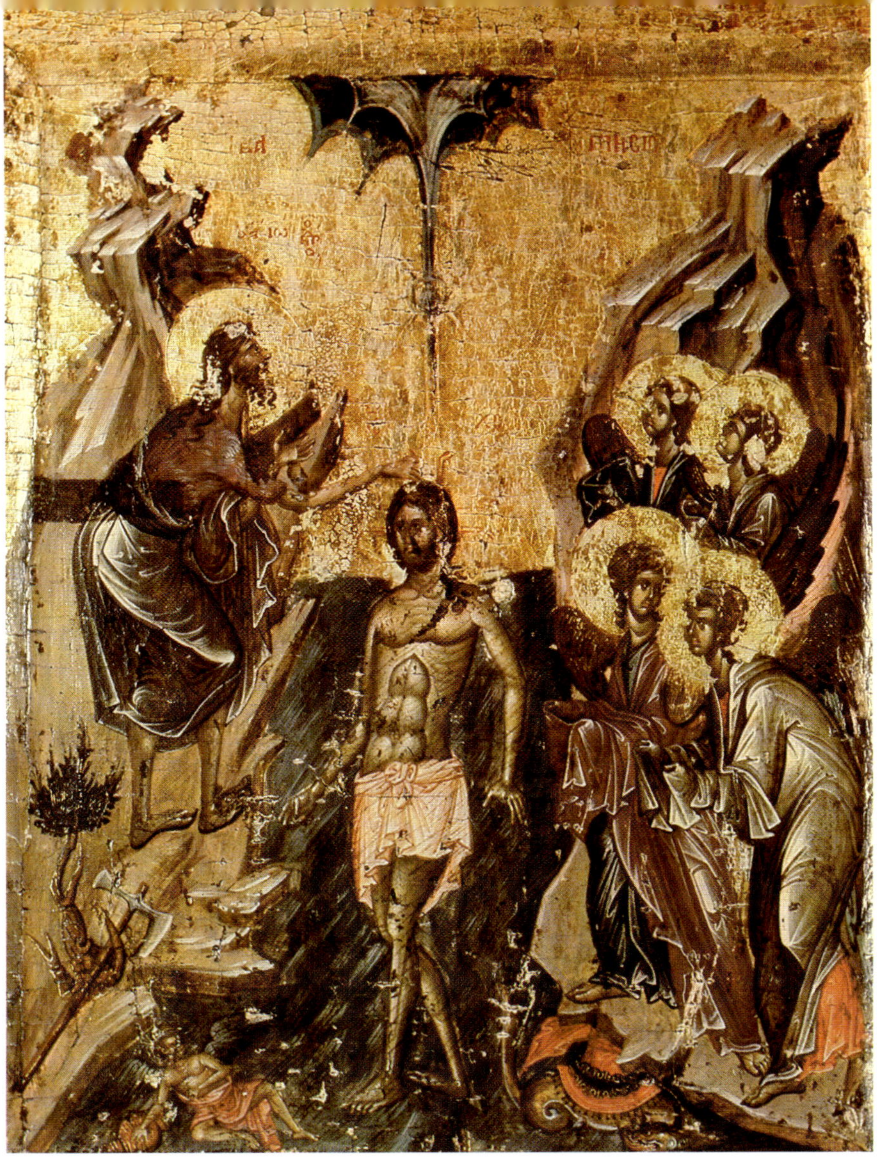

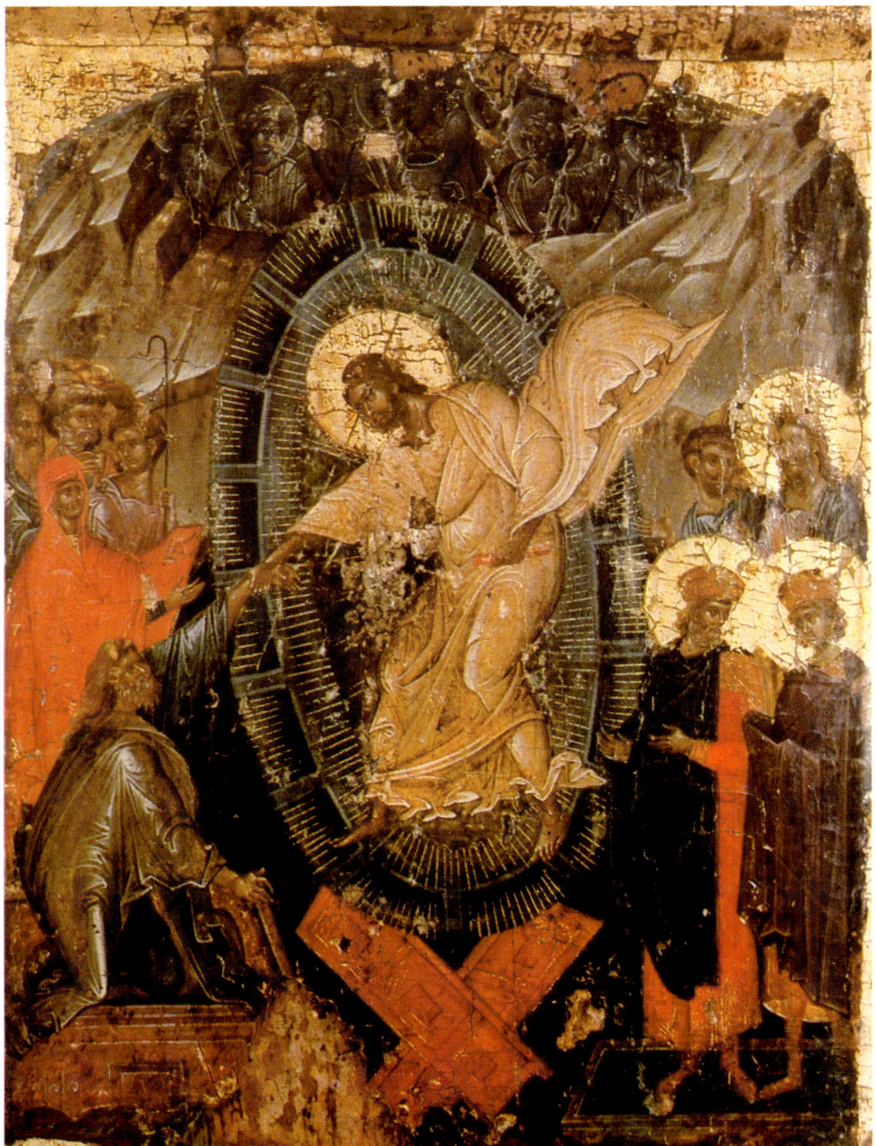

Links oben: In Ochrid arbeitender griechischer Maler: *Taufe Christi.* Tempera auf Holz, 47 x 38 cm, Kirche der Maria Peribleptos, jetzt Klemenskirche, Anfang des 14. Jahrh. — Ochrid, Makedonien, Ikonengalerie der Klemenskirche.

Links unten: In Ochrid arbeitender griechischer Maler: *Abstieg Christi zur Vorhölle.* Tempera auf Holz, 46,5 x 38,5 cm, Kirche der Maria Peribleptos, jetzt Klemenskirche, Anfang 14. Jahrh. — Ochrid, Makedonien, Ikonengalerie der Klemenskirche.

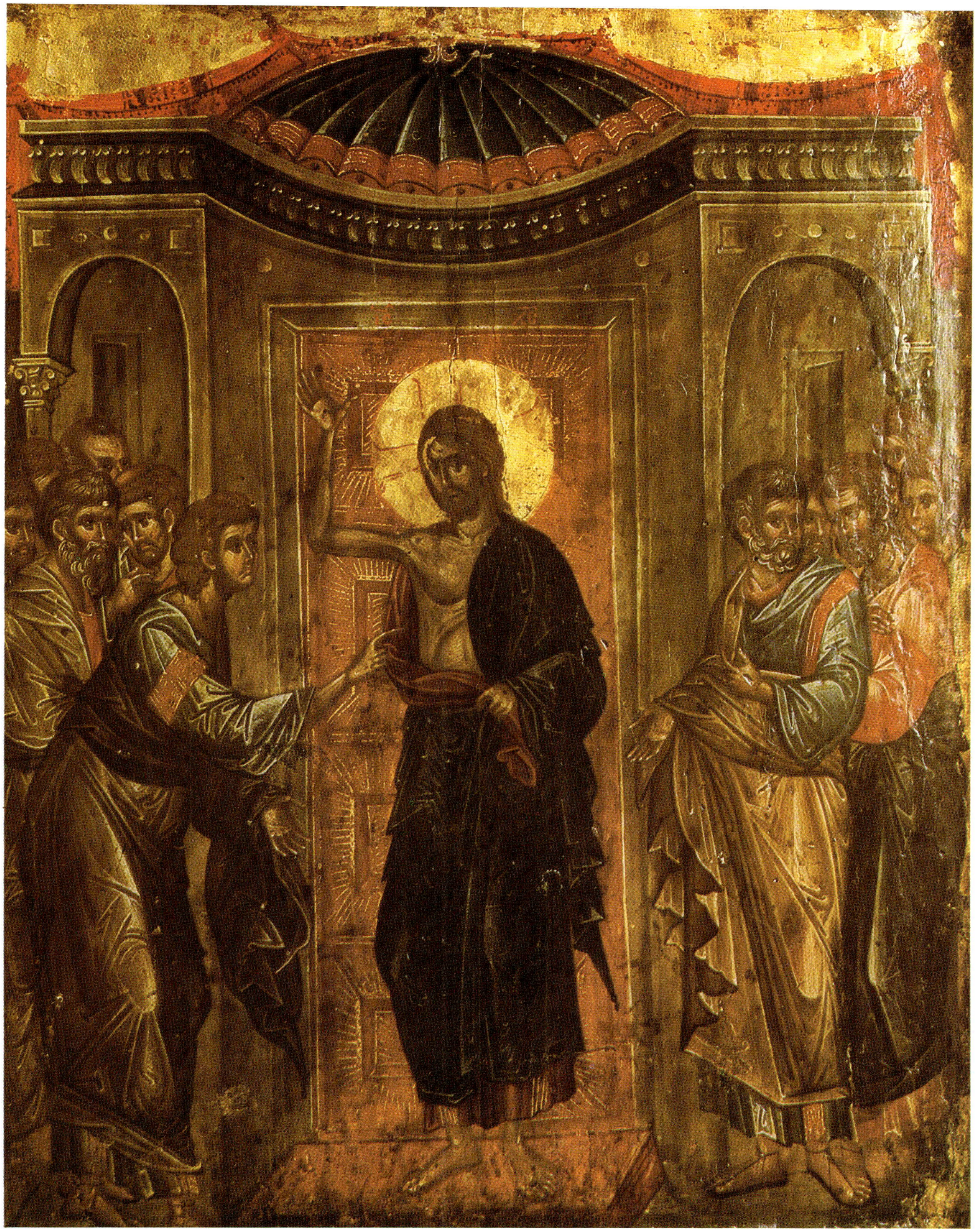

In Ochrid arbeitender griechischer Maler: *Christus und der ungläubige Thomas.* Tempera auf Holz, 46 x 38,5 cm, Kirche der Maria Peribleptos, jetzt Klemenskirche, Anfang des 14. Jahrh. — Ochrid, Makedonien, Ikonengalerie der Klemenskirche.

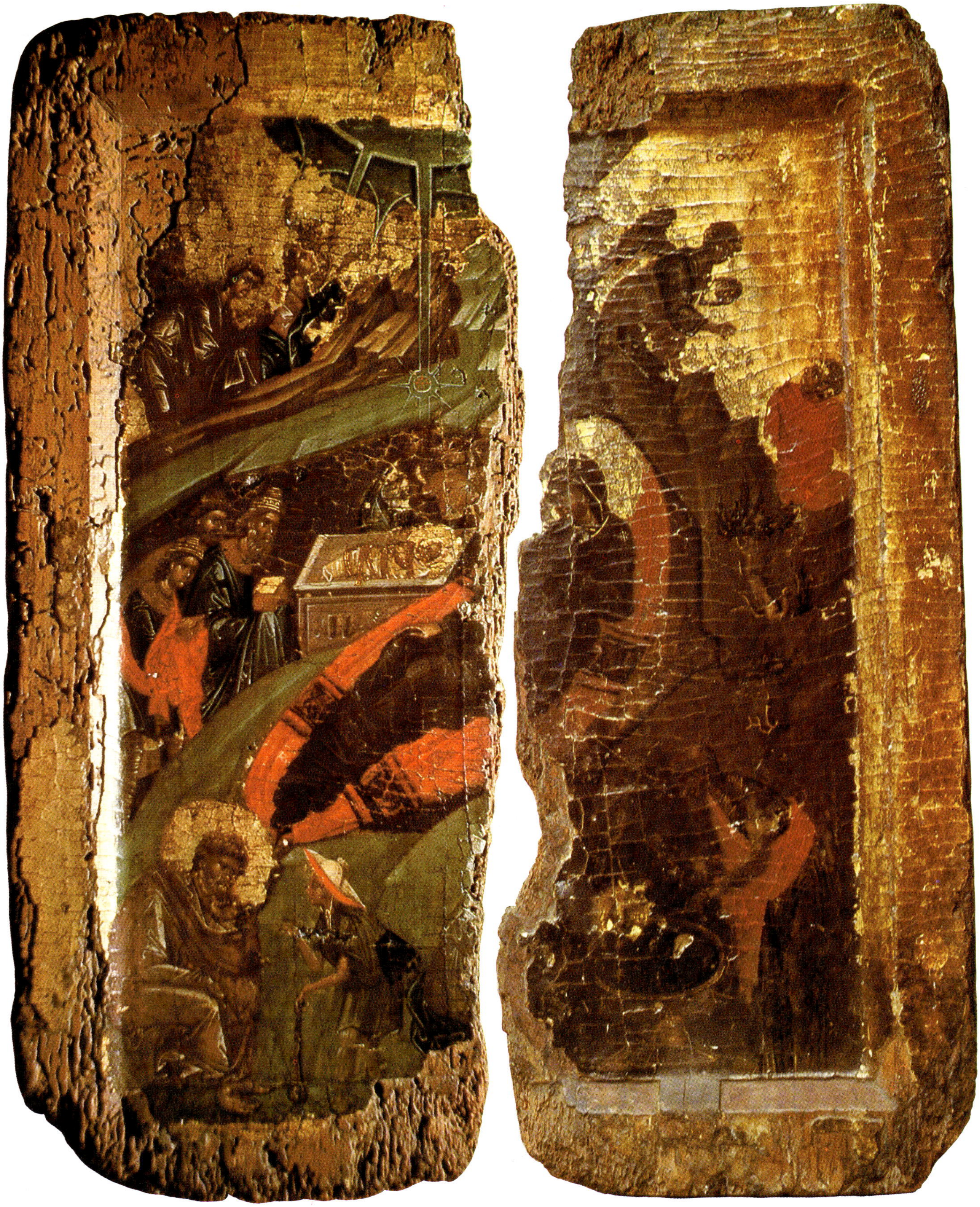

In Ochrid arbeitender unbekannter Künstler: *Geburt Christi.* Tempera auf Holz, 44,5 x 17,3 cm, Ochrid, Anfang 14. Jahrh. — Belgrad, Nationalmuseum (linker Teil), und Skopje, Kunstgalerie (rechter Teil).

Seite nebenan links unten: Ausschnitt mit hl. Josef aus der „Geburt Christi".

Rechts oben: In Serbien arbeitender unbekannter Maler: *Taufe Christi.* Tempera auf Holz, 40,5 x 32,5 cm, Herkunft ungewiß, Anfang des 14 Jahrh. — Belgrad, Nationalmuseum.

Unten rechts: Ausschnitt aus der Taufe Christi mit Personifikation der Quelle (im Bild rechts oben).

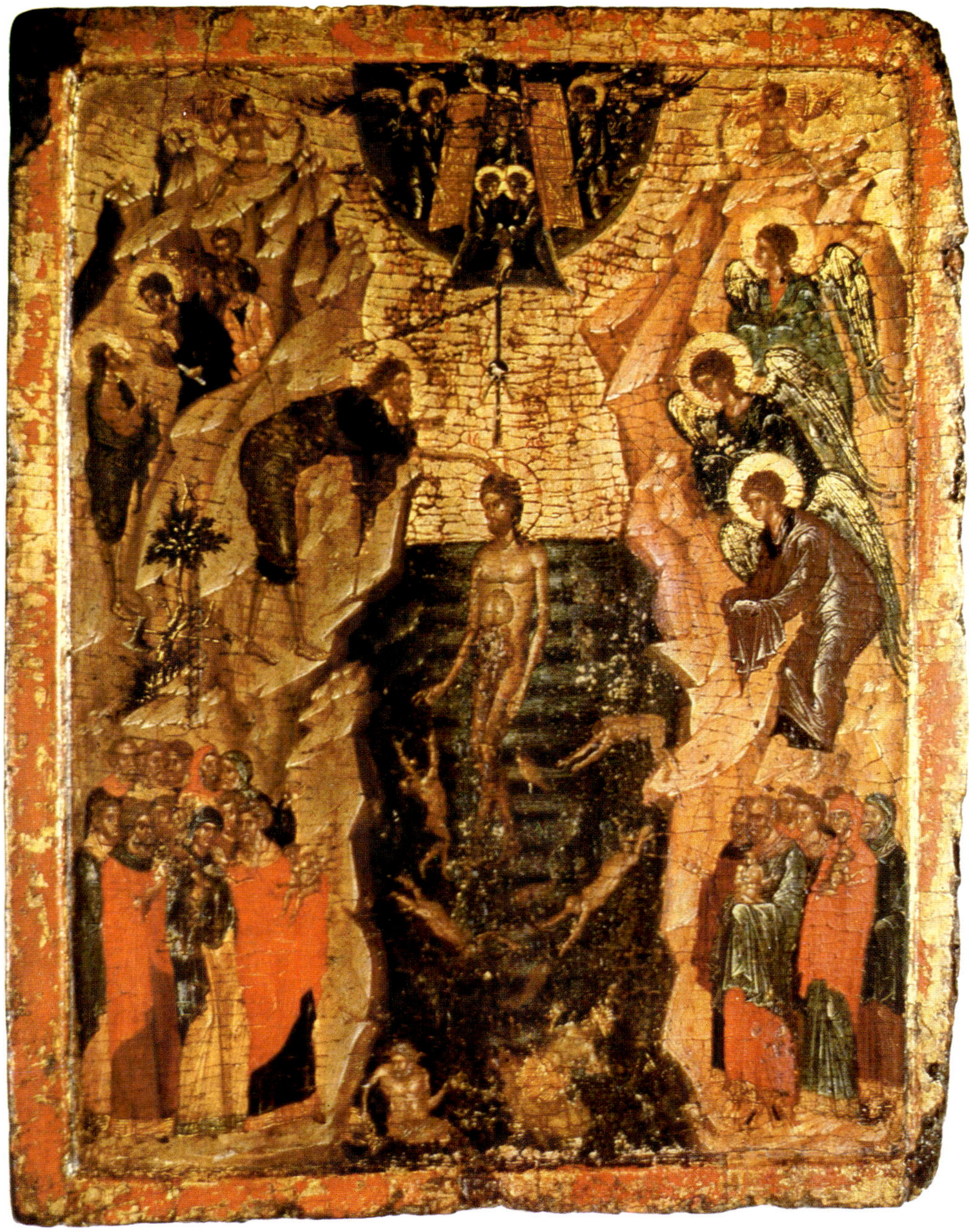

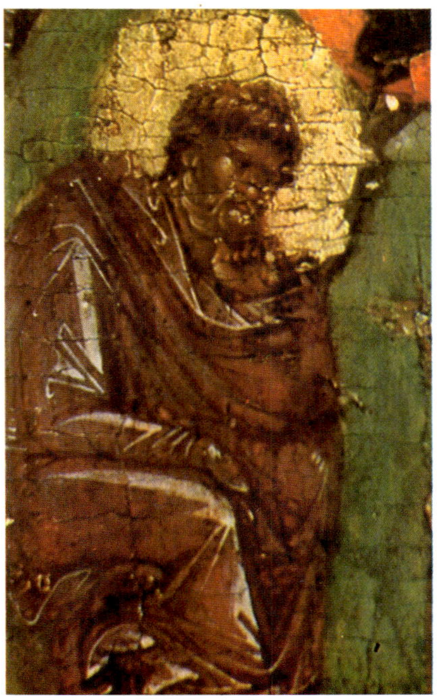

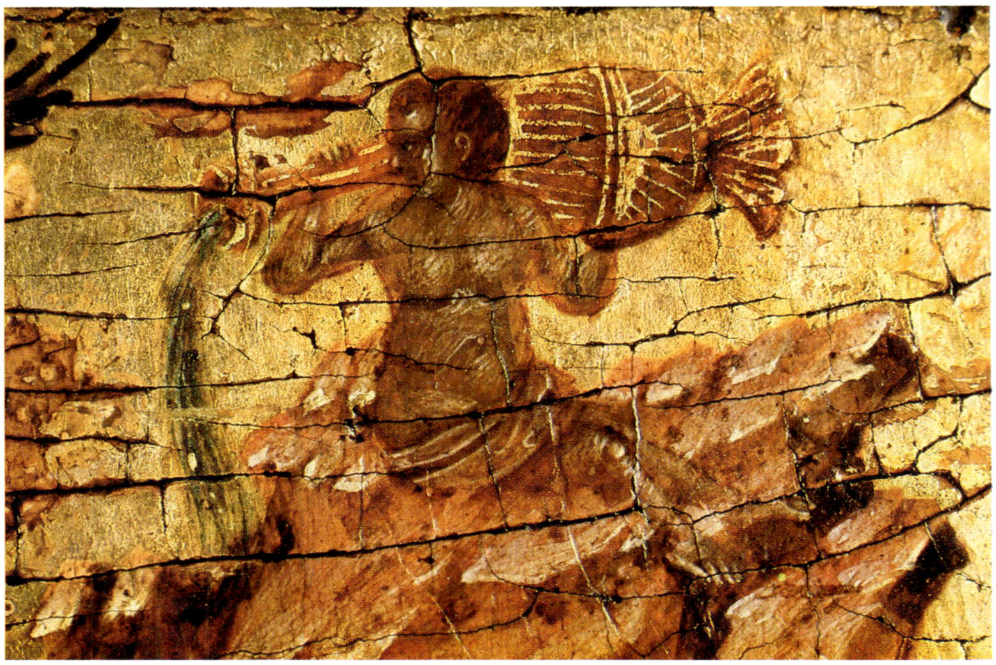

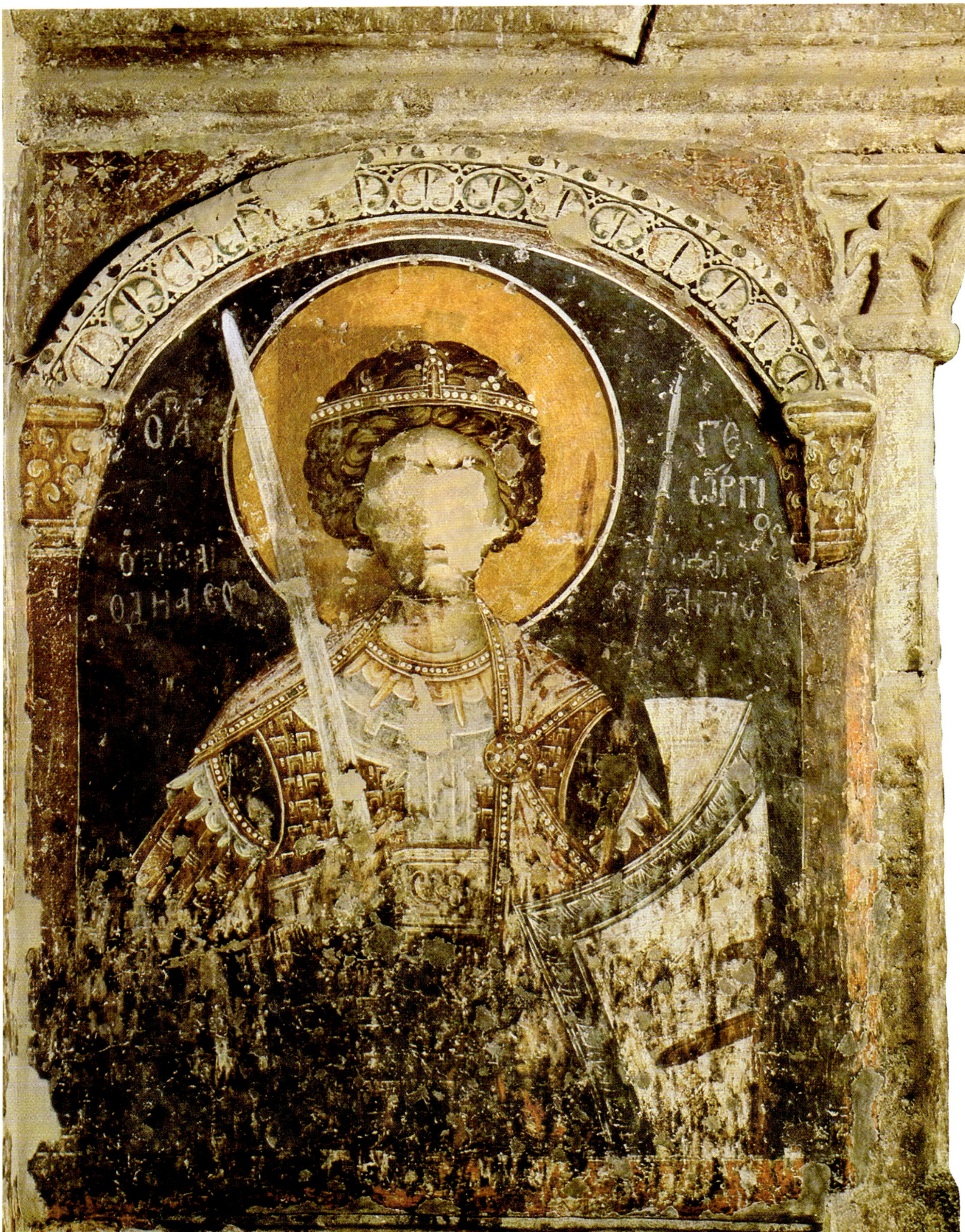

Michael und Eutychios, in Serbien arbeitende Maler aus Saloniki: *Sankt Georg Tropaiophoros und Diassoritis.* Fresko-Ikone, 1316—1318, linke Seite der Ikonostase. — Staro Nagoričino, Makedonien, Georgskirche.

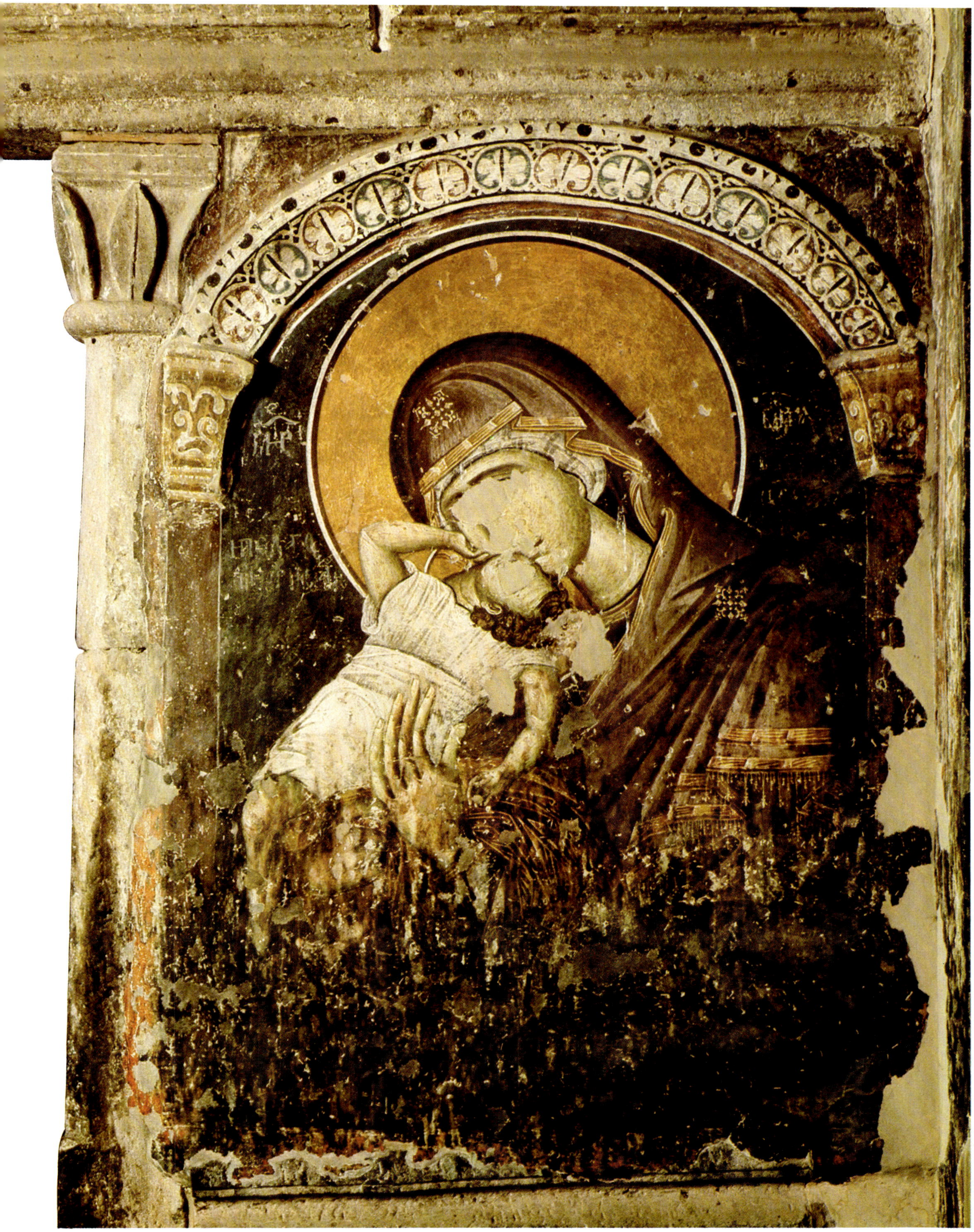

Michael und Eutychios, in Serbien arbeitende Maler aus Saloniki: *Madonna Pelagonitissa.* Fresko-Ikone, 1316–1318, rechte Seite der Ikonostase. — Staro Nagoričino bei Kumanovo, Makedonien, Georgskirche.

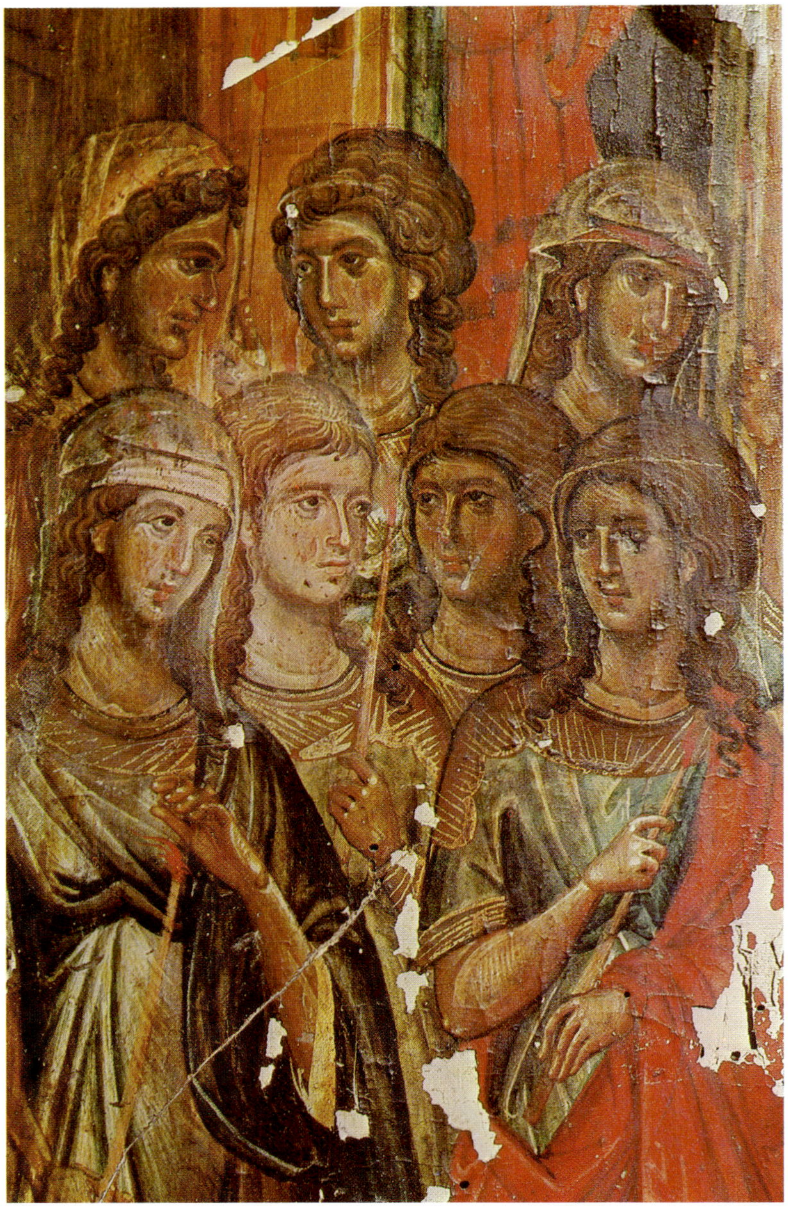

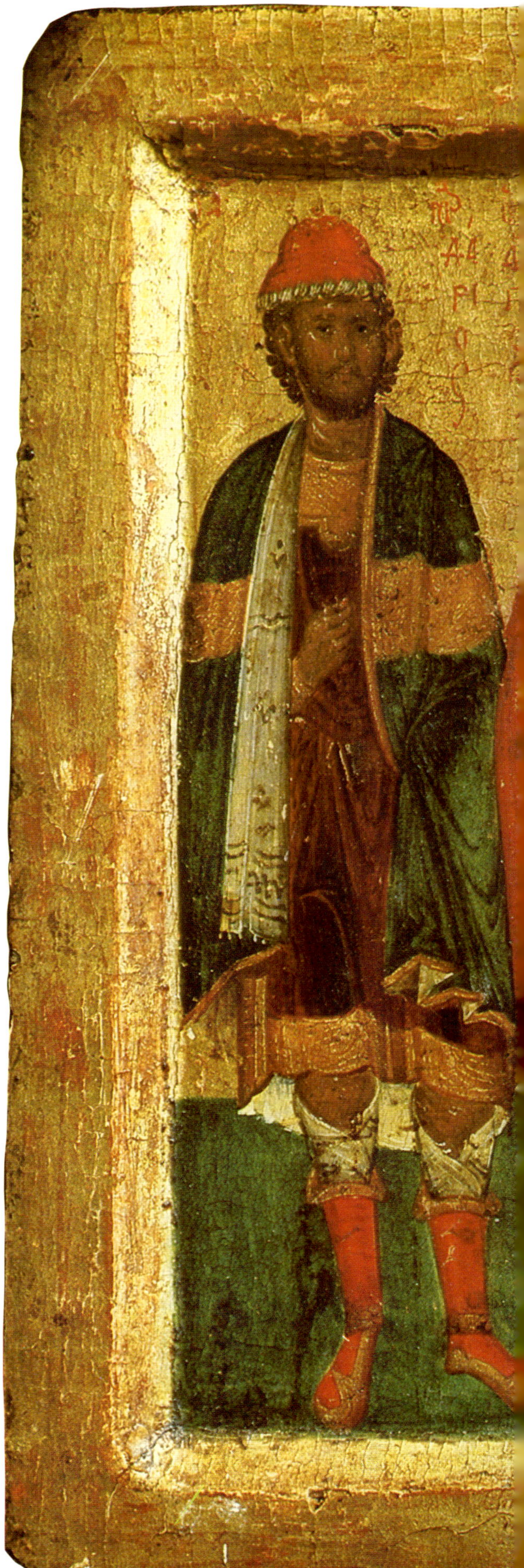

Oben: In Chilandari arbeitender serbischer Maler: *Darstellung Mariä im Tempel,* Ausschnitt. Tempera auf Holz, Gesamtmaß 109 x 87 cm, Anfang des 14. Jahrh. — Athos, Kloster Chilandari.

Rechts: In Chilandari arbeitender griechischer Maler: *Die Märtyrer Mardarios, Eugenios, Eustathios, Auxentios und Orestios.* Tempera auf Holz, 42 x 33 cm, zweite Hälfte des 14. Jahrh. — Athos, Kloster Chilandari.

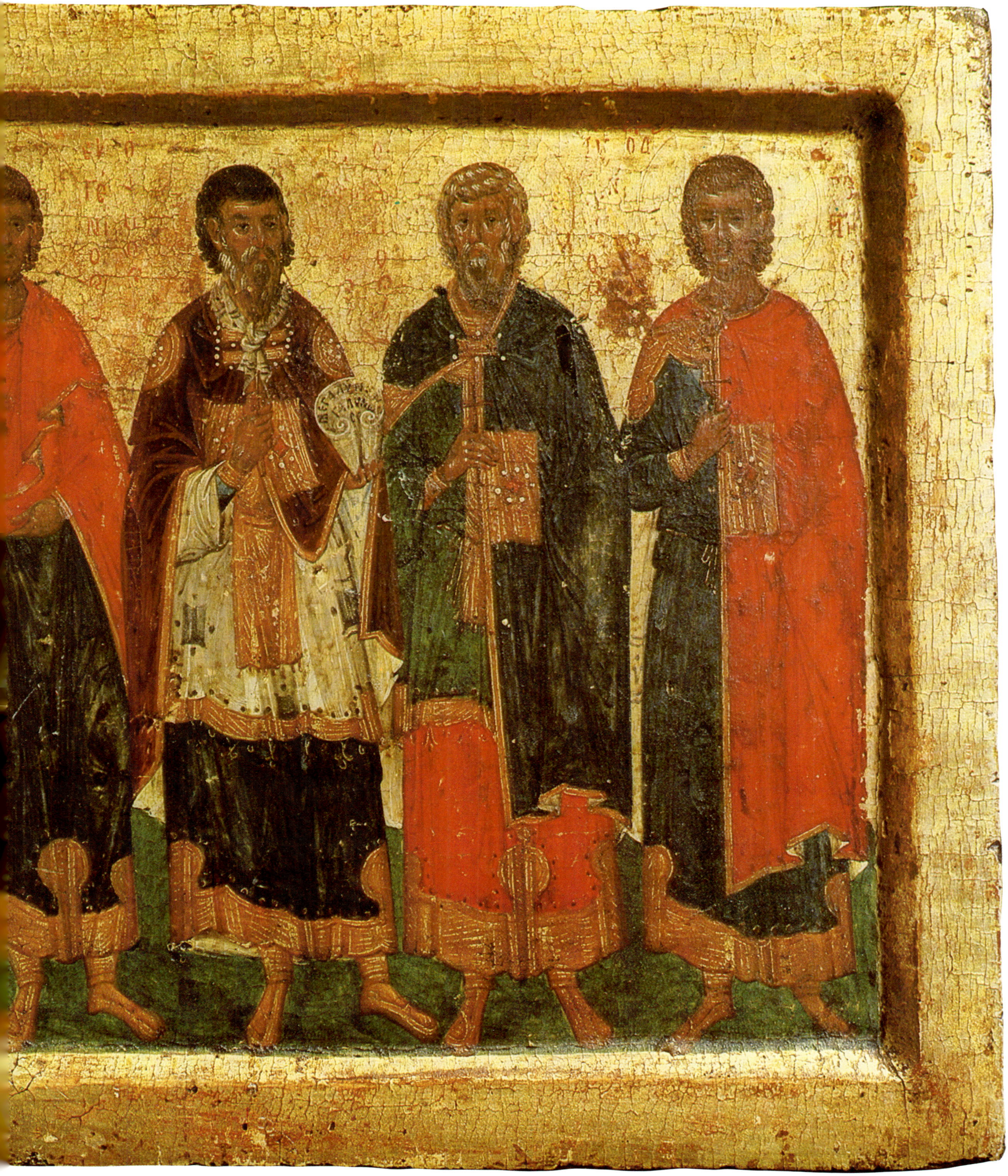

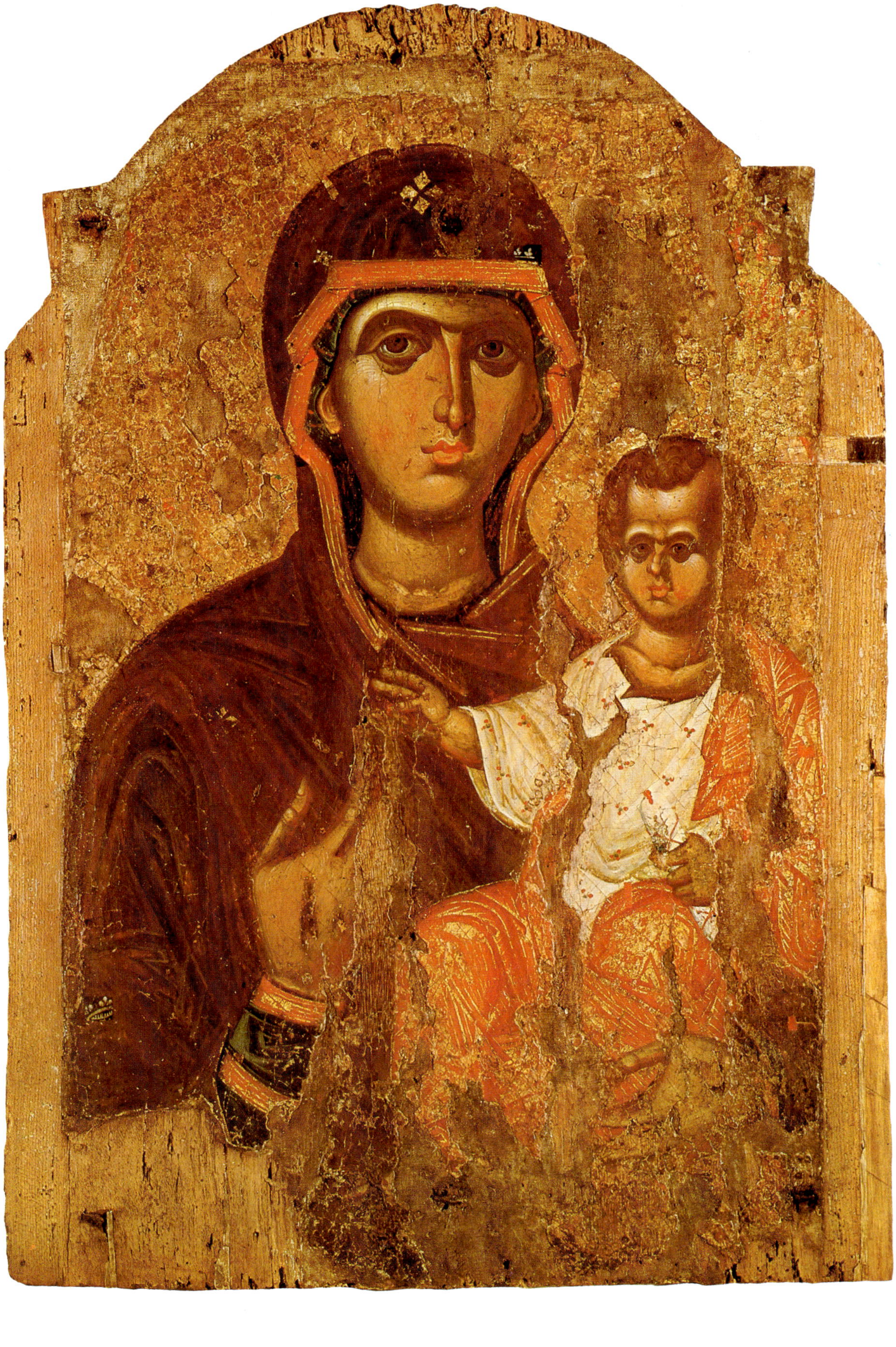

Madonna mit Kind. Holz, Leinwand, Tempera mit Ei, 85 x 58 cm, Saloniki (?), letztes Jahrzehnt des 14. Jahrh., früher in Saloniki. — Athen, Byzantinisches Museum.

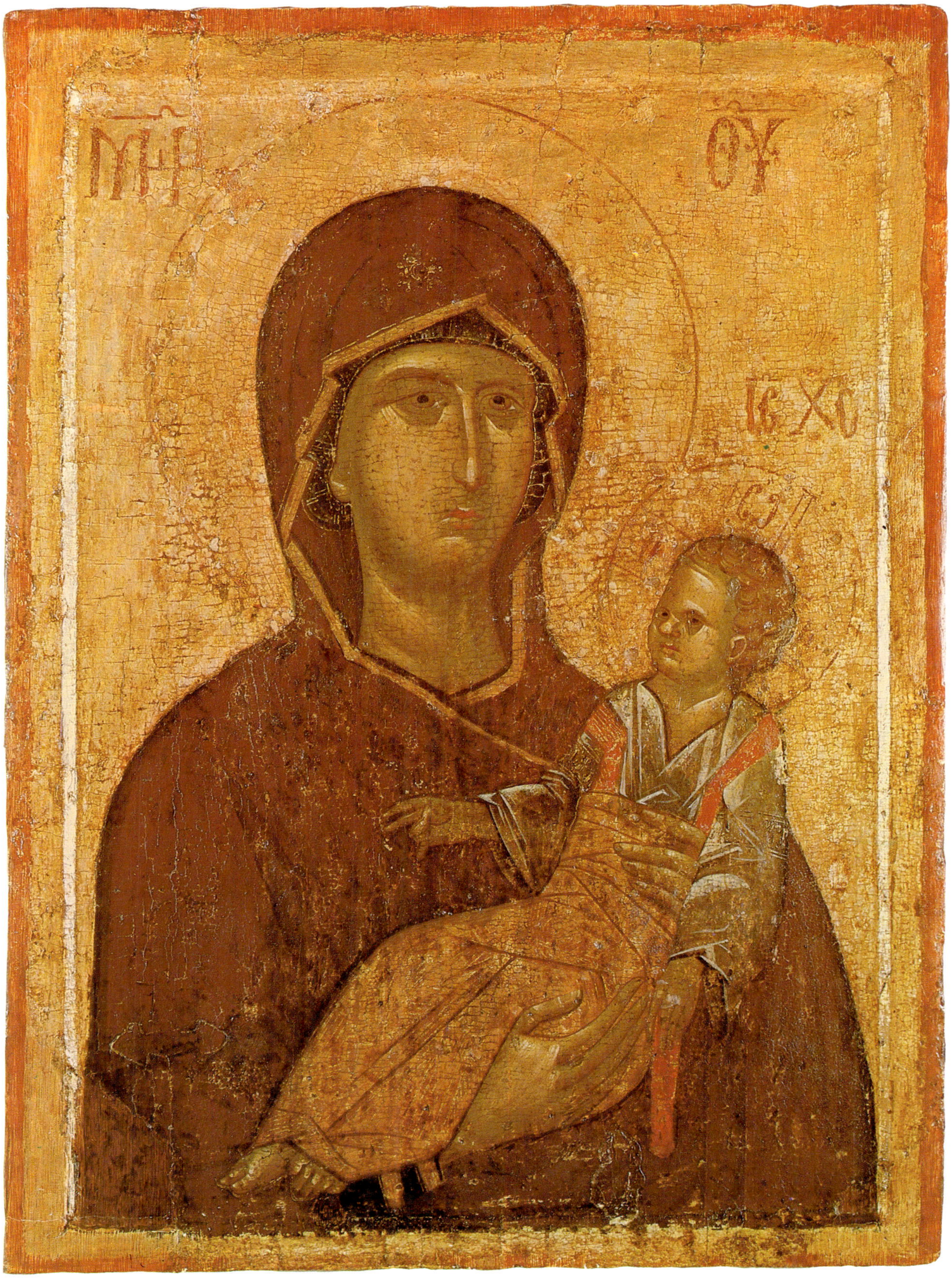

Madonna mit Kind. Holz, Leinwand, Tempera mit Ei, 85 x 65 cm, erstes Jahrzehnt des 14. Jahrh., früher in Saloniki. — Athen, Byzantinisches Museum.

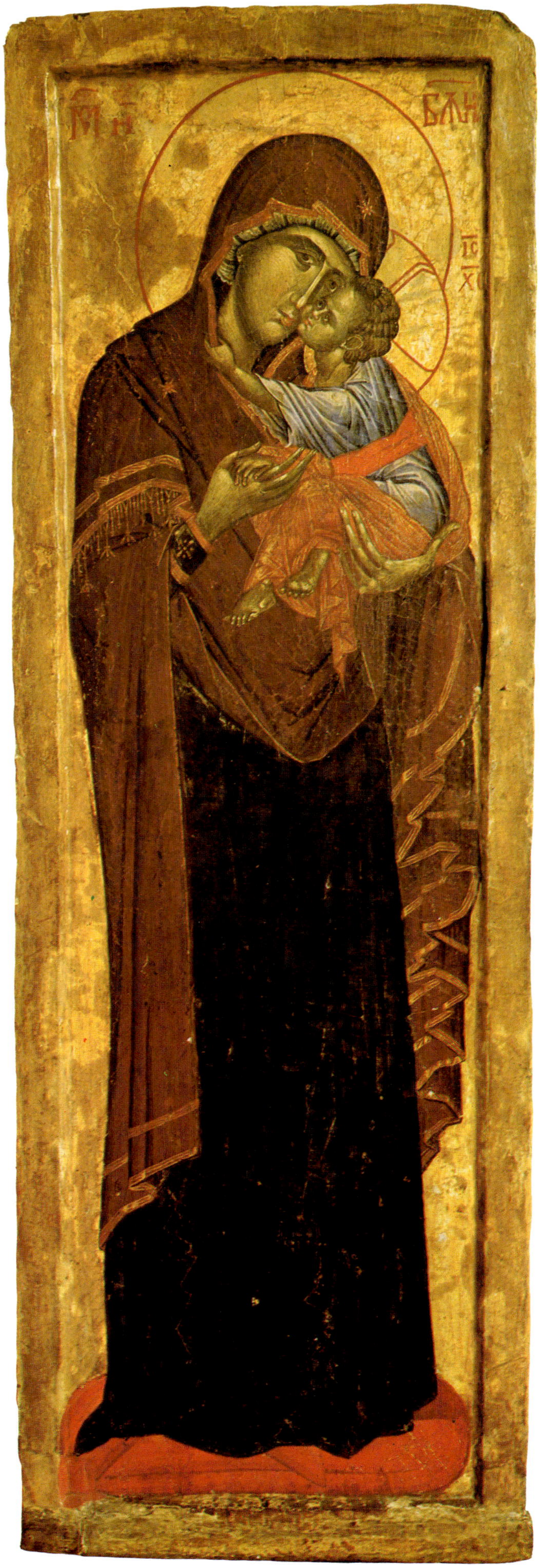

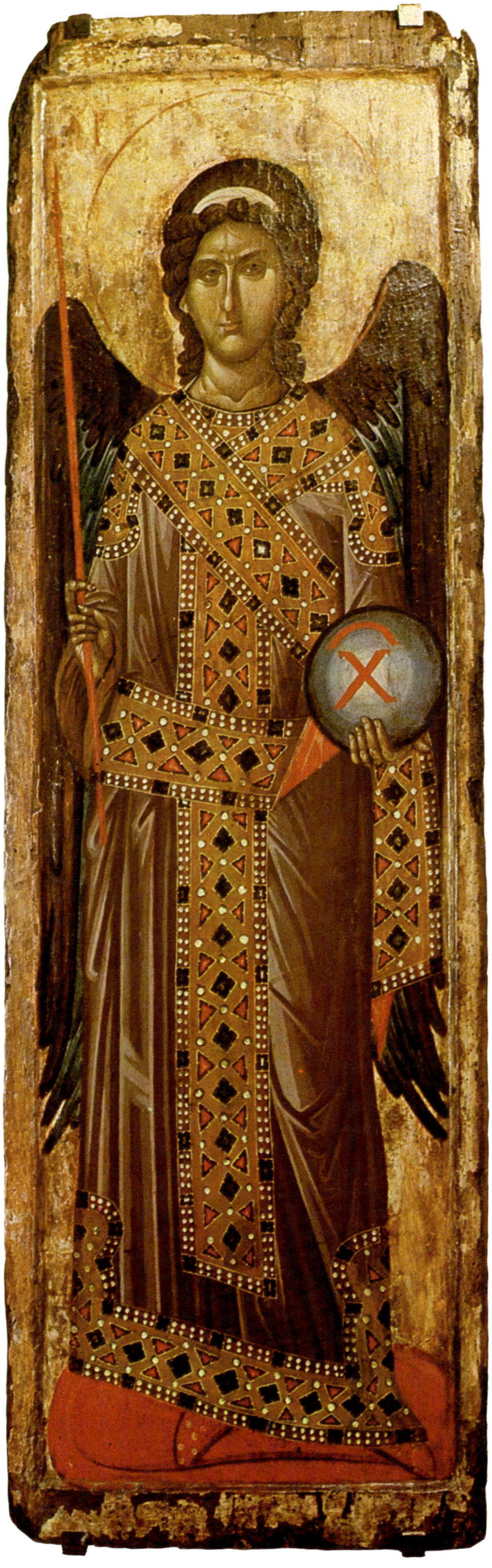

Seite nebenan, links: In Dečani arbeitender serbischer Maler: *Madonna mit Kind.* Ikonostase des Katholikons, Tempera auf Holz, 164,5 x 56 cm, um 1350. — Dečani, Serbien, Kloster.

Seite nebenan, rechts: In Dečani arbeitender serbischer Maler: *Erzengel Gabriel.* Ikonostase des Katholikons, Tempera auf Holz, 137 x 50 cm, um 1350. — Dečani, Serbien, Kloster.

Unten: *Globus mit Christusmonogramm.* Ausschnitt aus der Ikone Erzengel Gabriel.

Rechts: In Karan arbeitender serbischer Maler: *Tricheiroussa Madonna mit Kind.* Fresko-Ikone, 1342, von der Ikonostase. — Karan, Serbien, Weiße Kirche.

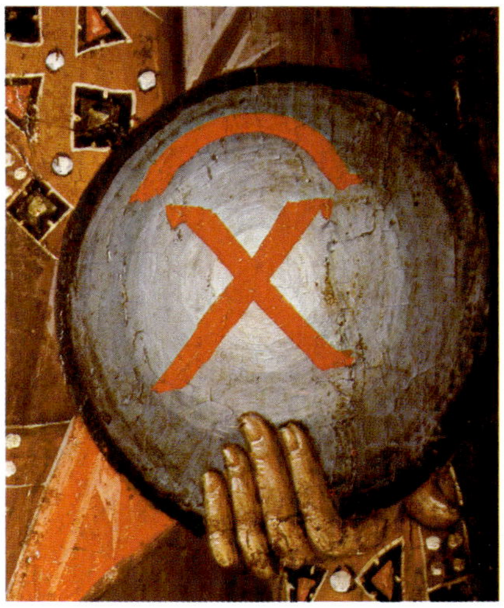

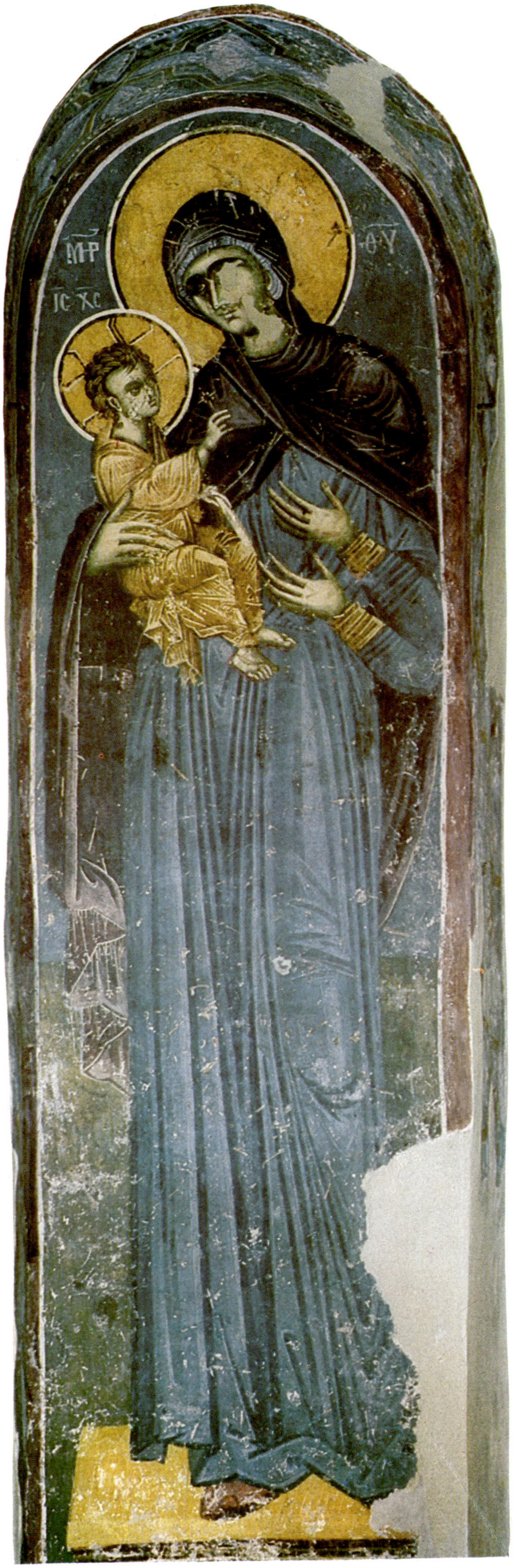

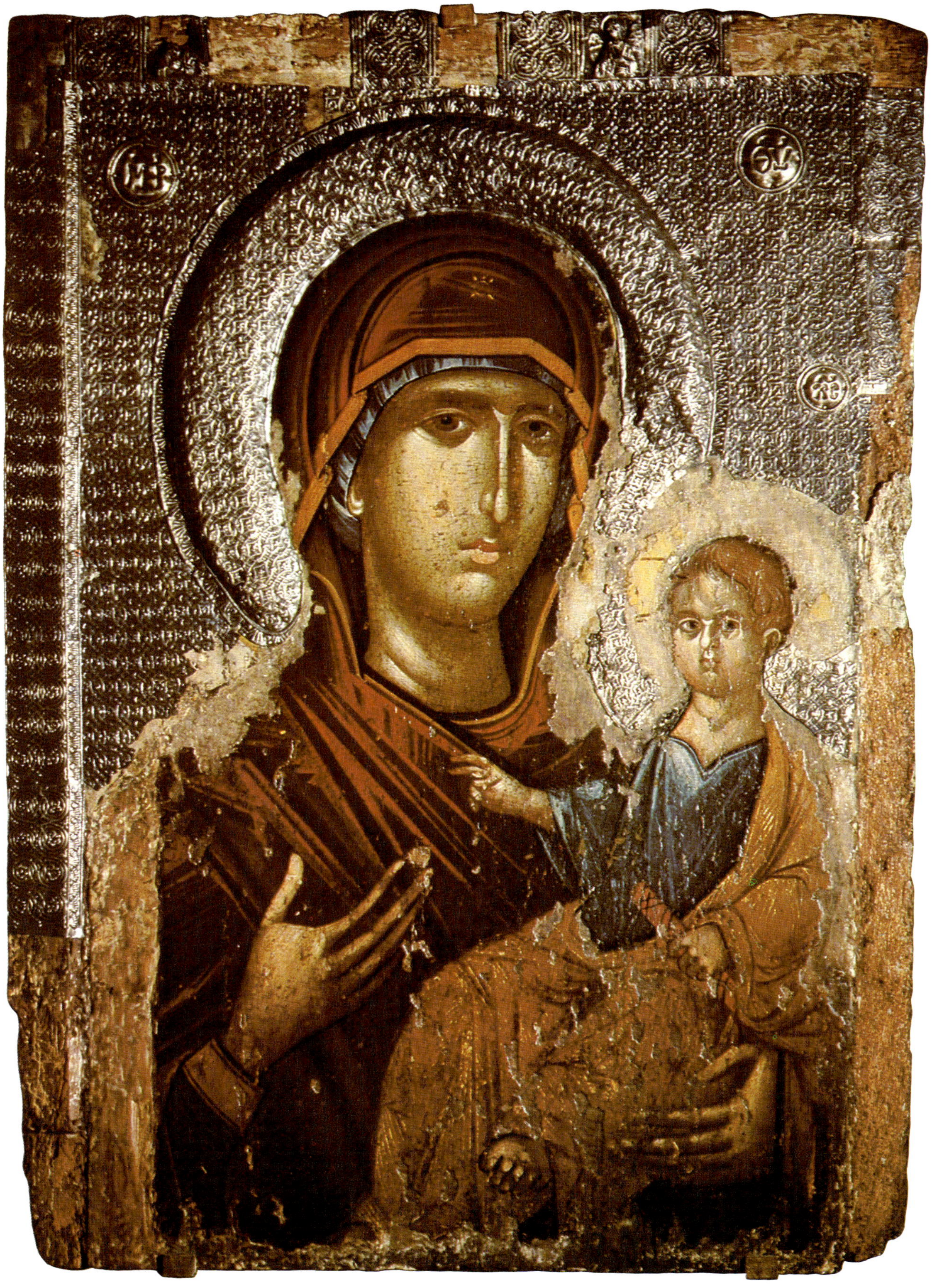

Griechischer Maler: *Madonna Hodegetria mit Kind.* Tempera auf Holz, Silber vergoldet, 99 x 72,5 cm, 14. Jahrh. — Belgrad, Nationalmuseum.

Rechts: *Madonna mit Kind.* Tempera auf Holz, 119 x 91 cm, Saloniki, erstes Jahrzehnt des 15. Jahrh. — Saloniki, Kirche St. Nikolaus Orphanos.

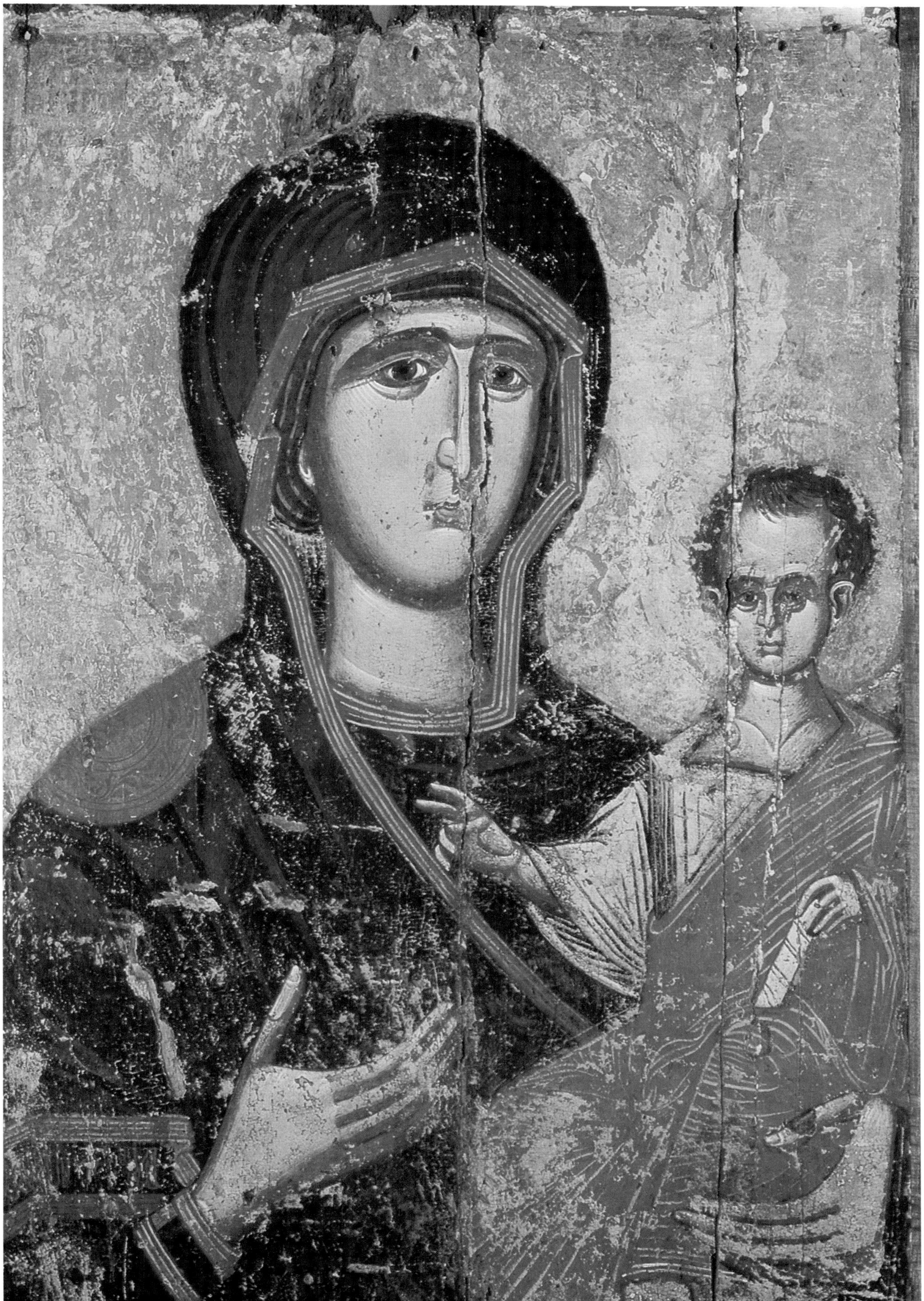

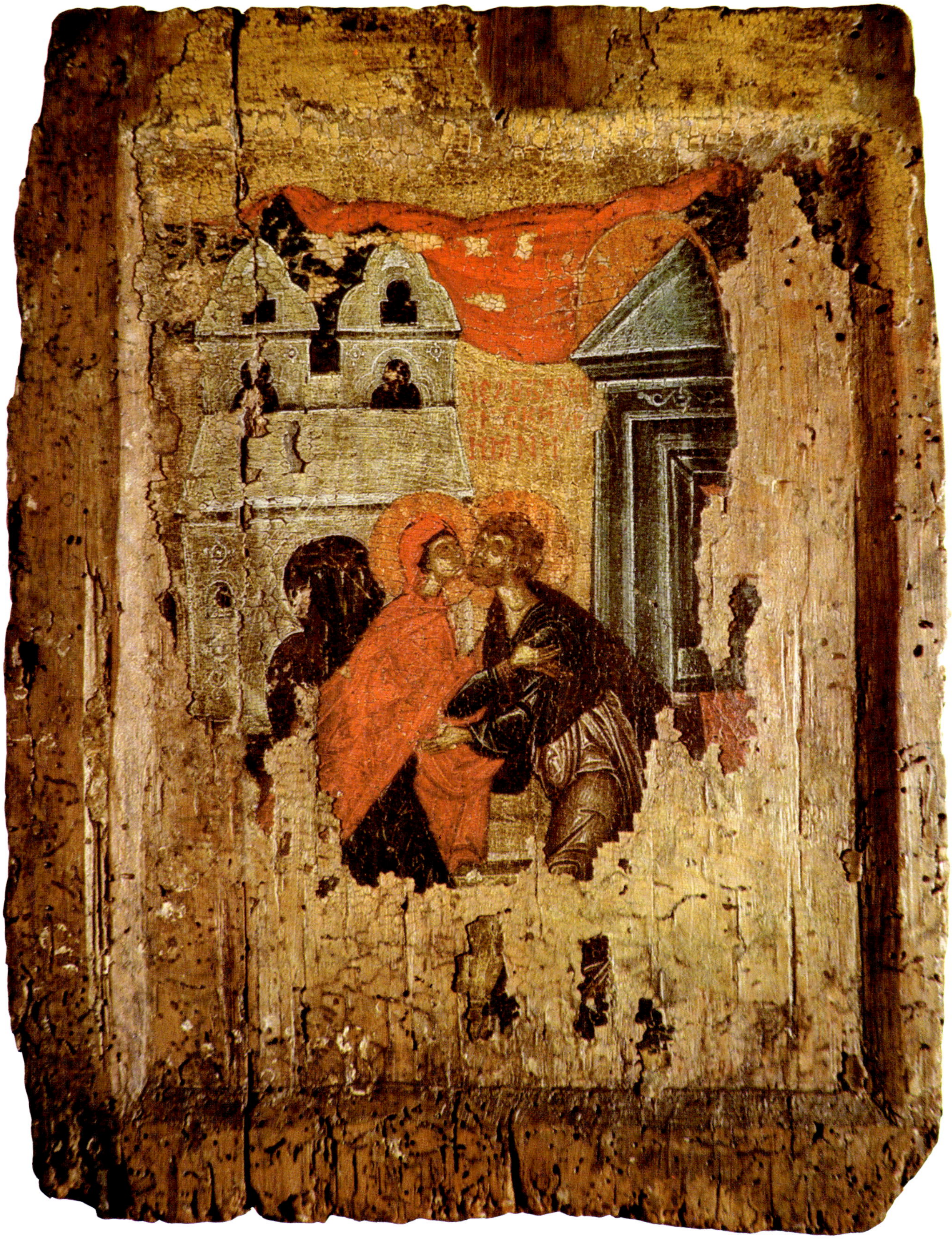

Serbischer Maler: *Begegnung des hl. Joachim und der hl. Anna,* der Eltern Mariä. Rücken einer zweiseitigen Ikone, Tempera auf Holz, 39 x 20 cm. Ljubižda bei Prizren, Kosovo, Serbien, etwa Mitte des 14. Jahrh. — Belgrad, Nationalmuseum.

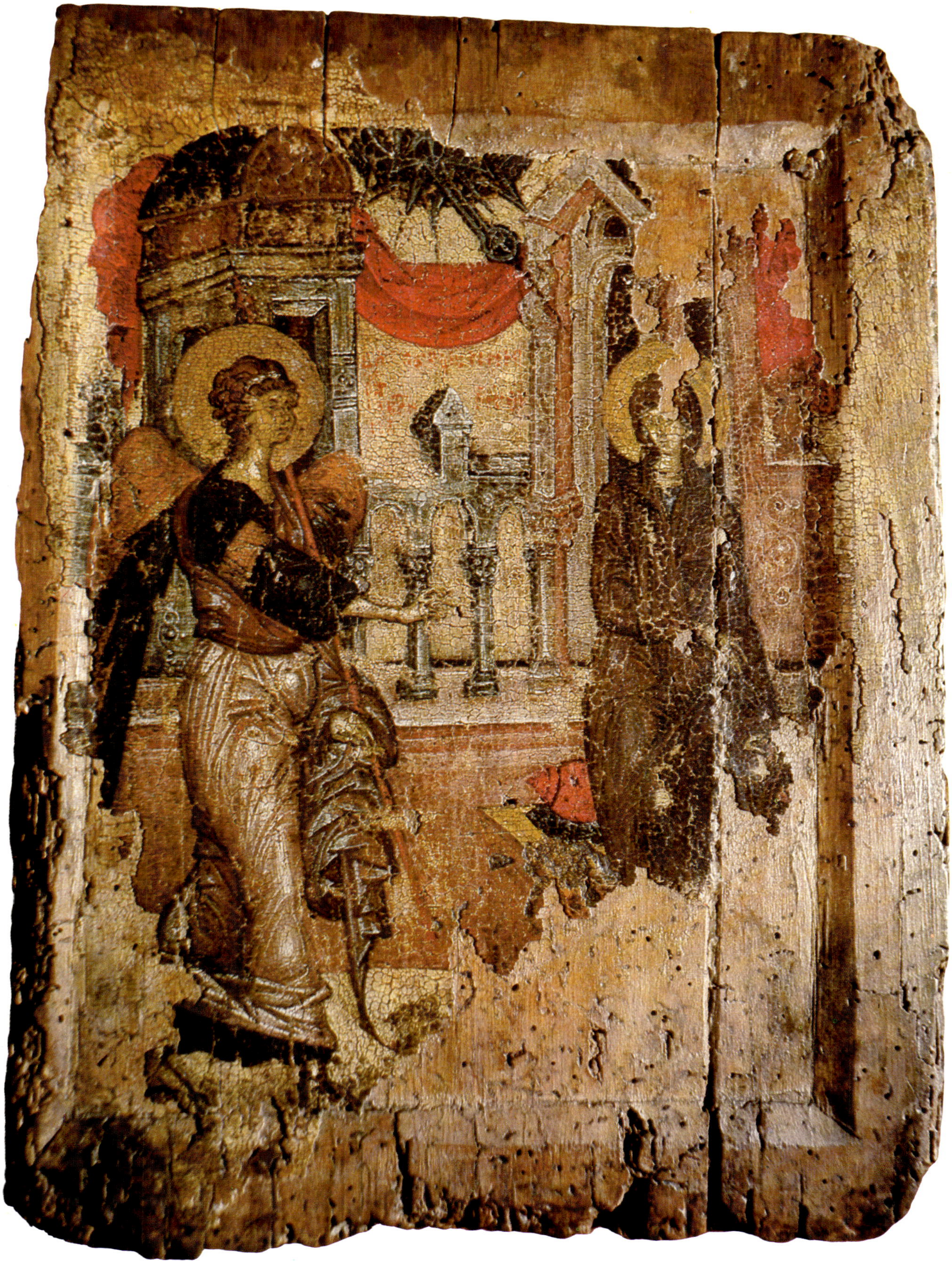

Serbischer Maler: *Verkündigung.* Tempera auf Holz, 39 x 20 cm. Vorderseite der nebenstehenden Ikone. Ljubižda bei Prizren, Kosovo, Serbien, etwa Mitte des 14. Jahrh. — Belgrad, Nationalmuseum.

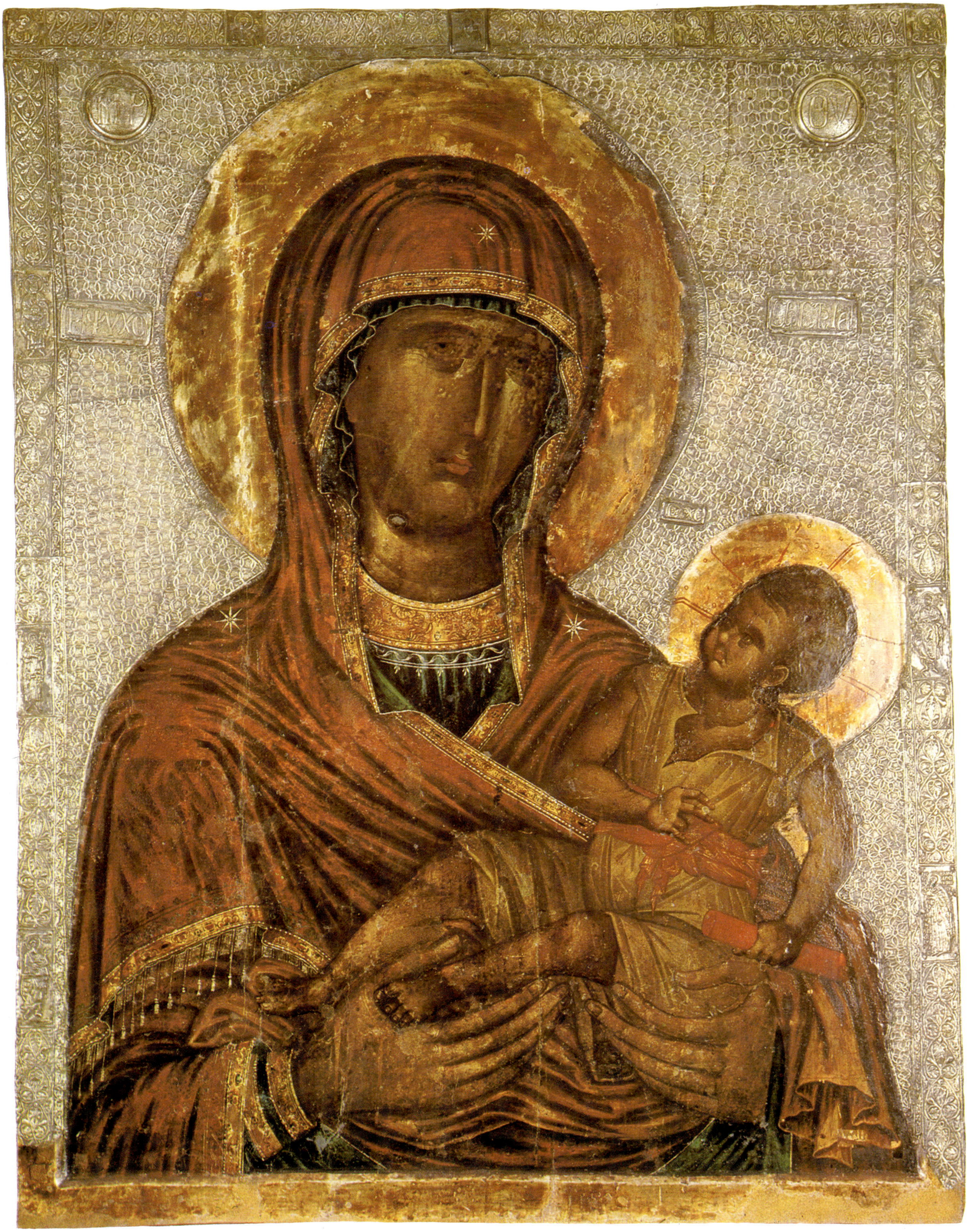

Linke Seite: In Ochrid arbeitender unbekannter Maler: *Maria Psychosostria mit Kind und Porträt des Spenders, des serbischen Erzbischofs Nikolaus von Ochrid* (von der vergoldeten Silberauflage verdeckt). Tempera auf Holz, Silber vergoldet, 158 x 121,5 cm. Ikonostase der Kirche Madonna Peribleptos, Ochrid, etwa Mitte des 14. Jahrh. — Ochrid, Makedonien, Ikonengalerie der Klemenskirche.

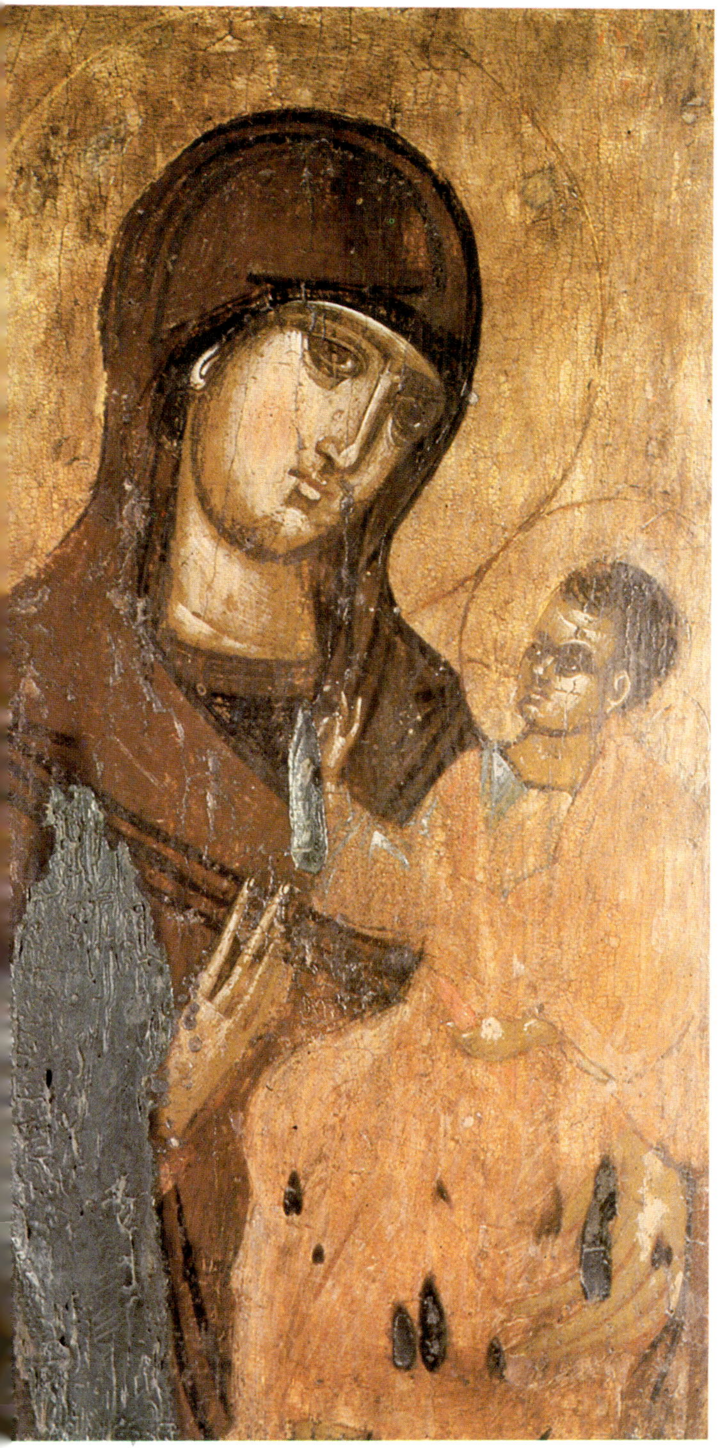

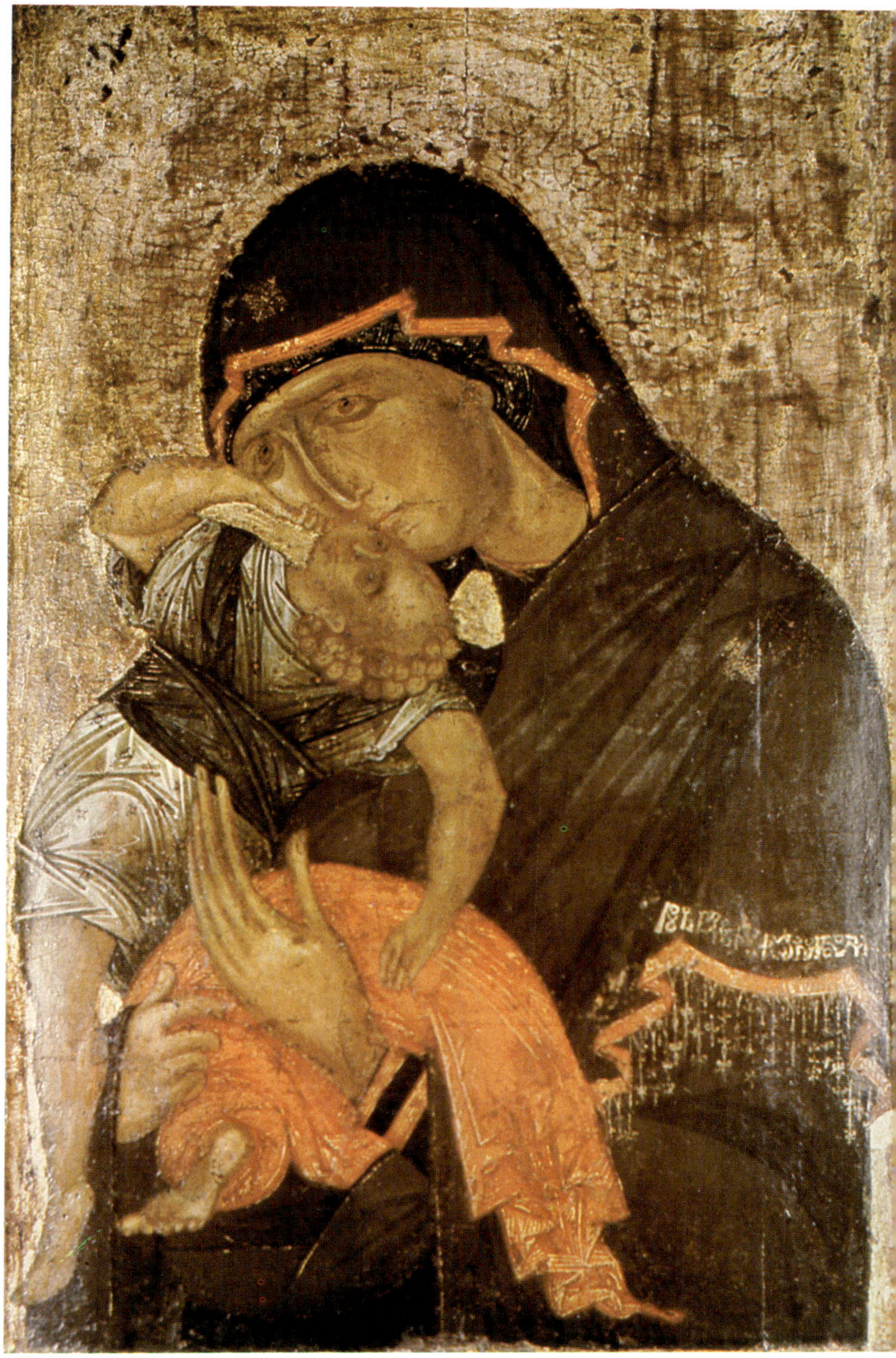

Oben links: Serbischer Maler: *Maria Hodegetria mit Kind.* Tempera auf Holz, 47,2 x 44,5 cm, etwa Mitte des 14. Jahrh. — Prizren, Serbien, Nikolauskirche.

Oben rechts: Serbischer Maler: *Madonna mit Kind.* Tempera auf Holz, 122 x 80 cm, etwa Mitte des 14. Jahrh. — Prizren, Serbien, Georgskirche.

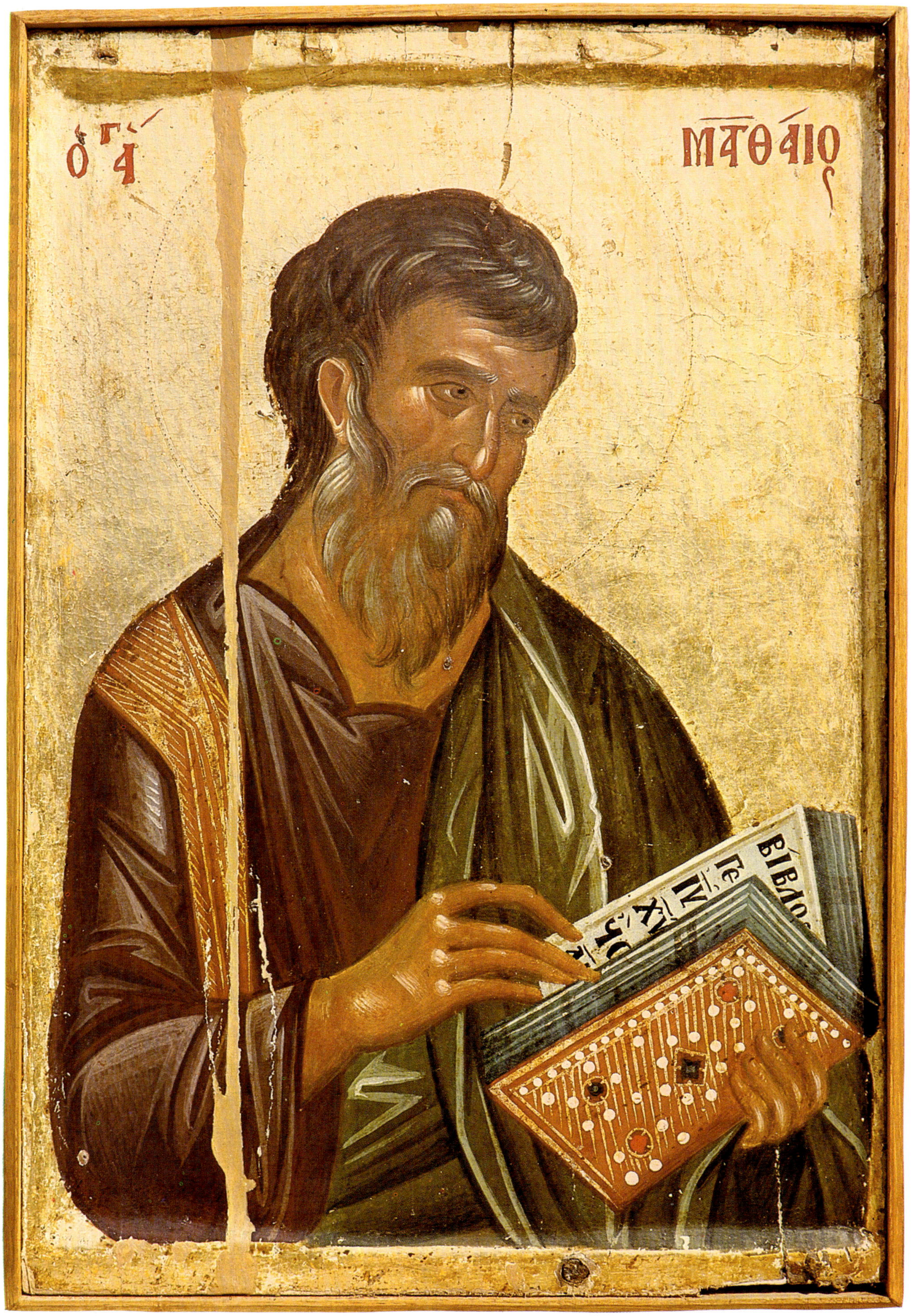

In Chilandari arbeitender griechischer Maler: *Evangelist Matthäus.* Tempera auf Holz, 100 x 96 cm, von der großen Deesis der Ikonostase, um 1360. — Athos, Kirche des Chilandari-Klosters.

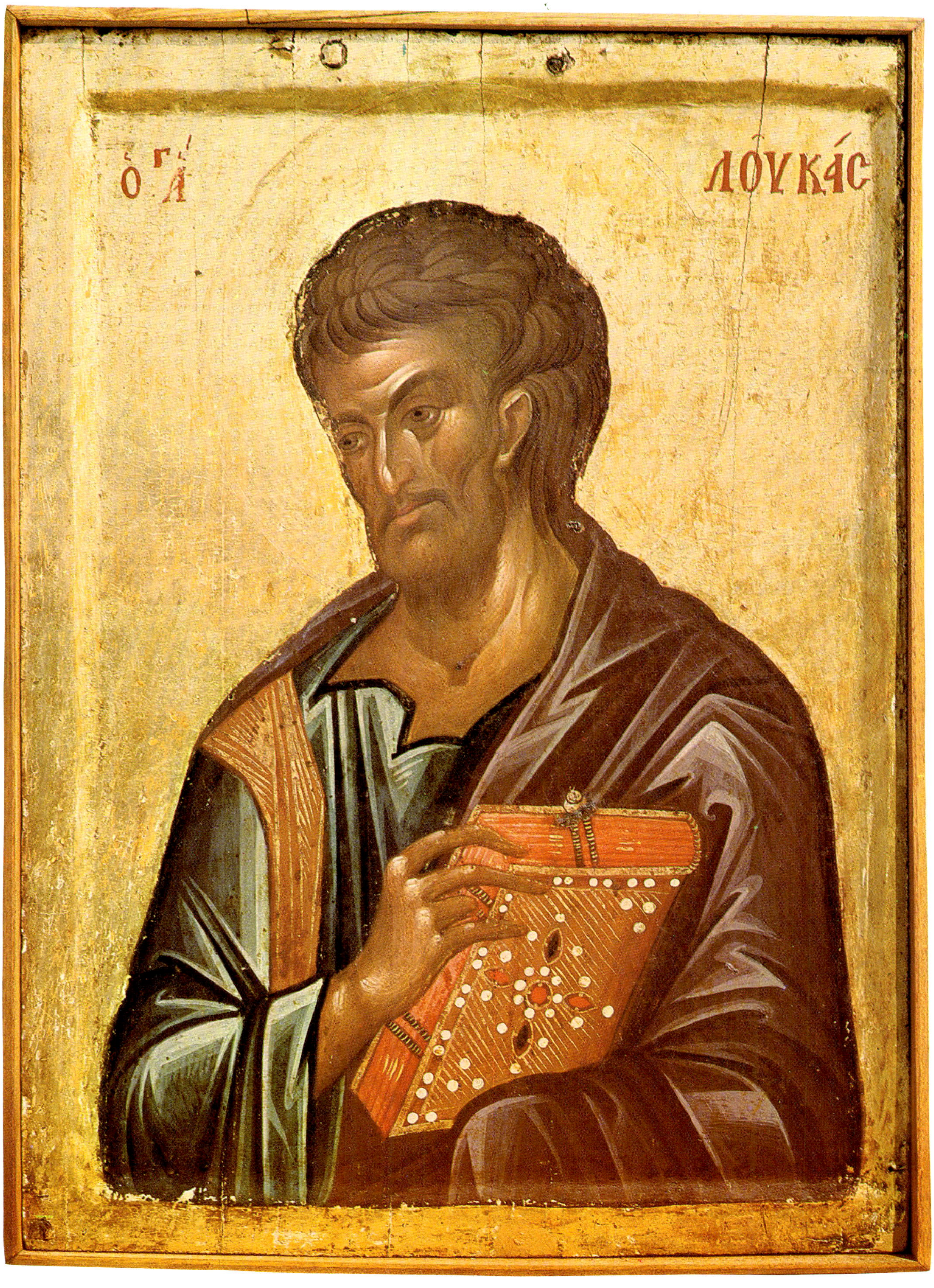

In Chilandari arbeitender griechischer Maler: *Evangelist Lukas.* Tempera auf Holz, 100 x 73 cm, von der großen Deesis, um 1360 — Athos, Kirche des Chilandari-Klosters.

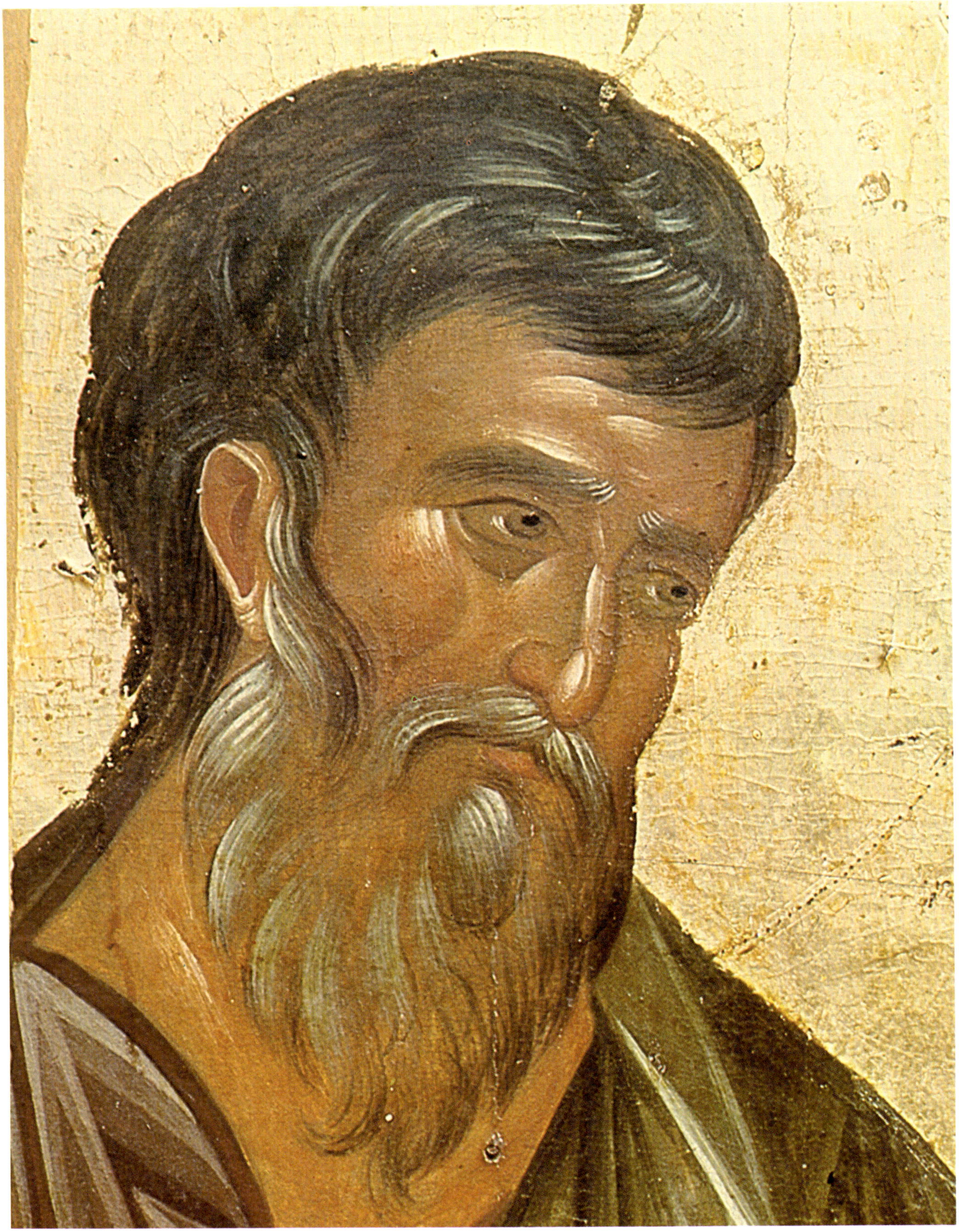

Kopf des Evangelisten Matthäus. Ausschnitt aus der Ikone auf Seite 188.

Rechts: In Chilandari arbeitender griechischer Maler: *Erzengel Gabriel.* Tempera auf Holz, 100 x 64 cm, von der großen Deesis, um 1360. — Athos, Kirche des Chilandari-Klosters.

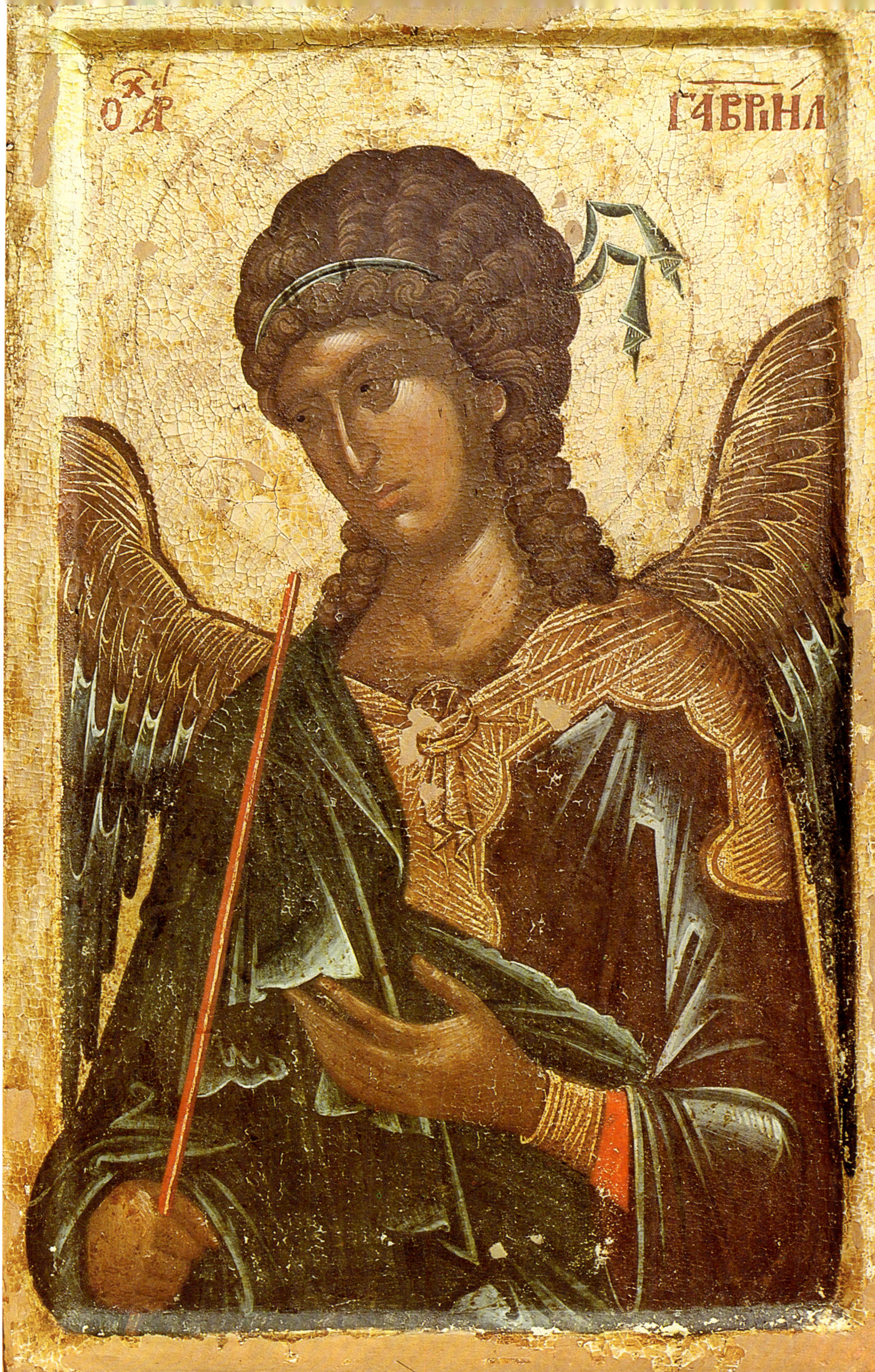
ΓΑΒΡΙΗΛ

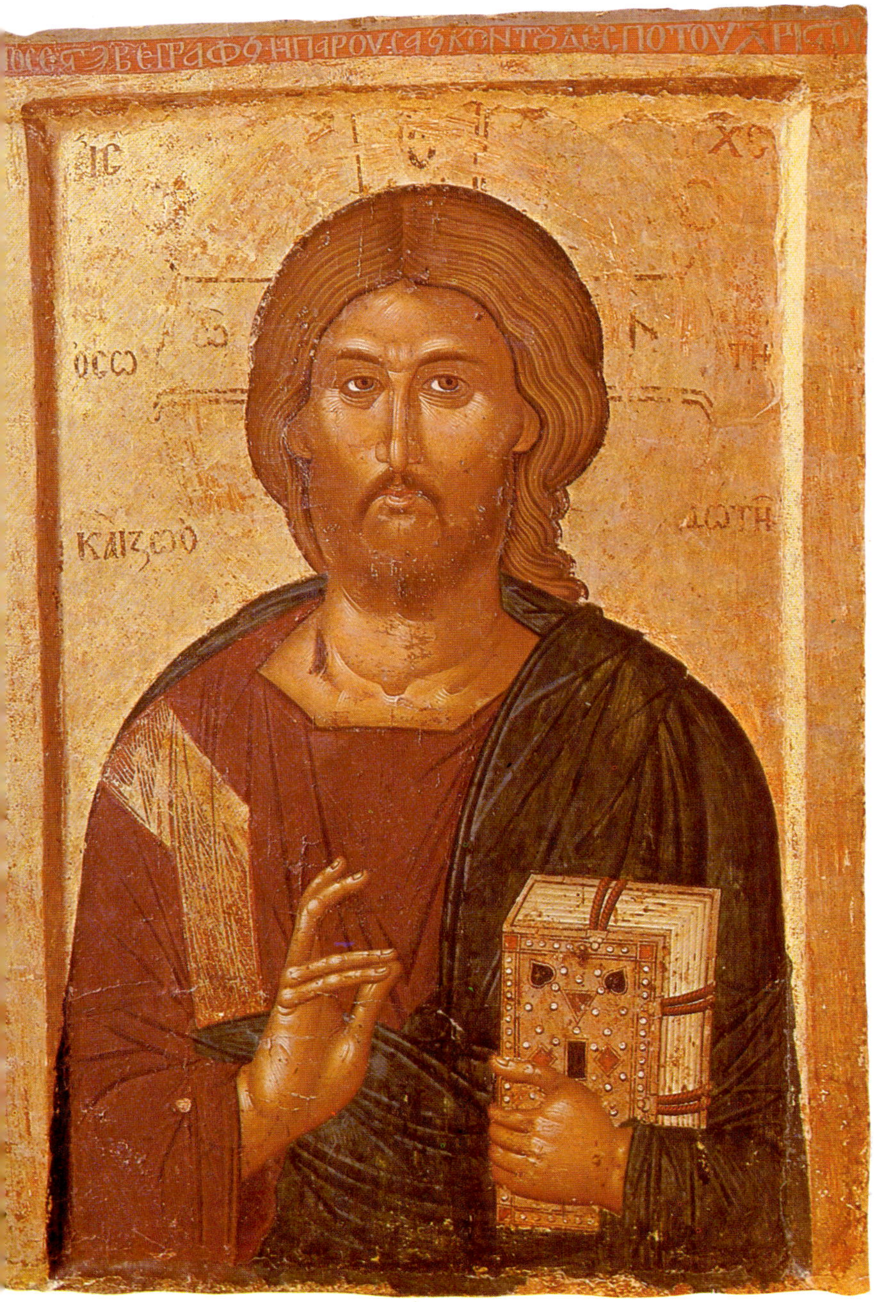

Der Maler Metropolit Jovan: *Christus, Erlöser und Lebensquell.* Tempera auf Holz, 131 x 88,5 cm, Kloster Zrze bei Prilep, Makedonien, 1394 — Skopje, Kunstgalerie.

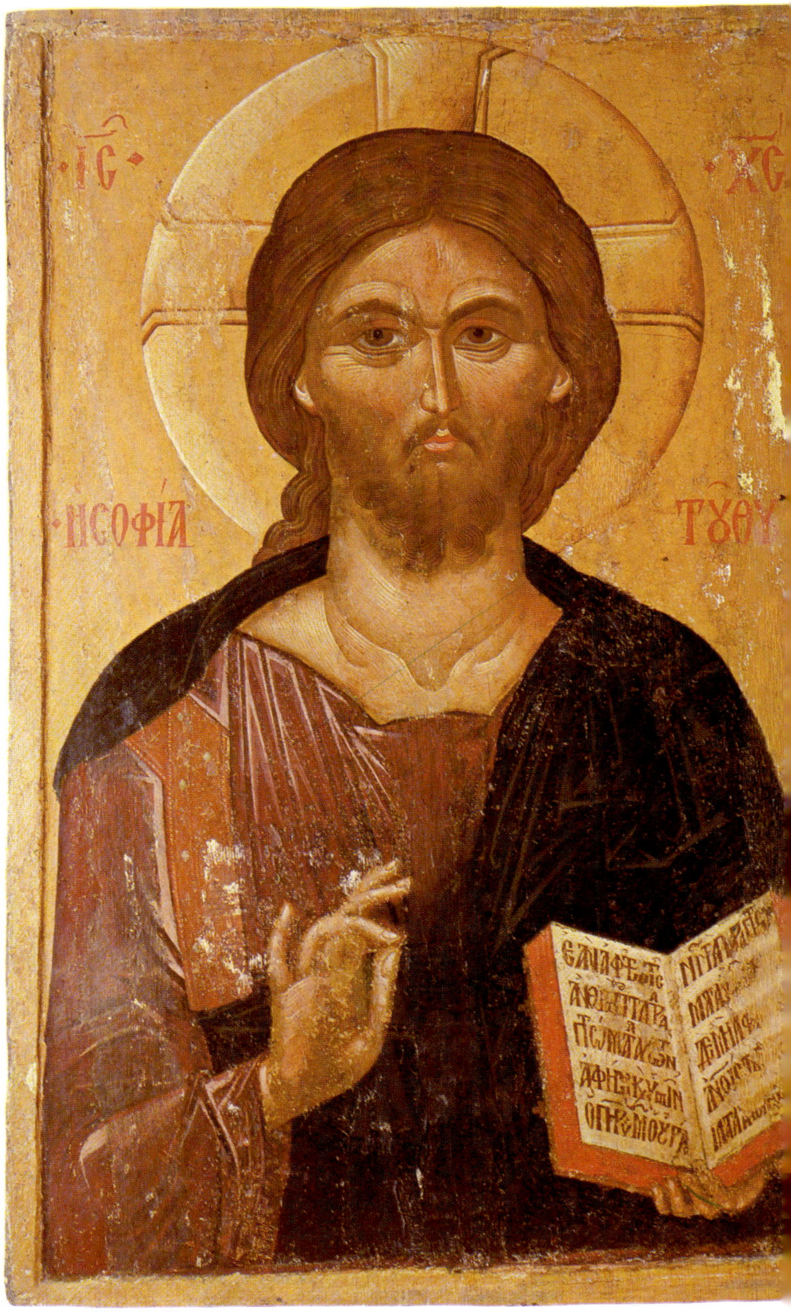

Christus, die „Weisheit Gottes". Holz, Leinwand, Tempera, 155 x 99 cm, um 1360, früher in Saloniki. — Athen, Byzantinisches Museum.

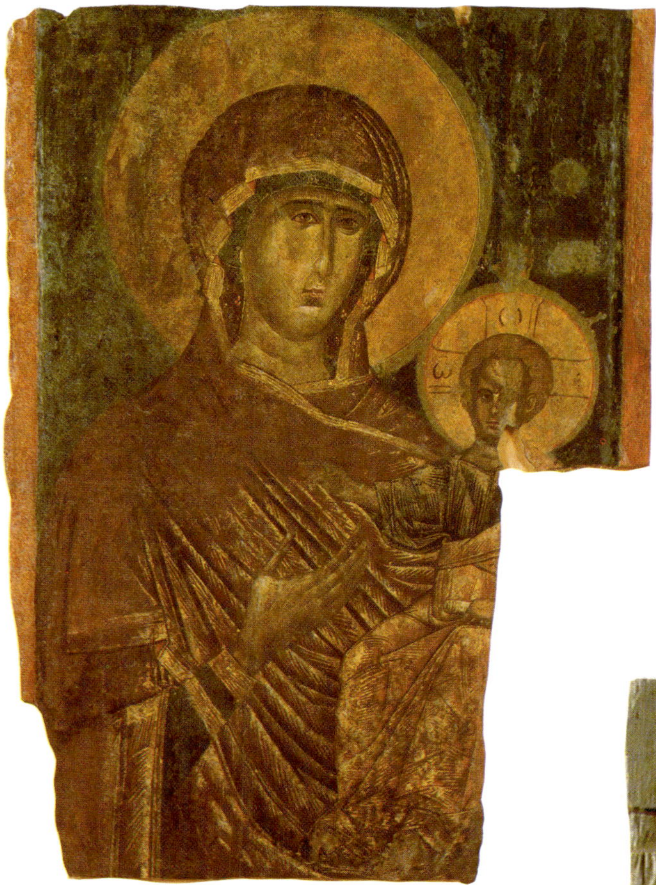

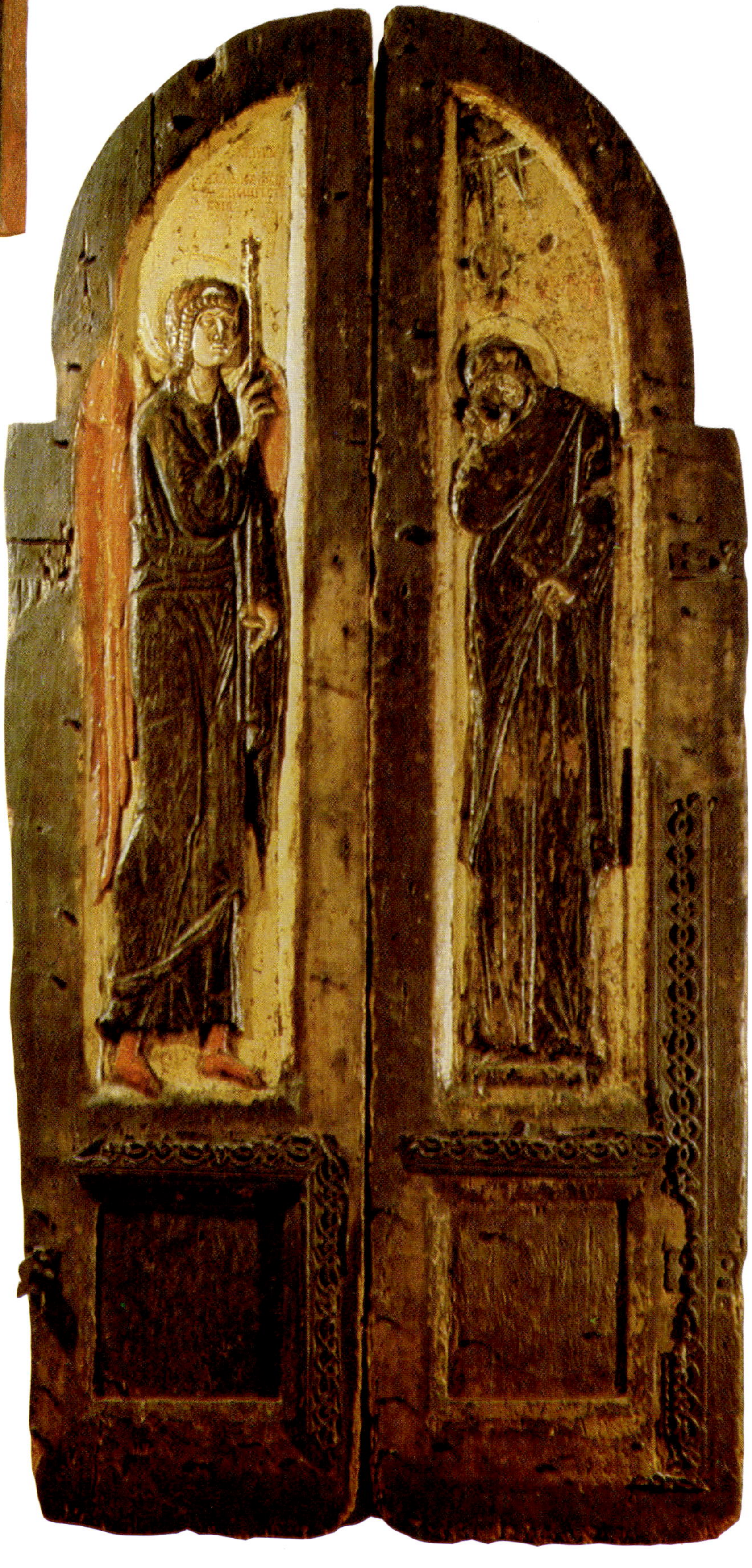

Oben: In Lesnovo arbeitender unbekannter Maler: *Maria Hodegetria mit Kind.* Tempera auf Holz, 120 x 91 cm, Kloster Lesnovo nahe Štip, Makedonien, etwa 1360—1370. — Skopje, Archäologisches Museum.

Rechts: Serbischer Künstler: *Verkündigung Mariä.* Mittelpforte der Ikonostase, Andreaspforte genannt. Tempera auf Holzrelief, 128 x 62 cm, Šiševo bei Skopje, Nikolauskirche. — Belgrad, Nationalmuseum.

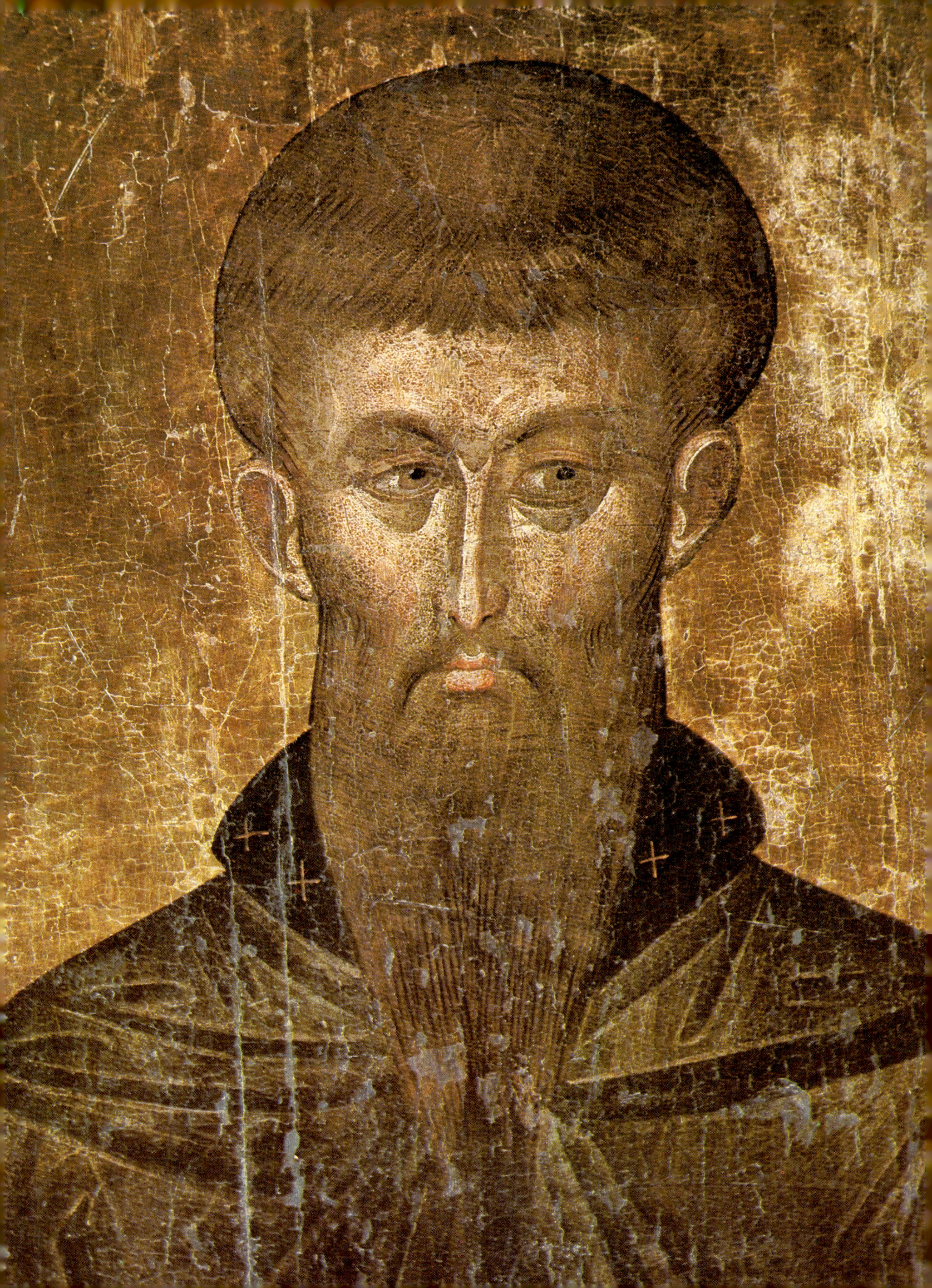

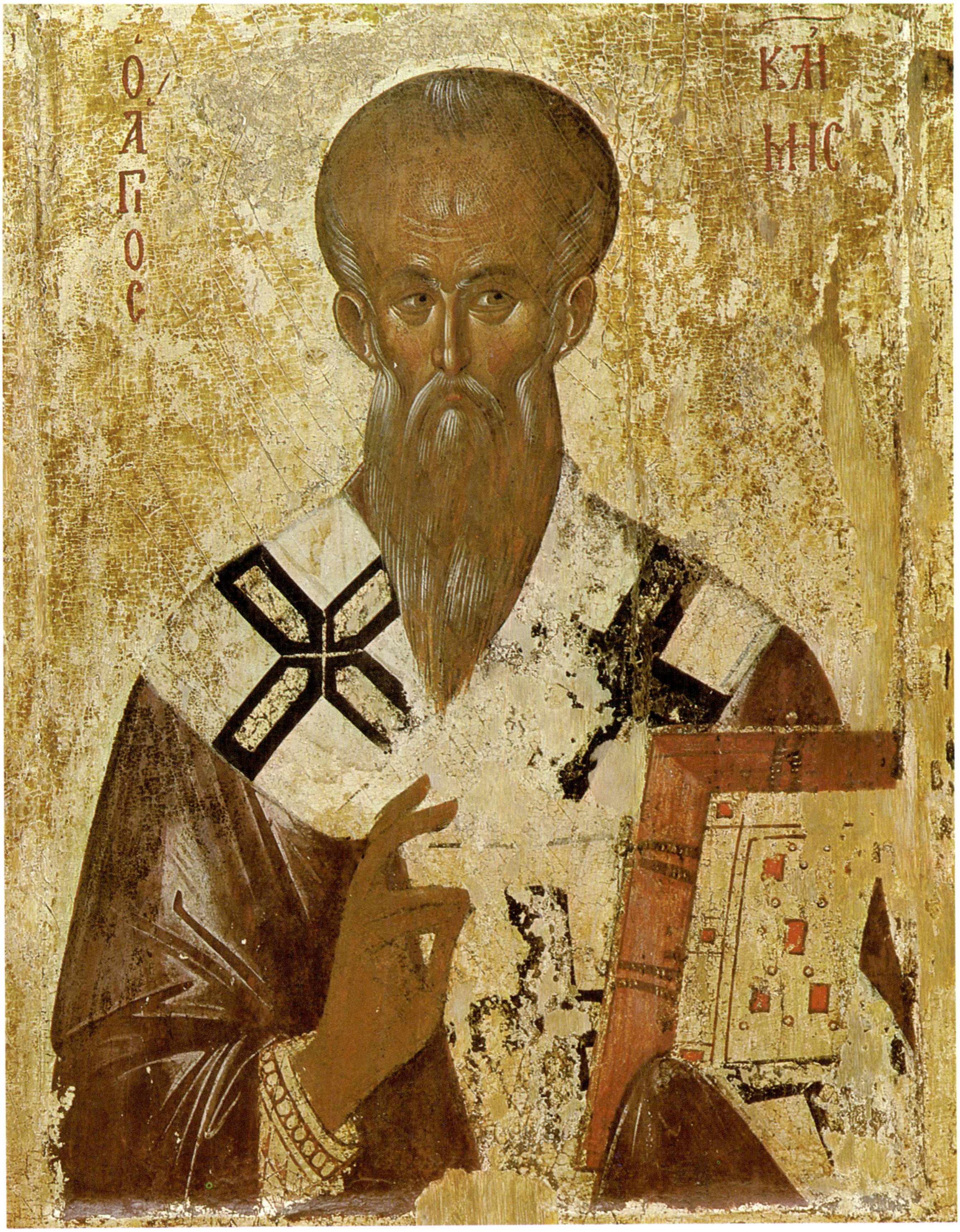

Links: In Ochrid arbeitender griechischer Maler. *Hl. Naum von Ochrid.* Rückseite einer zweiseitigen Ikone (vgl. nebenstehendes Bild), Ausschnitt. Tempera auf Holz, Kirche der Maria Peribleptos, Ochrid, wahrscheinlich Anfang des 15. Jahrh. — Ochrid, Makedonien, Ikonengalerie der Klemenskirche.

In Ochrid arbeitender griechischer Maler: *Hl. Klemens von Ochrid.* Vorderseite einer zweiseitigen Ikone, Tempera auf Holz, 86 x 65,5 cm, Kirche der Maria Peribleptos, Ochrid, wahrscheinlich Anfang des 15. Jahrh. — Ochrid, Makedonien, Ikonengalerie der Klemenskirche.

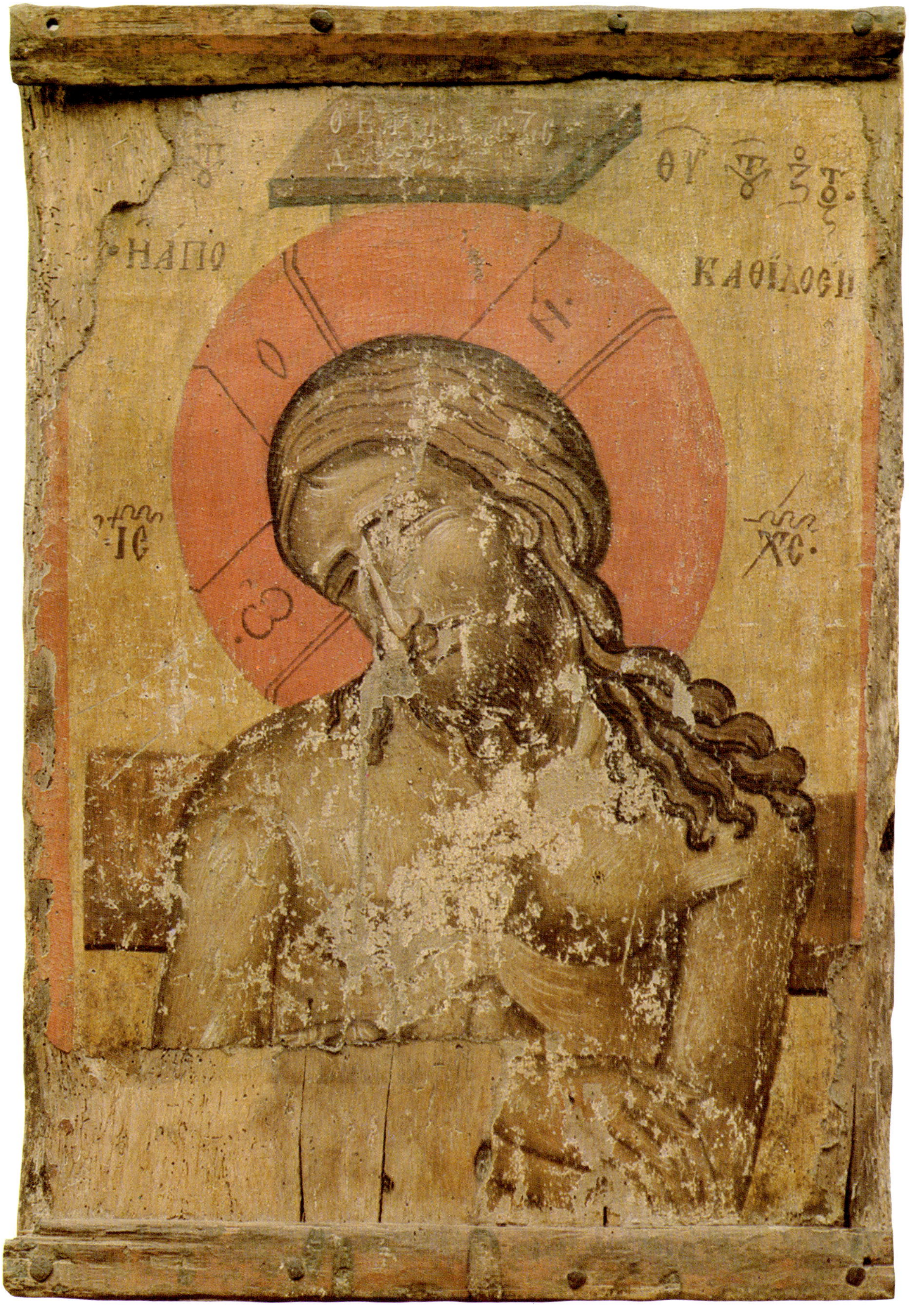

In Poganovo arbeitender griechischer Maler: *Christus als Schmerzensmann.* Tempera auf Holz, 88 x 61 cm, Johanneskloster Poganovo, Serbien, wahrscheinlich Ende des 15. Jahrh. — Niš, Serbien, Museum religiöser Altertümer.

Rechts: Maler Makarije Hieromonachos: *Madonna Pelagonitissa mit Kind,* Ausschnitt. Tempera auf Holz, 134 x 93,5 cm, Kloster Zrze bei Prilep, Makedonien, 1421—1422. — Skopje, Kunstgalerie.

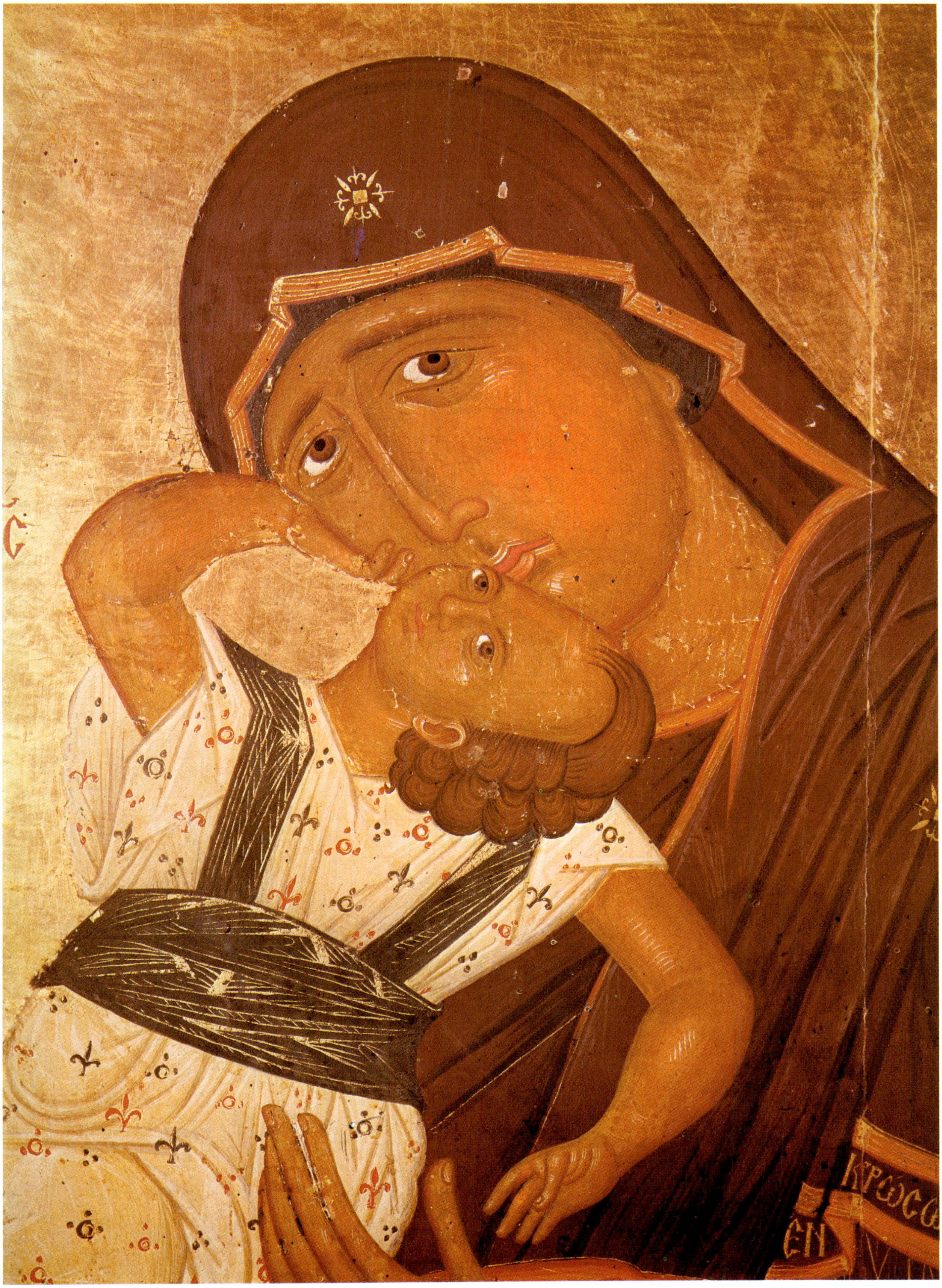

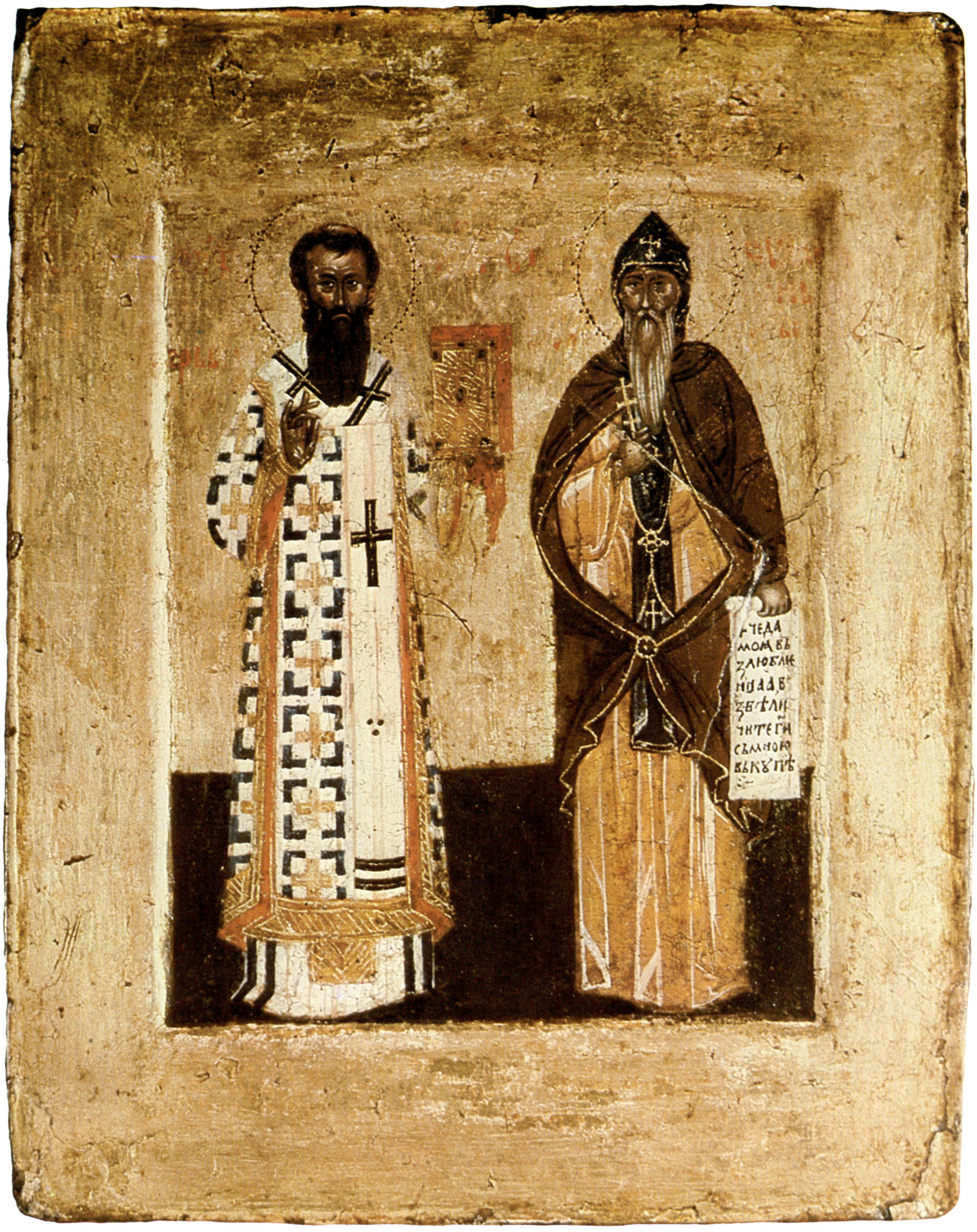

Serbischer Maler: *Die serbischen Heiligen Sava und Simeon Nemanja.* Tempera auf Holz, 32,5 x 25 cm, wahrscheinlich vom Kloster Chilandari, 15. Jahrh. — Belgrad, Nationalmuseum.

Rechts: Griechischer Maler. *Hl. Demetrius von Saloniki.* Tempera auf Holz, 34,3 x 26,5 cm, wahrscheinlich vom Kloster Chilandari, Anfang des 15. Jahrh. — Belgrad, Museum für angewandte Kunst.

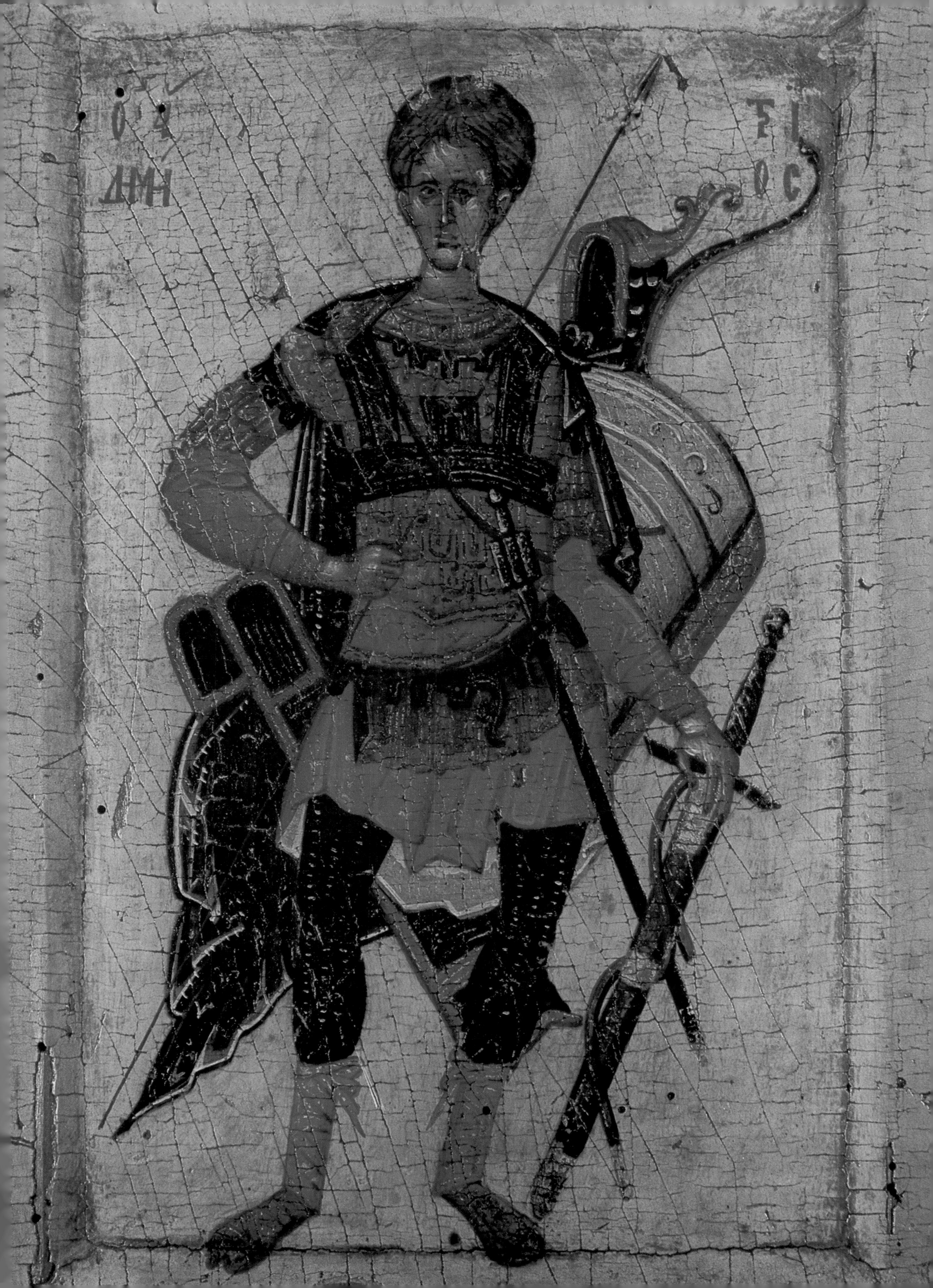
ΔΗΜΗ

DIE IKONEN DER KREUZFAHRER

VON KURT WEITZMANN

Ein völlig neues Kapitel in der Geschichte der Ikonen ist das der lateinischen Ikonenmaler im Königreich der Kreuzfahrer. Diese Ikonen wurden erst nach der Michigan-Princeton-Alexandria-Expedition auf den Sinai (1956–1965) zu einem wichtigen Thema, als dort unter den mehr als zweitausend im Besitz des Katharinenklosters befindlichen Ikonen über hundertzwanzig entdeckt wurden, die man westlichen Künstlern zuschreiben muß. Auch außerhalb des Klosters wurden noch einige Stücke als das erkannt, was wir „Kreuzfahrer-Ikonen" nennen, aber der Kern befindet sich in der Sammlung des Klosters, und damit befaßt sich unsere Studie. Es liegt in der Natur einer so jungen Entdeckung, daß sie viele Fragen aufwirft, deshalb ist unsere hier gegebene Untersuchung nur als Vorarbeit anzusehen.

Das Katharinenkloster hatte stets kirchliche und kulturelle Beziehungen zu Jerusalem, und während der Zeit der Kreuzfahrer gehörte es zu dem lateinischen Patriarchat, das dem Weihbischof von Petra unterstand. Im 12. Jahrhundert kamen Ikonen in westlichem Stil nur gelegentlich als Geschenke auf den Sinai, aber im 13. Jahrhundert gibt es sie in solcher Menge, daß man auf die Anwesenheit lateinischer Maler im Kloster schließen muß, und das aus drei Gründen: Zunächst gibt es größere, zusammenhängende Gruppen von Ikonen, die als Erzeugnisse eines bestimmten Malers, seiner Helfer und Schüler kenntlich sind. Das schließt die Möglichkeit aus, daß sie einzeln als Geschenke hierher kamen, und läßt auf die Existenz von hier – wenn auch nur vorübergehend – installierten Werkstätten schließen. Dann gibt es zwei Ikonostasenbalken (S.222, 223, 229, 230), die so genau eingepaßt sind, daß sie von den Künstlern selbst geplant sein müssen. Drittens weist eine große Zahl ausgesprochene Sinai-Ikonographie auf (S.211, 217, 221, 228, 235), was eine genaue Kenntnis der vielen Kapellen des Klosters voraussetzt.

Die älteste Kreuzfahrer-Ikone, die wir ausmachen konnten, stellt einen stehenden Christus in der Glorie dar mit einem offenen Buch in der Hand, das keinen Text aufweist – vielleicht weil sich der Künstler nicht entscheiden konnte, ob er latein schreiben oder einen Versuch in griechisch wagen sollte. Der Stil deutet in die Richtung des Ärmelkanals, also kann der Maler ein Franzose aus dem Küstengebiet oder ein Engländer gewesen sein – letzteres ist wahrscheinlicher, weil es einen engen Zusammenhang mit den englischen Miniaturen der ersten Hälfte des 12. Jahrhunderts gibt, und dieser Zeit muß auch unsere Ikone zugeschrieben werden. Entscheidend ist aber die Frage, ob wir es mit einem Import zu tun haben, oder ob ein englischer Künstler diese Ikone in Palästina malte. Die natürlichen Proportionen der Figuren – im Vergleich zu den überlangen Gestalten der englischen Miniaturen – und andere Einzelheiten machen es sehr wahrscheinlich, daß die Ikone tatsächlich in Palästina, vielleicht in Jerusalem, gemalt wurde.

Ein aufschlußreiches Kunstdenkmal, das mit Sicherheit aus Jerusalem stammt, ist das Manuskript eines jetzt in London befindlichen Psalters, der zwischen 1131 und 1143 für Königin Melisande gemalt wurde. Hier liegt das Problem umgekehrt, nämlich in einer so genauen Nachahmung byzantinischer Kunst, daß die Nationalität des Malers schwer zu bestimmen ist.

Im Stil sehr ähnlich diesem Melisande-Psalter ist eine Sinai-Ikone etwa aus der gleichen Zeit mit einem Zyklus der zwölf großen Feste, die zweifellos von einem lateinischen Künstler unbestimmbarer Nationalität gemalt wurde.

Aus dem Ende des 12. Jahrhunderts stammt eine Kreuzfahrer-Ikone mit sechs Heiligen in zwei Reihen untereinander (S.209). Während die obere Reihe aber um der hierarchischen Ordnung willen in Byzanz göttliche Gestalten enthalten würde, wie zum Beispiel die Deesis (S.33) oder die Madonna zwischen Engeln, füllt der westliche Künstler beide Reihen mit Heiligen, die bedeutenderen in der oberen. Sehr betont steht in der oberen Reihe Jakobus, der Herrenbruder, in der Mitte, ranghöher als der hl. Paulus zu seiner Rechten. Da er nach der Überlieferung der erste Bischof von Jerusalem war, deutet die Hervorhebung seiner Persönlichkeit nach Jerusalem, wo die Ikone entstanden sein könnte – sehr wahrscheinlich vor 1187, als die Heilige Stadt in die Hände Saladins fiel. Links von Jakobus steht Stephanus, der in Jerusalem gemartert wurde. Während so die Heiligen der oberen Reihe auf das Heilige Land schließen lassen, gehören die unteren durchaus zum Westen: Martin von Tours in der Mitte wird flankiert von Laurentius zu seiner Rechten und Leonhard von Limoges, dem Patron der Gefangenen, der durch ein paar Handfesseln gekennzeichnet ist, zu seiner Linken (S.210). Obwohl zwei der Heiligen Franzosen sind, bedeutet das nicht, die Ikone sei von einem Franzosen gemalt worden, denn der Kult dieser beiden Heiligen war in den westlichen Ländern sehr verbreitet. Wir vermuten ihren Ursprung in Süditalien, vielleicht Kalabrien, aber das bleibt eine offene Frage. Wichtig ist, daß der Künstler Heilige gemalt hat, die nach Jerusalem gehören, während sein Stil dem Wesen nach westlich ist.

Erst im 13. Jahrhundert beobachtet man bei westlichen Künstlern den ernsthaften Wunsch, den byzantinischen Stil aufzunehmen, so daß manchmal schwer zu unterscheiden ist, ob eine Ikone aus Byzanz oder von den Kreuzfahrern stammt. Vorwiegend von italienischen und französischen Malern wurden gutgehende Werkstätten eingerichtet. Auf französische Meister schließt man vor allem aus der engen Beziehung der in Akka, der Hauptstadt des lateinischen Königreichs nach dem Fall Jerusalems im Jahre 1244, produzierten Ikonen zur französischen Miniaturmalerei; als Beispiele ein in Perugia befindliches Missale und eine Bibel aus der Bibliothèque de l'Arsenal in Paris, die für König Ludwig den Heiligen während seines Aufenthalts im Heiligen Land (1250–1254) angefertigt wurde. Eine Ikone mit der Kreuzigung (S.211) zeigt dieselben Merkmale wie die Miniatur-Kreuzigung im Missale von Perugia: Die Madonna berührt den Mundwinkel mit ihrem Daumen (S.214), und Johannes berührt seine Nase mit dem kleinen Finger. Sehr charakteristisch für die Miniaturen von Akka und die mit ihnen verwandten Ikonen sind die weit geöffneten Augen mit rollenden Augäpfeln – ein Stempel französischer Ateliers. Verglichen mit einer byzantinischen Kreuzigung, ist der Gefühlsausdruck sehr betont, wie man an den weinenden Engeln (S.214) erkennt. Der Rahmen ist mit Büsten von Heiligen besetzt, deren allgemeine Anordnung eindeutig von einer großen Deesis beeinflußt ist, entsprechend dem Flehen um Fürbitte in der orthodoxen Liturgie. Aber der lateinische Maler nahm sich Freiheiten, die wahrscheinlich keinem byzantinischen Künstler erlaubt gewesen wären: Die Deesis oben mit Christus zwischen Maria und Johannes dem Täufer wird von Mose und Elija flankiert, die den Platz einnehmen, der im orthodoxen Schema Erzengeln zukommt. Der Grund für diese Veränderung liegt auf der Hand: Der Künstler wollte die Ikone zu einem Bild des sanctus locus Sinai machen. Dann folgen paarweise auf den seitlichen Rahmen Petrus und Paulus als Vertreter der Apostel, weiter der hierarchischen Ordnung gemäß die Soldatenheiligen Georg und Theodor, die beiden kappadokischen Kirchenväter Johannes Chrysostomos und Basilius und die weiblichen Heiligen Katharina, Schutzheilige des Klosters (S.213), und Irene. Katharina trägt nach byzantinischer Art den kaiserlichen Loros, zugleich aber auch das kaiserliche Insignium der Weltkugel nach westlicher Tradition. Zum Sinai gehört es wieder, daß in der Mitte der unteren Leiste, also an einem bevorzugten Platz, Symeon der Stylit (S.212) erscheint, dem in der Basilika eine eigene Kapelle geweiht ist. Neben Symeon stehen Paulus von Theben und Onophrios (S.212 u. 213), letzterer ebenfalls mit Beziehungen zum Sinai, denn er lebte nicht weit vom Kloster entfernt in einer Höhle. In den Ecken unten sind Maximus der Bekenner und der hl. Dometius dargestellt. Die Vertrautheit mit der Landschaft des Sinai läßt vermuten, daß der wahrscheinlich aus Akka kommende Künstler zumindest vorübergehend im Kloster arbeitete.

Nachweis für eine französische Werkstätte sind die Flügel eines Triptychons, das stilistisch den Miniaturen in der Bibel der Bibliothèque de l'Arsenal gleichkommt. Der linke Flügel zeigt die Krönung Mariens, ein typisch westliches Thema, das in Byzanz niemals Anerkennung fand. Auf der anderen Seite gibt es unten eine Schilderung der Koimesis, des Todes Mariä (S.215 u. 216), die in jeder Einzelheit byzantinisch ist, sogar in der griechischen Version einer apokryphen Geschichte, nach der ein Hebräer namens Jephonias versuchte, die Bahre umzuwerfen und von einem Engel bestraft wurde, der ihm die Hände abhackte. Wieder stimmt die Bewegung der trauernden Apostel mit byzantinischer Tradition überein (S.26), während sich das westliche Element in einer Vermenschlichung Christi äußert, der die Seele der Jungfrau liebevoll umfängt.

Auch der rechte Flügel ist so angelegt, daß die Szene oben, Christus unter den Schriftgelehrten, eine mehr westliche Ikonographie spiegelt, während die Beweinung unten sehr eng der byzantinischen Tradition folgt. In der ersten Szene befindet sich Christus, statt inmitten der halbrunden Presbyterbank unter den Gelehrten zu sitzen, zwischen den Schriftgelehrten auf der einen Seite und den sich demütig nähernden Eltern auf der anderen, die in die Szene eingeführt wurden und ihr menschlichere Züge verleihen, für die sich bedeutsame Parallelen in den zeitgenössischen Pariser Bibles Moralisées finden. In der Szene der Beweinung unten hat sich der Maler mehr an die byzantinische Tradition gehalten, macht aber auch hier eine bezeichnende Änderung. Während im byzantinischen Vorbild Christus auf einer Platte aus Porphyr lag – der Grabstein, der in Konstantinopel als wertvolle Reliquie galt –, ist Christus hier in seltsam schwebender Weise über einem offenen Grab abgebildet. Westlich ist auch der Filigranstuck im Hintergrund, der auf vielen Ikonen der französischen Gruppe erscheint. Das Mittelfeld des Triptychons mit der thronenden Madonna und die Rücken der Seitenflügel mit Nikolaus (S.233) und Johannes dem Täufer wurden dagegen von einem italienischen Künstler ausgeführt. Solch eine Zusammenarbeit ist im Katharinenkloster nicht unüblich, und beide Maler sind durch eine Anzahl weiterer Ikonen ausgewiesen.

Die Annahme, daß sich diese Werkstatt auf dem Sinai befand, wird verstärkt durch eine Ikone, die von derselben Hand stammen mag und die Madonna mit einem Kind zeigt, das mehr schwebt als daß es sitzt, und an deren Seiten drei Heilige stehen (S.217 u. 218). Es ist das Bild der Jungfrau im brennenden Dornbusch, doch ist hier, wie auch in anderen frühen Darstellungen der brennende Busch nicht vorhanden. Wie zu erwarten, kommt dieses Thema auf vielen Ikonen des Sinai vor und kann als ein Bild des locus sanctus bezeichnet werden. In der Ikonographie des Sinai stehen neben der Madonna Mose und Elija, also der Prophet, der auf dem Sinai die Tafeln des Gesetzes empfing, und der andere, der auf dem Sinai von einem Raben genährt wurde. Rechts steht noch der hl. Nikolaus, dem eine eigene Kapelle geweiht war. Mose hat hier einen kurzen Bart. Während er seit der mittelbyzantinischen Zeit in der byzantinischen Kunst immer bartlos erscheint (S.65) und im Westen einen langen Bart trägt, zeichneten ihn die Künstler der Kreuzfahrer mit einem kurzen, häufig struppigen Bart.

Der Ausdruck der Gefühle in den Gesichtern der Jungfrau und der drei Heiligen ist für alle Werke der französischen Meister typisch. Er wird auch besonders betont in dem Brustbild der Madonna Hodegetria; in der als Dexiokratousa bekannten Spielart trägt sie abweichend von der Norm das Kind auf dem rechten Arm (S.219). Dies ist derselbe Typ wie in der Konstantinopeler Mosaik-Ikone auf dem Sinai (S.64), die möglicherweise als Anregung für unsere Kreuzfahrer-Ikone diente. Ein Vergleich enthüllt in aller Klarheit den Versuch des abendländischen Künstlers, sich eng an das Vorbild zu halten, aber für die Distanziertheit der byzantinischen Madonna hatte er kein Verständnis. In der französischen Ikone ist der Kopf der Madonna stärker geneigt, und das bedeutet auch eine stärkere menschliche Regung. Hier begegnen wir der grundsätzlich andersartigen Auffassung vom Verhältnis zwischen Gottheit und Mensch.

Den normalen Typ der Hodegetria in ganzer Gestalt und mit dem Kind auf dem linken Arm finden wir in einer weiteren Ikone des französischen Ateliers (S.221). Der Urtyp dieser Madonna war eine Ikone im Kloster Hodegon. Es war eine der heiligsten Ikonen, der Hort der Stadt Konstantinopel, der in Prozessionen und in der Schlacht mitgeführt wurde. Der Überlieferung nach war sie von Lukas gemalt und im 5. Jahrhundert von Kaiserin Eudokia aus Jerusalem nach Konstantinopel geschickt worden. Wenn der Künstler sie größer erscheinen lassen will als die Propheten an ihrer Seite und sie deshalb auf eine Fußbank stellt, folgt er damit der byzantinischen Übung, die hierarchische Ordnung einzuhalten (vgl. S.45). Seine Neigung zur Betonung des Gefühls drückt sich in Einzelheiten aus, etwa wie das Kind liebevoll seinen Arm um den Nacken der Mutter legt. Neben ihr stehen Petrus und Paulus, denen in den Mauern des Klosters eine Kapelle geweiht war. Ihr fester Stand, ihre größere Körperlichkeit und die weiche Behandlung der Gewandfalten trotz des Versuchs, sich möglichst eng an das byzantinische Vorbild zu halten (vgl. S.70 u. 71), sind Zeichen eines stärker betonten Realismus, zu dem die westliche Kunst schon länger neigte. Die beiden äußeren Heiligen sind zwei auf dem Sinai hochverehrte Mönche: Antonius, dem im Kloster eine bedeutende Kapelle geweiht ist (in der eine eindrucksvolle Ikone mit dem überlebensgroßen Brustbild des Antonius den ersten Platz einnimmt), und Euthymios. In den Zwickeln oberhalb dieser fünf Gestalten sind Mose, der die Gesetzestafeln empfängt, und der von einem Raben ernährte Elija abgebildet. Der Berg Horeb ist realistischer dargestellt als in der byzantinischen Kunst, wo die Landschaft durch eine Häufung von Felswürfeln angedeutet wird. An der Stelle, wo Elija vom Raben mit Nahrung versorgt wurde, stand auf zweidrittel Höhe des Weges zum Gipfel des Djebel Musa eine Kapelle: Wieder enthüllt die Ikonographie die Vertrautheit des Malers mit den heiligen Stätten in der Umgebung des Klosters.

Es gibt noch mehr Ikonen, die man der französischen Schule zuschreiben möchte, Ikonen, die nicht in eine bestimmte Gruppe einzuordnen sind. Auf einer sind die Heiligen Georg und Theodor zu Pferde in betont byzantinischer Manier dargestellt (S.220). Der seelenvolle Blick des hl. Theodor verbindet diese Ikone mit der vorher geschilderten Gruppe, aber offenbar stammt sie von einem anderen Meister. Als ein westliches Detail sind die Lanzen mit kleinen Standarten anzusehen, die ein rotes Kreuz auf weißem Grund, ein typisches Zeichen der Kreuzfahrer, zeigen. Am Boden kniet die Figur des Stifters, und daneben befindet sich die Inschrift: „Betet für den Diener Gottes Georg von Paris". Dieser Franzose, der einem Landsmann den Auftrag gab, war wahrscheinlich ein Pilger zum Heiligen Land.

Von ähnlicher Wichtigkeit und sogar noch höherem Rang sind die von italienischen Meistern ausgeführten Ikonen. Auf ihre Nationalität kann man leicht aus dem Stil schließen, aber es wird schwierig, wenn man zu bestimmen versucht, woher genau sie stammen. Handel mit dem östlichen Mittelmeer trieben besonders Pisa, Genua und Venedig. Bisher war es unmöglich, unter den Kreuzfahrer-Ikonen den pisanischen Stil auszumachen, und über die Malerei Genuas wissen wir fast nichts. Die engste Beziehung bestand offensichtlich zu Venedig, und sie wurde nach der Plünderung Konstantinopels durch die Venezianer noch verstärkt (1204). Unter den wenigen aus dem 13. Jahrhundert erhaltenen venezianischen Ikonen gibt es das sehr aufschlußreiche Diptychon in Bern mit Miniaturen unter Bergkristall, das Ende des 13. Jahrhunderts für den ungarischen König Andreas III. angefertigt wurde. Dem Stil dieses Diptychons sehr verwandt ist das Bild vom Architrav einer Ikonostase (S.222, 223, 224). Die stark betonten Glanzlichter in den Gesichtern gleichen denen im Andreas-Diptychon. Ausgesprochen italienisch sind auch die an Plumpheit grenzenden Dimensionen, besonders in den Gestalten der Engel.

Der Ikonostasebalken mit diesem „Weihnachtsbild" enthält einen Zyklus der großen Feste, in dem zu den zwölf kanonischen auch noch das Letzte Abendmahl beigefügt wurde. Diese Szene könnte so gut wie die Fußwaschung auch zu einem strengen byzantinischen Zyklus gehört haben, aber abweichend von der byzantinischen Tradition der Ikonostase fehlt in der Mitte die Deesis. Charakteristisch für die Kunst der Kreuzfahrer ist die enge Anlehnung einiger Festbilder an byzantinische Vorbilder, in anderen wieder stellt man bewußte Abweichungen fest zugunsten westlicher Elemente. Mehr oder weniger in Übereinstimmung mit der byzantinischen Ikonographie befinden sich die Verkündigung, die Darstellung im Tempel, die Taufe, die Verklärung, der Einzug in Jerusalem, die Auferstehung – wenn auch spiegelbildlich – und die Himmelfahrt. Dagegen weist die Geburt (S.223) betont westliche Züge auf. Hier äußert sich eine stark realistisch-abendländische Tendenz in der bemerkenswerten Individualisierung von zweien der drei Weisen: Der in der Mitte mit der Pelzmütze stammt augenscheinlich aus dem Westen, und der dritte ist unmißverständlich Mongole. Etwa um die Entstehungszeit dieser Ikonostase sandte Ludwig der Heilige im Jahre 1249 eine Botschaft zum Großkhan nach Karakorum, um ihn als Verbündeten gegen die Muslimen zu gewinnen. Der mongolische General Kitbuqa, ein nestorianischer Christ, der behauptete, Nachfahre eines der drei Weisen zu sein, wurde hergeschickt, und wir möchten den dritten Weisen für Kitbuqa halten, was die Bilder auf die Jahre 1256–1258 datiert.

Sehr unbyzantinisch ist die Figur des Lazarus in der Erwekkungsszene, wo er, statt im Eingang des Grabes zu stehen, aufrecht auf dem Deckel eines Sarkophags sitzt. Stilistisch und ikonographisch ähnelt dieser Zyklus der französischen Ikonengruppe. Das wird ganz klar in der Kreuzigung, in der Maria und Johannes mit der typischen Handbewegung zu Kinn und Nase gezeichnet sind, und das ist leicht aus der Tatsache zu erklären, daß im Kloster zeitweise Künstler beider Nationen zusammen arbeiteten.

Der stärkste westliche Akzent wird in der Pfingstszene gesetzt. Während in jeder byzantinischen Wiedergabe dieses Themas Petrus und Paulus als Apostelfürsten gemeinsam im Mittelpunkt stehen, verrät der lateinische Künstler seine Neigung zu Rom, indem er Petrus allein in die Mitte rückt. Abweichend von den byzantinischen Regeln ist auch der Tod Mariä, die Koimesis, geschildert. Wo wir am Kopf der Bahre als Gegenfigur zum hl. Petrus den hl. Paulus erwarten dürfen, hat der Kreuzfahrer-Maler eine Gruppe von vier Erzengeln plaziert. Wo immer diese in byzantinischen Kompositionen der Koimesis außer den zwölf Aposteln auftauchen, tragen sie Kerzen, aber auf diesem Balken tragen sie Weltkugeln, offenbar eine Anspielung auf die Madonna als Königin des Himmels. Der Architrav war offensichtlich passend für eine bestimmte Kapelle angefertigt, die lateinischen Mönchen gehörte, was bedeutet, daß die Lateiner die orthodoxe Ikonostase übernommen hatten.

In Venedig gab es noch einen Stil, der sich von dem des Andreas-Diptychons unterschied, wie aus zwei Tafeln hervorgeht, eine mit Johannes dem Täufer und eine mit dem hl. Andreas, die sich in Venedig im Museo Correr befinden. Dieser zweite Stil zeichnet sich durch eine betont lineare Behandlung der Gesichter und Kleider und durch harte Glanzlichter aus, Eigenheiten, die sich bei einer großen Zahl von Kreuzfahrer-Ikonen auf dem Sinai wiederfinden. Diese Gruppe ist besonders groß, und auch hier muß man auf ein Atelier innerhalb des Klosters schließen. Am verblüffendsten ist eine riesige Ikone mit einer Kreuzigung auf der einen und der Anastasis, dem Abstieg Christi zur Hölle, auf der anderen Seite (S.225 u. 226). Zweiseitige Ikonen hält man gewöhnlich für Prozessions-Ikonen (vgl. S.72), aber unsere Tafel ist dafür viel zu groß und zu schwer. Vielleicht gehört sie zu einer Ikonostase, wobei dann die Kreuzigung der Gemeinde zugewandt war und die Anastasis dem Altar. Die Kreuzigung ist das dritte Beispiel, in dem die Finger Mariä und Johannes' des Täufers besonders betont sind. Diese Gesten wurden geradezu eine Art Warenzeichen auf den Golgotabildern der Kreuzfahrer, was wieder einmal die gegenseitige Anregung der Künstler verschiedener Nationen bestätigt. In dieser Kreuzigung äußert sich das italienische Temperament besonders in der Wiedergabe Christi mit einem herkulischen Körper. Typisch abendländisch ist auch die Nagelung der Füße mit nur einem Nagel, eine Eigenart, die sich erst jüngst in Nordeuropa eingebürgert hatte und schon von den Italienern übernommen worden war. Diese Ikone ist eine der verhältnismäßig wenigen, in denen der Maler lateinische statt griechischer Inschrift verwendete.

Die Anastasis, das Osterbild, hatte in der Ostkirche Vorrang vor der Kreuzigung, aber indem die Kreuzfahrer die Kreuzigung auf einen leuchtenden Goldgrund setzten, drehten sie die Rangordnung um und hatten für die Anastasis nur einen gedämpften, dunkelblauen Sternenhimmel. Die ausdrucksvollen Gesichter Adams und Evas (S.226) verraten einen engen Zusammenhang mit den beiden Tafeln im Museo Correr; deshalb vor allem schreiben wir diese Ikone einem venezianischen Meister zu. Wieder sehen wir einen Künstler, der sich intensiv um byzantinische Traditionen bemüht, ohne indes sein westliches Temperament aufzugeben. Die verhärmte Eva mit dem runzligen Gesicht ist ein Gegensatz zu den jugendlichen Gestalten Evas in der byzantinischen Kunst und erinnert an die hagere Prophetin Hanna aus der Darstellung im Tempel des Nicola Pisano auf der Kanzel des Baptisteriums von Pisa.

Wahrscheinlich von demselben Maler, den wir für einen Venezianer halten, ist ein Diptychon, auf dem der Künstler zwei hochverehrte Ikonen kopierte, eine mit dem Bildnis des hl. Prokopius befand sich wahrscheinlich in einer Kirche vor den Mauern Jerusalems. Anscheinend war dieses heilige Bild besonders reich mit eingelegtem Email verziert, ähnlich den Ikonen des hl. Michael in Venedig (vgl. S.42 u.43), und diese Technik kehrt in unserer Ikone vom Sinai deutlich wieder.

Der andere Flügel zeigt die Madonna mit Kind (S.227), eine Kopie der berühmten Madonna des Lukas im Kloster Kykko auf Zypern, die als Kykkotissa bekannt ist. Beide Ikonen befanden sich in von Kreuzrittern kontrollierten Gebieten und waren deshalb leicht erreichbar. In gewissen Einzelheiten, zum Beispiel dem verzierten Schleier und den Bändern über der Brust Christi, ist der westliche Kopist des Madonnenbildes gewissenhafter als der Maler aus Konstantinopel (vgl. S.48), andererseits mißversteht er die dogmatische Bedeutung der Geste, mit der Christus die Schriftrolle, den Logos, aus der Hand der Jungfrau empfängt. Die obere Hand erliegt dem Verlangen nach realistischerer Schilderung, die spätere Entwicklung der italienischen Kunst kündigt sich schon an.

Es mag sich die Frage erheben, warum dieses Diptychon nicht in Jerusalem gemalt sein kann, wo die berühmte Prokopius-Ikone greifbar war, oder auf Zypern, wo sich die Kykkotissa befand. Dagegen sprechen die Rahmen, die wie in der französischen Kreuzigung (S.211) Figuren und Brustbilder enthalten, die entschieden vom Sinai stammen. Das ist besonders in der Madonnen-Ikone deutlich. Oben ist ein Brustbild der Jungfrau vor dem brennenden Dornbusch, eine der frühesten Darstellungen mit dem schon von Flammen verzehrten Busch, also eine realistische Wiedergabe des locus sanctus. Seitlich der Madonna befinden sich die Brustbilder von Joachim und Anna, denen in der Basilika eine besondere Kapelle geweiht ist – ein weiterer locus sanctus. Auf den Seitenleisten sehen wir paarweise zunächst Mose und Johannes den Täufer, beide gleichfalls durch eigene Kapellen geehrt, dann Basilius und Nikolaus, in gleicher Weise ausgezeichnet (die Nikolauskapelle steht nicht mehr), und schließlich Klimakus, ein heiliger Mönch des Sinai, und Onophrios, der nahe beim Kloster in einer Höhle gelebt hatte. Unten sieht man in der Mitte das Bild der hl. Katharina, an ihren Seiten Konstantin und Helena, die ebenfalls eine Kapelle in der Basilika haben. Der Rahmen der Prokopius-Ikone zeigt ebenfalls Heilige, die meistens Beziehungen zu Sinai-Kapellen haben.

Die verschiedenen Mittel, durch die dieser bemerkenswerte venezianische Maler sich die byzantinischen Vorbilder aneignet, können an einem dritten ihm zugeschriebenen Beispiel (S.228) ausgewiesen werden. Hier malt er die Jungfrau vom brennenden Busch mit derselben ikonographischen Exaktheit ohne den Busch, wie es auch der französische Maler tat (vgl. S.217). Zu Seiten Marias stehen Johannes der Täufer, dessen Gesichtszüge mit den zusammengezogenen Brauen und dem wirren Haar ein ausgezeichnetes Verständnis für das byzantinische Vorbild zeigen, und Mose, der im Gegensatz zu der französischen Tafel, auf der er einen struppigen Bart hat, bartlos nach mittelbyzantinischer Art dargestellt ist. Die Wahl des Madonnentyps und der beiden Propheten ist wieder ganz die Art des Sinai. Doch verraten auch hier die größere Körperlichkeit, die sehr klar gezeichneten Gesichter und der vereinfachte, aber realistischere Faltenwurf unmißverständlich die italienische Hand.

Das gelungenste Werk dieses Malers ist der Architrav einer Ikonostase, der eigens für eine Kapelle des Klosters angefertigt sein muß (S.229–231). Wir wissen, daß es auf dem Sinai eine Kapelle gab, die der hl. Katharina der Franken geweiht war und in der noch im 18. Jahrhundert der bekannte Reisende Pococke eine Messe zelebrieren konnte. Da wir aber schon einen anderen Ikonostase-Balken der Kreuzfahrer entdeckt haben (vgl. S.222 u. 223), können wir nicht sagen, welcher von beiden für diese Kapelle gemacht wurde; es stellt sich nun die Frage, ob es zu dieser Zeit zwei lateinische Kapellen im Kloster gegeben hat. Statt der zwölf Feste entschied sich der zweite Künstler für Apostelbüsten. Weil aber die Kapelle wohl zu klein war, konnte er nicht alle zwölf unterbringen und wählte sechs von ihnen aus. Außer für Petrus und Paulus, einer mit Schriftrolle und Schlüssel, der andere mit einem Buch, wählte er die vier Evangelisten, Matthäus und Markus hinter Paulus, Johannes und Lukas hinter Petrus. Nach guter byzantinischer Übung fügte er noch zwei Heilige hinzu, in diesem Falle Georg und Prokopius.

Ikonostase-Architrave mit Apostelbüsten haben in der byzantinischen Kunst fast noch längere Tradition als solche mit den zwölf Festen. Die Eremitage von Leningrad besitzt ein Fragment aus dem 11. bis 12. Jahrhundert mit den Brustbildern des Apostels Philippus und der Soldatenheiligen Theodor und Demetrius am rechten Ende. Links gab es sehr wahrscheinlich den Apostel Thomas und neben ihm Georg und Demetrius. Weil sich aber am byzantinischen Balken Büsten unter runden Bogen befanden, setzten die westlichen Künstler sie analog unter gotisch zugespitzte Bogen.

In einem Punkt hatte dieser Kreuzfahrer-Künstler für die byzantinische Tradition mehr Verständnis, denn er stellte in die Mitte eine Deesis, die es über den anderen Ikonostasen der Kreuzfahrer nicht gibt. Andererseits ist er aber nicht frei von Kompromissen mit westlicher Tradition. Johannes zum Beispiel, der in Byzanz gewöhnlich mit weißem Bart und im Abendland bartlos gezeichnet wird, trägt diesmal einen dunklen Bart. Es kann nicht überraschen, daß ein italienischer Künstler, der eine realistischere Darstellung anstrebt, dennoch in der Abbildung Christi und der Madonna sehr konventionell bleibt, aber die Charakterköpfe Johannes' des Täufers (S.230 u. 231) und des hl. Paulus (S.229), beide mit scharf ausgeprägten Gesichtszügen, sehr ausdrucksstark macht.

Ein anderer italienischer Künstler, der mit dem Maler der vier Szenen auf der Innenseite des Triptychonflügels (vgl. S.215) zusammengearbeitet hat, gestaltete auf den Außenseiten die Figuren von Johannes dem Täufer und dem hl. Nikolaus (S.233). Die Gesichtszüge des hl. Nikolaus verraten ein sorgfältiges Studium des byzantinischen Vorbilds, und da das Triptychon nach unserer Ansicht auf dem Sinai entstanden ist, kann der Künstler sehr wohl die bekannte Nikolaus-Ikone gesehen haben, die etwas früher im 13. Jahrhundert von einem byzantinischen Künstler gemalt wurde (vgl. S.67). Aber der Kreuzfahrer-Maler änderte die Aufmachung, indem er dem Heiligen eine Mitra aufsetzte und einen Hirtenstab in die Hand gab. Dies war eine absichtliche Änderung, um den Nikolaus von Myra in den Nikolaus von Bari zu verwandeln, denn die Bürger von Bari hatten 1087 dessen Reliquien aus Myra geraubt. Ob der Maler dieses Nikolaus aus Süditalien stammt, ist zur Zeit noch eine offene Frage. Es ist aber sehr wahrscheinlich, daß Süditaliener, insbesondere Pugliesen, zur Malerkolonie im Heiligen Land gehörten. Wir wissen nämlich, daß eine Anzahl Marmorskulpturen aus Apulien gekommen war.

Einen Süditaliener sollte man vielleicht auch für die Ikone des hl. Sergius zu Pferd (S.232) annehmen. Eine kniende Frau mit schwarzem Schleier und eindeutig westlicher Kleidung und Haltung ist die Stifterin. Was den heiligen Ritter von ähnlichen byzantinischen Arbeiten unterscheidet, ist der mächtige Wimpel an der Lanze mit dem roten Kreuz auf weißem Grund. Der Künstler legt so großen Wert auf dieses Emblem, daß er es auf der Innenseite des Schildes und dem Sattel wiederholt. Diese Standarte, von der man früher annahm, sie sei für die Tempelritter typisch, ist ein allen Kreuzrittern gemeinsames Emblem. Entschieden orientalischer Einfluß ist noch in der Form des Köchers spürbar. Da er aber aus dem Heiligen Land, dem Berührungspunkt so unterschiedlicher kultureller und künstlerischer Strömungen, stammt, ist das kaum eine Überraschung.

Wie so viele in diesem Kapitel besprochene Ikonen ist auch diese kein Irrläufer, sondern gehört zu einer Serie, die wieder einmal auf ihre Entstehung im Heiligen Land und wahrscheinlich auf dem Sinai hinweist. Der gleiche Künstler wiederholte die Figur des hl. Sergius zu Pferd mit allen oben beschriebenen Einzelheiten und stellte ihm einen hl. Bacchus in gleicher Aufmachung zur Seite. Diese Ikone ist zweiseitig und zeigt auf der anderen, die man für die Vorderseite hält, ein Brustbild der Hodegetria in einer sehr gewissenhaften Wiedergabe nach einem guten byzantinischen Modell, obwohl es ihr etwas an Spiritualität fehlt. Ein schlagender Beweis, daß abendländische und byzantinische Elemente kompromißlos nebeneinander bestehen konnten. In der Durcharbeitung von Figur und Gesichtsausdruck reicht dieser Künstler nicht an die Meister der französischen und venezianischen Ateliers heran. Wenn es sich um einen Pugliesen handelt, paßt das zu der konventionellen und weniger fortschrittlichen Art der italienischen Provinz.

Es gibt noch etwa ein halbes Dutzend Ikonen gleichen Stils und gleicher Größe mit frontal aufgestellten Heiligen. Solche Serienproduktion spricht einmal mehr für die Entstehung im Kloster. Eine dieser Ikonen stellt in typisch byzantinischer Aufmachung die drei bedeutendsten byzantinischen Soldatenheiligen, Georg, Theodor und Demetrius (S.234), dar. Der allgemeine Eindruck entspricht etwa dem der komnenischen Ikone mit Prokopius, Demetrius und Nestor (vgl. S.51). Auf beiden Tafeln tragen die Heiligen ein langes Gewand und die Chlamys, aber bei der Kreuzfahrer-Ikone fehlt das Tablion auf der Chlamys, und zwischen dem langfallenden Unterteil der Tunika und der Chlamys ist noch ein Kettenpanzer eingeführt, wodurch das byzantinische Heiligengewand in die typische Hofkleidung der Kreuzritter verwandelt wird. Trotz dieser westlichen Attribute hat der Maler, vielleicht ein Grieche aus Süditalien, in den starren Posen, dem Mangel an festem Stand und den verschlossenen Gesichtern den byzantinischen Geist überzeugender eingefangen als der emotionellere französische Maler (vgl. S.220).

Demselben, wahrscheinlich apulischen Meister kann eine Ikone mit den für Sinai typischen Heiligen Katharina und Marina (S.235) zugeschrieben werden. Katharina (von Alexandrien, † um 307) war im 10. oder 11. Jahrhundert Schutzheilige des ursprünglich der Madonna geweihten Klosters geworden, und eine der Seitenkapellen in der Basilika war der hl. Marina geweiht. Die zahlreichen Ikonen der Katharina und Marina auf dem Sinai müssen deshalb als Ikonen der loca sancta betrachtet werden. Während die hieratische Erscheinung dieser Heiligen, ihre Kleider – Katharina als Kaiserin, Marina als Nonne – und das Kreuz des Martyriums, das sie halten, ausschließlich Merkmale einer strengen byzantinischen Tradition sind, enthüllt eine Einzelheit den westlichen Einfluß: die Erdkugel in der Hand Katharinas. Diese Kugel hält sie auch auf französischen und venezianischen Ikonen (vgl. S.213), aber niemals auf byzantinischen. Dies ist einer der vielen Fälle, in denen westliche – hier kaiserliche – Ikonographie wie selbstverständlich in ein sonst vollkommen byzantinisches Bild übernommen wurde.

Unsere Beispiele von Kreuzfahrer-Ikonen waren drei verschiedenen Gruppen entnommen, deren jede eine beträchtliche Anzahl von Ikonen enthält, davon viele mit einer ausgesprochenen Sinai-Ikonographie. Nach unserer Meinung kann ihre Entstehung im Kloster kaum angezweifelt werden. Indessen gibt es auch viele Einzel-Ikonen, zum Beispiel die erste, die wir besprochen haben (S.209), die als Geschenke ins Katharinenkloster gelangten. Für diese muß der Ursprungsort vorwiegend in von Kreuzfahrern kontrollierten Gebieten gesucht werden, also in Palästina mit Jerusalem und Akka, in Syrien und Zypern. Es ist der Glücksfall der weltfernen Lage des Katharinenklosters in der Felsenwüste, daß dort so viel erhalten blieb, während das Heilige Land ständig Plünderung und Zerstörung ausgesetzt war. Es besteht die Hoffnung, daß das Material vom Sinai einmal in seiner Gesamtheit veröffentlicht wird und daß auch an anderen Orten noch Kreuzfahrer-Ikonen gefunden werden.

Aus der Betrachtung der Kreuzfahrerkunst ergibt sich das allgemeine Bild, daß man scharf zwischen dem 12. und dem 13. Jahrhundert unterscheiden muß. Im 12. Jahrhundert haben wir es mit Einzel-Ikonen zu tun, was die Vermutung nahelegt, daß sie von individuellen, wandernden Künstlern stammen. Diese Annahme entspricht der Kreuzfahrerkunst insgesamt. Die bekanntesten Werke im Heiligen Land aus dem 12. Jahrhundert sind Marmorkapitelle von höchster Vollendung, die Mitte des 12. Jahrhunderts von einem burgundischen Künstler in Nazaret geschaffen wurden. Es gibt keine Anzeichen dafür, daß er und seine Mitarbeiter eine Werkstatt installiert hätten in der Absicht zu bleiben. Die Tatsache, daß keine weiteren Werke dieser Werkstatt aufgespürt werden konnten, läßt uns vermuten, daß er nach Erfüllung seines Auftrags nach Frankreich zurückkehrte. Soweit unsere spärlichen Kenntnisse eine Verallgemeinerung erlauben, scheint diese Situation auch für die Kreuzfahrer-Ikonen der Zeit gegolten zu haben.

Im 13. Jahrhundert liegen die Verhältnisse völlig anders. Wir hatten für diese Studie absichtlich Ikonen ausgewählt, die auf das Vorhandensein größerer Werkstätten schließen lassen. Die meisten von ihnen scheinen sich tatsächlich innerhalb des Klosters angesiedelt zu haben. Es gibt aber literarische Belege dafür, daß es andere Künstlerkolonien, vorwiegend in Akka, gegeben hat, und man hat allen Grund zu der Annahme, daß sie ebenso fruchtbar waren wie die des Klosters, die ein so vielfältiges Werk schufen. Besonders anregend muß sich zwischen den Jahren 1250 und 1254 die wiederholte Anwesenheit des französischen Königs, des hl. Ludwig, in Akka ausgewirkt haben. Man darf mit Recht annehmen, daß er, als einer der größten Förderer der Künste in seiner Zeit, für den in Akka die sich in der Bibliothèque de l'Arsenal zu Paris befindende große Bibel angefertigt wurde, auch an der Tafelmalerei französischer Künstler, die in dieser blühenden Stadt lebten, interessiert war.

Was macht diese Kreuzfahrer-Ikonen, die vorwiegend von französischen und italienischen Künstlern während ihres Aufenthalts im Osten gemalt wurden, so verschieden von der heimischen Produktion dieser Künstler? Der Einfluß der byzantinischen Kunst besonders auf das Italien des 13. Jahrhunderts war von den Kunstkennern der Renaissance schon festgestellt worden. Sie hatten für die byzantinische Manier in der Malerei des Duecento den Ausdruck „maniera greca" geprägt. Es muß der längere Aufenthalt abendländischer Künstler im Orient, wo sie von der Fülle einer genuin byzantinischen Kunst umgeben waren, gewesen sein, der einen solch starken Einfluß auf italienische und westliche Künstler im allgemeinen ausübte. Oft ahmten sie ihre byzantinischen Vorbilder so sorgfältig nach, daß ihre Arbeiten vom Modell nicht mehr zu unterscheiden waren, während der byzantinische Einfluß in ihren Heimatländern von den dort gewachsenen Stilen gedämpft wurde. Also spielen die Ikonen der Kreuzfahrer eine Mittlerrolle zwischen der Malerei des Morgen- und Abendlandes. Das Gewicht dieser kurzen Untersuchung liegt auf der Absorption byzantinischer Kunst durch wandernde oder ausgewanderte Künstler aus dem Westen, die in vielen Fällen ihren östlichen Kollegen durchaus ebenbürtig sind und schon in einem eigenen, ausgereiften Stil heimisch waren, bevor sie sich in das byzantinische Abenteuer stürzten. Nachweislich brachten sie eigene Stilelemente, wie etwa die betont realistische Wiedergabe des menschlichen Körpers, in die byzantinische Kunst ein. Die Geschichte der Beeinflussung in umgekehrter Richtung muß noch geschrieben werden.

Die Heiligen Paulus, Jakobus, der Herrenbruder, Stephanus, Laurentius, Martin von Tours und Leonhard von Limoges. Tempera auf Holz, 33,3 x 23,7 cm, vielleicht Süditalien (Kalabrien?), zweite Hälfte des 12. Jahrh. — Sinai, Katharinenkloster.

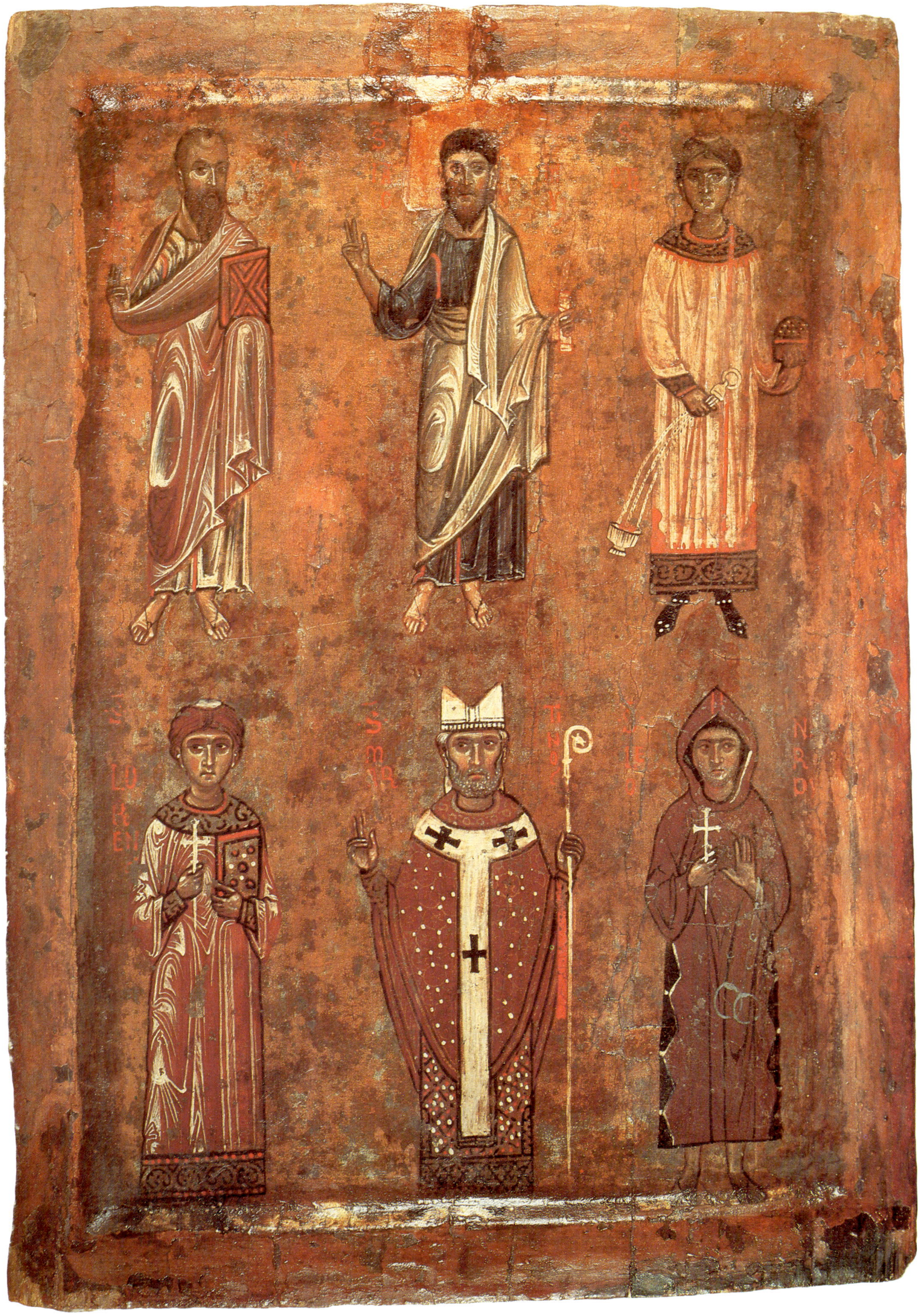

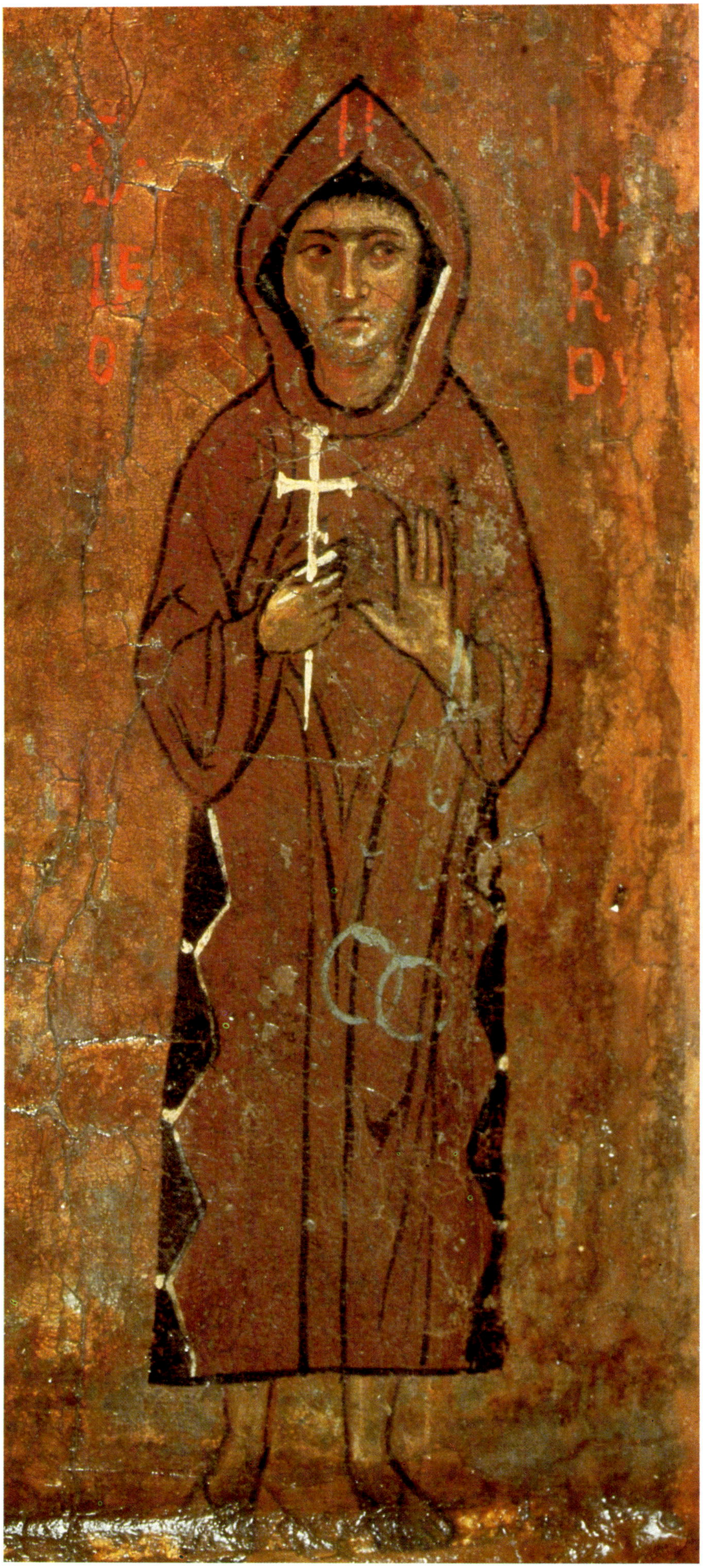

Links: *Der hl. Leonhard von Limoges* mit Handfesseln als Beschützer der Gefangenen. Ausschnitt aus dem vorigen Bild.

Rechts: *Kreuzigung mit Büsten von Heiligen.* Tempera auf Holz, 37,3 x 26,8 cm, auf dem Sinai arbeitender französischer Künstler, etwa Mitte des 13. Jahrh. – Sinai, Katharinenkloster.

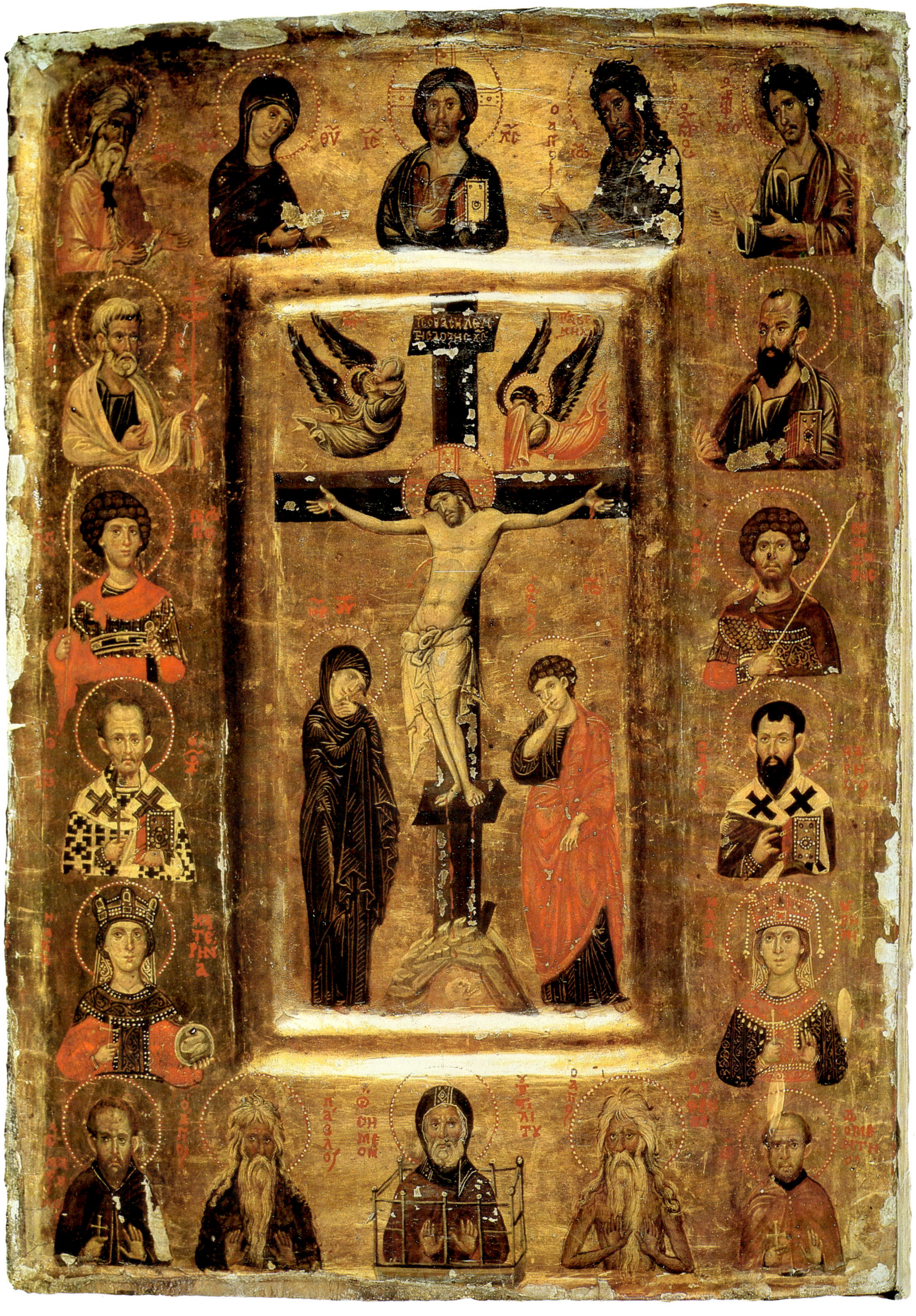

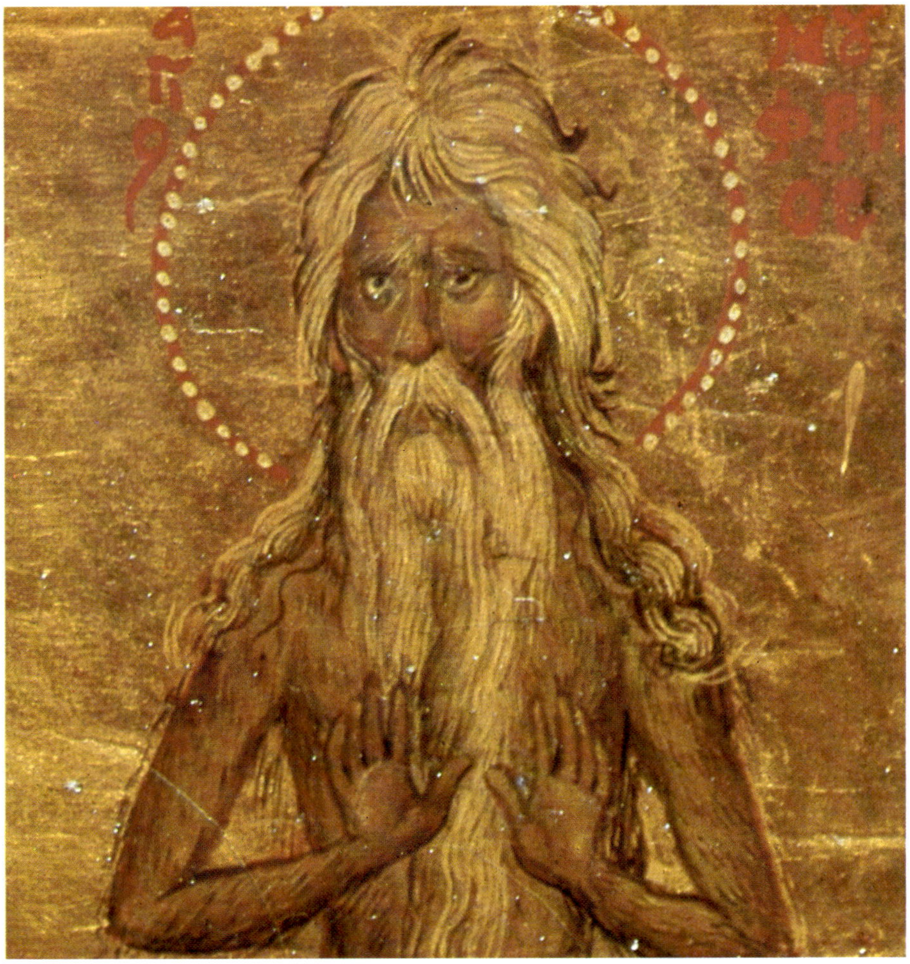

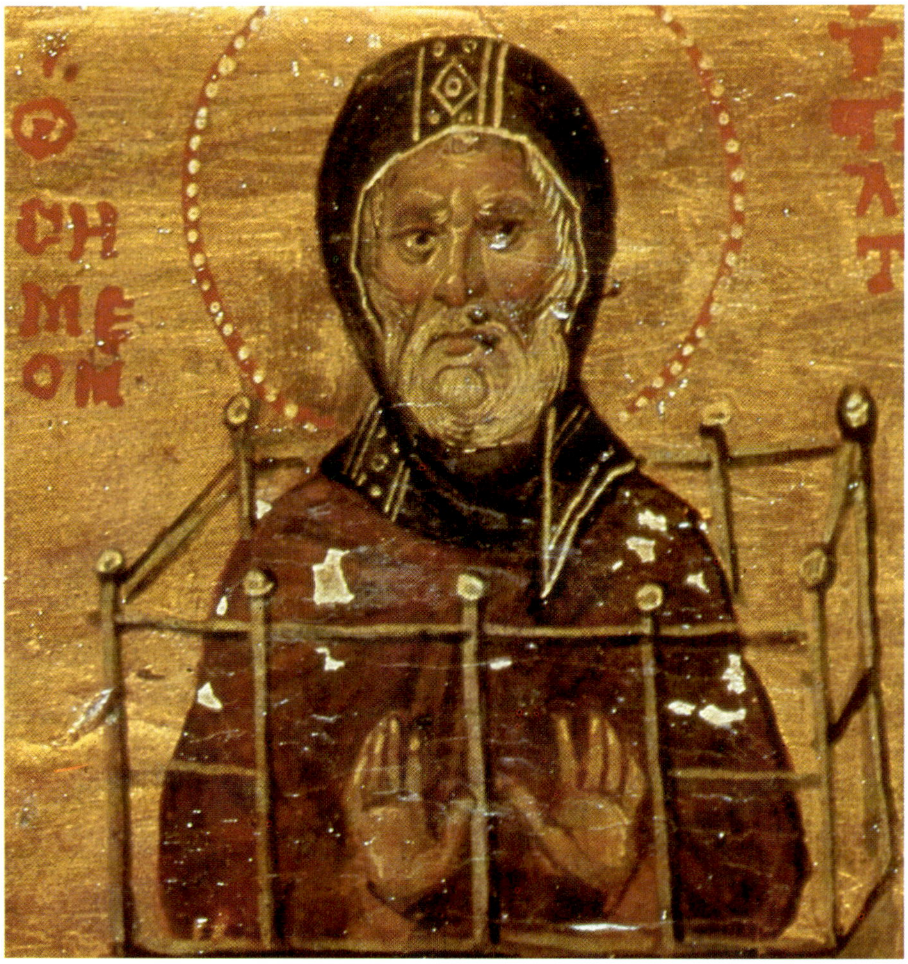

Links oben: *Onophrius.* Ausschnitt aus der „Kreuzigung mit Büsten von Heiligen“.

Links: *Symeon der Stylit.* Ausschnitt aus der „Kreuzigung mit Büsten von Heiligen“.

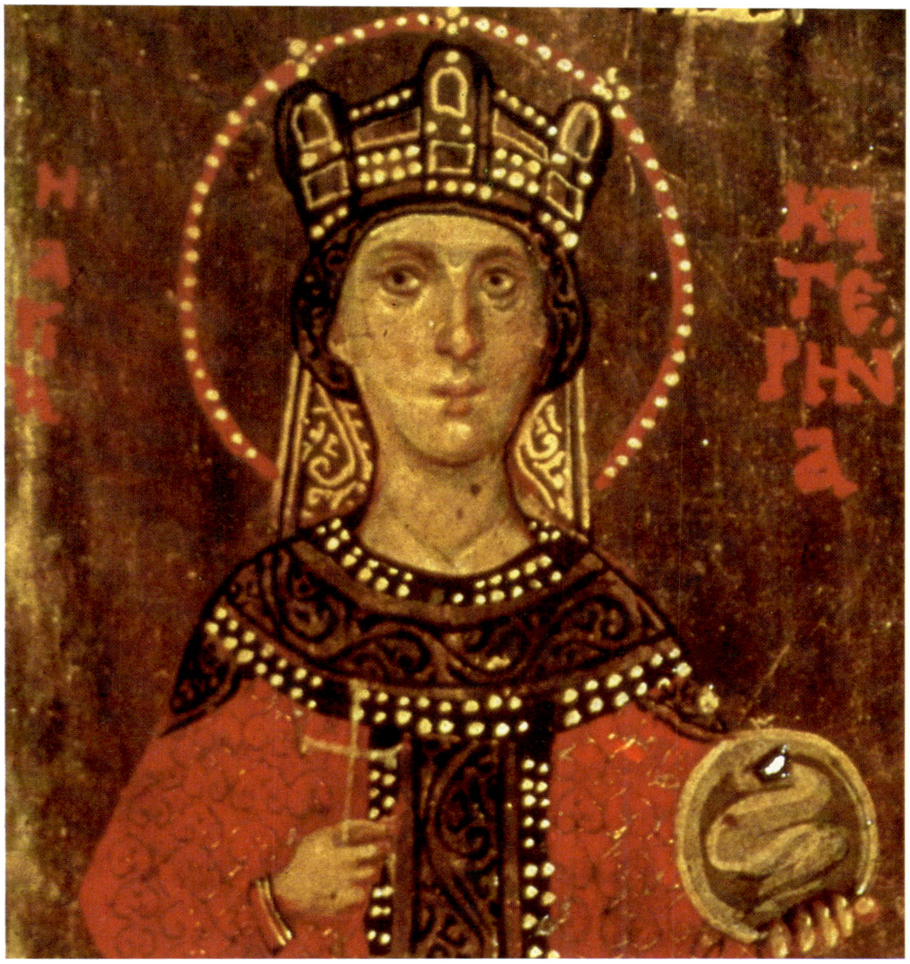

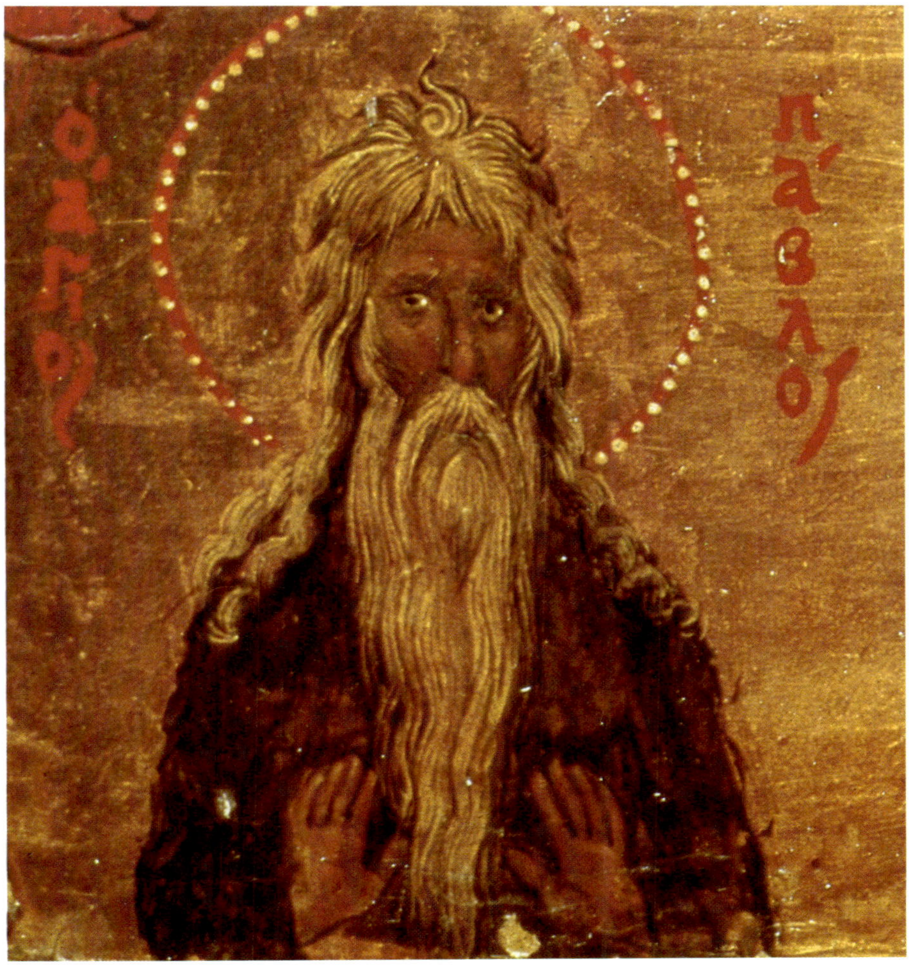

Links oben: *Katharina.* Ausschnitt aus der „Kreuzigung mit Büsten von Heiligen".

Links: *Paulus von Theben.* Ausschnitt aus der „Kreuzigung mit Büsten von Heiligen".

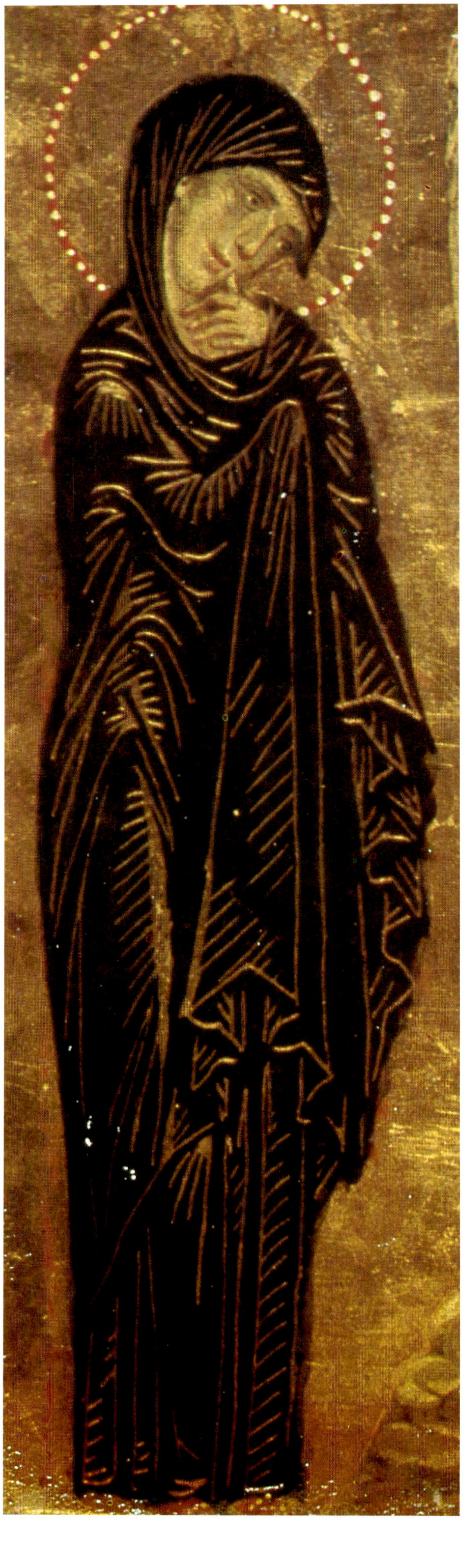

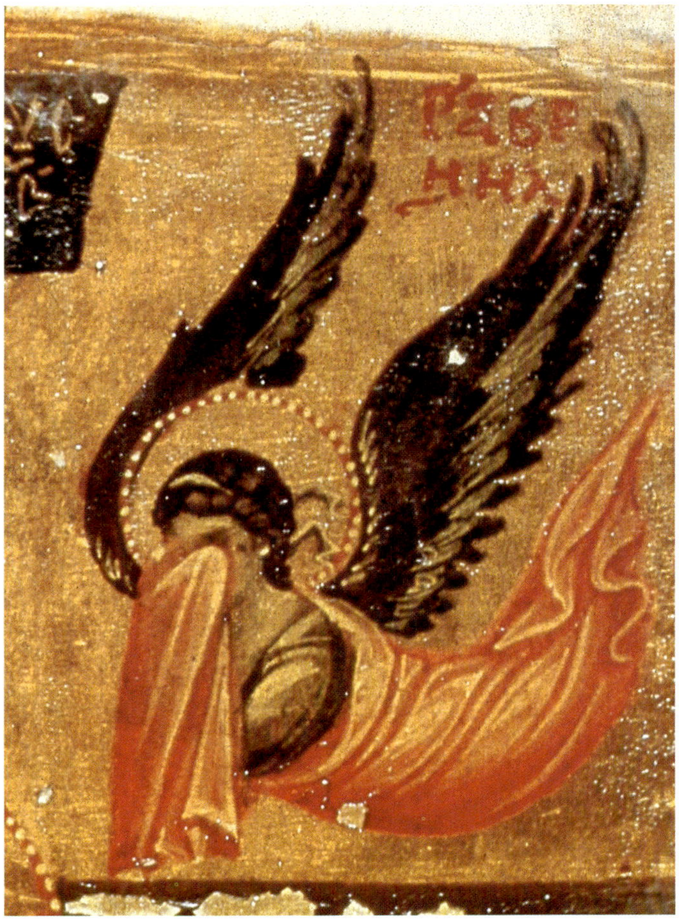

Oben: *Fliegender Engel.* Ausschnitt aus der „Kreuzigung mit Büsten von Heiligen".

Links: *Maria unterm Kreuz.* Ausschnitt der „Kreuzigung mit Büsten von Heiligen".

Rechts: *Tod Mariä.* Szene vom unteren Teil des linken Flügels eines Triptychons. Tempera auf Holz, 56,8 x 47,5 cm (ganzes Triptychon), auf Sinai arbeitender französischer Künstler, etwa Mitte 13. Jahrh. — Sinai, Katharinenkloster.

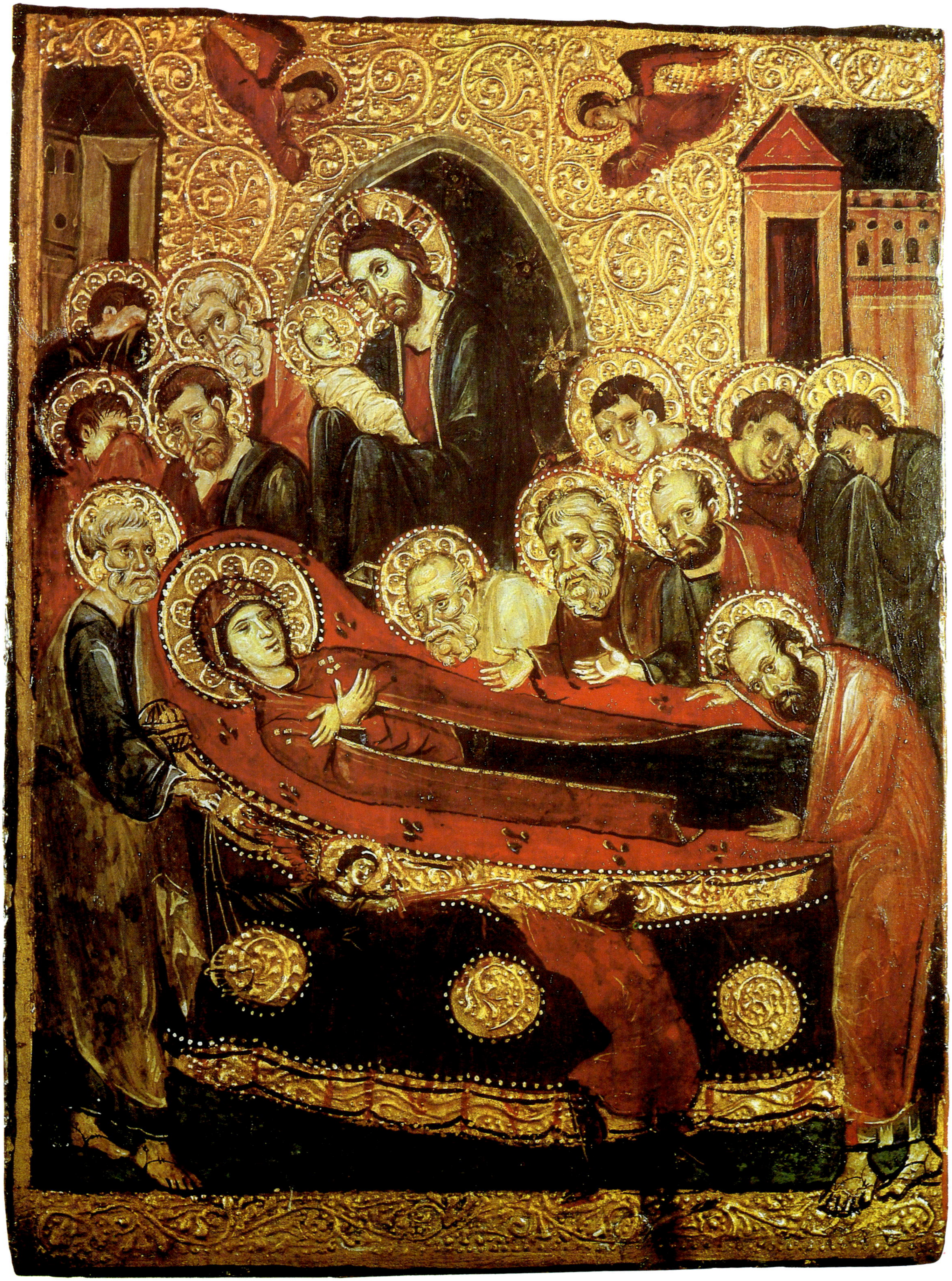

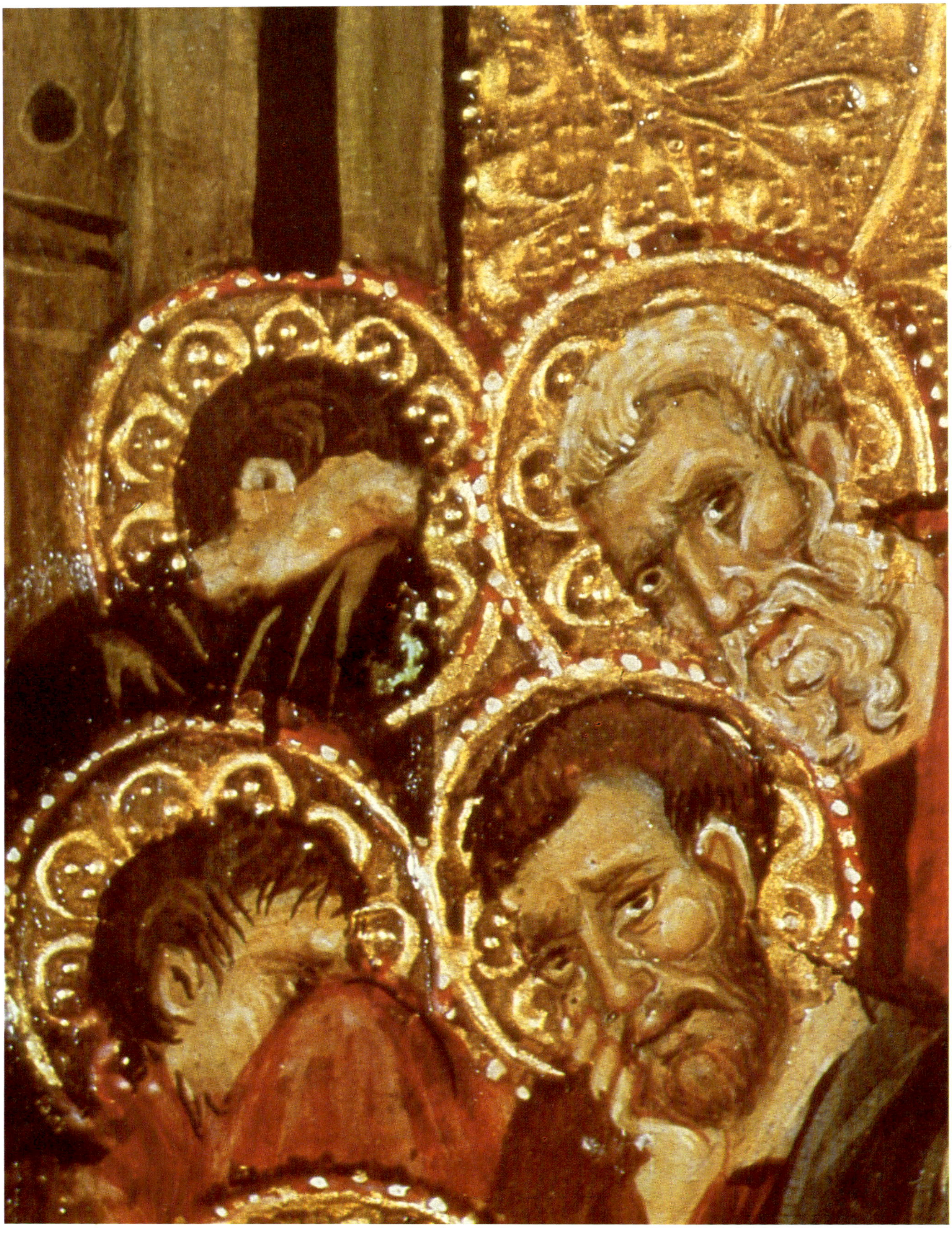

Weinende Apostel, Ausschnitt vom „Tod Mariä".

Rechts: *Madonna vom brennenden Dornbusch zwischen Mose, Elija und Nikolaus.* Tempera auf Holz, 32,3 x 25,7 cm, auf dem Sinai arbeitender französischer Künstler, etwa Mitte 13. Jahrh. — Sinai, Katharinenkloster.

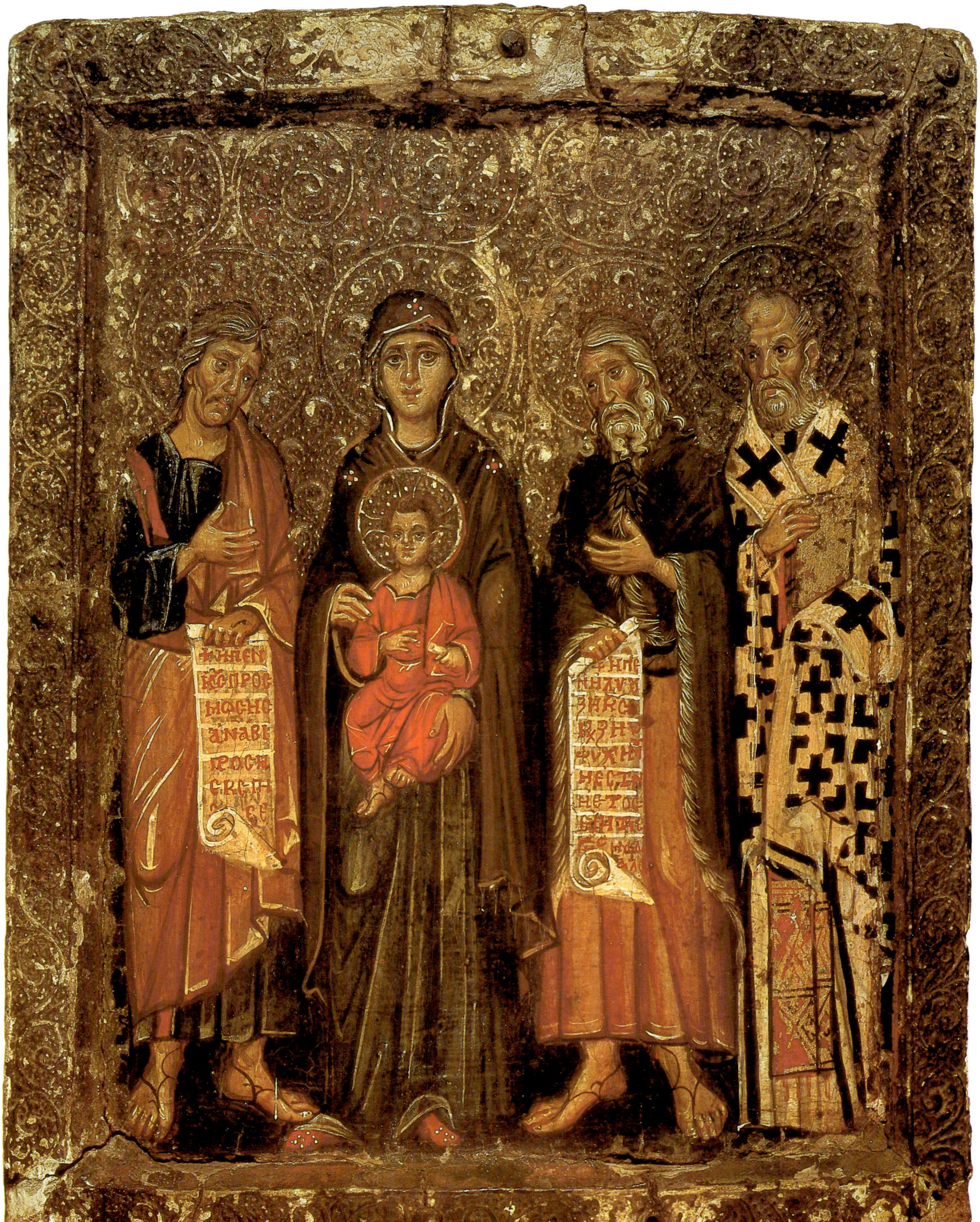

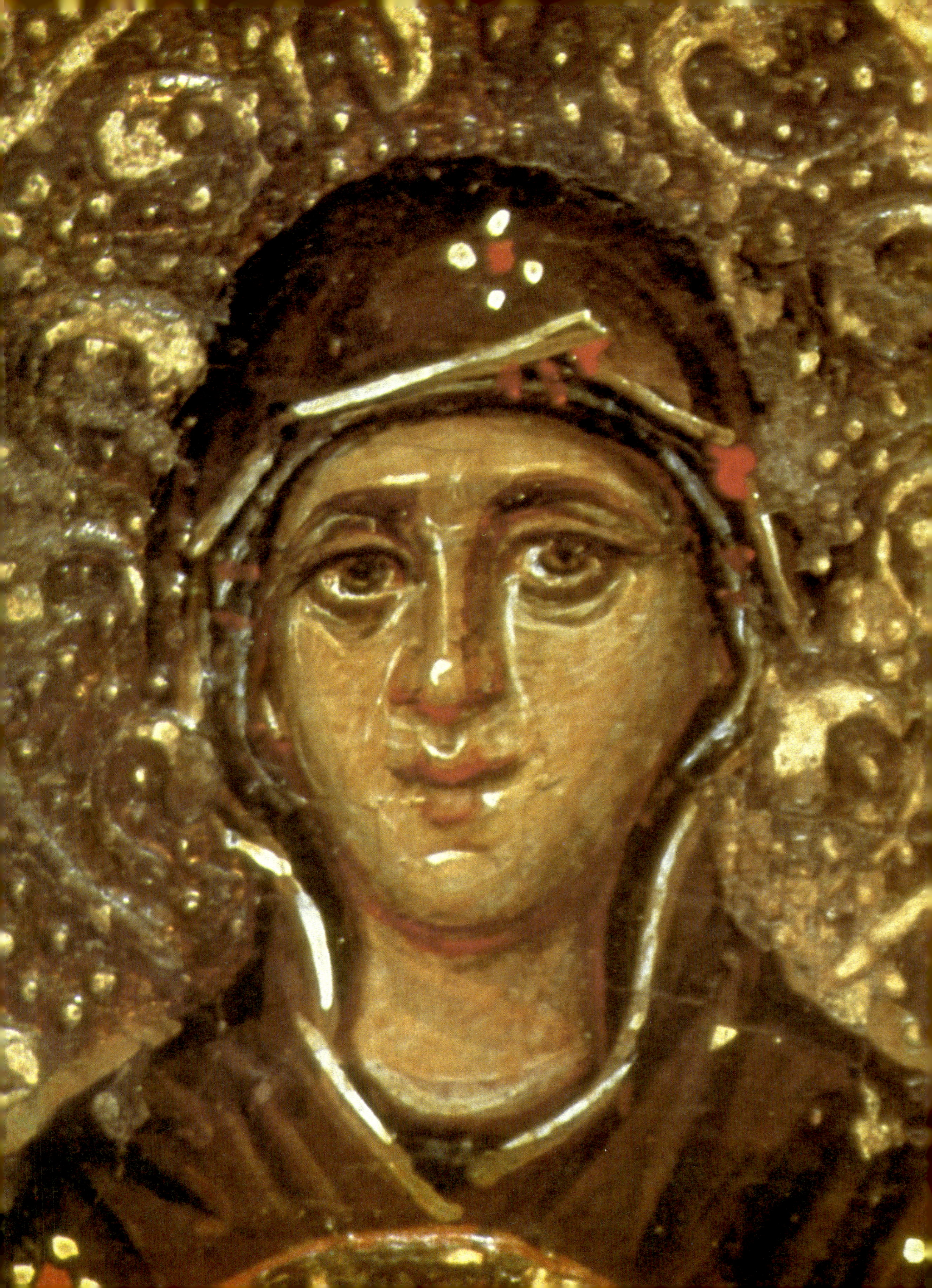

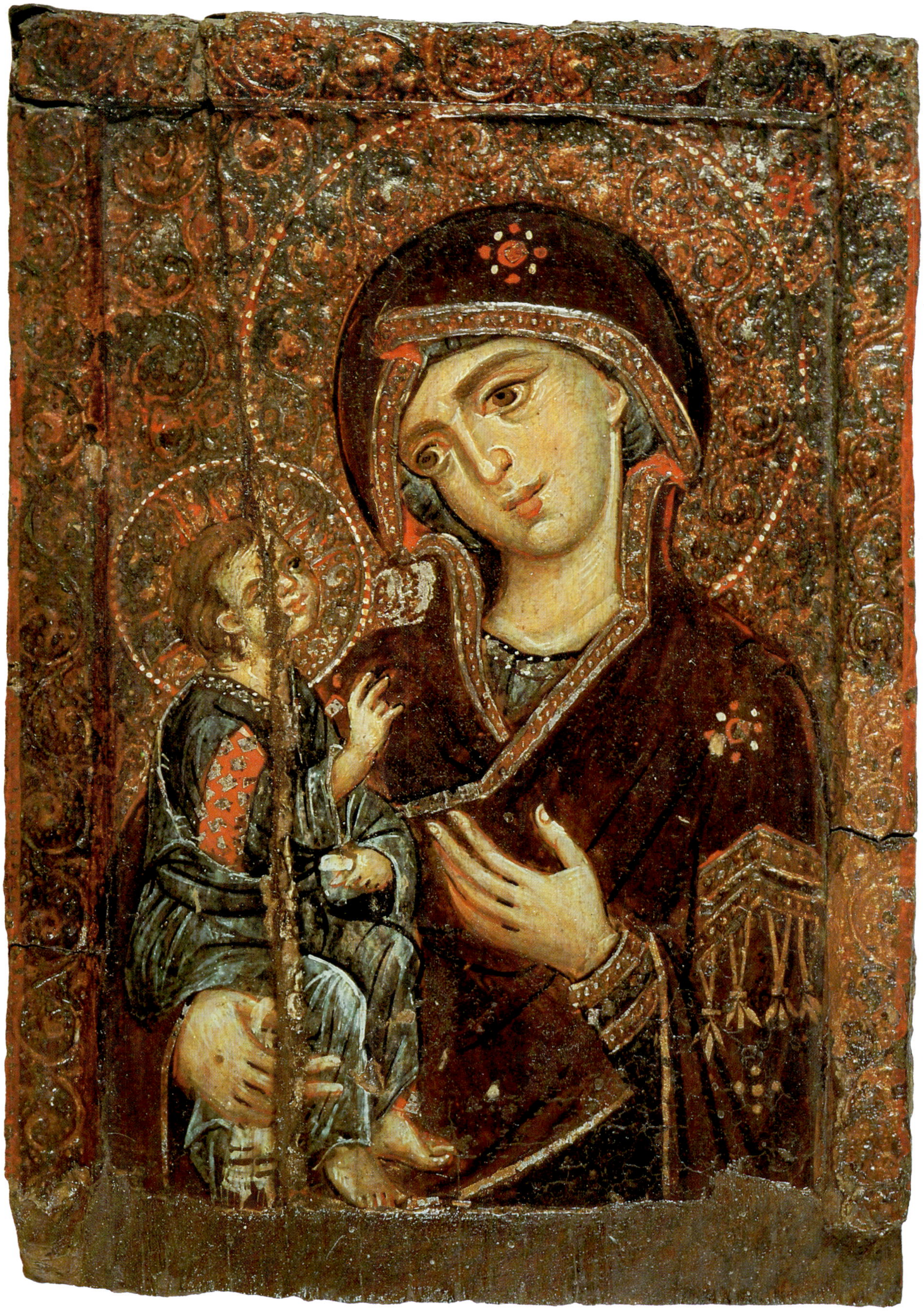

Links: *Madonna vom brennenden Dornbusch.* Ausschnitt aus vorigem Bild.

Maria Hodegetria. Tempera auf Holz, 32 x 25,6 cm, auf dem Sinai arbeitender französischer Künstler, etwa Mitte 13. Jahrh. — Sinai, Katharinenkloster.

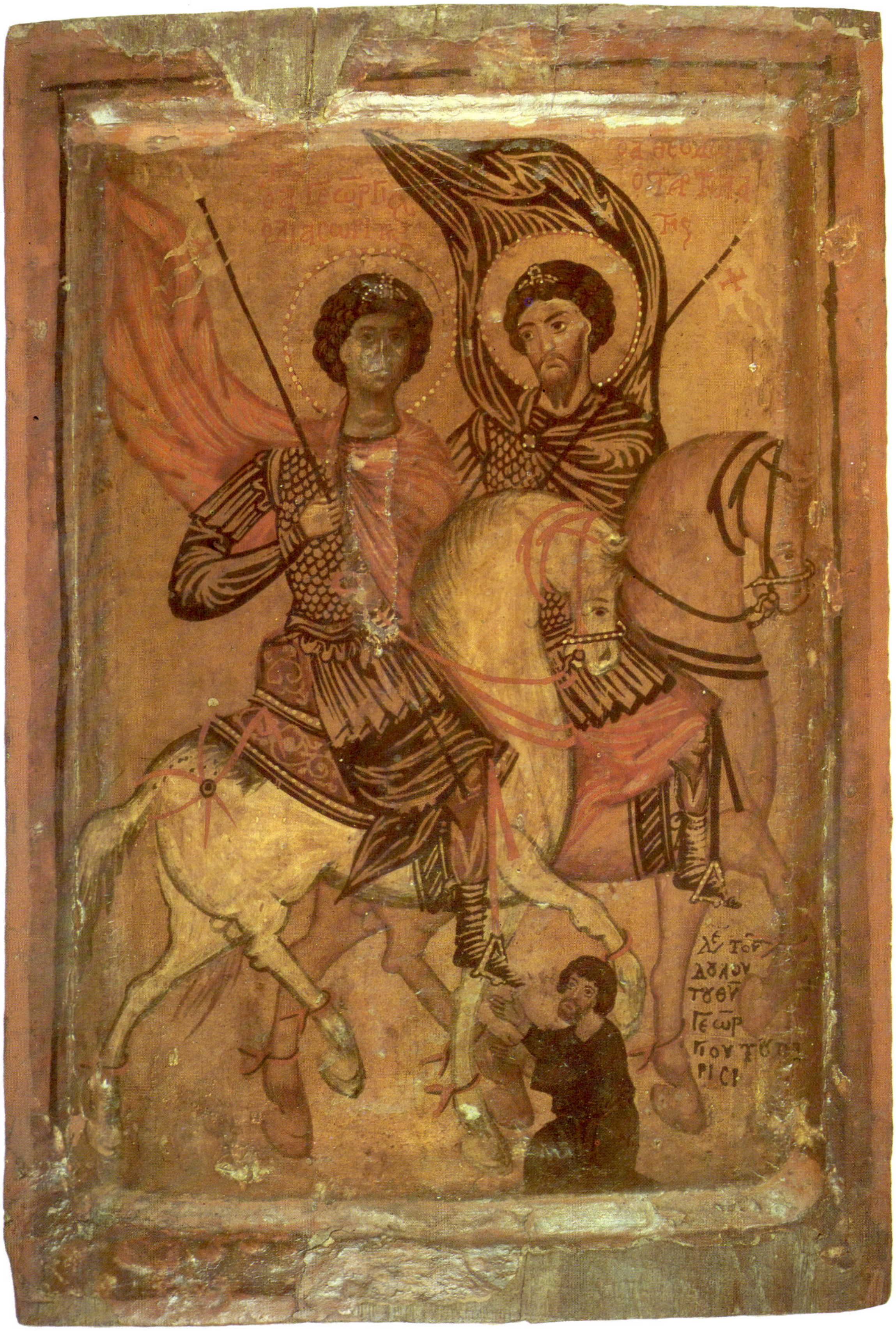

Die Heiligen Georg und Theodor zu Pferd. Tempera auf Holz, 32,5 x 22,2 cm, im Heiligen Land arbeitender französischer Künstler, etwa zweite Hälfte des 13. Jahrh. — Sinai, Katharinenkloster.

Rechts: *Maria Hodegetria zwischen den Heiligen Petrus, Paulus, Antonius und Euthymios.* In den Zwickeln Mose und Elija. Tempera auf Holz, 31 x 24,8 cm, auf dem Sinai arbeitender französischer Künstler, etwa Mitte 13. Jahrh. — Sinai, Katharinenkloster.

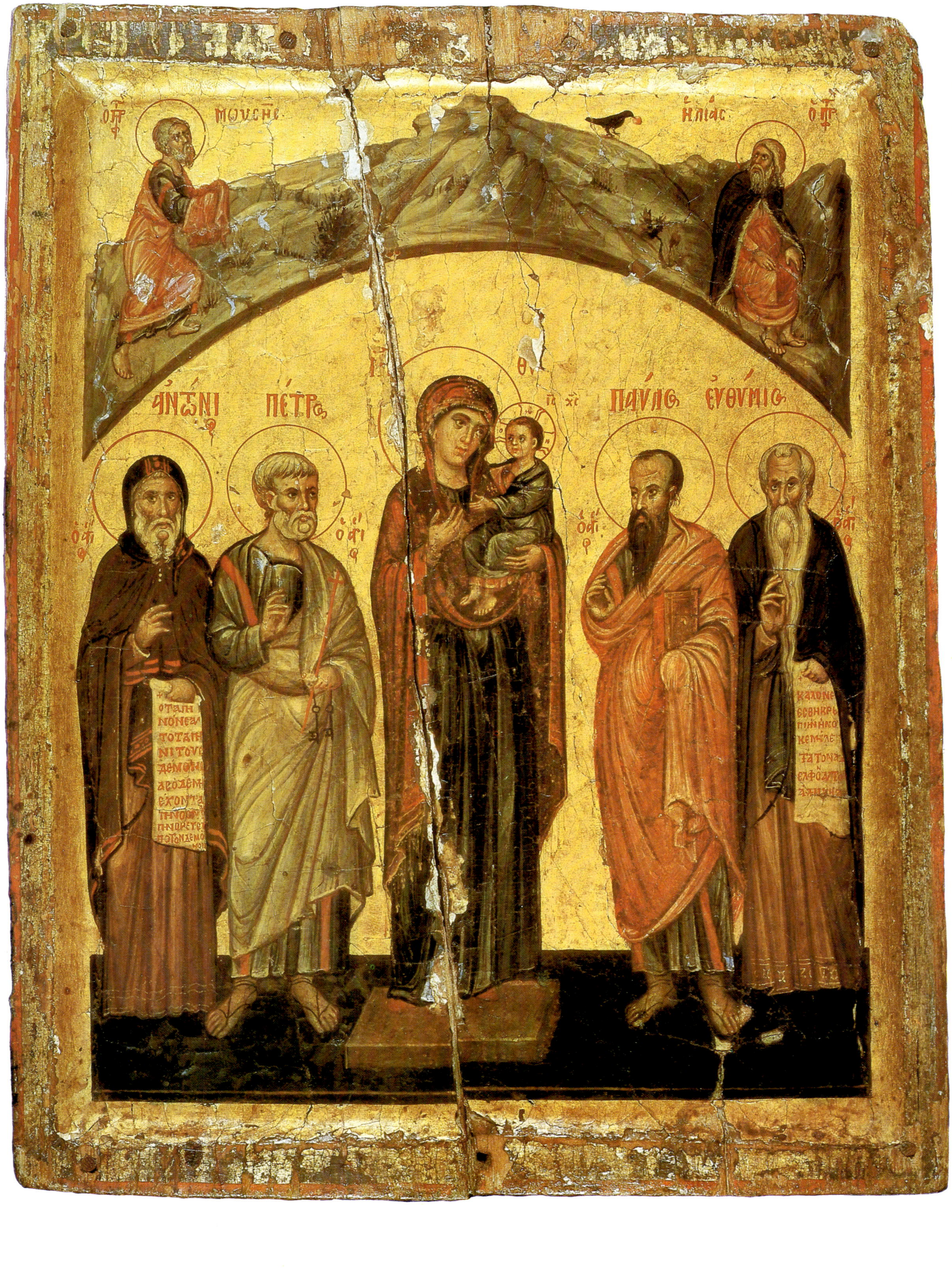
ΜΩΥCΗC
ΗΛΙΑC
ΠΕΤΡ
ΠΑΥΛ
ΕΥΘΥΜΙ

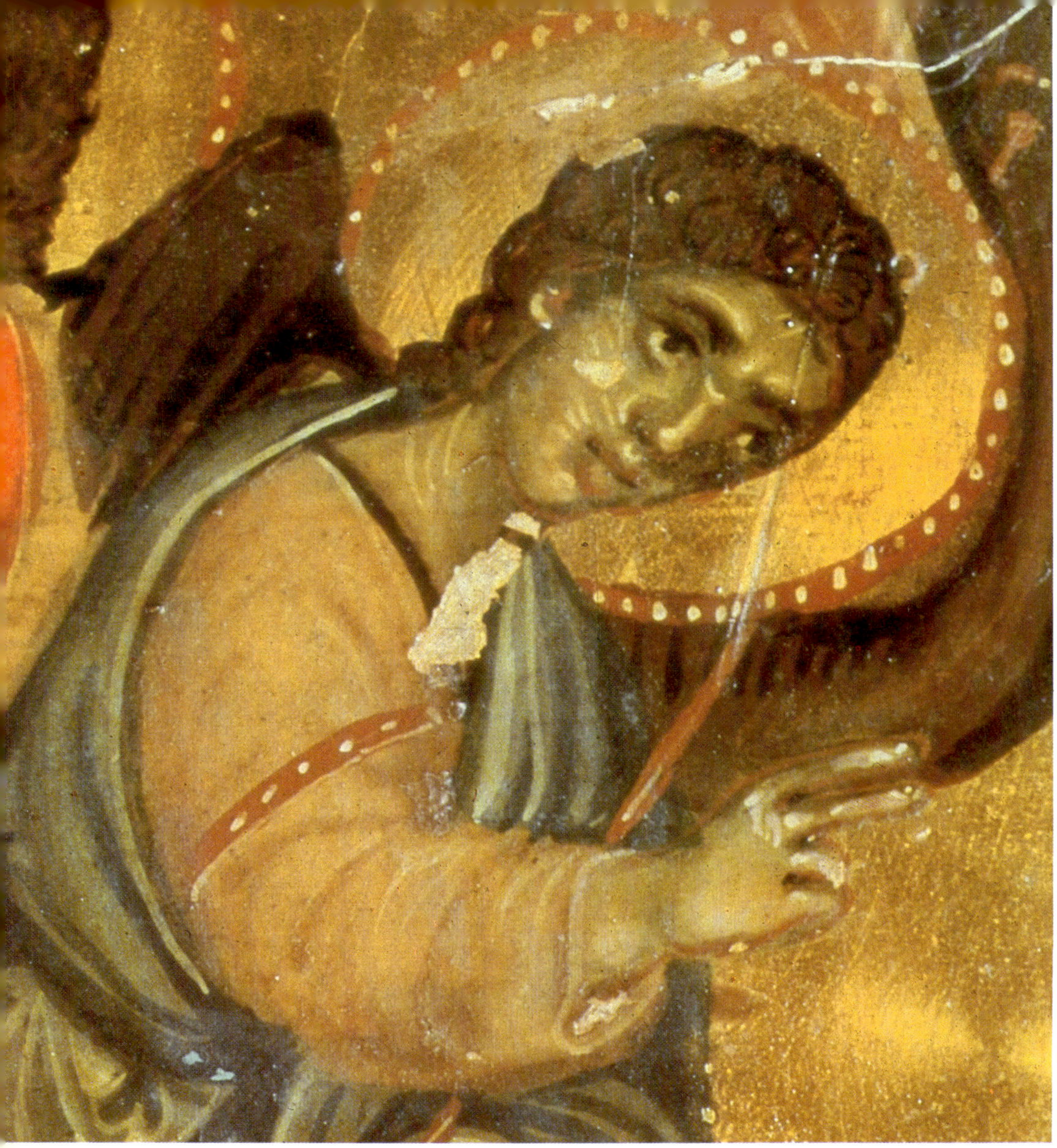

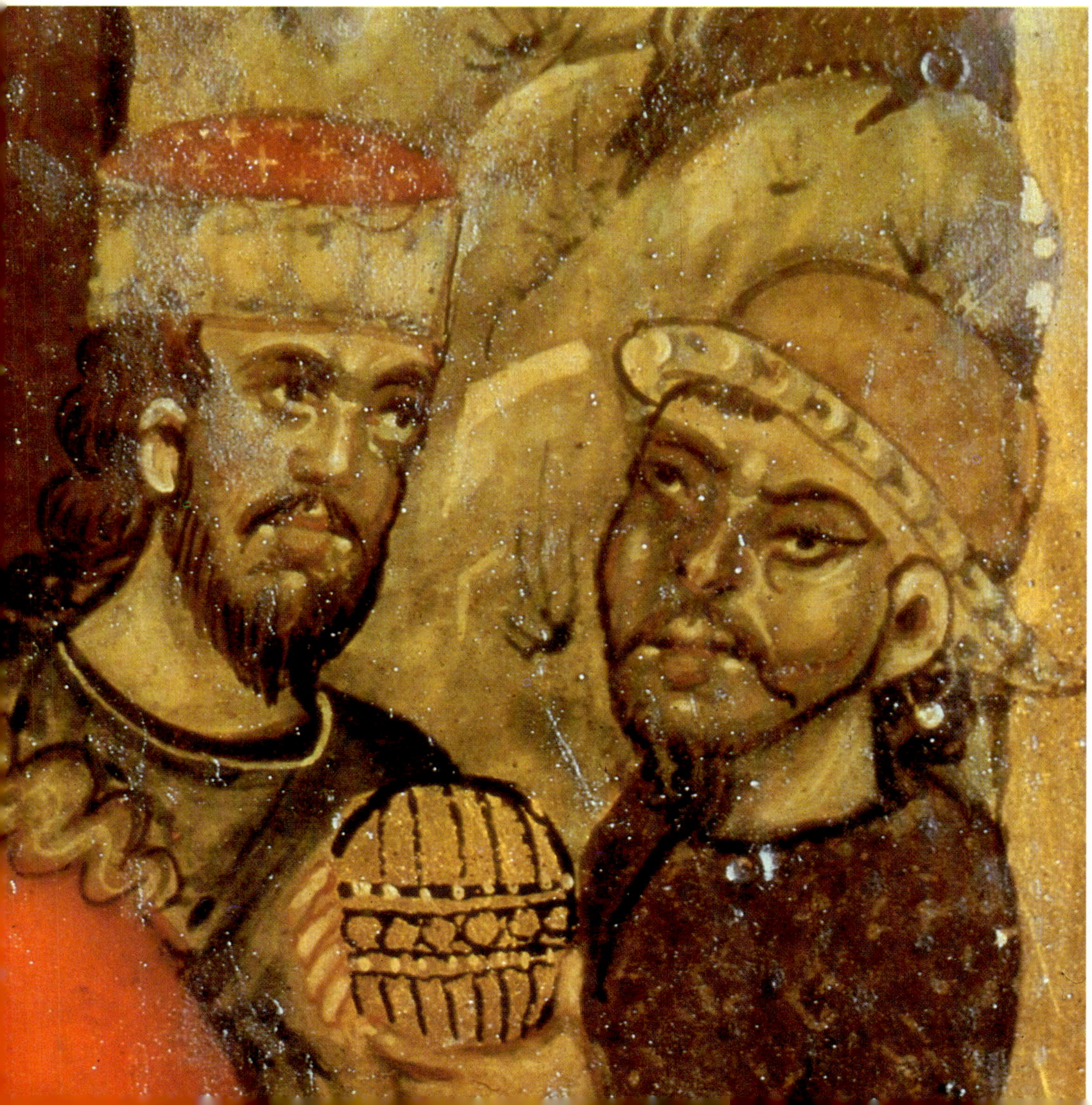

Rechts: *Christi Geburt.* Ausschnitt vom ersten der drei Teile des Epistyls einer Ikonostase. Tempera auf Holz, 28,9 x 68 cm, auf dem Sinai arbeitender venezianischer Künstler, man nimmt als Datum 1256—1258 an. — Sinai, Katharinenkloster.

Links oben: *Engel von der Verkündigung der Hirten,* Ausschnitt aus der „Geburt Christi".

Links unten: *Zwei der Weisen,* Ausschnitt aus der „Geburt Christi".

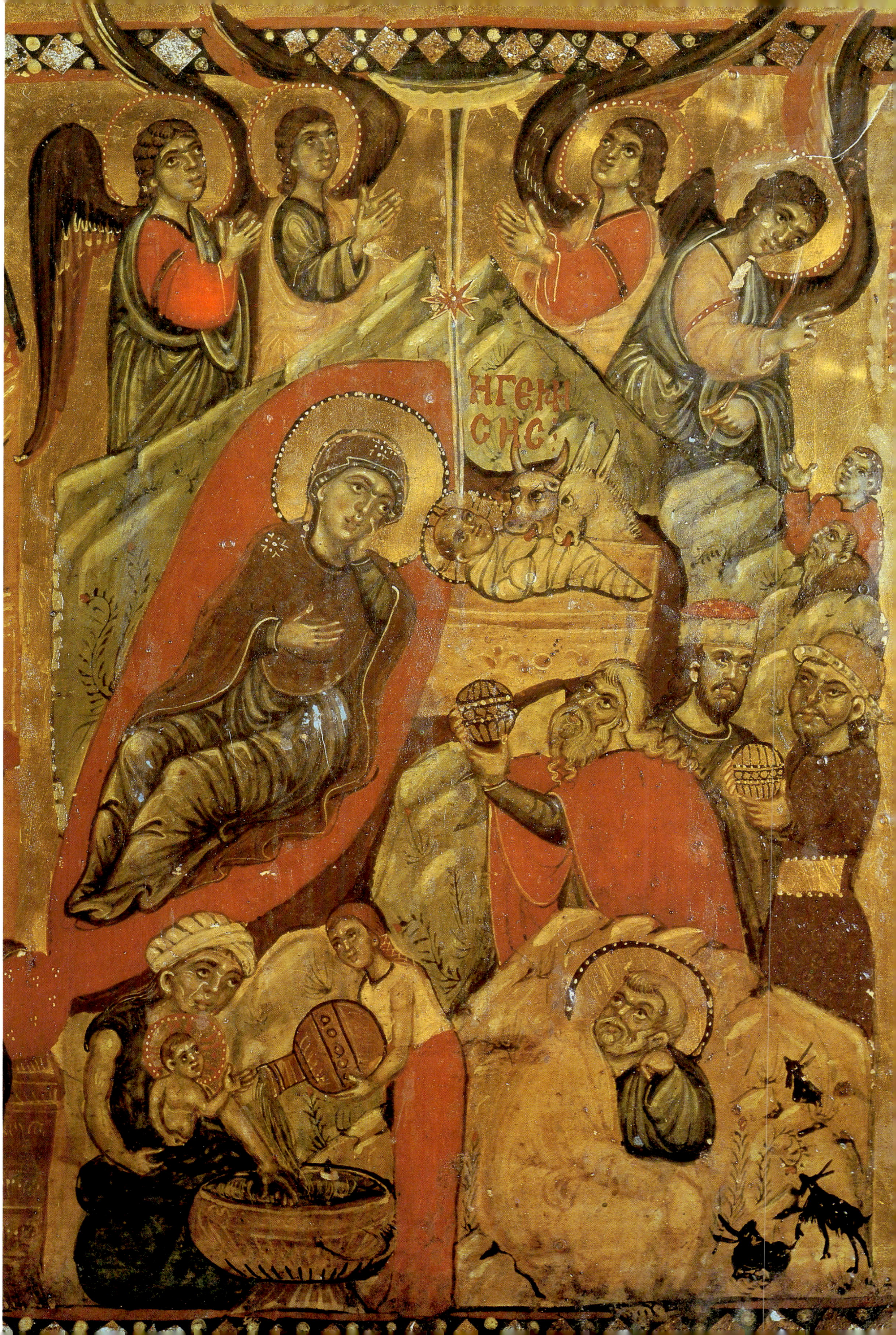

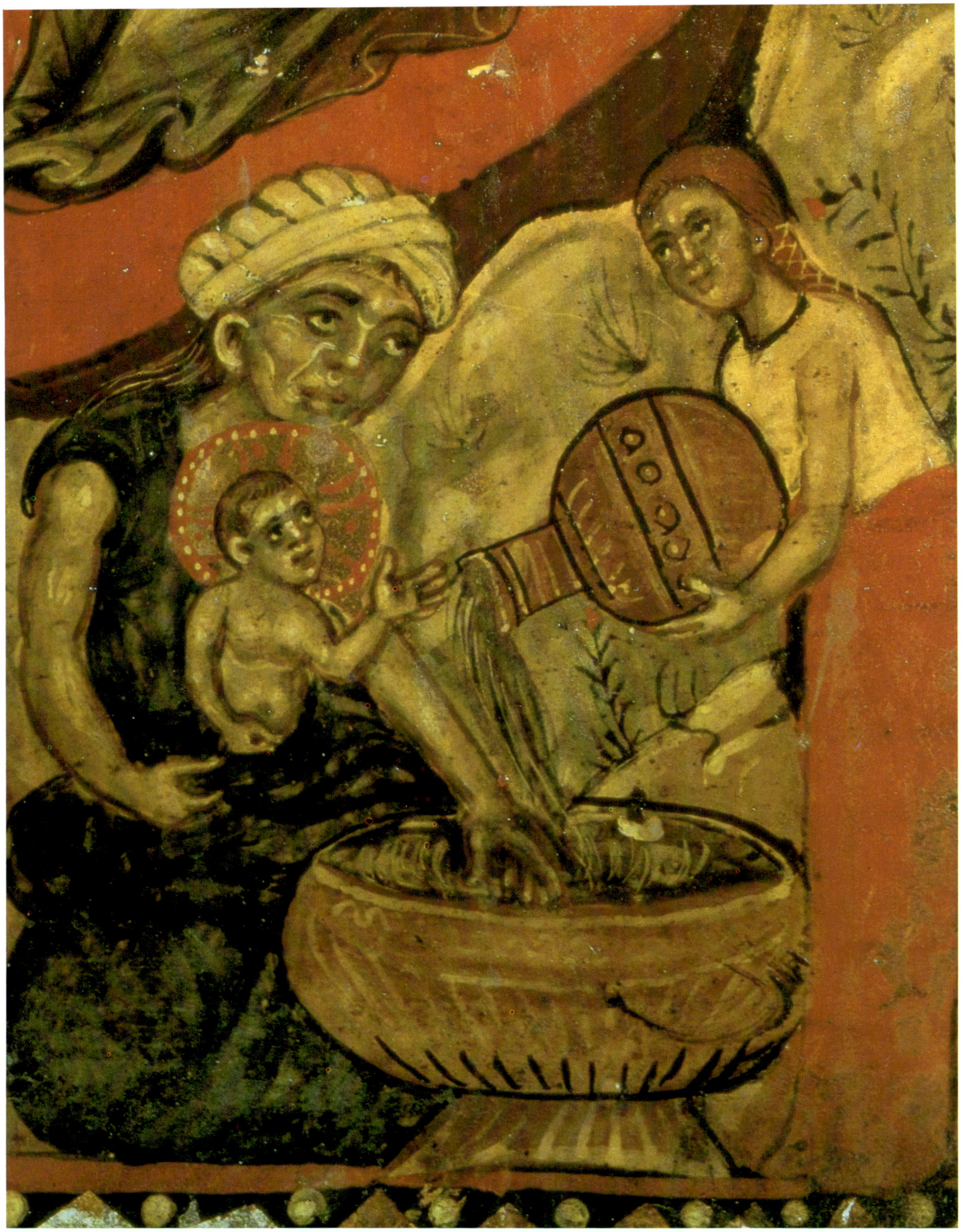

Bad des Kindes Jesus. Ausschnitt aus der „Geburt Christi".

Rechts: *Christus in der Vorhölle* (Anastasis). Tempera auf Holz, 120,5 x 67 cm, auf dem Sinai arbeitender venezianischer Künstler, drittes Viertel des 13. Jahrh. — Sinai, Katharinenkloser.

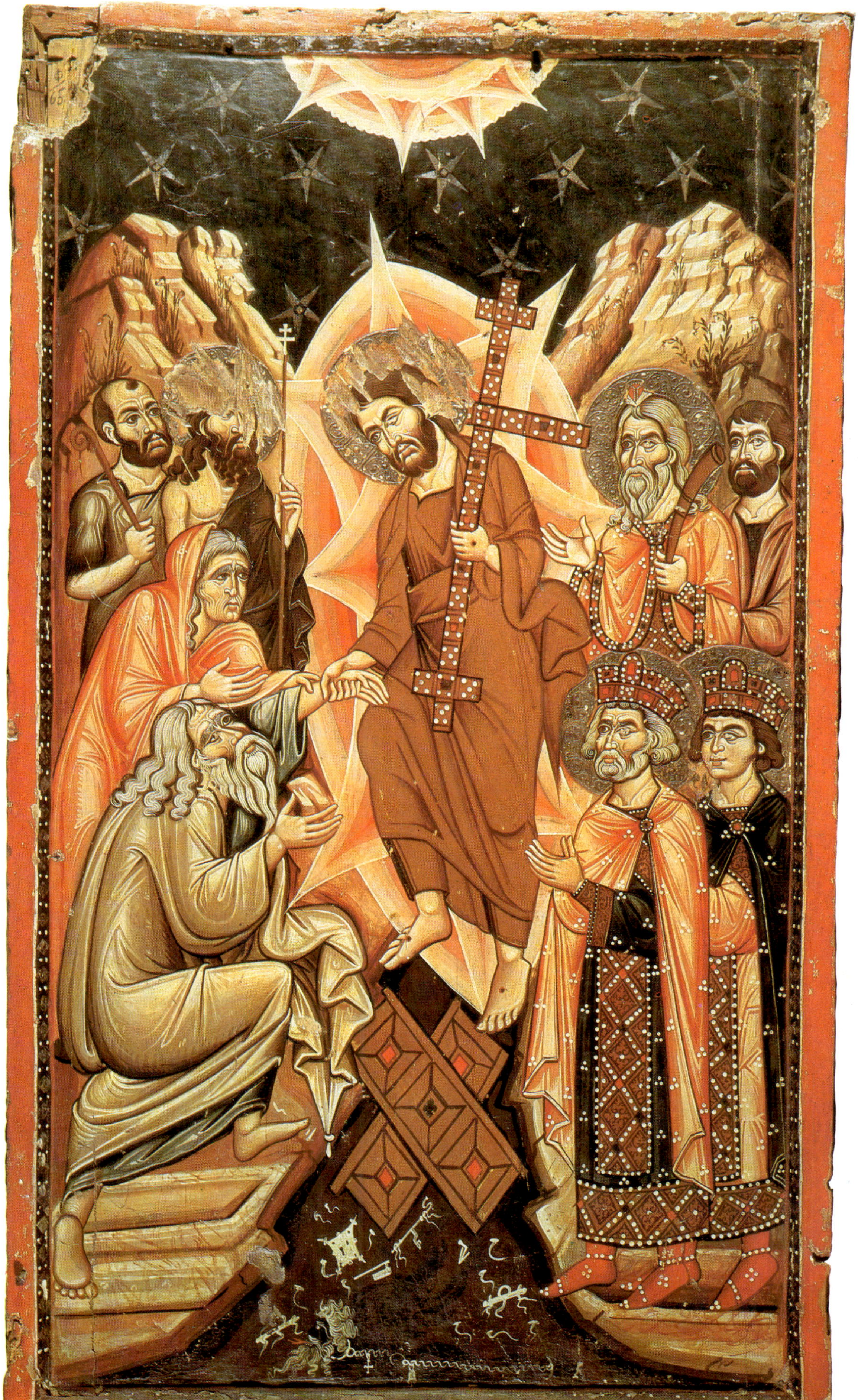

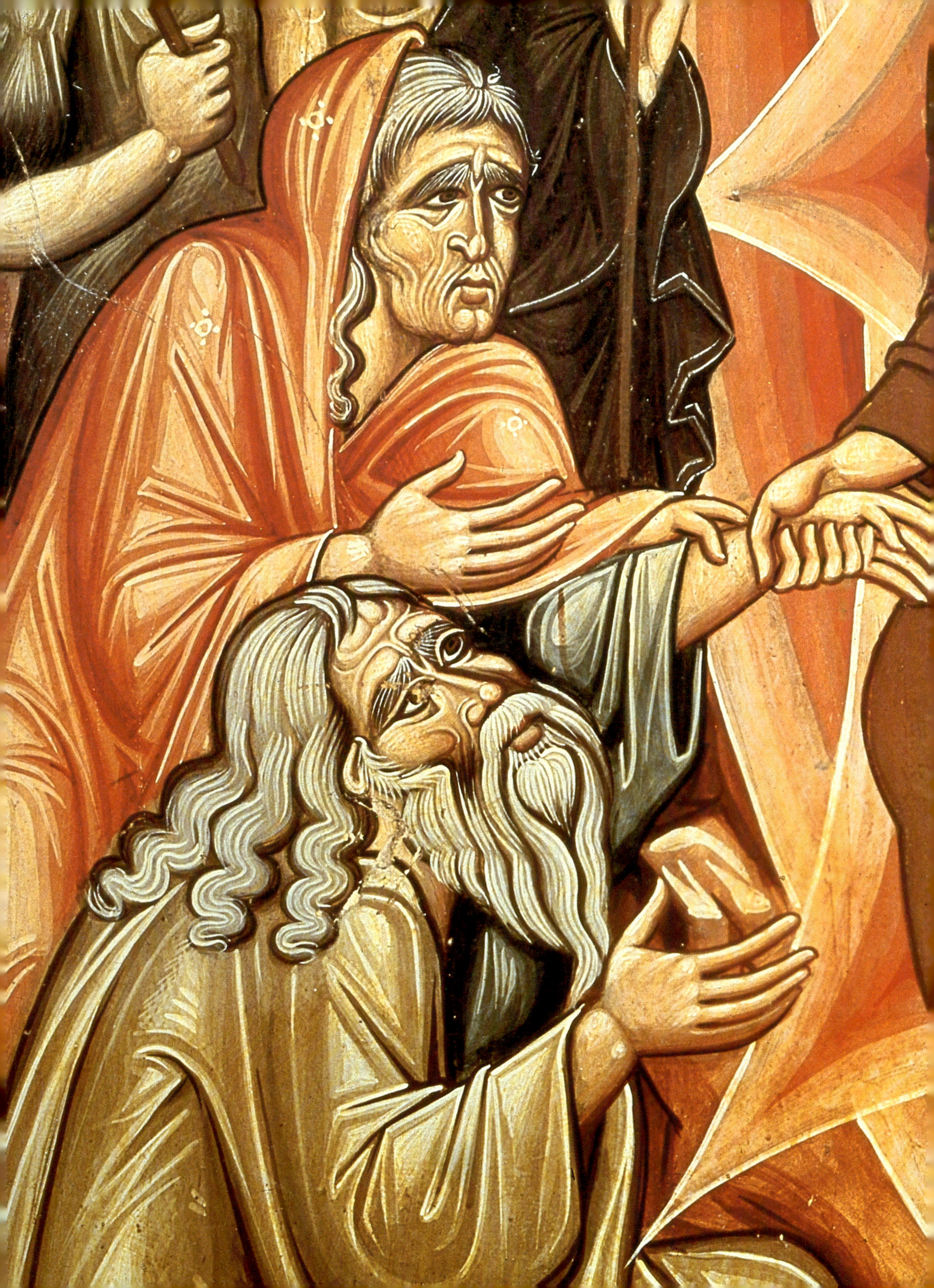

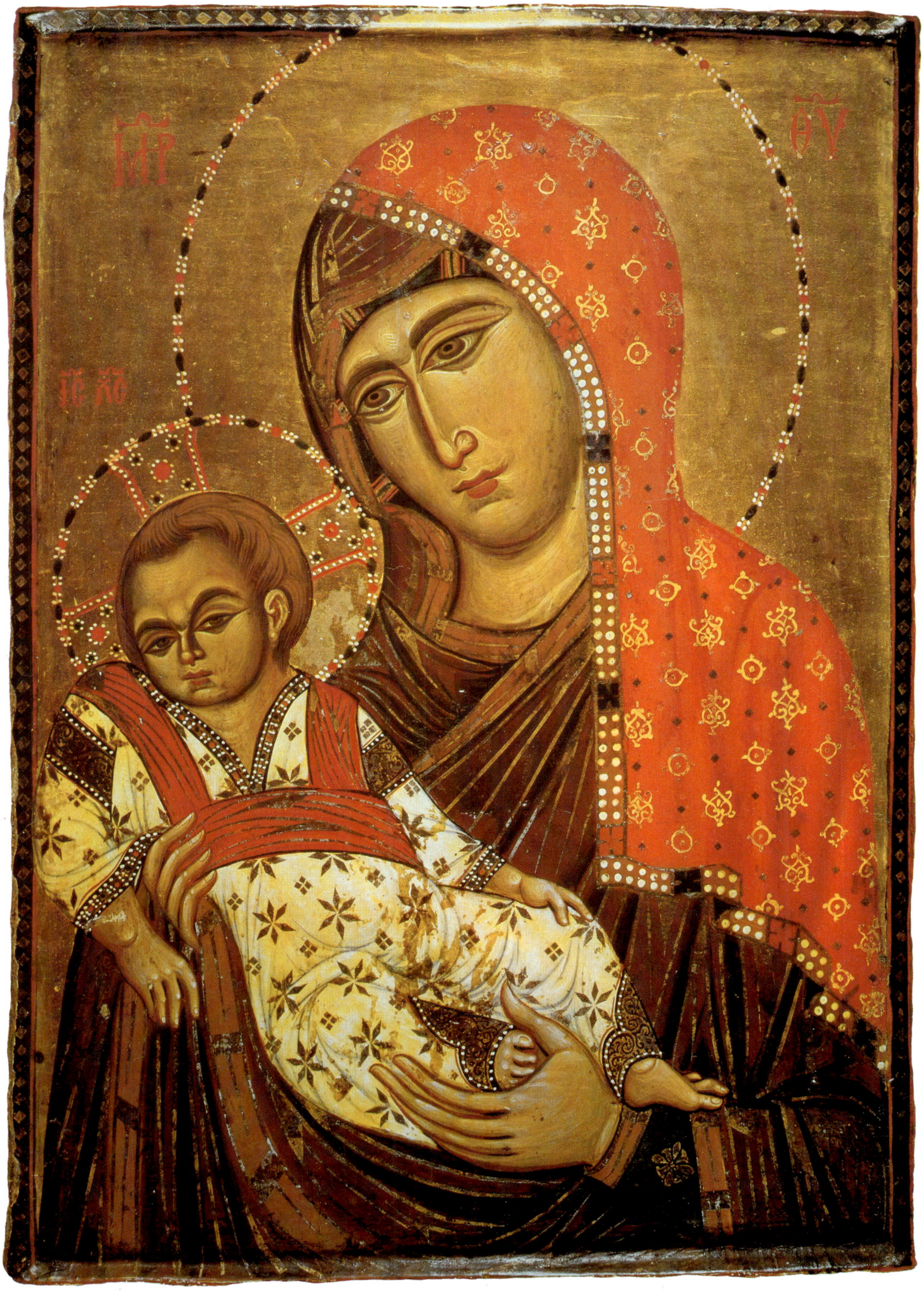

Links: *Adam und Eva.* Ausschnitt aus der Anastasis.

Madonna von Kykko. Tempera auf Holz, 50,6 x 39,7 cm, auf dem Sinai arbeitender venezianischer Künstler, drittes Viertel des 13. Jahrh. – Sinai, Katharinenkloster.

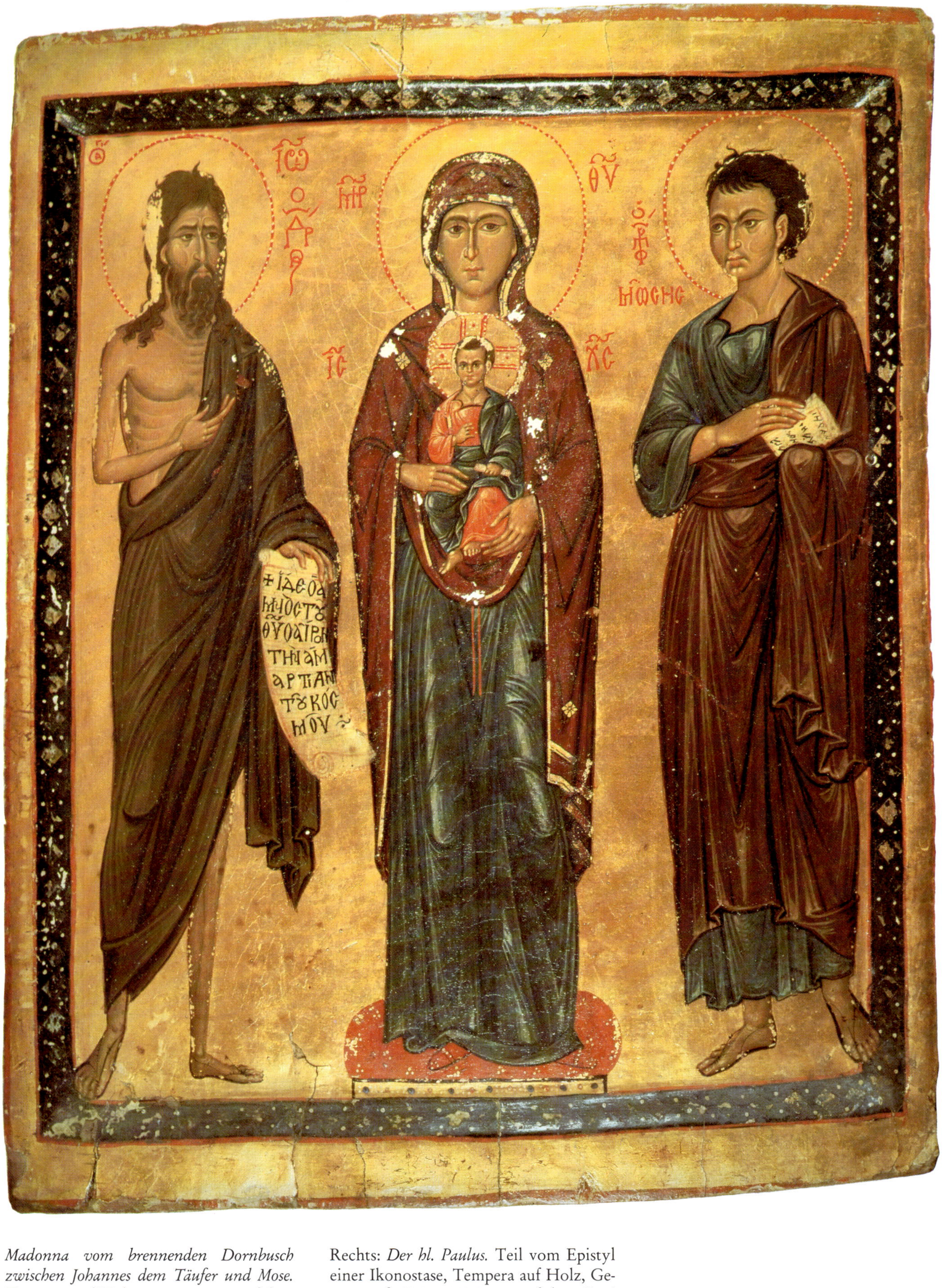

Madonna vom brennenden Dornbusch zwischen Johannes dem Täufer und Mose. Tempera auf Holz, 41,6 x 33 cm, auf dem Sinai arbeitender venezianischer Künstler, drittes Viertel des 13. Jahrh. — Sinai, Katharinenkloster.

Rechts: *Der hl. Paulus.* Teil vom Epistyl einer Ikonostase, Tempera auf Holz, Gesamtmaß 43,3 x 168,5 cm, auf dem Sinai arbeitender venezianischer Künstler, drittes Viertel des 13. Jahrh. — Sinai, Katharinenkloster.

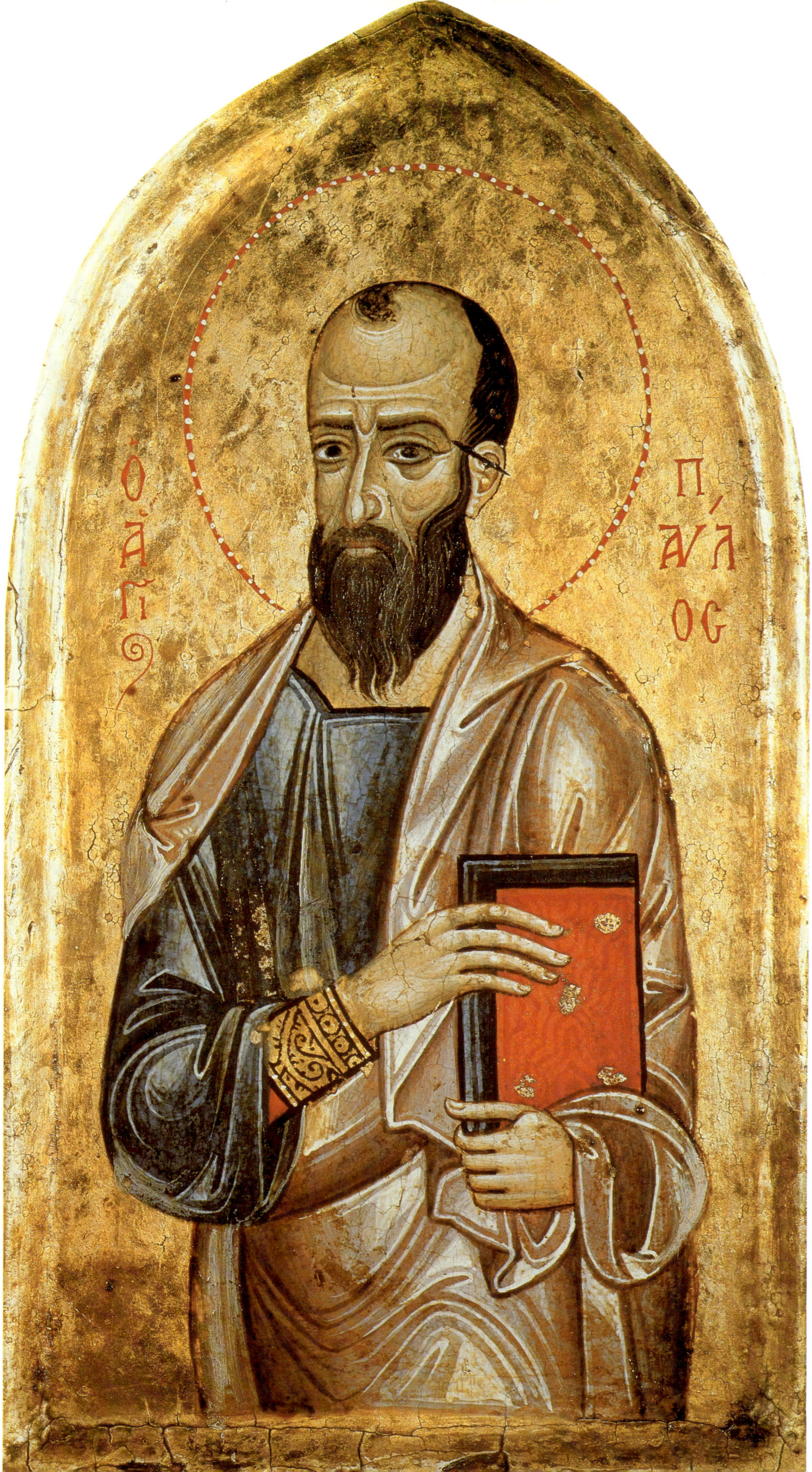
Ο ΑΓΙ
ΠΑΥΛΟC

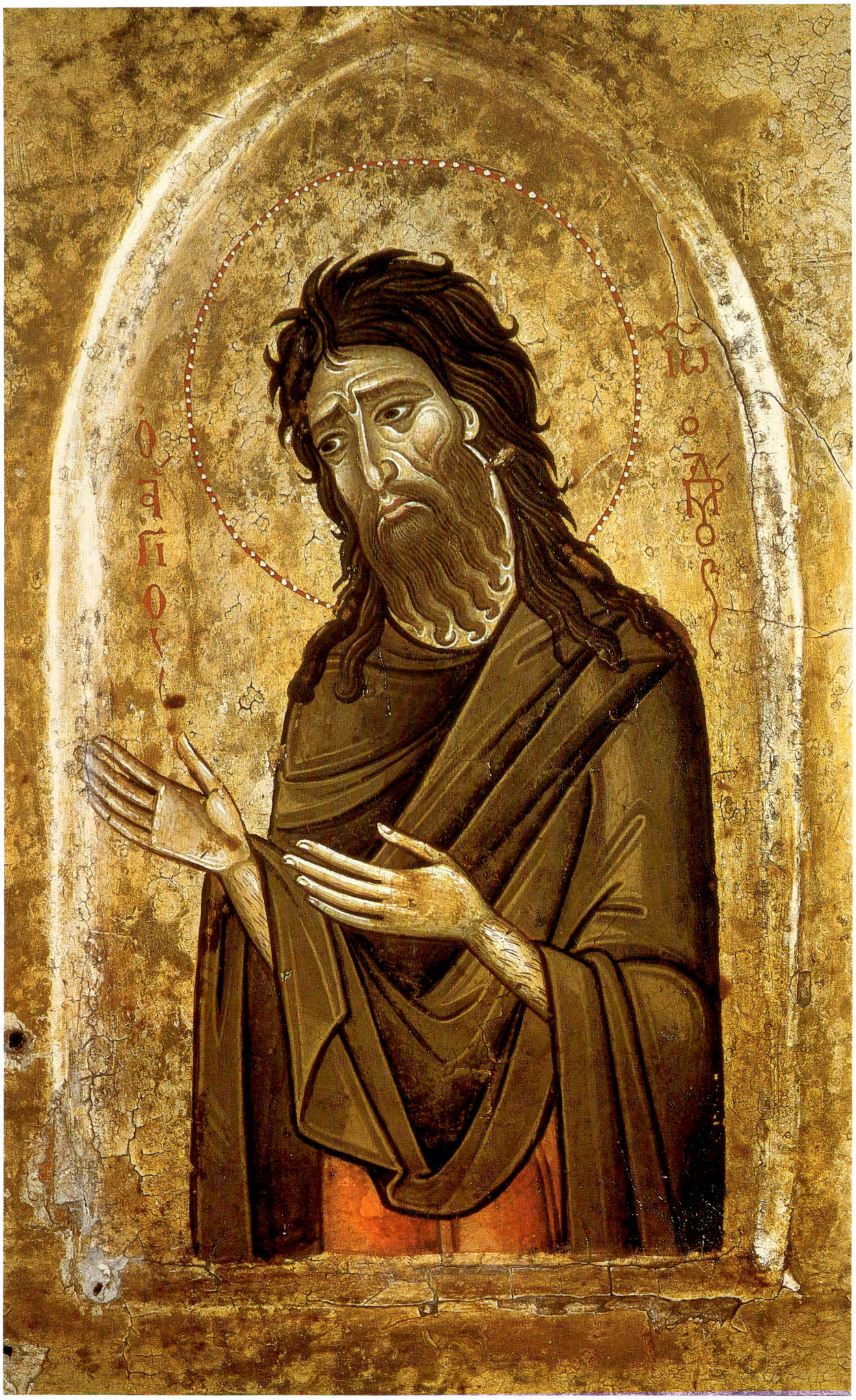

Oben und rechts: *Johannes der Täufer*
(von demselben Epistyl wie S. 229).

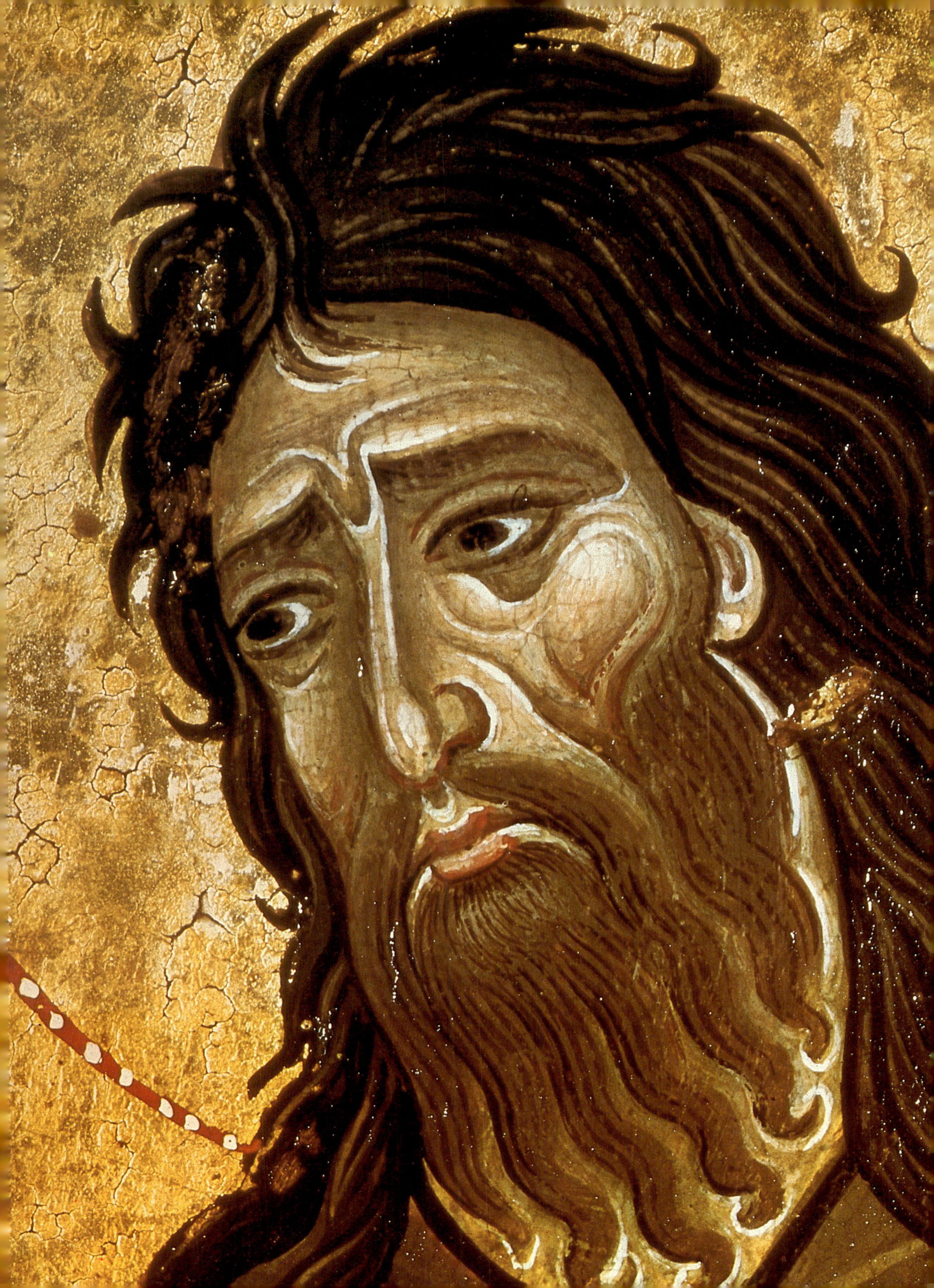

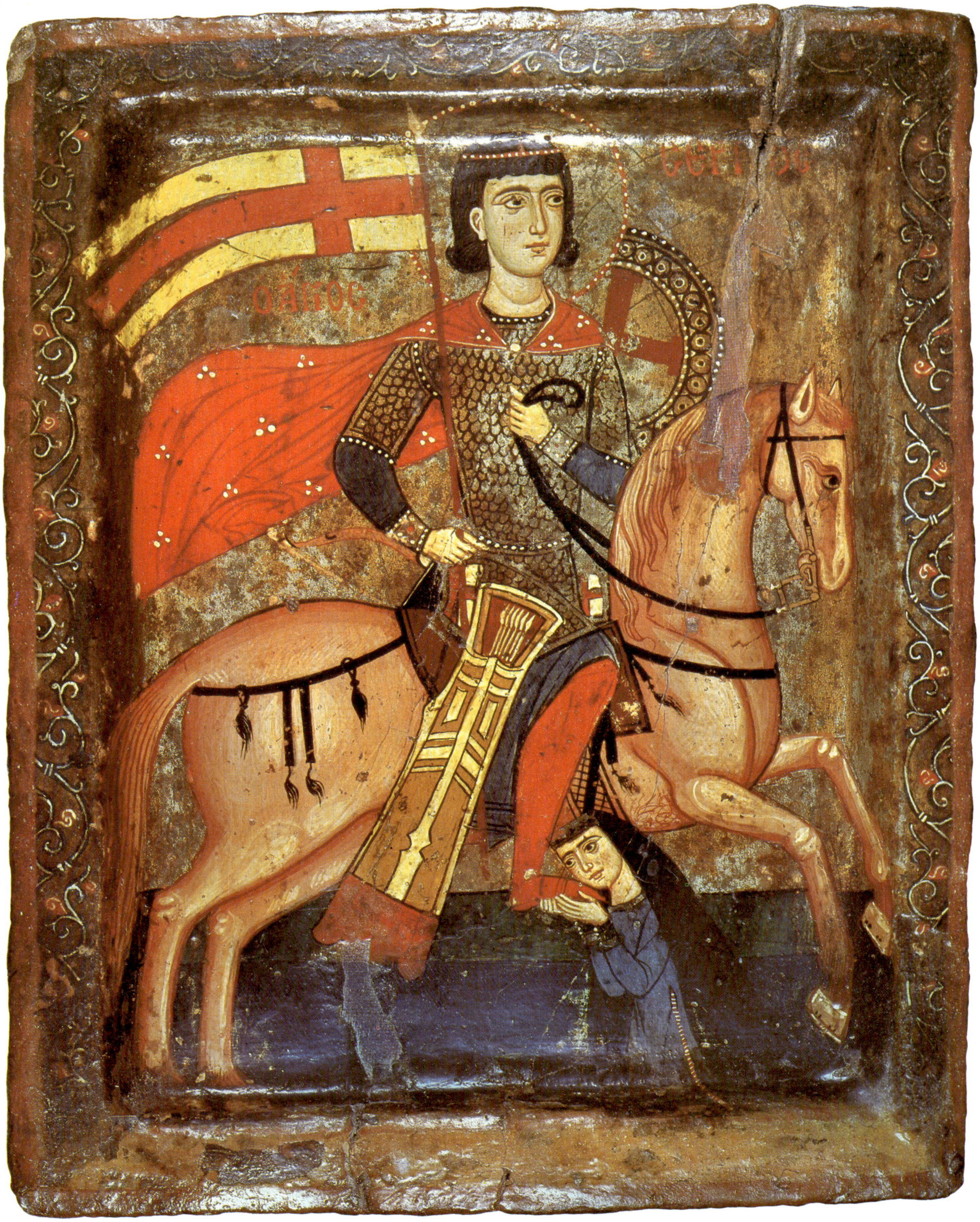

Der hl. Sergius. Tempera auf Holz, 28,7 x 23,2 cm, italienischer Künstler, vielleicht aus Apulien (?), der auf dem Sinai arbeitete, 13. Jahrh. — Sinai, Katharinenkloster.

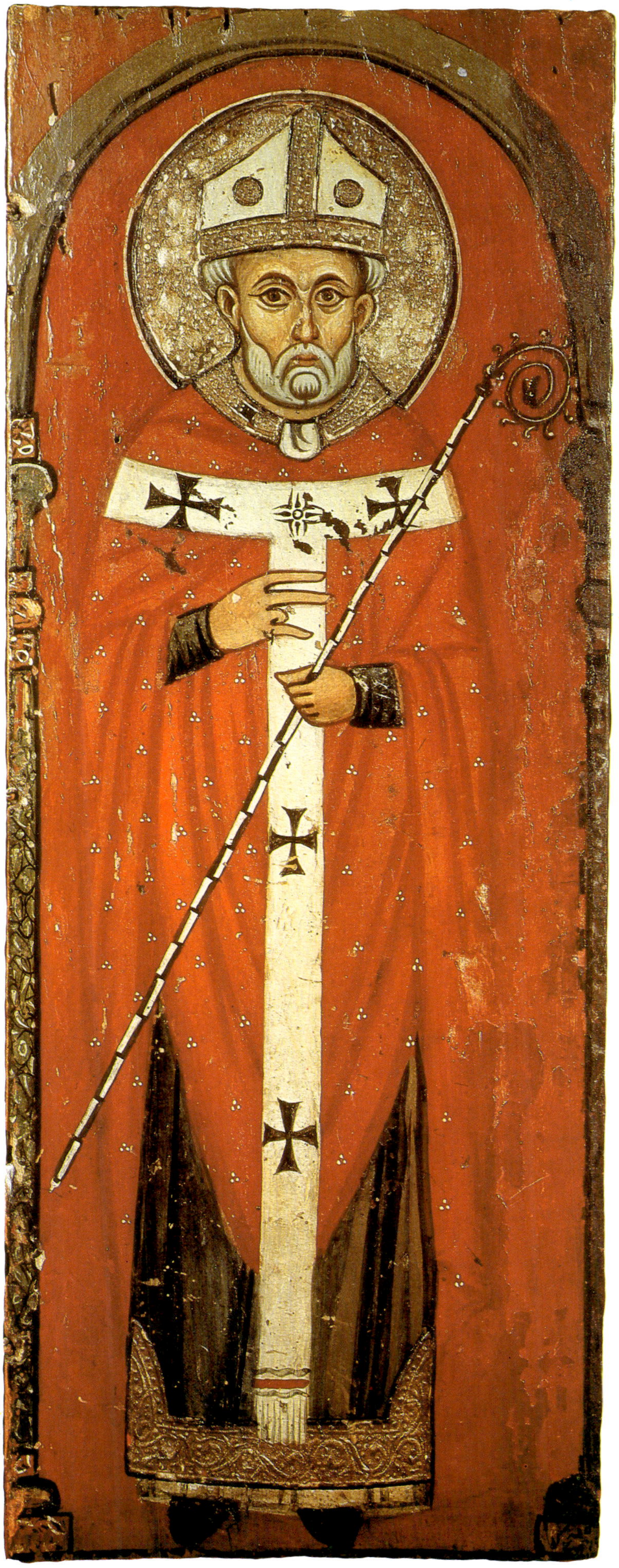

Der hl. Nikolaus. Außenseite vom linken Flügel eines Triptychons, Tempera auf Holz, Gesamtmaß 56,8 x 47,5 cm, etwa Mitte 13. Jahrh. — Sinai, Katharinenkloster.

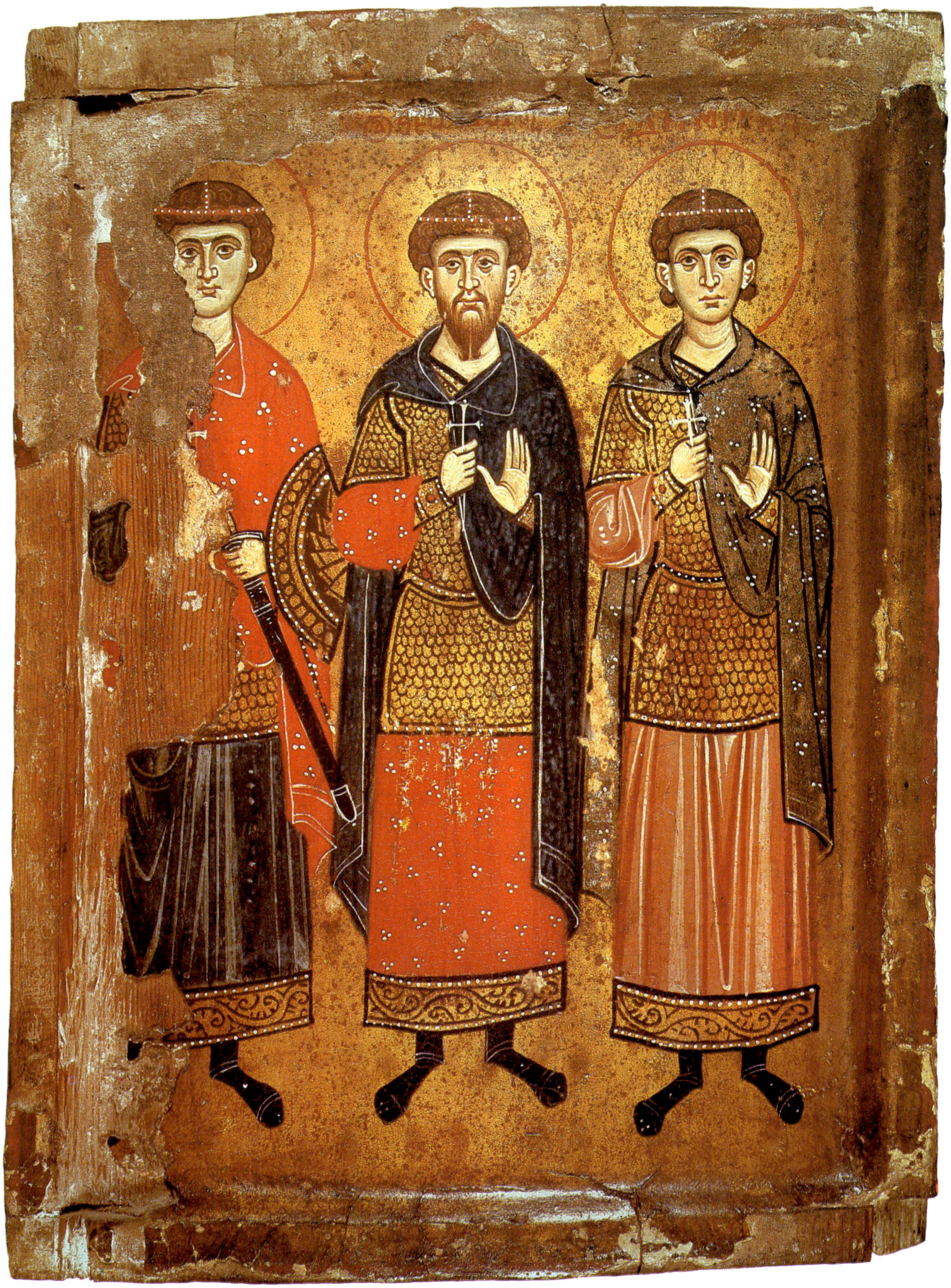

Die Heiligen Georg, Theodor und Demetrius. Tempera auf Holz, 34,4 x 25,5 cm, vielleicht griechisch-italienischer Künstler aus Apulien (?), der auf dem Sinai arbeitete, 13. Jahrh. — Katharinenkloster, Sinai.

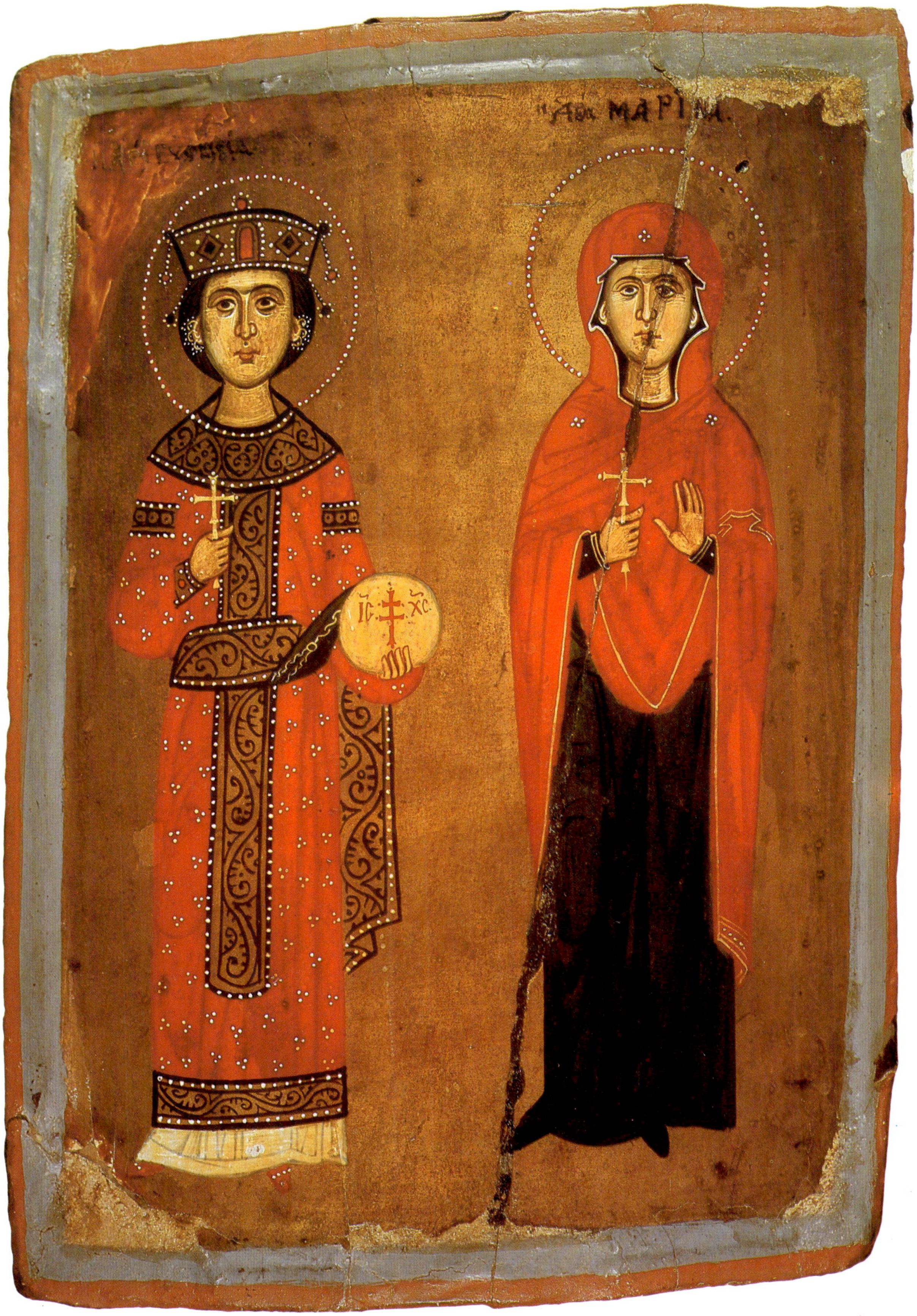

Die Heiligen Katharina und Marina. Tempera auf Holz, 34,6 x 24 cm, vielleicht auf dem Sinai arbeitender griechisch-italienischer Künstler aus Apulien (?), 13. Jahrh. — Sinai, Katharinenkloster.

DIE RUSSISCHEN IKONEN

VON MIHAIL ALPATOV

Seit der Zeit der Reformen Peters des Großen bis zu Beginn des 20. Jahrhunderts zeigte kaum jemand Interesse für die russischen Ikonen. Jedenfalls war ihr künstlerischer Wert unbekannt. Die meisten alten Ikonen waren durch Metallfolien, alte Übermalungen oder Kerzenruß entstellt, so daß es unmöglich war, sie richtig zu sehen. Unser Jahrhundert kann mit Recht stolz auf die Entdeckung der alten russischen Ikonenmalerei sein.

Rublews „Trinität des Alten Testaments“ (S.270) war das erste Meisterwerk der frühen russischen Ikonenmalerei, das restauriert wurde. Es tauchte kurz vor den Augen der verblüfften Zeitgenossen in der vollen Pracht seiner Farben auf, wurde nach der Restaurierung aber wieder verkleidet. Kurz darauf begann I. S. Ostrouchow eine planmäßige Säuberung der glänzenden Ikonen seiner Sammlung. Auf der Ausstellung von 1913 hatten weite Kreise zum erstenmal die Möglichkeit, frühe russische Ikonen vorwiegend aus Nowgorod in ihrer ursprünglichen Schönheit zu sehen.

Nach der Oktoberrevolution von 1917 fielen Sammeln und Restaurieren noch erhaltener russischer Ikonen in die Verantwortlichkeit des Staates. Lenins Erlaß über die Nationalisierung von Meisterwerken der Kunst war die Grundlage zur Bildung der großen Sammlungen früher russischer Malerei in der Tretjakow-Galerie in Moskau und im Russischen Museum in Leningrad. Durch wissenschaftliche Expeditionen zu alten Städten und durch die Restaurierung alter Ikonen erweitern die Museen ihre Bestände auch heute noch. Der 600. Geburtstag Andrej Rublews wurde durch die Eröffnung eines nach ihm benannten Museums alter russischer Kunst im früheren Kloster Andronnikow zu Moskau begangen.

Die Entdeckung der Ikonenmalerei bedeutet mehr als das Wiederfinden eines bisher vergessenen Erbes früher russischer Kunst. Es ist zugleich die Anerkennung ihrer ästhetischen Werte, die allgemein bestätigt wurde. Auch heute hat unsere Bewunderung nicht nachgelassen und ist der Antrieb, russische Ikonen zu sammeln, zu bewahren und zu studieren.

Unzweifelhaft wurden im Alten Rußland Ikonen als heilige Gegenstände verehrt. Es gibt auch keine Zweifel, daß eine solche Auffassung in der Ikonenmalerei ihre Spuren hinterlassen hat. Es wäre jedoch falsch, die kirchliche Lehre über die Ikonen als Schlüssel zum Verständnis der Ikonenmalerei als Kunst anzusehen. Kultgegenstände waren alle Ikonen; aber nur solche, die sich zugleich als Kunstwerke erwiesen, sind für die Kunstgeschichte von Bedeutung. Ikonen ohne künstlerischen Wert mögen für den Kulturhistoriker wichtig sein, nicht für den Kunsthistoriker.

Die Kirchenväter vertraten die Meinung, eine Ikone verdiene Verehrung, wenn sie geweiht sei, ohne Rücksicht auf ihren künstlerischen Wert. Dieser ist aber der Grund für unser Interesse an den Ikonen.

Es gibt verschiedene Möglichkeiten, sich die Ikonographie der Ikonen zu erschließen, was ja auch heute vielfach versucht wird. Ikonenmaler erfanden zumeist ihre Themen nicht, wie es andere Maler tun. Sie richteten sich nach ikonographischen Typen, die durch Tradition und kirchliche Autoritäten festgelegt waren. Deshalb sind Ikonen gleichen Inhalts sich so ähnlich, auch wenn Jahrhunderte sie trennen. Manche Historiker behaupten, es sei absolut unmöglich, sie zu unterscheiden. Man nahm an, die Künstler seien gezwungen gewesen, sich an die in den sogenannten Podlinniki gegebenen Vorlagen zu halten, und nur die Farbenwahl sei ihre eigene Entscheidung gewesen. Im übrigen waren sie jedoch den überlieferten Regeln verpflichtet.

Wenn man sich nicht auf die Beschreibung und Klassifizierung ikonographischer Typen beschränkt, sondern ins Herz der Materie eindringt, kann die Ikonographie, oder besser Ikonologie sehr zum Verständnis der alten Ikonenmalerei beitragen. Das heißt aber bei weitem nicht, die Ikonographie biete den einzigen Zugang.

Es wäre falsch zu behaupten, daß einzig die anerkannten und kanonisierten Typen der Darstellung in der Ikonenmalerei herrschten und die Künstler nur gehorsam kopierten, was schon vorhanden war. Die Ikonographie, die in Rußland anerkannt wurde, war das Ergebnis gemeinsamer Arbeit vieler Generationen, und dabei spielten die Maler eine ebenso bedeutende Rolle wie die gelehrten Theologen und religiösen Schriftsteller. Die Kanonisierung ikonographischer Typen, der sogenannten Podlinniki, fand offensichtlich verhältnismäßig spät als Ausfluß einer verknöcherten Tradition und verarmten schöpferischen Phantasie statt.

Viele Themen der frühen russischen Ikonenmalerei kamen aus der Vergangenheit, viele wurden auch neu geschaffen. Ursprung und Entwicklung eines Themas wie die Jungfrau Maria als Fürsprecherin (S.297) können in russischen Ikonen vom 13. bis zum 16. Jahrhundert verfolgt werden. Künstler aus Nowgorod schufen im 15. Jahrhundert die Ikonographie der Heiligen Florus und Laurus (S.302). Die schöne Ikone von der Schlacht zwischen den Städten Nowgorod und Susdal, wobei durch die Ikone der „Madonna vom Zeichen" (S.275) ein Wunder bewirkt wurde, entstand in derselben Zeit.

Besondere Aufmerksamkeit ist der Tatsache zu widmen, daß in Zusammenhang mit den traditionellen biblischen Themen und bei allem schuldigen Respekt vor der Überlieferung die Künstler jederzeit in der Lage waren, etwas Eigenes beizusteuern, den alten Kanon zu bereichern, eine neuere Interpretation zu geben und sogar völlig Neues zu schaffen. Die Ikonographie sah ihre Hauptaufgabe darin, in der Kunst und Literatur früherer Epochen Prototypen zu entdecken, man sollte aber die Änderungen, die praktisch in jeder Neufassung eines Themas feststellbar sind, nicht übersehen oder unterschätzen.

In der mittelalterlichen Literatur unterschied man zwischen kanonischen und apokryphen Texten, volkstümlichen Legenden, welche die Kirche mißbilligte. Die Ikonenmalerei kann mit den Apokryphen verglichen werden, und nicht nur weil die Künstler aus solchen Legenden häufig Anregungen schöpften (z.B. in der Geburt Christi und der Dormitio Mariä). Die Maler schufen nämlich auch selbst Bild-Apokryphen. Das ist die sehr poetische Seite der frühen Ikonenmalerei.

Einige Züge der frühen russischen Malerei können aus ihrem byzantinischen Ursprung erklärt werden. Die ersten Ikonen wurden aus Konstantinopel nach Rußland gebracht, und die ersten Ikonenmaler, die im Land arbeiteten, waren Griechen. Im 14. Jahrhundert wurde Theophanes der Grieche in Moskau und Nowgorod berühmt und übte beträchtlichen Einfluß auf russische Maler aus. Byzantinische Ikonenmalerei zeichnet sich durch ihre feine Technik aus. In mancher Hinsicht trägt sie den Stempel königlichen Glanzes, in anderer wieder den klösterlicher Strenge. Durch Byzanz lernten die russischen Ikonenmaler die große griechische Tradition kennen, der sie nacheiferten.

Die byzantinischen und balkanischen Wurzeln der russischen Ikonenmalerei lohnen ein Studium. Man sollte aber nicht vergessen, daß der rein russische Einschlag, der im Großteil der alten russischen Ikonen zu beobachten ist, von entscheidender Bedeutung war.

Zusammenhänge zwischen der alten russischen Kunst und der allgemein verbreiteten Kultur dieser Zeit haben neuerlich die Aufmerksamkeit der Historiker erregt. Solche Kontakte wurden in der Ikonographie alter Schule vernachlässigt. Sie erblickten in den Ikonen nur das Produkt kirchlichen Einflusses und mönchischer Askese.

Die Kenntnis ihrer historischen und kulturellen Grundlagen führt zu einem tieferen Verständnis für die Bedeutung der Ikonenmalerei in ihrer Zeit. Das bedeutet indessen nicht, daß jedes auffallende Phänomen der russischen Ikonenmalerei bis zu seinem historischen oder kulturhistorischen Ursprung zurückverfolgt werden kann. Die Entwicklung der Ikonenmalerei hatte auch ihre eigene, innere Logik. Jedenfalls ist die russische Ikonenmalerei eine historische Tatsache, und die erste Aufgabe des Historikers ist es, ihren richtigen Platz in der Geschichte des Landes und der Nation zu erkunden.

Der Höhepunkt der russischen Ikonenmalerei ist genau datierbar auf die Zeit vom Ende des 14. bis zur Mitte des 16. Jahrhunderts. Welche Rolle spielt diese Zeit in der russischen Geschichte? Man kann sie wie folgt beschreiben: Nachdem sie die schweren Prüfungen der tatarischen Invasion durchgestanden hatten, fanden die Russen die Kraft, den Kampf um ihre Unabhängigkeit zu beginnen, und bewahrten getreu das Erbe der klassischen Antike und des Christentums, das über Byzanz zu ihnen gelangt war. Es gab noch nicht das russische Volk im späteren Sinne, aber Rußland begann, sich für den Kampf gegen den äußeren Feind zusammenzuschließen, und wurde sich zunehmend seiner Einheit bewußt. In ihrer Kunst drückten die Menschen wie in einem vorläufigen Modell ihre Hoffnungen und Wünsche aus, formten sie ihr moralisches, soziales und religiöses Ideal. Die Blüte der Ikonenmalerei lag vor dem Entstehen der Autokratie, die aus dem Kampf gegen den Orient erwuchs und Züge des orientalischen Despotismus annahm. Der Höhepunkt lag in einer Periode, die man ein historisches Vorspiel nennen könnte, deshalb gibt es in den Ikonen soviel Utopisches, Erhabenes, Ideales und unglaublich Schönes.

Der heutige Mensch kann über die scharfen Widersprüche zwischen der Grausamkeit und moralischen Roheit des feudalen Rußland und dem Adel seiner Kunst nur staunen. Was nicht bedeutet, die Kunst habe sich vom Drama des Lebens abgewendet. Wer annimmt, die Genies dieser Zeit hätten in absoluter Einsamkeit geschafft, überträgt das Elend moderner Künstler unserer Zeit auf die Vergangenheit. Dem russischen Volk war seine Situation vollkommen bewußt, aber es realisierte in der Kunst, was ihm in der Wirklichkeit fehlte, was es als Nation erhoffte und erstrebte.

Für den Historiker ist es wichtig, Bindeglieder zwischen der geheimnisvollen Kunst der Ikonenmalerei und dem, was zuverlässig über Weltanschauung, Glauben und Aberglauben der Menschen dieser Zeit bekannt ist, zu entdecken. Das darf aber auf keinen Fall versucht werden, ohne eines zu bedenken: Meisterwerke wie Rublews „Trinität" (S.270) oder die Apokalypse (S.294) vom Meister des Kreml sind weit bedeutsamer, als die Zeitgenossen erkannten. Kein Wunder, daß diese Ikonen noch heute die Kraft haben, Menschen zu packen, nicht weniger als die Marmorstatuen eines Phidias oder Michelangelo. Gewiß schuf Rublew seine wundervollen Gemälde nicht nur, um Irrlehren zu bekämpfen, und ein anderer Künstler malte seine Ikone von einer militärischen Legende nicht, um dem Anspruch Moskaus auf das Land von Nowgorod zu begegnen. Freies Denken wurde mit Hexenjagd beantwortet, und dem Krieg begegnete man mit Krieg. Aufgabe des Historikers ist es, tiefer zu graben und herauszufinden, in welcher Art die frühe Kunst auf die geistige Entwicklung der Menschen einwirkte, also die künstlerischen Akzente zu erfassen, für die Menschen dieser Tage zugänglich waren.

Ein charakteristisches Kennzeichen alter russischer Ikonenmalerei, die mit der Sozialstruktur dieser Zeit in Einklang steht, ist die Existenz zweier Schichten, die der Herrschenden und die der Bauern. Einmal gibt es die Ikonen von Malern, die an Fürstenhöfen oder für die gehobene Gesellschaftsschicht arbeiteten und die sich durch ihre Pracht und Gekonntheit auszeichnen, daneben gibt es die von Posad oder dörflichen Handwerkern gemalten Ikonen aus ärmlicherem Material und mit geringerer geistiger Tiefe. Man kann nicht sagen, daß beide Gruppen verschiedene Heilige oder Reliquien verehrten, die Ikonographie war für alle gleich. Oft wetteiferten die Maler der Zentren und der Dörfer miteinander, indem sie Ikonen des gleichen Inhalts nach gleichen Vorlagen oder mit denselben Typen malten.

Im 13. und 14. Jahrhundert wurde in einigen Werken die vormongolische Tradition Kiews aufgegriffen und entwickelt, die Folge war ein Aufleben russischer Primitivkunst. Die Werke dieser Maler sind naiv und sogar roh, fesseln aber durch ihren unmittelbaren Ausdruck, starke Farben und kindliche Einfachheit, besonders in Randszenen. Der betonte Bruch mit der vormongolischen Tradition trug zur Bildung einer eigenen, russischen Schule bei.

Gegen Ende des 14. Jahrhunderts flutete eine neue Welle byzantinischen Einflusses über Rußland, diesmal der palaiologischen Epoche entstammend. Ihr prominentester Vertreter war der große Meister Theophanes der Grieche (S.264, 267, 269). Seine Kunst – leidenschaftlich, dramatisch, weise, streng, manchmal unerhört tragisch und häufig auch stolz und strahlend – hinterließ bei den russischen Malern einen tiefen Eindruck. Dennoch nahm die russische Ikonenmalerei ihren eigenen Weg.

Die Ikonenmalerei Rublews und seiner Zeitgenossen ist ein mächtiges Überschäumen der Moskauer Schule Anfang des 15. Jahrhunderts. Rublew brach mit der Dramatik und zur Schau getragenen Würde des Theophanes in Ausdruck, Form und Farbe. Rublews Kunst (S.270–273) ist einer der höchsten Gipfel russischer Ikonenmalerei.

Außer in der Moskauer Schule des 15. Jahrhunderts blühte die Ikonenmalerei auch in der unabhängigen Stadt Nowgorod. Sie war vielleicht weniger kontemplativ als die Kunst der Moskauer Schule, aber doch poetisch und von verfeinertem Geschmack mit folkloristischen Zügen. Nowgoroder Ikonen glänzen mit leuchtenden, festlichen Farben, und in dieser religiösen Kunst gibt es weltliche Elemente. Nowgorod hatte keinen Genius wie Rublew, aber da die Kunstmäzene von Nowgorod die Ikonenmalerei sehr förderten, zeichnen sich die meisten Ikonen aus Nowgorod durch ein hohes Niveau aus, und es ist nicht zu verwundern, daß die Schule von Nowgorod früher als andere Anerkennung fand.

Pleskau war der „jüngere Bruder" von Nowgorod, aber die dortigen Ikonen unterscheiden sich sehr von denen aus Nowgorod. Sie sind zwar weniger kunstvoll ausgeführt, dafür aber poetischer. Die Lineatur ist etwas zögernd, aber ausdrucksstark, und die Farben leuchten wie von innerem Feuer erhellt. Die Gesichter wirken spontan, leidenschaftlich und von Glauben erfüllt.

Charakteristische Züge einiger anderer Schulen sind in den letzten Jahren erkannt worden, zum Beispiel der Schulen von Twer und Susdal. Besonders ausgeprägt sind die Eigenheiten der nördlichen Schule, die auf der Tradition von Nowgorod basierte, sich aber gemächlicher zeigte. Das ist die Kunst der Dörfer, der Bauern. In ihnen erkennt man schon Hinweise auf die verzierten Spinnrocken, die später kommen sollten. Sie sind von einfacher Komposition, ziemlich grob und unbeholfen in der Zeichnung und von ärmlicher Farbwirkung, zugleich aber rührend in ihrer Treuherzigkeit.

Gegen Ende des 15. Jahrhunderts tauchte als neuer Stern Dionysius am Moskauer Himmel auf. Er war seinem großen Vorläufer Andrej Rublew sehr verpflichtet, ähnelte ihm aber nicht, was aber nicht heißt, daß er ein minderer Künstler war. Die Kunst des Dionysius ist ausgereift, zurückhaltend im Ausdruck von Gefühlen, eine überlegene, kontemplative, vornehme und zutiefst menschliche Kunst. Dionysius war ein Kolorist mit großem Feingefühl, seine Farben sind sanft, transparent und harmonisch abgestimmt besonders in feierlichen, repräsentativen Szenen mit einer großen Zahl von Personen. Es ist aber nicht die kalte, offizielle byzantinische Kunst. Alles, was er malt, ist in einen warmen Glanz getaucht (S.288–291).

Dionysius hatte ebenso starken Einfluß auf seine Zeitgenossen wie seinerzeit Rublew. Die Poesie seiner Farben spiegelt sich in der gesamten Kunst der ersten Hälfte des 16. Jahrhunderts. Die Ikonen dieser Zeit gewannen erzählenden Charakter, aber die literarische, lehrhafte Seite wurde durch das anziehende Bild nicht verdunkelt. Einige Ikonen aus dem 16. Jahrhundert enthalten eine ganze Fülle von Themen, wie ein ganzer Freskenzyklus.

Mitte des 16. Jahrhunderts vollzog sich ein scharfer Wechsel. Die dogmatische Debatte über neue Ikonen und die Einrichtung kirchlicher Kontrolle über Ikonenmaler auf dem Konzil der Hundert Kapitel setzte dem frommen Eifer der Maler und damit der Blütezeit der Ikonenmalerei ein Ende. Das Konzil bezeichnete Rublew als ein Vorbild, dem nachzueifern sei, in Wirklichkeit aber beendete es die Entwicklung, die er in der russischen Kunst eingeleitet hatte. Die Meister der Stroganow-Familie versuchten das Erbe Nowgorods zu wahren. In ihrer freien Farbgebung und der sorgfältigen Ausführung der Gemälde bleibt künstlerisches Streben gewahrt. Die restliche Ikonenmalerei sank ikonographisch, kanonisch und ästhetisch unter den Standard der vorausgehenden Jahrhunderte, nur bei dörflichen Handwerkern in abgelegenen Winkeln des Nordens spürt man noch den Impuls freieren künstlerischen Schaffens.

Dieser Abriß der frühen russischen Malerei kann seiner Kürze wegen nur schematisch sein. Aber das ist nicht zu vermeiden, wenn wir einen Überblick gewinnen wollen. Der Kunsthistoriker versucht natürlich, die Logik in der historischen Entwicklung der Kunst zu erkennen. Es war üblich, in der frühen russischen Kunst nach einem stetigen Fortschreiten zu suchen – von den mittelalterlichen „Konventionen“ zum „Realismus“ der Nach-Renaissance. Aber das Bild der ansteigenden Linie muß durch das Bild einer Pyramide ersetzt werden: Anstieg, Gipfel, Abstieg.

Denn die Geschichte der russischen Ikonenmalerei verläuft nicht geradlinig. Es gab immer wieder Höhepunkte, wie es auch Verfall und Zeiten der Stagnation gab (zum Beispiel in Moskau um die Mitte des 15. Jahrh.). Stets aufs neue strebte die Kunst nach spiritueller und ästhetischer Vollendung, wobei einzelne Genies – Rublew, Dionysius und der Meister des Kreml – eine wichtige Rolle spielten.

Das Schicksal der russischen Ikonenmalerei paßt nicht in das allgemein anerkannte Schema der stilistischen Entwicklung des Westens. Sie entwickelte sich sprunghaft, hinauf, hinab, mit Beschleunigungen und Verzögerungen. Das erfordert vom Betrachter Verständnis für jede Drehung und Wendung und für das wirklich Erreichte. Nur so entdeckt man die überall verstreuten Samenkörner, die zwar nicht immer keimen durften, aber an sich schon wertvoll waren.

Eine historische Betrachtung der Ikonenmalerei kann dazu dienen, ihr Wesen zu erkennen. Was heißt das? Kann man vom Wesen einer Kunst sprechen, die in ihren Erscheinungsformen so unterschiedlich ist? Jeder denkende Mensch, der die hier vorliegende Zusammenstellung der schönsten russischen Ikonen durchsieht, muß die allen gemeinsamen Züge erkennen, die in den verschiedenen Jahrhunderten und Schulen gleich bleiben und uns erlauben, sie unter dem Titel „alte russische Ikonen“ zusammenzufassen.

Das Wesen der Ikonenmalerei ist nicht mit den üblichen Kriterien zu erfassen, dem kultischen Zweck, dem Stil, dem von ihnen gespiegelten Weltbild oder der Technik, die ja auch erhalten blieb, als die Ikonenmalerei ausstarb. Formelle Dinge, die Farbe vor allem, geben den moralischen, poetischen und ethischen Gehalt der frühen russischen Ikonenmalerei wieder. Form und Inhalt entsprechen einander, weil die Farben und Gegenstände eines solchen Bildes durchgeistigt sind. Im übrigen waren die religiösen und philosophischen Inhalte, die behandelt werden, nicht anders formulierbar als im Stil der Ikonenmalerei. Das alles bestimmt die Eigenheit der Ikonenmalerei und unterscheidet sie von der Staffeleimalerei der Nach-Renaissance, den farbigen Glasfenstern der Gotik, der altgriechischen Vasenmalerei und den persischen Miniaturen.

Die frühe russische Ikonenmalerei, von der uns nach all den Kriegen, Feuersbrünsten und Verwüstungen nur ein winziger Bruchteil erhalten blieb, wurde durch die hingebungsvolle Arbeit und den schöpferischen Willen russischer Maler geschaffen. Noch in verhältnismäßig neuerer Zeit hat man diese begabten Handwerker mit Handlangern verwechselt, die sich gehorsam dem Willen der kirchlichen Autoritäten und allmächtigen Herren unterwarfen. Sie waren hingegen wirkliche Künstler.

Der englische Kunstkritiker Roger Fry sprach seine Bewunderung aus, weil die russischen Ikonenmaler nach seiner Ansicht frei schaffen konnten. Er unterschätzte dabei die repräsentative Seite der Ikonenmalerei, aber tatsächlich bewahrten die russischen Maler dieser Zeit sich so viel schöpferische Freiheit, daß wir sie Künstler nennen müssen.

Allerdings war ihr schöpferisches Streben eingeengt. Es gab Traditionen, denen man gewohnheitsmäßig gehorchte. Es gab ikonographische Regeln, die den gemeinsamen Willen und die Ideale vieler Generationen spiegelten, und diese wurden von Jahrhundert zu Jahrhundert weitergegeben. Anerkannte Urtypen bildeten den Ausgangspunkt, die Kunst lag in der Interpretation. Wie die Sänger volkstümlicher Legenden erzählte jeder Künstler seine Legende auf eigene Art, fügte eigenes hinzu, bestickte den nach Maß bestellten Teppich mit eigenen Mustern. Auch wo Maler regeltreu arbeiteten, genügte eine kleine Abweichung, um dem Thema einen anderen Sinn, eine neue Bedeutung zu geben. Die Kunst der Ikonenmaler ist in hohem Maße die Kunst der Nuance. Die Interpretationen alter Meister durch van Gogh und Picasso helfen uns, Sinn und Wert des von russischen Ikonenmalern Geschaffenen einzuschätzen.

Laut Beschluß des Konzils der Hundert Kapitel sollte ein Ikonenmaler „demütig, sanft, fromm, nicht zu müßigem Geschwätz oder Lachen geneigt, nicht streitsüchtig oder neidisch und weder ein Dieb noch ein Mörder“ sein. Aber offensichtlich war die wichtigste Forderung, daß er in dem, was er malte, keine Unabhängigkeit, kein „selbständiges Denken“ verriet. Das war wohl im Grunde das Eigentliche, was die Zeitgenossen von einem Ikonenmaler erwarteten und forderten. In Wirklichkeit waren die russischen Ikonenmaler aber nicht so, nur eines steht außer Zweifel: Sie waren Menschen mit hohen sittlichen Idealen.

Die uns erhaltenen Ikonen beweisen, daß nur Menschen mit reichem Innenleben und beachtlicher Intelligenz sie schaffen konnten, die nicht unbedingt in jeder Hinsicht kirchentreu, aber zutiefst von der Wahrheit dessen überzeugt waren, was sie durch ihre Werke verkündeten. Menschen, die selbstloser Hingabe fähig waren, die nicht an dem zweifelten, was sie taten, und denen es durchaus nicht gleichgültig war, was sie in die Welt setzten.

Die tiefe Menschlichkeit der altrussischen Ikonen äußert sich nicht nur in der Tatsache, daß sich die meisten von ihnen der Schilderung eines edlen Menschenbildes – Mensch als Gleichnis Gottes – mit erhabenen Idealen widmeten. Man erkennt sie auch in der Tatsache, daß alles von ihnen Dargestellte in den Grenzen menschlichen Wissens, Fühlens und Erleidens bleibt und durch das reinigende Feuer einer empfindsamen menschlichen Seele geläutert ist. Alles hat die Farbe mitmenschlichen Empfindens. Dieses hervorstechende Merkmal der Ikonen fesselt den Betrachter sofort. Man kann es mit Gogols Worten zusammenfassen: „Sie zeigen keine übersteigerte Verzückung oder Ekstase, sondern sind von einer ruhigen Kraft beherrscht ... Es ist ein ungewohnt lyrischer Zug, der einem ernsthaften Geist entspringt." Ikonen sind von tiefer Überzeugung und aufrichtigem Glauben durchtränkt, aber das führt nicht zu Fanatismus oder Leidenschaft und nicht zum Verlust des Gefühls für die Proportionen.

Altrussische Ikonenmalerei erzählte vom Streben des Menschen nach höheren Dingen, vom Aufstieg in erhabene Sphären, aber das verleitete sie nicht zur Verachtung des sterblichen Leibes und zur Kasteiung nach Art orientalischer Asketen. Die hohen Ziele waren kein Hindernis, die Welt mit freundlichen, liebevollen Blicken zu betrachten, sich eines galoppierenden Pferdes, der Schäfer mit ihren Herden, kurz aller lebenden Kreatur zu erfreuen.

Die moralische Grundhaltung der Maler spiegelt sich in ihrer Schilderung von Tugenden, Lastern und allem, was den Menschen leiden macht. Die frühen Künstler erbten vom Griechenland der Antike die Idee von der Unvermeidbarkeit des Leidens und der menschlichen Tragik, und das Urbild der Tragödie ist die Passion Christi. Aber anders als ihre westlichen Zeitgenossen sind sie nicht geneigt, bei den Leiden, der Vergeltung und den Schlichen des Teufels allzu lange zu verweilen. Diese Maler hatten wenig Sinn für die Erbsünde und die Verdammung, die den mittelalterlichen Menschen so beunruhigten. In dieser Hinsicht waren sie heidnischer als ihre byzantinischen Lehrmeister. Deshalb umgingen sie erfolgreich alles, was an der christlichen Lehre finster und abschrekkend wirkte. Das Leben Christi, wie sie es verstanden, war wie das Leben aller frommen, heiligmäßigen Menschen ein Fest, etwas Leuchtendes, der endliche Sieg Gottes und der Liebe über Grausamkeit und Bosheit.

Auf eine Marien-Ikone aus der Wende vom 13. zum 14. Jahrhundert (Galerie Tretjakow) schrieb der Besitzer ein ganzes Gebet für das Leben des Fürsten und des Erzbischofs und um Schutz vor feindlichen Überfällen. Einige Autoren haben die Meinung geäußert, jede alte Ikone sei einem frommen Gebet vergleichbar. Zur Blütezeit der Ikonenmalerei war ein solches Gebet dann jedenfalls nicht dem Leiden entsprungen, kein Flehen um Hilfe im Augenblick der Verzweiflung. Es war ein Lobgesang auf die höheren Mächte, ein freudiges Bekenntnis zum Leben aus der Gewißheit des unvermeidbaren Siegs der Gerechtigkeit, eine Vorahnung des Glücks, das die Menschen erwartet.

Das Leben des hl. Sergius berichtet, daß er die Kathedrale der Dreifaltigkeit baute, „um die Furcht vor Haß und Streit in dieser Welt durch Betrachtung der Heiligen Dreifaltigkeit zu besiegen". Diese Worte gelten nicht nur für Rublews berühmte Ikone, sondern für die russische Ikonenmalerei insgesamt. Die schönsten Ikonen wurden nicht nur zur Verehrung geschaffen, nicht so sehr in Erwartung von Hilfe und Heilung, sondern damit der Mensch beim Anblick ihrer Schönheit Trost und Freude empfand und sich mit der Welt in Einklang fühlte. Ihrem Wesen nach ist die Ikone keine Predigt, keine farbig verkleidete Ermahnung. Ihre moralische und erzieherische Kraft kommt zur Geltung, wenn sich die Menschen vor ihnen in Betrachtung versenken.

Der moderne Mensch hat fortschrittlichere Ansichten als die Bevölkerung des Alten Rußland, aber in einem Punkt könnte er von ihr lernen: in der Fähigkeit, ein Kunstwerk zu betrachten, mit ihm zu leben und sich eins mit ihm zu fühlen. Die sachliche Mitteilung, wann, wo und von wem ein Kunstwerk geschaffen wurde, unter welchen Einflüssen es entstand und welche es selbst ausübte, kann dem modernen Menschen die Welt der alten Ikonenmalerei nicht eröffnen. Der Weg sogenannter Gebildeter, die sich nur auf Autoritäten berufen können, ist in der Kunst ein Irrweg.

Das geistige Klima der Schöpfer russischer Ikonen beeinflußte bis zu einem gewissen Grade die Darstellung der menschlichen Gestalt. In den ältesten Ikonen mit den schönäugigen Jünglingen und Frauen findet sich noch ein Abglanz der griechischen Antike, eine heidnische Schönheit. Im 12. Jahrhundert gelangt ein Zug von quälender Dualität – das Ideal der Heiligkeit – in die Ikonenmalerei, der sich durch einen Seitenblick oder auch im Ausdruck von Willenskraft oder tiefer Melancholie äußern kann. In den rein russischen Ikonen schaut der hl. Nikolaus den Betrachter mit geradem, offenem Blick an. Der gängigen Vorstellung nach war Nikolaus ein gütiger, heiligmäßig lebender, für alle zugänglicher Mann und jederzeit bereit, leidenden Menschen zu helfen. Theophanes der Grieche neigte zur Darstellung einer komplexen Geistigkeit. Aber Rublew war in seinem Erlöser, in seinem Apostel Paulus und mehr noch in seinen Engeln fähig, die Güte, Sanftmut und fast nicht mehr irdische Vornehmheit zu schildern, die russische Ikonen auszeichnen. Die Ikonen von Nowgorod sollten noch erwähnt werden. Sie waren im Ausdruck zurückhaltend, von sittlichem Ernst erfüllt und mit gerichtetem Blick. Die Gesichter auf den Ikonen von Pleskau sind bewegt und ängstlich, aber von gewinnender Würde. Schließlich erreichen die Menschen auf den Ikonen des Dionysius jenen Grad vertiefter Kontemplation, den man als Ausdruck der höchsten sittlichen Reinheit und Frömmigkeit ansah, die Menschen erreichen können. Im 16. Jahrhundert entwickelt sich ein Interesse an individueller Charakterzeichnung.

Zwar kann man die Ikone nicht als ein Fenster zur realen Welt bezeichnen, doch wird sie oft ein Fenster zur anderen Welt genannt. Aber in diesem Nebeneinander wird Kants Dualismus zu sehr in den Vordergrund gerückt. Altrussische Ikonen wollten den Menschen eine Vorstellung der Welt als Ganzheit vermitteln, nicht im genauen Abbild, sondern als Gleichnis. Nach den Worten der Denker jener Zeit genügt dem Menschen die Erfassung eines kleinen Teils, um die Gesamtheit zu verstehen. Es gibt keinen Grund zu der Annahme, daß die alten Maler ihre Kunst als Frucht ihrer Einbildungskraft ansahen. Im Gegenteil, sie waren überzeugt, daß man durch Kunst zur Wahrheit vordringen, an die tiefsten Geheimnisse des Lebens rühren konnte, und auf ihre Weise hatten sie recht. Der Russe ist immer ein Sucher gewesen, hat stets versucht, zu den Wurzeln, zum Kern der Dinge vorzustoßen. Dieses Bedürfnis wurde nicht wie in späteren Zeiten durch die Wissenschaft befriedigt, sondern durch Mythen, Legenden, Poesie und Kunst. Populäre Legenden wie das Taubenbuch oder die Bekehrungen der drei Kirchenväter geben uns eine Vorstellung von dem leidenschaftlichen Verlangen der Menschen dieser Tage nach dem Verständnis der Weltordnung.

Die hierarchische Leiter, die Pyramide, der Angelpunkt, die Ganzheit, die Unterwerfung der Teile, das waren Begriffe, die Weltordnung zu erfassen, Chaos und Dunkelheit zu überwinden. Diese Vorstellungen kamen in jeder Ikone zum Ausdruck. Die katholische Kirche wurde der Welt, dem Kosmos gleichgesetzt, die Kuppel war der Himmel. Entsprechend wurde fast jede Ikone als Gleichnis der Kirche angesehen, als ein Modell des Kosmos. Der moderne Mensch kann sich dieser Vorstellung vom Kosmos nicht anschließen, für ihn handelt es sich um Wunschdenken, ähnlich der Weltvorstellung antiker Philosophen vor Sokrates und Pythagoras, er muß aber zugeben, daß die poetisch-bildhafte Wiedergabe dieser alle Mächte der Dunkelheit überwindenden Harmonie etwas Bezauberndes hat.

In der russischen Ikonenmalerei war das menschliche Element von großer Bedeutung, wenn auch der wichtigste Gegenstand die Gottheit war. Der christliche Olymp ist in der Ikone allgegenwärtig, obwohl er unsichtbar und unfaßbar ist. Aber die Gottheit offenbart sich als Gestalt, als menschliche Verkörperung. Christus und die Madonna sind überhöhte Menschenbilder, überragen den Menschen aber nicht größenmäßig. Das Gesetz der Isokephalie, das besagt, daß alle Dargestellten in gleicher Größe (Kopfhöhe) gezeigt werden, war die oberste Regel der russischen Ikonenmalerei. Sterbliche werden nicht zu Heiligen in Gegensatz gestellt wie Zwerge zu Giganten. In der Welt der Ikone fühlt der Mensch sich nicht verloren wie der buddhistische Weise in den endlosen Räumen der frühen chinesischen Landschaftsmalerei. Auf der Ikonostase vermag der Mensch seinen Platz innerhalb der himmlischen Hierarchie einzunehmen, ist er ein Teil der Weltordnung und behauptet so seine Würde.

Die russische Ikonenmalerei war nicht auf vage Weltvorstellungen angewiesen. Sie gab ihnen Realität durch körperhafte Darstellungen von Ereignissen aus dem Leben Christi, der Madonna und der Heiligen. In dem Verlangen, die letzten Ursprünge zu erfassen, wählte sie aus der Fülle unterschiedlicher Motive solche aus, die am ehesten unveränderlich, gesichert und von umfassender Bedeutung waren. Beispiele sind etwa Szenen von der Geburt eines Heiligen, die seine glücklich erschöpfte Mutter zeigen; Szenen, die ihn mit seinem geistigen Lehrer zeigen; feierliche Szenen seiner Priesterweihe; Ereignisse aus seinem Leben, das dem Dienst am Mitmenschen gewidmet war, und endlich die Szenen seines Sterbens und Begräbnisses, in denen alle Züge seines Wesens zu einer einheitlichen Gestalt werden. Das alles erscheint in den Ikonen nicht nur als äußerliches Geschehen, sondern als Ausdruck des Wesens. Jede Stellung, jede Geste des Heiligen, sein Blick und seine zurückhaltenden Bewegungen offenbaren seine Seele.

Unter den vielen überlieferten Themen gab es besonders bevorzugte, die den geheimsten Hoffnungen des Volkes zu entsprechen scheinen. Da ist das Bild der thronenden Madonna mit Kind vor einer Kirche mit vielen Kuppeln und im Kreis lobpreisender Menschen, die sie „in der Freude" verehren (S.298 u. 299). Ein anderes Thema rein russischer Herkunft ist die fürbittende Madonna, die ihren Mantel über das Volk breitet. Da gibt es einmal die jubelnde Menge, die der Jungfrau huldigt, und dann die Menschen, die sich um Schutz und Hilfe an sie wenden. Beide Themen sind eng verwandt und betonen das Gemeinsame. Man kann von Versammlung oder Einberufung sprechen, denn auf beiden Ikonen sind Menschen verschiedenen Ranges und Wertes versammelt, welche die Gesamtheit der Menschheit darstellen sollen. Man kann sie aber auch Choral-Ikonen nennen, weil ihre Komposition in mehreren Rängen die Harmonie der Stimmen im russischen Chorgesang auszudrücken scheint. Es ist interessant, daß auch andere Themen wie die Dormitio und die Kreuzigung Züge aufweisen, die sie in die Nähe der Choral-Ikonen bringen und sie zur Darstellung freudiger Fürsprache und Verherrlichung machen.

Zu den Themen und Gegenständen, die dem Herzen des Volkes im Alten Rußland besonders teuer waren, gehört der Bildtyp von Rublews „Dreifaltigkeit" (S.270). Die drei in Sympathie vereinten Gestalten bilden eine abgerundete Gruppe. Rublew drückt diesen Zustand der Einmütigkeit mit großer Überzeugungskraft und kompositioneller Feinheit aus. Kopien und freien Abwandlungen dieses Themas begegnet man in den russischen Ikonen immer wieder, besonders bei Dionysius.

Altrussische Ikonenmalerei ist eine symbolische Kunst. Diese Meinung wird allgemein vertreten. Indessen ist man sich nicht einig, wie dieser Symbolismus zu deuten sei. Üblicherweise werden abstrakte Begriffe wie etwa die religiösen Lehren durch körperliche Gestalten und Gegenstände symbolisiert. Zum Beispiel versinnbildlicht eine weibliche Gestalt auf einem geflügelten Thron Sophia, die göttliche Weisheit; ein auf einem Tier reitendes Skelett mit einer Sense versinnbildlicht den Tod, die brennende Kerze an einem Totenbett bedeutet die menschliche Seele, eine Schale ist das Symbol des Opfers und so ähnlich. Aber da handelt es sich eher um Allegorien als um Symbole, konventionelle Signale für bekannte Inhalte, die nicht der Sinn künstlerischen Schaffens sind.

Der Symbolismus der Ikone ruht auf einer breiteren Basis und beschränkt sich nicht auf einzelne Gegenstände, sondern durchdringt das ganze Bild. Er beruht auf der Philosophie der Spätantike (Pseudo-Dionysius Aeropagita), der Idee, daß absolut alles in der Welt nur eine Hülle ist, die den wahren Inhalt, den Kern verbirgt. Diese Auffassung war in der Kunst sehr fruchtbar, denn sie erlaubte dem Künstler, jedem abgebildeten Gegenstand eine bestimmte Idee aufzuprägen, ihn sogar zum Symbol des Universums zu machen.

Vom Blickpunkt des zufälligen Betrachters aus erscheint die Welt der Ikone begrenzt, einfach, sogar naiv. Jeder versteht sie seinen intellektuellen Möglichkeiten entsprechend. Manche erkennen nur die Legendenthemen, die Ikonographie, während andere die theologischen Fragestellungen ergründen. Wieder andere gehen weiter und entdecken hinter dem Dargestellten die Vorstellung des Künstlers von der Welt und der gesamten Menschheit. So erfährt ein Kunstwerk unterschiedliche Deutung und ist vielschichtig in seiner Struktur. Das macht den Reichtum der Ikone aus, erschwert jedoch auch Verständnis und Interpretation. Nicht selten findet man natürlich auch eine Mischung aus abstrakten theologischen Themen, aber das ist in den russischen Ikonen viel seltener als in den farbigen gotischen Glasfenstern. Die tiefere Bedeutung der Ikone wurde nicht bewußt erarbeitet, sondern strömte mit ein. Sie ist ätherisch und häufig schwer in Worte zu fassen, aber das mindert nicht ihren Wert, das Nicht-Greifbare verleiht Leben und Tiefe und manchmal einen Hauch der Unendlichkeit. Dieses bemerkenswerte Kennzeichen des Symbolismus russischer Ikonenmalerei erweist ihren künstlerischen Ursprung, es erfaßt Inhalt, Komposition und Technik zur Erreichung höchster Ausdruckskraft.

Engel sind ein häufiger Gegenstand der Ikonenmalerei. Der strengen hierarchischen Ordnung des orthodoxen Dogmas entsprechend spielen sie in der christlichen Legende eine bedeutende Rolle, und das in ihrem wörtlichen Sinn als Boten. Äußerlich sind sie schlanke, geflügelte, geschlechtslose Wesen. Aber ihr Tätigkeitsfeld ist weiter gesteckt. Sie erscheinen als Wächter, als Helfer und als Vermittler zwischen Gott und den Menschen; sie umstehen den Thron des Christus Pantokrator neben anderen Fürbittern; sie singen auf Erden über den Leibern der unschuldigen Märtyrer Boris und Gleb; sie retten die Menschen, wenn die letzte Stunde der Welt gekommen ist. Sie sind Flügelwesen, die aber meistens über die Erde schreiten. Sie sind eine unmögliche Kombination weiblicher Anmut, jünglinghafter Gewandtheit und manchmal auch militärischer Tugenden. Die Schwierigkeit, einen Engel darzustellen, der die altrussischen Künstler ausgesetzt waren, bestand darin, ihn so zu zeichnen, daß die Flügel hinter den Schultern als integraler Bestandteil des Körpers wirkten. Die Flügel können hinter den Schultern versteckt oder auch mächtig ausgebreitet sein, als deuteten sie die Bereitschaft zu einem Flug in die Himmelssphäre an.

Eine geschätzte Figur der Ikonenmalerei ist der Kreis, ursprünglich das Sonnenzeichen, der magische Kreis, das Symbol des Himmels, der Gottheit. Marcilio Ficino bezeugt, daß die Maler der Renaissance den Kreis allen anderen Figuren vorzogen. In der frühen russischen Ikonenmalerei wurde er noch mehr geschätzt. Aber er spielt bei verschiedenen Anlässen unterschiedliche Rollen. Ikonen werden nicht wie Gemälde vom Betrachter genau studiert. Sie gehören zum Leben des Menschen, begleiten ihn, nehmen am Gottesdienst in der Kirche teil, besonders am feierlichen Bittgottesdienst, dem Ausdruck der Bruderschaft aller Menschen.

Heute werden die alten Ikonen an den Wänden der Museen zur Schau gestellt. Man sollte aber bedenken, daß Ikonen nicht gemalt wurden, um auf diese Art vorgeführt zu werden. Sie sollten den Lebensweg des Menschen begleiten – an einem Ehrenplatz in seiner Wohnung, an einem Pfahl am Wegrand oder auch von hoher Warte auf den Feind blickend, wenn sie mit in die Schlacht getragen wurden. Man braucht nicht zu betonen, daß die meisten in der Kirche ihren Platz hatten. Dort waren sie unerläßlich beim täglichen Gottesdienst.

Sinn eines Bildes ist es, den Menschen zu fesseln, ihn völlig in Bann zu schlagen. Der Beschauer möchte sich alleine hineinversenken, ein zweiter würde sein Vergnügen nur stören. Genau umgekehrt ist es bei der Ikonenmalerei. Ikonen sprechen nicht zum einzelnen, sondern zu einer Gemeinschaft von Menschen, und entsprechend bilden sich Gemeinden um sie, ein harmonischer Chor, und die Bedeutung der einen wird durch die benachbarten Ikonen nicht gemindert, im Gegenteil, sie erhöhen ihre Wirkung. Die altrussische Ikonostase war der Ausdruck eines solchen Verständnisses für die Gesamtheit von Einzelbildern.

Ihre Wurzeln, ihre ersten Ansätze in kleinem Maßstab stammen aus Byzanz und vom Balkan. Ähnlichkeiten mit der Ikonostase lassen sich in der Monumentalmalerei in Darstellungen des Jüngsten Gerichts (S.281) feststellen. Die theologische Grundlage der Ikonostase mit dem Christus Pantokrator in der Mitte, um den sich die Heiligen gruppieren, ist der Glaube, daß ihre unausgesetzte Bitte um Gnade und Vergebung der menschlichen Sünden vor dem Thron Gottes Erhörung findet.

Aber vom künstlerischen Standpunkt aus war das wichtigste, daß die Ikonostase in Rußland zu einer harmonischen Einheit entwickelt wurde. In ihr entfaltete sich der kollektive Wille des Volkes und der Kunst vieler Meister wie Theophanes und Rublew. Die ersten Ikonostasen mit lebensgroßen Figuren stammen aus dem frühen 15. Jahrhundert, und danach blieb nicht eine einzige russische Kirche ohne diese wundervolle, eindrucksstarke Einrichtung. Viele Ikonostasen sind nur unvollkommen erhalten, nur wenige Ikonen wurden bewahrt. Der moderne Betrachter muß seine Einbildungskraft bemühen, um in dem, was sich heute in Museen findet, das geschlossene Gesamtwerk einer ganzen Bilderwand zu erkennen, das sie einst bildeten.

Die alten russischen Ikonostasen sind eine Ausdrucksform des Symbolismus der Ikonenmalerei. Ihr gegenständlicher Inhalt ist die Fürbitte der Heiligen am Thron des Christus Pantokrator. Da es aber ein örtliches Register bevorzugter Themen gab, weiter eine Serie der Kirchenfeste mit Szenen aus dem Leben Christi und Mariä, dazu die Propheten und später die Gruppe der Vorläufer, gewann die Ikonostase die Bedeutung einer Versammlung aller Heiligen, aller himmlischen und irdischen Mächte und wurde zu einer Art von kirchlicher Enzyklopädie, in welcher die biblischen Geschichten zum Bildnis der in ewiger Seligkeit verherrlichten Menschen überleiteten.

So weit man auch auf den theologischen, moralischen oder weltlichen Ursprung der Ikonostase zurückgreift, es reicht nicht zum vollen Verständnis der geistigen Kräfte, die hier sichtbar werden, nicht für das menschliche Verständnis dieser Schöpfung russischer Kultur. Man muß vor allem bedenken, daß die Ikonostase ein großartiges Kunstwerk war.

Die Ikonostase bietet die Möglichkeit einer doppelten Betrachtungsweise: einmal aus der Nähe, so daß alle Einzelheiten leicht zu erkennen und der sachliche Inhalt eines Bildes zu erfassen ist, und einmal aus der Entfernung (praktisch waren alle Ikonen der Ikonostase für diesen Blickpunkt gemalt), wenn der Inhalt des Einzelbildes zurücktritt und ein anderer Sinn offenbar wird, der nur aus der Ferne wahrnehmbar ist. Außer durch ihren Inhalt spricht die Ikone also auch noch durch die formelle Einordnung ins Gesamtwerk; wieder einmal begegnen wir der symbolischen Bedeutung der Ikone.

Blickt man von weitem, so erkennt man die allgemeine, umfassende Bedeutung der Themen, die über die kirchlichen Legenden, soweit es sich um Dogmen handelt, hinausgeht: Zu den Figuren der Deesis gehören nicht nur die Heiligen, die als solche kenntlich sind, sondern auch Vertreter aller Menschengattungen. In ihren feierlichen Gestalten, ihren gesetzten Bewegungen, den Positionen und geneigten Häuptern erinnern sie an den betenden Chor des Alten Griechenland. Die Szenen aus dem Neuen Testament sind aus dieser Entfernung als Kirchenfeste zu erkennen, wie sie auch meistens genannt werden. Sie sind nicht so sehr die in der Schrift geschilderten Ereignisse als vielmehr Zustände der Freude und des Triumphes, an denen der Betrachter teilnimmt.

Im 15. Jahrhundert erreichten die Merkmale der russischen Ikonen, die sich über Jahrhunderte herausgebildet hatten, ihre reinste Form: klar geschnittene Umrisse, Rhythmik und Geschlossenheit der Form und ausgewogene Farbverteilung, die das Gefüge festigt. Hier wurde die Gewohnheit der Ikonenmaler ersichtlich, ihre persönlichen Vorlieben und Malweisen mit der Forderung nach einem Bildgeschehen zu verknüpfen, das das Auge durch seine Harmonie in jeder Einzelheit erfreute.

Das unterscheidet die Ikonen so sehr von der Malerei, mit welcher der moderne Mensch aufgewachsen ist, daß er leicht auf die Idee verfällt, es handele sich um eine Theologie der Farben und um weiter nichts. Zugleich verspürt er Mißtrauen gegen den ästhetischen Eindruck, den sie auf ihn machen. Er beginnt zu fürchten, daß die Bildinhalte nicht der ästhetischen Potenz der Maler entsprechen. Dabei läßt er eines außer Betracht, daß uns nämlich die Ikone als Kunstwerk leichter zugänglich ist denn als Gegenstand des Glaubens. Die Ikone ist kein rituelles Maskenspiel, kein Fetisch, sondern der Ausfluß einer hohen geistigen Kultur. Obwohl die Kunst des Alten Rußland ihre Bindungen an Religion und religiöse Bräuche aufrechterhielt, entwickelte sie sich frei und unabhängig. Unzweifelhaft besteht ein Zusammenhang zwischen Religion und Kunst, aber der begabte Ikonenmaler war nicht notwendig ein frommer Mensch, die Schönheit der Ikone entsprang nicht einzig frommen Gefühlen, ihre erhabene Botschaft kam nicht stets aus einer anderen Welt, und schließlich war ihre kontemplative Seite nicht gleichbedeutend mit Gebet.

Altrussische Ikonenmalerei war durch viele Bänder mit dem geistigen Leben der Menschen verknüpft und, was mehr bedeutet, mit dem Leben verschiedener Gesellschaftsschichten (die feudale Gesellschaft war sich in ihren besten Vertretern bewußt, daß alle Menschen, adelig oder gering geboren, „von Adams Stamm" waren). Wichtig war für das Schicksal der russischen Ikonenmalerei, daß auch in ihrem goldenen Zeitalter von ihr nicht mehr verlangt wurde, als sie geben konnte, und daß sie keine phantastischen Hoffnungen weckte. Das bedeutet, daß die Ikonenmalerei in ihren besten Werken eine edle und reine Kunst ist. Das ist es, was die Bewunderung und den Neid unserer Zeitgenossen erregt.

Man darf nicht glauben, daß der Ausdruck „reine Kunst" erst in jüngerer Zeit als ein Kennzeichen der Dekadenz entstand. Dieser Slogan hat in unserer Zeit so verzweifelt und hoffnungslos geklungen, weil es so unerhört schwer war, die Kunst von allem, das ihr wesensfremd war, zu befreien. Die Situation war von der im Alten Rußland völlig verschieden, denn dort war die Reinheit der Kunst etwas Ursprüngliches und Natürliches. Die Ikonenmalerei ist eine Kunst, die in Farben ausdrückt, was nur in der Sprache der Farben ausgedrückt werden kann. Deshalb wirken solche Werke so unmittelbar auf den Betrachter.

Die frühen russischen Maler kannten den Widerspruch zwischen Konzept und Ausführung, sie litten nicht unter den Qualen schöpferischen Strebens. Die Ikone ist dem Auge wohlgefällig wie ein gesunder Baum oder eine schöne Blume, sie gibt nicht vor, etwas anderes zu sein, als sie ist. Auf der flachen Oberfläche der Ikonentafel erkennt man leuchtende Farbflecken, wundervolle Muster und Konturen, beredte und beglückend reine Töne.

Man nennt Malerei realistisch, wenn die abgebildeten Gegenstände so dargestellt sind, daß man sie für Wirklichkeit halten könnte. Aber was in einem Bild geschildert wird, lenkt die Aufmerksamkeit von der faktischen Umgebung ab. Es ist nicht überraschend, daß man Bilder in Rahmen faßt, um die Konzentration des Betrachters zu erleichtern.

Ikonenmalerei ist in einem völlig anderen Sinne realistisch – oder nur in einem sehr engen Sinne. Man erkennt die Gestalt von Mensch und Gegenstand, aber sie sind verwandelt und manchmal nicht unmittelbar kenntlich. Auch die Ausdrucksformen der Ikonen sind transformiert. Die Farben sind leuchtend und rein. Man schaut gewissermaßen nicht in eine konkrete Umwelt, oder höchstens in den Himmel zur Zeit des Sonnenuntergangs oder auf ein dicht mit Kornblumen übersätes Feld. Darum hat, was immer dargestellt wird, den Beiklang von etwas nie zuvor Gesehenem, einen Geschmack des Ungewohnten und Einzigartigen (auch für einen Menschen, der darin geübt ist, Transpositionen im Bild als solche zu erkennen). Zugleich aber wird mit dem Erscheinen der Ikone dieses bisher nie gesehene, unübliche farbige Etwas zu einem Bestandteil des menschlichen Lebens, drängt sich in den menschlichen Lebensraum, mißt seine Kraft an der des Menschen, erhebt seinen Geist und gibt ihm das Gefühl, Zeuge eines Wunders geworden zu sein – natürlich des Wunders der wahren Kunst.

Die Farben der Ikonen harmonieren miteinander, die Formen bilden ein in sich ruhendes Ganzes. Darum braucht der Maler den Beschauer nicht an sich selbst zu gemahnen und die Notwendigkeit, seine Seele in das Kunstwerk zu ergießen. Daher stammt die unvergleichliche Überzeugungskraft der Ikonen, der kaum erklärbare Reiz der Farben und Formen. Wir können nicht daran zweifeln, daß die Menschen des Alten

Rußland seit den Gesandtschaften von Wladimir, die von der Schönheit der Sophienkirche in Konstantinopel begeistert waren, fähig waren, die Schönheiten wahrer Kunst wahrzunehmen. Natürlich waren es Rublew und Dionysius und nicht jeder beliebige Ikonenmaler, die man so besonders hochschätzte.

Im Alten Rußland, auch in den entlegensten Regionen des Nordens, konnte keiner zum Pinsel greifen, der nicht wenigstens einige elementare Grundbegriffe der Malerei beherrschte. Die Massenproduktion von Ikonen gab es zu dieser Zeit noch nicht. Erst sehr viel später, als sich ein Markt der Konsumenten entwickelt hatte, tauchten die Werke der „schlechten Maler" (Plokhopistsy) auf und erregten die Besorgnis kirchlicher Autoritäten. Wenn ein moderner Sammler alle Ikonen schätzt, auch die Machwerke des 18. und 19. Jahrhunderts, so einzig deshalb, weil ihn seine Vertrautheit mit den wirklichen Meisterwerken befähigt, auch in Werken dieser Art den späten Abglanz einer großen Kunst zu entdecken.

Die Kunstgeschichte, die noch vorwiegend mit der Klassifizierung der Ikonen nach Jahrhunderten und Schulen beschäftigt ist, wird mit der Zeit die verschiedenen Absichten der Hersteller von Ikonen und damit auch das unterschiedliche künstlerische Niveau erkennen. Es muß im Alten Rußland viele Werke rein religiösen Inhalts gegeben haben, besonders Madonnenbilder, Votiv-Ikonen und auch solche von Gnadenbildern, die nach feststehenden Vorbildern gemalt wurden und kaum schöpferische Elemente enthielten. Das gilt besonders für die späteren Ikonen. Die Mehrzahl der erhaltenen alten Ikonen sind Kunstwerke, auch die, die von Malern ohne Rang und Namen stammen. Die Werke hochbegabter Meister enthüllen gewöhnlich nicht nur das Können des Künstlers, sondern auch seine Weltvorstellung und das Streben nach vollendeter Technik.

Es gibt auch inspirierte Werke, Werke des Genius, die von den Italienern der Renaissance „göttlich" genannt worden wären. Die Meisterwerke der Kunst des Alten Rußland müssen gesondert besprochen werden, damit sie für das Auge des Ungeübten nicht im Gewirr des Mittelmäßigen verlorengehen. Es umgibt sie eine Aura von Erhabenheit, Gültigkeit. Sieht man sie an, so denkt man nicht an die Schule, der sie angehören, und die Jahrhunderte, die sie von uns trennen, sind versunken. Wer einmal den Zauber erlebt hat, der von einem Meisterwerk ausgeht, wird bestätigen, daß Ikonenmalerei zuerst und vor allem wirklich große Kunst ist.

Es können nur wenige der zahlreichen russischen Ikonen, die als Meisterwerke anzusehen sind, hier besprochen werden. Vor allem erhebt sich die Frage, wie kommt man an sie heran, wie faßt man ihren künstlerischen Gehalt in Worte?

Man muß sich an diese Malerei auf eine besondere Art heranarbeiten, um die Informationen zu erfassen, die jede Ikone enthält. Man braucht viel Zeit, um sie zu erkennen, sie mit ähnlichen Ikonen zu vergleichen, nach dem grundlegenden gestalterischen Motiv zu suchen, nach der Hauptmetapher, welche die bedeutungsvollen Hinweise und Andeutungen erklärt. Offensichtlich gibt es strukturell unterschiedliche Wege, die alten Ikonen und Gemälde der Nach-Renaissance zu entziffern.

Boris und Gleb waren zwei der meistverehrten Heiligen und Märtyrer in Rußland, die auf Ikonen häufig abgebildet wurden. Die Ikone der Heiligen Boris und Gleb (S.258) aus dem 14. Jahrhundert in der Sammlung des Russischen Museums in Leningrad ist zweifellos die bemerkenswerteste und schönste Arbeit zu diesem Thema. Die aus derselben Zeit stammende Ikone aus Nowgorod zeigt so charakteristische vierschrötige Gestalten, daß völlig klar ist, es handelt sich nicht um Fürsten aus Kiew, sondern um Kaufmannssöhne aus Nowgorod in teuren roten Kaftans. Was die Ikone des Boris und Gleb aus Kolomna (S.260) angeht, so ist der moderne Betrachter hier von dem erregten Aussehen der beiden Brüder beeindruckt, das wie eine Vorahnung ihres tragischen Geschicks wirkt. Auch die wie Zinnober und Smaragd leuchtenden Gewänder und die packende Geschichte ihres Lebens in Nebenszenen erwecken die Aufmerksamkeit. Dennoch ist die Ikone des Russischen Museums die wertvollere, wie ein Blick ohne weitere Erklärung beweist, aber es ist schwierig, diesen ersten Eindruck zu begründen.

Der mittelrussische Künstler, von dem es stammt, muß das Bild während der mongolischen Invasion gemalt haben, aber er frischte darin seine Erinnerungen an das glorreiche Rußland Kiews auf. Ikonographisch hat er in den Figuren, der Stellung und Kleidung der Prinzen nichts Neues erfunden und dem, was seine Vorgänger schufen, nichts beigefügt. Aber die bekannten, vertrauten und fast identischen Gestalten der beiden Brüder, die das gleiche Schicksal teilten – sie waren Opfer des gegenseitigen Vernichtungskriegs von Fürstenhäusern –, scheinen in dieser Ikone durch die Darstellungskraft des Künstlers verklärt.

Ihre Umrisse wurden regelmäßiger. Das ist nicht einfach das Porträt zweier Männer, sie sind zu einem Signal geworden. Die ganze Ikone hat Ähnlichkeit mit einem Emblem, einem heraldischen Zeichen. Die Identität der beiden Figuren drückt ihre brüderliche Einheit aus, und das Schwert des Boris, das zwischen ihnen steht, ist gleichfalls ein Symbol dieser Einheit. Glebs Schwert spielt dieselbe Rolle wie das Kreuz in der Hand seines älteren Bruders. Die Tatsache, daß es unter ihren Füßen keinen Boden gibt, verleiht den Gestalten Leichtigkeit und Geistigkeit und unterscheidet sie von den kriegerischen Heiligen der vormongolischen Zeit. Dennoch wirken die Figuren sehr standfest, ausgewogen, und die Räume seitlich ihrer Körper sind proportioniert; sie sind großartig in das Rechteck der Tafel eingepaßt. Infolge ausgewogener Farbverteilung wirken die Gewänder und Kaftans nicht so sehr gegenständlich, sondern wie Kompositionselemente.

Diese Merkmale stimmen mit der Charakterisierung von Boris und Gleb überein. Sie sind nicht so sehr kriegerische Fürsten oder Märtyrer als vielmehr Beispiele moralischer Standhaftigkeit und geistiger Vornehmheit. Beide Figuren bilden ein untrennbares Ganzes und nehmen so die drei Engel von Rublews „Trinität" vorweg. Erinnert man sich, daß die heiligen Krieger der Mosaiken in der Kariye Camii (ursprünglich Kirche des Chora-Klosters) in Konstantinopel als weibische Stutzer dargestellt sind, so ist die Verkörperung moralischer Stärke in den russischen Ikonen zu diesem Thema besonders erstaunlich.

Die von Rublew gemalte Deesis von Zvenigorod – der Erlöser, der Apostel Paulus (S.273) und Erzengel Michael (S.272) – ist vom ästhetischen Standpunkt aus gleichwertig mit seiner „Trinität" und ein hervorragendes Meisterwerk der Ikonenmalerei des frühen 15. Jahrhunderts. Das Gesicht von Rublews Erlöser erfordert mit seinem sanften, frommen, zugleich aber auch offenen und durchdringenden Blick, der gerade auf den Zuschauer gerichtet ist, die größte Aufmerksamkeit. Ihr psychologischer Tiefgang ist das erste, was altrussische Ikonen dem modernen Betrachter so teuer macht. Das Gesicht des Erzengels Michael hat die Zeiten besser überdauert als Rublews übrige Engel, seine Proportionen und feine Geistigkeit sind den Regeln der vormongolischen Periode eng verwandt. Joseph Volotskys Mitteilung, Rublew habe Stunden mit der Betrachtung alter Ikonen verbracht, wird kaum überraschen – er betete nicht, er sah sie an und studierte sie mit äußerster Konzentration. In Rublews Erzengel Michael fällt alles „Zu-Menschliche", Zu-Fleischliche und Irdische weg, ist als überflüssig abgestoßen. Man sieht nur die „unähnliche Ähnlichkeit", einen bleichen Schatten, zugleich aber ist man hier dem Wesen der menschlichen Natur, seiner „Vertrautheit mit Gott" näher. Der Beschauer tritt in eine Sphäre ein, wo es weder Kummer noch Freude, weder Sorgen noch Lachen gibt, wo seine grobe fleischliche Verletzbarkeit gelöscht ist.

Ein Aufwallen moralischer Kräfte war nötig, um solch ein Bild zu schaffen. Die geistige Ausstrahlung von Rublews Erzengel ist staunenswert, man sollte darüber aber nicht den künstlerischen Aspekt des Bildes, die persönliche Vision und Ausdrucksweise des Malers vergessen. Die Züge des Engels sind so zart und leicht angedeutet, als seien sie flach in das Holz eingeprägt, Kontraste von Licht und Schatten verschwinden, eine alles durchdringende goldene Tönung breitet sich aus, die goldene Glut wird zum Ausdruck himmlischer Glückseligkeit. Die Gesichtszüge des Erzengels haben ihre Logik in sich. Die Nase gleicht dem schmalen Stamm eines Baumes, an dessen Gipfel wie Palmwedel die geschwungenen Augenbrauen. Der Bogen der Brauen wiederholt sich im welligen Haar, und die Umrisse bilden eine Art Refrain, der das ganze Bild durchzieht. Aber dieses Kompositionsprinzip tritt nicht aufdringlich zutage. Man muß sich lange in die Einzelheiten versenken, um die innewohnende geistige Schönheit dieser Ikone zu erfassen.

Rublews „Trinität des Alten Testament" (S.270 u. 271) ist mit Recht das bekannteste Werk der russischen Ikonenmalerei. Die Darstellung zeigt die drei Männer, in deren Gestalt Jahwe Abraham besucht (Gen 18). Es kann hier nicht ausführlich geschildert werden. Rublews Malerei zeigt in reinster Form die vornehmsten Züge der russischen Ikonen: philosophische Tiefe, religiöse Grundlage, Symbolcharakter, Können und tiefe Bedeutsamkeit von malerischer Form, Komposition, Rhythmus und Farbe. Unnötig zu sagen, daß die Bedeutung nicht darin liegt, daß er eine unangreifbare Antwort auf die Frage nach der Natur der Trinität des Alten Testaments gibt, um die zwischen der offiziellen Kirche und den Häretikern ein heißer Streit geführt wurde. Das Dogma war ja von den Kirchenvätern formuliert worden, und ein Künstler hatte keinen Grund, etwas daran zu ändern. Das ikonographische Problem – welchen Aspekt der Trinität jede der drei Figuren vertritt – ist durchaus nicht der Schlüssel zum Verständnis dieses Meisterwerks. Rublew wollte offensichtlich keine Unterschiede zwischen ihnen aufzeigen, sondern im Gegenteil ihre geistige Einheit und Unteilbarkeit betonen, was keinem seiner Vorgänger in einem solchen Maße gelungen war.

Mancher vertritt auch heute noch die Ansicht, die wahren Schöpfer der Trinität des Alten Testaments seien die mittelalterlichen Theologen, und die Künstler hätten weiter nichts getan, als ihre Vorstellungen zu illustrieren. Es ist aber die Vorstellungskraft des Künstlers, die ihn dazu bewegte, die drei wundervollen Gestalten an einem runden Tisch, auf dem eine Schüssel steht, bei der Mahlzeit darzustellen. In diesem Symposion, diesem freundschaftlichen Gedankenaustausch, ist jede Figur auf ihre Art durchgeistigt und vollkommen. Die schmalen Hände sind wundervoll, besonders die Hand des Engels rechts, die den Stab hält, dazu die geneigten Lockenköpfe und der Ausdruck gegenseitigen Verständnisses auf den Gesichtern der Engel. Das Ganze ist eine harmonische Einheit, ist wie ein dreimal variiertes dekoratives Motiv in einen Kreis (oder ein Oktogon) hineinkomponiert und erinnert in seiner rhythmischen Skandierung an einen musikalischen Refrain. In dieser sichtbaren, fast greifbaren Ordnung errät man die höhere Bedeutung, die Logik des Universums, die als höchste dem Menschen erreichbare Weisheit erscheint: drei in eins, das Urbild, nach dem die Welt erschaffen wurde. Gewiß bediente sich Rublew in seiner Bildersprache alter, bekannter Symbole: Flügel zur Andeutung des Fluges, die Schale als bitteres Schicksal, ein Berg als Aufstieg des Geistes, der Baum als Baum des Lebens und die architektonischen Einzelheiten als Inbegriff der Heimat. Entscheidend ist aber, daß die Motive, die in seiner Ikone den Bericht des Alten Testaments illustrieren, zum Verständnis keiner Deutung bedürfen wie abstrakte Allegorien. Sie bilden eine Wesenheit, man erkennt sie in Gegenüberstellung und Zusammenschluß als Bestandteile einer malerischen Einheit (besonders die Schale, deren Form in den Räumen zwischen den Figuren wiederkehrt), die den Geist durch die reine Anschauung erfreut, so daß er vom einzelnen zum allgemein Gültigen erhoben wird, zu etwas, das für alle Menschen Bedeutung hat. Man gelangt unmittelbar zum Verständnis der Ideen hinter den Dingen, ohne daß man den Blick für Schönheit und Reiz des Gegenständlichen verlieren müßte.

Die Ostrouchow-Grablegung ist verdientermaßen weltbekannt, obwohl wir bisher weder den Namen des Malers noch die Schule kennen. Wir kennen den ikonographischen Prototyp der Ikone, aber nur in diesem Bild erreicht das Thema die tiefe Bedeutung und Vollkommenheit der Form, bei der man nichts mehr hinzufügen oder wegnehmen kann (S.285). Die kleine Ikone von 1488 (Galerie Tretjakow) mit demselben Thema wirkt entweder wie eine unvollkommene Skizze oder eine plumpe Kopie nach einem beiden gemeinsamen Original. Sie ist mit Figuren überladen, und das Kreuz füllt gewichtig den Hintergrund. Aber der Künstler der Ostrouchow-Ikone gibt dem überlieferten Bildtyp eine neue Deutung. Die Frau in leuchtend rotem Gewand drückt ihren Kummer aus, indem sie die Arme erhebt. Die Szene ist sowohl eine Klage um den Dahingeschiedenen als auch ein feierlicher Ritus, eine Folge würdiger gebeugter oder aufrecht stehender Figuren. Erhobene Arme bedeuten Trauer, sind aber zugleich ein Gelöbnis, eine rituelle Geste. Jeder Teilnehmer der Szene ist durch Gestik und Stellung für sich charakterisiert, zugleich aber unterwerfen sich alle dem strengen, abgemessenen Rhythmus der Komposition. Die Ikone ist warm getönt, braun, nach Orange tendierend. Die einzigen Akzente sind die schneeweißen Binden am Körper des toten Christus und das flammendrote Gewand der Frau mit erhobenen Armen. Die Farben dienen als Medium spiritueller Vertiefung. Die Felsgebilde im Hintergrund nehmen die Bewegung der erhobenen Arme auf, zugleich gibt es eine abwärts gerichtete Bewegung, die unsere Aufmerksamkeit auf das irdische Geschehen lenkt. Diese Grablegung ist anderen Ikonen aus der Reihe der Kirchenfeste künstlerisch weit überlegen.

Die beiden großen Ikonen der heiligen Metropoliten von Moskau Petrus und Alexius mit Szenen aus ihrem Leben sind Meisterwerke des Dionysius. Die Ikone des hl. Alexius (S.286 u. 287) ist besonders wertvoll. Auf den ersten Blick scheinen die Gestalten der Metropoliten in diesen Ikonen nur Majestät, Größe und Glanz auszudrücken, während die Randszenen rein erzählend sind. Diese für die Hauptkathedrale Moskaus gemalten Ikonen wurden in Auftrag gegeben, um die führenden Persönlichkeiten der Politik und der Kirche von Moskau zu erhöhen und zu verherrlichen. Das ist aber nur der äußere, offizielle Aspekt. Wichtiger ist die moralische Majestät der Bilder, die Poesie der Farben und Formen. Durch sie wurde eine Auftragsarbeit zu einem Meisterwerk.

Eines der wesentlichsten Merkmale der Poetik des Dionysius ist seine Art, bestimmte Einzelheiten zu betonen. Das Gesicht des Heiligen inmitten der Tafel liegt im Halbschatten, ist fast dunkel und in Betrachtung versunken, während der Reichtum der Kleider betont wird, der kostbare Brokat des Gewandes und das weiße Omophorion mit den schwarzen Kreuzen. Das gibt der Figur größeres Gewicht, größere Geistigkeit, und das reiche Gewand erscheint immateriell, um die spirituelle Natur des Heiligen zu unterstreichen.

In der Randszene der Darstellung der Ikone erscheint der Priester in weißem Gewand vor dem Hintergrund einer schneeweißen Kirche. Weiß steht für Reinheit und Keuschheit. In den meisten Randszenen sind nur die schwarzen Eingänge und das dunkle Gewand des hl. Alexius „dinglich“, greifbar. Die Aura des Metropoliten, sein majestätisches Auftreten sind Ausdruck seiner Frömmigkeit. Die Randszenen, in denen die Geschichte seines harten, asketischen Lebens berichtet wird, bilden rings um das Bild des hl. Alexius eine farbige Girlande.

In der „Kreuzigung“ (S.291) des Dionysius erfährt die traditionelle Ikonographie eine künstlerische Umgestaltung. Der gekreuzigte Christus ist ein triumphierendes Wesen, das zum Himmel schwebt und die Arme ausbreitet, um die Welt zu umarmen. Die Gestalten der Fürbitter sind leicht und schlank, sie betonen das zentrale Geschehen und rahmen es ein. In der ganzen Szene befindet sich alles in einem Schwebezustand. Bemerkenswert ist aber das Geschehen im Himmel. Die sehr kleinen Engel bilden einen Kontrast zu der großen, schlanken Christusfigur, und dieser Gegensatz vermittelt den Eindruck von Raum und Tiefe. Die kleinen im Himmel schwebenden Figuren bilden eine Art Girlande um das Kreuz von Golgota. Sie schmücken es wie Blumen und schließen die Gestalt Christi in einen unsichtbaren Kreis ein.

Es ist praktisch unmöglich, die charakteristischen Merkmale dieser Kreuzigung in Worte zu fassen. Sie sind für das Auge kaum wahrnehmbar. Es sind indes diese kaum merklichen Abweichungen von der Regel, wodurch sich die Ikonen des Dionysius von allen anderen russischen Ikonen desselben Themas unterscheiden. Es ist klar, daß im Werk des Dionysius außer der frommen Erfüllung der überlieferten Regeln auch das Walten seines künstlerischen Genius spürbar wird.

Die Apokalypse (S.294) ist technisch und inhaltlich ein Meisterstück. In diesem Falle hatte der Maler kein ikonographisches Vorbild, alles war seiner eigenen Einbildungskraft überlassen. Er gab der Offenbarung des hl. Johannes eine Interpretation, die in ihrer Art einmalig ist. Dies ist nicht die Geschichte des grausamen Gerichts und Schreckens, womit die Menschheit am Ende der Tage bedroht ist, sondern ein glorreicher Traum von der Herabkunft des Königreichs der Gerechtigkeit und der Harmonie. Getreu den besten Beispielen Rublews und nahe der malerischen Sprache des Dionysius entfaltete der Meister des Kreml in dieser mächtigen Ikone mit Hunderten von Figuren eine seltene Erfindungskraft und Vielseitigkeit. Was er hier schildert, ist keine wörtliche Übertragung des Textes ins Bild. Es ist eigene Inspiration, die Schaffung einer neuen Legende, eines neuen Mythos vom Menschen, von Engeln, von der Erscheinung des Herrn und von den Prüfungen der Menschheit.

Die Ikonenmalerei des goldenen Zeitalters wirkte durch eine solche Klarheit der Sprache, daß man annehmen könnte, ihre Schöpfer seien unkomplizierte, treuherzige Menschen gewesen. Hingegen ist die Ikonenmalerei eine große, ausgereifte Kunst, die auf tiefem Verständnis und künstlerischer Begabung beruht. Das ist schwer durch Worte zu vermitteln, weil diese Kunst sich in spezifischen bildhaften Variationen äußert, für die es keinen Sammelbegriff gibt. Die unveränderlichen Gesetze der Ikonenmalerei werden durch die Behandlung von linearer Zeichnung, Komposition, Raum, Farbe und Licht für eine vertiefte Aussage geschmeidig gemacht.

Zweck der linearen Zeichnung ist es, einen Gegenstand durch seine Umrisse kenntlich zu machen. Die frühen russischen Maler beherrschten diese Kunst, und in der Mehrzahl der Ikonen sind Menschen, Tiere, Bäume, Häuser unmittelbar wahrzunehmen. Aber das ist nicht alles. Der lineare Entwurf kann auch helfen, eine Verbindung zwischen verschiedenen Objekten herzustellen. Die graphische Metapher ist in der russischen Ikonenmalerei eine allgemeine Erscheinung. Sie erscheint als poetisches Gleichnis zwischen dem Menschen und etwa einem Hügel, einem Turm, einem Baum oder vielleicht auch einer Blume oder einer schlanken Vase. Außerdem kann die Linienführung auch malerische Wirkung haben.

Oft wird die Konventionalität der Ikone als das charakteristische Kennzeichen angesehen. Tatsächlich ist aber jedwede Kunst konventionell, sowohl die altrussische als auch die

Kunst späterer Zeiten. Es ist nur so, daß sich das Konventionelle in der russischen Ikonenmalerei von dem anderer Perioden unterscheidet. Um zu verstehen, um sich selbst die Besonderheit der Sprache russischer Ikonen zu erklären, muß man bedenken, daß fast jede Darstellung auch die Bedeutung eines Emblems hatte. Es geht nicht nur um die Schilderung eines Gegenstandes oder Ereignisses, sondern auch um dessen erweiterte Bedeutung und also um eine Betonung jener Seiten, die der kanonischen Funktion des Bildes entsprechen. Ikonen des 16. Jahrhunderts haben mehr Eigenart und Psychologie, dagegen tritt die Signalwirkung zurück.

Die lineare Behandlung der russischen Ikonen hat nicht allein den Zweck, die Gegenstände zu umreißen, sie hat auch die Fähigkeit, innere Kraft und Bewegtheit auszudrücken. Dank dem linearen Rhythmus in der „Kreuzigung" (S.291) des Dionysius scheinen die Engel im Raum zu schweben. Das Verständnis des linearen Entwurfs russischer Künstler ähnelt dem der Gotik und bringt sie in die Nähe Botticellis, obwohl die Ikonenkunst keine unruhigen, wogenden, verschlungenen Konturen kennt. Die Ikonenmaler achteten darauf, daß die Kontur nicht die Form zerstörte.

Die stärkste Seite der russischen Ikonen ist ihre Komposition. Mit den Ikonen verglichen, fällt die Malerei späterer Perioden ständig ab: Der kompositionelle Aufbau des Ganzen ist nicht mehr mit gleicher Klarheit kenntlich. Um die einzelnen Ikonen würdigen zu können, muß man die allgemeinen Kompositionsgesetze der Ikonen kennen. Fast jede Ikone war als ein Gleichnis der Welt gedacht, und entsprechend hat jede eine Mittelachse. Die Ikone enthält Elemente des Triptychons, deshalb werden beide Hälften wie Seitenflügel behandelt. Der obere Teil bedeutet den Himmel, die höheren Ränge des Lebens, während unten der Boden, die Erde angedeutet ist, und in einigen Fällen darunter auch noch die Hölle. Der Hauptinhalt der Ikone bestimmt die Komposition, ob es sich nun um Geburt, Kreuzigung, Taufe oder Fürbitte handelt.

Neben dem Aufbau in drei horizontalen Schichten mit Betonung der Mittelachse gibt es noch die zweiteilige Komposition, in der die Mittelachse als Trennungslinie empfunden wird. In diesem Falle gruppieren sich die Figuren um einen leeren Raum, die Komposition wahrt die Symmetrie sowohl in der Form als auch in der Bedeutsamkeit beider Seiten. Die Beachtung allgemein anerkannter Strukturen schloß natürlich Abweichungen nicht aus, aber auch dann behielt das Grundschema seine Bedeutung und gemahnte den Betrachter daran, daß Ordnung und Gleichgewicht nur in einer Welt herrschen, in der jeder Bewegung eine Gegenbewegung entspricht.

Man darf die russischen Ikonen nicht für eine rein zweidimensionale Kunst halten wie die persischen Miniaturen. Man sollte ihr auch nicht als Fehler anrechnen, daß sie anders als die westliche Kunst der Renaissance nicht einheitlich ist. Hier und da taucht in den Ikonen eine Andeutung räumlicher Tiefe auf. Aber Raum ist in der Ikonenmalerei des goldenen Zeitalters entschieden etwas anderes als in Bildern des 17. Jahrhunderts, als die russischen Maler begannen, den Westen nachzuahmen. Der Raum ist nicht ein Etwas, das von den Figuren betreten oder verlassen werden kann. Er existiert in den flächigen Abständen der Figuren, wird von ihnen in Erscheinung gebracht und durch ihre Bewegungen oder Stellungen ausgedrückt. Er ist etwas vom inneren Sein der Ikone Hergeleitetes und kann folglich nicht gemessen werden. Der Versuch, in russischen Ikonen Räumlichkeit anzudeuten, ist von dem der Renaissancemalerei sehr verschieden. Der verbreitete Ausdruck „umgekehrte Perspektive" ist irreführend, weil er den Eindruck erweckt, russische Ikonenmaler hätten wirklich eine Art „Innen nach außen"-Perspektive beabsichtigt.

Um die Raumauffassung der Ikonen zu verstehen, muß man untersuchen, wie das Problem im Einzelfall gelöst wurde. In den Szenen der Enthüllung der Reliquien des Alexius (S.286) gruppiert Dionysius die Figuren und Gebäude in drei Ebenen. Diese Randszene schildert die Vorgänge sehr klar: Der Heilige im Sarg steht in Gegensatz zu den Figuren neben dem Sarg. Nur die vorgebeugte Gestalt des Fürsten und der geneigte Sargdeckel deuten den Vorgang an. Aber wegen der umgekehrten Perspektive scheint der Sarg in der Luft zu schweben. Man hat das Gefühl, er gehöre zu einer anderen Welt als der Rest der Figuren und die Gebäude im Hintergrund. Die Szene gewinnt dadurch einen entweltlichten Charakter.

Die Farben der russischen Ikonen fanden schon vor langer Zeit allgemeine Anerkennung. Aber mit dem Eindruck der leuchtenden Farbigkeit, des heiteren Reichtums und der Vielfalt ist die Bedeutung der Farbgebung in russischen Ikonen nicht erschöpft. Die alte Ikonenmalerei ist eine große und umfassende Kunst. Reine Bewunderung der leuchtenden Farben trägt wenig zum Verständnis bei. Die Farben der Ikonen entsprechen keineswegs den Farben in der Natur. Sie sind weniger von der farbigen Wahrnehmung der Welt abhängig als in der Malerei späterer Zeiten. Sie entsprechen auch nicht dem volkstümlichen Symbolismus, man kann nicht einmal sagen, jede habe immer dieselbe Bedeutung. Dennoch sind Farben bei der Entstehung eines Bildes von entscheidender Bedeutung. Wir sagen „Elija auf Rot" (S.303), wobei das Rot vielleicht den Himmel bedeutet, in den er auffährt; das wichtigste aber ist, daß es in Einklang steht mit seinem wilden Blick. Manchmal gibt eine einzige Farbe eine tiefschürfende Charakterisierung.

Die russischen Maler erbten die Farbmalerei von den Byzantinern mit ihren gedämpften, häufig intellektuell belasteten Tönen, die eine Stimmung der Reue verbreiten. Im 14. Jahrhundert erschien Theophanes als Meister der Farben von geringer Brillanz: Kirschrot, Dunkelblau, Dunkelgrün und Braun. Er war von überlegener Meisterschaft im Zusammenspiel von Komplementärfarben und in der Lichtgebung. In der „Verklärung" (S.267) fällt Licht auf die in Dunkelheit gehüllten Gestalten der Apostel wie der himmlische Segen auf die sündige Erde.

Die russischen Ikonenmaler widersetzten sich diesem Farbverständnis und suchten in jeder Hinsicht ihren eigenen Weg. Texte aus dieser Zeit enthalten Listen der beliebtesten Farben: Ocker, Zinnober, rote Pigmentfarbe, Purpur, Taubenblau, Smaragdgrün und andere. In Wirklichkeit war die Palette der russischen Ikonenmaler sehr viel größer. Außer reinen Primärfarben umfaßt sie viele Mischfarben von unterschiedlicher Brillanz oder Sattheit, darunter Spielarten in Rot und Violett von erlesener Schönheit und Schattierungen, die keinen Namen haben und in Worten nicht zu beschreiben sind, die nur das Auge erfassen kann. Farben, die strahlen, leuchten, schillern, die klingeln und läuten und von großer heiliger Freude künden.

Im 13./14. Jahrhundert zeigt sich in den Ikonen eine Vorliebe für reine, leuchtende Farben, die nicht durch aufgesetzte Lichter oder Goldschraffuren unterbrochen sind. In diesen Ikonen ist die Glut des Zinnobers als Ausdruck der Freude und Festlichkeit vorherrschend. Die klaren Farben bringen die Ikone auch noch im Halbdunkel des Kircheninneren zur Geltung. Oft werden klare Farben nebeneinander gesetzt: Rot, Blau, Weiß und Schwarz. Diese Farben haben Körper, sie sind fest, gewichtig, faßbar, und das beeinträchtigt ihre Leuchtkraft ein wenig. Aber dafür verleihen sie der Ikone besondere Ausdruckskraft.

Rublews Farbskala, vor allem in der „Trinität des Alten Testaments", hat eine in byzantinischen Ikonen kaum erreichte Farbreinheit. Seine taubenblauen Farben brennen wie Feuer. Das Überwiegen kalter Töne von Blau, Violett und Smaragdgrün in den Werken Rublews und seiner Schule gibt ihnen einen Zug von erhabener Geistigkeit. In Rublews „Deesis von Zvenigorod" gibt es weder eine Spur von byzantinischem Glanz noch die sorglos freudige, bunte Farbigkeit der Ikonen von Nowgorod. Jede Ikone scheint in goldene Glut getaucht, jede hat ihre eigene, in sich stimmende Tonalität der Farben, was den Eindruck von Harmonie verstärkt.

In den einzelnen Malerschulen gab es keine strengen Farbregeln, die Maler erfreuten sich beachtlicher Freiheiten. Mit einem Problem aber waren sie ständig konfrontiert: Die Farben mußten einander zugeordnet sein, eine Einheit bilden und so die Wirkung des jeweils Dargestellten erhöhen. Oft war in den Ikonen das Zentrum der Komposition betont, das Gleichgewicht der Seiten ausgewogen, und die Farben bildeten ein integrierendes Element der malerischen Ganzheit. Es wurde erwartet, daß die Farbpalette jede Tafel zu einem Gleichnis der Welt machte, durch die Sprache der Farbe wurde die Harmonie dieser Welt offenbar.

Im Werk des Dionysius und seines Kreises wurden die Farben sparsamer verwendet. Dadurch verloren sie an Brillanz und Sattheit, aber ihre Strahlkraft wurde erhöht. Das war die letzte Abweichung von der byzantinischen Tradition. Helligkeiten wurden nicht mehr auf die Farben aufgelegt, keine Glanzlichter unterbrachen künftig die Kontinuität der Farben. Sie wurden durchscheinend und ähnelten so entfernt farbigen Glasfenstern oder dem Aquarell. Man kann die weiße Gipsgrundierung durchscheinen sehen. Der von Theophanes gemalte hl. Basilius der Große (S.264) trägt ein Gewand mit einem dunklen Kreuzmuster, aber seine Gestalt verliert sich im gelbgrauen Hintergrund.

Dies alles verschwindet in der Ikonenmalerei des 16. und 17. Jahrhunderts. Dunkle Töne gewinnen die Oberhand, zunächst noch satt, klangvoll und vornehm. Später werden sie durch stumpfe Erdtöne, die in beträchtlicher Menge mit Schwarz gemischt sind, verdrängt, und der Hintergrund ist oft dunkelgrün. Nicht einmal der Goldglanz der Stroganow-Ikonen ist mit den leuchtenden Farben des Dionysius vergleichbar.

Nichts, was hier über den künstlerischen Wert der altrussischen Ikonen gesagt wurde, schließt eine kritische Betrachtung aus. Die russische Schule hat bemerkenswerte Kunstwerke hervorgebracht. Aber was blockierte ihre Entwicklung? Könnte ein Befehl von außen der einzige Grund sein? Erzwang die Notwendigkeit, den westlichen Ländern nachzueifern, das Opfer der eigenen Tradition? Selbst wenn man die teilweise Berechtigung solcher Erklärungen wenigstens für die Zeit Peters des Großen anerkennt, muß man sich fragen, ob die russische Ikonenmalerei nicht auch Züge enthielt, die sie unfähig machten, sich künstlerischen Einflüssen von außen zu widersetzen.

Vor einem Jahrhundert machte Fjodor Buslajew der altrussischen Malerei den Vorwurf, sie sei im Vergleich zur Renaissance des Westens rückständig, weil „ihr die exakte Zeichenkunst, Perspektive und Farbskala, die durch Verteilung von Licht und Schatten verständlich werden", fehle. Heute ist eine solche Begründung nicht mehr überzeugend. Es ist jetzt klar, daß die russische Ikonenmalerei ihren Wert in sich und ihre eigene Gesetzmäßigkeit hat. Etwas anderes raubte ihr die Lebensfähigkeit. Die Blütezeit der Kunst im Rußland des 15. Jahrhunderts war nicht durch die Entwicklung einer neuen und humanistischen Kultur gestützt. Rußland hatte keine freien Städte, mit deren Ansichten die Monarchie zu rechnen hatte. Lange vor Peter dem Großen hatten die russische Autokratie und die Kirche der Kunst den ersten Schlag versetzt, indem sie eine Waffe zu ihrem eigenen Gebrauch aus ihr machten. Die Ikonenmalerei hatte nicht mehr die Kraft, den Schritt von den Traditionen der Vergangenheit zu einer weltlichen Kunst zu schaffen. Sie begann rein handwerkliche Züge anzunehmen. Schöpferische Regungen waren noch spürbar in der Masse des Volkes, an abgelegenen Orten, in der Provinz, in der bäuerlichen Kunst, in Ikonen, die den volkstümlichen Lubok-Drucken ähnelten, in den gemalten Verzierungen von Spinnrocken. Aber das war keine große Kunst mehr. Man kann nicht behaupten, daß hier das große Erbe der Meister altrussischer Ikonenmalerei fortgesetzt wurde.

Welche Stellung kann man der russischen Ikonenmalerei in der Kunstgeschichte einräumen? In den Grenzen unseres Landes ist ihre Stellung irgendwo zwischen der Kunst der Skythen und der Zeit Peters des Großen. In der Geschichte der byzantinischen Kunst erscheint sie als eine Art Ableger der komnenischen, insbesondere der palaiologischen Zeit. Für die Geschichte der europäischen Kunst ist sie eine Analogie zum späten Mittelalter, ein herbstliches Verlöschen. Aber eine solche Einordnung richtet sich nach äußeren, formellen Indizien und enthüllt nicht die wahre Bedeutung der frühen russischen Ikonenmalerei.

Altrussische Ikonenmalerei ist ein wichtiges Phänomen der Weltkunst, ein einmaliges Phänomen von großem künstlerischem Wert. Sie wurde durch die spezifische Entwicklung des Landes ins Leben gerufen, aber die von ihr erzeugten Schätze gehören der ganzen Welt. In ihrer Bedeutung kommt die russische Ikonenmalerei der altgriechischen Vasenmalerei, den etruskischen Wandbildern, den byzantinischen Mosaiken, den farbigen gotischen Glasfenstern, den persischen Miniaturen und den Altarbildern der frühen italienischen Renaissance gleich (einige Gemälde Uccellos kommen in ihrem Gesamteindruck den Ikonen nahe).

In der Lösung der künstlerischen Grundfragen fanden die russischen Ikonenmaler ihren eigenen Weg. Die Renaissance vermochte sich in Rußland nicht in dem Maße durchzusetzen wie in Italien. Russische Maler versuchten sich tastend an der Kunst der Antike zu orientieren, aber im 15. Jahrhundert standen sie der attischen Kunst des 5. Jahrhunderts näher als irgendeine andere europäische Nation. Die besten Schöpfungen der altrussischen Ikonenkunst sind „reine Malerei", was man bei Werken der Nachrenaissance so oft vermißt. Für uns ist die russische Ikonenmalerei ein gewaltiger Schatz, weil in ihr manche Züge der neuen russischen Kunst, das Werk von Malern wie A. Ivanow, Surikow und Vrubel, und auch die ästhetischen Prinzipien der Dichtkunst von Puschkin bis Blok vorweggenommen sind.

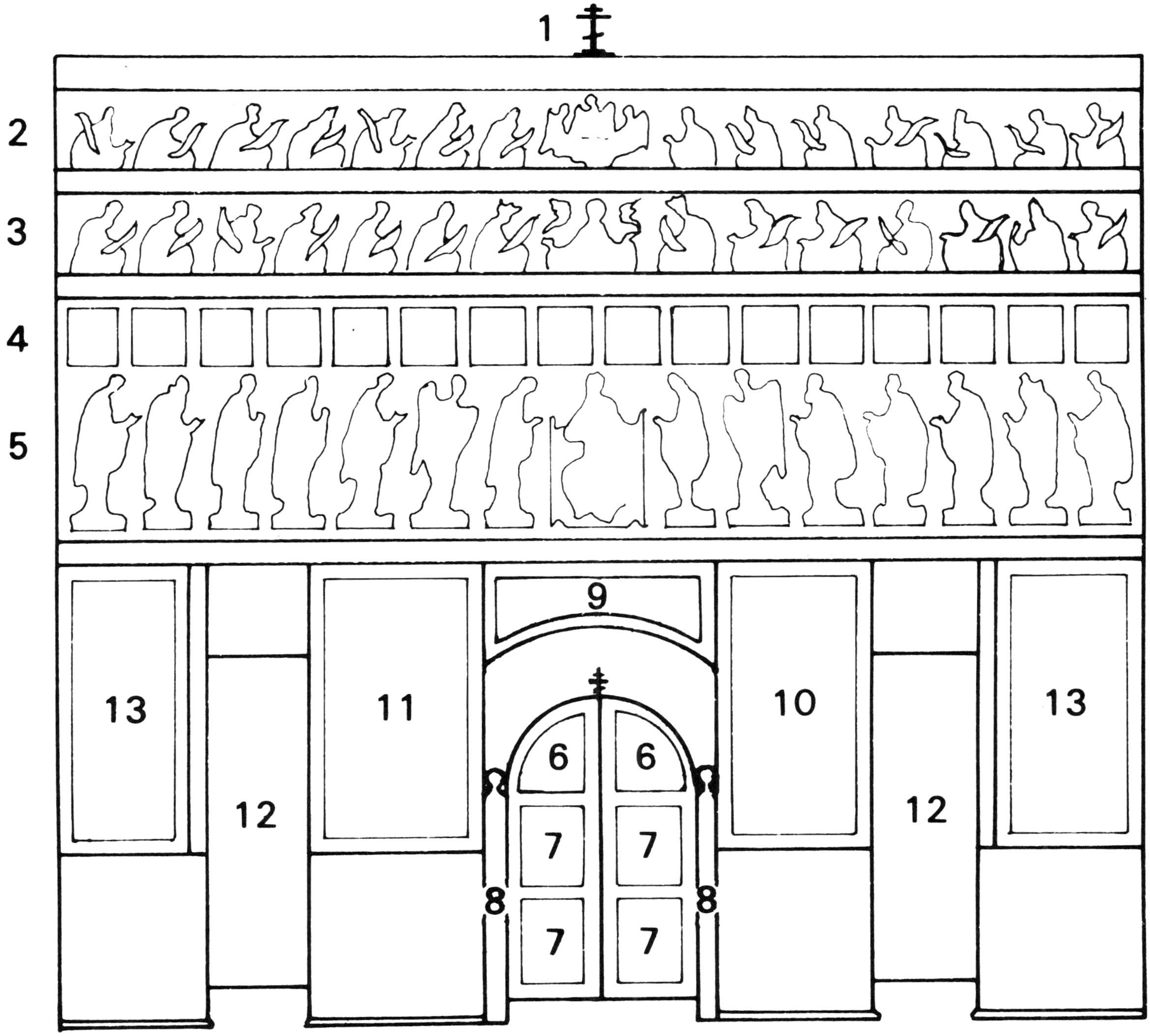

Aufbau der russischen Ikonostase

1 einfaches Kreuz
2 Vorväter mit dem Bild der Dreifaltigkeit (selten der Kreuzigung) in der Mitte als Anfang des Bundes zwischen Gott und Mensch
3 Propheten mit der Mutter Gottes des Zeichens, links meist David, rechts Salomon
4 Alttestamentl. Vorbereitung des Neuen Bundes: Festtage als Hauptstufen des Heilswerks, meist 6 Herrenfeste, 4 Marienfeste, Ostern (Höllenfahrt), Pfingsten, Kreuzerhöhung in der Reihenfolge des Jahres
5 Auswirkung der Menschwerdung Gottes, die neutestamentl. Kirche; zugleich die Vollendung im kommenden Weltalter die Schau der göttl. Herrlichkeit sowie die Fürbitte der Kirche für die Welt durch Engel, Apostel, hl. Väter Liturgisten, Großmärtyrer und bisweilen lokale Heilige oder Klostergründer
6 Verkündigung (auf der Heiligen Pforte)
7 Evangelisten (auf der Heiligen Pforte)
8 (an den Säulen der Türen) hl. Väter Liturgisten Joh. Chrysostomus und Basilius mit anderen wichtigen Hierarchen (später bisweilen auf der Heiligen Pforte; siehe 7)
9 Apostelkommunion (Einsetzung der Eucharistie in beiderlei Gestalt)
10 Ikone Christi, bisweilen „Kirchenikone" (Patron oder Fest, dem die Kirche geweiht war)
11 Ikone der Maria mit Kind
12 Engel
13 Ikonen der „Verehrungs-" oder „lokalen Reihe"; enge Beziehung zu den Gläubigen, denen sie zur Verehrung nahe sind

Die Madonna der Großen Panagia. Ausschnitt (vgl. S. 255).

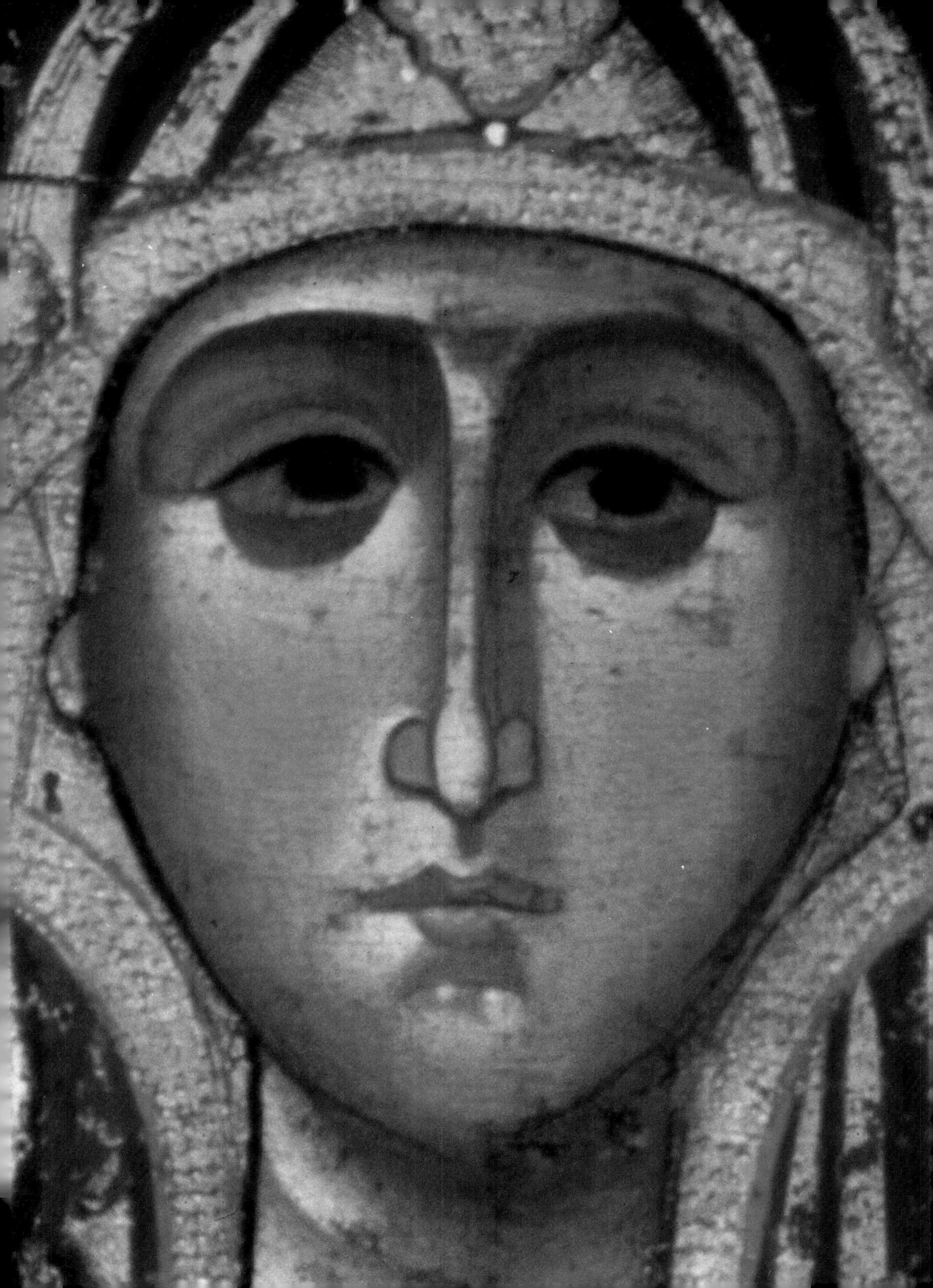

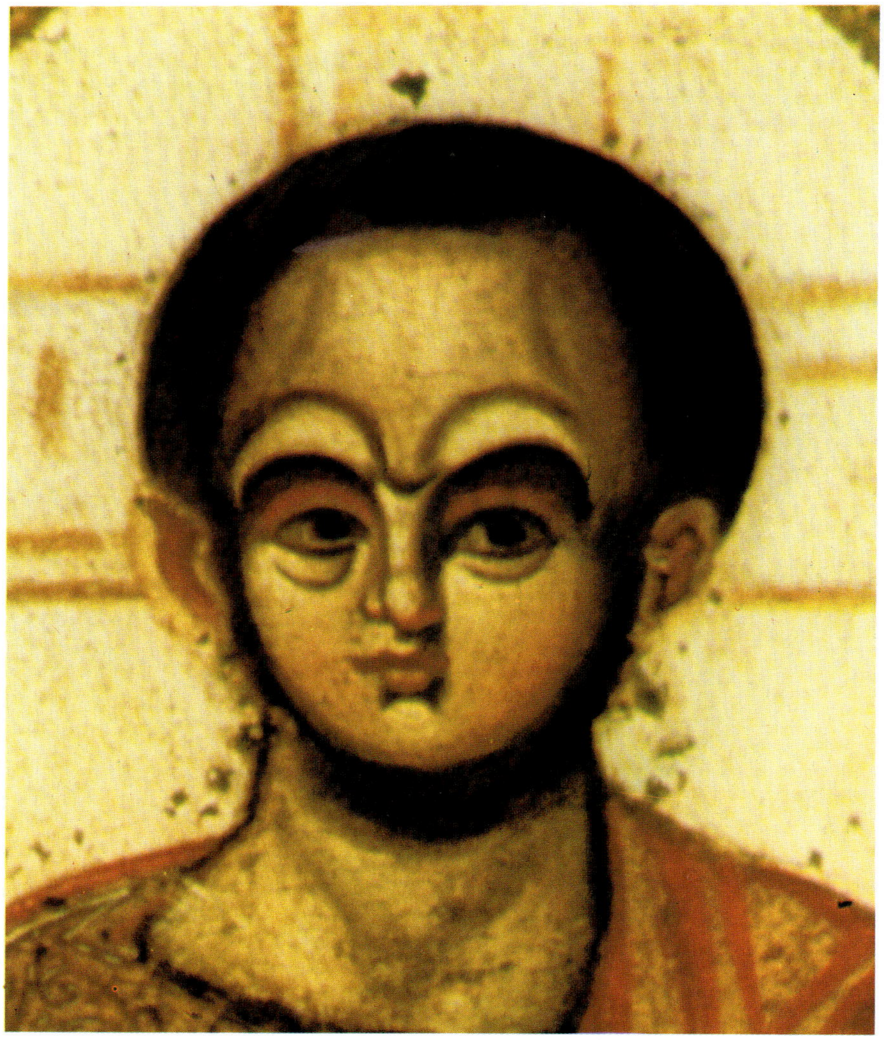

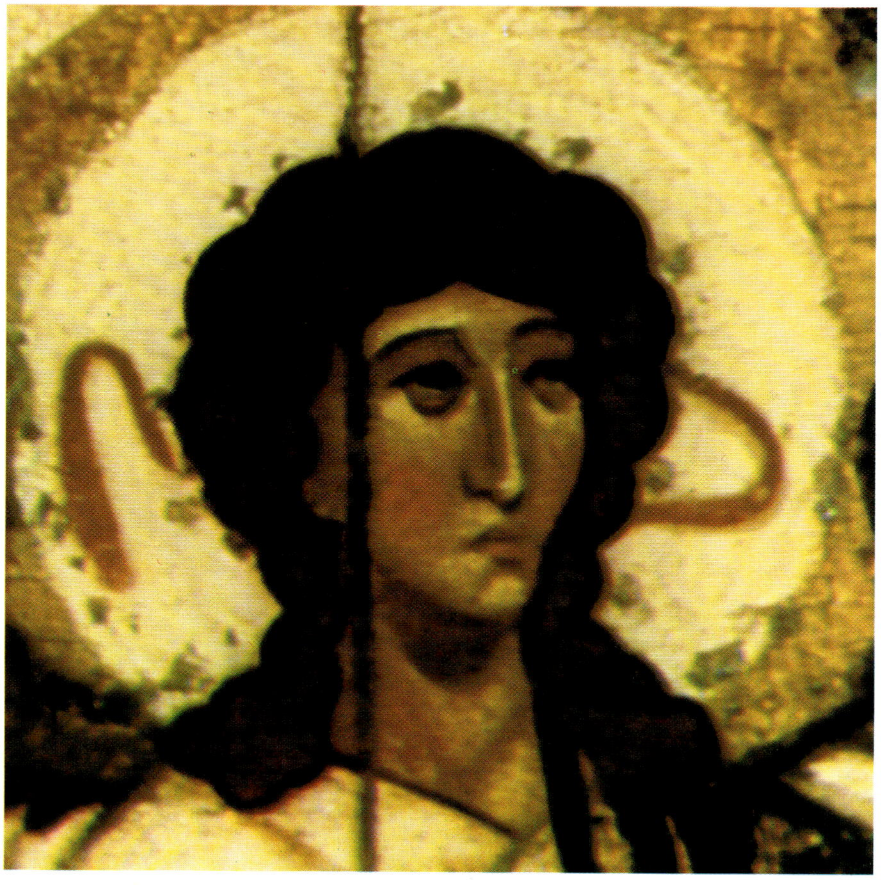

Rechts: *Madonna der Großen Panagia,* genannt Virgo orans von Jaroslawl. Tempera auf Holz, 194 x 120 cm, Kloster Spaski, Jaroslawl, 12. Jahrh. — Moskau, Galerie Tretjakow.

Links oben: *Kopf Christi.* Ausschnitt aus der Madonna der Großen Panagia.

Links unten: *Engelkopf.* Ausschnitt aus der Madonna der großen Panagia.

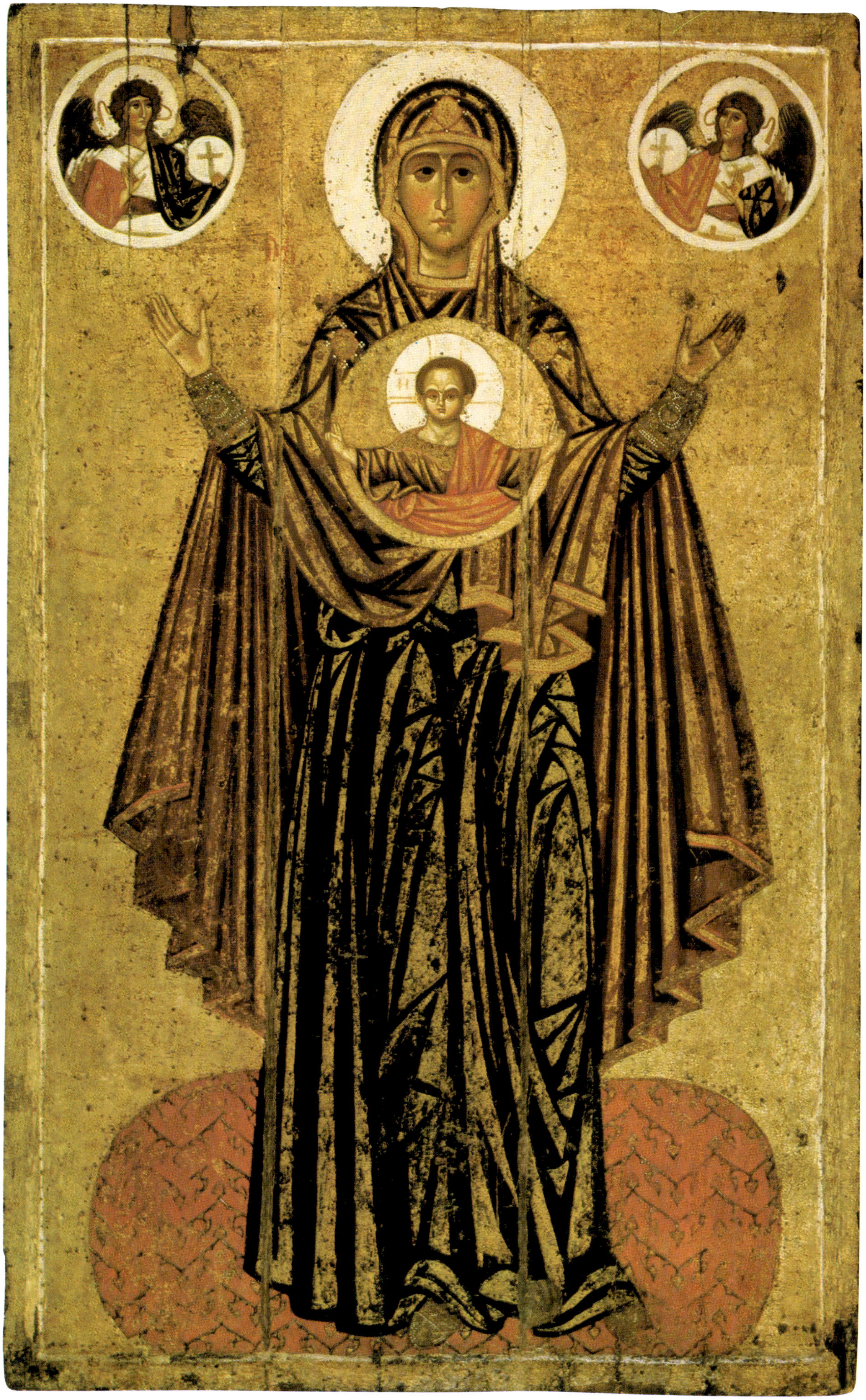

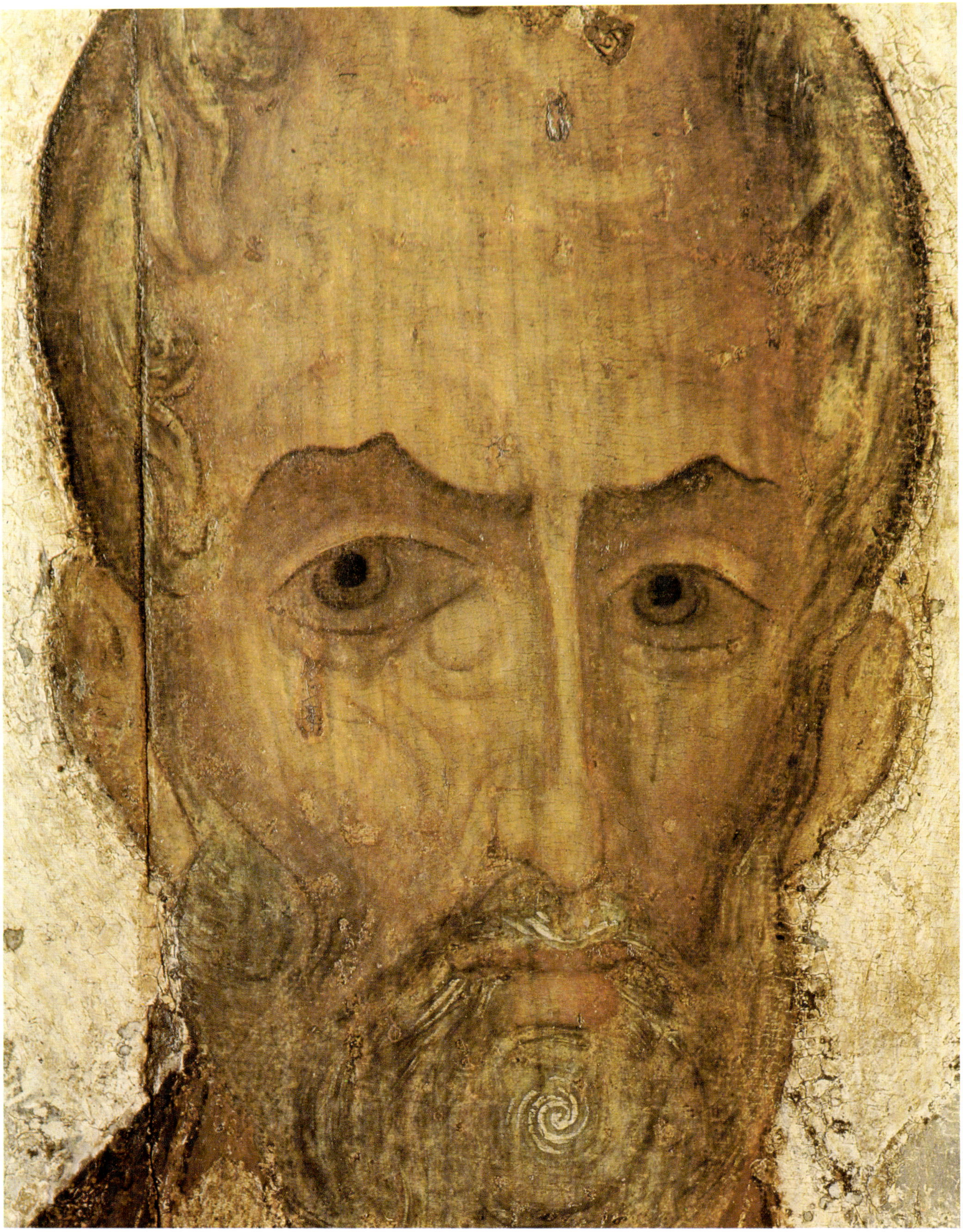

Kopf des hl. Nikolaus. Ausschnitt aus der Ikone Nikolaus und Heilige, Tempera auf Holz, Gesamtmaße 145 x 94 cm, Marienkathedrale Smolensk, Kloster Novodevicij, 12. Jahrh. — Moskau, Galerie Tretjakow.

Rechts: *Der hl. Nikolaus,* Ausschnitt. Tempera auf Holz, Gesamtmaße 68 x 53 cm, Kloster Dukhow, Nowgorod, spätes 12. Jahrh. — Leningrad, Russisches Museum.

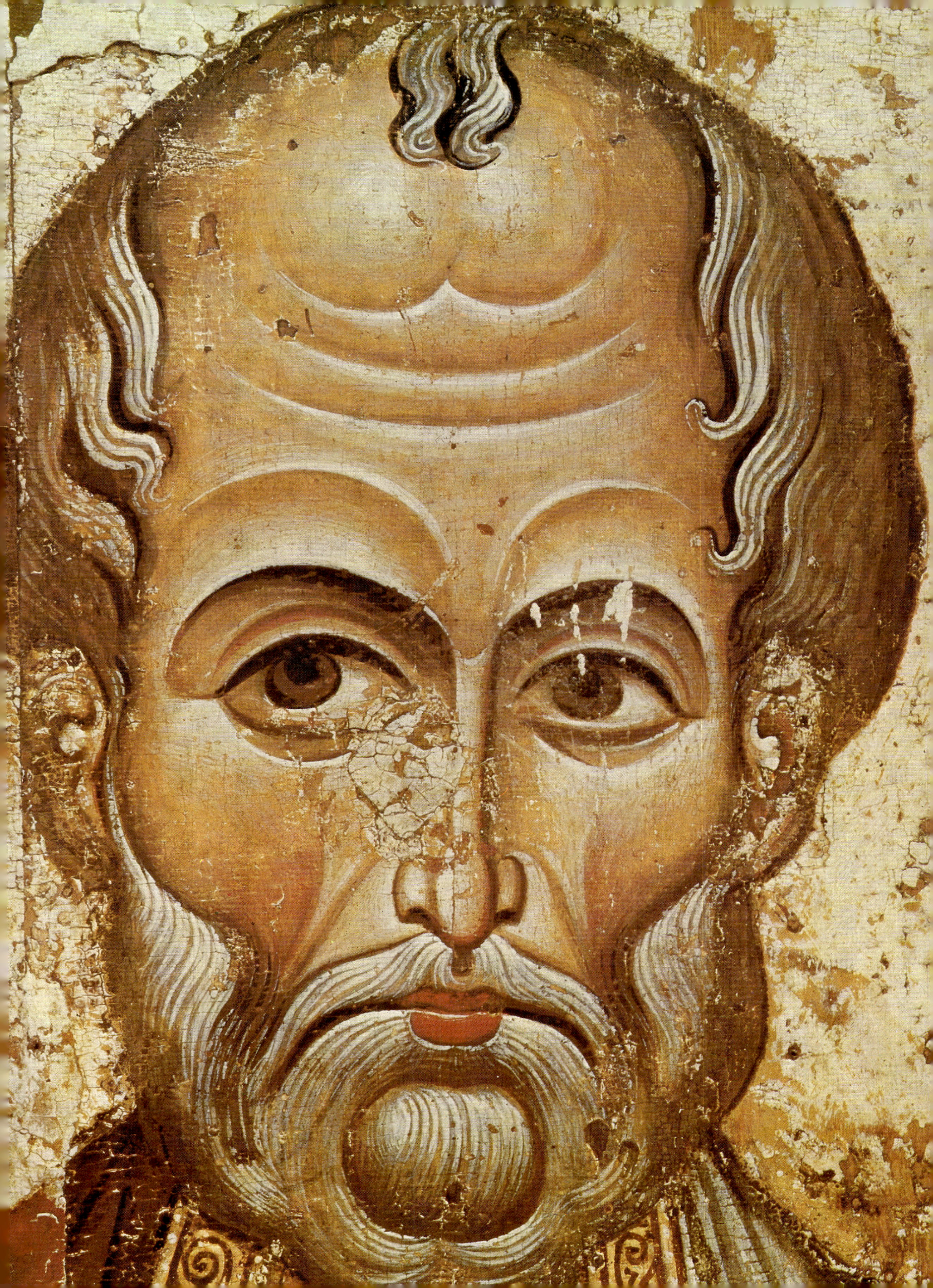

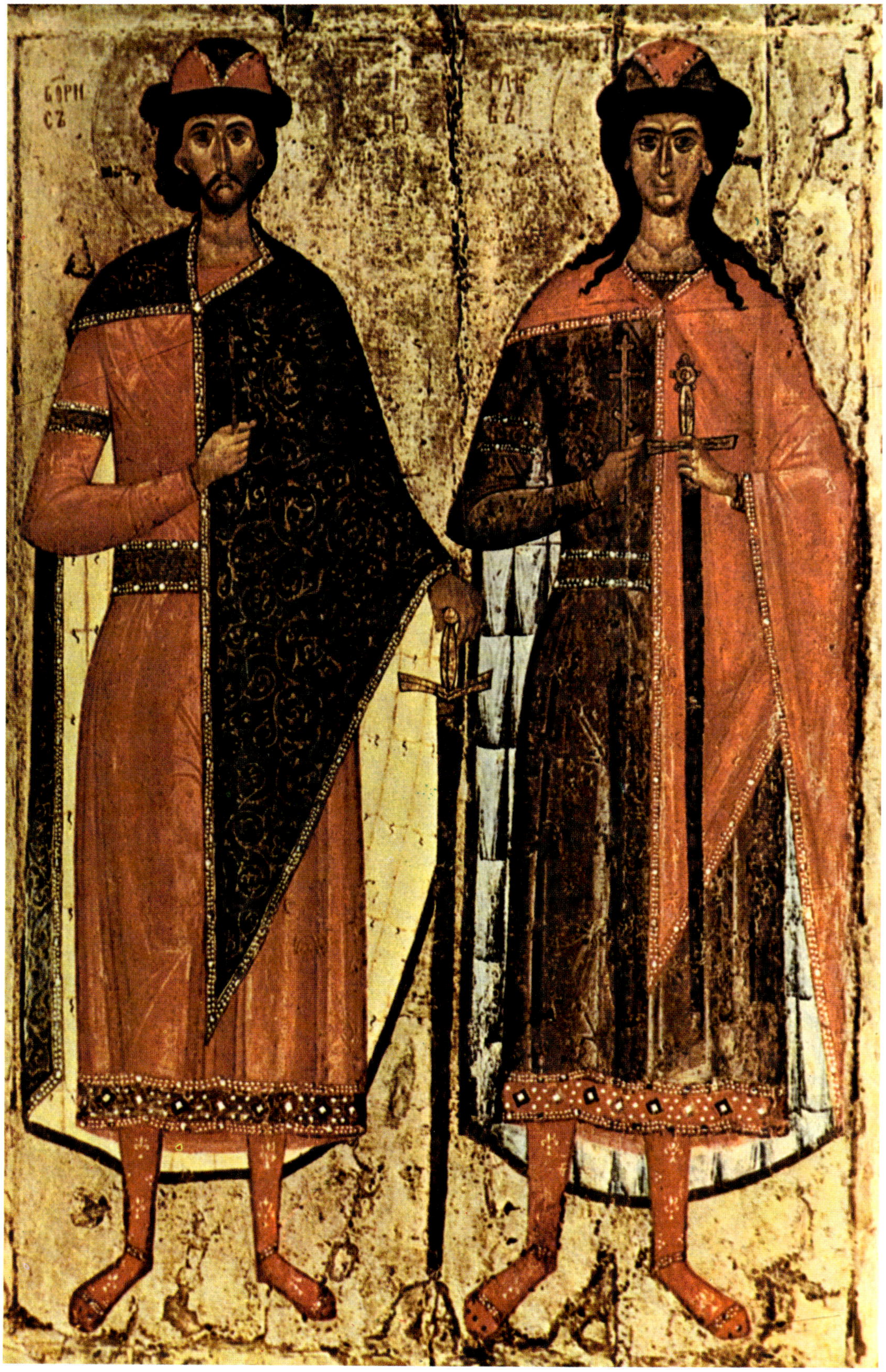

Die Heiligen Boris und Gleb. Tempera auf Holz, 193 x 95 cm, mittelrussische Schule (?), Anfang des 14. Jahrh. — Leningrad, Russisches Museum.

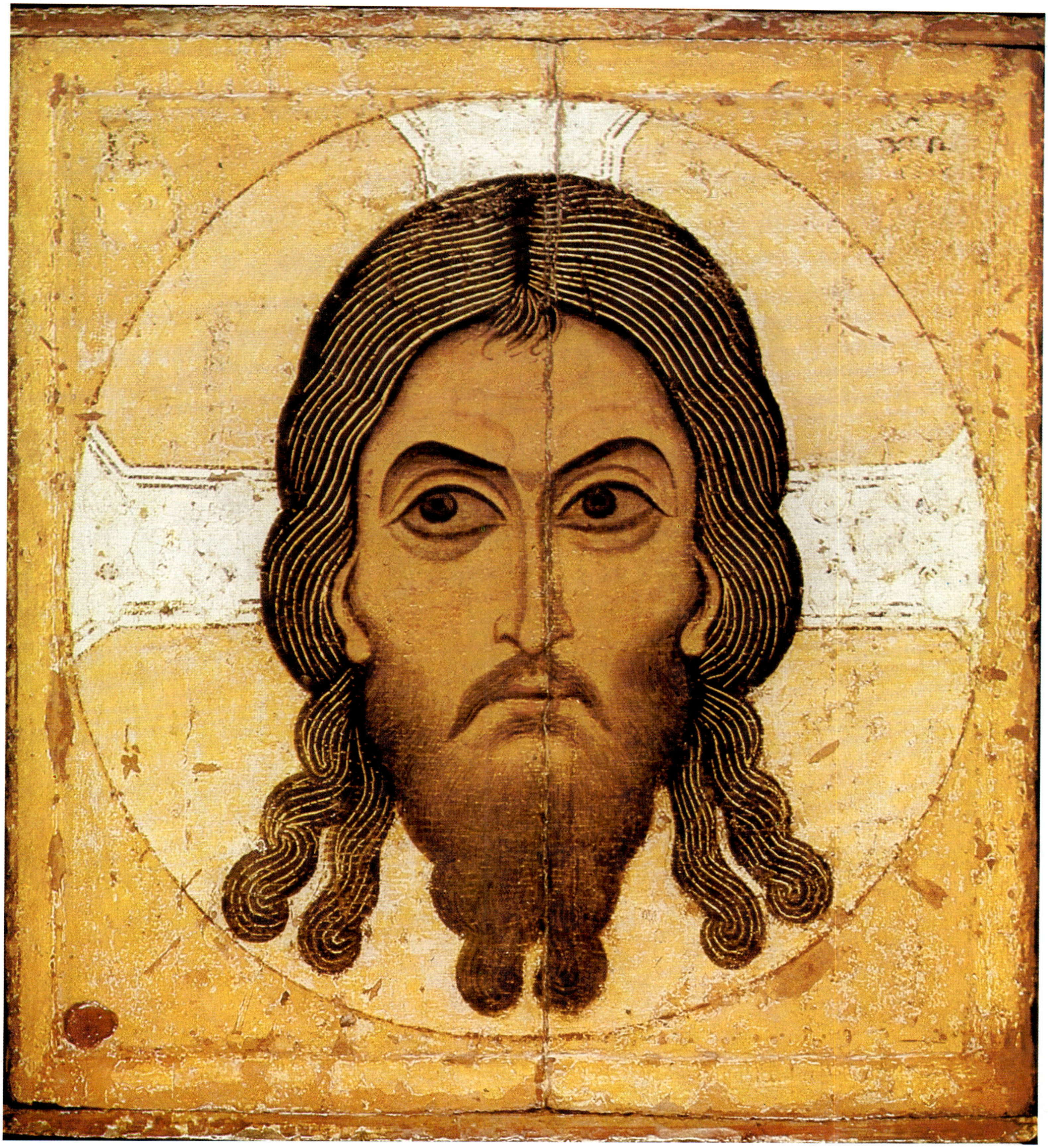

Christus des Schweißtuchs der Veronika. Tempera auf Holz, 77 x 71 cm, Kathedrale der Dormitio, Moskau, Kreml, 12. Jahrh. – Moskau, Galerie Tretjakow.

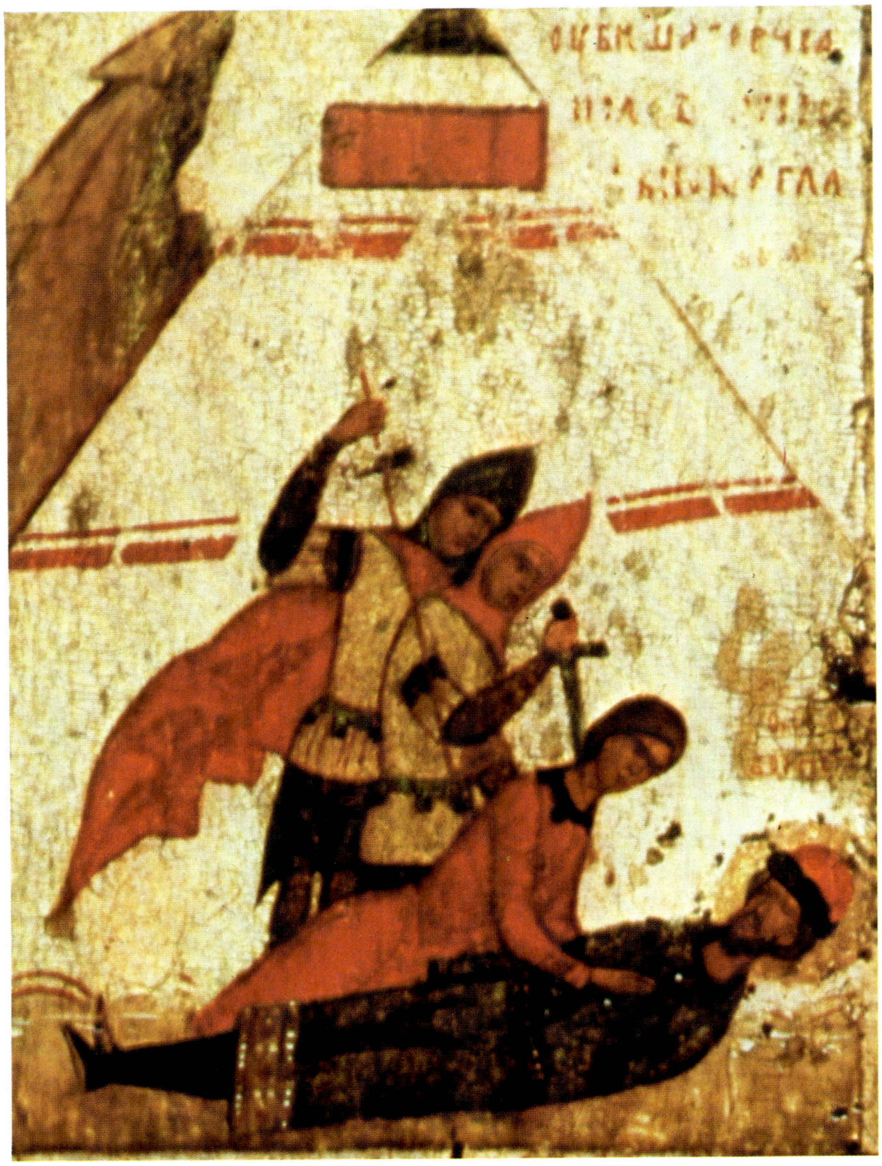

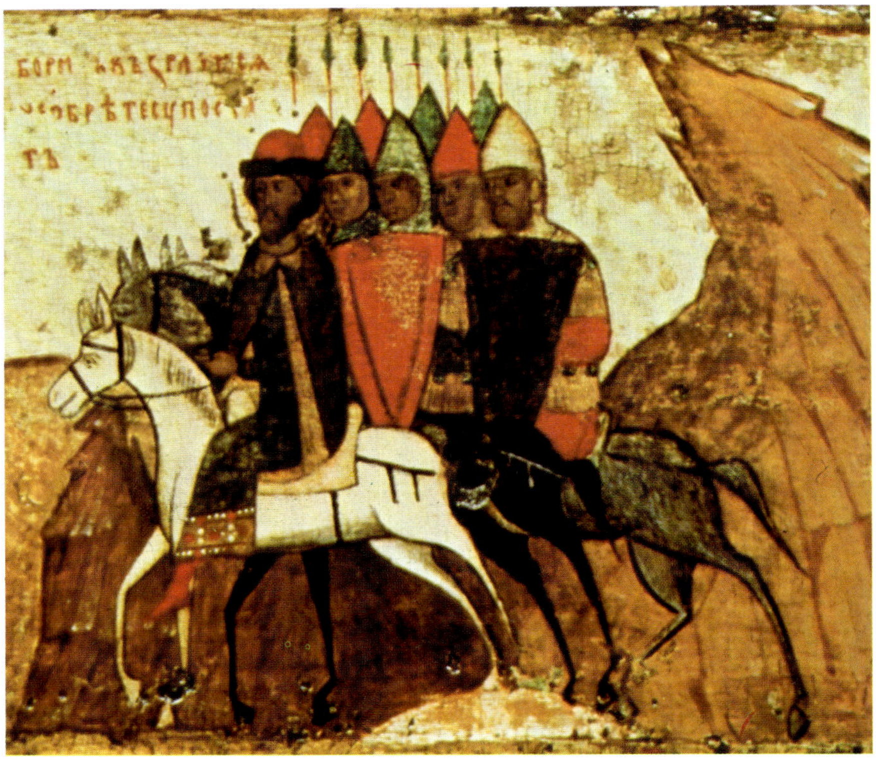

Rechts: *Die Heiligen Boris und Gleb mit Szenen aus ihrem Leben.* Tempera auf Holz, 134 x 89 cm, Kirche der Heiligen Boris und Gleb, Kolomna, 14. Jahrh. — Moskau, Galerie Tretjakow.

Links oben und unten: *Szenen aus dem Leben der Heiligen Boris und Gleb,* Ausschnitte.

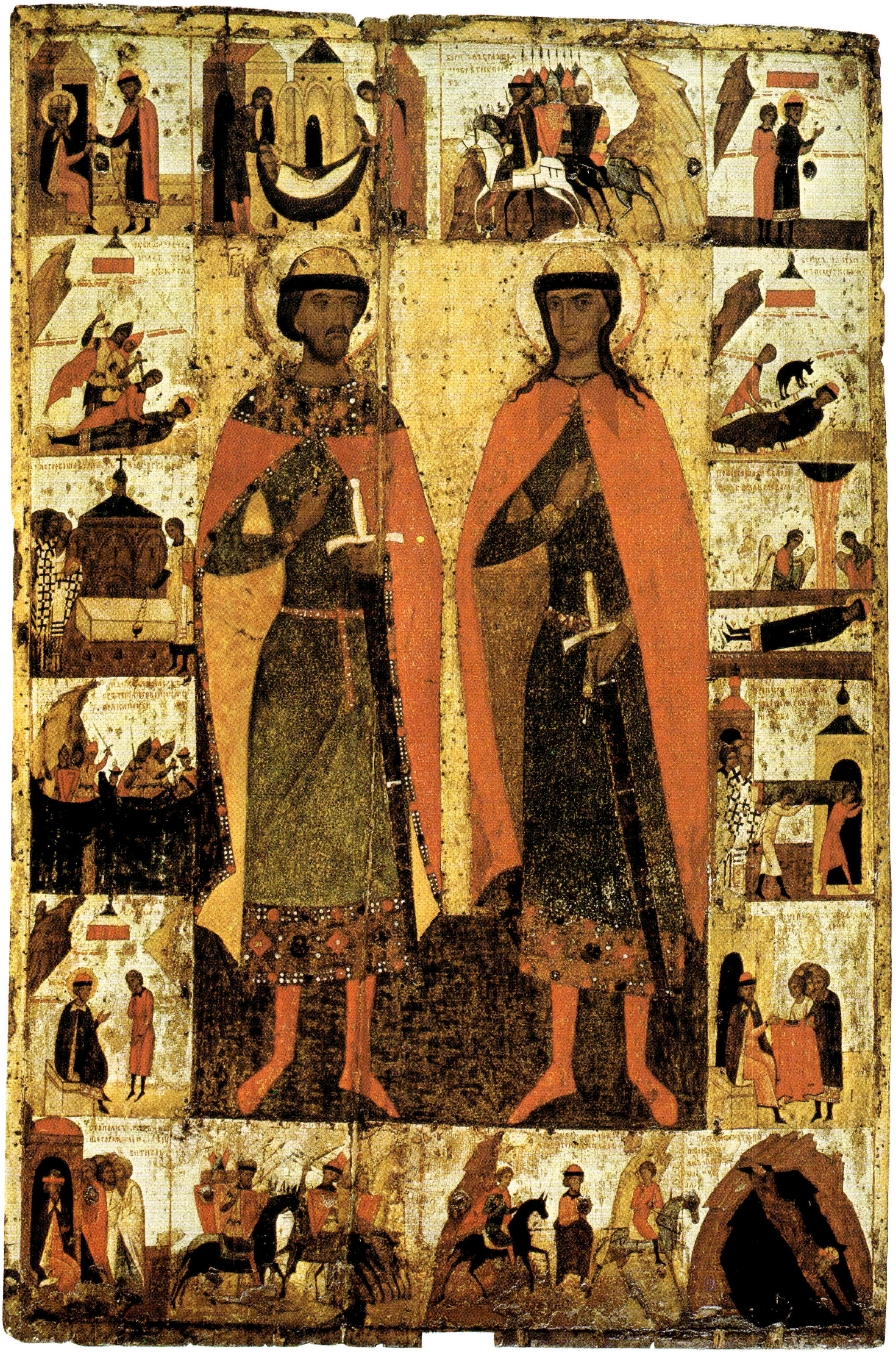

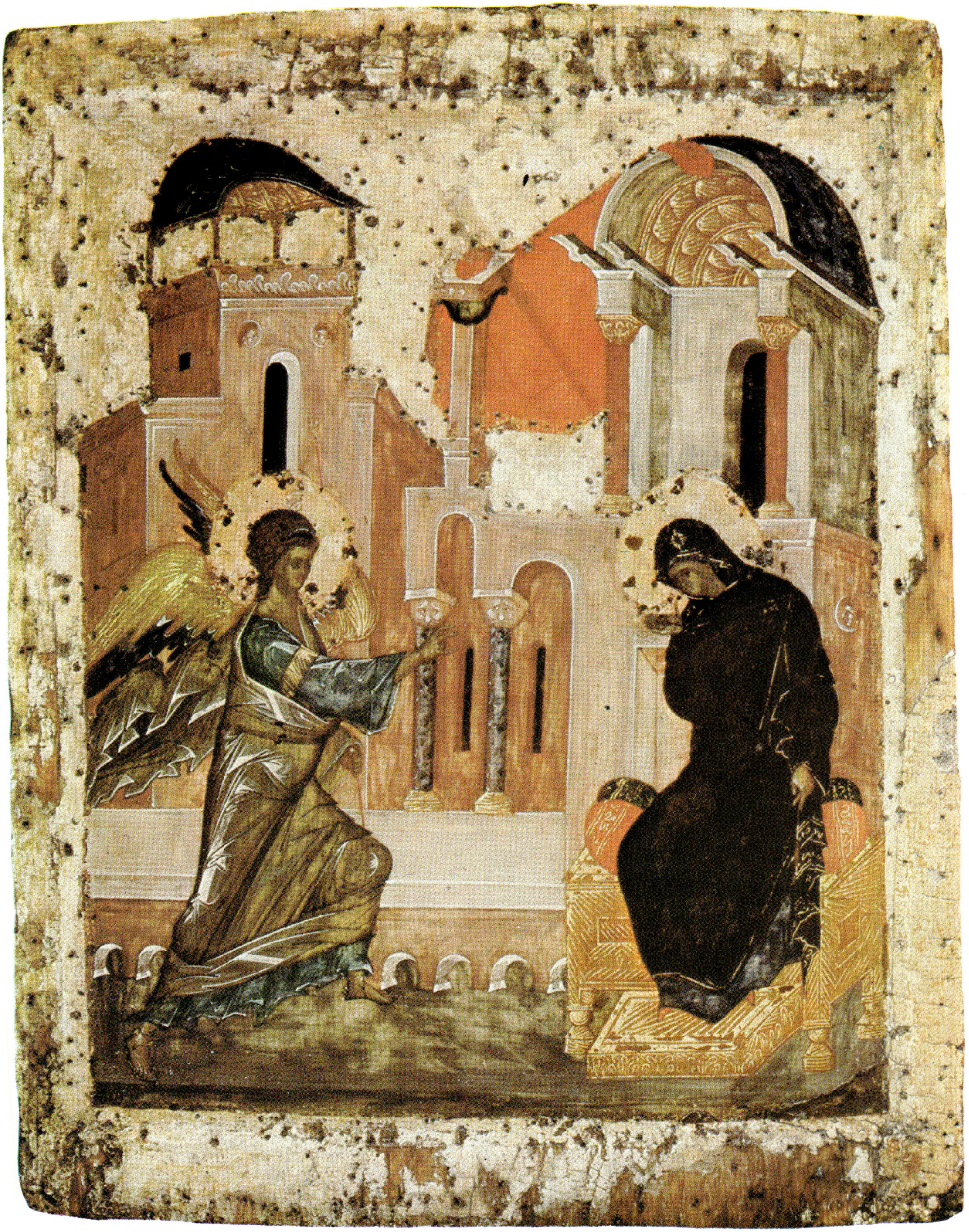

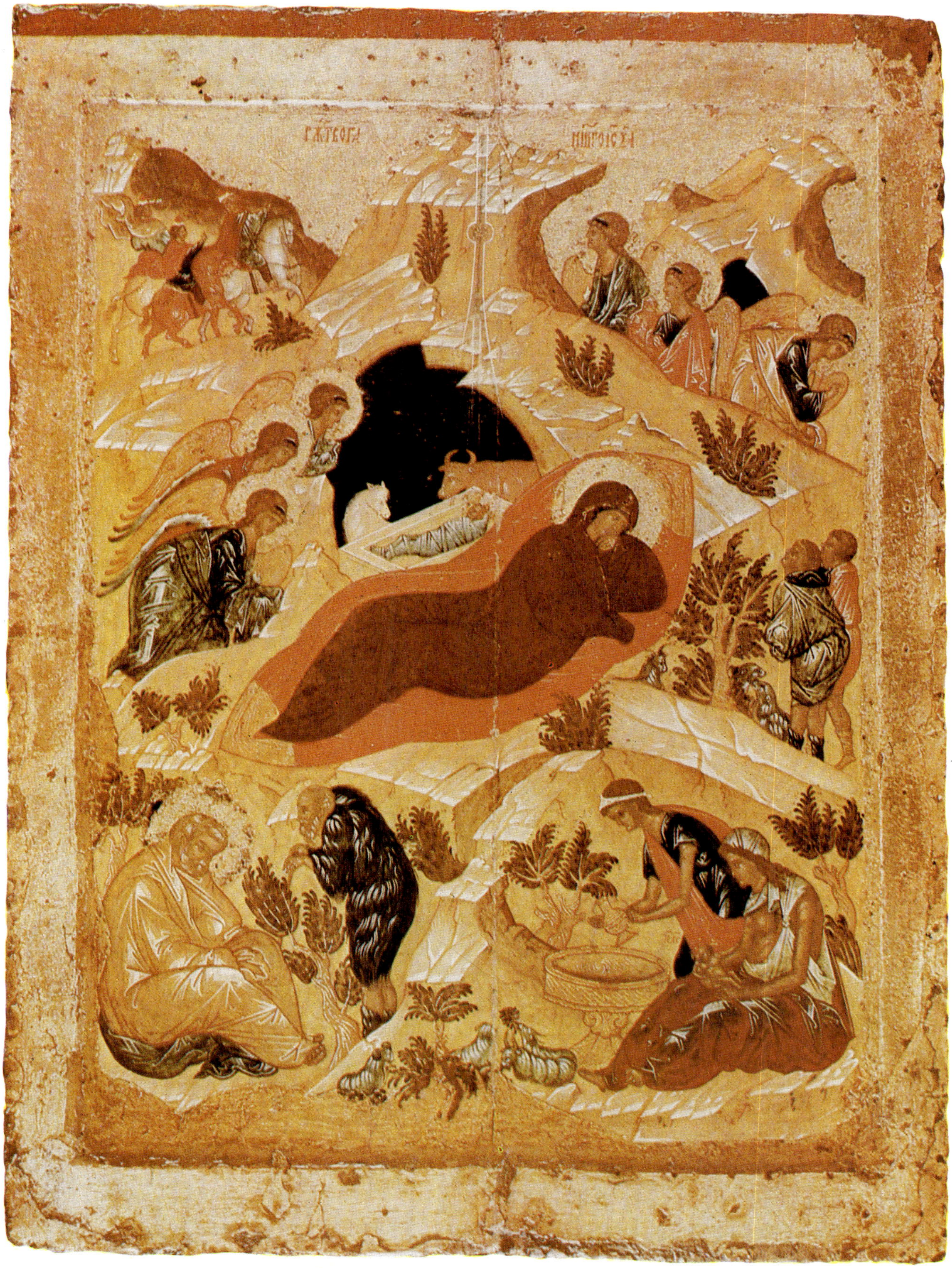

Links: *Verkündigung.* Tempera auf Holz, 43 x 34 cm, Kirche des Dreifaltigkeitsklosters des hl. Sergius bei Sagorsk, 14. Jahrh. — Moskau, Galerie Tretjakow.

Geburt Christi. Tempera auf Holz, 71 x 53 cm, Geburtskirche Zvenigorod, Anfang des 15. Jahrh. — Moskau, Galerie Tretjakow.

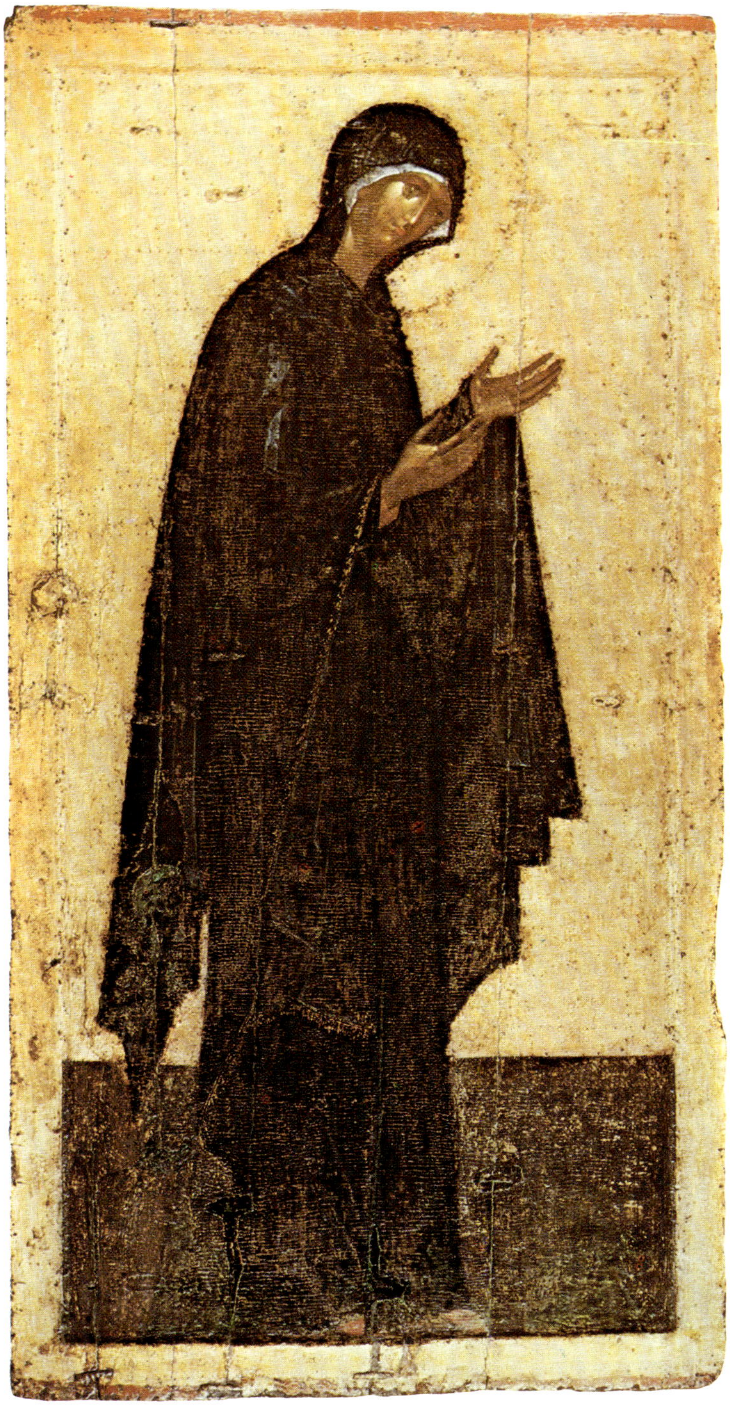

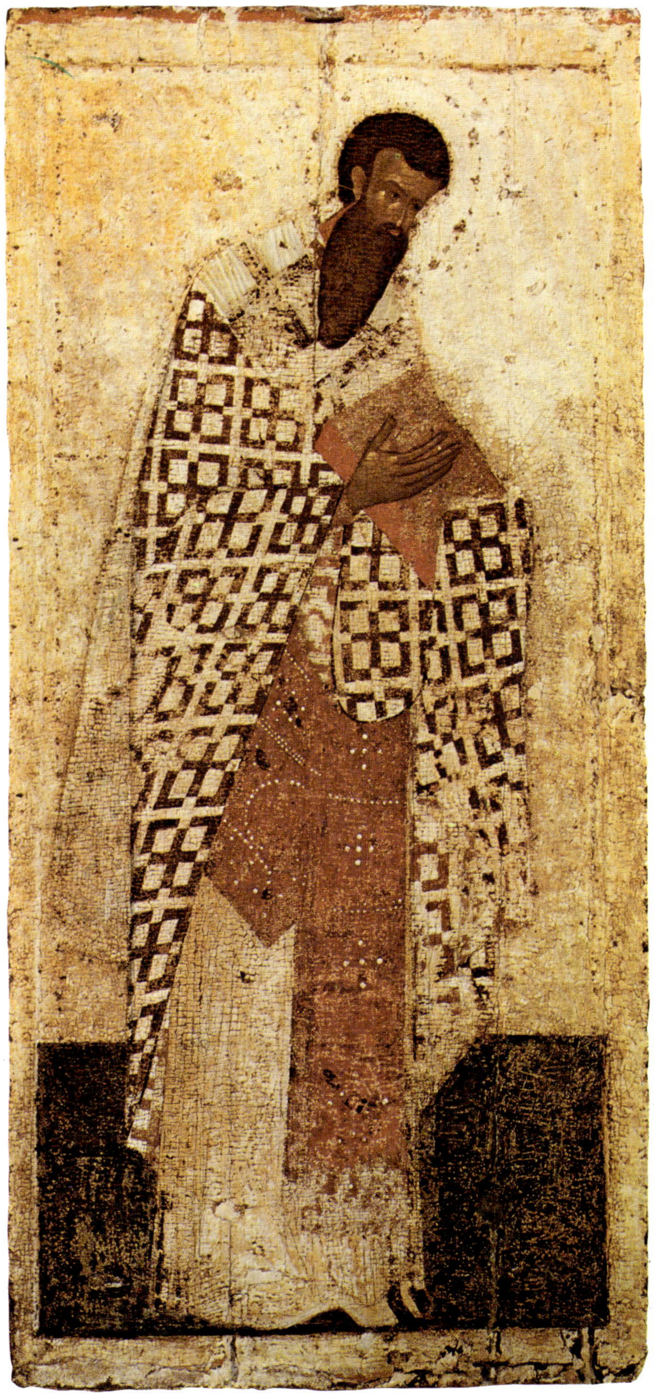

Links: Theophanes der Grieche: *Madonna.* Tempera auf Holz, 211 x 121 cm, aus der Deesis der Ikonostase der Verkündigungskathedrale, Moskau, Kreml, 1405.

Oben: Theophanes der Grieche: *Hl. Basilius der Große.* Tempera auf Holz, 211 x 121 cm, aus der Deesis der Ikonostase der Verkündigungskathedrale, Moskau, Kreml, 1405.

Rechts: Kopf der Madonna, Ausschnitt aus der linken Ikone.

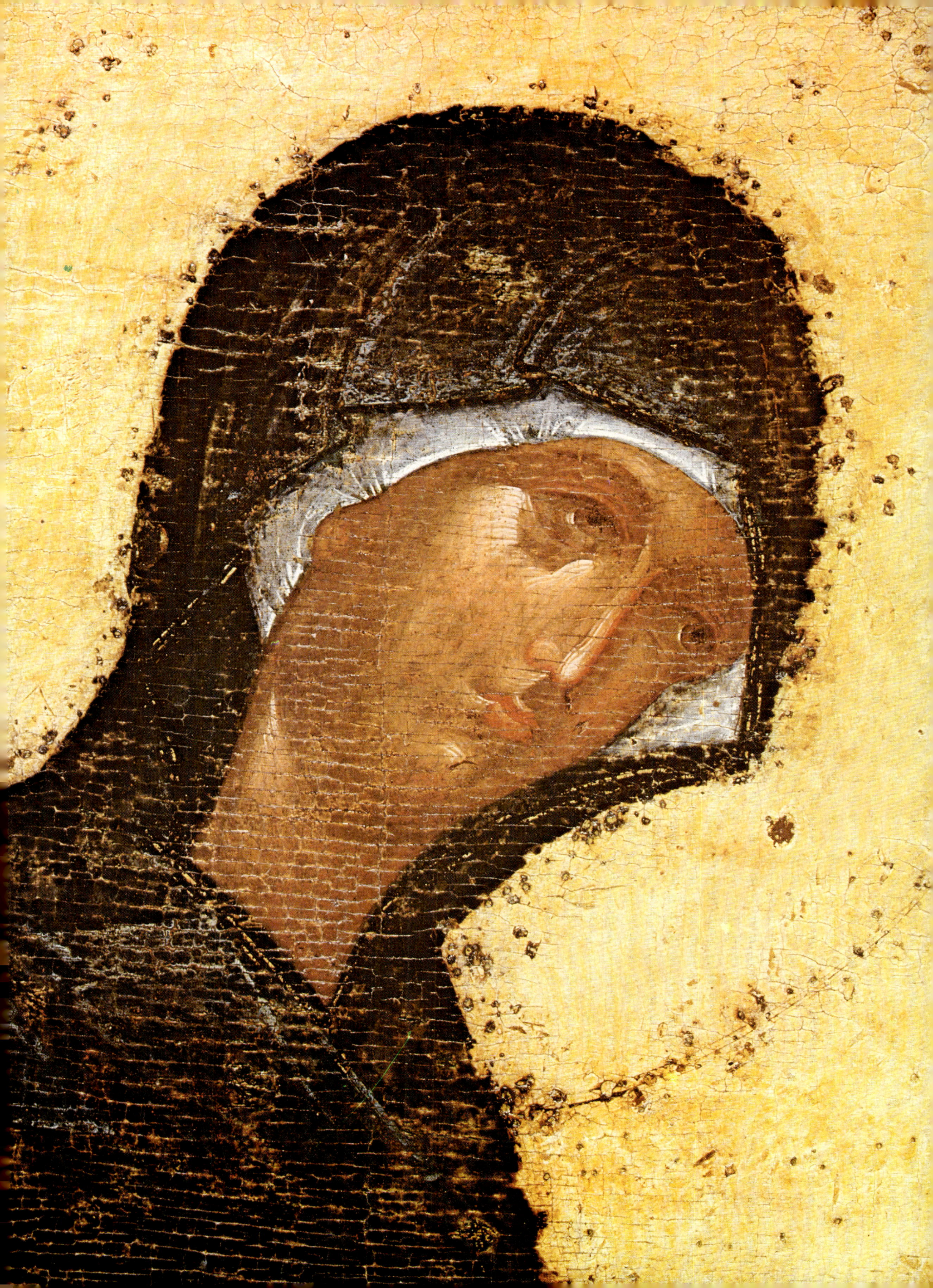

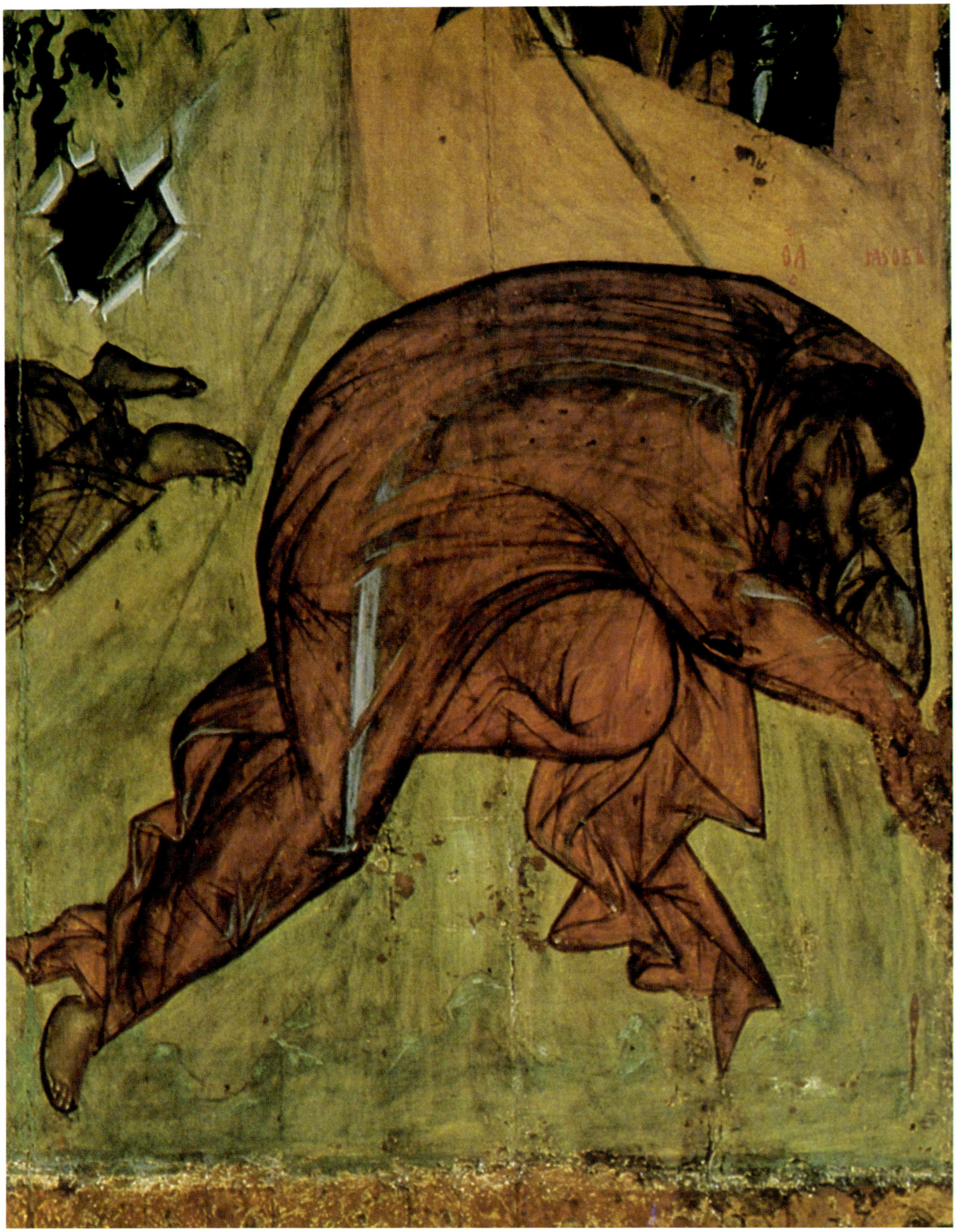

Theophanes der Grieche: Ein Jünger, Ausschnitt aus der „Verklärung Christi".

Rechts: Theophanes der Grieche: *Verklärung Christi.* tempera auf Holz, 184 x 134 cm, Kathedrale der Verklärung, Pereslawl, Anfang des 15. Jahrh. — Moskau, Galerie Tretjakow.

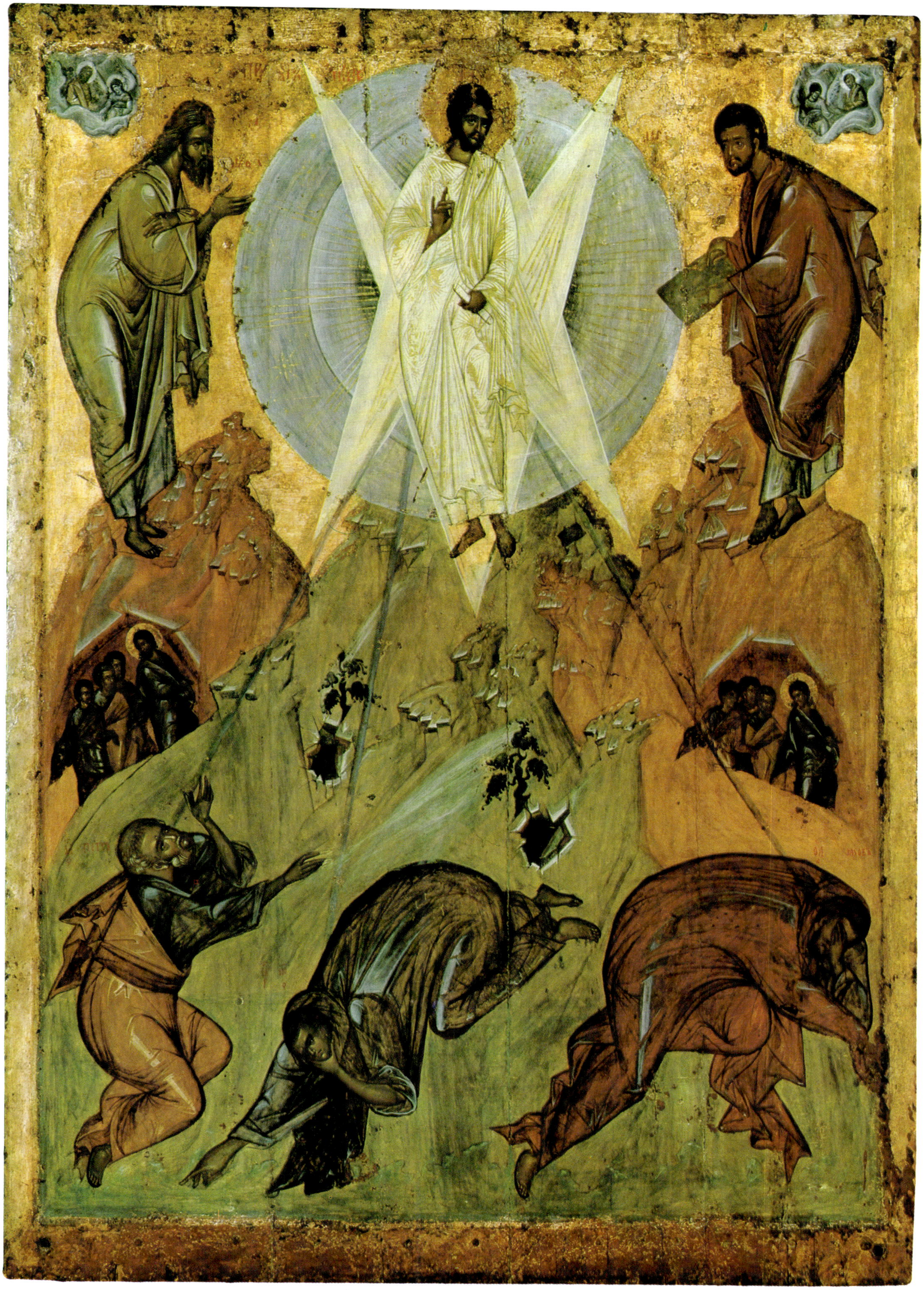

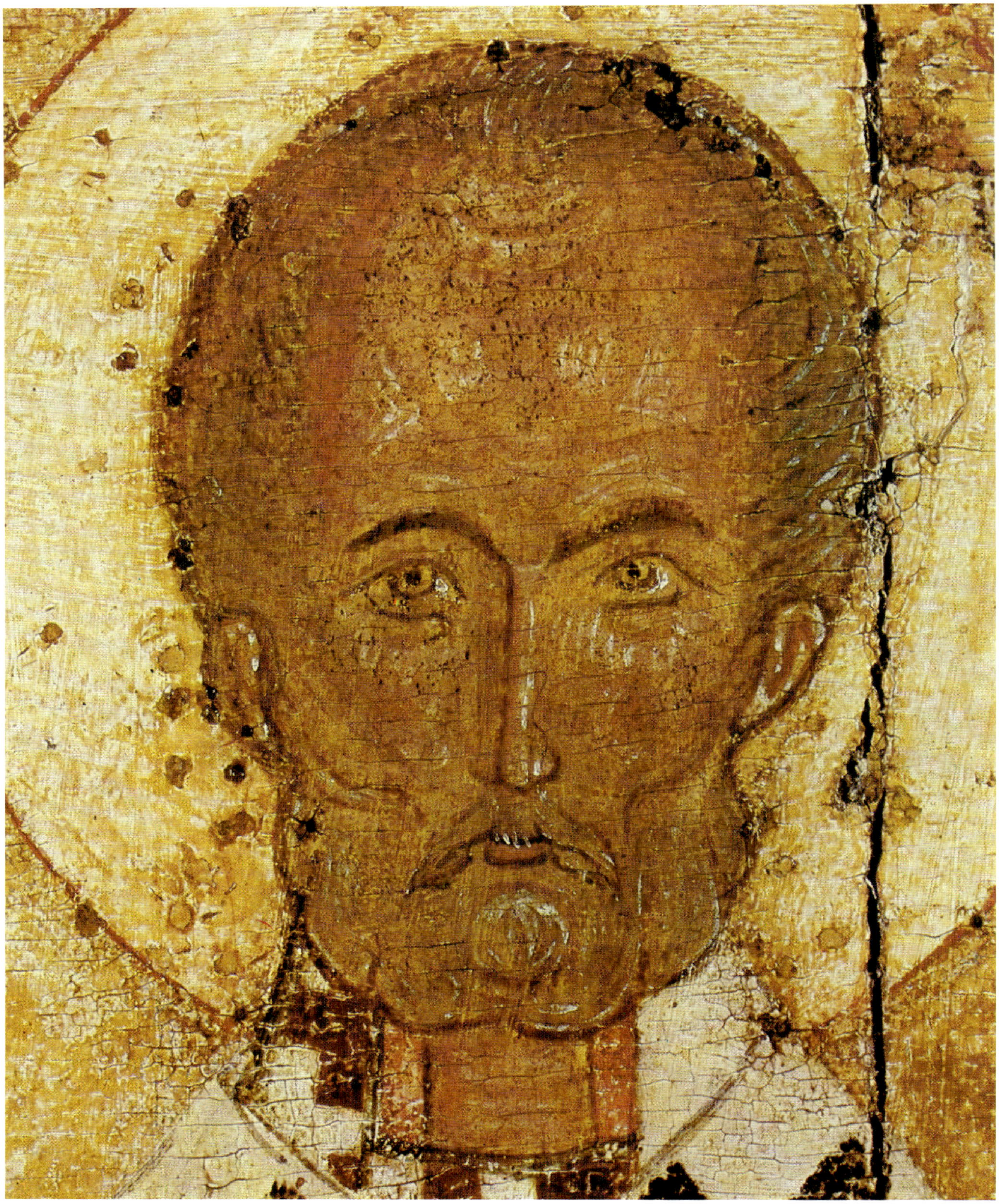

Kopf des hl. Nikolaus. Ausschnitt aus der Ikone „Hl. Nikolaus von Zarisk“ mit Szenen aus seinem Leben. Tempera auf Holz, 14. Jahrh. — Moskau, Galerie Tretjakow.

Rechts: Theophanes der Grieche: *Die Madonna vom Don,* Ausschnitt. Tempera auf Holz, 86 x 68 cm, Verkündigungskathedrale, Moskau, Kreml, spätes 14. Jahrh. — Moskau, Galerie Tretjakow.

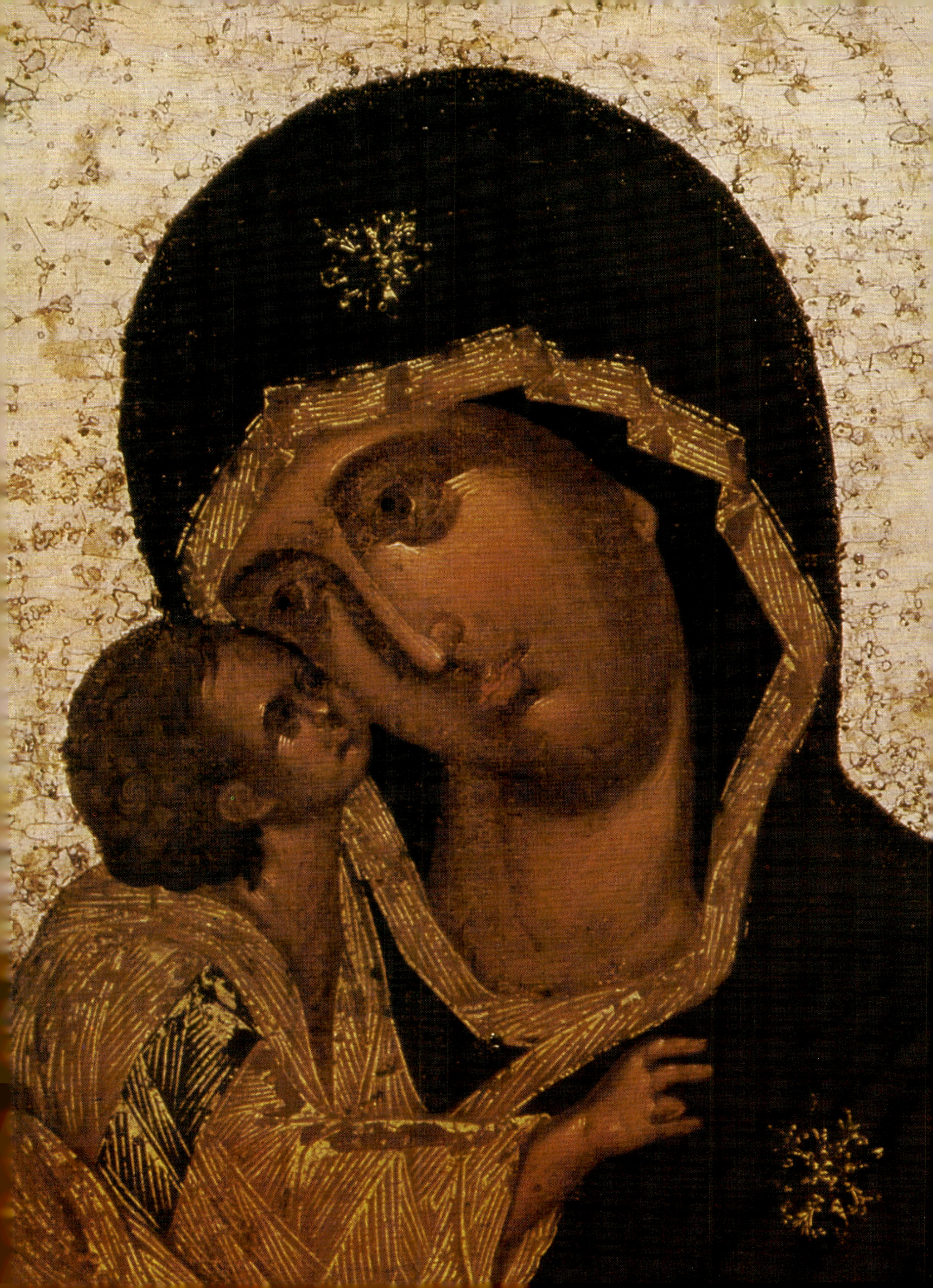

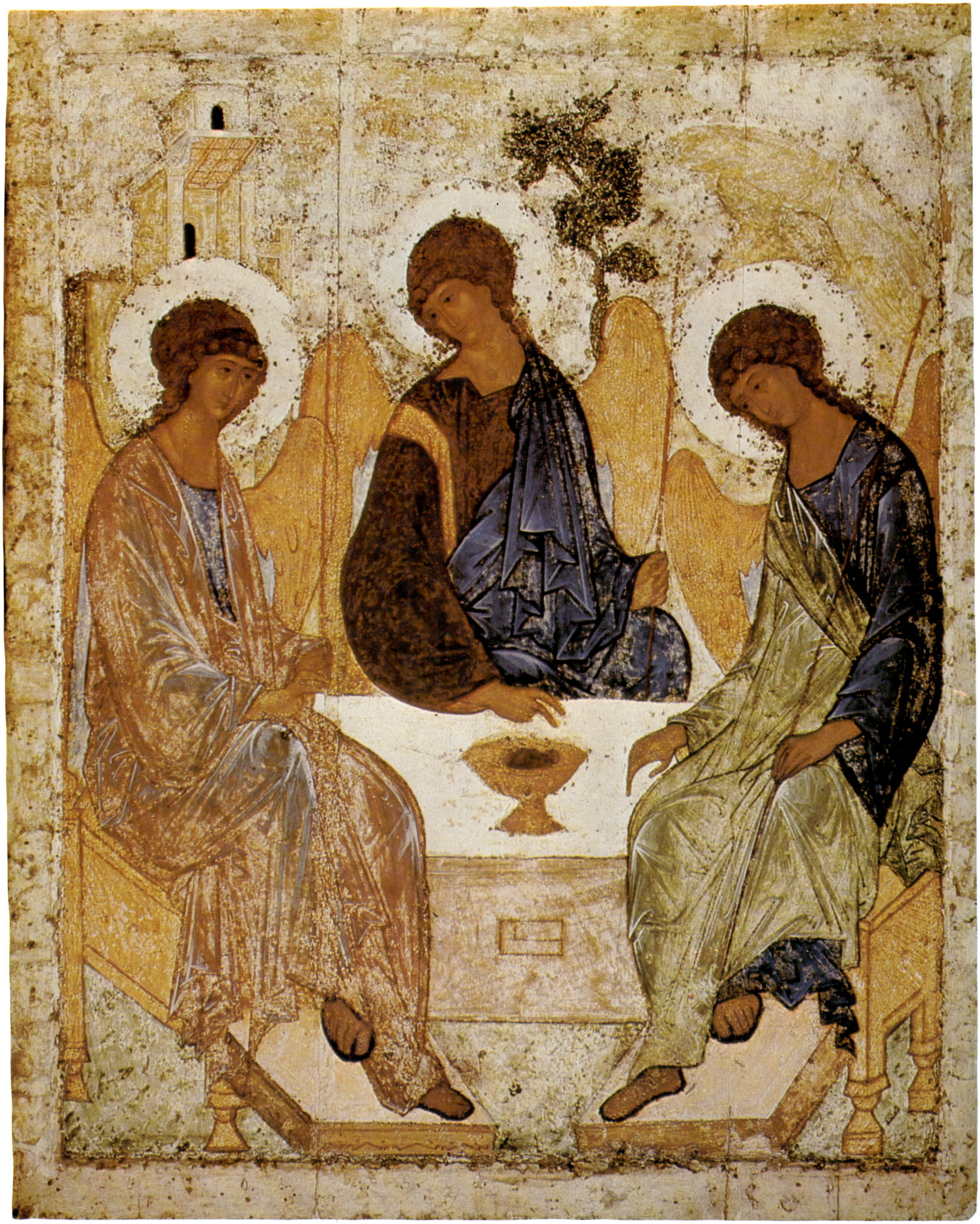

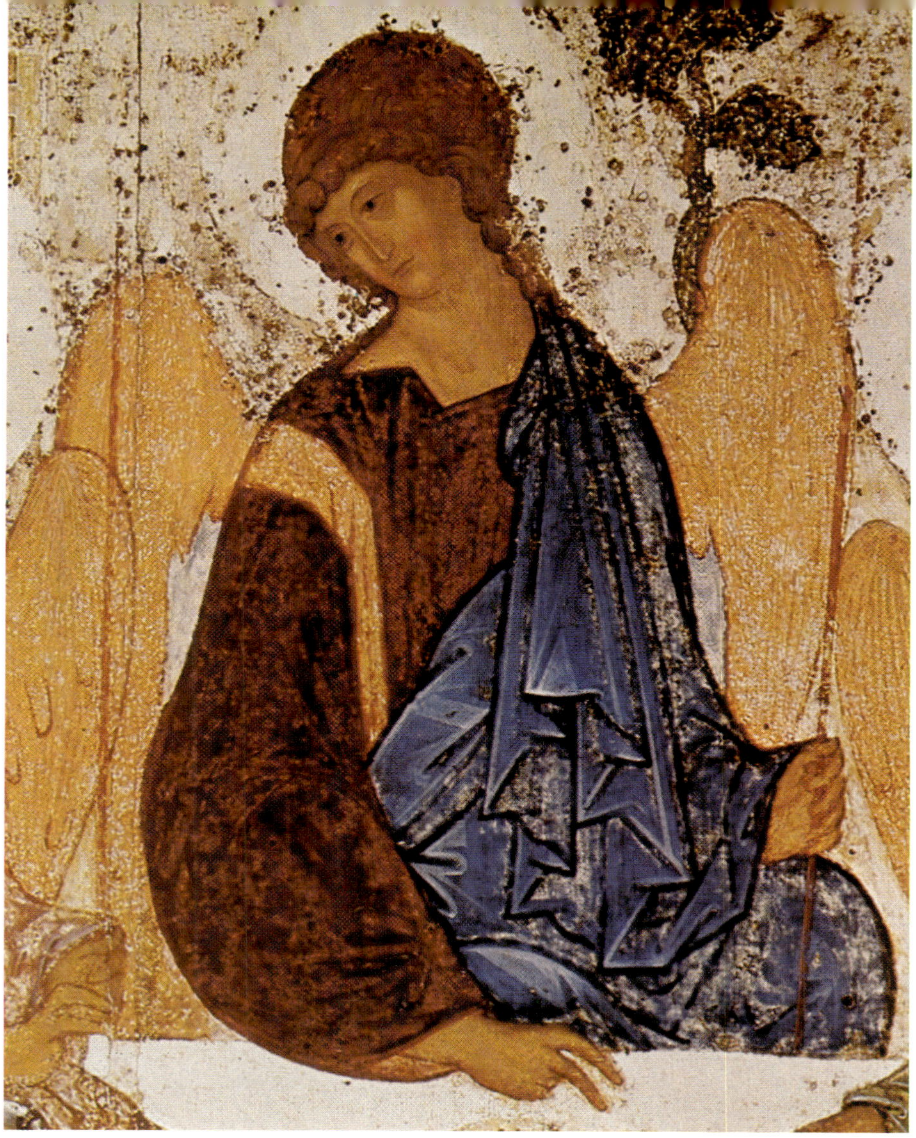

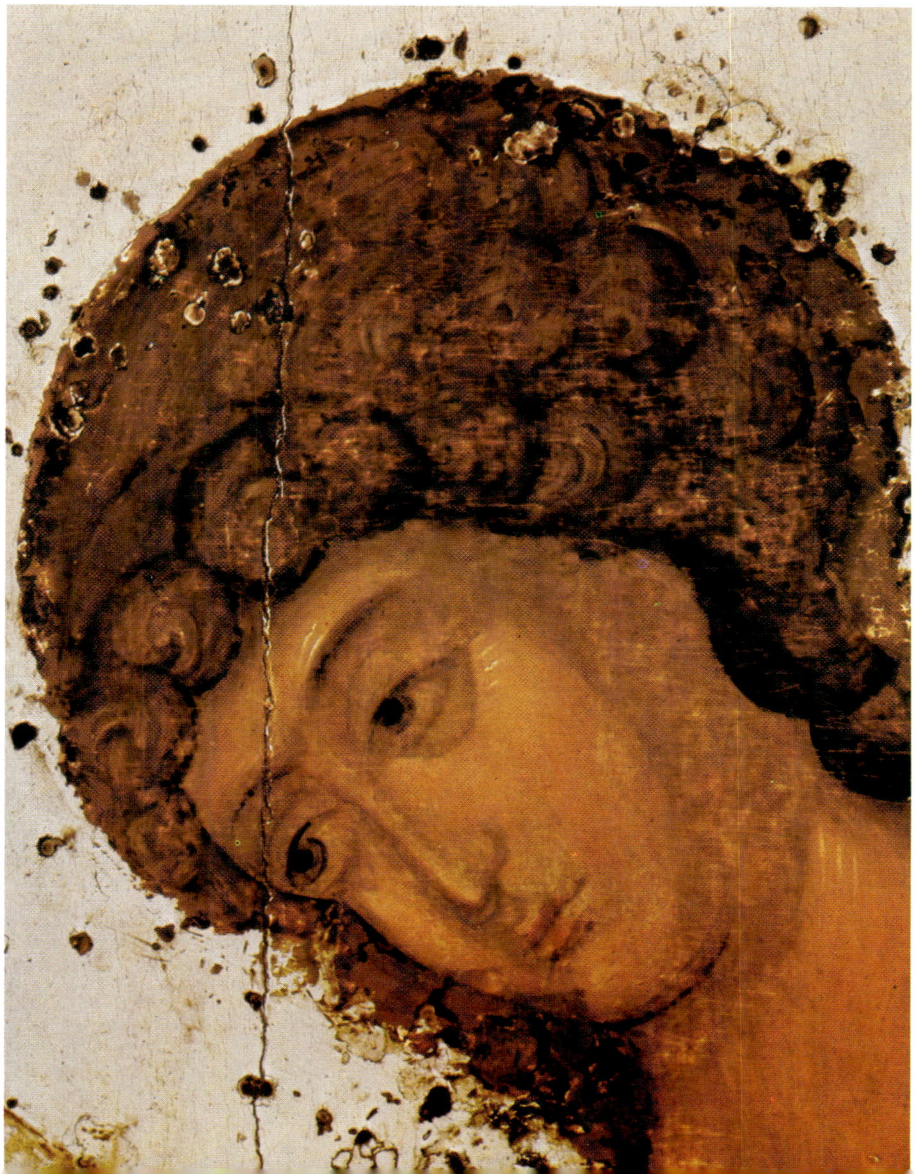

Links: Andrej Rublew: *Trinität des Alten Testaments.* Tempera auf Holz, 142 x 114 cm, Kirche des Dreifaltigkeitsklosters des hl. Sergius bei Sagorsk, Anfang des 15. Jahrh. — Moskau, Galerie Tretjakow.

Rechts oben und unten: Zwei Ausschnitte aus der „Trinität des Alten Testaments".

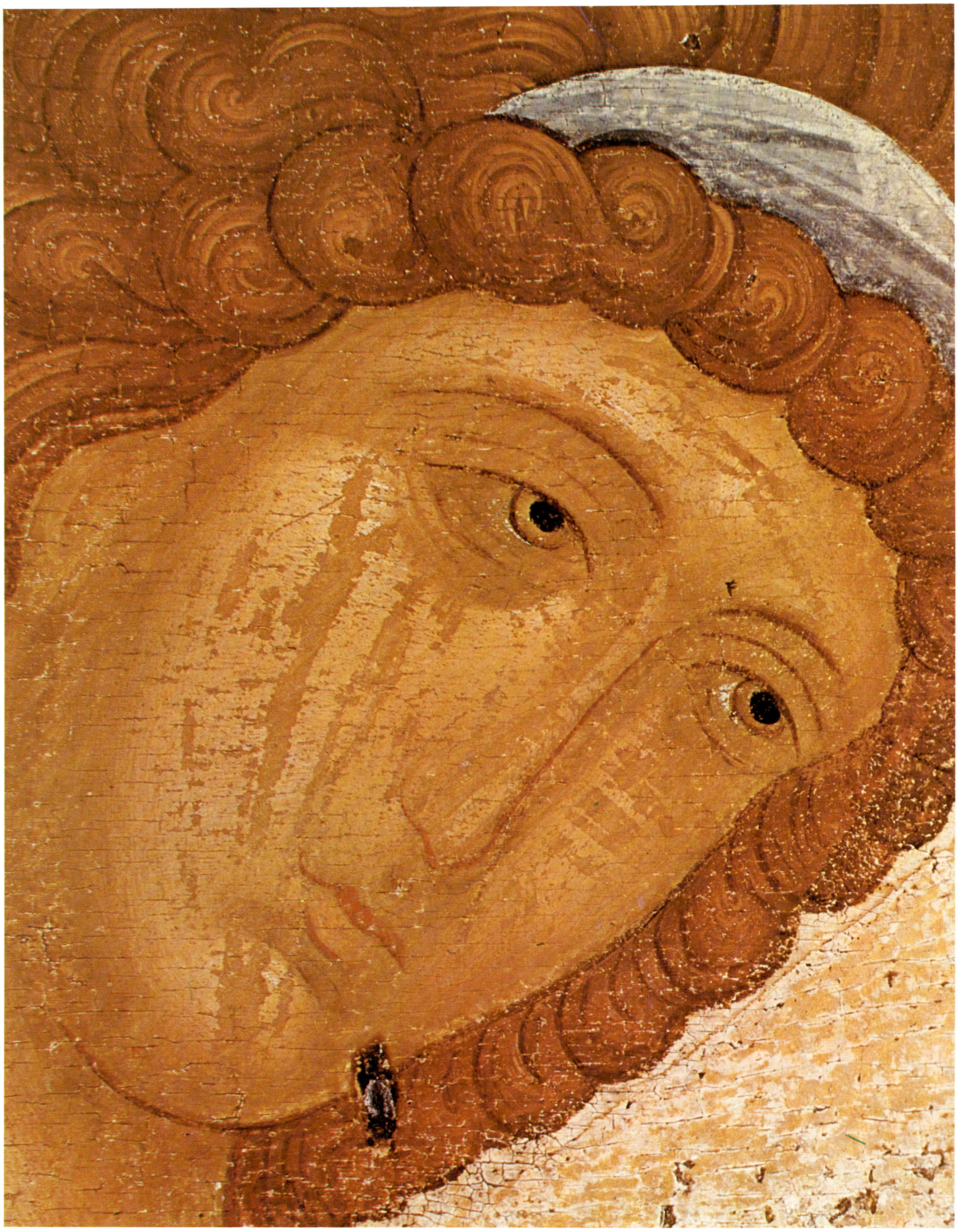

Andrej Rublew: *Erzengel Michael*, Ausschnitt. Tempera auf Holz, Gesamtmaße 158 x 108 cm, Zvenigorod, 15. Jahrh. — Moskau, Galerie Tretjakow.

Rechts: Andrej Rublew: *Apostel Paulus*, Ausschnitt. Tempera auf Holz, Gesamtmaße 198 x 106 cm, aus der Deesis Zvenigorod, Anfang des 15. Jahrh. — Moskau, Galerie Tretjakow.

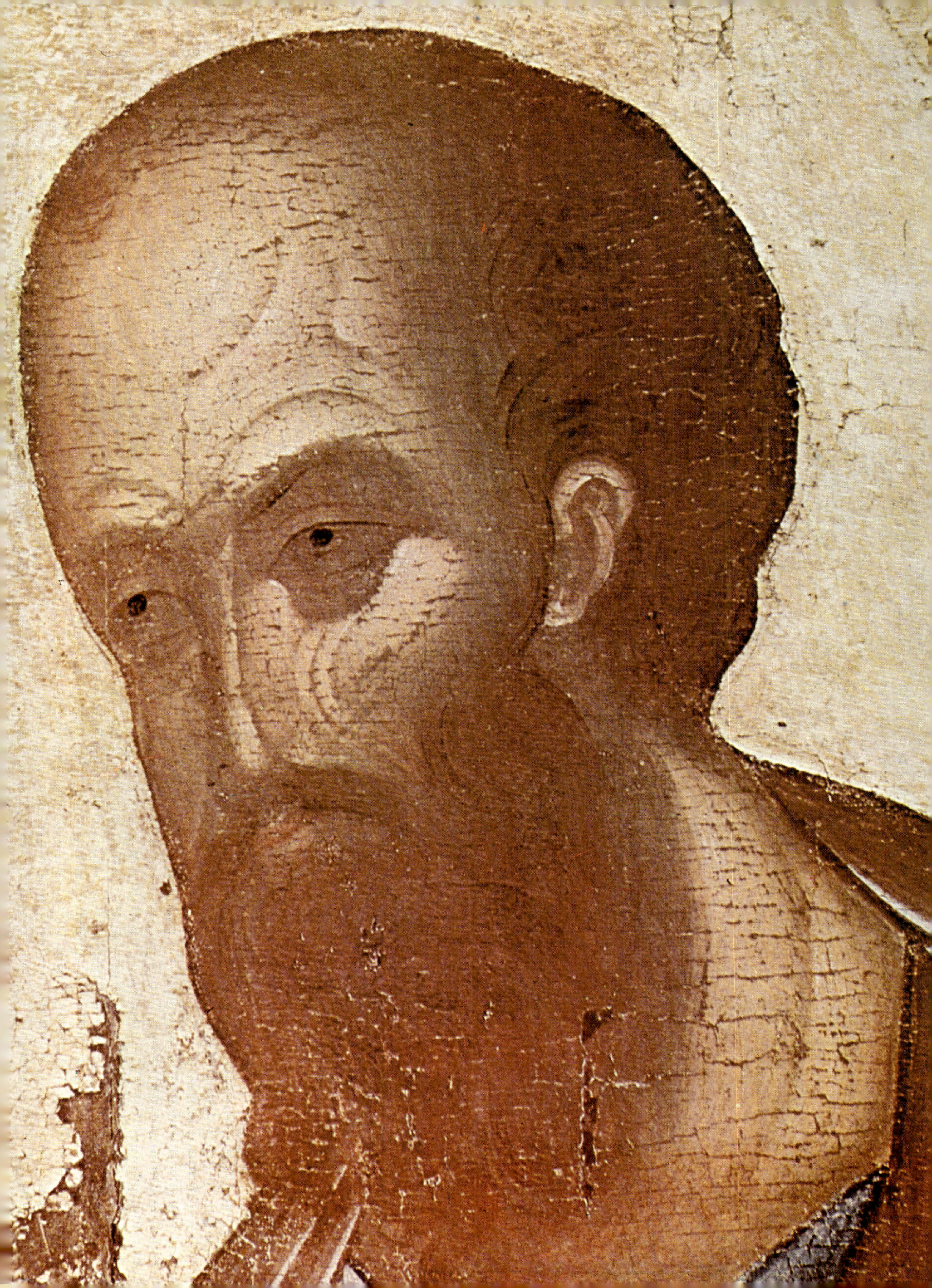

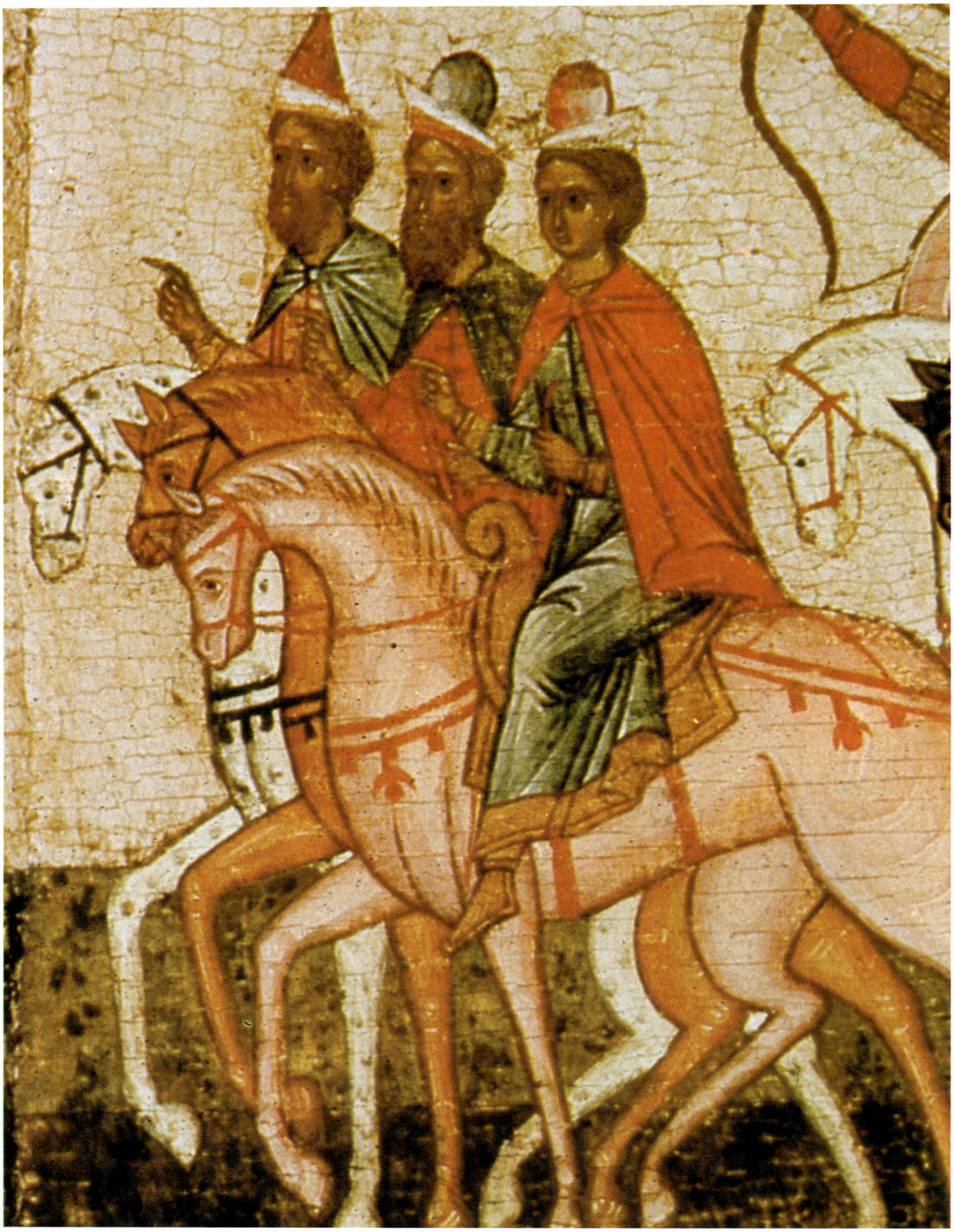

Oben: Ausschnitt aus dem nebenstehenden Bild der „Schlacht zwischen Nowgorod und Susdal".

Rechts: *Schlacht zwischen Nowgorod und Susdal* oder Wunder der Ikone der Madonna vom Zeichen. Tempera auf Holz, 126 x 91 cm, Schule von Nowgorod, Mitte des 15. Jahrh. — Nowgorod, Museum für Architektur und antike Kunstdenkmäler.

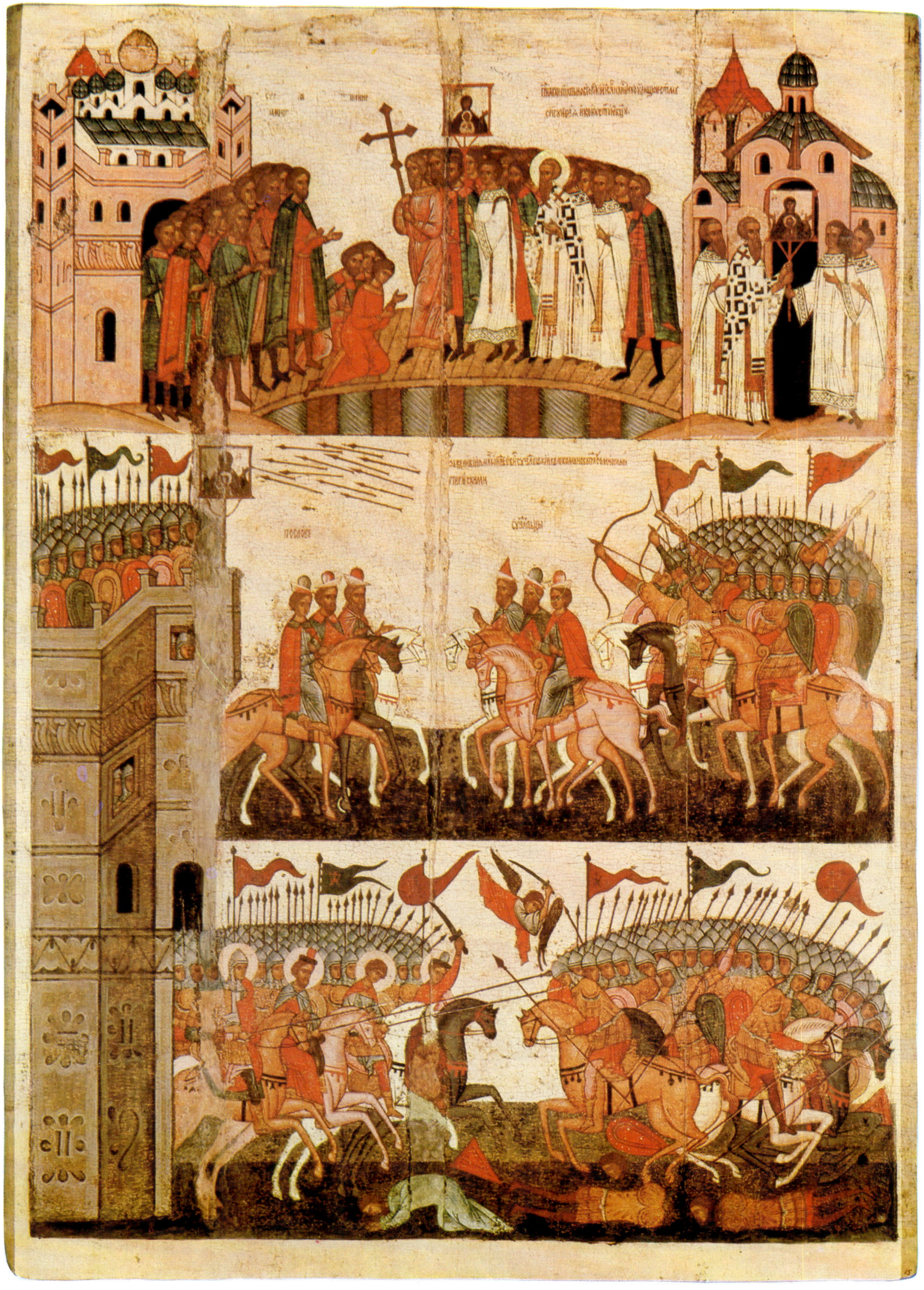

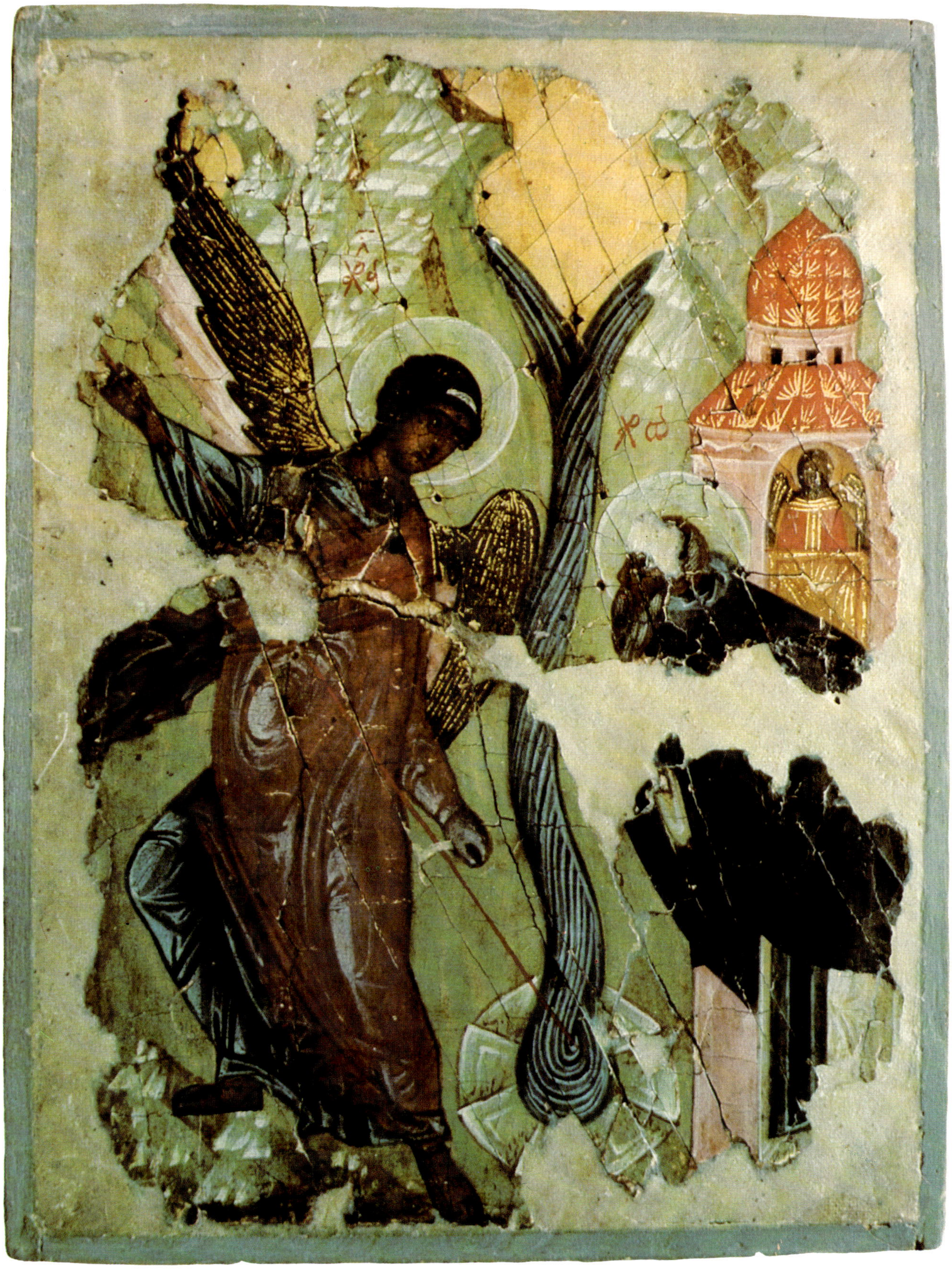

Das Wunder von Chonae. Tempera auf Holz, 20 x 14 cm, Athos, Kloster Chilandari, 14.–15. Jahrh. – Belgrad, Nationalmuseum.

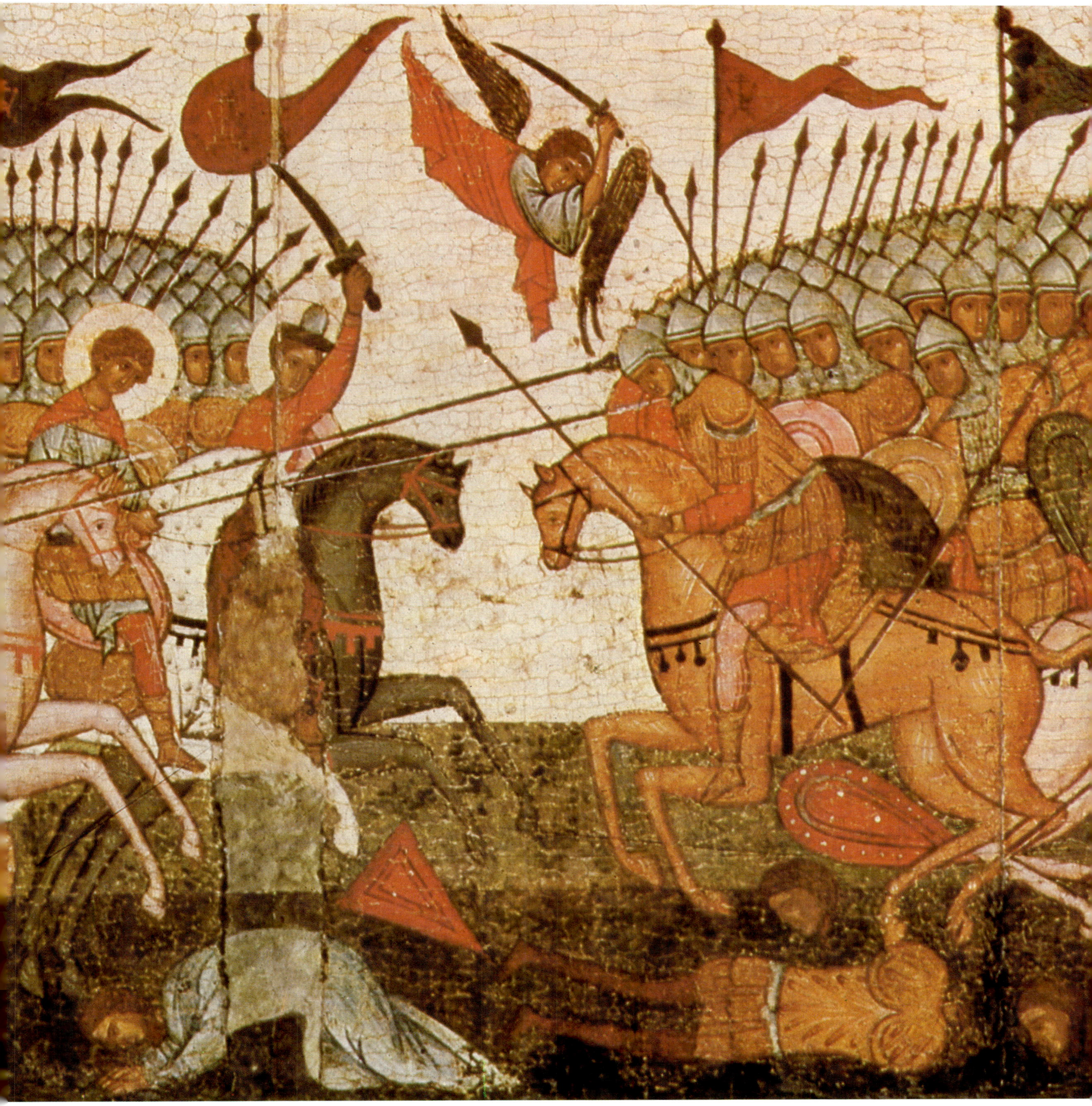

Ausschnitt aus der „Schlacht zwischen Nowgorod und Susdal“ (vgl. S. 275).

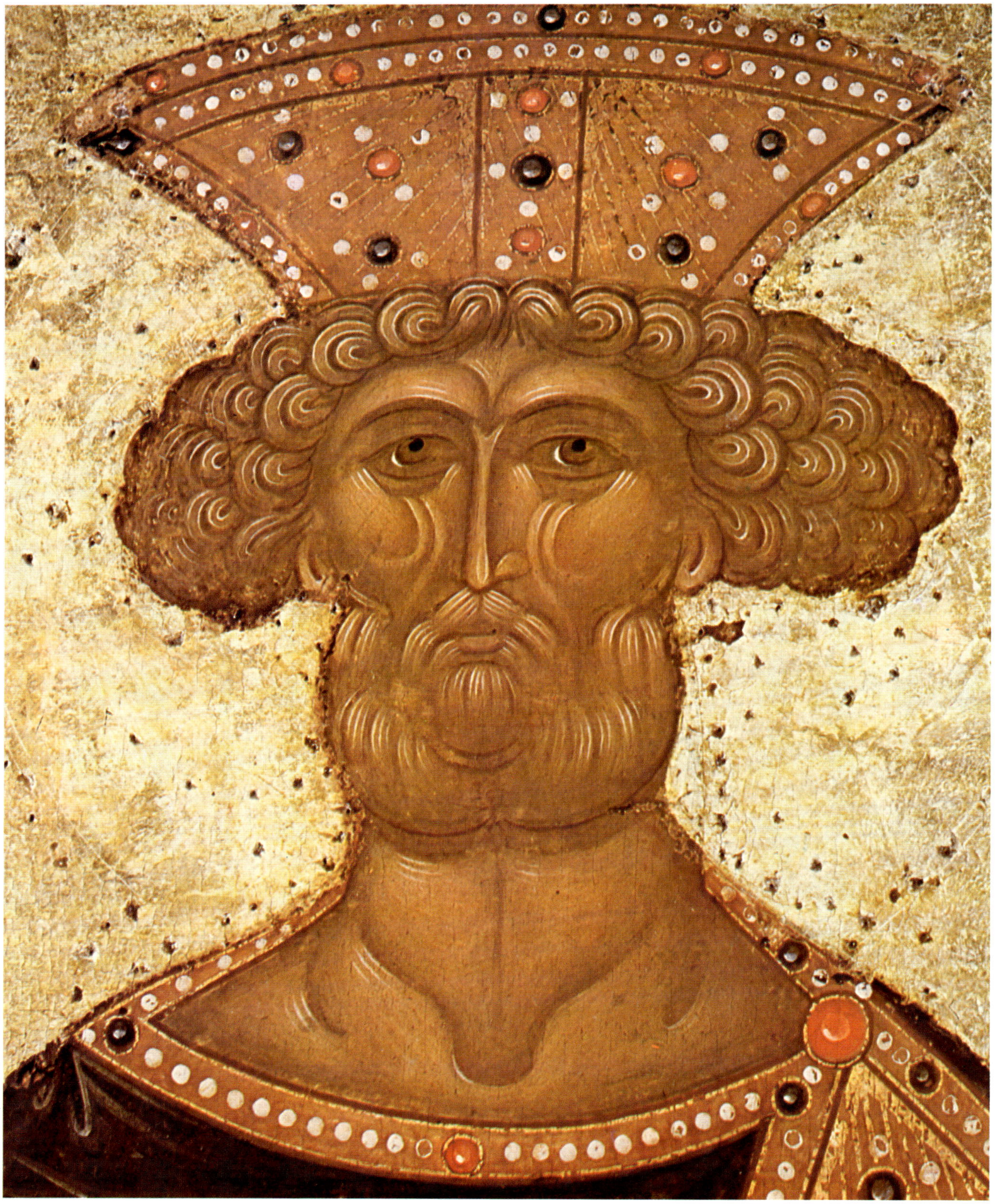

Die Propheten Daniel, David und Salomon, Ausschnitt. Tempera auf Holz, 15. Jahrh. — Moskau, Galerie Tretjakow.

Rechts: *Der Prophet Elija.* Tempera auf Holz, 75 x 57 cm, Schule von Nowgorod, Anfang des 15. Jahrh. — Moskau, Galerie Tretjakow, Sammlung I. Ostrouchow.

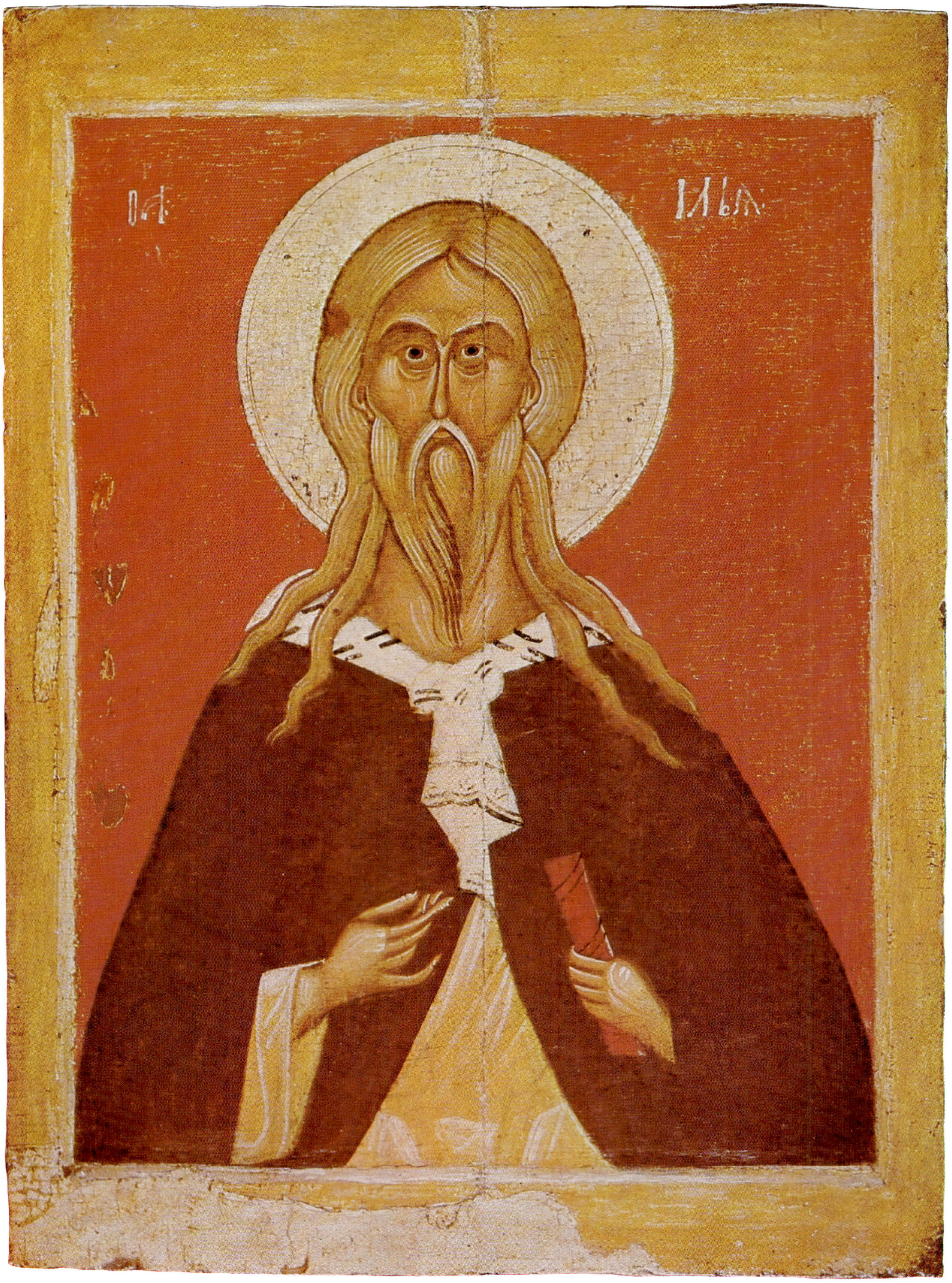

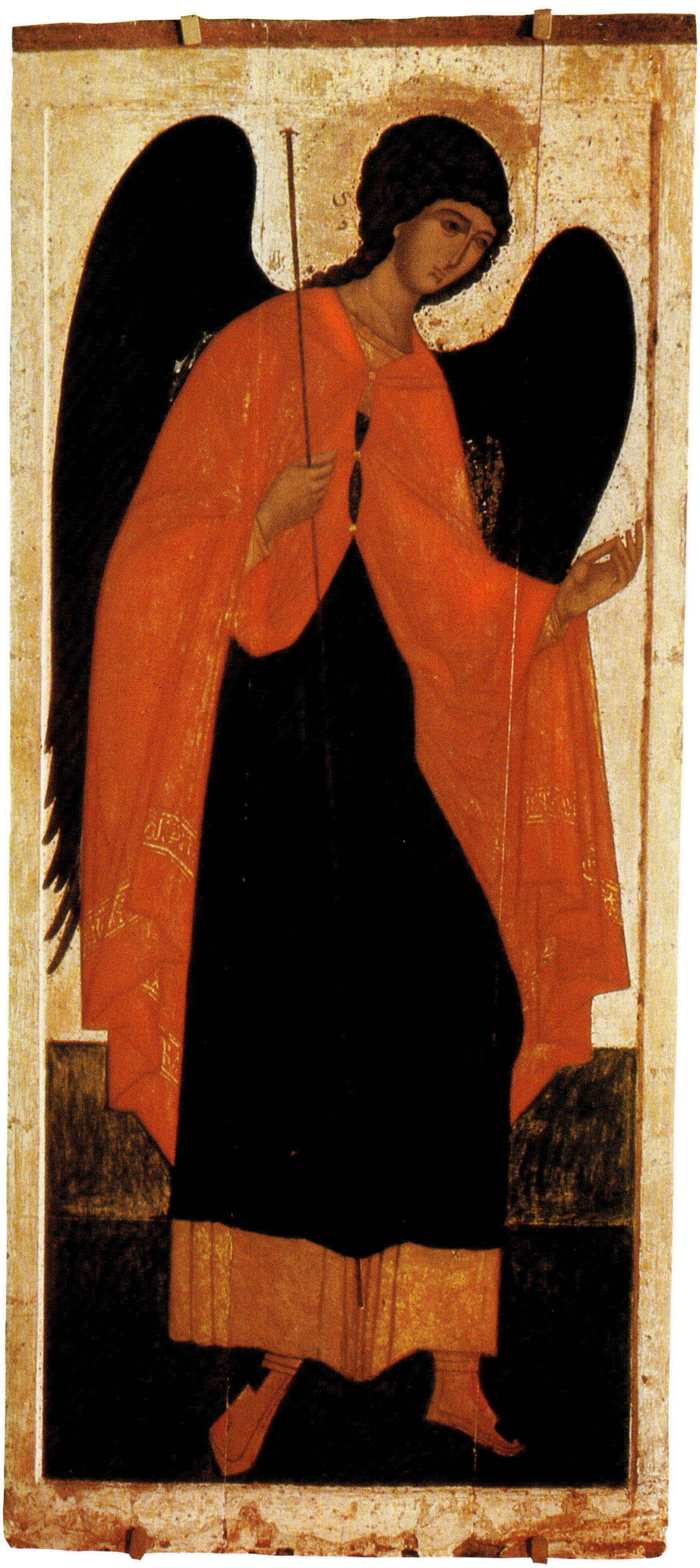

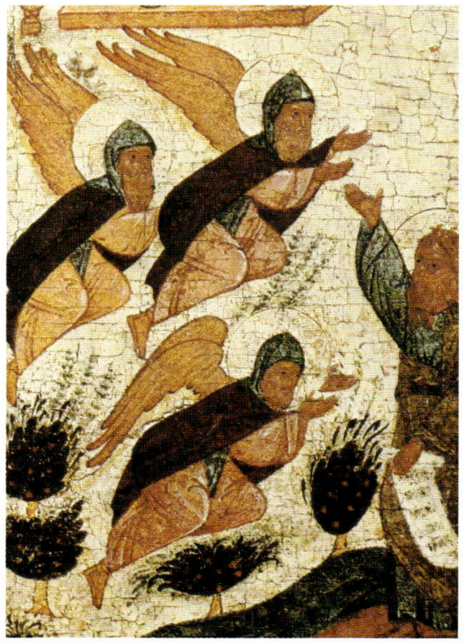

Rechts: *Jüngstes Gericht.* Tempera auf Holz, 162 x 115 cm, Schule von Nowgorod, Mitte des 15. Jahrh. — Moskau, Galerie Tretjakow.

Oben: *Mönche im Paradies.* Ausschnitt aus dem Jüngsten Gericht.

Links: *Erzengel Michael.* Tempera auf Holz, 171 x 77 cm, Kathedrale des Klosters Spaski, Jaroslawl, 1516. — Leningrad, Russisches Museum.

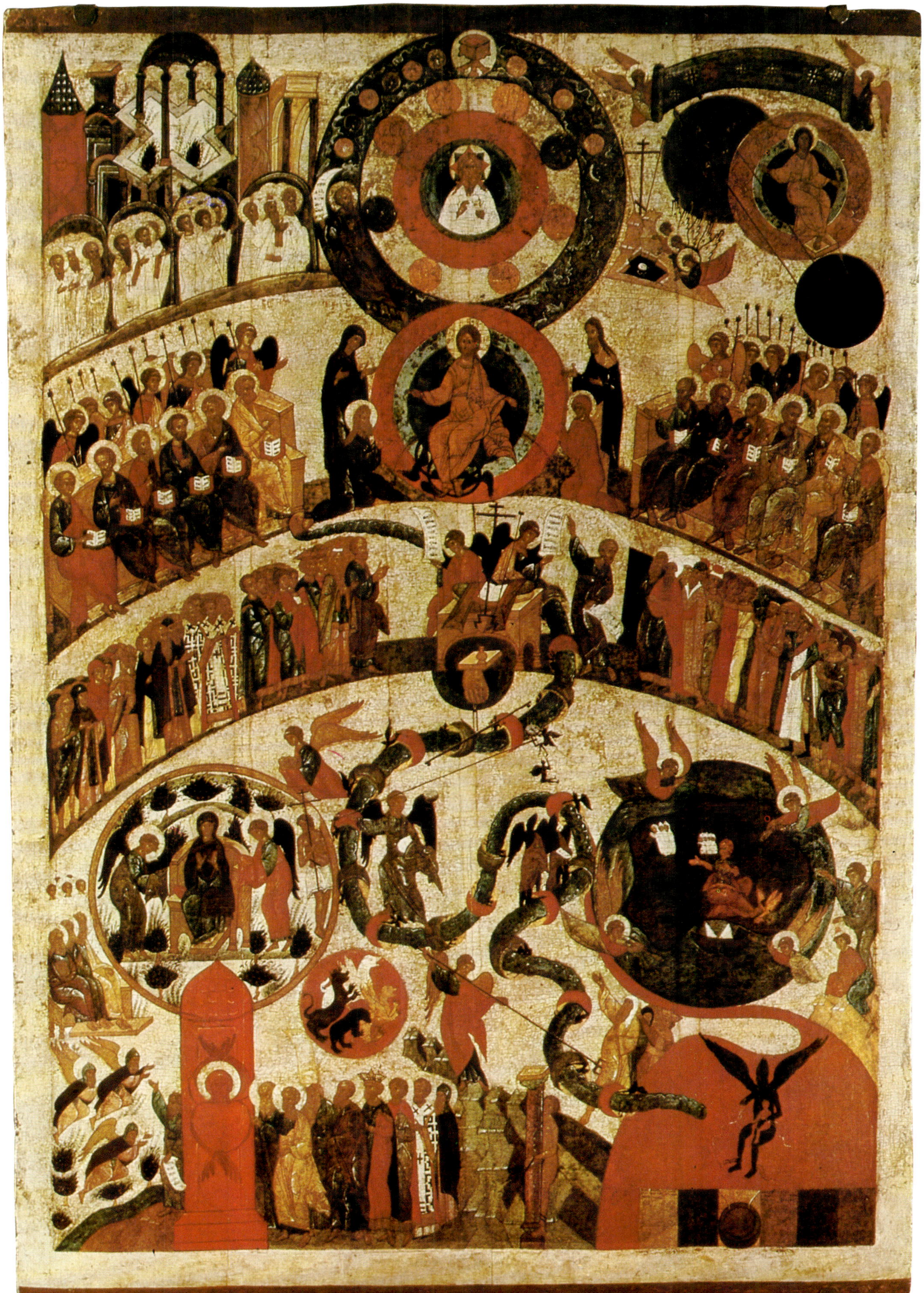

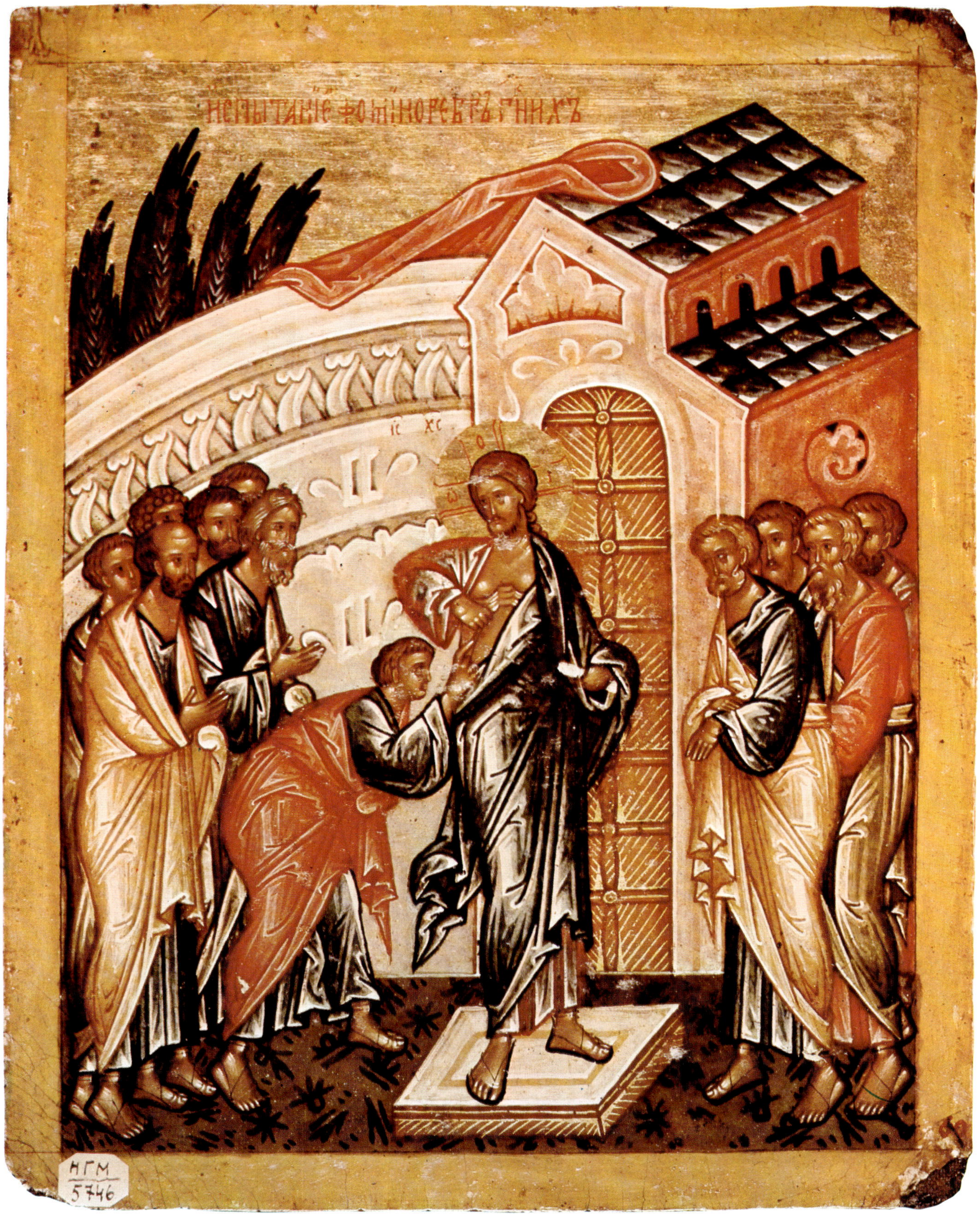

Christus und der ungläubige Thomas. Tempera auf Holz, 24 x 19 cm, Sophienkathedrale Nowgorod, spätes 15. Jahrh. — Nowgorod, Museum für Architektur und antike Kunstdenkmäler.

Rechts: *Abstieg zur Vorhölle* (Anastasis). Tempera auf Holz, 91 x 60 cm, spätes 15. Jahrh. — Moskau Galerie Tretjakow, Sammlung A. Morozow.

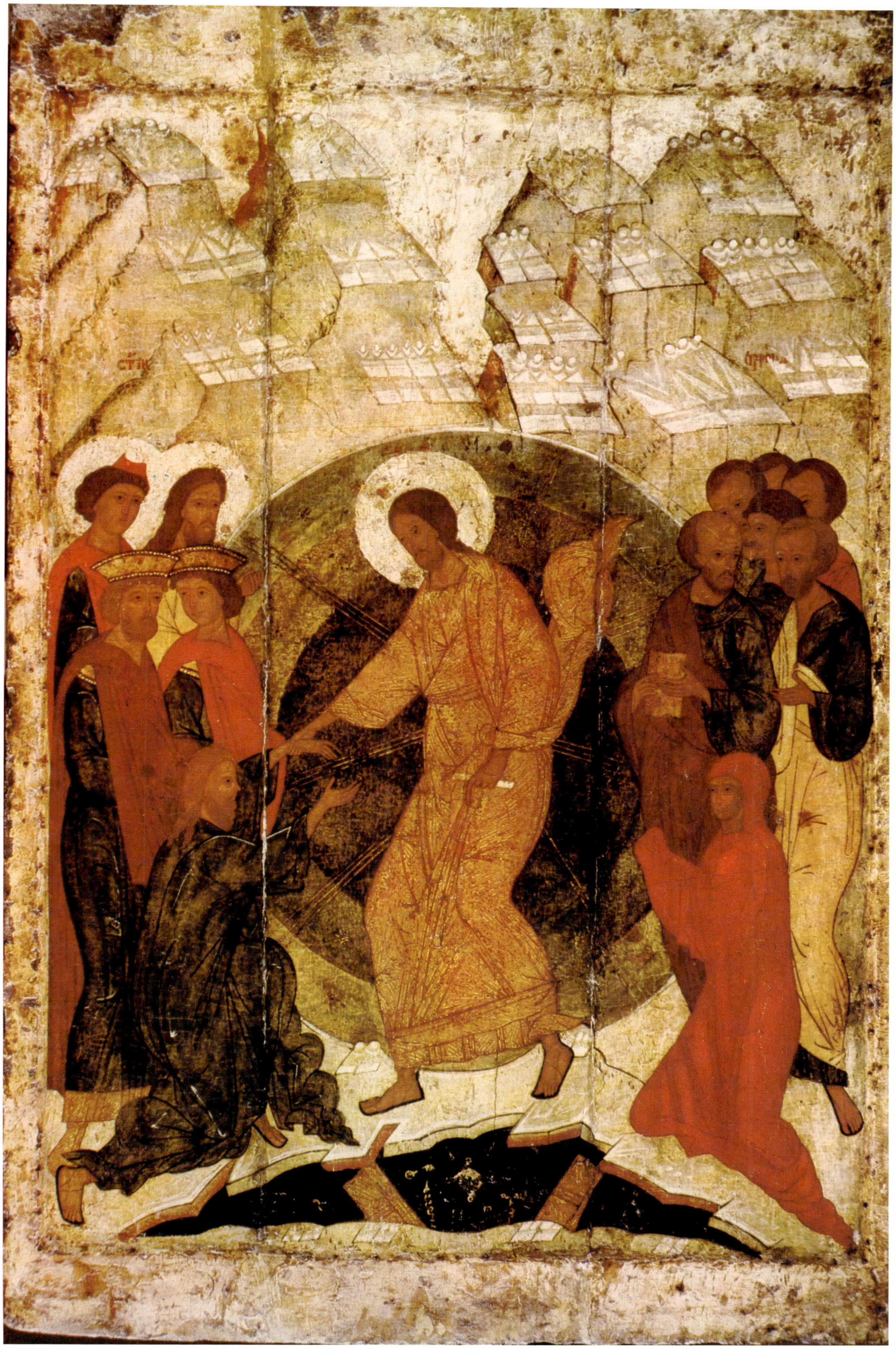

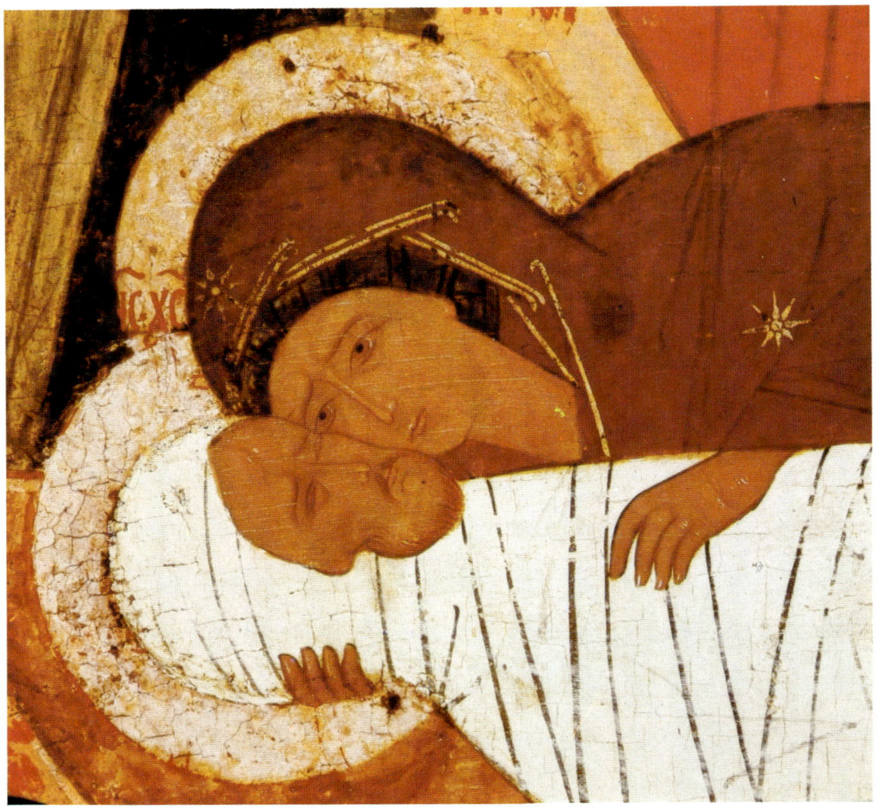

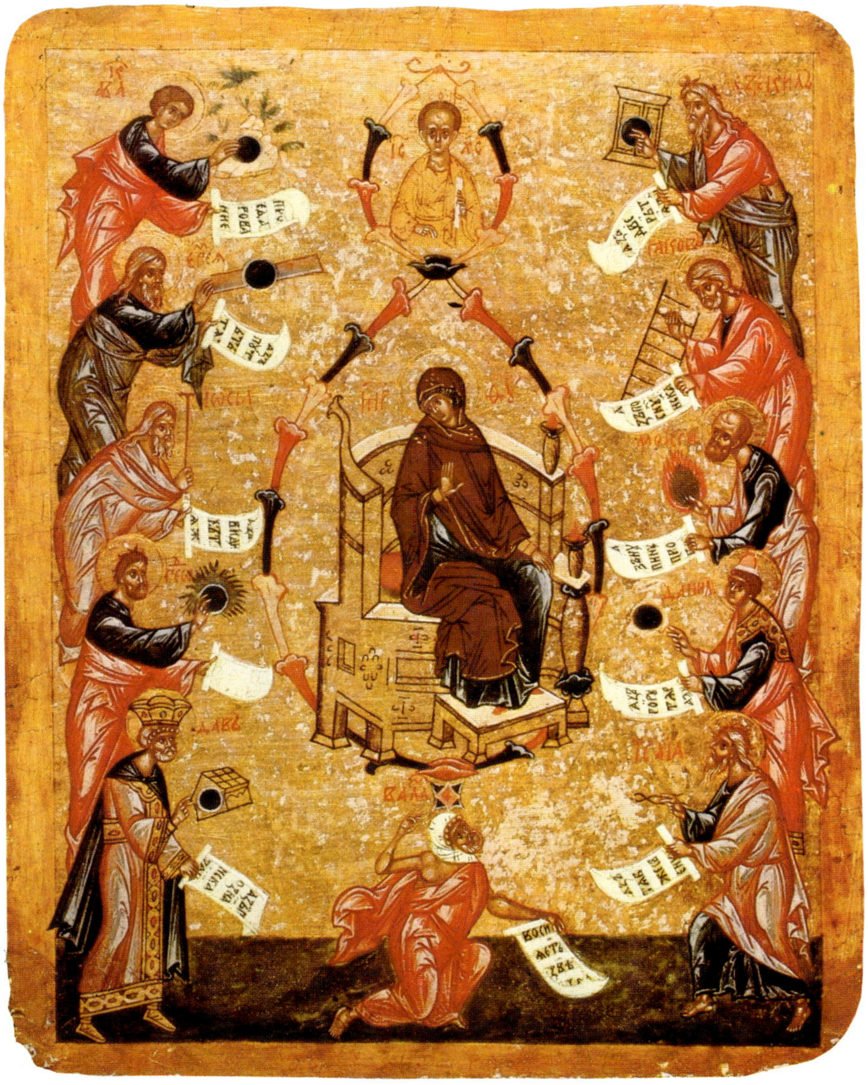

Rechts: *Grablegung Christi.* Tempera auf Holz, 91 x 63 cm, spätes 15. Jahrh. — Moskau, Galerie Tretjakow, Sammlung I. Ostrouchow.

Links oben: Ausschnitt aus der „Grablegung Christi".

Links unten: *Erhöhung Mariens.* Zweiseitige Ikone, Tempera auf Holz, 25 x 10 cm, Schule von Nowgorod, zweite Hälfte des 15. Jahrh. — Moskau, Galerie Tretjakow.

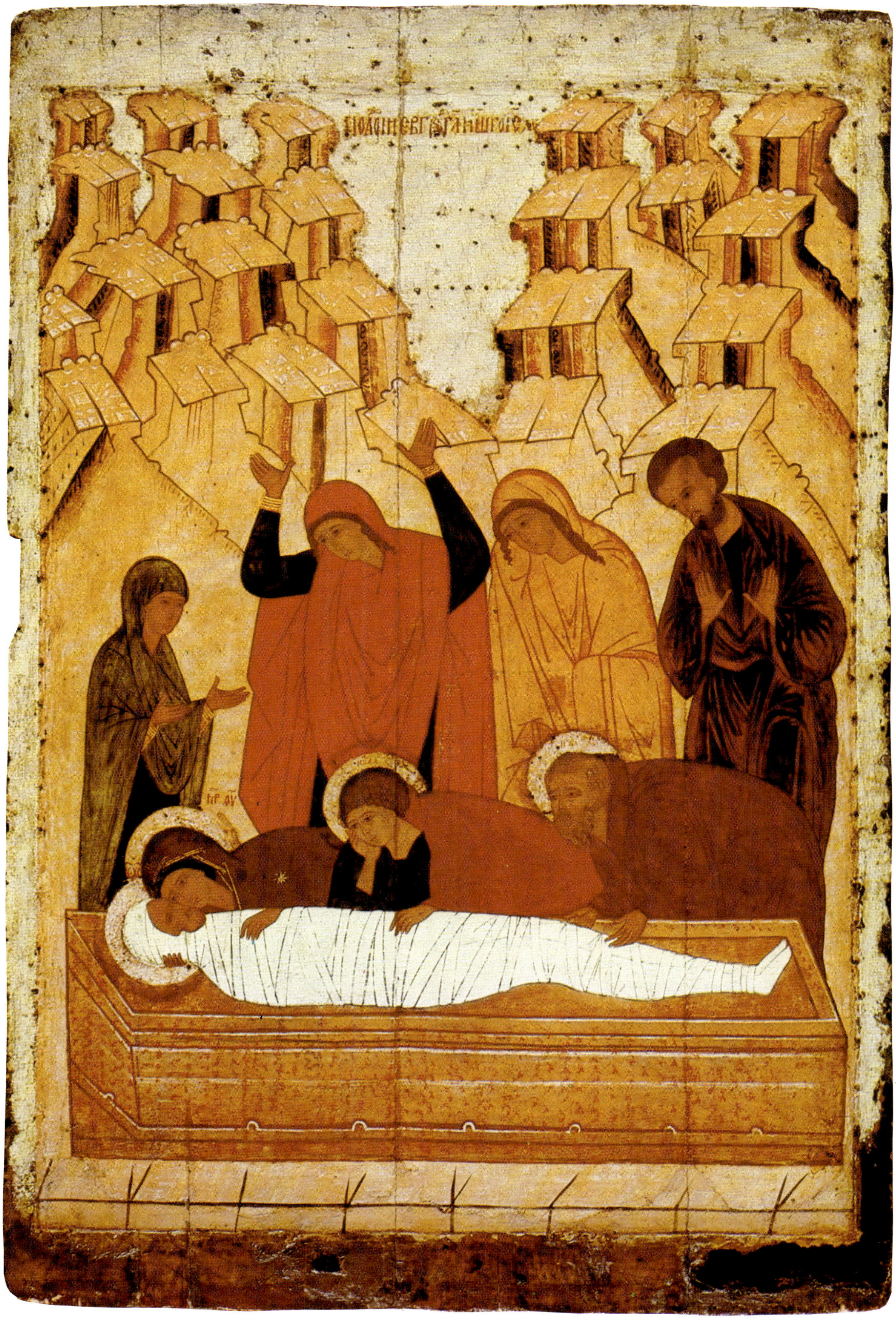

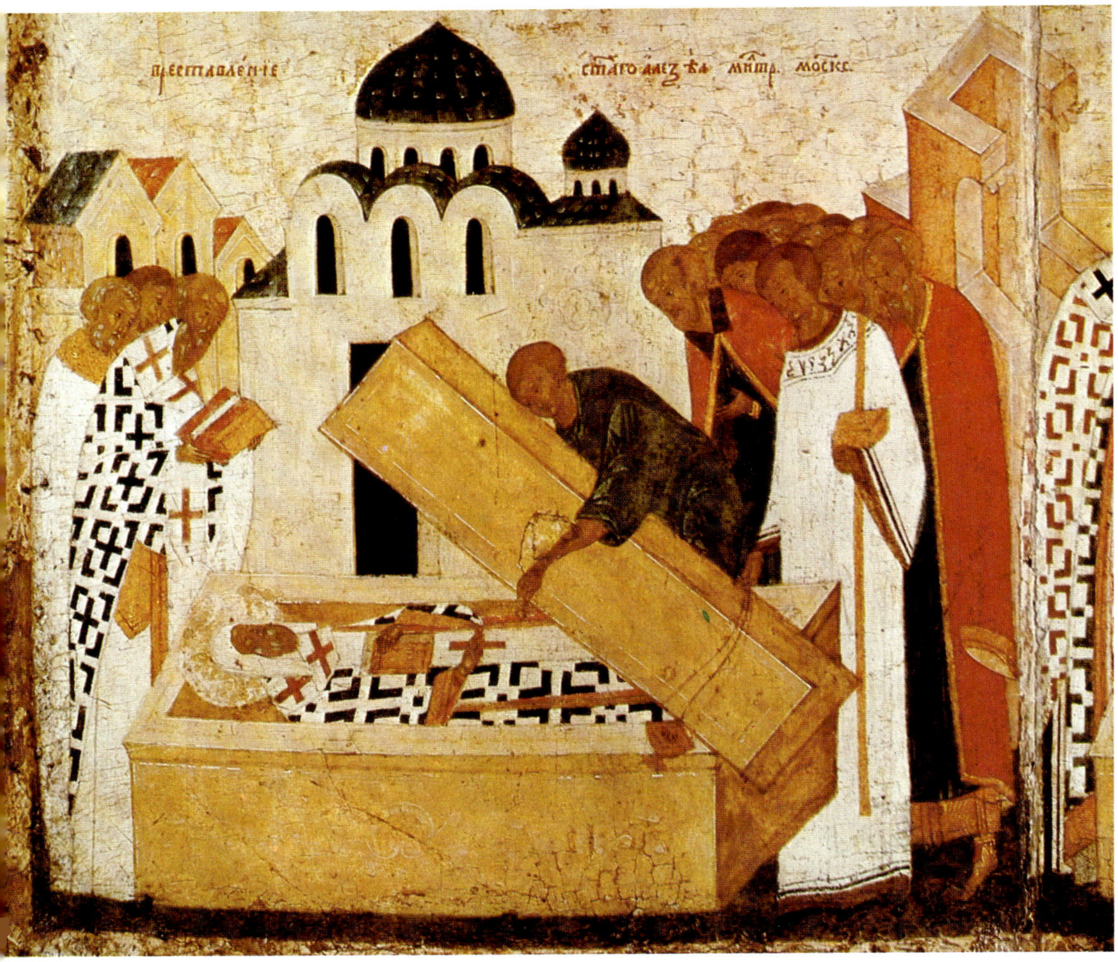

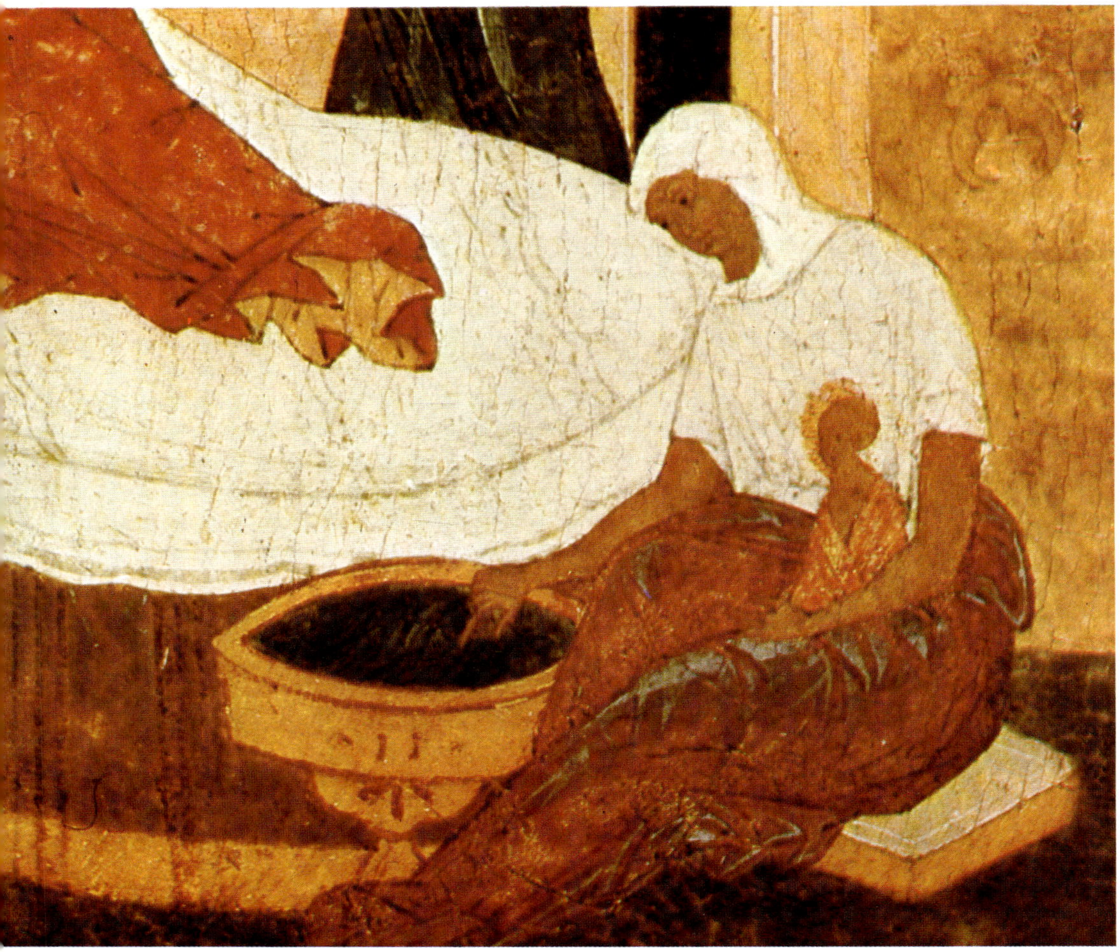

Links oben: Dionysius: *Der Metropolit von Moskau Alexius mit Szenen aus seinem Leben,* Ausschnitt *Auffindung der Reliquien.* Tempera auf Holz, Gesamtmaße 197 x 152 cm, Kathedrale der Dormitio, Moskau, Kreml, spätes 15. Jahrh. — Moskau, Galerie Tretjakow.

Links unten: Dionysius: Ausschnitt *Geburt des Alexius.*“

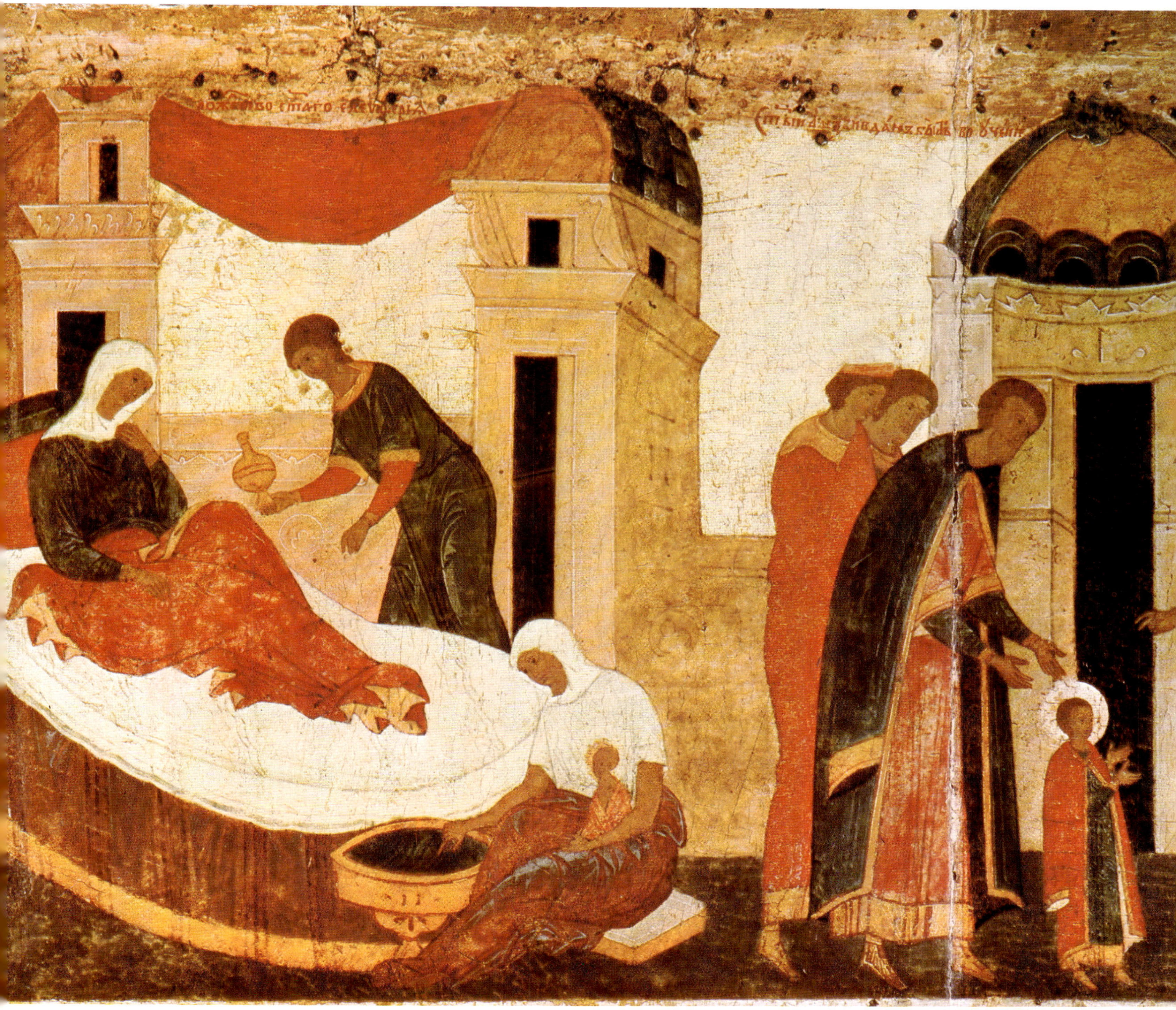

Die Geburt des Alexius. Szene aus der Ikone des Dionysius: „Metropolit von Moskau Alexius mit Szenen aus seinem Leben".

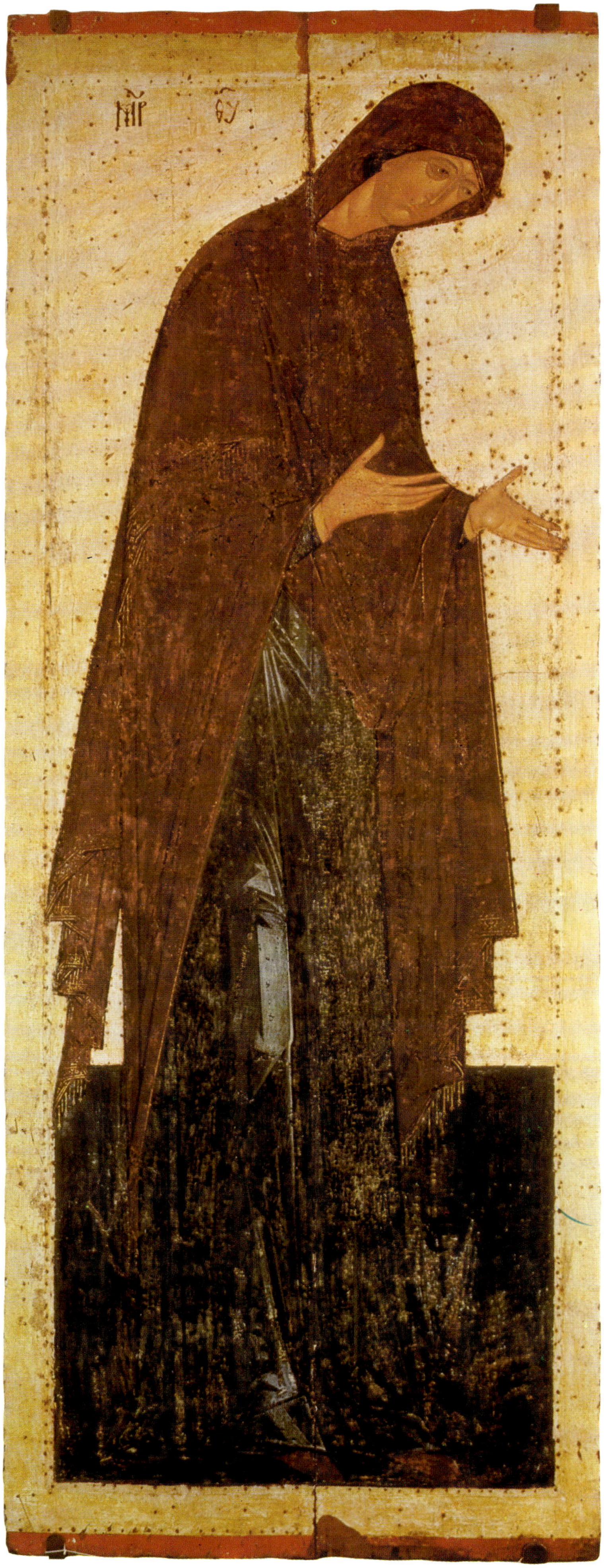

Links: Dionysius: *Madonna.* Tempera auf Holz, 155 x 60 cm, Kirche zur Geburt der Madonna, Kloster Ferapont, um 1502. — Moskau, Galerie Tretjakow.

Folgende Seite links: Dionysius: *Johannes der Täufer.* Tempera auf Holz, 155 x 60 cm, Kirche zur Geburt der Madonna, Kloster Ferapont, um 1502. — Moskau, Galerie Tretjakow.

Folgende Seite rechts: Dionysius: *Apostel Paulus.* Tempera auf Holz, 155 x 60 cm, Kirche zur Geburt der Madonna, Kloster Ferapont, um 1502. — Moskau, Galerie Tretjakow.

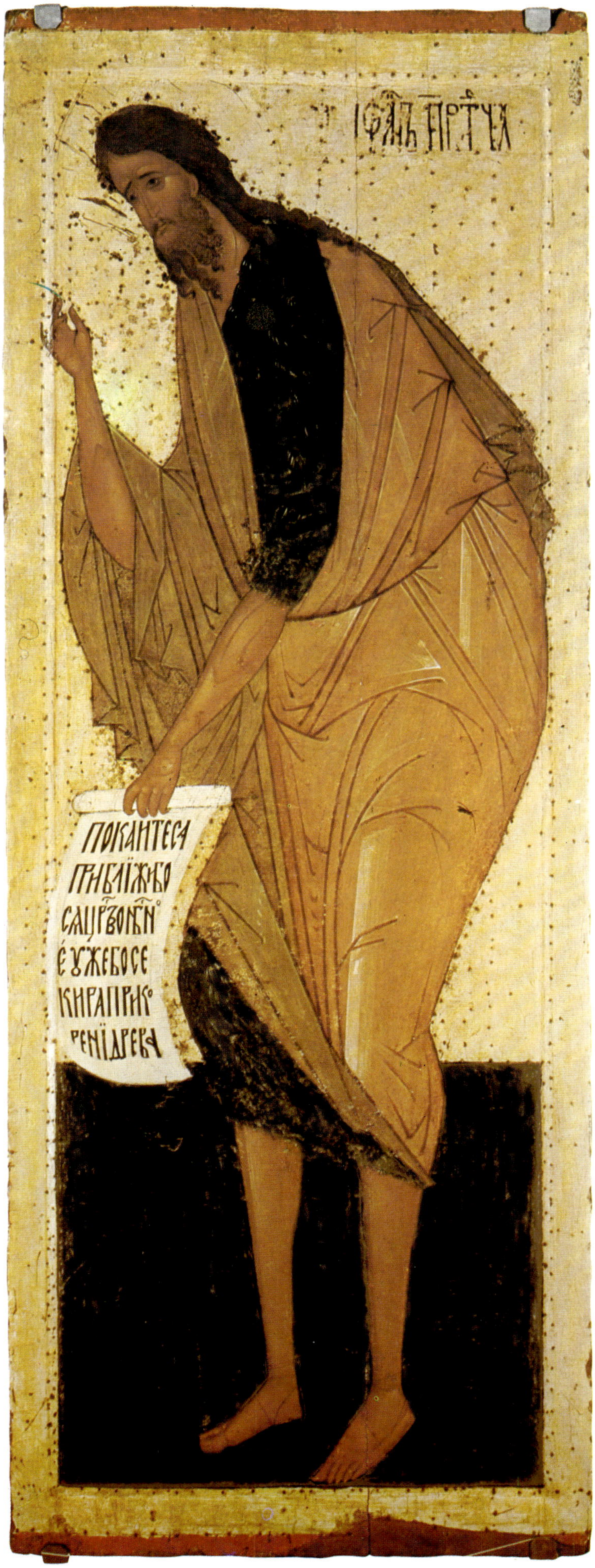

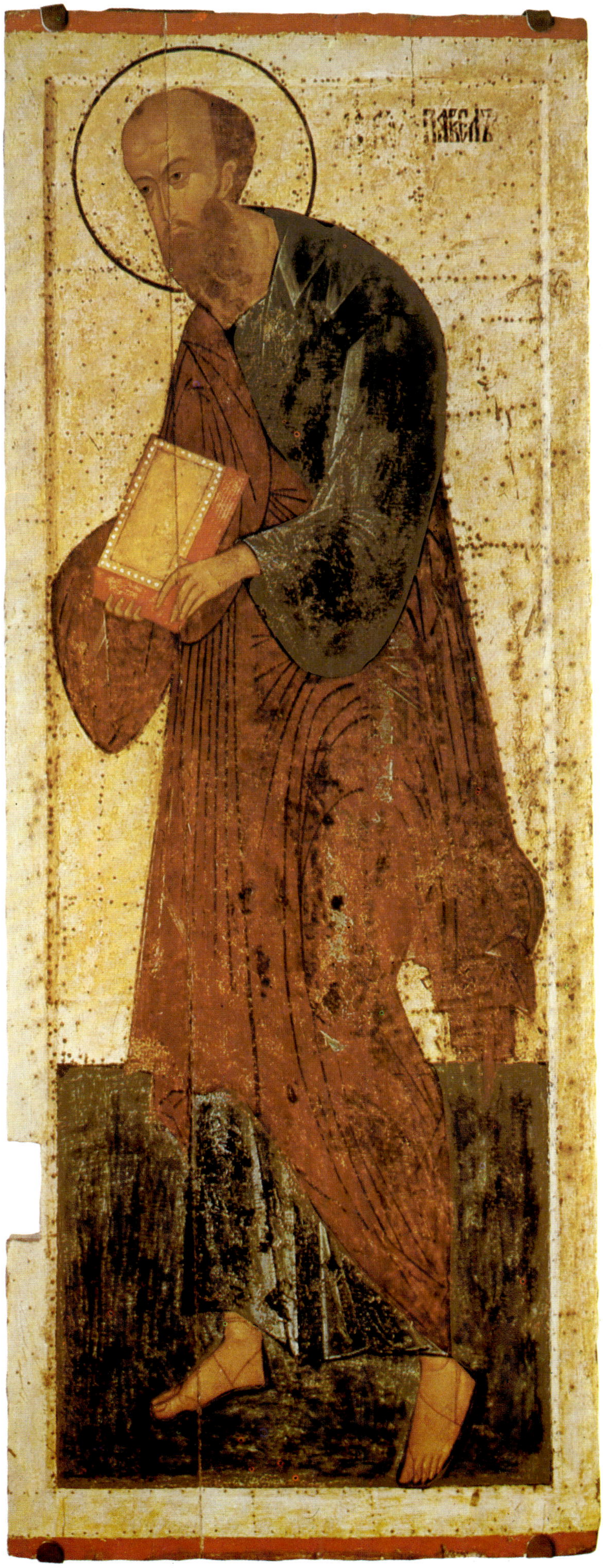

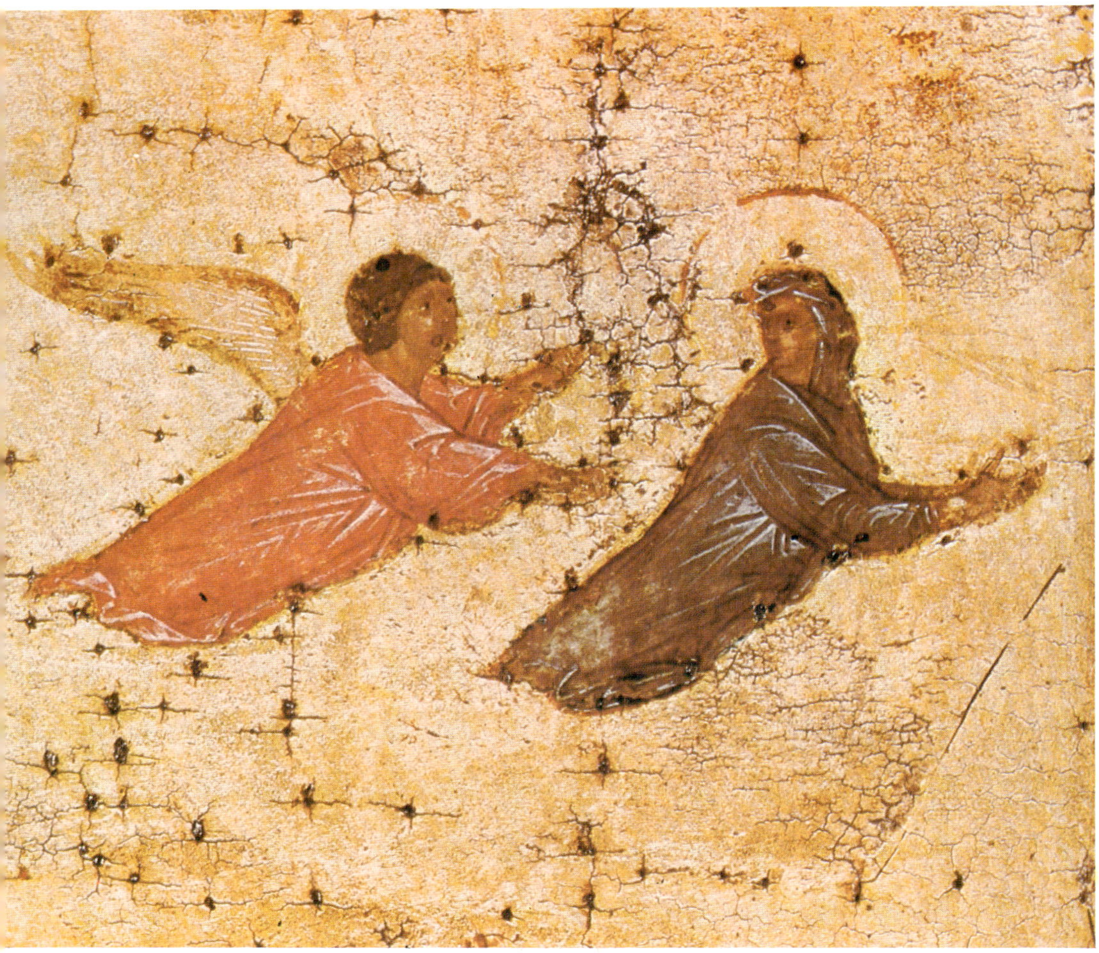

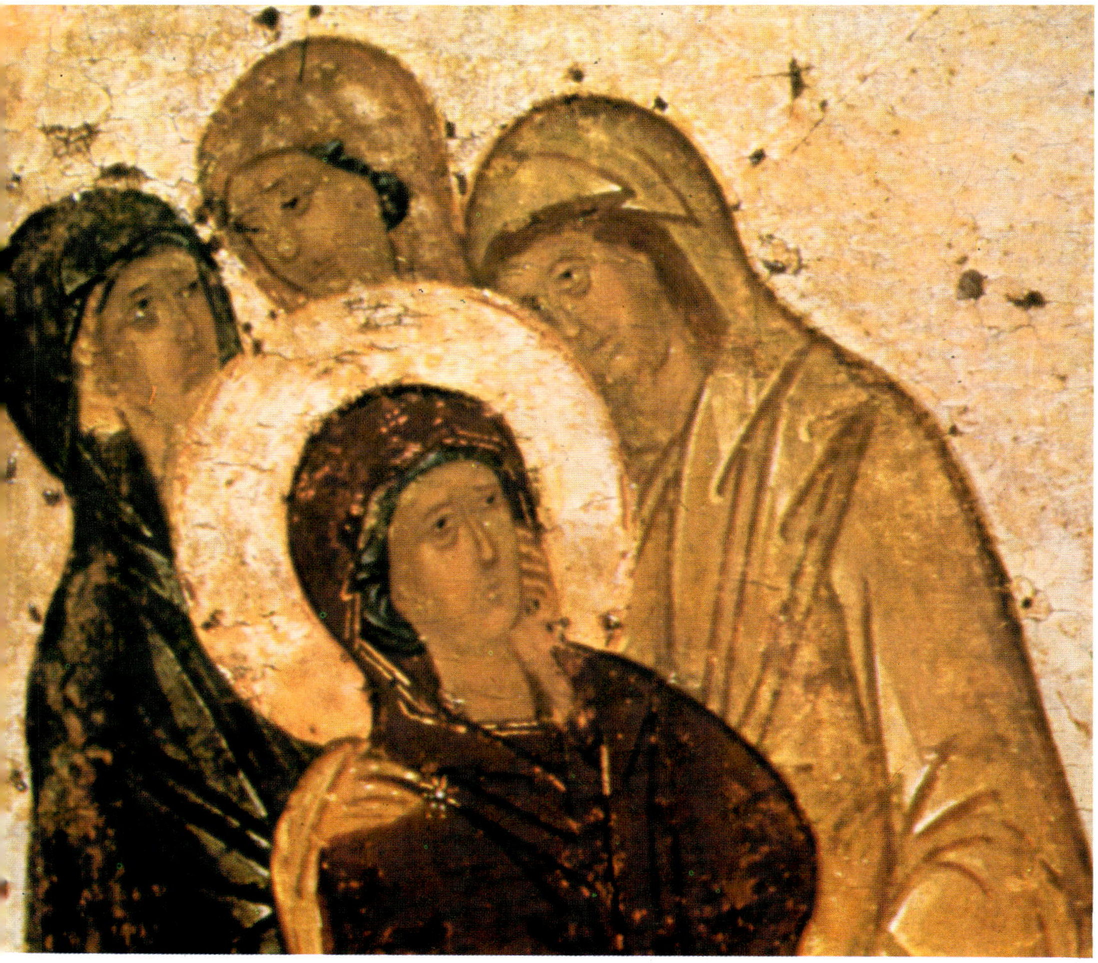

Rechts: Dionysius: *Kreuzigung*. Tempera auf Holz, 85 x 52 cm, Dreifaltigkeitskirche des Klosters Pavlo-Obnorski, um 1500. — Moskau, Galerie Tretjakow.

Links oben und unten: Zwei Ausschnitte aus der „Kreuzigung".

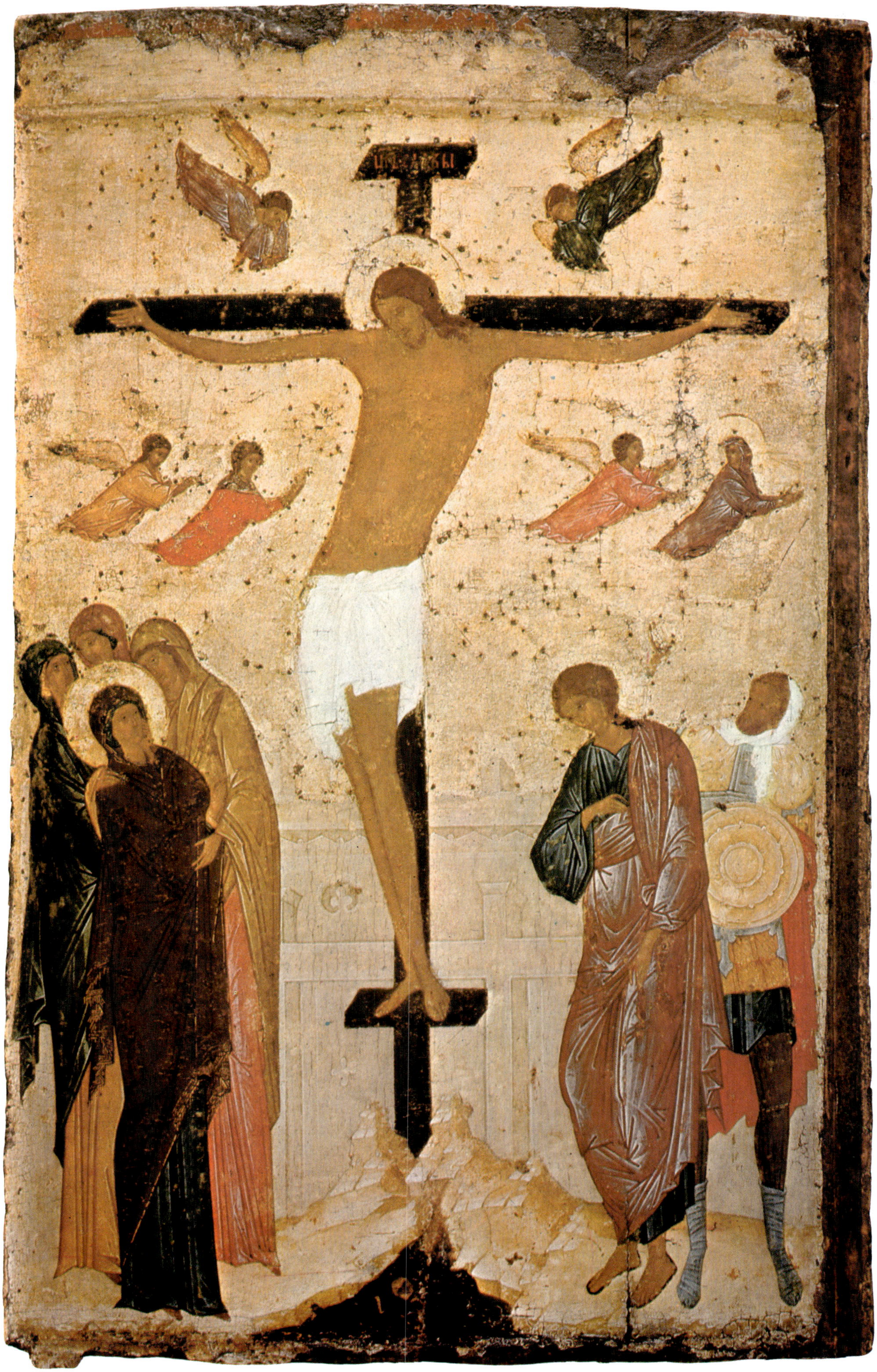

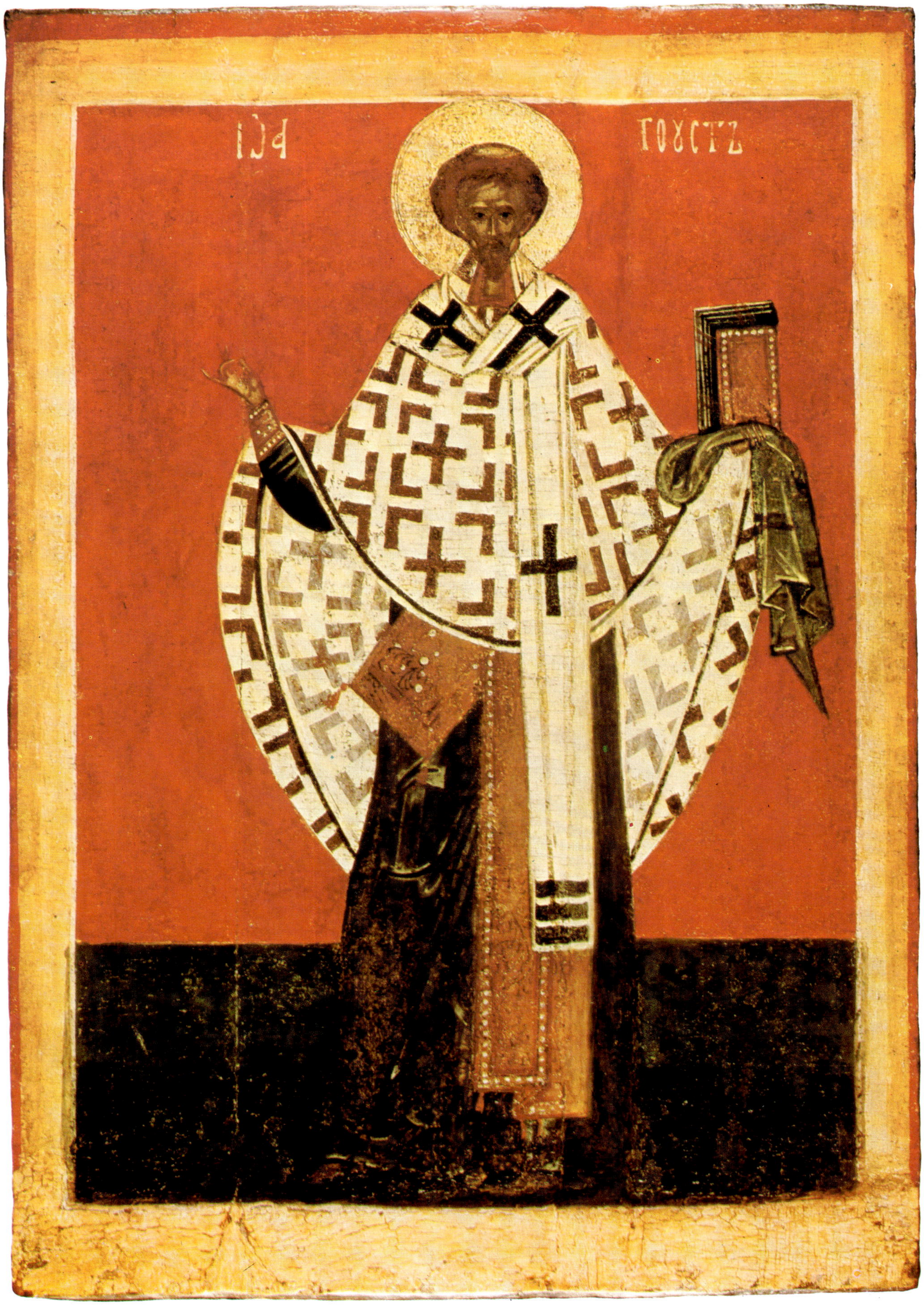

Johannes Chrysostomos. Tempera auf Holz, 68,5 x 49,5 cm, Gegend von Archangelsk, 16. Jahrh. — Archangelsk, Museum der schönen Künste.

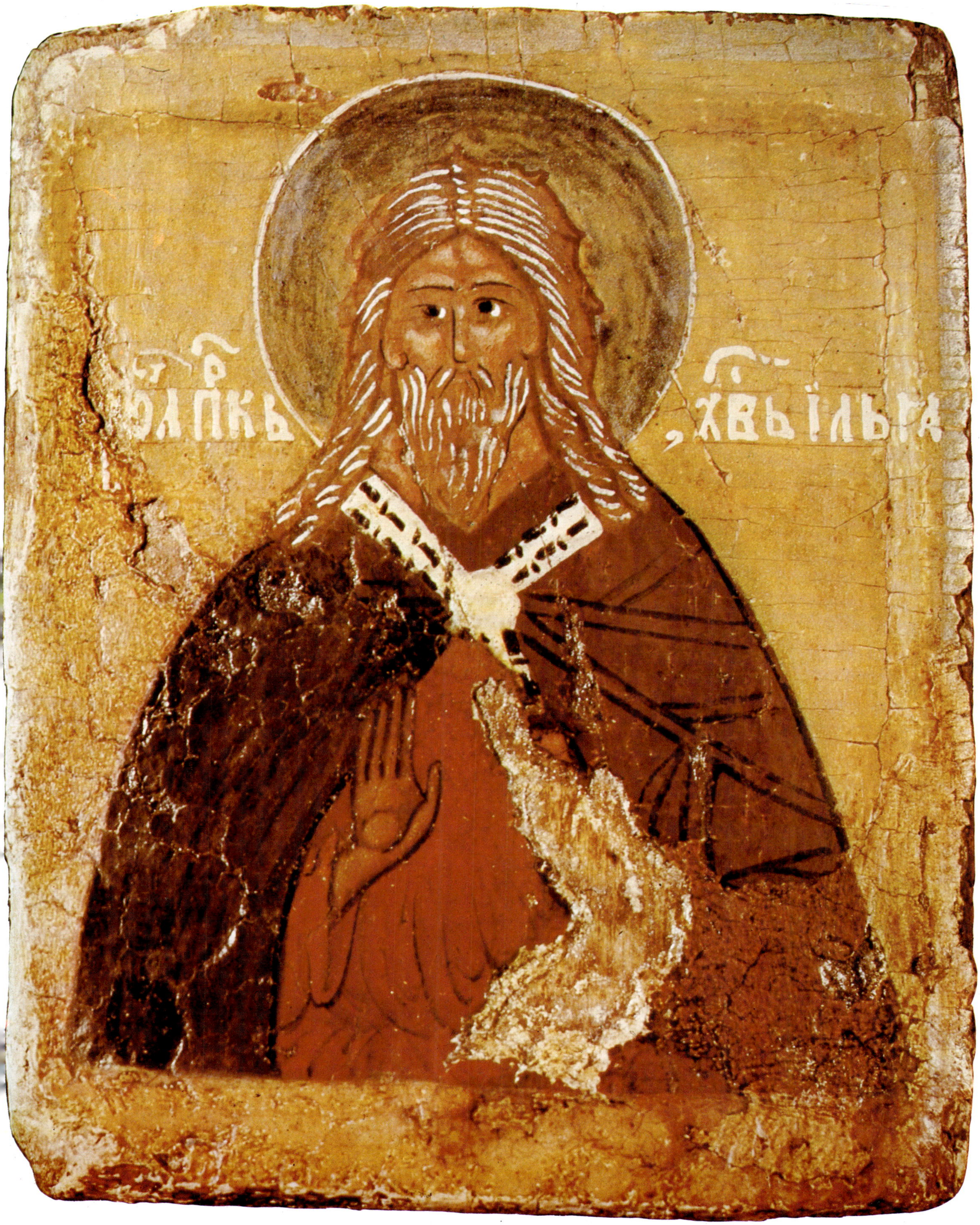

Der Prophet Elija. Tempera auf Holz, 15 x 12 cm, Dorf Keftenitsij, Autonome Republik Karelien, 16. Jahrh. – Leningrad, Russisches Museum.

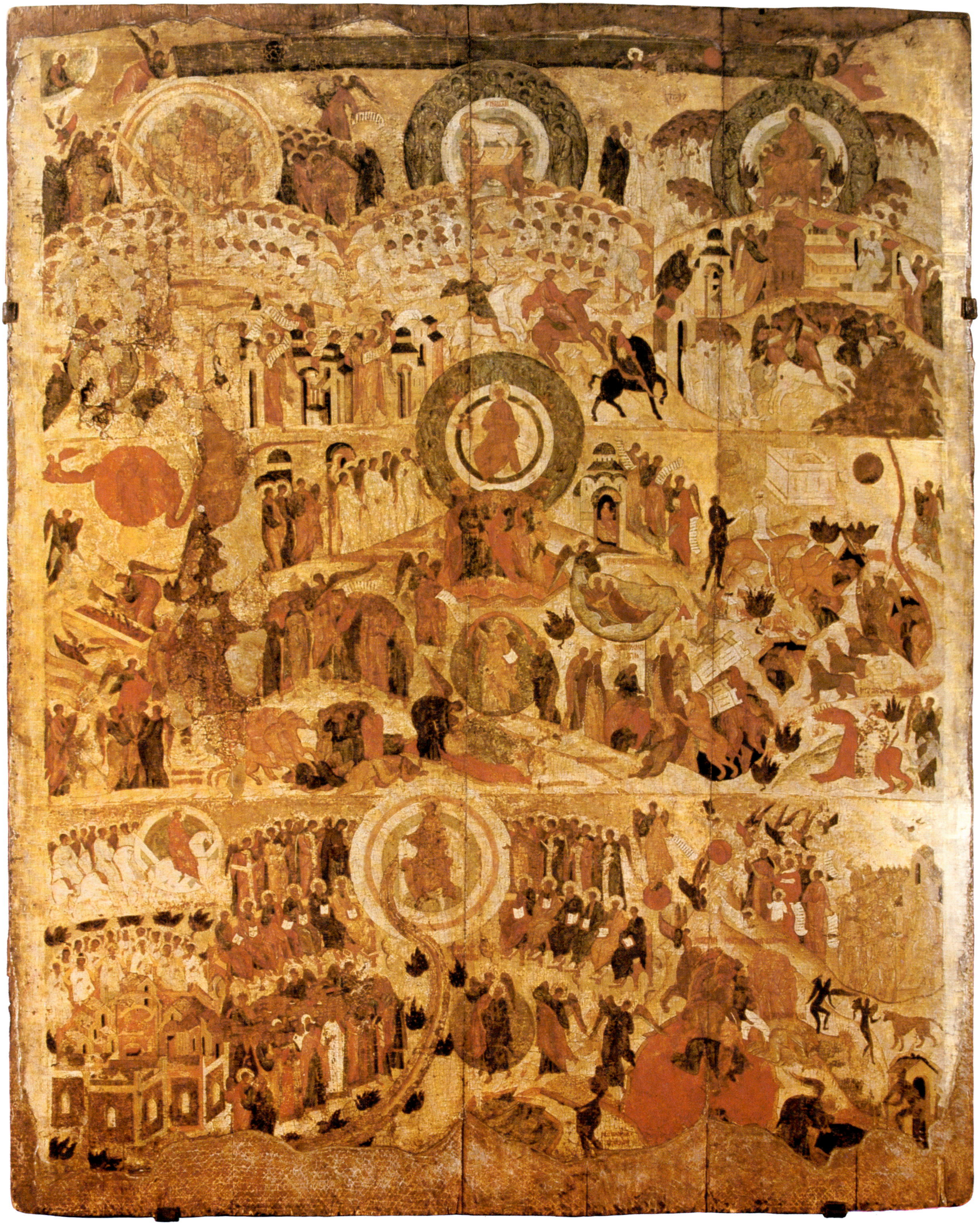

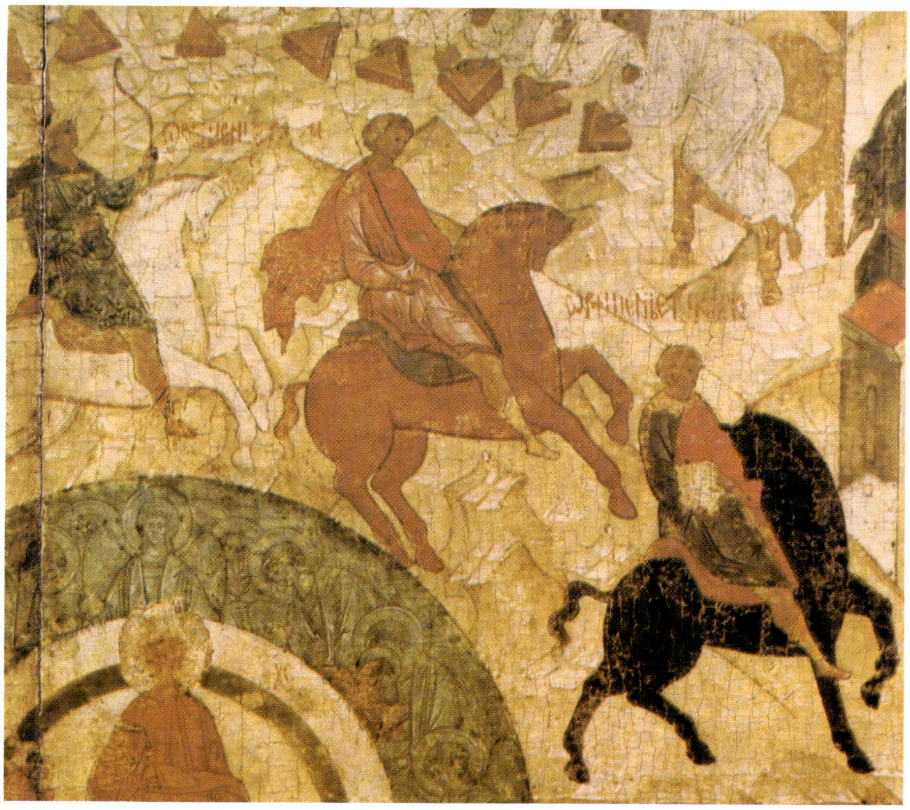

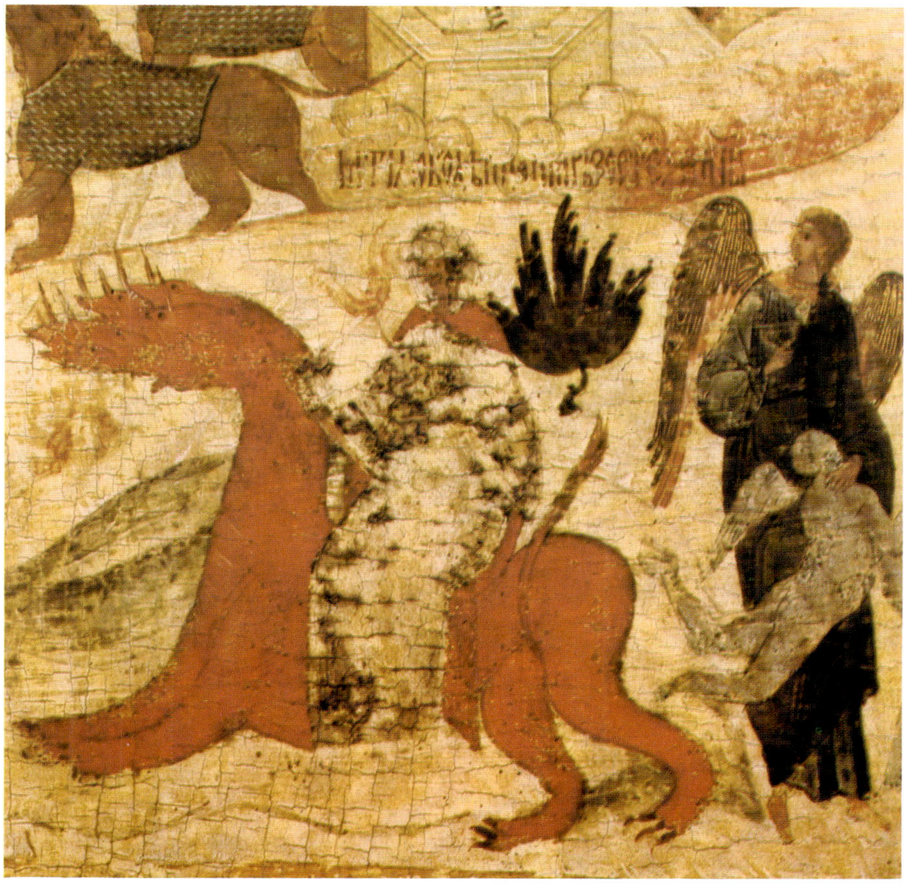

Links: *Apokalypse.* Tempera auf Holz, 185 x 152 cm, Schule von Moskau um 1500 — Moskau, Kreml, Kathedrale der Dormitio.

Rechts oben und unten: Zwei Ausschnitte aus der „Apokalypse".

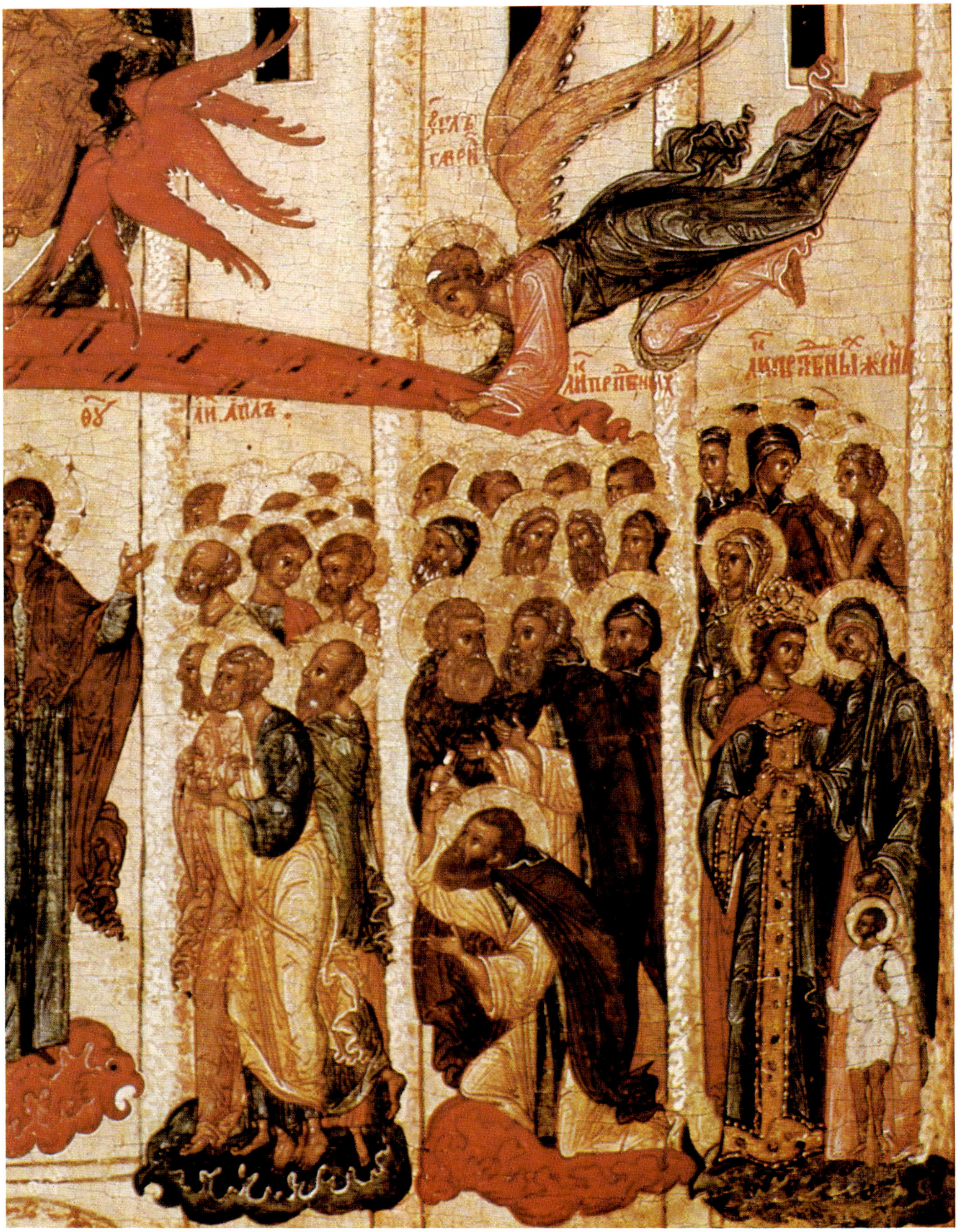

Rechts: *Fürbitte.* Tempera auf Holz, 117 x 69 cm, Schule von Moskau, Anfang des 16. Jahrh. — Leningrad, Russisches Museum, Sammlung N. Likhachew.

Oben: Ausschnitte aus der „Fürbitte".

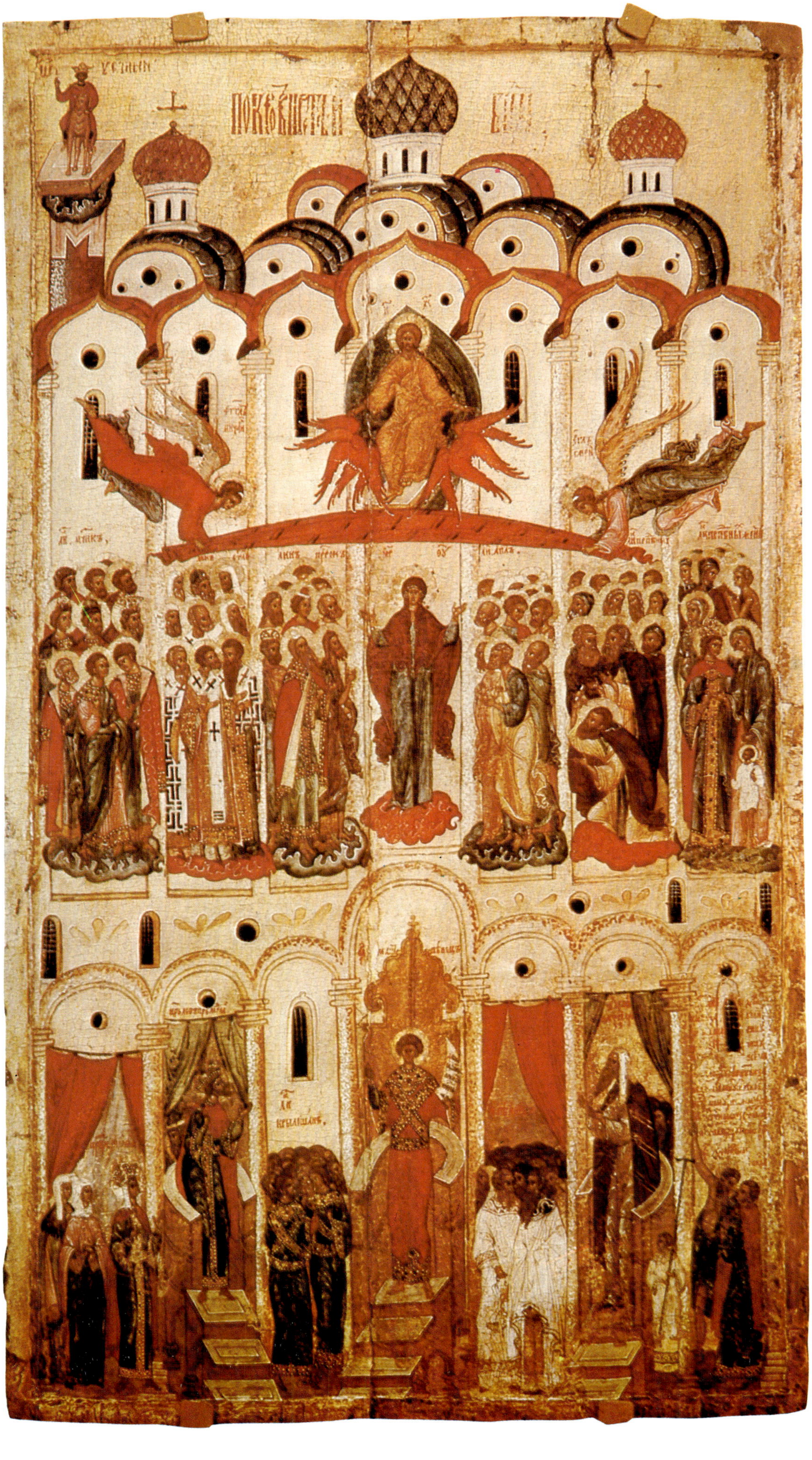

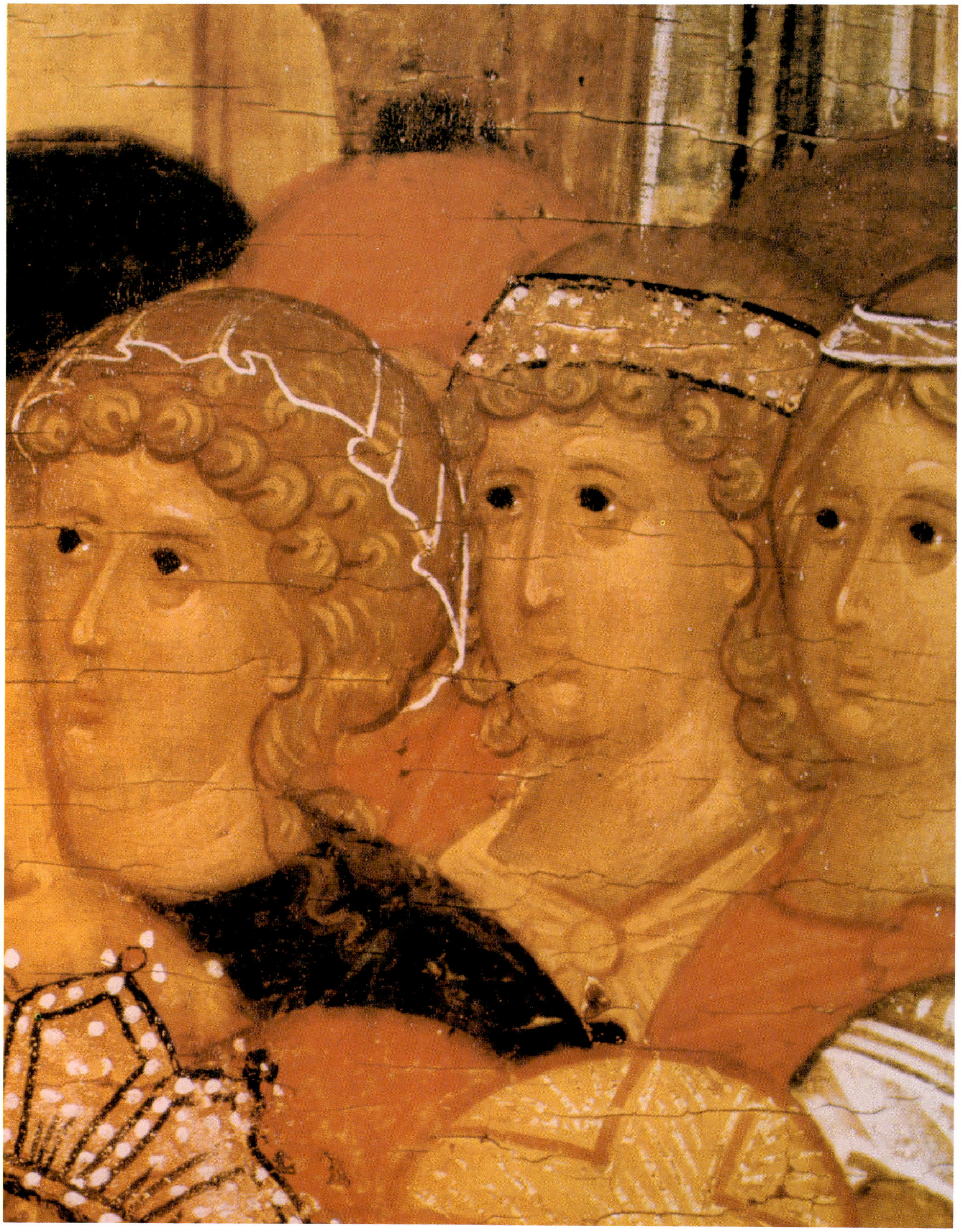

Oben und rechts: *Illustration zum Hymnus an die Jungfrau „in der Freude“*, Ausschnitte. Tempera auf Holz, Gesamtmaße 146 x 110 cm, Kathedrale der Dormitio, Dimitrow, Anfang des 16. Jahrh. — Moskau, Galerie Tretjakow.

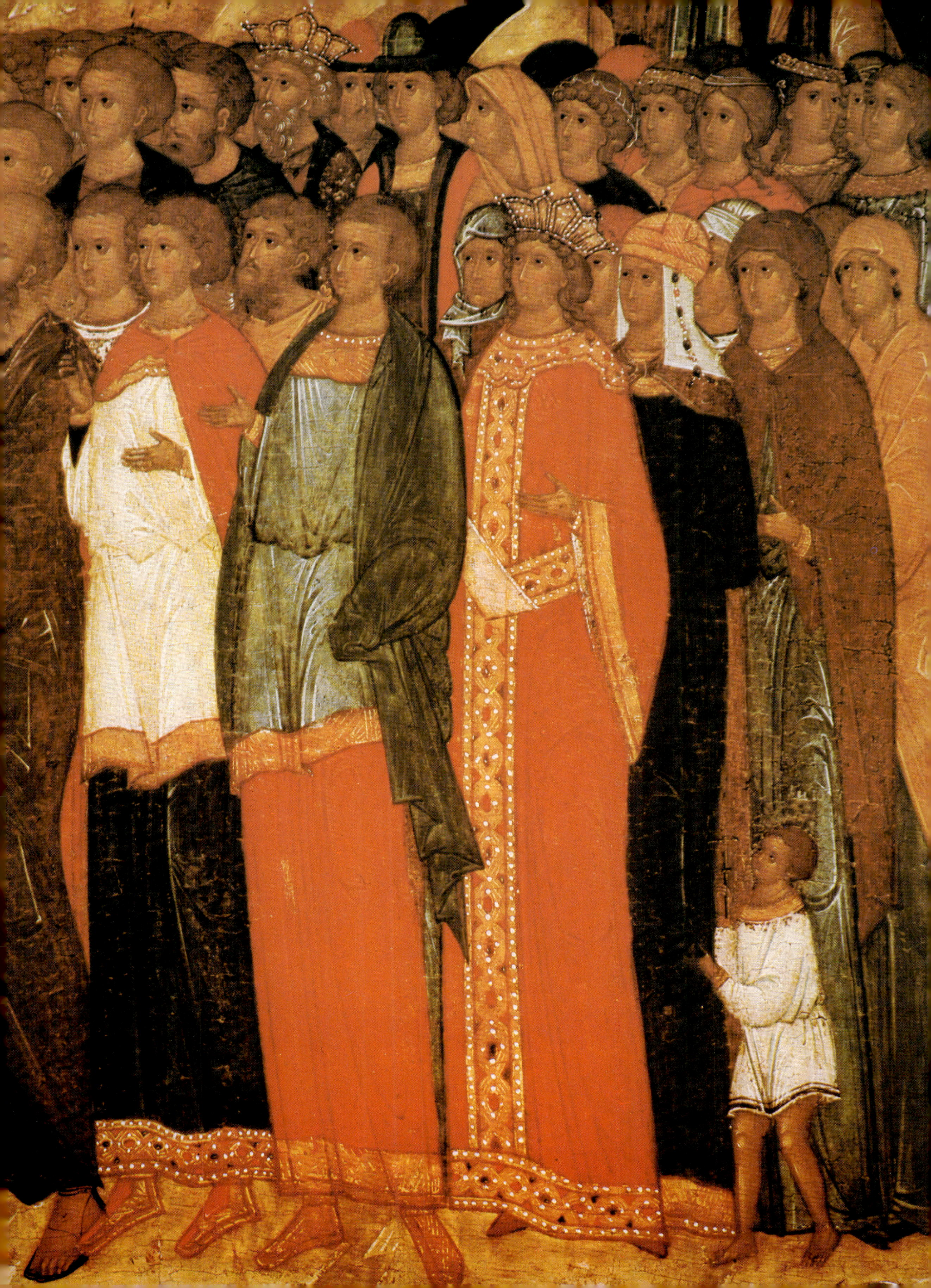

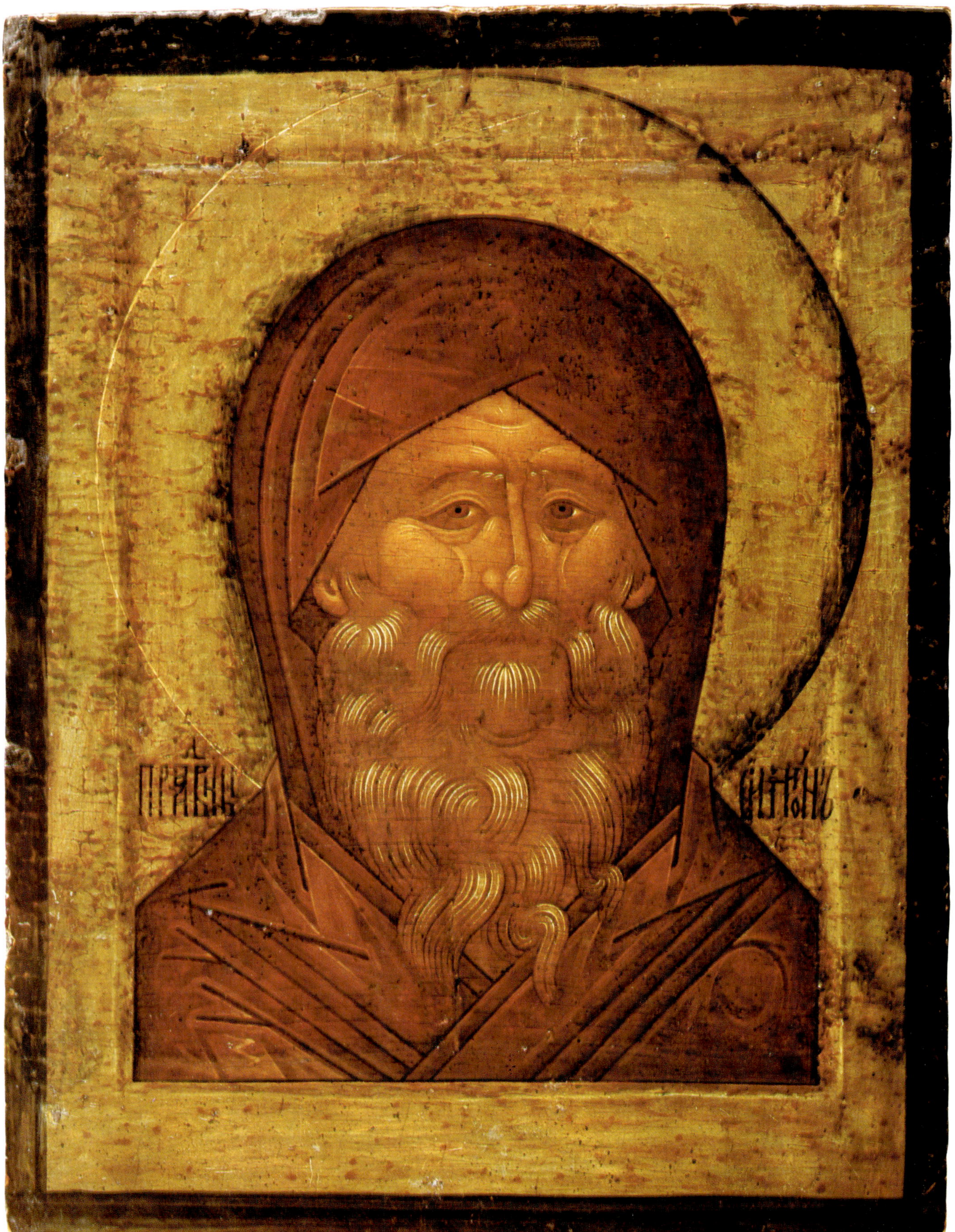

Der hl. Simeon der Fromme. Tempera auf Holz, 31 x 24 cm, Mitte des 16. Jahrh. – Moskau, Galerie Tretjakow, Sammlung Ostrouchow.

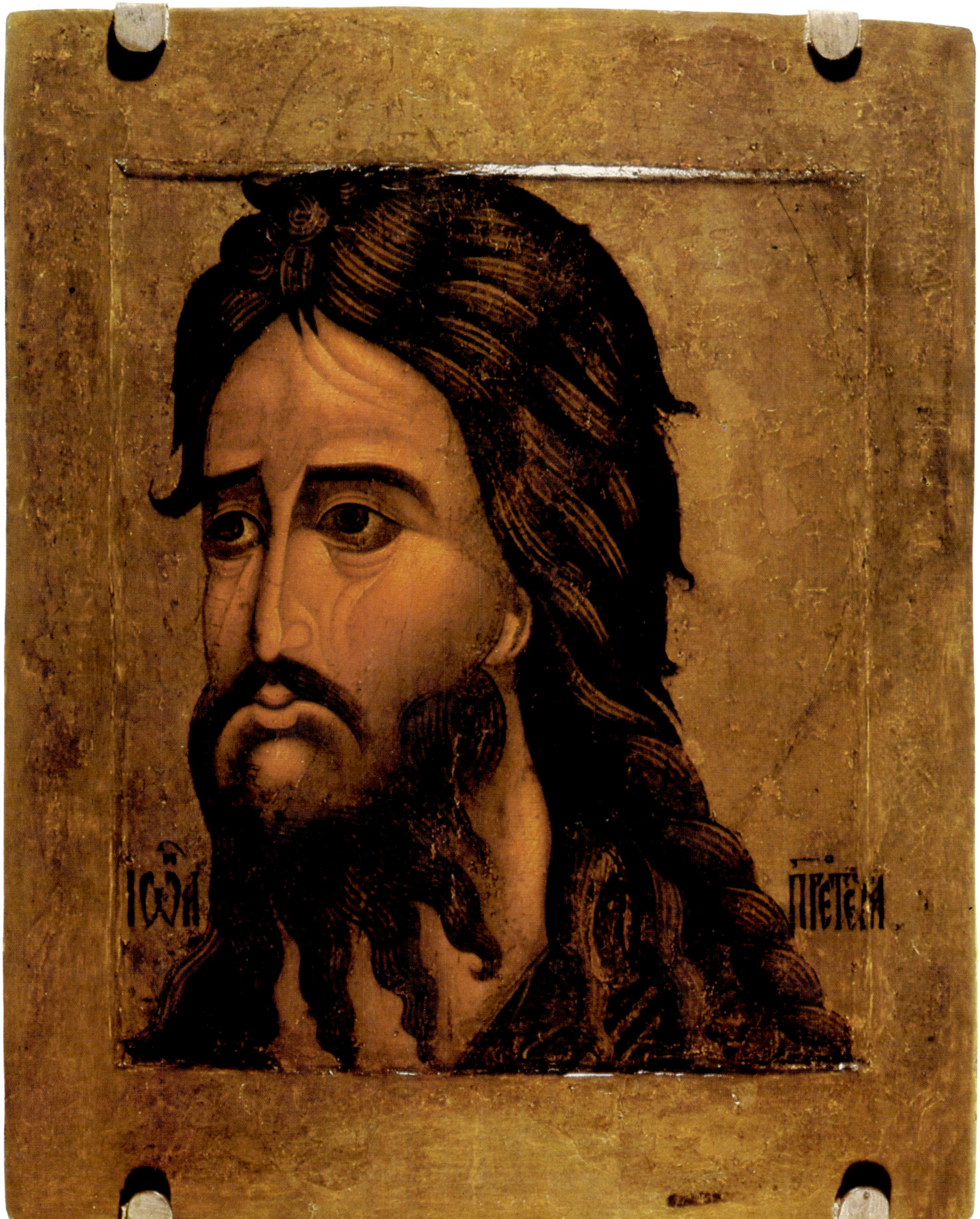

Johannes der Täufer. Tempera auf Holz, 52 x 42 cm, Dimitrow, 16. Jahrh. – Moskau, Andrej-Rublew-Museum altrussischer Kunst.

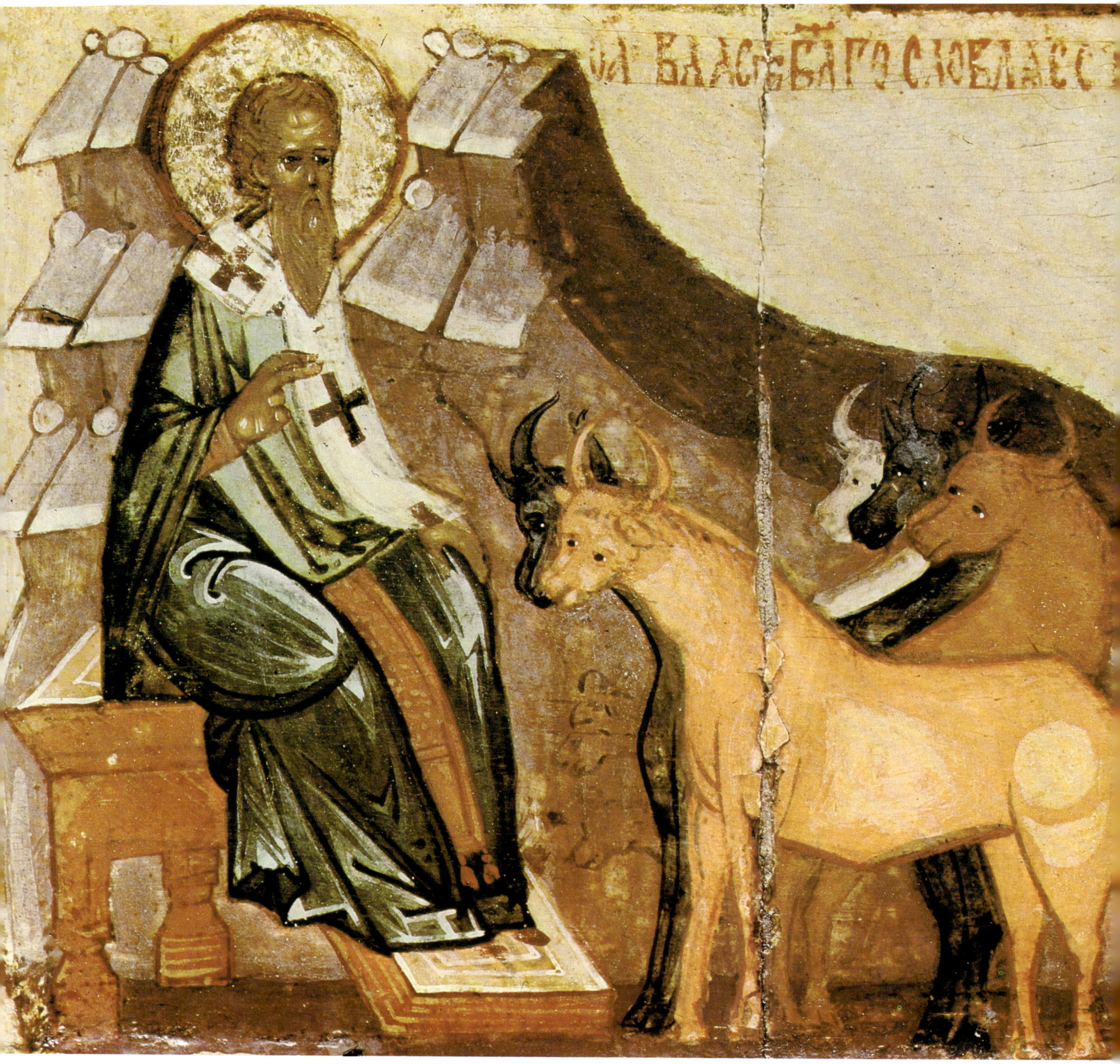

Die Heiligen Florus, Laurus, Biagius und Spiridion, Ausschnitt. Tempera auf Holz, Gesamtmaße 67 x 50,7 cm, Dorf Tipinitsa, 15., Anfang des 16. Jahrh. — Leningrad, Russisches Museum.

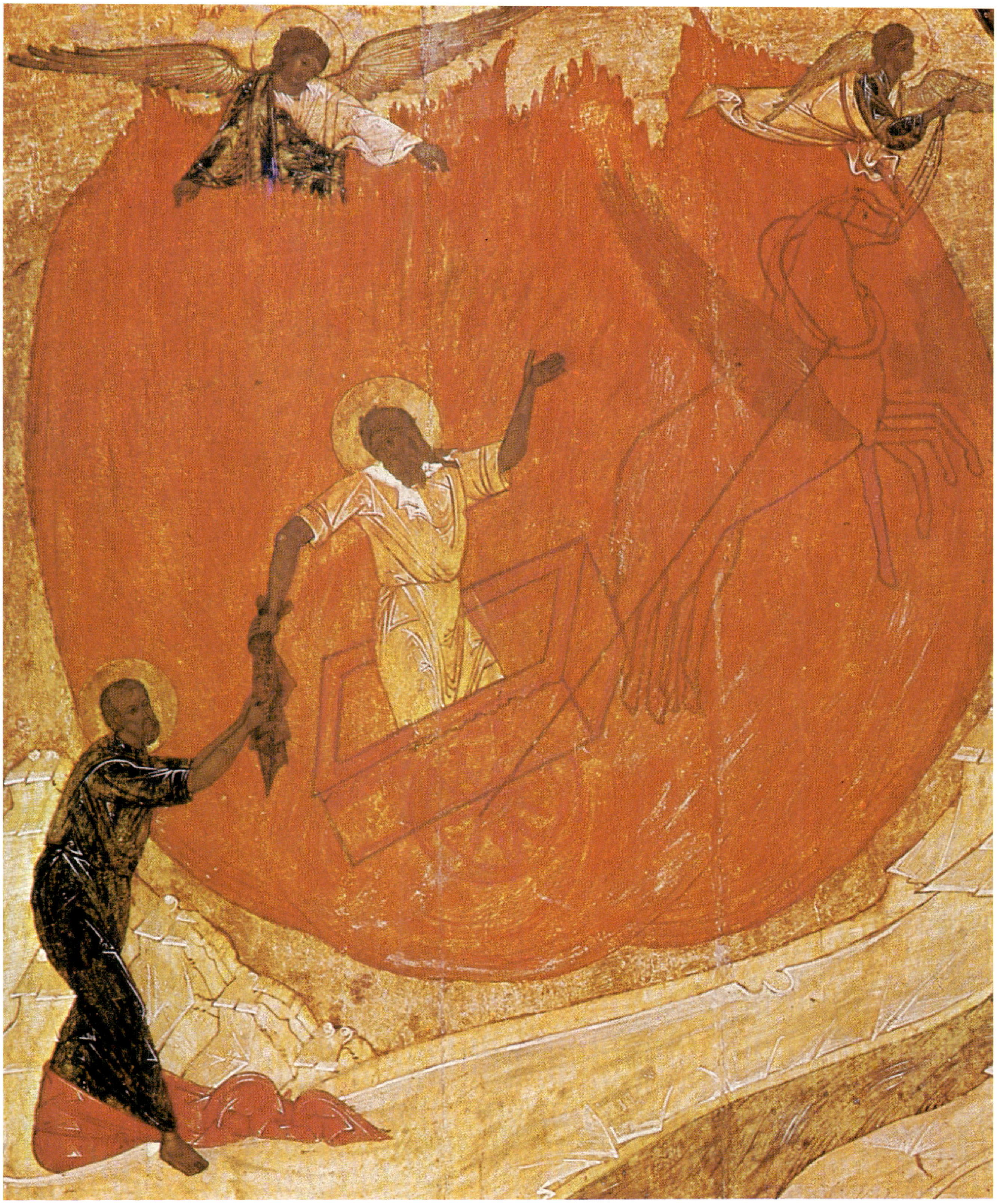

Der Prophet Elija und der feurige Wagen. Mittelfeld der Ikone mit Szenen aus dem Leben des Propheten. Tempera auf Holz, Gesamtmaße 125 x 107 cm, 16. Jahrh. – Moskau, Galerie Tretjakow, Sammlung I. Ostrouchow.

DIE IKONEN DER BALKANHALBINSEL UND DER GRIECHISCHEN INSELN

TEIL II

VON GORDANA BABIĆ UND MANOLIS CHATZIDAKIS

Ende des 14. und Anfang des 15. Jahrhunderts wurden die Feudalherrschaften des Balkans nach und nach von den Türken erobert und ihrem Herrschaftsbereich einverleibt. Die Herrscher der Familie Mrnjavčević verloren ihr Land, das Gebiet um Seres (1371), Prilep und Ochrid (1395). Bulgarien fiel mit der Einnahme von Trnovo (1393) unter türkische Herrschaft, das Reich der serbischen Despoten verschwand mit dem Fall von Smederevo (1453) und das Byzantinische Reich mit der Einnahme von Konstantinopel (1453). Im gleichen Jahr fiel auch Athen (1453), und bald folgten die Staaten der Peloponnes (1460). Beim nächsten siegreichen Vorstoß der Türken wurde Bosnien (1463) erobert, dann Herzegowina (1481) und Montenegro (1499). Verschwunden für immer waren die Höfe und Feudalherren, die alle Künste ermuntert hatten. Aber trotz aller Krisen und Rückschläge lebte die aus Konstantinopel stammende und von den orthodoxen Herrschern des Mittelalters geförderte Kunst auf dem Balkan noch zwei, mancherorts sogar drei Jahrhunderte nach dem Fall Konstantinopels weiter als eine geistige Waffe des Volkes, das seine kulturelle Tradition zu wahren und seine Sprache, Geschichte, Glauben, Kunst und das Wissen um seinen Ursprung zu retten versuchte. Das religiöse und künstlerische Leben fand bei den Griechen und Slawen des Balkans im 16. Jahrhundert kräftigen Auftrieb, weil die nordwärts auf Wien vorrükkenden Türken den christlichen Völkern in ihrem Rücken einige Toleranz zeigten. Im 16. Jahrhundert wurden auf dem Athos ausgedehnte Restaurierungsarbeiten ausgeführt. Gelehrte und begabte Künstler strebten zu den Klöstern und Kirchen, lernten von der Malkunst der palaiologischen Zeit und suchten den letzten großen Stil der byzantinischen Kunst des frühen 14. Jahrhunderts, der seine Ideen und Ideale von Konstantinopel aus ostwärts bis zum Kaukasus und westwärts bis nach Venedig und Italien verbreitet hatte, neu zu beleben. Sie suchten Anregung und Belehrung in den Werken der „Palaiologischen Renaissance"; wieder einmal vereinigten sich die aus Griechenland, den slawischen Ländern, Rumänien und vom Heiligen Berg Athos stammenden Maler des 16. Jahrhunderts vor dem gleichen Schönheitsideal, und wieder versuchten sie ihr Teil zur Erneuerung der byzantinischen Kunst beizutragen. An manchen Orten früher, an anderen später bekannten sie sich wieder zum Glauben an die Archetypen, die unveränderlichen Werte der Kunst, deren letzter anerkannter und hochgeschätzter Stil aus einer Zeit stammte, als die christliche Welt des Ostens Wohlstand und künstlerischen Ruhm erwarb.

Die serbischen Länder

Als der Erzbischof Maximus und seine Mutter Angelina, Sohn und Gattin des abgesetzten serbischen Despoten Stephan Branković, in Krušedol im Gebiet von Srem die Verkündigungskirche stifteten (1509—1512), fanden sie einen hochgebildeten und begabten Maler, der ihnen die sehr umfangreiche Deesis der Chorschranke mit stehenden Figuren Christi, der Jungfrau Maria, Johannes' des Täufers, mit Engeln und Aposteln gestaltete. Man weiß nicht sicher, woher dieser anonyme Maler nach Srem kam, aber aus den glatten Formen in gedämpften Farben und aus gewissen Merkmalen der Schrift auf den Seiten der Evangelienbücher in den Händen der Apostel zu schließen, könnte er aus der Walachei (Rumänien) stammen, die damals noch ein reiches Land war und zu dem die Nachkommen Brankovićs enge Verbindungen unterhielten. Um die Mitte des 16. Jahrhunderts gab Abt Joakim für dieselbe Kirche von Krusedol eine Madonna mit Kind und Propheten in Auftrag. Der Künstler war ein sehr gebildeter und talentierter Maler mit einem vollkommenen Verständnis für Ikonographie und Technik der alten byzantinischen Meister der „Palaiologischen Renaissance", die gerne liturgische Verse illustrierten, die sie den von ihnen abgebildeten Propheten, auf Schriftrollen niedergelegt, in die Hand gaben. Diese schilderten das Kommen der Jungfrau Maria, die sie in ihren Visionen beschrieben als das Tor, durch das Christus schreiten würde, als ein betautes Vlies, als brennenden Dornbusch, als Zange, die glühende Kohlen packt, als Leiter, auf der Christus zur Erde herabsteigt, und so ähnlich. Themen des Alten Testaments dienten den Verfassern liturgischer Texte vom 6. bis 9. Jahrhundert als Grundlage für ihre Verse und regten schon die Maler vor der komnenischen Periode an, einen Ikonentyp der Madonna mit Propheten zu schaffen, der schon im 14. Jahrhundert und dann wieder in der serbischen Kunst des 16. und 17. Jahrunderts sehr populär war (S. 338, 348, 350).

Als die ottomanische Herrschaft im Jahre 1557 die Erneuerung des serbischen Patriarchats von Peć gestattete, wurde Serbien von einer belebenden Woge religiösen und künstlerischen Schaffens überspült. Das Amt des Patriarchen hatte Makarije Sokolović inne, ein Verwandter des Großwesirs Mehmed Pascha Sokolović. Durch die Bemühungen des serbischen Patriarchats wurden in Peć, Gračanica, Studenica, Banja bei Priboj, Dečani und anderen alten serbischen Klöstern die Kirchen restauriert und die Fresken und Ikonen der Ikonostasen erneuert. Nach 1557 nahmen die in Peć um ihre Schutzherren und Mäzene versammelten Künstler ihre ersten Lektionen vor den berühmten Kunstwerken der Vergangenheit, die sie restaurieren sollten. Die Fresken und Ikonen aus der Zeit König Milutins in Gračanica (1321), aus der Zeit König Stephans III. Uroš Dečanski und seines Sohnes, des Königs und späteren Kaisers Dušan in Dečani (Mitte des 14. Jahrh.), aus der Zeit der bedeutenden Erzbischöfe und Patriarchen in Peć (13. und 14. Jahrh.) waren noch gut erhalten und konnten im 16. Jahrhundert der unter türkischer Herrschaft auf serbischem Boden arbeitenden neuen Malergeneration als Modell dienen. Die gelehrten serbischen Bischöfe des späten 16. Jahrhunderts forderten von ihren Malern unbedingte Treue zur Orthodoxie und zu den Grundsätzen der überlieferten Fresken- und Ikonenmalerei. Sie betonten die Bedeutung der Tradition, die Schönheit der einst in Serbien entstandenen Kunstwerke, den Kult der örtlichen Heiligen und erinnerten so an die Existenz des früheren Staates und des selbständigen serbischen Patriarchats, für dessen Erben sie sich hielten. Durch die Hervorhebung des Alters der autokephalen serbischen Kirche behauptete das Patriarchat von Peć seinen moralischen Anspruch im Streit gegen das Erzbistum von Ochrid, einer Institution der griechischen Kirche, die in der von den Türken erlaubten Selbstregierung Ende des 16. Jahrhunderts nach Vorherrschaft über die Christenheit der Balkanländer strebte. Das Ansehen des geistigen Zentrums von Peć wurde in den von Serben bewohnten Gebieten durch die Organisation des politischen, religiösen und künstlerischen Lebens sehr gestärkt. Seit 1557 übernahm das serbische Patriarchat die Rolle der nationalen Führung, Peć wurde der religiöse, politische und künstlerische Mittelpunkt der Gebildeten, die Sprache, Literatur und Kunst zu erhalten suchten, die alten Klöster restaurierten, ihre Schätze sicherten und die Kirchen mit neuen Kunstwerken ausstatteten.

Der begabteste und gelehrteste Maler, von dem wir wissen, daß er nach 1557 auf serbischem Boden arbeitete, war der Mönch Longin aus Peć. Er war Maler und Dichter, von ihm stammt die Hymne auf den ersten Märtyrer, den hl. Stephanus (1593). Er ist als fruchtbarer und hingebungsvoller Maler bekannt, weil er seine Werke signierte. Aus der Anzahl der von ihm signierten Ikonen und Fresken, seiner literarischen Werke und der von ihm bemalten Paramente zu schließen, muß er von 1563 bis 1597 ununterbrochen und unermüdlich gearbeitet haben, danach hört man nichts mehr von ihm. Im Kloster Dečani, in den Kirchen von Velika Hoča (Kosovo), im bosnischen Kloster Lomnica, im Kloster Piva und der Nikolauskirche von Bijelo Polje (Montenegro) sind viele von Longin signierte Werke zu sehen. Er muß schon zu Lebzeiten sehr bekannt gewesen sein, denn die Oberhäupter der berühmtesten Klöster beauftragten ihn, Wände und Ikonostasen auszumalen. Sein guter Ruf überlebte ihn, seine Werke beeinflußten die besten unter den jüngeren Künstlern und dienten ihnen als Vorbild.

Der mit großem Eifer arbeitende Longin restaurierte die Ikonostase von Dečani, wo er die Hauptikonen malte, den Christus Pantokrator mit Aposteln (S. 352, 353) und die thronende Madonna mit Kind und Propheten (S. 350—357) und das Ganze mit einer Zeile von Ikonen krönte, darunter eine erweiterte Deesis. Für dasselbe Kloster schuf er zehn kleine, beidseitig bemalte Ikonen (1572—1573), die früher an den entsprechenden Festtagen im Schiff von Dečani ausgestellt wurden.

Einige davon zeichnen sich durch eine ungewöhnliche Kombination von Ocker, Olivgrün und Blau aus, die Longins Originalität als Kolorist beweisen und seine Fähigkeit, die innere Anteilnahme an den ewigen, geheiligten Themen in die Sprache der Farben zu übersetzen. In den Ikonen berühmter Mönche ersetzte er die traditionell hell getönte Felsenlandschaft durch braune und blauleuchtende Berge und schuf so den Eindruck von Tiefe und Jenseitigkeit, vor der sich die Heiligen im Vordergrund abheben. Die Beziehung zwischen leuchtenden Blautönen und warmem Rot beschäftigte Longin während der ganzen Jahre, in denen er in Dečani und Piva arbeitete, und das Ergebnis war die kraftvoll suggestive Klangfülle der Verkündigungs- und Geburtsikonen von Dečani (S. 341).

Da Longin nicht nur mit der serbischen, sondern auch mit

der byzantinischen Malerei, nicht nur mit der serbischen, sondern auch mit der byzantinischen Literatur vertraut war, verkörperte sein Werk die Ideen der Patriarchen von Peć. In seinen Versen verehrt er Stephanus, den Märtyrer und Schutzpatron der Nemanja-Dynastie, in seinen Bildern pflegt er den Kult des serbischen Märtyrerkönigs Stephan III. Dečanski (1321—1331). Nach dem Text von Camblaks Leben Stephans III. Dečanski waren Stephans Gebeine im königlichen Mausoleum von Dečani beigesetzt, und Longin folgte im Denken und Fühlen seinem Autor Gregorij Camblak, der Anfang des 15. Jahrhunderts Abt von Dečani war. Dieser hatte sich aber weder auf historische Dokumente noch auf die Schriften eines zeitgenössischen Biographen des Königs, des serbischen Erzbischofs Daniel II., gestützt, sondern verfaßte die Vita aus einer momentanen Eingebung. Camblak verherrlichte die Leiden des Monarchen, der in seiner Jugend geblendet und im Alter erwürgt wurde, er sah ihn als Opfer der Ungerechtigkeit des Lebens und der Hofintrigen. Erst Anfang des 15. Jahrhunderts wurde die Persönlichkeit Stephan Dečanskis in diesen Mantel des Leidens gehüllt, zweifellos auf Anregung der Mönche von Dečani, die beabsichtigten, die Wunderkraft der Reliquien des Königs zu verkünden, der schon nach 1330 heiliggesprochen worden war. Longin schilderte ihn in einem neuen Licht als heiligen Helden, aber ohne in der Komposition von der byzantinischen Tradition abzuweichen. Er stellte die feierliche Gestalt des Königs mit allen Insignien in die Mitte des Bildes, umgab sie mit siebzehn Szenen aus dem Leben des Königs und machte so die große Ikone zu seinem Geschenk für den Heiligen. In der Ausführung beachtet er alle feststehenden Regeln der Ikonenmalerei. Das Hauptthema ist der Ursprung der Macht des serbischen Königs: Wie früher die byzantinischen Kaiser empfing Stephan III. Dečanski die Insignien seines Amtes aus der Hand Christi, und sie wurden ihm durch Engelsboten überbracht. Dečanski herrschte also durch göttlichen Willen als Gesandter Christi auf Erden. Der bekannte Streit zwischen Stephan III. und seinem Vater König Milutin, wer den serbischen Thron erben sollte, interessierte weder Longin noch Camblak. Stephan III., der in dieser Auseinandersetzung besiegt, als Rebell geblendet und nach Konstantinopel exiliert wurde, wo er unter der Obhut des Kaisers Andronikos II. Palaiologos sieben Jahre im Hospital des berühmten Klosters Pantokrator auf einen möglichen politischen Umschwung wartete, stachelte die Phantasie späterer Schreiber und Maler an. Longin begann die Lebensgeschichte Dečanskis nicht mit historischen Ereignissen — der Bestrafung und Blendung —, sondern mit dem psychologischen Drama des Vaters König Milutin, der auf seine junge Frau Königin Simonida hört, die ihren Stiefsohn Stephan verleumdet (S. 344—347). Gregorij Camblak, der Verfasser von Stephans Lebensgeschichte, rechtfertigte Milutins Handlungsweise geschickt, indem er eine Parallele zur byzantinischen Literatur zog und ausführte, daß Konstantin der Große, der erste christliche Kaiser, den falschen Worten seiner Gattin geglaubt und seinen Sohn Priscus getötet hatte. So erinnert denn auch die Komposition in den Szenen aus Stephans Leben an bekannte Bilder ähnlicher Themen in der byzantinischen Kunst: Der hl. Nikolaus erscheint im Traum dem König Stephan wie einst dem Kaiser Eulalius; Kaiser Andronikos II. Palaiologos im Gespräch mit Stephan und einem auf einem Nebenthron sitzenden Bischof; denn es war in klassischer Zeit üblich, daß Philosophen ex cathedra diskutierten, diese Sitte wurde auf byzantinischen Kirchenversammlungen beibehalten, deren Teilnehmer häufig auf halbrunden Plätzen sitzend dargestellt werden; der hl. Nikolaus gibt dem heiligen Stephan das Augenlicht wieder, wie Christus es durch seine Wunder tat (S. 343); der serbische Erzbischof Nikodem krönt König Stephan in Peć (S. 345) und wiederholt die Zeremonie mit Bischöfen, Mönchen und Höflingen, deren einer den Mantel des Königs hält und ausbreitet, wie es der berühmte byzantinische Text aus dem 10. Jahrhundert über die Zeremonien des byzantinischen Hofes beschreibt oder wie es auf Bildern von Krönungsfeiern zu sehen ist, zum Beispiel in der einzigen erhaltenen illustrierten Chronik des griechischen Schriftstellers Scylitzes aus dem 12. Jahrhundert (Die Krönung des Kaisers Konstantin Porphyrogennetos oder seines Sohnes Romanus II.); weitere Szenen wie das Treffen zwischen Vater und Sohn Milutin und Stephan, die Verteilung der Almosen und schließlich der Tod Stephans III. wiederholen gleichfalls aus der byzantinischen Kunst stammende Motive. Bildnerische „Signale“, die bestimmte Ideen oder Situationen andeuten, wie in diesen Werken Longins, hat man sich wie Worte vorzustellen, deren Sinn unmittelbar einleuchtet. Jahrhundertelang benutzten byzantinische Maler diese Methode, um gewisse „Gemeinszenen“ biblischer, hagiographischer, liturgischer oder sogar historischer Texte anzudeuten, damit der Betrachter die Bedeutung des Bildes auf den ersten Blick erfaßte. Diese langerprobte byzantinische Praxis, Texte in Bildsymbole zu verwandeln, beherrschte Longin vollkommen. Er setzte die entsprechenden Bildelemente — Signale — geschickt ein, um die Bedeutung der Szenen zu klären, und wählte dazu Einzelheiten, die er bei Camblak fand, oder eindeutig kenntliche Gegenstände. Im Bild von Stephans Krönung in Peć erinnert die Kirche im Hintergrund mit ihrem Tonnengewölbe und der Kuppel an die Heiliggeistkirche von Peć, und im Bild des Gebäudes von Dečani, einer Gründung des Königs, zeichnete Longin ganz exakt den höheren Mitteltrakt der Basilika von Dečani, der sich zwischen dem dreischiffigen Sanktuarium und dem dreischiffigen Narthex erhebt. Wenn er glaubte, es könne zum Verständnis der geschilderten Szenen aus dem Leben Stephans beitragen, baute er in die Ikone Einzelheiten ein, die seinen Zeitgenossen bekannt waren. Das wichtigste Ziel des Künstlers war es, glaubwürdig zu sein, dazu bediente er sich des Formenschatzes der alten Meister und fügte eigene visuelle Assoziationsmöglichkeiten hinzu. Das Verdienstvolle des Martyriums wird durch die Schönheit betont. Mittels der üblichen „Signale“ feierte Longin König Stephan als Märtyrer und Sieger, der durch das fromme Gebet zu seinem Schutzpatron Nikolaus alle Beschwernisse überwand und den serbischen Thron bestieg. Wirklichkeit und Legende, historisches Ereignis und Wunder vermischen sich sowohl in Camblaks Lebensbeschreibung des heiligen Königs als auch in Longins Ikone, die er der Gründung des Königs zum Geschenk machte in der Erwartung, Befreiung vom körperlichen Schmerz eiternder Wunden zu finden, die ihn quälten und seinen Geist mit Visionen aus der Märtyrerlegende füllten. Doch während viele der Szenen bei Longin nach den Standardmustern der byzantinischen Kunst dargestellt werden, überrascht uns die Schilderung der Schlacht von Velbužd mit einem lebhaften Kavallerie-Angriff durch eine Schlucht in einer zerklüfteten Landschaft. Dečanskis Sieg über den bulgarischen Kaiser Michael (1330) und der siegreiche Kampf des jungen „Königs" Dušan verraten Longin als einen kühnen Maler, der in dem breiten Fries (und auch in der Landschaft) versuchte, über die üblichen stilisierten Kampfszenen der illustrierten Chroniken des Mittelalters und die bekannten Kompositionen mit heiligen Kriegern zu Pferd hinauszugehen. Die Schlacht als ein Unternehmen auf Leben und Tod zu schildern, als den Zusammenstoß namenloser Individuen, die einander vernichten und die edlen Tiere töten, das faszinierte Longin, der sich mit diesem Thema erneut befaßte, als er in den Fresken von Banja bei Priboj die Schlacht an der Milvischen Brücke malte.

Im gleichen Jahr, in dem er die Ikone des Stephan III. Uroš Dečanski mit Szenen aus seinem Leben malte, entstanden auch drei große Ikonen für die Dorfkirche von Velika Hoča. Er malte die Hauptikone für den Schutzpatron der Kirche, den hl. Nikolaus, dem die Jungfrau Maria und Christus ein Omophorion und ein Evangeliar überbringen, ganz in Übereinstimmung mit der stereotypen byzantinischen Komposition. Aber wie auf der Predella eines Ranaissancegemäldes fügte er unten eine unübliche Szene hinzu. Sie illustriert die örtliche serbische Legende, nach der der hl. Nikolaus dem blinden König Stephan das Augenlicht wiedergibt. Das erhaltene Bildnis des Spenders, des Mönchs Georg von Dečani, der kniend dargestellt ist, und die kyrillische Inschrift geben ein klares Bild der Mönche Dečanis, die bestrebt waren, Legenden zur Verherrlichung ihres königlichen Heiligen zu verbreiten, dessen Reliquien schon seit langem wundertätig waren und viele Gläubige zum Schrein Stephans III. nach Dečani pilgern ließen. Während sich Longin eng an Form und Stil der alten Meister hielt, hauchte er dem Werk zugleich den Geist seiner eigenen Zeit ein, indem er das Bild des Schutzheiligen durch neue Legenden und durch lokale Tradition angeregte Episoden bereicherte (S. 344—347). Der begabte, unheilbar kranke Künstler verbrachte eine lange Zeit in Dečani. Ihn fesselten die Lehren der Fresken und der alten serbischen Bücher, er erlebte selbst Visionen, in denen er Vergangenheit und Gegenwart, die Wünsche seiner Auftraggeber und seine eigenen religiösen Vorstellungen, die künstlerische Tradition und sein eigenes Formgefühl auf das glücklichste miteinander vermengte. Seine Zeitgenossen waren von seinen Werken begeistert. Seine zeichnerische Begabung erinnert an die frühen mittelalterlichen Meister, während die kräftigen Farben sowohl in Komplementär- oder Kontraststellung als auch in feinen Abstufungen ihn als einen außergewöhnlichen und originellen Künstler ausweisen. Das sind die Gründe, daß er heute noch bewundert wird.

In der zweiten Hälfte des 16. Jahrhunderts waren in den serbischen Klöstern neben wenigen begabten Künstlern auch viele provinzielle und mittelmäßige am Werk. In Gračanica malte einer der besseren unbekannten Maler die Türen und Ikonen der Chorschranke neu und schuf nach dem Vorbild des frühen 14. Jahrhunderts große Apostelfiguren für die erweiterte Deesis.

Im Auftrag des Metropoliten Nikanor von Novo Brdo malte ein weiterer unbekannter Künstler im Jahre 1567 die große Ikone „Christus mit Aposteln" und einem ausgezeichneten Porträt des knienden Stifters. Im Jahre 1608 bezahlte der Metropolit Viktor von Novo Brdo die Ikone der hl. Fevronia auf Goldgrund mit Szenen aus ihrem Leben. Beide Bilder werden in Gračanica aufbewahrt. Wie in vielen anderen Fällen waren Gründer und Wohltäter des 16. und angehenden 17. Jahrhunderts vorwiegend kirchliche Würdenträger und Mönche, in einigen Fällen auch Gruppen von Bauern. Von 1596 bis 1617 wurden auch Ikonen für die neue Ikonostase des Morača-Klosters gemalt. Das große Kreuz, das wie üblich oben auf der Ikonostase stand, wurde von Georg „Kreuzmacher" gemacht, wahrscheinlich ein Holzschnitzer, den der Patriarch Jovan von Peć für seine Arbeit bezahlte. Eine Ikone der restaurierten Ikonostase stammt von dem gefeierten Malermönch Georgij Mitrofanović aus dem Kloster Chilandari, der Anfang des 17. Jahrhunderts nach Serbien kam, um an der Restaurierung von Fresken und Ikonen mitzuarbeiten. Zu der Zeit, als Mitrofanović in Serbien malte, war er schon ein anerkannter Künstler, der auf dem Berg Athos gelernt und sowohl die alten Meister als auch die Ikonenmaler von Kreta, die auf dem Athos sehr geschätzt waren, studiert hatte. Der mit der Tradition griechischer und serbischer Malerei vertraute Mitrofanović machte sich kühn an die umfassende Arbeit, die Fresken und Ikonen der Kirchen von Morača, Dobričevo, Zavala, Peć, Krupa und noch mehr zu erneuern. Obwohl all seine signierten Arbeiten aus den Jahren 1616 bis 1621 stammen, war er sicher schon früher tätig und wagte entweder nicht, seine Ikonen zu signieren, oder sie entstanden in Kirchen, die später ihre Wertobjekte verloren. Von 1615 bis 1616 scheint er in Chilandari gearbeitet zu haben, wo er reich-geschnitzte und vergoldete Türen von Ikonostasen mit Darstellungen der Verkündigung hinterließ, aber noch im gleichen Jahr kam er nach Serbien. Er schenkte der Dreifaltigkeitskirche von Pljevlja die (in Čelebići entdeckte) Ikone der Heiligen Dreifaltigkeit und malte 1616—1617 die Fresken an der Westfassade der Hauptkirche von Morača. Im selben Jahr beendete er wahrscheinlich die bedeutendste Ikone der Ikonostase von Morača, die thronende Madonna mit Kind, Propheten und Hymnenschreibern (S. 370). Die Propheten tragen Symbole der Madonna und Schriftrollen mit dem Text ihrer Visionen. Die bildhaften liturgischen Worte „Die Propheten verkünden Worte aus der Höhe", die der Jungfrau gewidmet sind, wurden im späten 16. und frühen 17. Jahrhundert wieder ein bevorzugtes Thema der serbischen Kirchenmaler. In Morača bezahlte zur Zeit des Abtes Makarije (1616—1617) der Stifter Vuksan die Ikonenmalereien. Die reichliche Verwendung von Gold, ein Hauch von Silber und die harmonische Verwendung der Farben Violett, Rot und Ocker geben den gut gezeichneten, würdigen Gestalten ein feierliches Aussehen. Die kräftigen Schatten auf dem ovalen Gesicht und die sorgfältig durchgearbeitete Ornamentierung des Throns der Madonna zeigen Mitrofanović als einen gut ausgebildeten Maler. Wie in dieser Zeit üblich, bemühte er sich sehr um die Plastizität des menschlichen Körpers und um Präzision auch in Einzelheiten der nebensächlichen Gegenstände. Die schönsten Ikonen des Georgij Mitrofanović sind in seinem Stammkloster Chilandari erhalten geblieben, wo er anscheinend sein Leben beschlossen hat. Als erfahrener Wandmaler schuf er die Fresken im Refektorium des Chilandari-Klosters (1621—1622) und malte auf die reich modellierte Decke eine vorzügliche Ikone des Christus Pantokrator. In den Klosterkapellen hatte er noch verschiedene Türen und Ikonen gemalt, die signiert sind. Wundervoll sind die Türen der Kapelle des hl. Trifun, ein Werk seiner Reifezeit (1620), als er Schönheit der Proportionen und Sicherheit der Linienführung mit einer feinen Abstufung der Inkarnat-Töne und orchestraler Farbgebung verband. Als er das Refektorium des Klosters Chilandari mit Fresken der Akathistos-Hymne zum Fest Mariä Verkündigung, mit Szenen aus dem Leben des hl. Sava von Serbien und Porträts früherer Gründer und Wohltäter ausmalte, bewies Georgij Mitrofanović eine vollkommene Vertrautheit mit der serbischen Literatur. Wie vor ihm Longin bediente er sich der aus Byzanz überkommenen Sprache malerischer Signale, um das Leben der beiden berühmten serbischen Heiligen Simeon und Sava zu schildern. Savas Leben zeichnete er nach dem serbischen Schriftsteller Teodosije aus dem 13. Jahrhundert. Indem er Szenen auswählte und betonte, die mit der Geschichte des Klosters Chilandari zu tun hatten, wurde dieser Zyklus auch für die Tradition des Klosters passend.

Als der Maler, dessen Signatur in Geheimschrift gewöhnlich Kozma gelesen wird, im Jahre 1645 nach Morača eingeladen wurde, um die große Ikone der Heiligen Simeon und Sava mit Szenen aus Savas Leben auf dem Rahmen (S. 371) zu malen, nahm er sich eindeutig den Zyklus im Kloster Chilandari zum Modell. Kozma ließ Szenen mit der Tätigkeit des Heiligen auf dem Athos fort und kürzte den Zyklus auf seiner Ikone, aber er behielt die in Mitrofanovićs Werk vorgefundene Komposition bei, trennte die einzelnen Szenen zwar nicht durch rote Umrahmung, sondern durch verschiedene Hintergründe, die er mit Architektur und Landschaft füllte. Indem er die beiden Heiligen Simeon und Sava als Mönch und Erzbischof in das Mittelfeld der Ikone stellte, griff Kozma die traditionelle Kompositionsweise auf, die in der serbischen Malerei seit dem 14. Jahrhundert gebräuchlich war. Kozma war schon ein geübter Zeichner und erfahrener Ikonenmaler, als er die Arbeit an der Morača-Ikone begann, und er fügte aus eigenem einige sehr originelle Szenen hinzu: die Gebäude des Klosters Morača; Stephan Nemanja (Simeon) berät sich mit seinen Baumeistern; Stephans Tod. Er bediente sich zwar des traditionellen Formenschatzes, der bestimmte Inhalte signalisiert, ergänzt jedoch einige Episoden durch erkennbare Einzelheiten der Landschaft und des örtlichen Lebens. Kozma war als Maler sehr geschätzt und wurde von den großen serbischen Klöstern eingeladen, ihre Ikonen zu erneuern. Für das Kloster der Dormitio Mariä in Piva erneuerte er viele Ikonen der alten Ikonostase, die Longin 1573—1574 gemalt hatte. Bei seiner Arbeit an der Ikonenserie der großen Feste und den Hauptikonen der Ikonostase im Jahre 1638—1639 richtete sich Kozma streng nach den Ikonen Longins am Horos (kreisförmiger Lüster), indem er Zeichnung und Komposition aus Longins Werk übernahm und versuchte, auch die Farben des älteren, begabten und gefeierten Meisters nachzuahmen. Kozma erwies Longin gewaltigen Respekt als Lehrer, indem er seine Festtags-Ikonen in der Kirche der Dormitio Mariä fast identisch nachmalte, hatte allerdings weniger Erfolg in der Wiederholung von Longins kräftigen Rot-Blau-Effekten. Es ist, als habe er durch das Kopieren von Longins Ikonen sich selbst vervollkommnen wollen. Als er die Ikonen des hl. Georg, dem Christus ein Schwert und einen Siegeskranz überreicht, und der Heiligen Simeon und Sava in Angriff nahm, war Kozma schon ein ausgereifter Künstler. In den Jahren 1638 und 1639 schuf er in Piva einige Ikonen, die zwar unsigniert sind, ihm jedoch aufgrund der stilistischen Ähnlichkeit mit den Morača-Ikonen serbischer Heiliger zugeschrieben werden. Der geheimnisvolle Kozma wird auch mit vielen anderen Ikonen, die in den Kirchen von Chilandari, Dečani, Podvrh und anderer serbischer Klöster gefunden wurden, in Zusammenhang gebracht.

Unter den Zeitgenossen der Mitrofanović und Kozma gab es auch einige weniger begabte Maler: Pater Strahinja von Budimlje, Basil, der in Mostaći arbeitete, Mitrofan, dessen Werke in Kirchen des Kablar-Gebietes erhalten sind, und andere. Sie alle lebten und wirkten in einer Umgebung, die jegliche Kenntnisnahme künstlerischer Tätigkeit in Westeuropa zurückgewiesen hatte, wo aber auch die Orthodoxie nicht vorherrschte. Diese talentierten Männer waren in ihrem Glauben und Streben von allem getrennt, das nicht unmittelbar der reinen Tradition mittelalterlicher serbischer Kunst entsprang; sie fanden Anregung und Schönheit einzig in der fernen Vergangenheit der Kunst ihres Landes. Häufig waren es Autodidakten, die aus den Werken guter Maler lernten, die sie kopieren konnten, und die nur das Ziel hatten, älteren Modellen nachzueifern. Der in dem Dorf Toci bei Pljevlja geborene Andrija Raičević setzte den tradierten Stil erfolgreich fort. Er arbeitete von 1638 bis 1673 in Alt-Herzegowina und führte auch Aufträge des Patriarchen von Peć und anderer kirchlicher Würdenträger aus. Einer der letzten dieser Maler, die noch völlig die Sprache der byzantinischen Ikonographie beherrschten, war Radul. Nach seiner Ikone der Heiligen Kosmas und Damian von 1673—1674 zu urteilen, in welcher die heiligen Ärzte in einen Rahmen mit hagiographischen Szenen (S. 369) gefaßt sind, war Radul ein ausgebildeter Ikonenmaler und der Aufgabe, die Wundertaten der beiden berühmten christlichen Heiler zu illustrieren, durchaus gewachsen. Er schöpfte offensichtlich aus der alten hagiographischen Literatur, wie aus den langen Erläuterungen der Szenen in serbischer Sprache hervorgeht. In Peć führte Radul den Wunsch des Patriarchen Maximus aus, eine solche Ikone den heiligen Ärzten zu widmen, von denen er Hilfe erwartete oder denen er Heilung verdankte.

Aus verschiedenen Gründen sahen sich Spender manchmal veranlaßt, Aufträge für Themen zu vergeben, die üblicherweise nicht zur Ikonostase gehörten: Manchmal war es religiöser Eifer, manchmal Aberglaube, manchmal auch der Wunsch der kirchlichen Oberen, den Kult serbischer Heiliger neu zu beleben (wie zum Beispiel der Ikonen der Simeon und Sava oder die der Branković-Heiligen, deren Kult besonders in ihrer Gründung Krušedol [S. 354] gepflegt wurde), aber meist war es der Glaube einzelner an die Macht ihres speziellen Schutzpatrons. Solche Kulte und individuellen Wünsche gingen jedoch nie über die Grenzen der traditionellen religiösen Kunst hinaus, die sowohl von den Künstlern als auch von den Stiftern bis zum Ende des 17. Jahrhunderts respektiert wurden. Noch waren die in ihrer Orthodoxie isolierten und auf der serbischen Kunst des Mittelalters fußenden Künstler überzeugt, das einzige Schönheitsideal sei in ihrer Kunst zu finden.

Die großen Umwälzungen und Schrecken der österreichisch-türkischen Kriege des 17. Jahrhunderts und das serbische Bündnis mit Österreich beendeten das Aufleben der mittelalterlichen serbischen Kunst unter der geistigen Führung der Patriarchen von Peć und führten zu der großen nationalen Wanderung von 1690. Die Bevölkerung der südlichen Regionen bewegte sich mitsamt ihren Patriarchen, Priestern und Mönchen nach Norden über die Flüsse Save und Donau in ein neues Wohngebiet. Diese Wanderung bedeutete eine bittere Trennung von Herd und Heiligtum, von den Äckern und den Gräbern der Ahnen. Die unvermeidliche Konfrontation mit den Gesetzen, der Politik und der Religion Österreichs, dessen Untertan sie jetzt war, brachte die serbische Bevölkerung in geistige Verwirrung. Die relative materielle Sicherheit und die schnelle Übernahme bürgerlicher Lebensart durch die Serben führten in der neuen Umgebung zu einer fortschreitenden Trennung religiöser und weltlicher Themen in der Kunst, so daß sich mutige und begabte Künstler jetzt immer mehr dem Malen von Porträts und Szenen aus dem Alltag zuwendeten.

Die lange, fruchtbare Periode religiöser Malerei in Serbien vom späten 12. bis zum Ende des 17. Jahrhunderts machte im 18. Jahrhundert einem seltsamen, oft wenig erfolgreichen Versuch Platz, orthodoxe Tradition mit den Entwicklungen europäischer Kunst zu vermischen, die sich seit dem 15. Jahrhundert sehr schnell und in völlig anderer Richtung entwickelt hatte. Unter barockem Einfluß waren Ikonen einfach zu Bildern religiösen Inhalts geworden, aber die reine Sprache der byzantinischen Ikonographie hatte man langsam vergessen.

Kreta und Mittelgriechenland

Nach dem Fall Konstantinopels im Jahre 1453 ergaben sich für Gebiete mit einer nationalbewußten griechischen Bevölkerung neue Voraussetzungen für das künstlerische Schaffen, die dessen Charakter und Verschiedenartigkeit in hohem Maße bestimmten. Eine der entscheidenden Tatsachen war die Aufteilung der unterworfenen Griechen zwischen dem Osmanischen Reich und der Republik Venedig. Die auf venezianischem Gebiet Lebenden waren besser gestellt. Die wirtschaftliche und berufliche Gleichberechtigung, die Venedig seinen städtischen Untertanen (cittadini) beließ, ermöglichte ihnen, einerseits nationale, religiöse und künstlerische Traditionen zu bewahren und andererseits Kontakt mit den neuen intellektuellen und künstlerischen Bewegungen Westeuropas zu finden. Diese Umstände begünstigten die Entwicklung einer bedeutenden kulturellen Erscheinung, die in einer gleichzeitigen Blüte von Literatur und Poesie, Theater, Malerei und Skulptur (in Holz und Stein) zum Ausdruck kommt, besonders in den kretischen Städten, darunter Heraklion (Candia), wo genau wie in den großen Städten Italiens eine Akademie für Wissenschaft und Poesie gegründet wurde. Zu dieser Blüte trugen Gelehrte und Künstler aus türkisch besetzten Gebieten bei, die schon vor dem Fall Konstantinopels begonnen hatten, auf Kreta Zuflucht zu suchen, und nachher erst recht.

Wir können deshalb seit Beginn des 15. Jahrhunderts die Entwicklung einer Kunst (besonders in der Wandmalerei) verfolgen, die unmittelbar mit der mehr idealistischen und klassizistischen Tendenz der Malerei Konstantinopels in Zusammenhang steht. Aber unter den örtlichen Bedingungen entwickelte sich die religiöse Malerei auf Kreta zu einer unabhängigen nachbyzantinischen Schule, und die Künstler organisierten sich in Gilden (Scuola di San Luca). In der zweiten Hälfte des 15. Jahrhunderts legte diese Gilde ihre eigenen künstlerischen Prinzipien und ihre künstlerischen Maßstäbe fest, die Ausbildung, feste Lehrzeit, Stetigkeit und Zusammenhang forderten und mindestens zwei und ein halbes Jahrhundert gültig blieben.

In jüngerer Zeit haben eine beachtliche Zahl von Informationen aus Archiven und eine Menge von Kunstwerken, besonders Ikonen, es möglich gemacht, mit einiger Genauigkeit im Hinblick auf Zeit, Ort und Künstler die Bildung und Entwicklung dieser Malerschule zu verfolgen, der einzigen orthodoxen „Schule“ dieser Zeit, die wirklich das Recht auf einen solchen Titel hat. Zunächst ist es notwendig, diese Schule zur Entwicklung der kretischen Städte als Export- und Handelszentren in Beziehung zu setzen, um die große Zahl von Künstlern in diesen Städten, besonders in Heraklion zu erklären. Bezeichnend ist die überraschend hohe Zahl von einhundertundzwanzig bekannten Malern, die in der Zeit von 1453 bis 1526 in dieser Stadt arbeiteten, wie man den Archiven entnehmen kann. Aus den gleichen Quellen ergibt sich weiter, daß kretische Maler Aufträge für große Mengen von Ikonen von ausländischen Händlern, vorwiegend Venezianern, bekamen, außerdem von katholischen Bistümern des venezianisch besetzten Griechenland, zum Beispiel Nauplia (Napoli di Romania), von orthodoxen Klöstern wie Sinai, Patmos und anderen und von einzelnen griechischen und venezianischen Adeligen und anderen „cittadini“. Die Folge war, daß sich diese für den Export arbeitenden kretischen Maler fast ausschließlich den tragbaren Ikonen zuwendeten und die Wandmalerei vernachlässigten. Das um so mehr, als die Kreter für eine Kundschaft arbeiteten, die geographisch, religiös und ethnisch sehr unterschiedlich war und folglich auch einen verschiedenen künstlerischen Geschmack hatte. Die Maler entwickelten ein bemerkenswertes, wenn nicht einmaliges Geschick, in verschiedenen künstlerischen Manieren oder sogar Stilen zu arbeiten. Vieles vom Ruf der kretischen Maler sowohl im Osten als auch im Westen muß diesem besonderen Geschick zugeschrieben werden. Was diese Künstler oder doch wenigstens die besten von ihnen auszeichnet, ist der offensichtliche Eklektizismus, der zwischen der italienischen Manier des 14. und 15. Jahrhunderts und dem der späten palaiologischen Zeit schwankt.

Von den bedeutenden Künstlern dieser Periode, die in Heraklion arbeiteten, erwähnen wir nur solche, die durch ihre signierten Werke oder durch Daten in den Archiven von Venedig bekannt sind. Andreas Ritzos (Rico, † um 1492) ist sehr bekannt durch einige signierte und nichtsignierte großformatige Ikonen der schmerzhaften Madonna, die nach byzantinischen Traditionen und Mustern gemalt wurden. Aus den lateinischen Inschriften einiger dieser Ikonen geht hervor, daß sie für nichtgriechische Katholiken bestimmt waren, die noch an die authentische Richtigkeit der griechischen Ikone glaubten.

In dieselbe Kategorie gehört die Madonna der Passion in der Blasiuskirche der dalmatinischen Stadt Ston (S. 318). Dieser Typ der Madonna mit einem Kind, das durch den Anblick der Passionswerkzeuge erschreckt ist, die ein paar Engel ihm zeigen, war in der byzantinischen Malerei mindestens schon seit dem 12. Jahrhundert bekannt, aber die Version mit der Vorahnung der Leiden Christi war sehr selten. Im 15. Jahrhundert und später ist das Thema in einer großen Zahl von Ikonen immer wieder behandelt worden. Da die besten dieser Ikonen die Signatur des Andreas Ritzos (Rico) tragen, hat man diesen besonderen Bildtyp einfach dem bekannten Maler zugeschrieben, der auf den von ihm in lateinischer Schrift signierten Ikonen seinen Namen stets den Zusatz „de Candia" beifügt. Die Komposition stammt aber zweifellos aus Byzanz, ihre fehlerlose Wiedergabe mit dem geschlossenen Aufbau und der strengen Behandlung der Körper und Draperien hat fast akademischen Charakter. Aber die rührende Haltung des Kindes und seine Gesten sprechen auch von einer verhaltenen Empfindsamkeit. Das Miteinander zweier gegenläufiger Tendenzen und die Realisierung in klaren, leuchtenden, harmonierenden Farbtönen erklären bis zu einem gewissen Grade den Erfolg dieser Ikone.

Eine andere ausdrucksvolle wie auch statische Komposition von Ritzos ist eine großformatige Ikone der thronenden Madonna (S. 319), die für die Ikonostase des Klosters Johannes' des Theologen in Patmos gemalt wurde. Der Maler zögert nicht, einen Marmorthron — eindeutig venezianischer Herkunft — einzuführen, ein Beispiel, das später oft nachgeahmt wurde. Gewiß malte Ritzos auch thronende Madonnen nach venezianischem Stil und Vorbild des 15. Jahrhunderts, und es muß für ihn ein interessantes Experiment gewesen sein, eine rein byzantinische Figur mit symbolischem Gehalt und ohne materielles Gewicht auf einen durchkonstruierten Thron mit marmornen Einlegearbeiten und richtiger Perspektive zu setzen. Das Beispiel zeigt, daß es für diese Maler keinen „Einfluß" von außen gab. Sie kombinierten aufgrund ihrer Vertrautheit mit zwei verschiedenartigen Kunstauffassungen jeweils die Elemente, die ihnen für den Einzelfall passend schienen. So findet man zum Beispiel im Nimbus der byzantinischen Madonna von Ston gestanzte Ornamente italienischer Herkunft.

Dieselbe Leichtigkeit, die aus der Sicherheit im Umgang mit tradiertem Formengut stammt, äußert Andreas Ritzos auch bei Themen, die sich eng an byzantinische Vorbilder anlehnen, wie zum Beispiel in dem Tod Mariä von Turin (S. 317). Dieser Bildtyp, der auf der linken Seite eine Gruppe von Engeln hat, war in palaiologischer Zeit üblich, taucht aber in der nachbyzantinischen Malerei Kretas nicht wieder auf, und der Stil mit den recht schweren Körperformen läßt auf ein Frühwerk schließen. Andreas Ritzos ist als eine bestimmende Persönlichkeit der kretischen Malerei des 15. Jahrhunderts anzusehen, denn in seiner handwerklichen Perfektion und seiner Vorliebe für klassizistische Traditionen schuf er Modelle für künftige Generationen.

Das wird bestätigt durch das signierte Werk des Nicholas († vor 1507), des Sohnes von Andreas Ritzos, der die nächste kretische Malergeneration repräsentiert. Die einzige von ihm bekannte Ikone, eine Deesis mit zehn Szenen aus dem Dodekaorton, den zwölf Festen des Kirchenjahres, und fünf Heiligen ist jetzt in Sarajewo (S. 321). Sie ist ein wertvolles Zeugnis dafür, daß sich um 1500 bestimmte ikonographische Typen und bestimmte stilistische Prinzipien der kretischen Schule herauskristallisiert hatten. Das war durch stufenweise Entwicklung von Themen und Methoden in eine konkret angestrebte Richtung erreicht worden. Die Ikonen von Andreas und Nicholas Ritzos bestätigen die Feststellung, daß sie es waren, die für die nachbyzantinische Schule Kretas die Grundlagen schufen.

Ein anderer zeitgenössischer Maler, Andreas Pavias († nach 1504), muß ebenso geschickt mit den verschiedensten Themen und Stilen umgegangen sein. Außerdem hatte er in Heraklion viele Schüler, unter anderen Angelos Bizzamanos, der sich später in Otranto, Italien, niederließ (S. 326). Der Stil des Pavias ist auch in seinen reinsten byzantinischen Arbeiten offensichtlich stark von der antiklassischen Tendenz der spätesten palaiologischen Zeit beeinflußt und neigt zum „gotischen Realismus", wie er sich in seinen italokretischen Werken spiegelt. Ein gutes Beispiel dafür ist die Kreuzigung in der Nationalen Gemäldegalerie von Athen. In dieser Hinsicht weicht sogar seine wunderschöne, in byzantinischem Stil gemalte Ikone von Jerusalem mit dem Tod Ephrems des Syrers (S. 320) von zeitgenössischen Ikonen des gleichen Themas ab. Dieses malerische Bild mit der breit geschilderten Landschaft und der Menge kleiner Mönchsfiguren, deren größter Teil sich um den Leichnam des hl. Ephrem schart, während sich andere in den Felsenhöhlen der Wüste mit ihrem Handwerk beschäftigen, muß zu seiner Zeit großen Erfolg gehabt haben. Wir kennen eine Anzahl solcher Ikonen — etwa zehn —, aber später werden sie selten. In dieser Ikone vom Tod des Ephrem wendet Pavias sehr geschickt den byzantinischen Stil an, für den er sich entschieden hat, aber idyllische Motive, wie die beiden Hasen und der Hirsch unter einem Baum, sind italienischer Stil.

Nicholas Tzafuris (Zafuri, † vor 1501), ein feinsinniger Miniaturist, scheint mit zeitgenössischen italienischen Werken, etwa von Bellini, noch vertrauter gewesen zu sein. Auch er schuf neue Bildtypen, die sich durchsetzten, wie den Schmerzensmann (S. 322), der in byzantinischer Zeit Akra Tapinosis, höchste Demut, genannt wurde (vgl. S. 76, Mosaik-Ikone in Santa Croce di Gerusalemme, Rom). Es ist ein typisches Beispiel für Ikonen, die von kretischen Malern des 15. Jahrhunderts, die mit der Malweise und den Themen der venezianischen Kunst des 14. Jahrhunderts vertraut waren, für Katholiken angefertigt wurden.

Der Höhenunterschied zwischen dem aufrecht im Grab stehenden Christus und den Gestalten von Maria und Johannes, die einander zugeordnet sind wie in der Kreuzigungsszene, betont den symbolischen Charakter der Ikone. Nur diese Art von Ikonen kann man als „griechisch-italienisch" bezeichnen, während „kretische" Ikonen einige italienische Motive enthalten können wie im „Tod Ephrems" von Pavias (S. 320). Mit eklektizistischen Mitteln und sorgfältiger Arbeit schafft Tzafuris Bilder, die wirken, als seien sie aus kostbarem Material. Ein Bild gleichen Themas findet sich in einer unsignierten griechisch-italienischen Ikone auf dem Athos, wohl die einzige ihrer Art an diesem Ort. Sie stammt von einer anderen Arbeit des Tzafuris (Leningrad). Letztere basiert wieder auf einer Version von Bellinis Pieta. Die Athos-Ikone ähnelt dem Schema des Epitaphios (S. 362, Lombardos) mit zusätzlichen Personen und Engeln. Wichtiger ist aber, daß sie dem Stil der Kreter mit seinen harten Lichtkontrasten völlig angepaßt ist.

Angelos Bizzamanos war in Heraklion in den Jahren 1482 bis 1487 ein Schüler des Andreas Pavias. Im Jahre 1518, dreißig Jahre später, malte er für die katholische Heiliggeistkirche von Komolac bei Dubrovnik eine große Predella, worin er alle Stile anwendet, die er gelernt hat. Italienischen Charakter verleiht er dem Bild des hl. Martin zu Pferde, der seinen Mantel mit dem Schwert zerschneidet, um ihn mit einem armen Mann zu teilen (S. 326), ein Thema, das in der orthodoxen Ikonographie völlig unbekannt war, während er in der Ikone des hl. Nikolaus einen mehr konservativen, byzantinischen Stil wahrt. Ein klares Zeichen für das Ansehen der kretischen Malerei in dieser Zeit ist die Tatsache, daß die Inschriften griechisch sind, was den Wünschen der kroatischen Auftraggeber entsprochen haben muß.

Wir glauben, auf dieselbe Zeit auch die drei wunderschönen kretischen Ikonen datieren zu dürfen, die sich jetzt im Istituto Ellenico von Venedig befinden. Es ist aber sehr wahrscheinlich, daß sie aus Kreta stammen, denn die wenigen griechischen Maler, die als „madonneri" in Venedig arbeiteten, haben kaum Werke solcher Qualität hervorgebracht.

Die Ikone der Geburt Christi (S. 324) in einem schönen, zeitgenössischen Renaissancerahmen gehört zu einer Gruppe von vier Ikonen mit demselben Thema und gleichen Merkmalen (in Leningrad, London, Athen und Venedig). In dieser Ikone ist eine gewisse Anmut der Figuren, mehrere Ebenen der Landschaft, die farblich unterschieden sind, und eine große Anzahl von Figuren enthalten, lauter Kennzeichen der klassizistisch-palaiologischen Realisierungen dieses Themas. Alles ist hier ruhiger geworden, die Komposition ist symmetrischer und neigt zur Flächigkeit. Aber auch hier sehen wir den schlanken Hirsch und den unter einem Baum kauernden Hasen, die beiden Tiere aus dem „Tod des Ephrem" von Andreas Pavias (S. 320). All diese etwas akademischen Szenen der Geburt, die noch die Perfektion und poetische Kraft der palaiologischen Zeit wahren, müssen ein Werk aus der zweiten Hälfte des 15. Jahrhunderts als Modell gehabt haben.

Eine ähnliche künstlerische Atmosphäre beobachten wir auch im „Noli me tangere" (S. 325), der Typ einer Komposition, die in den nächsten Jahrhunderten oft wiederholt wird. Die große, herrscherliche Gestalt Christi mit der friedlichen Geste des Abwehrens entspricht in ihrer Würde und Strenge der knienden, blondhaarigen Magdalena. Aber die Verschiedenheit der Figuren kommt auch im Kontrast des Faltenwurfs zum Ausdruck, im dunklen Gewand Christi mit der streng geometrisch gehaltenen Chrysographie (Goldstrichelung) und im weiten, lockeren, gotisch wirkenden Faltenwurf von Magdalenas Umhang. Dieses „germanische" Aussehen haben alle sündigen Frauen der kretischen Malerei, zum Beispiel die Salome in der Enthauptung des Täufers und andere.

Die dritte Ikone, in der Ikonographie und stilistische Kennzeichen der byzantinischen Ikonen gewahrt bleiben, ist die des hl. Georg (S. 328), eines hübschen, berittenen jungen Mannes, der in einer anmutigen Bewegung den schwarzen Drachen unter seinem Pferd mit dem Speer tötet. Die reichliche Chrysographie ähnelt der des Malers Tzafuris, der luxuriöse venezianische Sattel und der vierfüßige Drache deuten auf Kontakte mit der venezianischen Kunst des 15. Jahrhunderts. Genauer, das stabile Pferd sowie Gestalt und Stellung des schwarzen Drachen scheinen ein Werk des gleichen Themas von Paolo Veneziano aus Bologna zum Vorbild zu haben. Was die indirekten Quellen klassizistischer Elemente in diesem Gemälde betrifft, so hat man guten Grund zu der Annahme, daß Paolo die antiken griechischen Bronzepferde von San Marco als Modelle benutzte. Die hier beschriebene Ikone — oder eine gleiche aus derselben Zeit — muß großen Erfolg gehabt haben; denn es entstand darauf eine ganze Serie von Ikonen, die mit mehr oder weniger großem Geschick genau denselben Bildtyp wiederholen bis ins 17. Jahrhundert hinein. Auffällig ist das Wappen auf dem roten Flügel des Drachen. All diese wundervollen kretischen Ikonen, die Eleganz und Präzision von Schmuckstücken haben, wurden zweifellos für die kretische Aristokratie katholischen und orthodoxen Glaubens angefertigt.

Wichtig für die Entwicklung der orthodox-religiösen Malerei des 16. Jahrhunderts ist, daß kretische Maler auf Einladung zu den großen Klöstern in Mittel- und Nordgriechenland reisten, um die Kirche mit Wandmalereien und beweglichen Ikonen zu schmücken. Soweit bekannt ist, war der erste bedeutende Maler, der von Heraklion im Jahre 1527 nach Meteora kam, um dort im Kloster St. Nikolaus Anapavsas eine verhältnismäßig kleine Kirche auszumalen, der Mönch Theophanes Strelitzas, genannt Bathas († 1559). Unter den Heiligen seiner Wanddekoration gibt es die Ikone des hl. Euphrosynos, eines naiven Mönchs, der im Kloster Koch gewesen war (S. 334). Das Gesicht dieser ganzfigurigen, malerischen Gestalt hat einen zurückhaltend dramatischen Ausdruck, der Fruchtzweig in seiner Hand besagt, daß er die Freuden des Paradieses genießt.

Im Jahre 1535 malte Theophanes die Wandbilder in der Kirche des Großen Lawra-Klosters aus dem 10. Jahrhundert auf dem Athos, in der gleichen Zeit einen Satz von wenigstens vierzehn tragbaren Ikonen, die zwölf Feste und die despotischen Ikonen, für die in dieser Zeit erneuerte Ikonostase. Man kann aus diesen Werken die Vorzüge und Schwächen dieser besonders urbanen kretischen Malerei ablesen, die auch außerhalb von Kreta in der Lage ist, ihre künstlerische Tradition in jeder Hinsicht zu wahren, selbst wenn sie einer Mönchsgemeinde dient.

In der Ikone der Verklärung (S. 332—333) des Theophanes wie auch in anderen Arbeiten dieser Serie kann man eine Wiederholung des kompositionellen Typs feststellen, der sich schon im Kreta des 15. Jahrhunderts herausgebildet hatte (S. 321, Nicholas Ritzos). Aber hier ist der Zusammenhang des Geschehens, das sich harmonisch in drei Schichten übereinander entfaltet, besser gewahrt, von der ersten Ebene mit dem menschlichen Drama der überwältigten Jünger bis zur dritten, wo die göttliche Epiphanie dem Bild priesterliche Größe verleiht. Von besonderer Bedeutung sind hier die harmonisch abgestimmten Farben, auf denen die Komposition beruht. In diesen Ikonen erweist sich Theophanes als hervorragender Kolorist, was man aus seinen bisher noch nicht gereinigten Wandbildern nicht immer schließen kann.

Ein ähnlicher Fall ist der Ursprung des Ikonentyps vom Einzug in Jerusalem (S. 330—331) aus derselben Serie in Lawra. Hier ermöglicht die andere Kompositionsform es dem Maler, im dichtgedrängten Geschehen durch massigere Proportionen der plastisch herausgebildeten Körper und großen Gesichter dem ganzen einen mehr monumentalen Charakter zu geben. Die ikonographischen Typen, die Theophanes mit soviel Geschick handhabte, werden nicht nur von seinen Zeitgenossen, sondern bis zum Ende des 17. Jahrhunderts ständig wiederholt.

Ein typisches Beispiel für solche unpersönliche Malerei mittlerer Qualität ist eine Ikone mit der Erweckung des Lazarus im Benaki-Museum zu Athen (S. 337). Die hier als Beispiel für die traditionelle Bindung angeführte Arbeit ist eine Komposition, in welcher die Landschaft durch die geschichteten, überhängenden Felsen eine gewisse Dramatik gewinnt. Dieser dramatische Unterton wird verstärkt durch die senkrechten Gestalten Christi und des Lazarus, die mit den beiden demütig gebeugten Schwestern des Lazarus und den arbeitenden Männern kontrastieren.

Die große Ikone im Kloster Lawra mit der Umarmung der beiden prominenten Apostel Petrus und Paulus ist in derselben Technik, aber etwas anderem Geist gemalt (S. 336). Die herzliche Umarmung der beiden robusten Männer in dieser monumentalen Komposition — ein altes byzantinisches Motiv — ist, wie die Inschrift der Ikone besagt, eine Friedensbotschaft an die Welt. Hier ist der Faltenwurf nach einem rein geometrischen Konzept angeordnet, und er gewinnt durch die Abstufung des Lichts in schmalen Bändern einen fast metallischen Glanz. Die sorgfältig durchmodellierten Gesichter sind bis in jede Einzelheit charakterisiert, und in dieser Hinsicht ähnelt die Ikone den fünf Ikonen einer Deesis, Werke des Priesters Euphrosynos aus dem Jahre 1542, die sich jetzt im Kloster Dionysiou auf dem Athos befinden. Die sorgfältige Ausarbeitung, die eindrucksvollen Gesichter, die fehlerlose Zeichnung und die großen, harmonisch abgestimmten Farbflächen lassen auf die Herkunft der Apostel-Ikone aus einer kretischen Werkstatt schließen, die sich zwar etwas von der des Theophanes unterscheidet, aber auch im 15. Jahrhundert bestand. Theophanes war zweifellos die einflußreichste Persönlichkeit seiner Generation († 1559). In der nächsten Generation, in der zweiten Hälfte des 16. Jahrhunderts spielte jedoch ein anderer prominenter Maler eine ähnliche Rolle, Michael Damaskinos, der Ende des 16. Jahrhunderts in Heraklion auf Kreta lebte, wo immer noch viele Maler mit Hingabe Ikonen gestalteten. Man kennt fast hundert Ikonen des Michael Damaskinos in Heraklion, auf dem Athos, im Sinaikloster, in Mittelgriechenland (St. Lukas Galaxidi), in Korfu, auf Zakynthos, in Apulien und endlich in Venedig, wo er einige Jahre lebte, um die Kirche der griechischen Gemeinde mit Ikonen auszustatten. Da er den Wünschen einer so verschiedenartigen Kundschaft entsprechen mußte, entwickelte Damaskinos großes Geschick, in verschiedenen Stilarten zu arbeiten — was er ja von seinen Lehrmeistern geerbt hatte. Er konnte Ikonen wie den hl. Antonius des Byzantinischen Museums (S. 355) malen, die ganz in der Tradition des Theophanes standen. Diese starke asketische Gestalt mit dem sorgfälig modellierten fleischigen Gesicht und dem dichten, langen Bart vereint die strengsten Traditionen byzantinischer Malerei der letzten Periode (Pantanassa, Mystra).

Aber in der Ikone Johannes' des Vorläufers (S. 369) im Museum von Zakynthos kehrt Damaskinos zu dem seit Ende des 13. Jahrhunderts üblichen Typ zurück. Den Täufer, der sich zu drei Vierteln der klein gezeichneten Gestalt Christi zuwendet, malt er mit Flügeln, weil er als Engel und Prophet gilt. Aber hier hat die asketische, exotische und ausnehmend kräftige Figur eine gewisse Eleganz in Haltung und Bewegung, und die nackten Körperstellen sind weicher geformt. Die Felsenlandschaft hat eher geschwungene als die üblichen scharfen Umrisse, und der untere Teil der Schriftrolle hat die richtige Beleuchtung. Damaskinos muß dieses besondere Motiv von den italienisch-griechischen Madonnenbildern des 15. Jahrhunderts haben, auf denen Christus ein ähnlich eingerolltes Schriftband in der Hand trägt. Als persönlichen Beitrag des Malers kann man die lange, hochformatige Komposition betrachten, in der alle Formen zwar elegant, aber auch etwas in die Länge gezogen sind. Aber alles hat eine sehr persönliche Note, die auch für die konservativen Arbeiten des Damaskinos typisch ist.

Es kann nicht überraschen, daß dieser Damaskinos auch in der Lage ist, eigene Kompositionen zu schaffen, wie die Anbetung der drei Weisen (S. 361), die zu einem für ein kretisches Kloster gemalten Zyklus gehört. In diesem vielfigurigen Bild, in dem Pferde und Kamele unter die Menschen gemischt sind, erkennt man leicht die Elemente, die unverändert aus den Bildern des venezianischen Malers Bassano übernommen sind. Damaskinos folgt der örtlichen Tradition, wenn er den Berg mit den Engeln rechts, die wenigen heiligen Personen links anordnet, wie es dem kretischen Brauch entspricht, aber alle weltlichen Dinge — Gebäude, Menschen, Tiere — malt er in der zeitgenössischen italienischen Manier (vgl. S. 325, „Noli me tangere“). Einige perspektivische „Fehler“, die in der Wiedergabe des Raumes etwas verwirren, bestätigen das Nebeneinander zweier grundsätzlich verschiedener Auffassungen; das Ganze atmet die Atmosphäre einer imaginären Welt.

Ähnlich bekannt ist ein Zeitgenosse des Damaskinos, der begabte Maler Georgios Klotzas († 1608). Er war gelehrter als Damaskinos, interessierte sich für chronographische und chrismologische Texte, die er 1590 selbst in einem umfangreichen Band registrierte (Biblioteca Nazionale Marciana) und mit Hunderten von Miniaturen illustrierte. Es ist das interessanteste illustrierte griechische Manuskript dieser Zeit. Von ihm gibt es sehr wenige Arbeiten in rein kretischem Stil, und sie unterscheiden sich von denen des Damaskinos dadurch, daß sie weniger der Tradition verhaftet sind. In den meisten seiner anderen bekannten Ikonen schafft er einen persönlichen Stil, zum Beispiel in der Ikone des Istituto Ellenico in Venedig, wo er im oberen Teil die Themen zweier Marienlieder verknüpft, die Akathistos-Hymne und „In der Freude", während er unten „Alle Heiligen" malt (S. 357). Diese originelle Komposition entspricht in der Anlage von sieben homozentrischen Kreisen mit der Madonna in der Mitte den Vorstellungen der Hymnographie. Jede Zone enthält zahlreiche Miniaturszenen. Im unteren Teil gibt es zwei Zonen mit dichten Gruppen heiliger Personen, die auf das durch eine venezianische Landschaft symbolisierte himmlische Jerusalem blicken. Wie vom horror vacui besessen, belädt der Künstler das Bild mit detaillierten und überflüssigen Beschreibungen, was zu einer Massierung von Menschen und der Schaustellung großen Könnens führt. In diesen Szenen ist wirklich keine Spur mehr von den fast geometrischen Kompositionsmustern des Theophanes; aber die hohen und schmalen Figuren, die einen Zusammenhang mit dem „manieristischen Stil" dieser Zeit aufweisen, werden zu einem eigenen physiognomischen Typ, der allen abgebildetetn Personen Familienähnlichkeit gibt. Trotz allem aber ist das Bild nicht italienischer Stil; es bleibt wesentlich griechisch und orthodox, denn auch ohne goldenen Hintergrund ist es mit seinen flachen Harmonien in den üblichen Farbtönen, denen keine Spur atmosphärischen Lichts anhaftet, noch zweidimensional. Das ist der Grund, daß dieses Werk des Klotzas von der orthodoxen Bevölkerung der Stadt und ihren Malern sogar im späten 17. Jahrhundert akzeptiert und von ihnen nachgeahmt wurde.

Georgios Klotzas bedient sich derselben analytischen Methode in den Miniaturen seiner kleineren Triptychen, in denen er sein Können unter Beweis stellt. In einem Triptychon des Klosters Johannes' des Theologen auf Patmos gibt es viele Miniaturszenen mit den zwölf Festen, mit Schilderungen von Wundern und dem Jüngsten Gericht, aber das ganze Mittelfeld ist der Auffindung des Kreuzes vorbehalten (S. 359). Mit seiner schöpferischen Vorstellungskraft, aber auch mit Hilfe zeitgenössischer Radierungen erprobt er in allen Szenen neue, nur noch lose mit der Tradition verknüpfte Kompositionsformen. Die großen, schlanken Figuren agieren in einem Raum mit Gebäuden aus der Renaissance oder späten Gotik in guter Perspektive. So schuf Klotzas durch die Übernahme vieler Elemente westlicher Kunst eine neue Art griechischer und orthoxer Kleinmalerei, wahrte aber in Modellierung, Drapierung und Palette die byzantinische Tradition.

In diesen Werken der zweiten Hälfte des 16. Jahrhunderts, die von hervorragenden Malern wie Damaskinos und Klotzas geschaffen wurden oder doch wenigstens von solchen, die den Geschmack der Stadtbevölkerung und der kirchlichen Kreise Kretas, die engere Beziehungen zu Venedig hatten, erfaßten, gibt es offensichtlich eine Tendenz zur Erneuerung traditioneller Ausdrucksmittel durch mehr persönliche Methoden, um dem symbolischen und repräsentativen Charakter der Ikonen einen stärker illustrativen, erzählenden und weltlichen Ausdruck zu geben.

Die bedeutenden Maler der nächsten Generation widersetzten sich nach 1600 jedoch diesem Streben und zeigten in der religiösen Malerei eine allgemeine Tendenz zu älteren, überlieferten Formen und Stilen. Dies wird deutlich in den Werken einer ganzen Reihe von Malern, wie Jeremias Palladas, Frangias Kavertzas, Emmanuel Tzanfournaris und anderer. Zu dieser Gruppe muß man auch den Maler zählen, der aus einer gewissen Selbstsicherheit heraus nur mit seinem Vornamen Angelos signiert, was die Feststellung seines Familiennamens und seiner Lebenszeit schwierig macht. Die Modelle, nach denen Angelos sich ständig richtet, sind Werke aus der zweiten Hälfte des 15. Jahrhunderts, wie aus dem thronenden Christus (S. 360) im Museum von Zakynthos zu ersehen ist. Sowohl der Marmorthron in venezianischem Stil — wie auf dem Madonnenbild des Andreas Ritzos — wie auch die vornehme Gestalt und das schöne Gesicht Christi sind dem Christusbild desselben Malers, das ein Pendant der Madonna darstellt, sehr ähnlich. Angelos malt wiederholt einen hl. Phanourios mysteriöser Herkunft und zeichnet ihn als schlanken, liebenswürdigen Jüngling im Kriegsgewand, dessen besonderes Merkmal eine brennende Kerze auf dem Kreuz ist, das er in der Hand hält. Der anmutige Jüngling mit leicht ausgestellter Hüfte und der Brustschutz mit der fein gezeichneten Chrysographie verknüpften diese Ikone eng mit einem hypothetischen Modell aus der Zeit des Andreas Ritzos, das ein Echo des „internationalen Stils" gewesen sein muß.

Zu dieser Gruppe von Konservativen müssen wir auch den Malerpriester Joannis Apakas zählen, der seine „Kreuzabnahme" (S. 365) im Lawra-Kloster auf dem Berg Athos mit feinen, goldenen Lettern signierte. Diese Ikone ist besonders interessant als typisches Beispiel für die Art, wie kretische Maler das ikonographische Schema eines Kupferstichs von Marcantonio Raimondi aus der ersten Hälfte des 16. Jahrhunderts in die figurative Sprache der kretischen Malerei übernahmen, genau wie Theophanes es früher in der „Ermordung der unschuldigen Kinder" getan hatte. Fügt man noch eine Anzahl bekannter Personen hinzu und eine zweidimensionale Ansicht von Jerusalem in Gestalt einer Stadt in venezianischem Stil, so wird die Ikone dem orthodoxen Gläubigen schon vertrauter.

Es ist nicht sehr wahrscheinlich, daß Apakas es war, der dieses italienische Motiv einführte und so eine Vorlage für viele spätere Ikonen schuf, denn nach den wenigen Ikonen zu schließen, die wir von ihm kennen, vermeidet er diese Art von Initiative. Er ist ein eklektischer Maler, der ein Thema mit viel Geschick wiederholt, aber er erfindet keine neue Komposition. Die Ikone der Abnahme vom Kreuz mit den gefälligen Figuren der flüssigen Komposition und der genauen Malweise ist ein kleines Meisterwerk, das für den gebildeten Adel geschaffen wurde, wie das Wappen auf dem Kreuz beweist.

Der wahrhaft konservative Geist dieser Periode ist durch zwei zur gleichen Zeit in Heraklion lebende Maler vertreten, die beide als Emmanuel Lambardos signieren und die wir sowohl aus den Archiven kennen als auch durch eine beachtliche Anzahl von Ikonen, die fast alle auf die Vorbilder aus der Zeit des Theophanes zurückgreifen und die Errungenschaften des Damaskinos und Kotzas nicht zur Kenntnis nehmen. Die „Beweinung" (Christus auf dem Salbstein S. 362) aus dem Byzantinischen Museum in Athen beweist ihr großes Geschick, mit fehlerloser Technik und genauester Zeichnung ein Thema wiederzugeben, das an der nachbyzantinischen Ikonostase seinen festen Platz über der Türe der Prothesis hatte. In der großen Ikone der Kreuzigung, die sich jetzt in der Kirche San Giorgio dei Greci in Venedig befindet (S. 363), kehrte Lambardos zu der strengen Komposition und härteren Modellierung zurück, deren sich Theophanes und die anderen Maler des Athos bedienten. Aber die ausgewogenen Proportionen im Aufbau des Bildes rücken diese Ikone in die Nähe eines Frühwerks von Damaskinos, das sich bis 1953 im Museum von Zakynthos befand und dann beim Erdbeben verbrannte. Die beiden kleinen Figuren der Stifter, die namentlich genannt sind, waren Bürger der Stadt Rethymnon. Der Vater war Rechtsgelehrter, der Sohn Dichter, beide sind sie nach venezianischer Mode gekleidet. Das hilft uns, die Entstehungszeit der Ikone auf die Jahre 1613—1618 zu datieren. Die Bedeutung dieser konservativen Strömung, die in der ersten Hälfte des 17. Jahrhunderts vorherrschte und von den besten Malern der Zeit vertreten wird, liegt in der Tatsache, daß sie, wenigstens soweit es die religiöse Malerei Kretas betrifft, entschieden dazu beitrug, die traditionelle Malweise zu erhalten und die starke Strömung, die zu einer völligen Anpassung an die zeitgenössische italienische Malerei geführt hätte, zu unterbrechen. Es gibt keinen Zweifel, daß diese konservative Tendenz auf den Einfluß kirchlicher und gewisser bürgerlicher Kreise in Kreta zurückzuführen ist.

Eine alte Ikone mit der hl. Anna und der Madonna im Benaki-Museum — mit Signatur des Emmanuel Tzane und dem Datum 1637 (S. 366), beides Fälschungen — ist eines der schönsten Beispiele für die Fähigkeit auch durchschnittlicher Maler, große Ikonen nach der Lambardos-Methode auszuführen. In dieser Ikone ist das Streben nach monumentaler Komposition und stiller Größe in Verbindung mit zurückhaltender Empfindsamkeit, wie es schon Andreas Ritzos gelehrt hatte, besonders deutlich. Hier gewinnt der Symbolismus poetische Züge: die von der Madonna, einer reifen Mutter, dargebotene Blume ist ein Symbol Christi.

Im dritten Viertel des 17. Jahrhunderts (bis 1669) war Heraklion die einzige noch nicht von den Türken besetzte Stadt Kretas, die erst nach fünfundzwanzig Jahren ununterbrochener Belagerung im Jahre 1669 fiel. Während dieser Zeit stellten die vielen kretischen Maler in Heraklion, auf den Ionischen Inseln, den Kykladen und in Venedig ihre Arbeit nicht ein. Diese Künstler einer neuen Diaspora bewahrten die Erfahrungen ihrer künstlerischen Tradition, aber die Zerstörung des Sozialgefüges in großen kretischen Städten unterbrach zwangsläufig alle Zusammenhänge und nahm der kretischen Schule die Kraft der Erneuerung. Aus diesem Grund können wir nach dem 17. Jahrhundert, nach dem Tod ihrer bedeutendsten Vertreter, nicht mehr von einer „kretischen Schule" sprechen.

Der prominenteste dieser Maler war zweifellos Emmanuel Tzane Bounialis (1610—1690), ein gelehrter Priester aus Rethymnon, von wo auch eine Anzahl von Malern mit Namen wie Vlastos oder Moskos stammt. Tzane muß zu seiner Zeit sehr berühmt gewesen sein, denn seine große Schaffenskraft blieb ihm bis zum Ende seines langen Lebens erhalten. Sein Ruf beruhte auf seinem Können als Ikonenmaler, eine Begabung, die dank der gewissenhaften und konsequenten Anwendung bestimmter Techniken zur Herausbildung eines persönlichen Stils führte, dem nicht nur sein Bruder Konstantin, sondern auch andere zeitgenössische und spätere Maler zu folgen versuchten.

Das ganze Können des Priesters Emmanuel Tzane erweist sich in einer Ikone des thronenden Christus (S. 367), die er 1664 zugleich mit einer Madonnen-Ikone für eine Kirche in Athen malte. In dieser Ikone erkennt man auch die Quellen seiner Inspiration. Die große Ähnlichkeit sogar in den Farben mit der Angelos-Ikone desselben Themas kann man als eine bewußte Anlehnung an die Ikone des Angelos sehen, oder noch wahrscheinlicher an ein älteres gemeinsames Vorbild vielleicht des Andreas Ritzos, wie der gehämmerte Nimbus vermuten läßt. Die Anregung, die symbolischen Tiere der vier Evangelisten beizufügen, um so den Eindruck der Majestas Domini in diesem Bild zu erhöhen, kann auf dem theologischen Wissen des Malers beruhen. Bei anderen Themen wagt sich Tzane indessen an neue Kompositionen heran, die während des 18. Jahrhunderts besonders auf den Ionischen Inseln ständig kopiert werden.

Zeitgenosse von Tzane ist Theodor Poulakis (1622—1692) aus Chania, Kreta, der abwechselnd auf Korfu und in Venedig arbeitete. Da Poulakis unabhängiger war, konnte er entweder in der Tradition verharren und richtete sich dann nach den Werken von Klotzas, oder er malte in ganzen Serien von Ikonen biblische und andere erzählende Szenen, in denen er sich vorwiegend auf flämische Radierungen stützte und deshalb eine neue Art von Komposition schuf mit sehr viel Bewegung, aber in einer lockeren Malweise, die an den Barock gemahnt. Soweit es aber Stil und Technik betrifft, bleibt er der kretischen Tradition treu. Genau wie bei Klotzas haben auch seine Gestalten Familienähnlichkeit, aber er schuf auch originelle Kompositionen wie die Darstellung der Hymne „In der Freude", die indessen nicht durch homozentrische Kreise (S. 357, Klotzas), sondern durch horizontale Ebenen gegliedert ist, wie es unter anderen auch in der Ikone mit Johannes dem Theologen des Klosters von Patmos der Fall ist. Durch Verwendung heller, leuchtender Farben erzielte Poulakis hier eine feierliche Atmosphäre — eine Seltenheit in den Ikonen dieser Zeit —, die dem Thema angemessen ist.

Mittelgriechenland

In der Mitte des 16. Jahrhunderts, als Theophanes auf dem Athos tätig war, tauchte im Gebiet von Joannina eine bedeutende Malerschule auf. Sie arbeitete sowohl in den beiden Klöstern, die auf der Insel im See von Joannina gegründet worden waren, als auch im Nordwesten Griechenlands, in den thessalischen Meteora-Klöstern und anderswo. Es handelt sich um eine Anzahl von Wandgemälden hoher Qualität, die zwar meist anonym waren, aber in verschiedener Hinsicht mit dem Werk des Malers Frangos Katelanos aus Theben in Böotien in Verbindung gebracht werden. Das einzige signierte Werk dieses bemerkenswerten Künstlers ist die Wandmalerei von 1560 in der Nikolauskapelle des Großen Lawra-Klosters auf dem Athos. Die Wandbilder in der Hauptkirche des Klosters Barlaam in Meteora (1548) sind den Arbeiten von Lawra so ähnlich, daß sie Frangos Katelanos zugeschrieben wurden, einem Maler, dessen Werk im Gegensatz zu dem klassischen, ruhigen Stil des Theophanes eine umgekehrte Richtung mit barocken Tendenzen einschlägt. Diese Neigung kommt besonders zum Ausdruck in Kompositionen mit Szenen, in denen große Menschenmengen in der Bewegung dargestellt sind, und auch in der Anhäufung von Gebäuden. Trotzdem waren die Beziehungen des Katelanos zu der kretischen Schule seiner Zeit sehr eng, besonders was die Ikonographie betrifft. In den Bildern einzelner Heiliger ist seine Technik den tragbaren Ikonen Kretas sehr ähnlich, wie aus dem „Christus Pantokrator“ (S. 335) hervorgeht. Hier kehrt Katelanos — oder sein Auftraggeber — zu der älteren Anordnung der Ikonostase zurück, in der Christus und die Madonna auf die Vorderseite der beiden seitlichen Ikonostase-Pfeiler gemalt wurden. Die hohe, vornehme Gestalt Christi hat hier die Gesichtszüge eines intelligenten Menschen, wie sie Katelanos öfter gelingen.

In der nächsten Phase dieser „Schule“ gibt es zwei gleichfalls thebanische Maler, Frangos Kondaris und seinen Bruder, den Priester Georgios, die in einigen Kirchen der Meteora-Klöster und in Epirus gemeinsam arbeiteten (1563 und 1566), während Frangos 1568 allein arbeitete. Man erkennt in diesen Werken das Bemühen um die Stilisierung der Figuren und die Malweise des Katelanos. Die Modellierung wird härter, der Faltenwurf starrer, die Farben tiefer und ihre Skala kleiner. Man bringt mit der Kunst dieser beiden thebanischen Maler die Wandgemälde einer Reihe von Kirchen in Zusammenhang, vorwiegend in Klöstern Mittelgriechenlands und Euböas, zum Beispiel Kloster Galataki (1566). Hier ist die Wand-Ikone Johannes' des Täufers in einem Rondell von reizvollen dekorativen Mustern eingerahmt, die für diese „Schule“ bezeichnend sind und an den Expressionismus gemahnen. Dieser Stil bleibt das ganze 17. Jahrhundert über erhalten und verbreitet sich nach Nordgriechenland und in die Nachbarländer.

Andreas Ritzos: *Tod Mariä.* Tempera auf Holz, 67 x 44 cm; Heraklion, Kreta, zweite Hälfte des 15. Jahrh. — Turin, Galeria Sabauda.

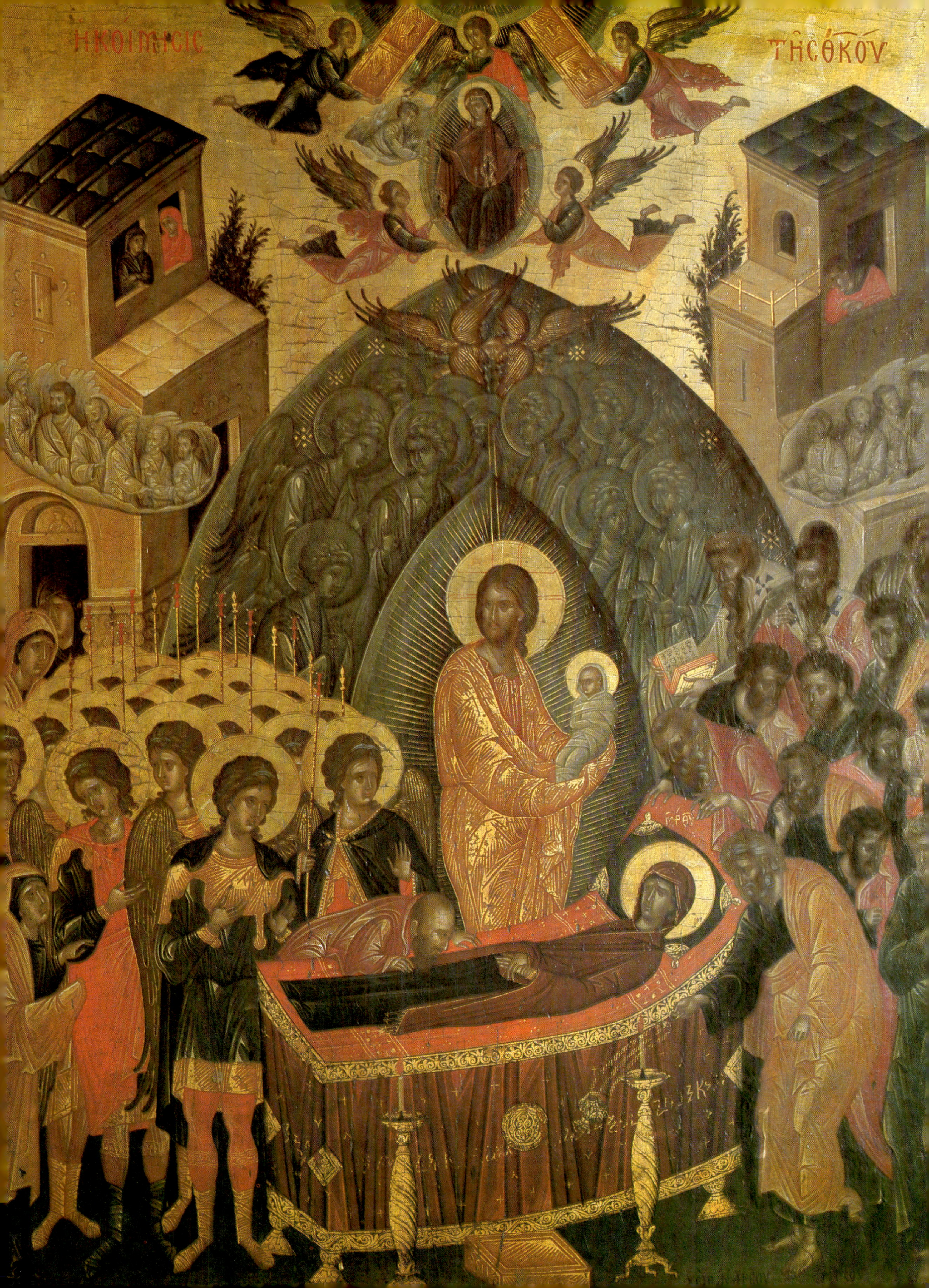
Η ΚΟΙΜΗCIC
ΤΗC ΘΚΟΥ

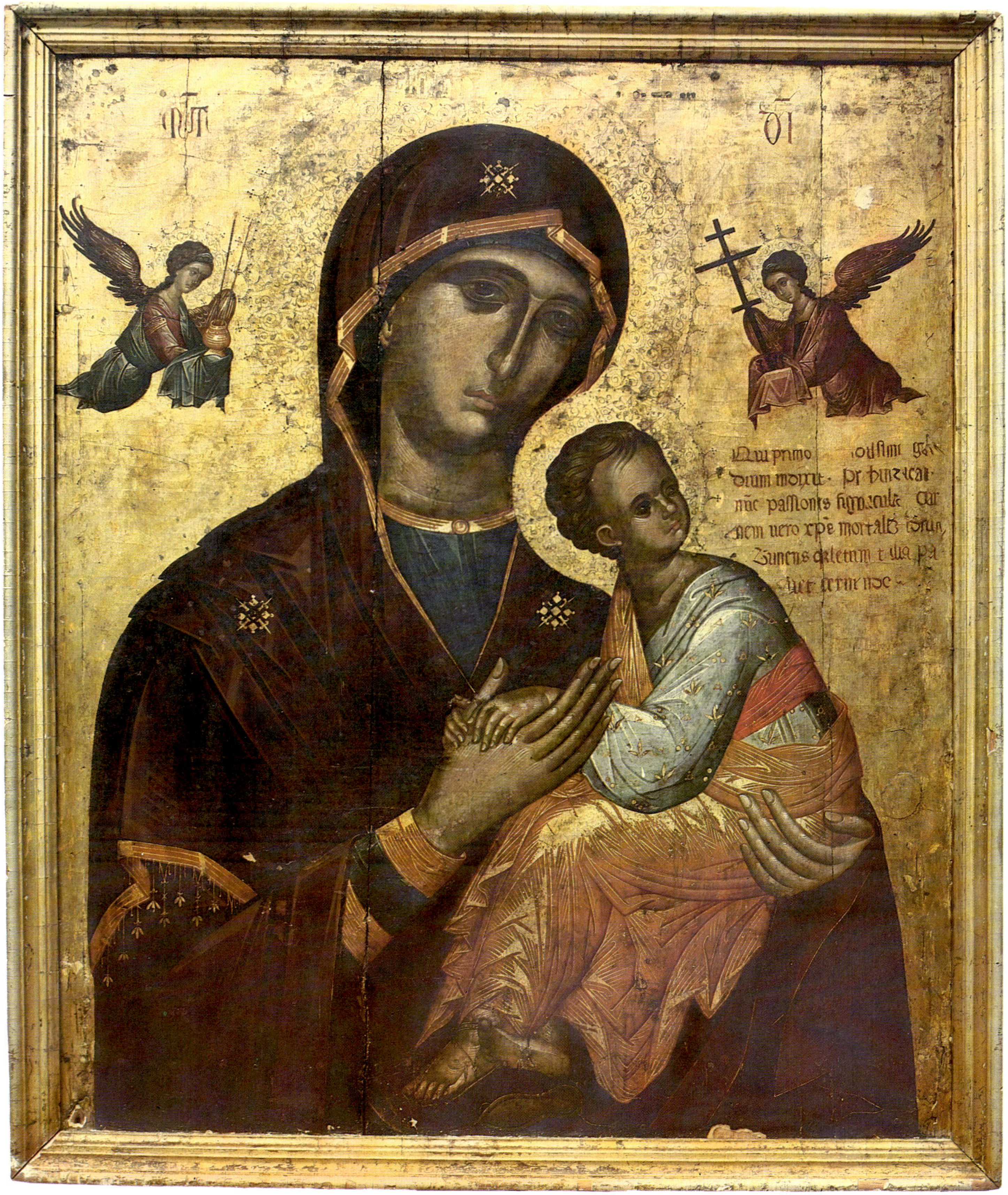

Andreas Ritzos: *Madonna der Passion.* Tempera auf Holz, 100 x 82 cm; zweite Hälfte des 15. Jahrh. — Ston, Pelješac, Kirche des hl. Biagio.

Rechts: Andreas Ritzos: *Thronende Madonna.* Tempera auf Holz 164 x 90 cm; Heraklion, Kreta, zweite Hälfte des 15. Jahrh. — Patmos, Kloster St. Johannes Theologos.

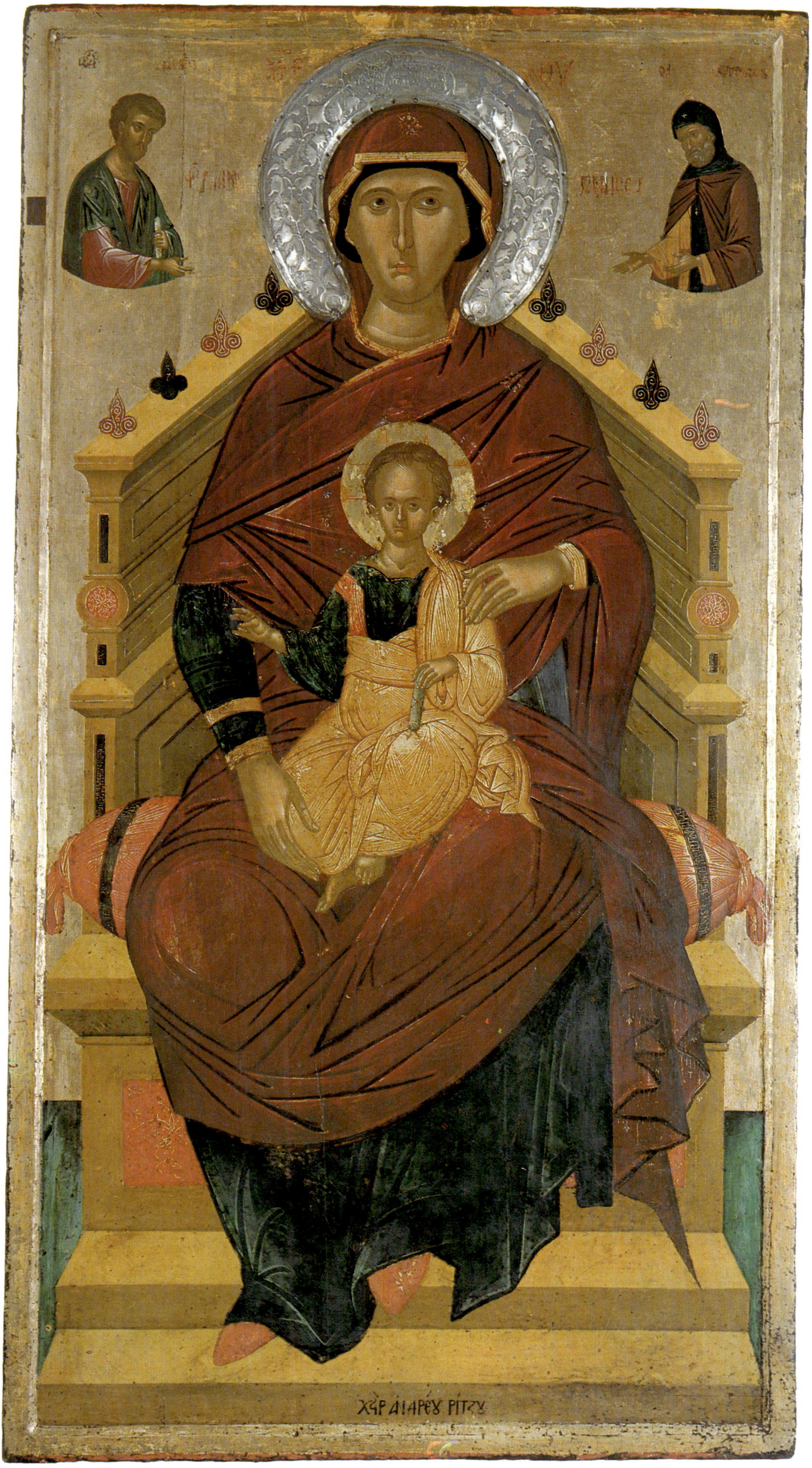

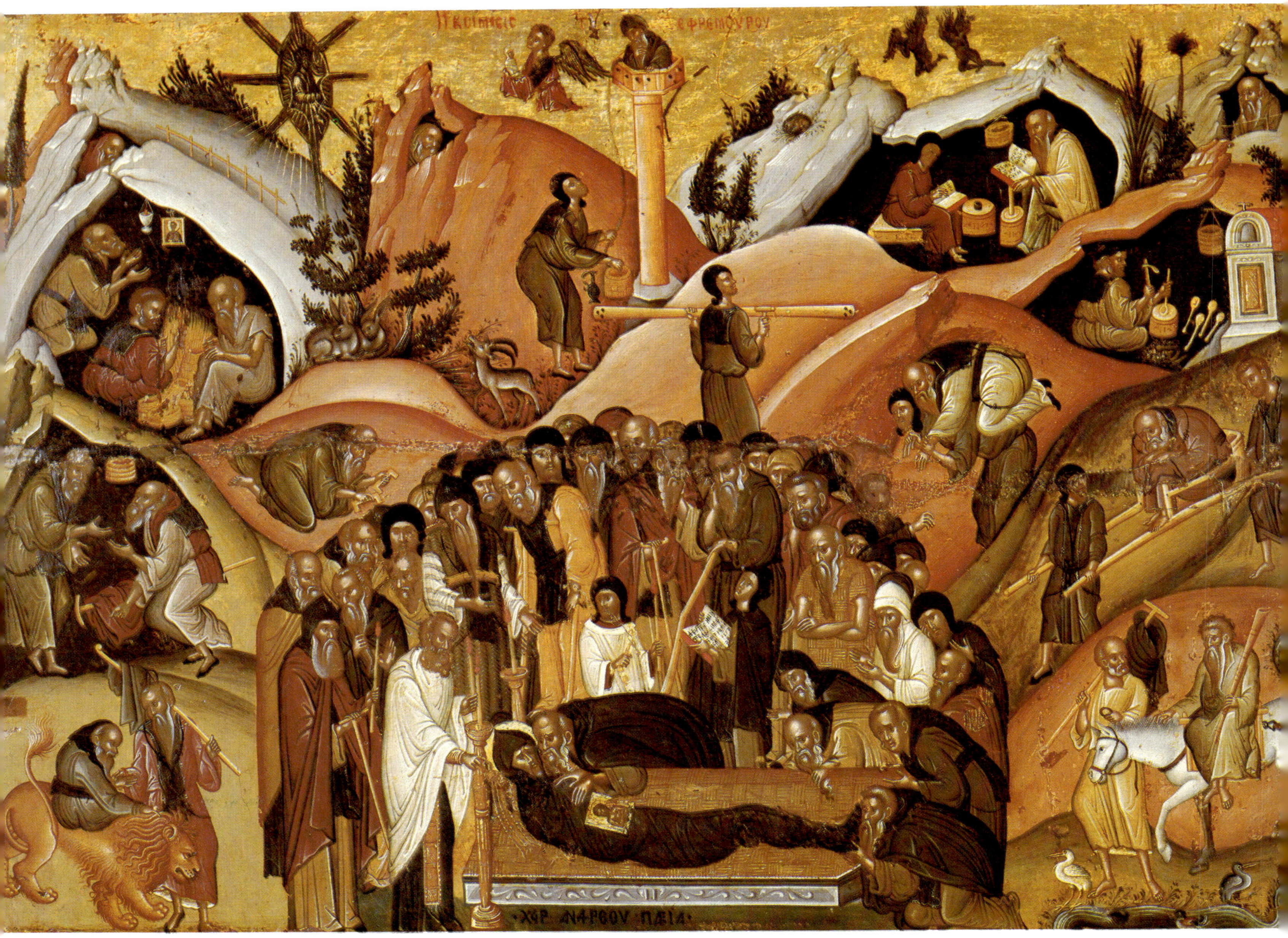

Andreas Pavias: *Tod des hl. Ephrem in der Wüste.* Tempera auf Holz, 39,5 x 59 cm; Heraklion, Kreta, zweite Hälfte 15. Jahrh. — Jerusalem, Kirche der Heiligen Konstantin und Helena.

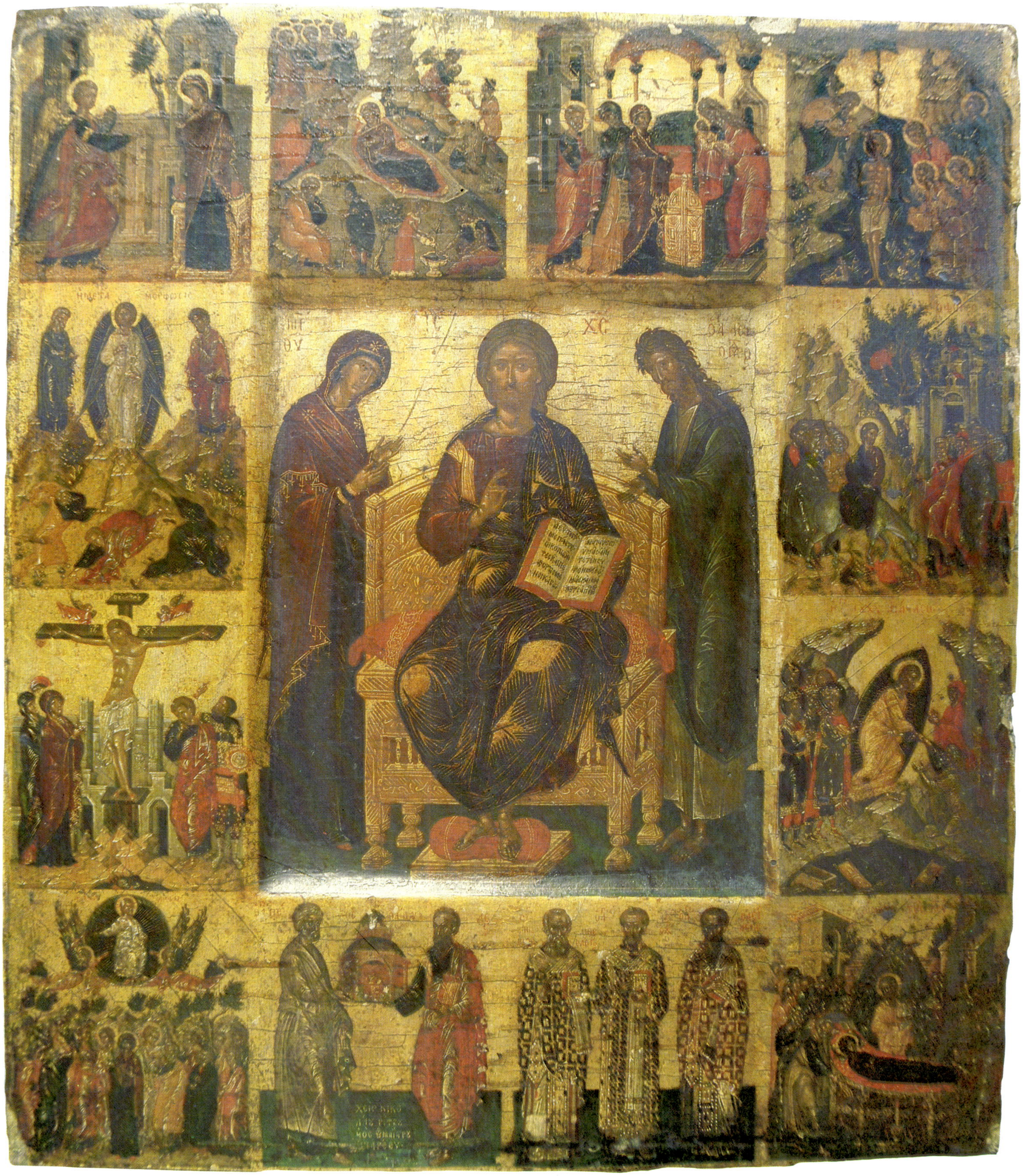

Nicholas Ritzos, Sohn des Andreas: *Deesis,* Christus, zwischen Maria und Johannes dem Täufer; umrahmt von zehn der zwölf Feste. Tempera auf Holz, 37,8 x 33,4 cm; Heraklion, Kreta; Ende des 15. Jahrh. — Sarajewo, Museum der alten serbischen Kirche.

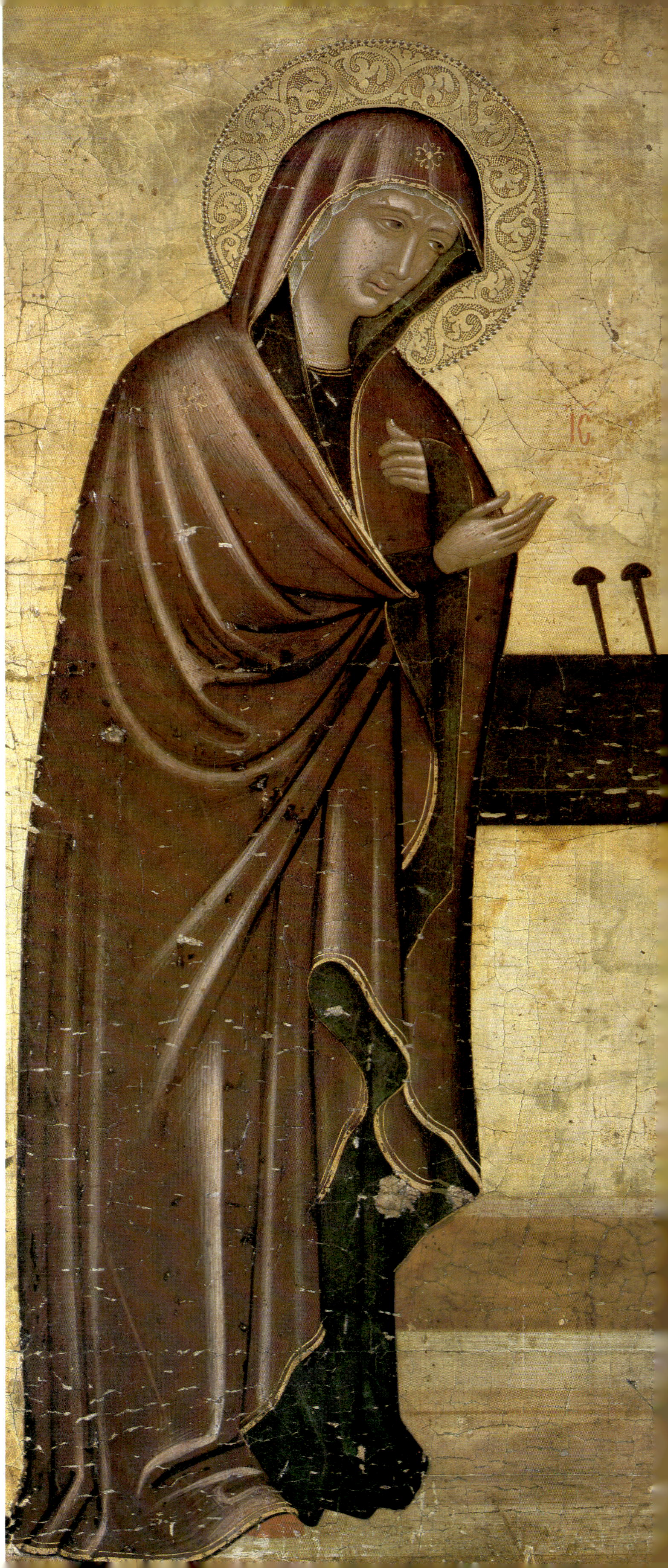

Nicholas Tzafuris: *Christus der Passion* zwischen Maria und Johannes. Tempera auf Holz, 59,2 x 76,6 cm; Heraklion, Kreta, zweite Hälfte des 15. Jahrh. — Wien, Kunsthistorisches Museum.

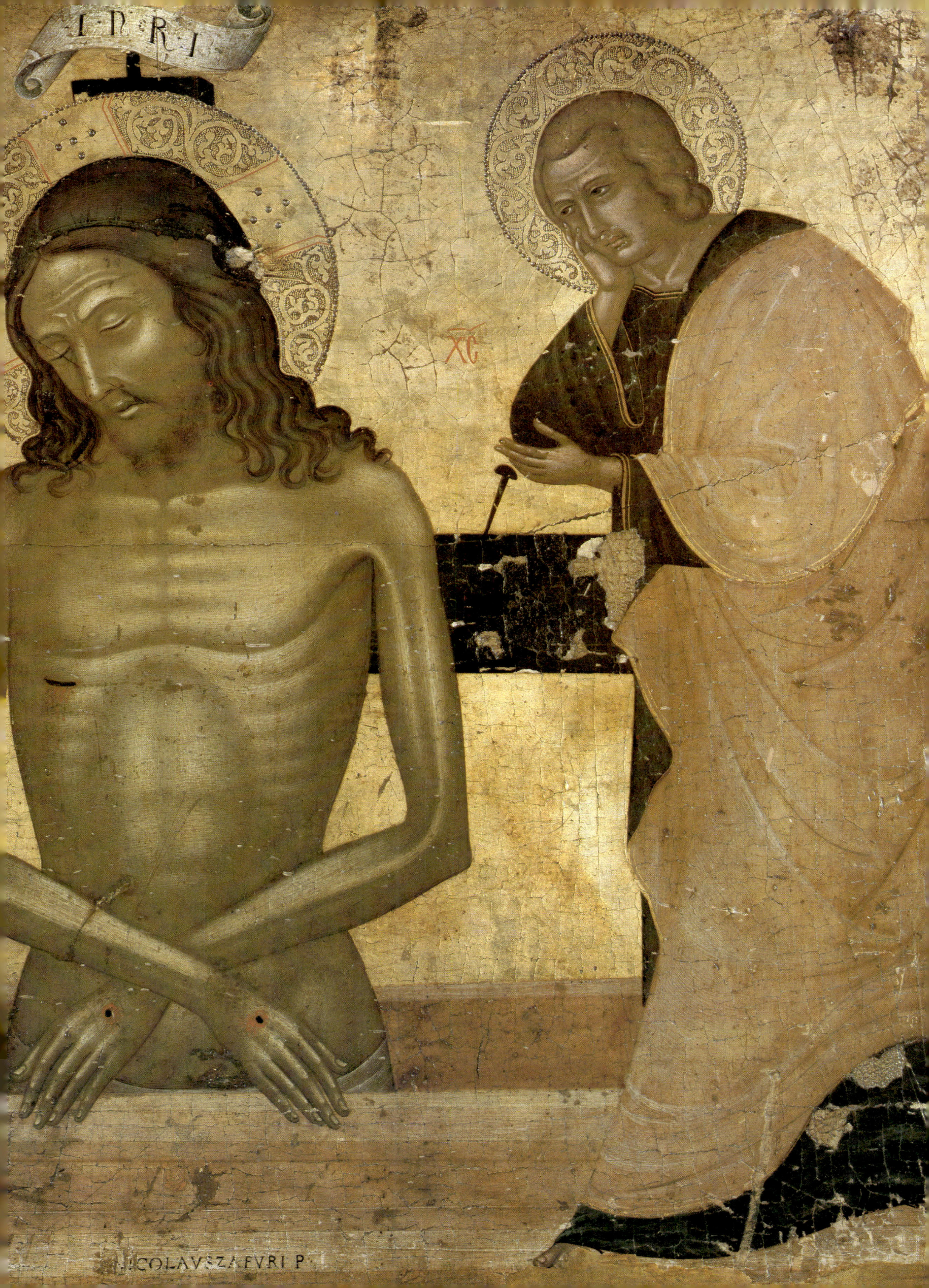
I N R I
XC
COLAVS ZAFVRI P

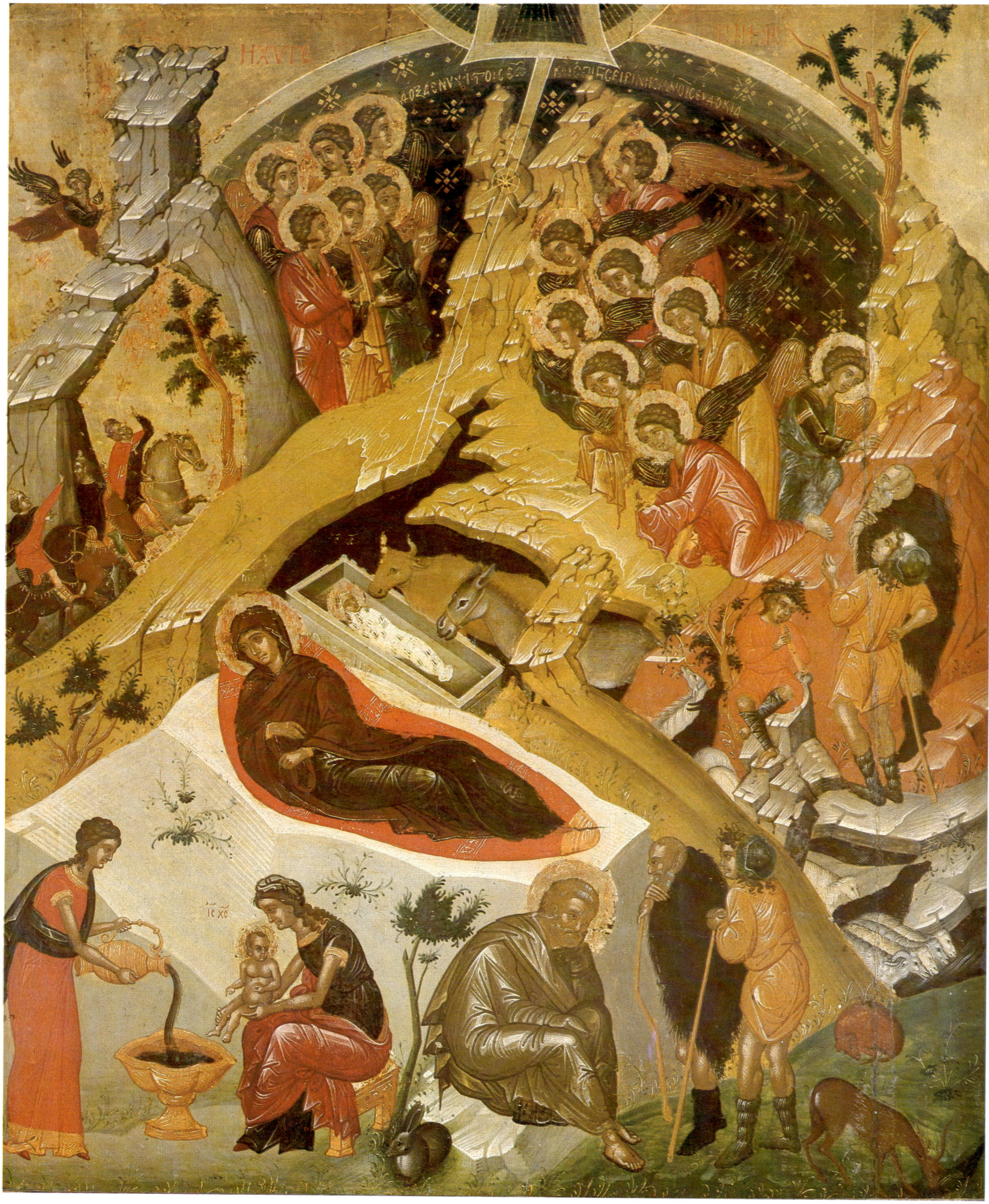

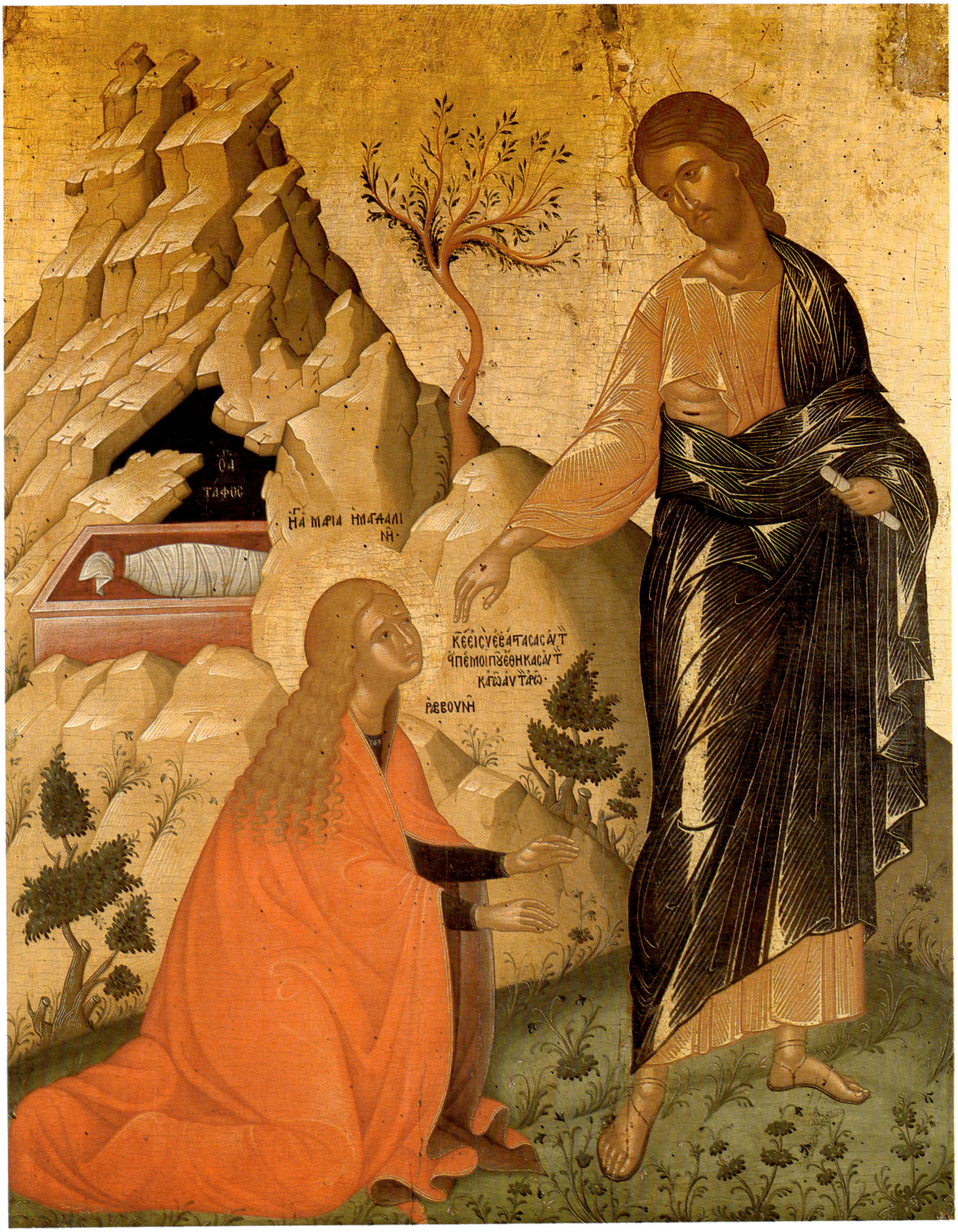

Links: *Geburt Christi.* Tempera auf Holz, 57 x 47,5 cm; Anfang des 16. Jahrh. — Venedig, Istituto ellenico di Studi bizantini e post-bizantini.

Noli me tangere (Christus und Maria Magdalena). Tempera auf Holz, 57 x 47,5 cm; kretische Schule, Kreta, Anfang des 16. Jahrh. —Venedig,Istituto ellenico di Studi bizantini e post-bizantini.

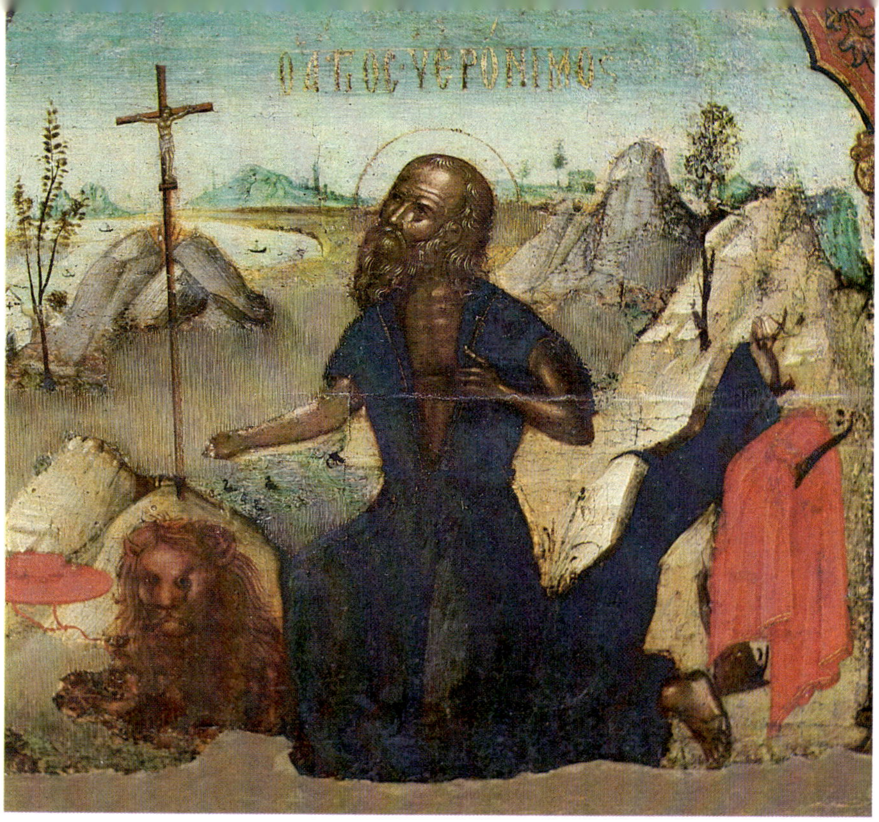

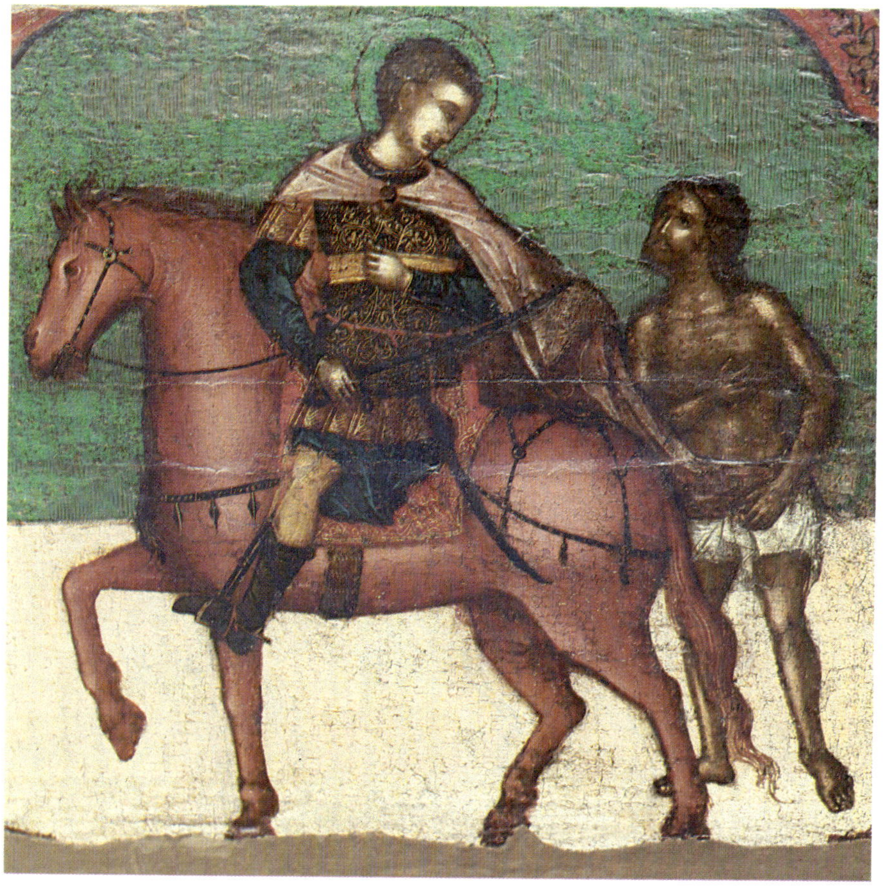

Unten: Angelos Bizzamanos aus Heraklion, Kreta: *Predella mit fünf Heiligen.* Tempera auf Holz, 31,5 x 168 cm; Dalmatien 1518, früher in der Kirche von Komolac. — Dubrovnik, Franziskanerkloster.

Links oben: Angelos Bizzamanos, Heraklion Kreta: Predella mit fünf Heiligen, Ausschnitt die *hl. Geremia.*

Links unten: Angelos Bizzamanos aus Heraklion, Kreta: Predella mit fünf Heiligen, Ausschnitt *der hl. Martin.*

Rechts: *Pieta.* Tempera auf Holz, 50 x 40 cm; italienisch-kretischer Stil, Kreta, zweite Hälfte des 15. Jahrh. — Kloster Koutloumoussi.

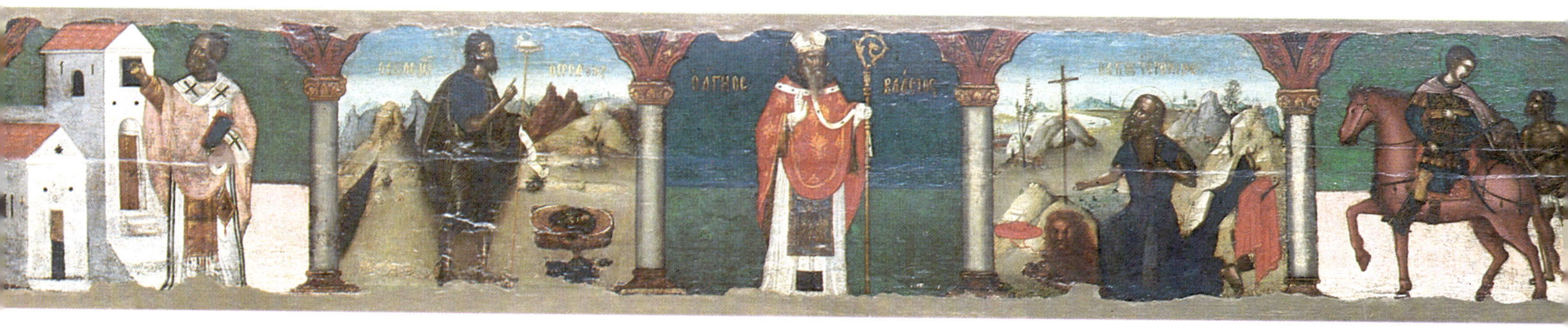

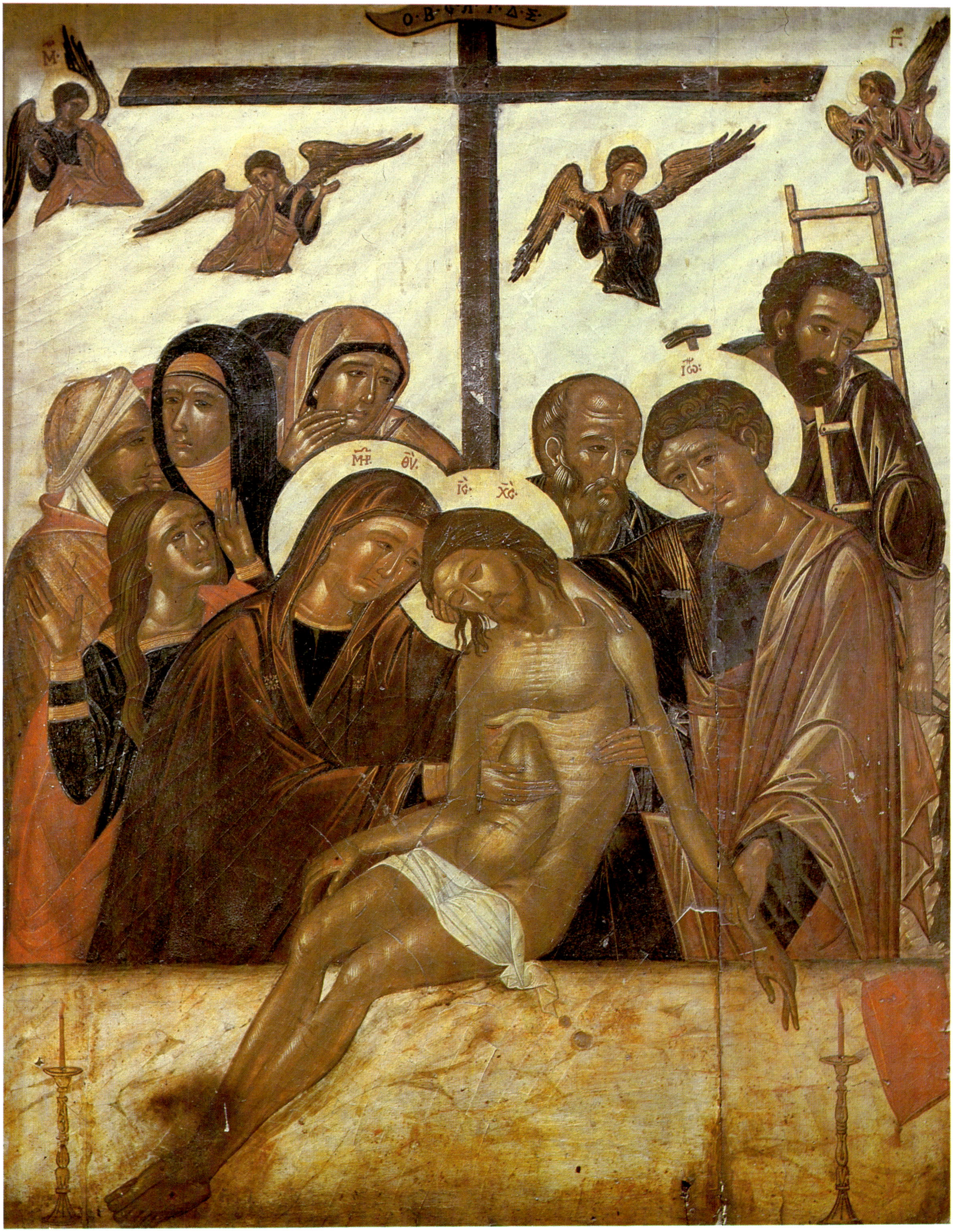

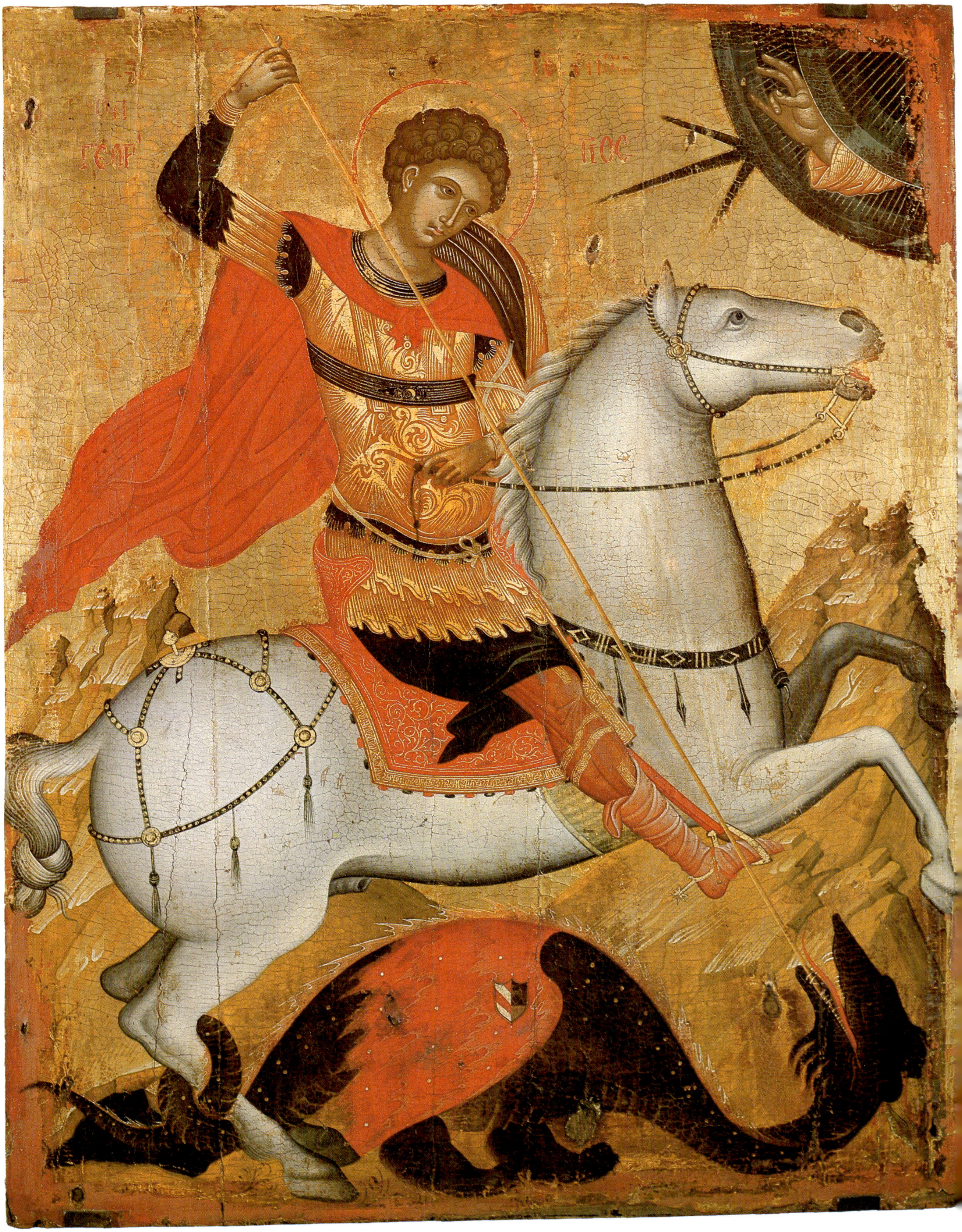

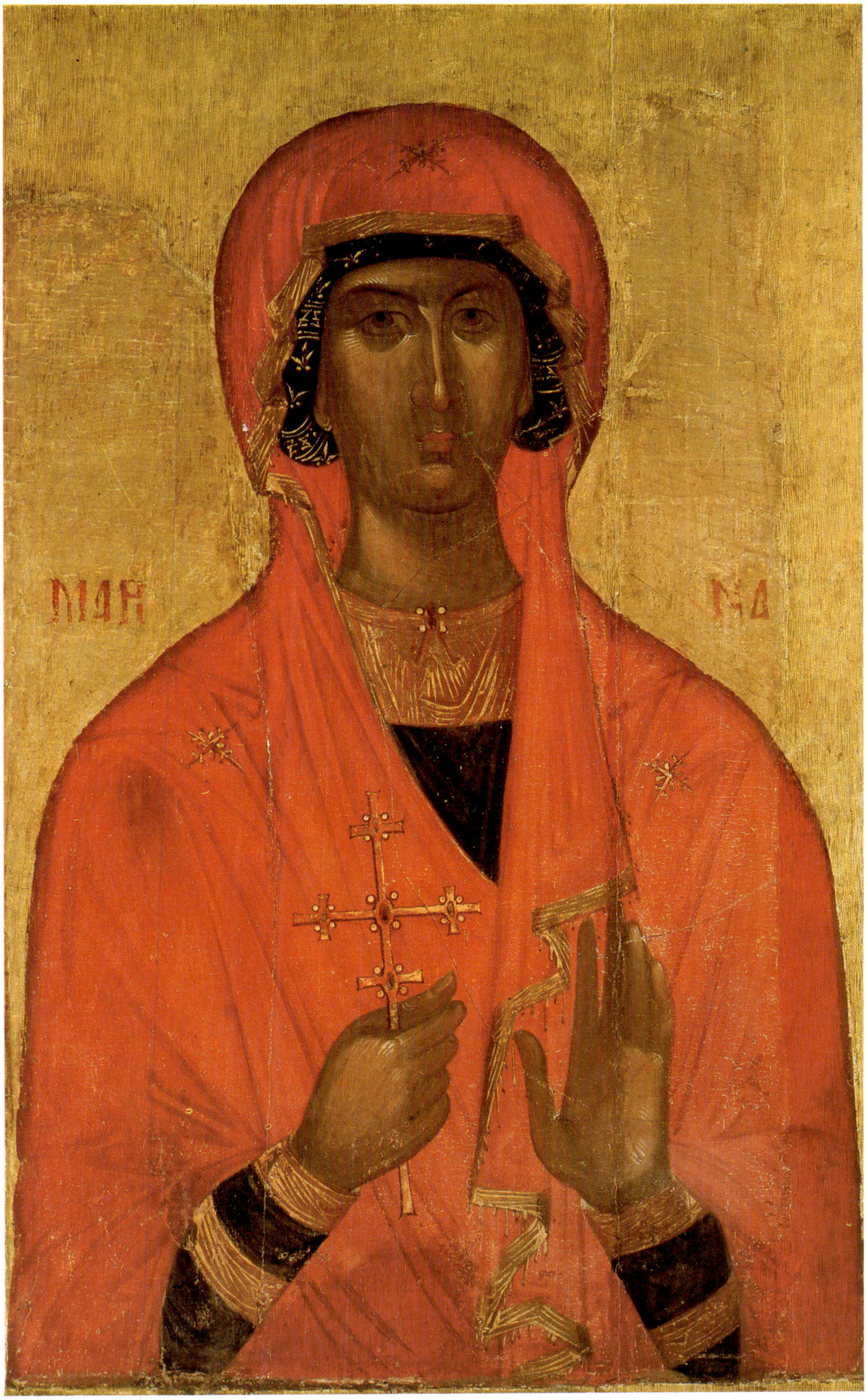

Links: *Georg der Drachentöter.* Tempera auf Holz, 82,5 x 65,5 cm; kretische Schule, Kreta, um 1500. — Venedig, Istituto ellenico di Studi bizantini e post-bizantini.

Santa Marina. Tempera auf Holz, 115 x 78 cm; kretische Schule, Kreta, Mitte des 15. Jahrh. — Athen, Byzantinisches Museum.

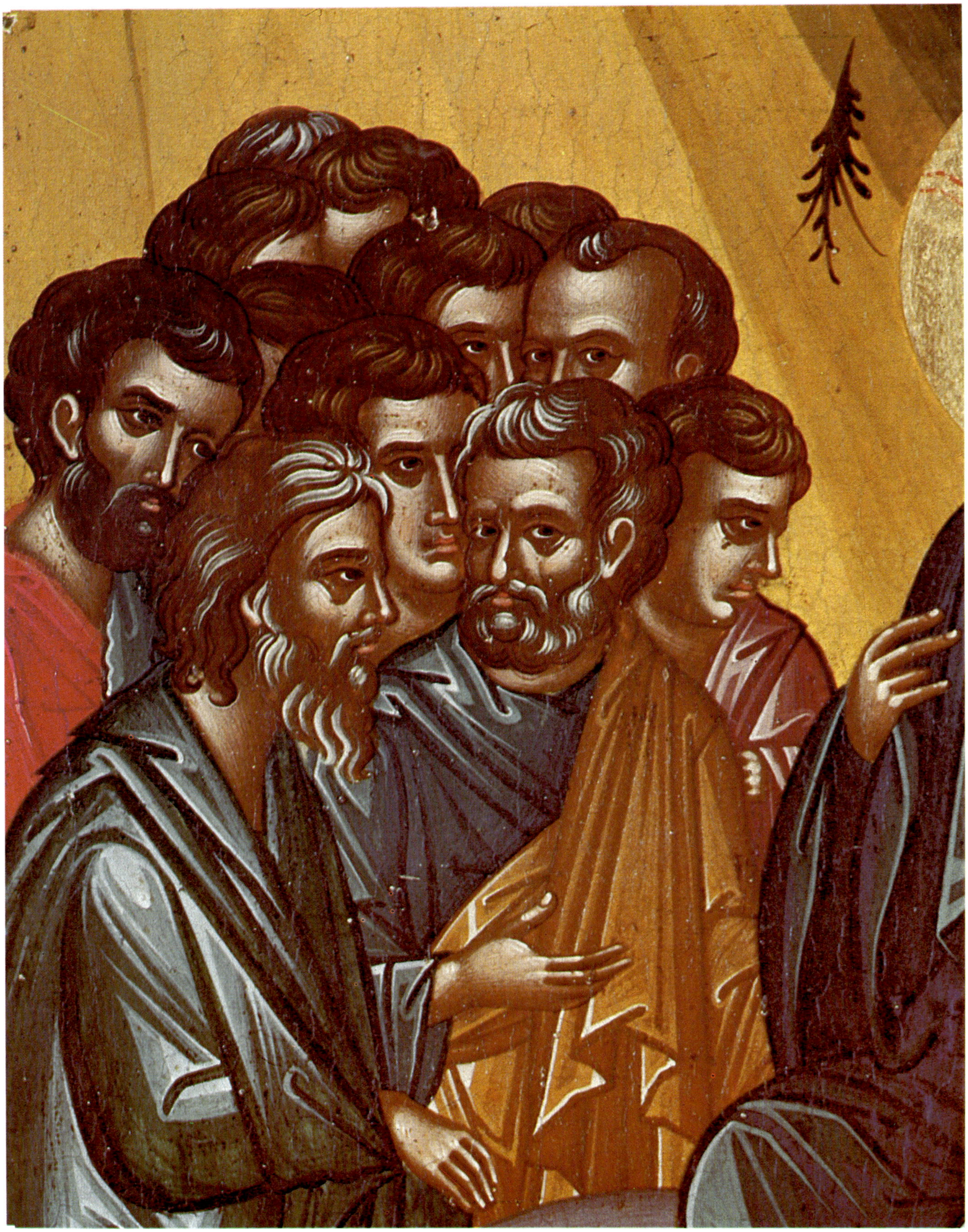

Ausschnitt aus dem nebenstehenden *Einzug in Jerusalem.*

Rechts: Dem Mönch Theophanes Bathas von Kreta zugeschrieben: *Einzug Christi in Jerusalem.* Tempera auf Holz, 64 x 46 cm; Großes Lawra-Kloster, Athos, 1535 (?). — Berg Athos, Kirche des Großen Lawra-Klosters.

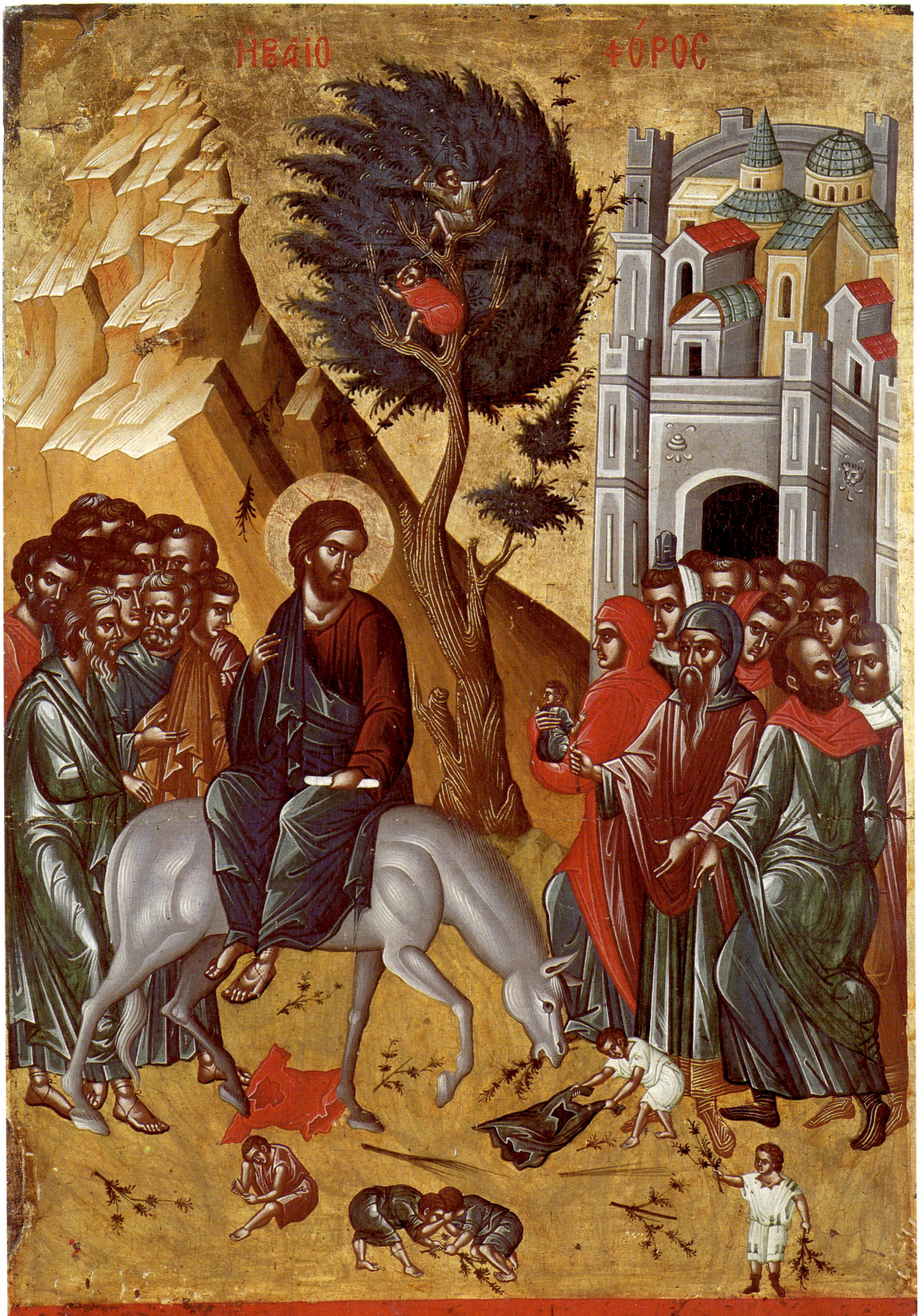
ΗΒΑΪΟ
ΦΟΡΟΣ

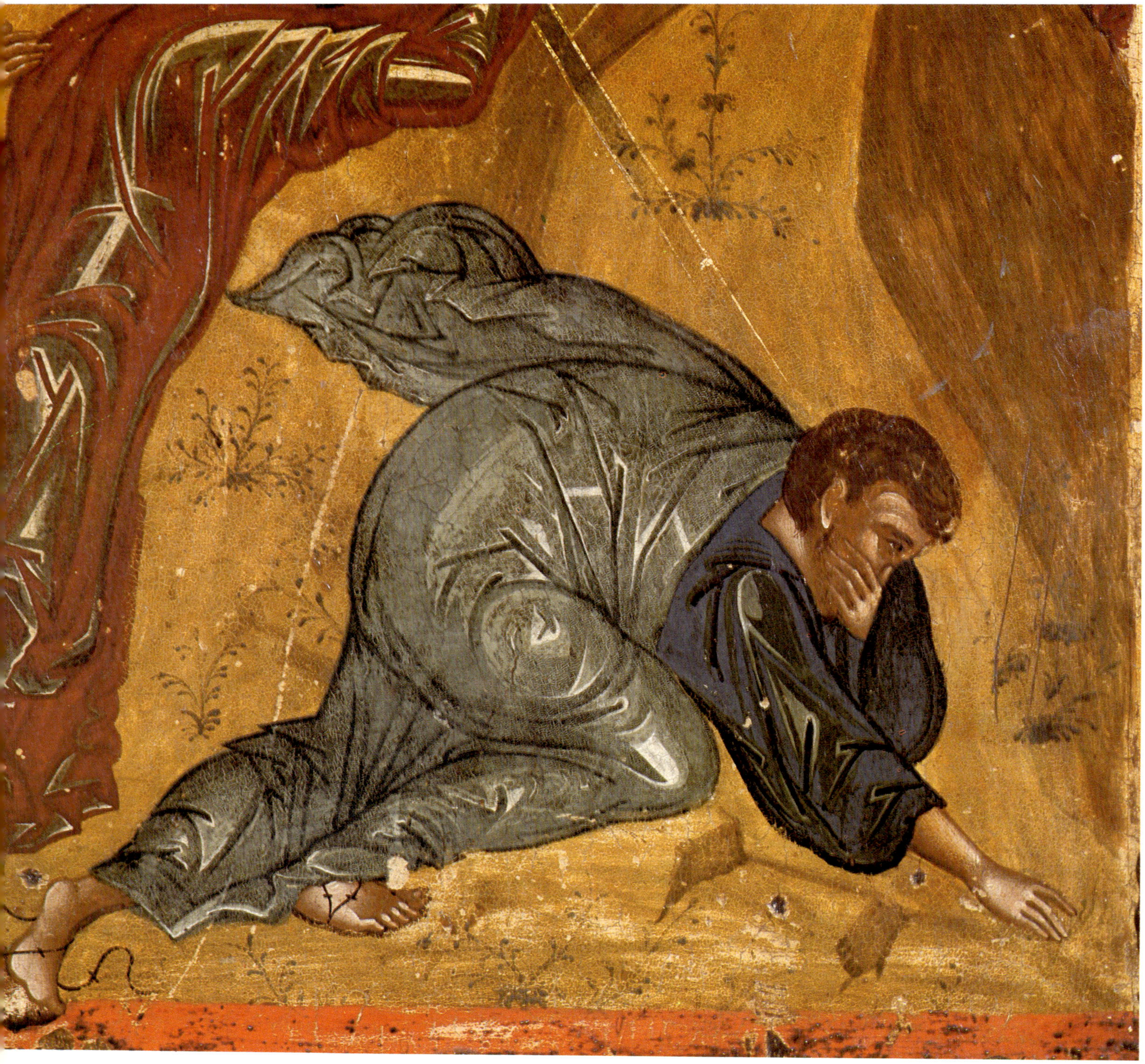

Ausschnitt aus der nebenstehenden *Verklärung.*

Rechts: Dem Mönch Theophanes Bathas zugeschrieben: *Verklärung Christi.* Tempera auf Holz, 64 x 46 cm; Großes Lawra-Kloster, Athos, 1535 (?) — Berg Athos, Kirche des Großen Lawra-Klosters.

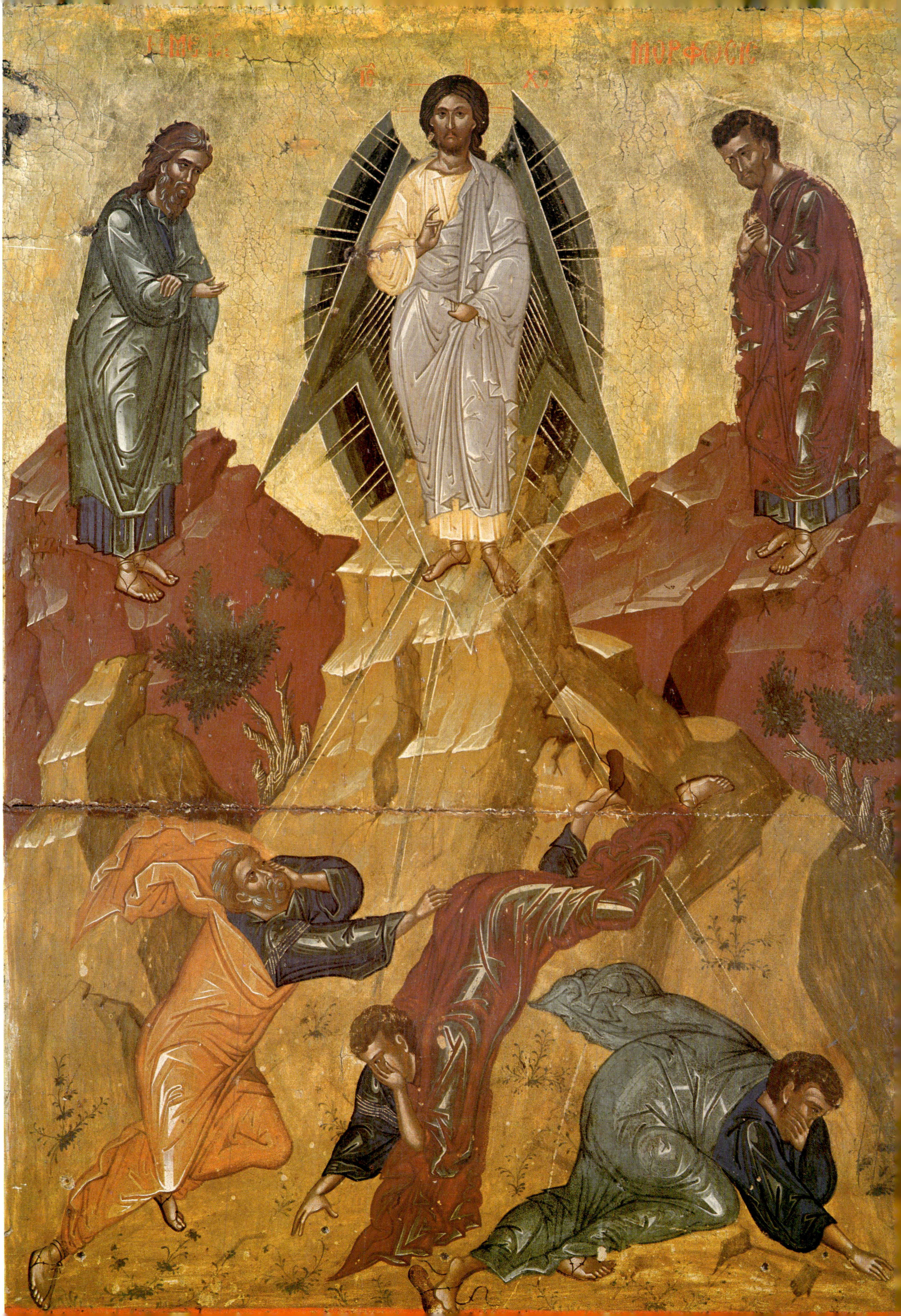

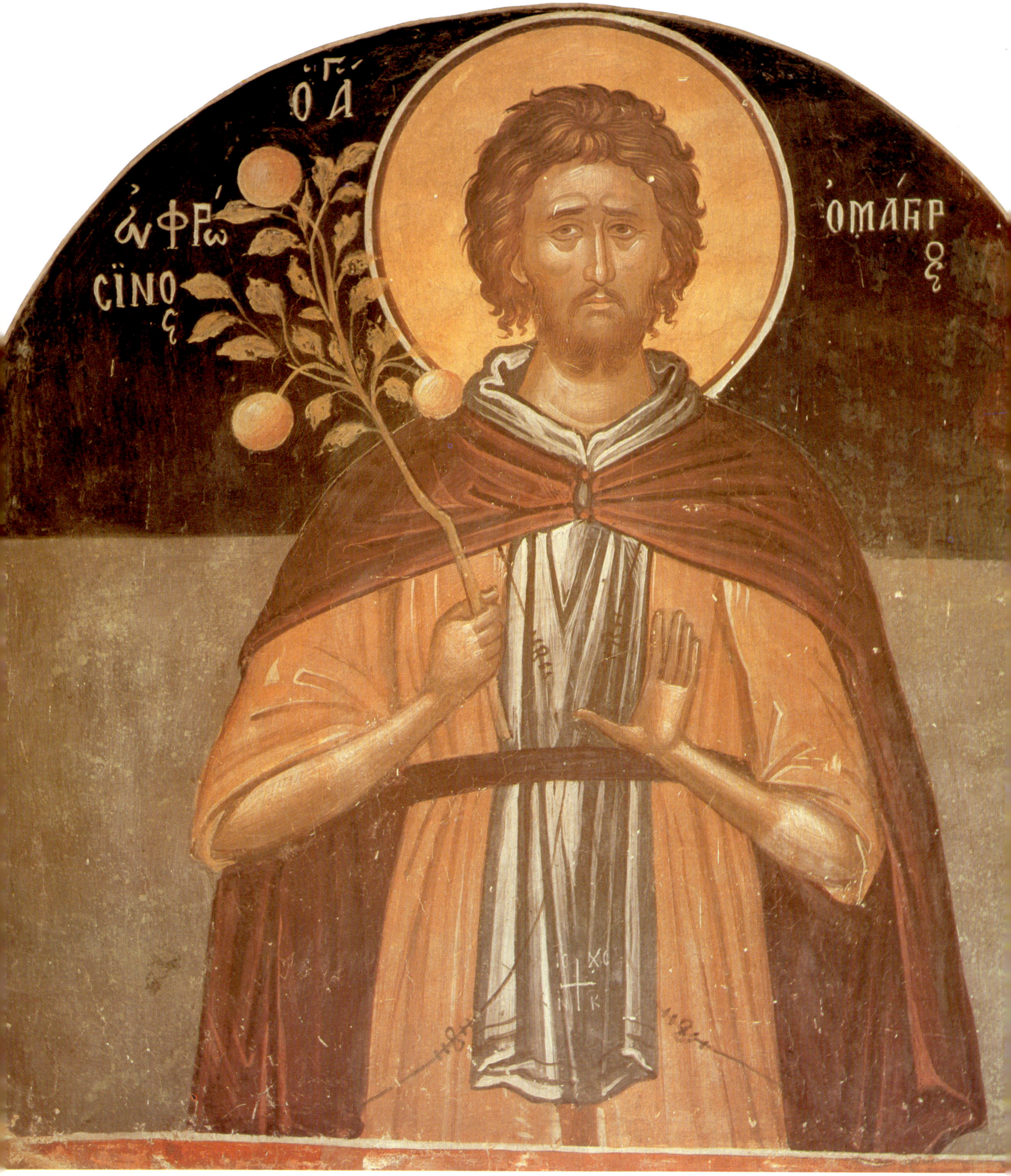

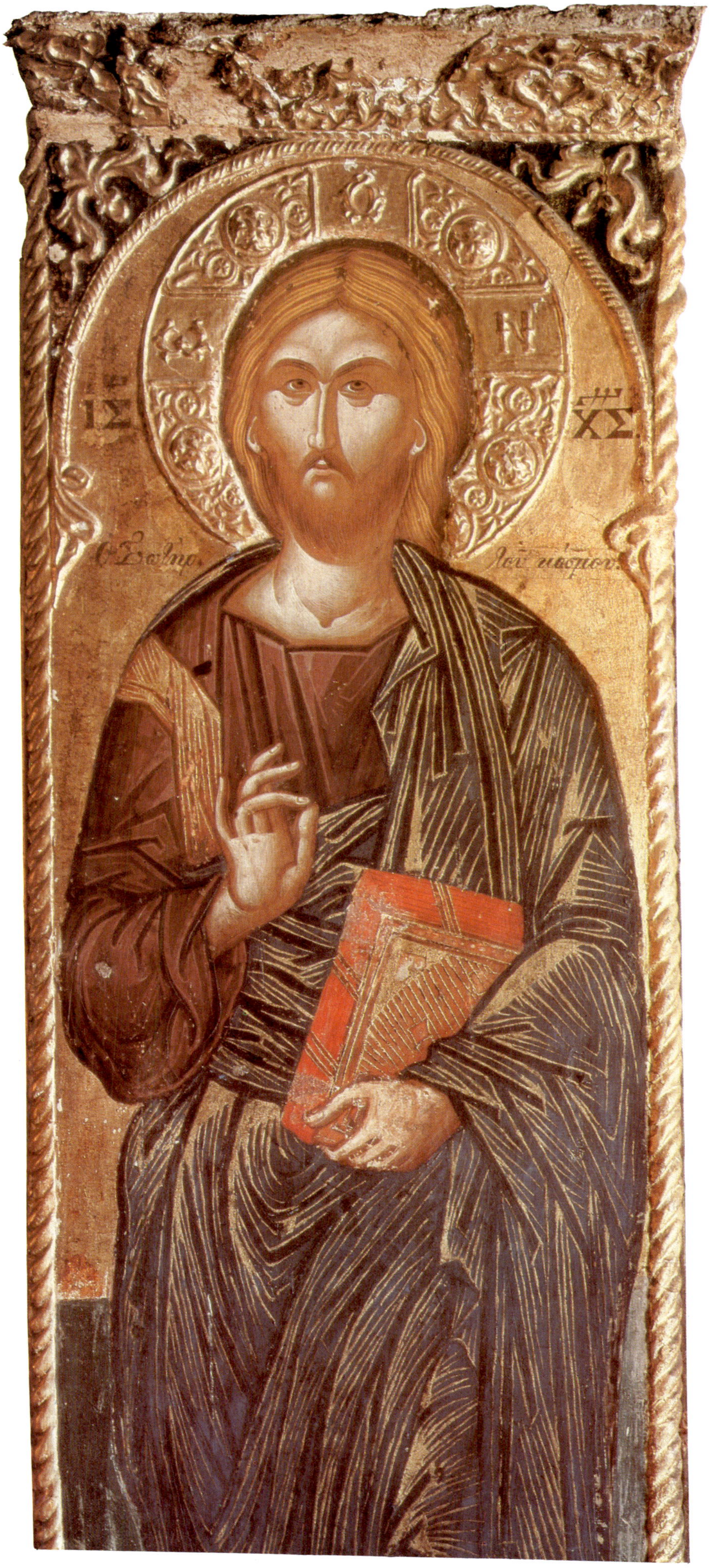

Links: Theophanes Bathas aus Kreta: *Hl. Euphrosinios*, 1527. — Meteora, Kloster St. Nikolaus Anapavsas.

Rechts: Frangos Katelanos aus Theben zugeschrieben: *Christus Pantokrator*. Fresko-Ikone, 1548. — Meteora, Kloster Barlaam, Allerheiligenkirche, Erstveröffentlichung.

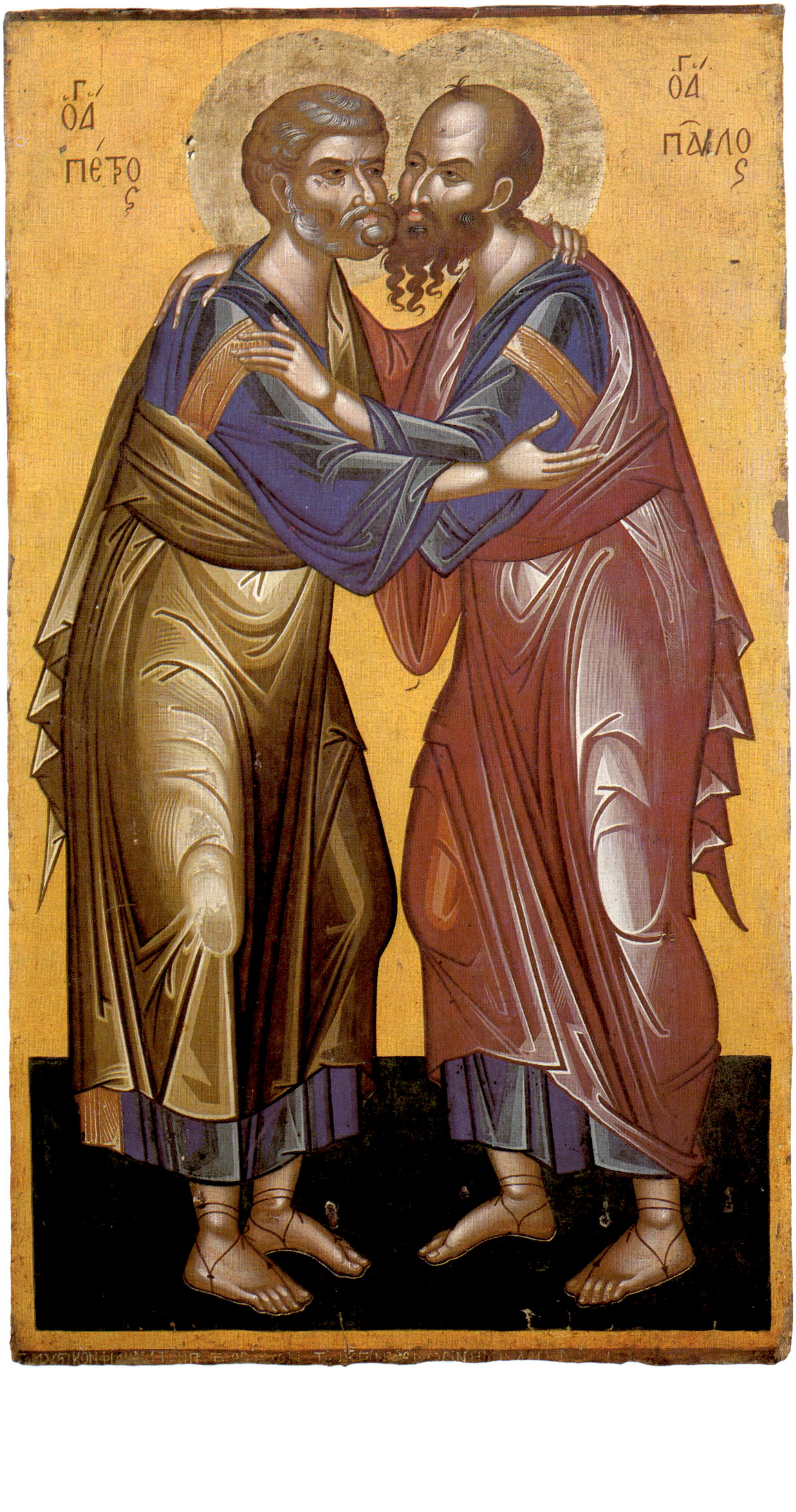

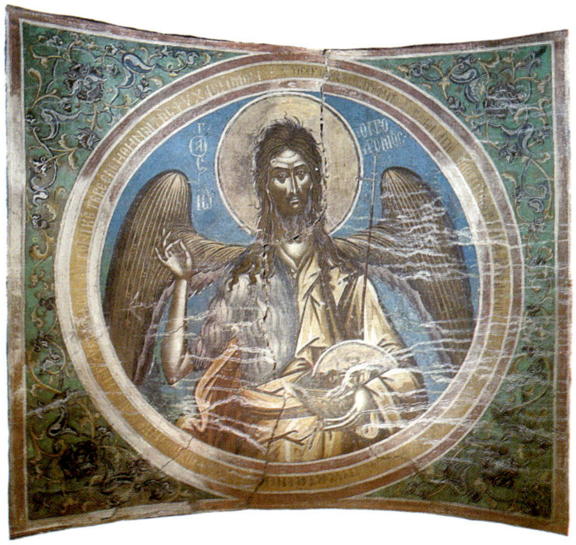

Links: *Die Apostel Petrus und Paulus.* Tempera auf Holz, 108 x 63 cm; kretische Schule, Großes Lawra-Kloster, Athos, Mitte des 16. Jahrh. — Athos, Großes Lawra-Kloster, Athanasiuskapelle.

Rechts: *Auferweckung des Lazarus.* Tempera auf Holz, 37 x 25,5 cm; kretische Schule, Mitte des 16. Jahrh. — Athen, Museum Benaki.

Oben: *Johannes der Täufer.* Fresko-Ikone, kontinental-griechische Schule, etwa 1560—1570. — Euböa, Kloster Galataki, Johanneskapelle, Erstveröffentlichung.

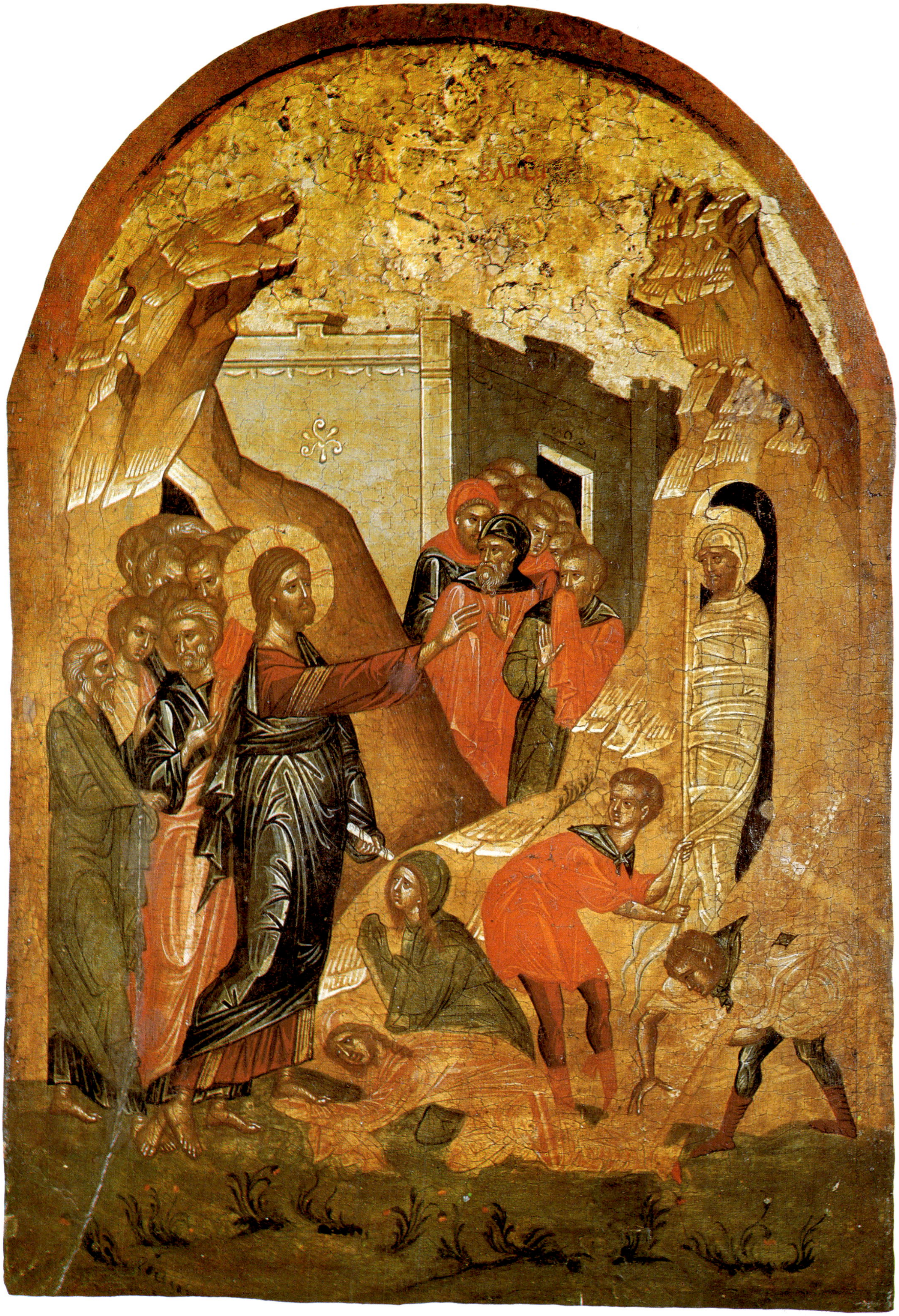

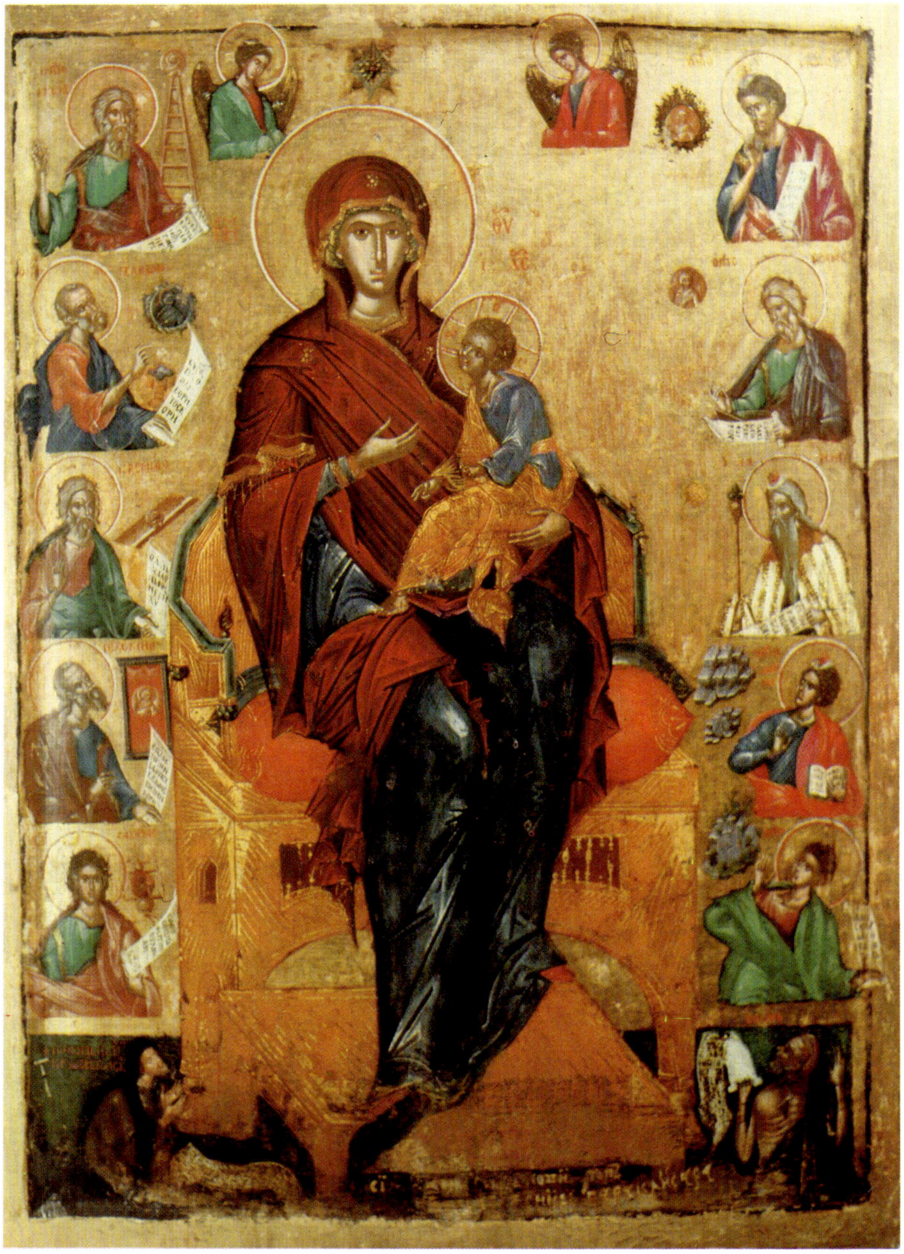

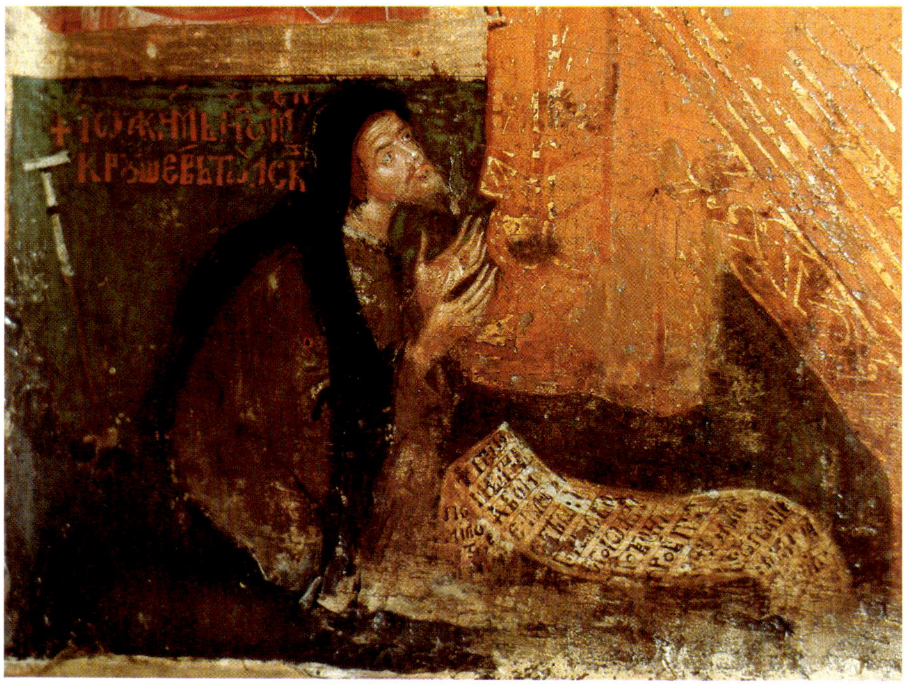

Links oben: Vielleicht griechischer Maler, der in Krušedol arbeitete: *Thronende Madonna mit Kind, Engeln und Propheten,* die Schriftrollen mit griechischen Texten halten und auf die Symbole der Madonna deuten. Tempera auf Holz, 79,3 x 59 cm; Kloster Krušedol, Srem, etwa Mitte des 16. Jahrh. — Belgrad, Museum der serbisch-orthodoxen Kirche.

Links unten: Ausschnitt aus dem Bild oben: *Der Stifter, Joachim.* Hegumenos von Krušedol, in Proskynese.

Rechts: Serbischer Künstler: *Heilige Dreifaltigkeit.* Tempera auf Holz, 66 x 42 cm; etwa Ende des 16. Jahrh. — Kloster Dečani, Serbien.

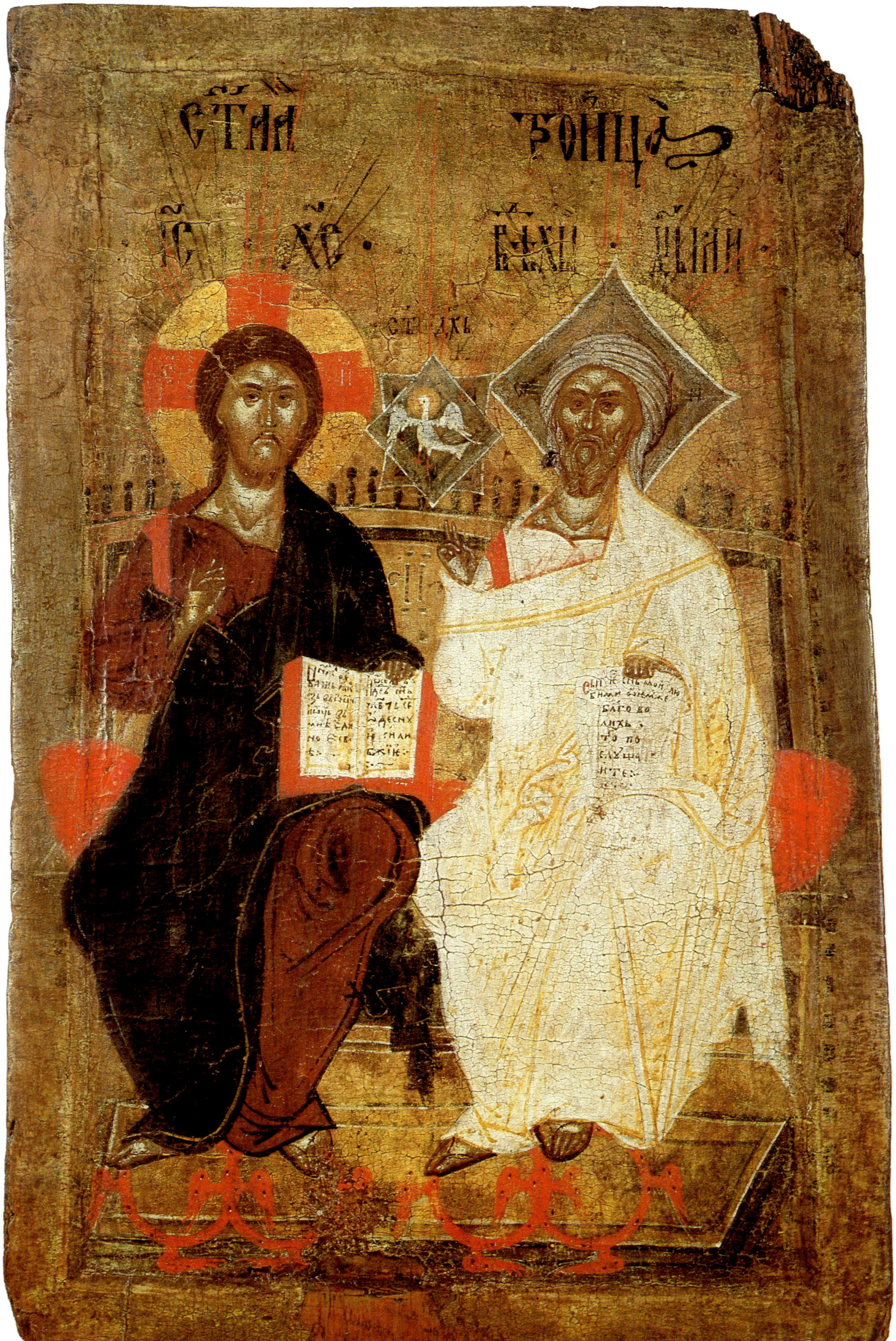

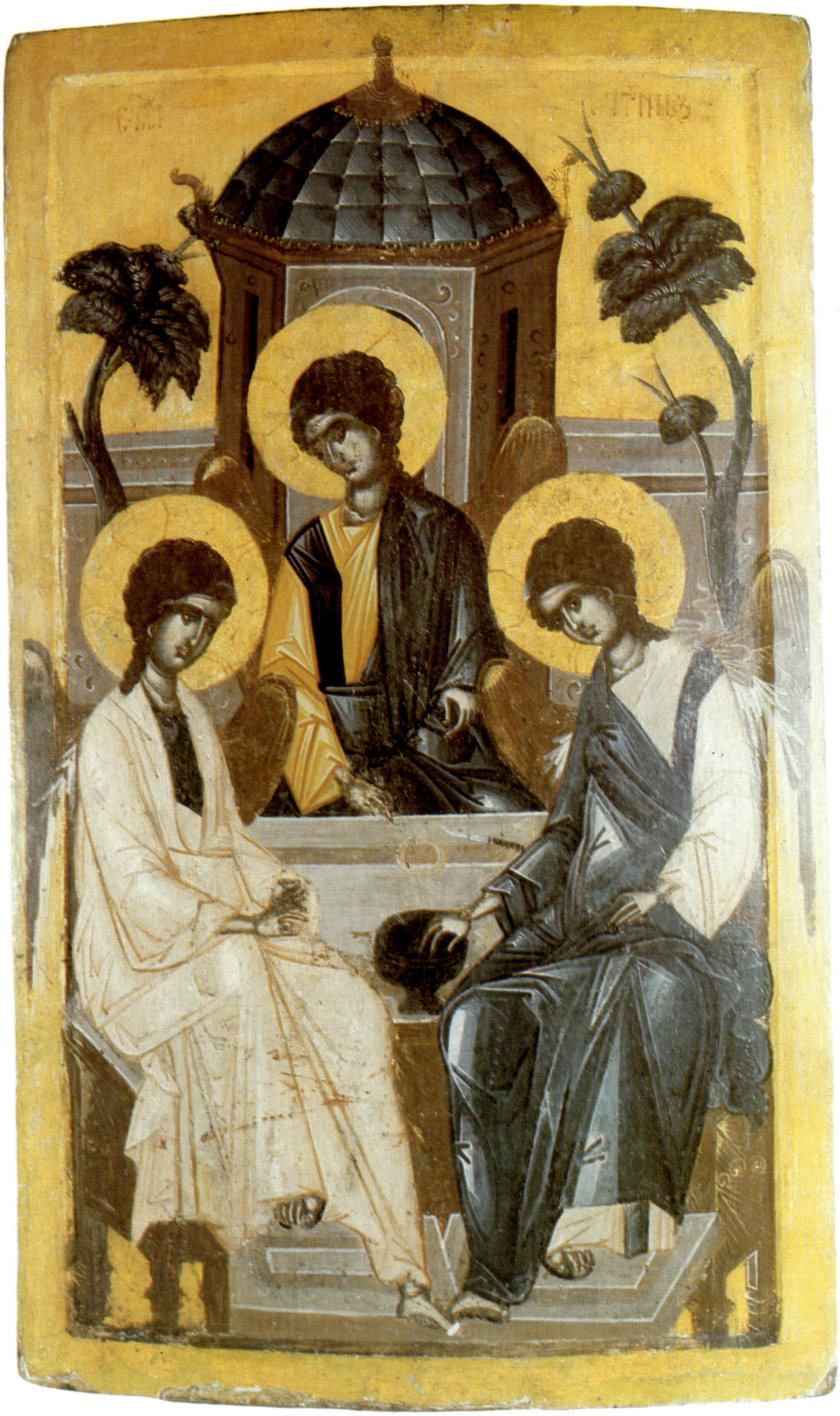

Serbischer Künstler: *Heilige Dreifaltigkeit* (Besuch der drei Männer bei Abraham). Tempera auf Holz, 101 x 61 cm; etwa Mitte des 16. Jahrh. — Kloster Dečani, Serbien.

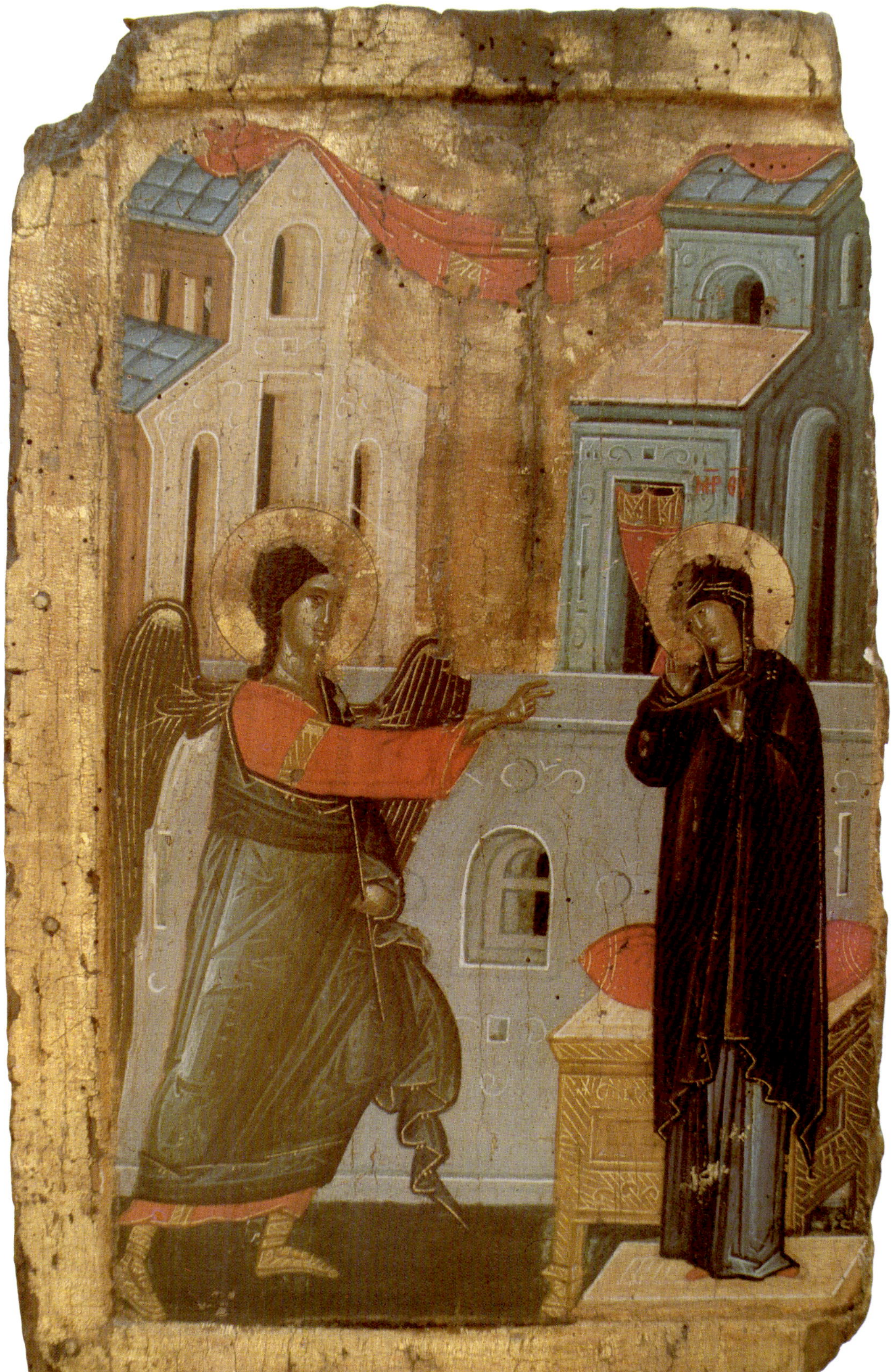

Longin, serbischer Maler: *Verkündigung.* Zweiseitige Ikone mit der Geburt Christi auf der Rückseite, Tempera auf Holz, 44 x 27,5 cm; 1572—1573. — Kloster Dečani, Serbien.

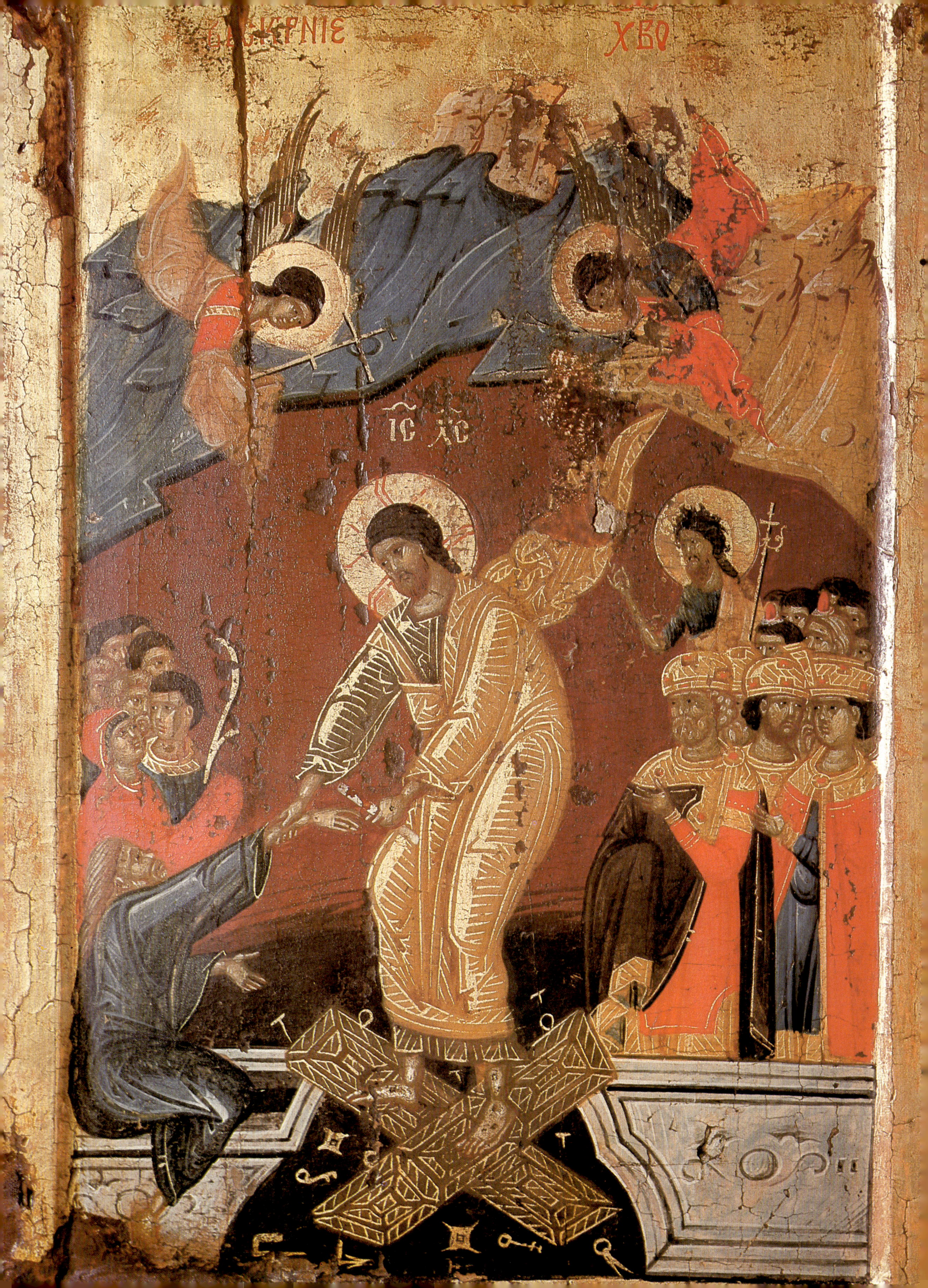
ХВО
IC XC

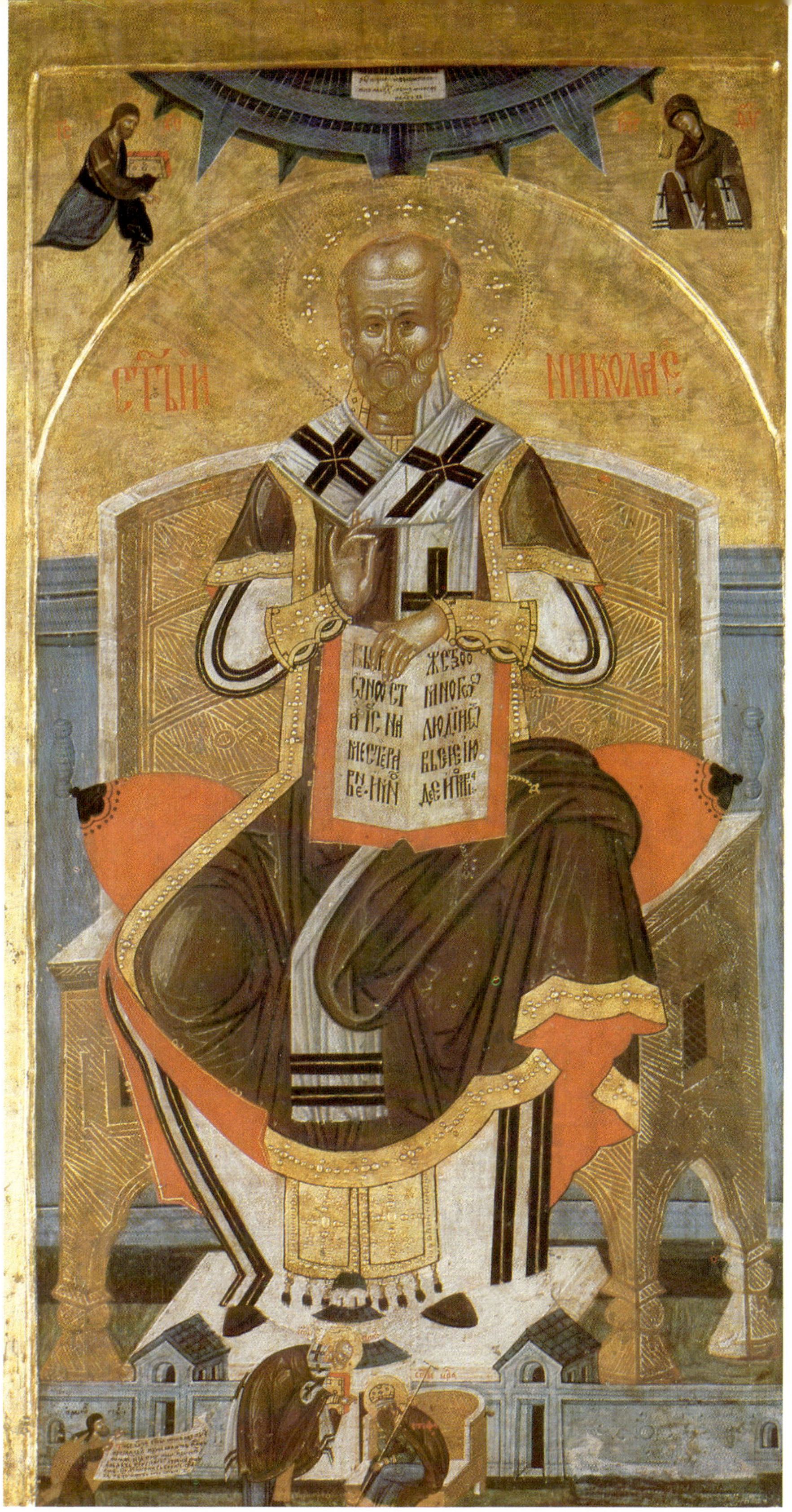

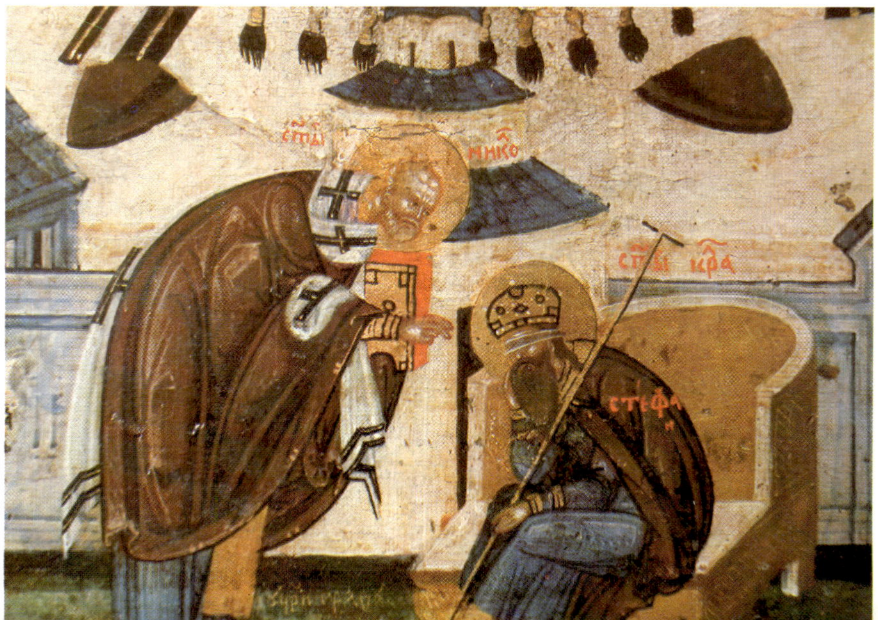

Links: Longin, serbischer Maler: *Abstieg Christi zur Vorhölle* (Anastasis). Zweiseitige Ikone mit der Himmelfahrt auf der anderen Seite, Tempera auf Holz, 44 x 30 cm; 1572—1573. — Kloster Dečani, Serbien.

Rechts oben: Longin, serbischer Maler: *Hl. Nikolaus auf dem Thron mit dem Stifter Georg und einem der Wunder des Heiligen.* Tempera auf Holz, 121 x 68,5 cm; 1577. — Velika Hoča, Serbien, Ikonostase der Nikolauskirche.

Rechts unten: Ausschnitt aus dem Bild oben: *Nikolaus heilt die Blindheit des serbischen Königs Stephan III. Dečanski.*

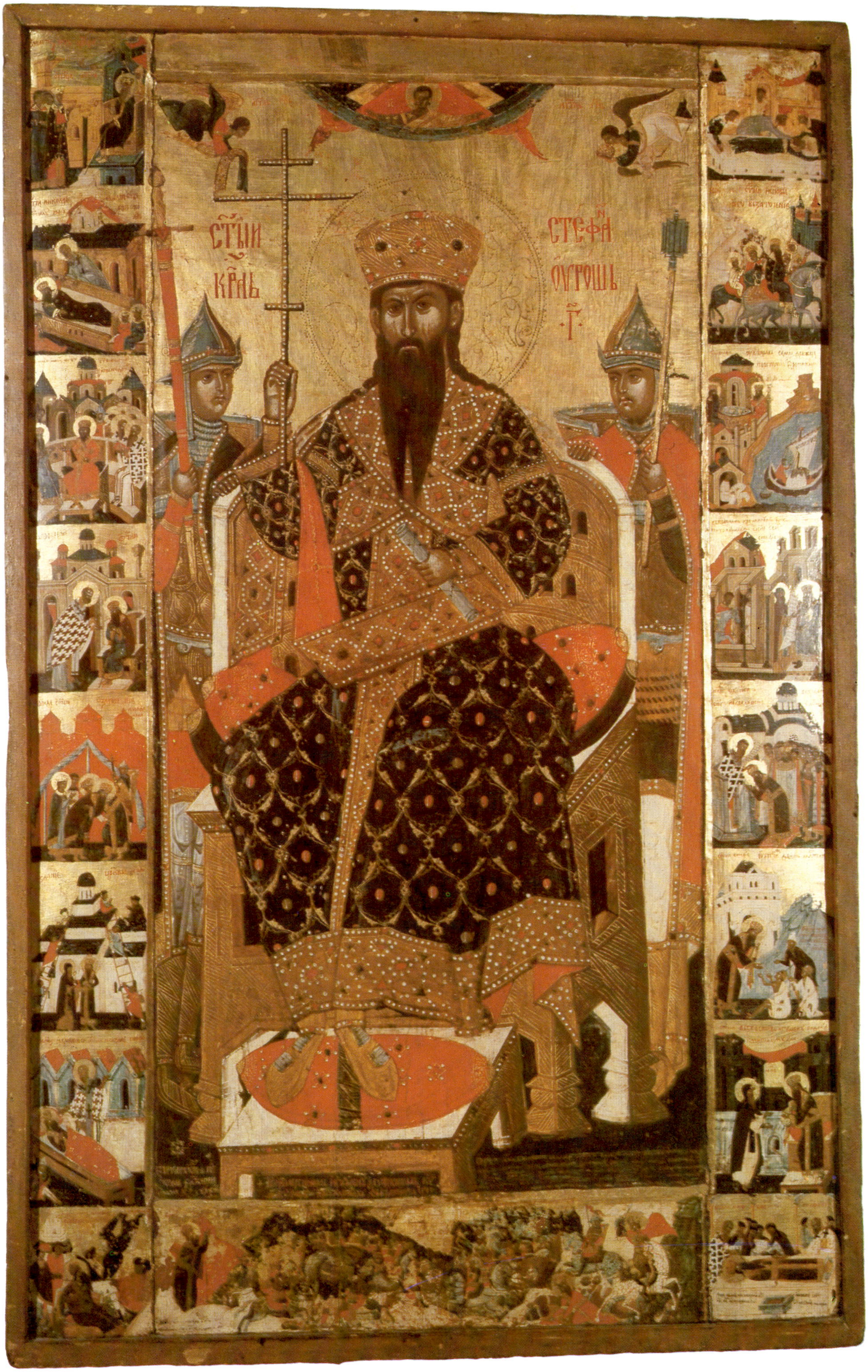
СТЫИ КРАЛЬ
СТЕФАН ОУРОШЬ Г

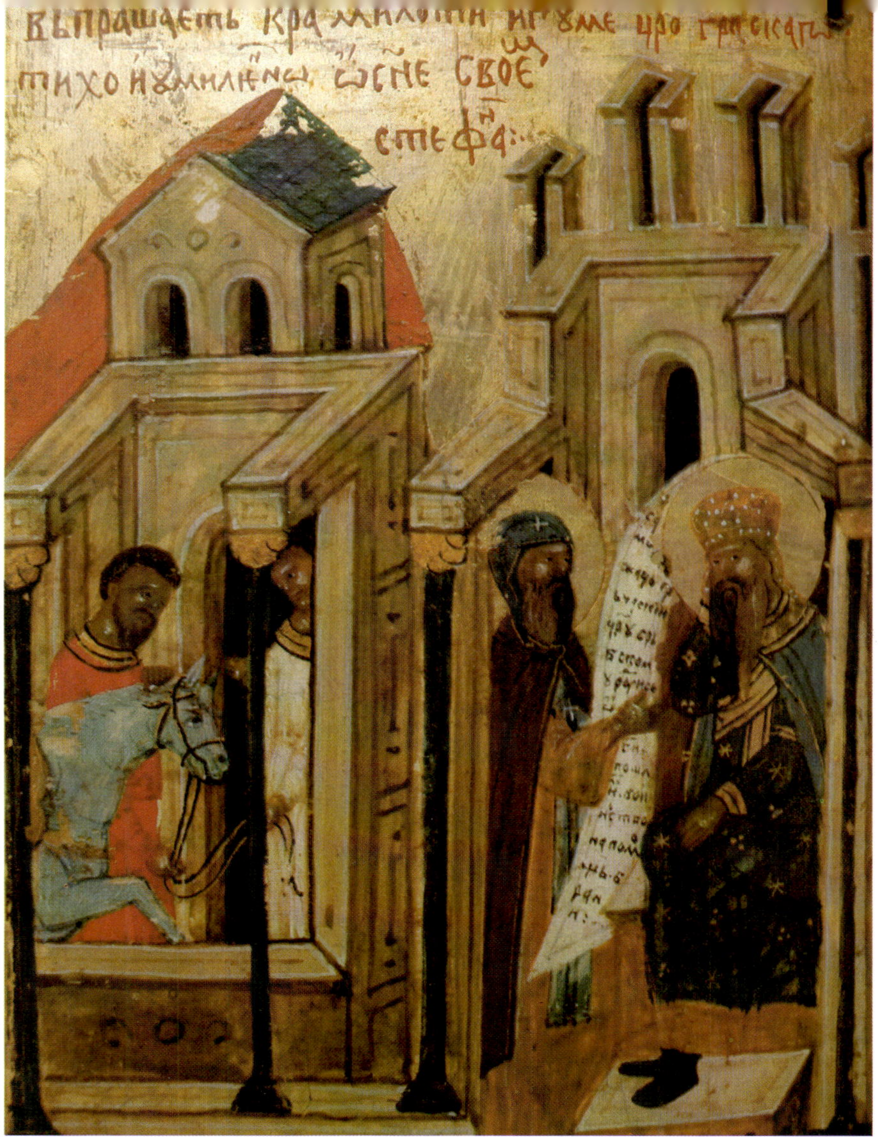

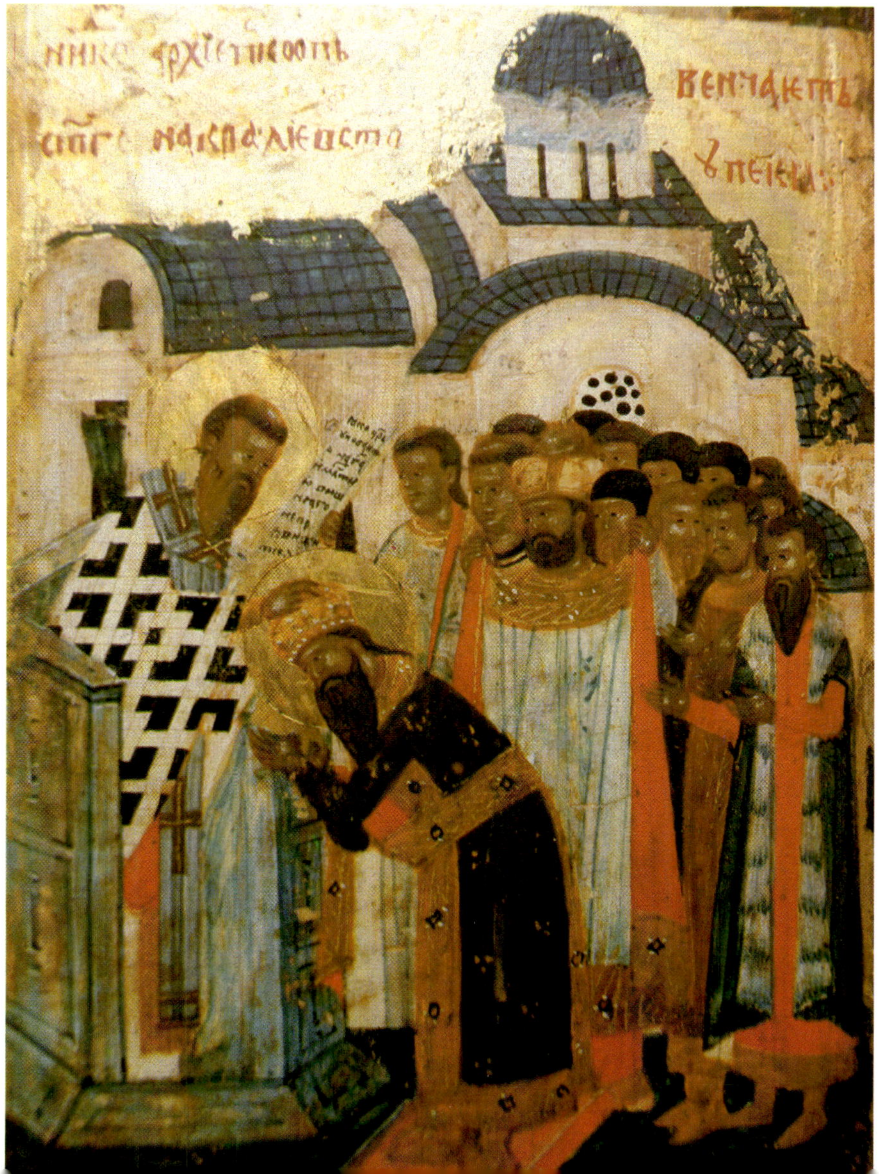

Links: Longin, serbischer Maler: *Der hl. König Stephan Uros III. und Szenen seiner Vita.* Tempera auf Holz, 150 x 94 cm; 1577. — Kloster Dečani, Serbien.

Rechts oben: Ausschnitt aus nebenstehendem Bild: *Der serbische König Milutin bittet um Nachrichten von seinem Sohn Stephan III.*

Rechts unten: Ausschnitt aus nebendendem Bild: *Erzbischof Nikodim krönt den serbischen König Stephan III.*

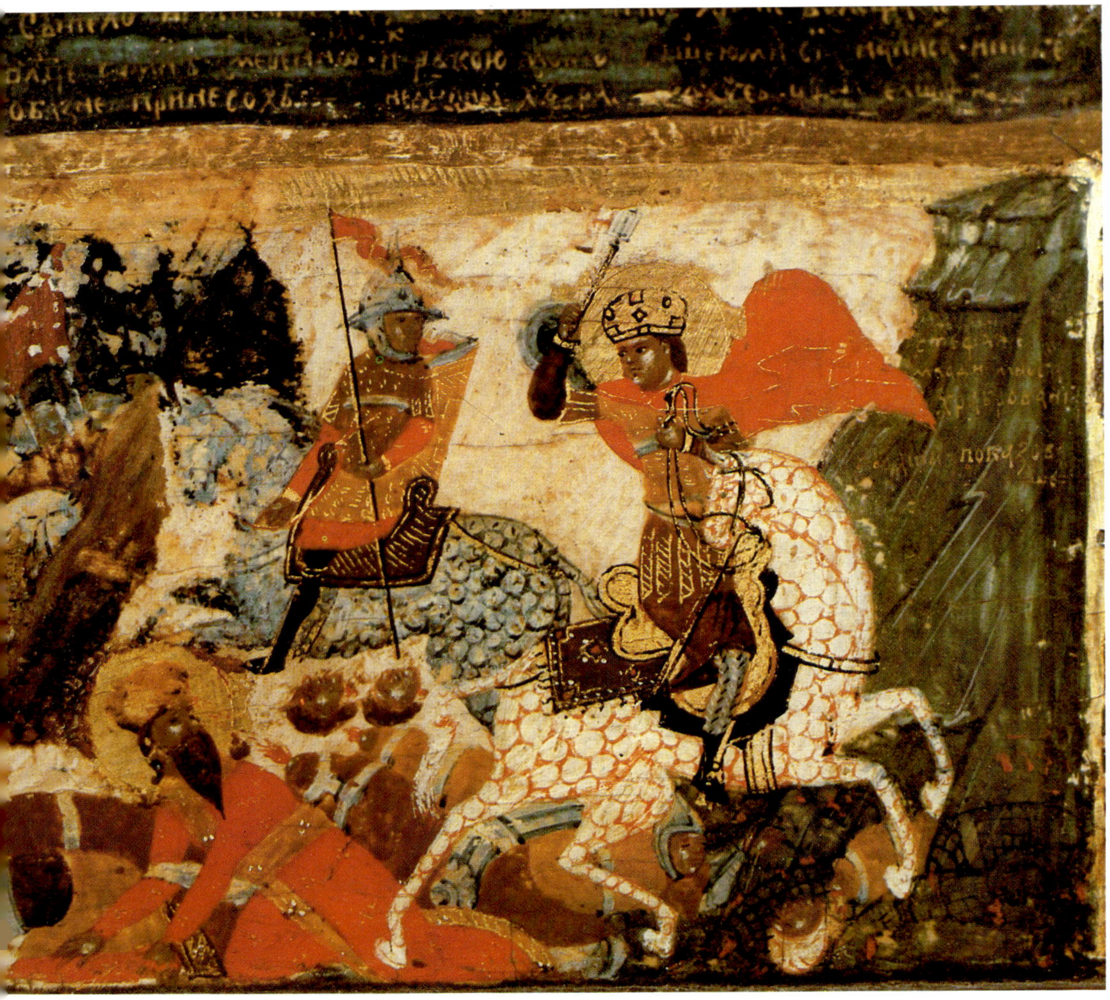

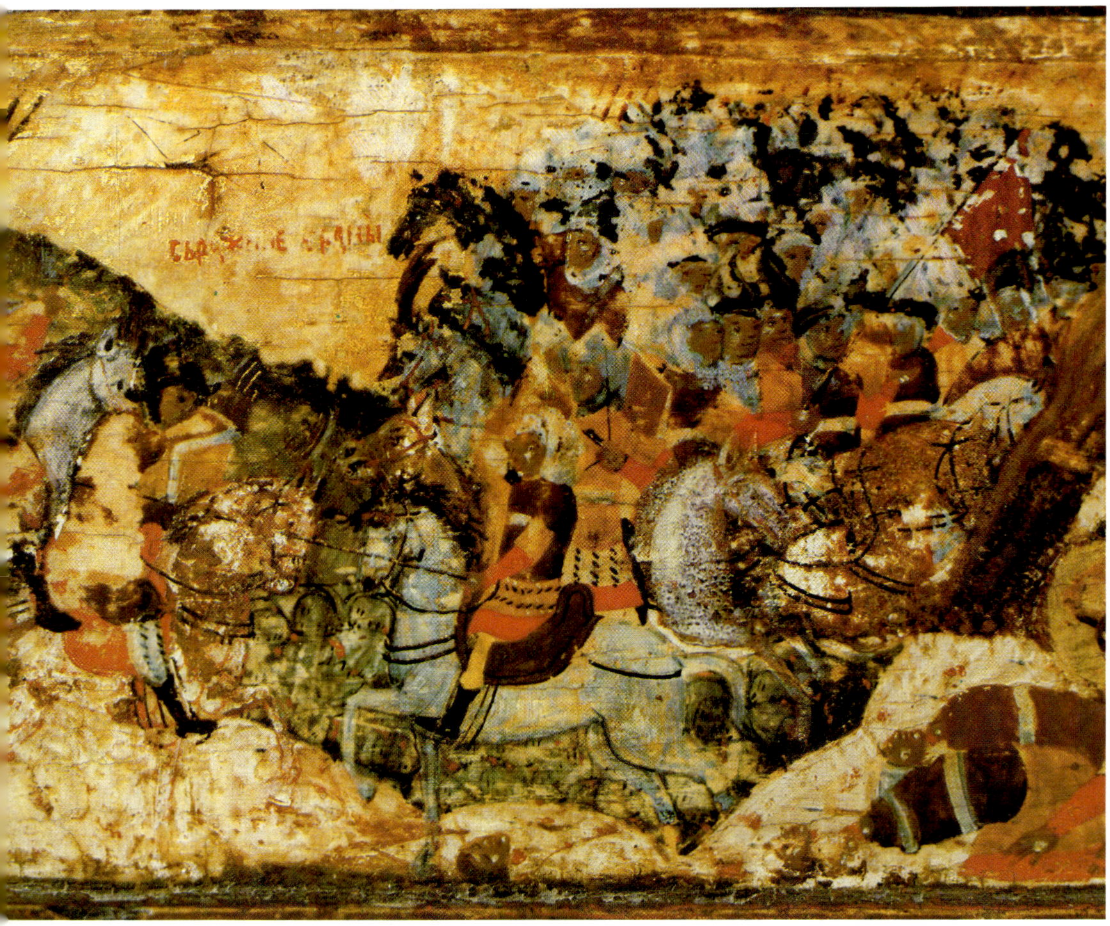

Links oben und unten: Zwei Ausschnitte aus der Ikone auf S. 344: *Die Schlacht von Velbužd*, 1330.

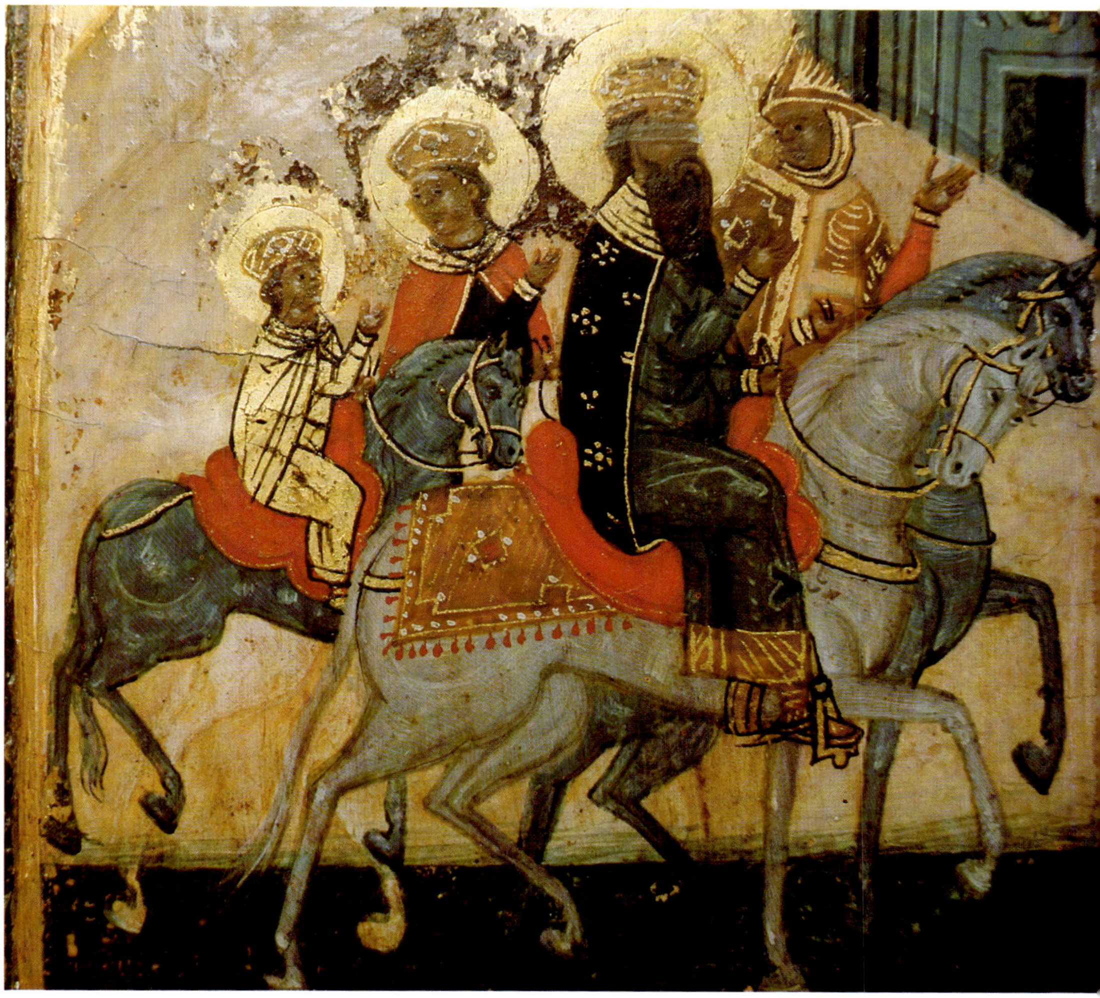

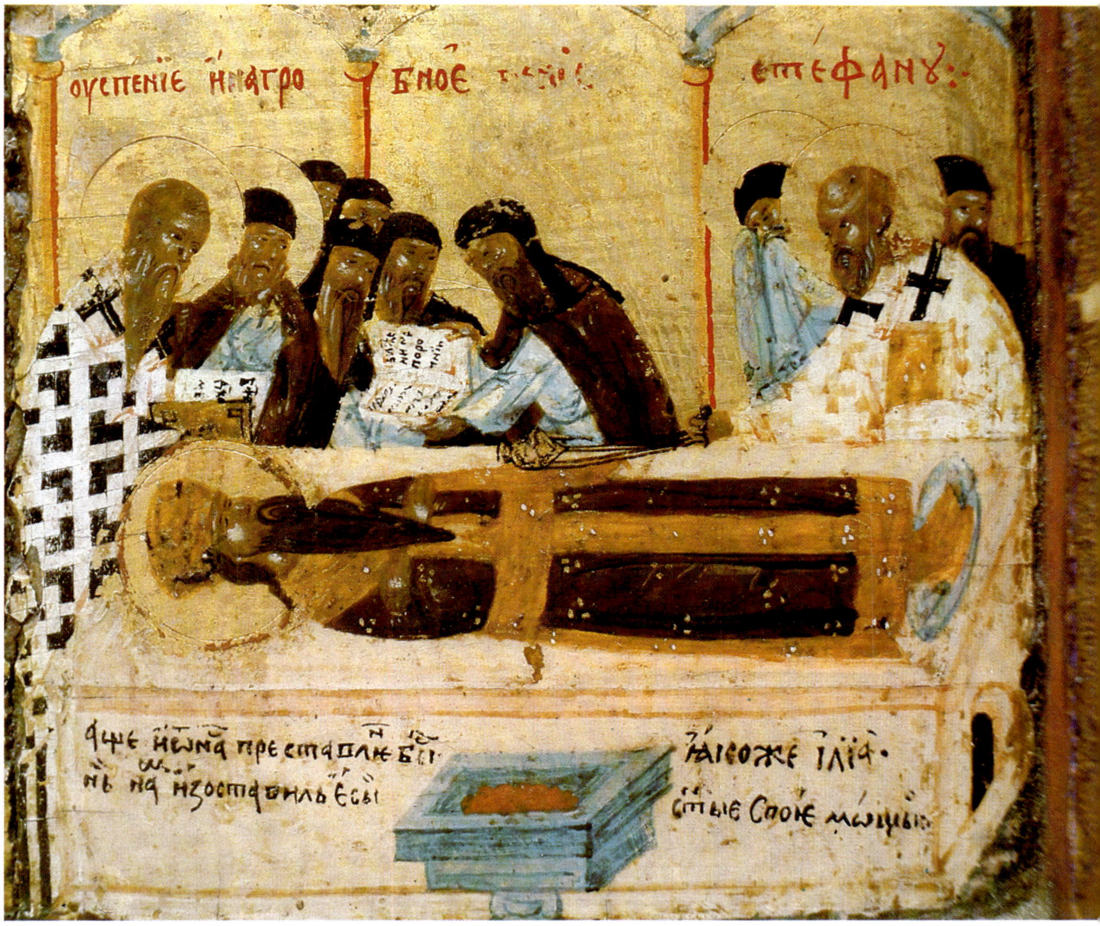

Rechts oben: Ausschnitt aus der Ikone auf S. 344: *Der aus Serbien vertriebene König Dečanski und sein Sohn auf der Reise nach Konstantinopel.*

Rechts unten: Ausschnitt aus der Ikone auf S. 344: *Tod des Königs Stephan Uroš III.*

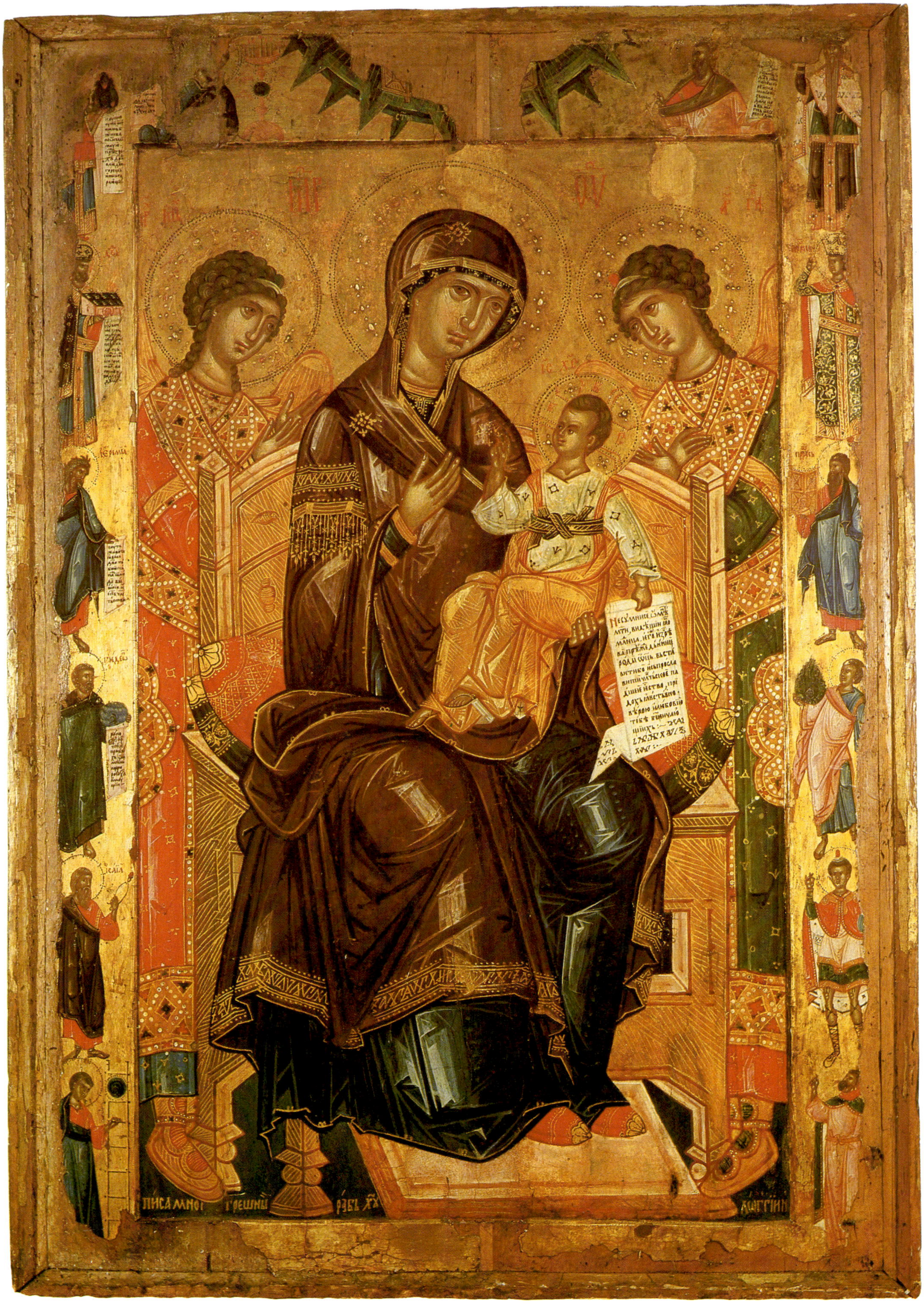

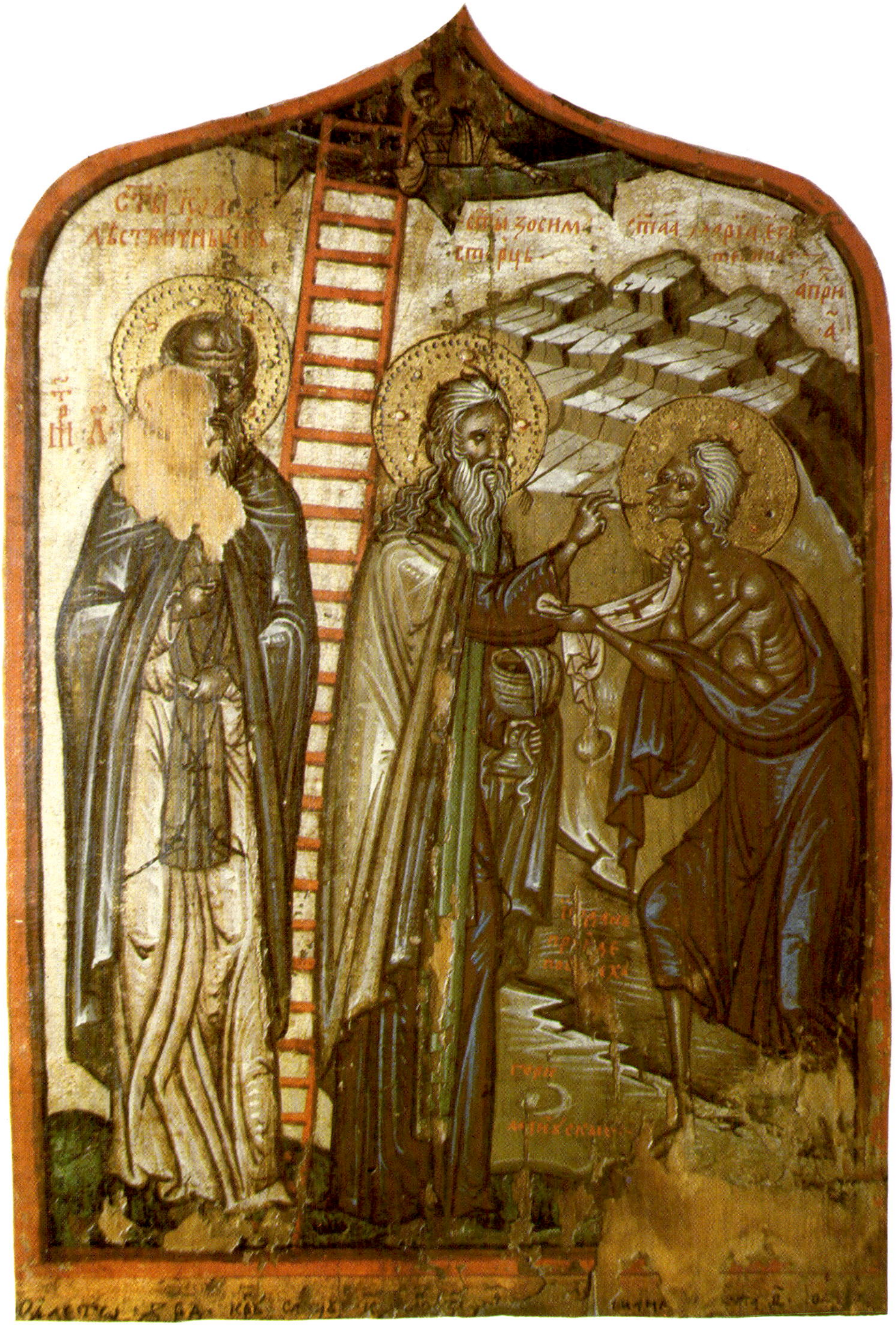

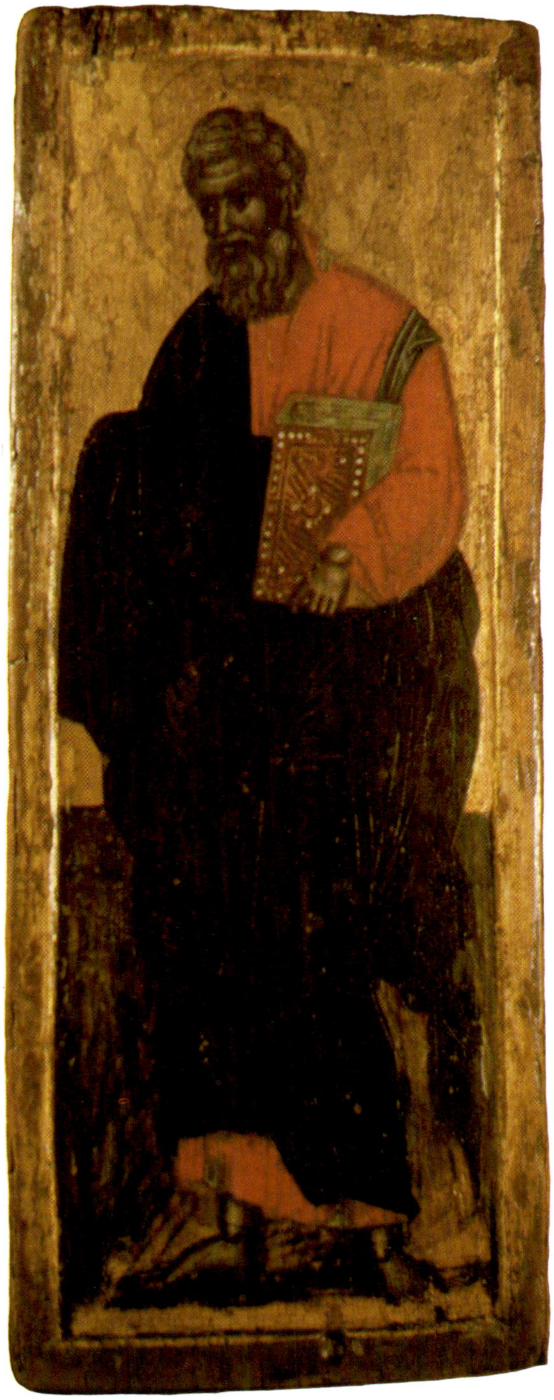

Links: Longin, serbischer Maler: *Thronende Madonna mit Kind, Erzengeln und Propheten,* die Schriftrollen mit serbischen Texten halten und auf Symbole der Jungfrau deuten. Restauriert, Tempera auf Holz, 117 x 82 cm; 1577—1578. — Kloster Lomnica, Ikonostase.

Oben: Longin, serbischer Maler: *Hl. Johannes Klimakos und die Kommunion der Maria von Ägypten.* Zweiseitige Ikone mit den Heiligen Theodor Tyron und Stratelate auf der anderen Seite. Tempera auf Holz, 38 x 27 cm; 1596. — Kloster Dečani, Serbien.

Rechts: In Gračanica arbeitender serbischer Künstler: *Apostel Matthäus.* Tempera auf Holz, 59 x 23,5 cm; Kloster Gračanica, Ikonostase, Mitte des 16. Jahrh. — Belgrad, Nationalmuseum.

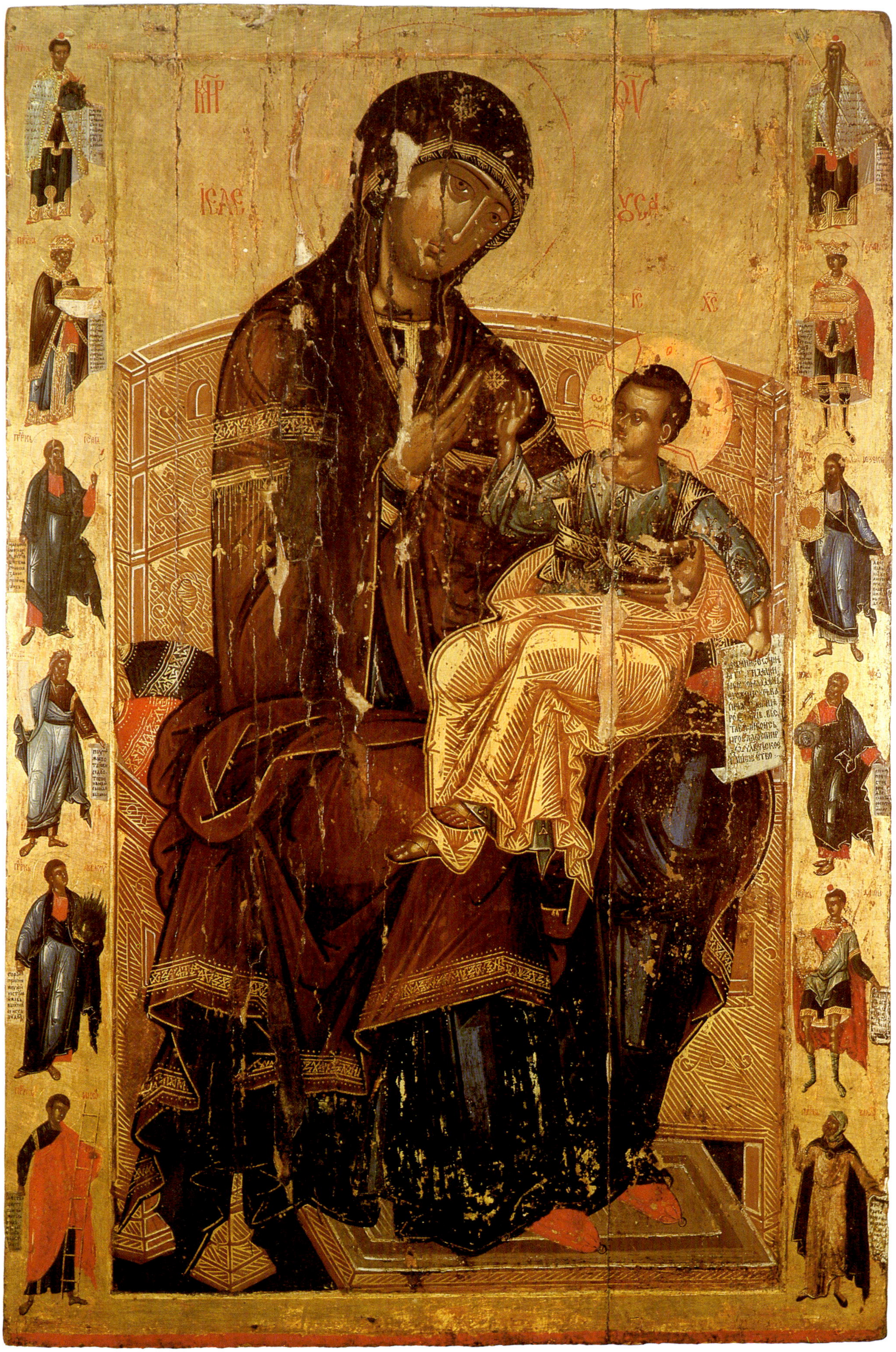

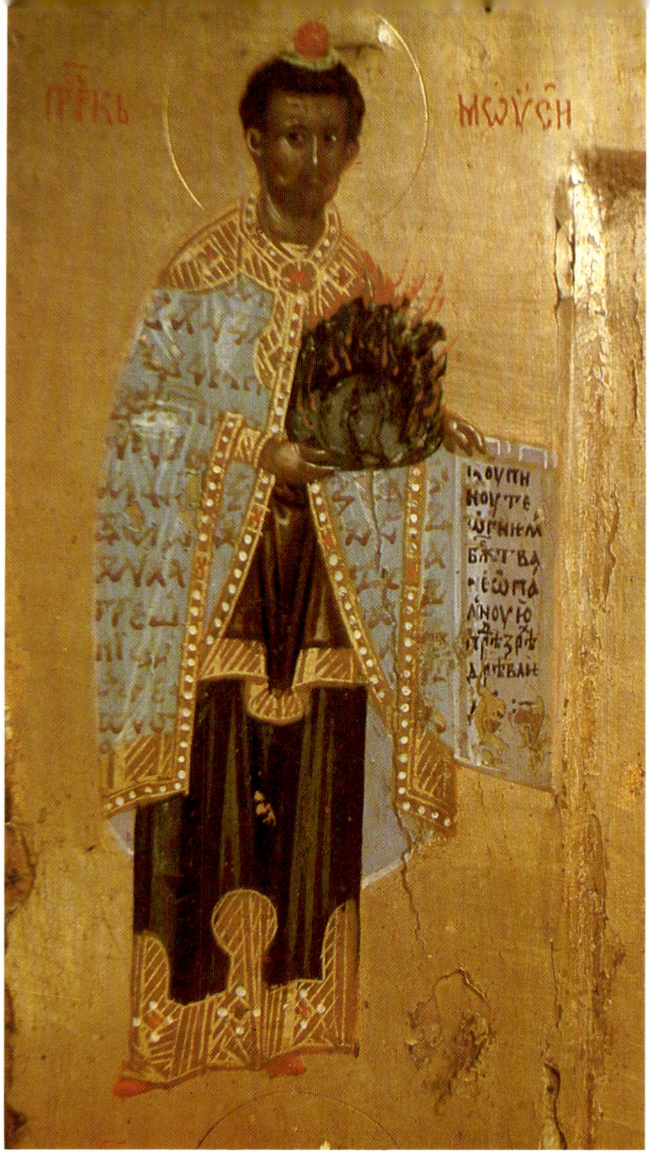

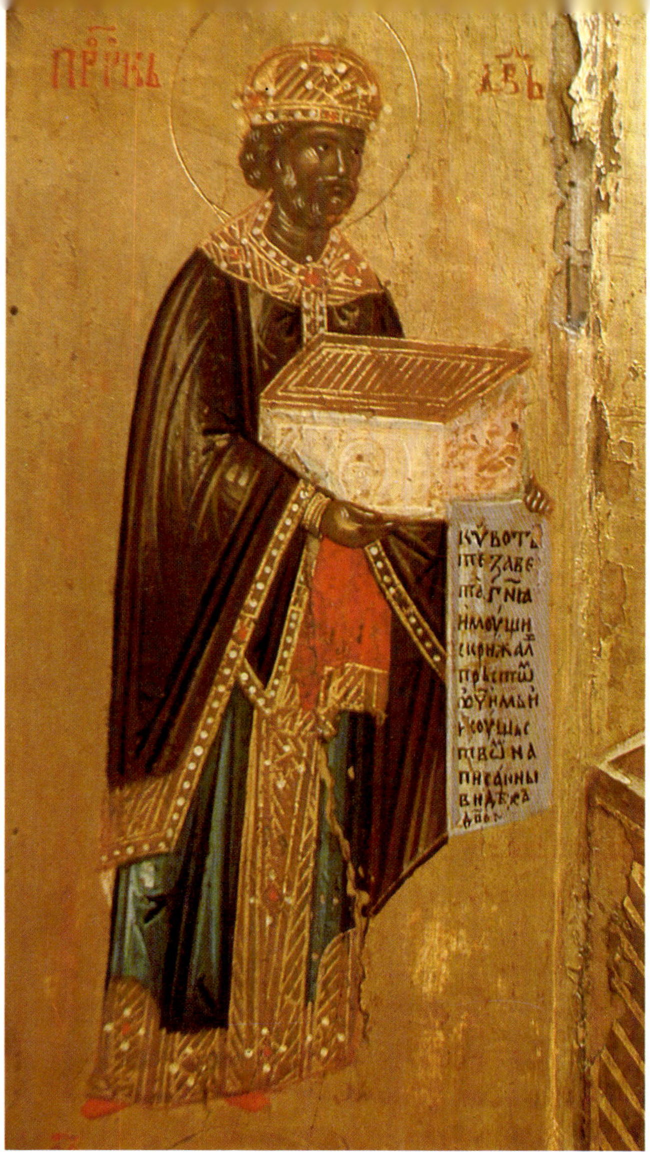

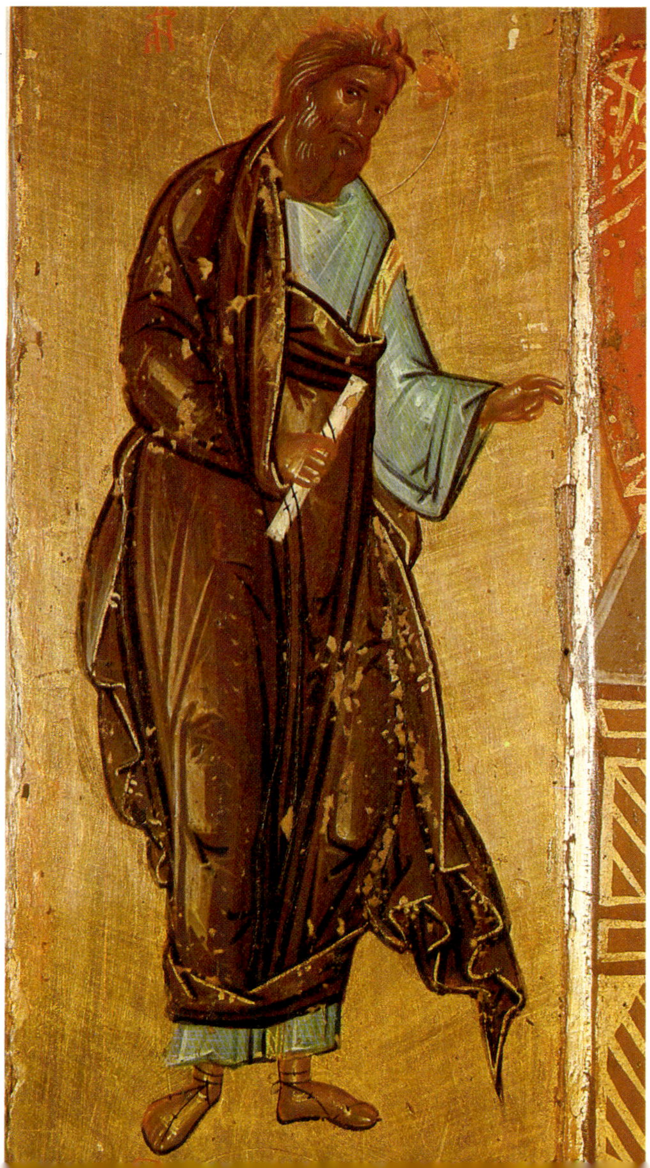

Links: Dem serbischen Maler Longin zugeschrieben: *Thronende Madonna mit Kind und Propheten* mit Schriftrollen serbischer Texte und Symbolen der Madonna. Tempera auf Holz, 174 x 117 cm; spätes 16. Jahrh. — Kloster Dečani, Serbien.

Oben: Ausschnitt aus nebenstehender Ikone: *Der Prophet Mose.*

Rechts oben: Ausschnitt aus nebenstehender Ikone: *Der Prophet David.*

Rechts unten: Ausschnitt aus der umseitigen Ikone: *Der Apostel Andreas.*

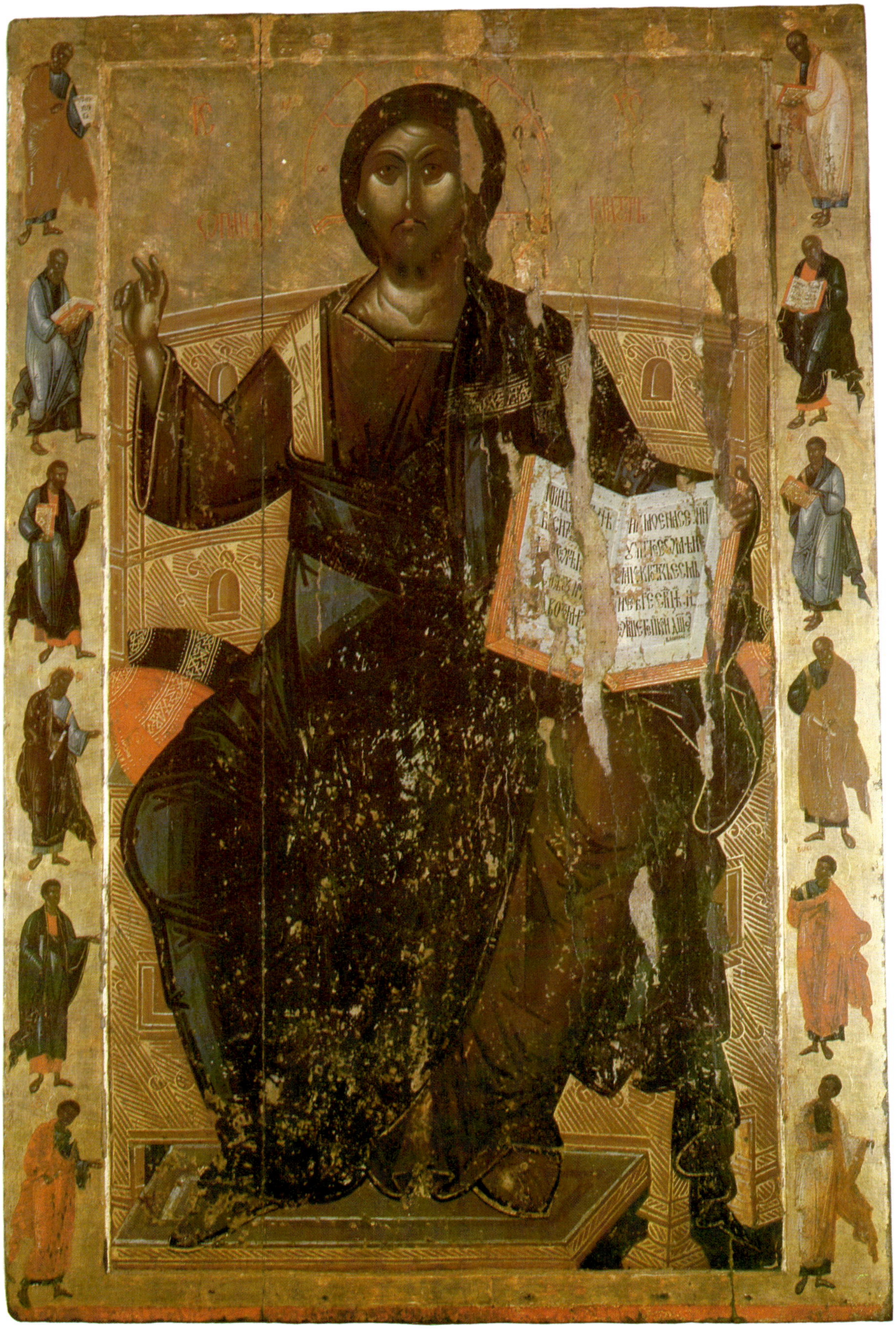

Dem serbischen Maler Longin zugeschrieben: *Christus Pantokrator und die Apostel.* Tempera auf Holz, 172 x 115 cm; spätes 16. Jahrh. — Kloster Dečani, Serbien.

Rechts: Ausschnitt aus nebenstehender Ikone: *Haupt Christi.*

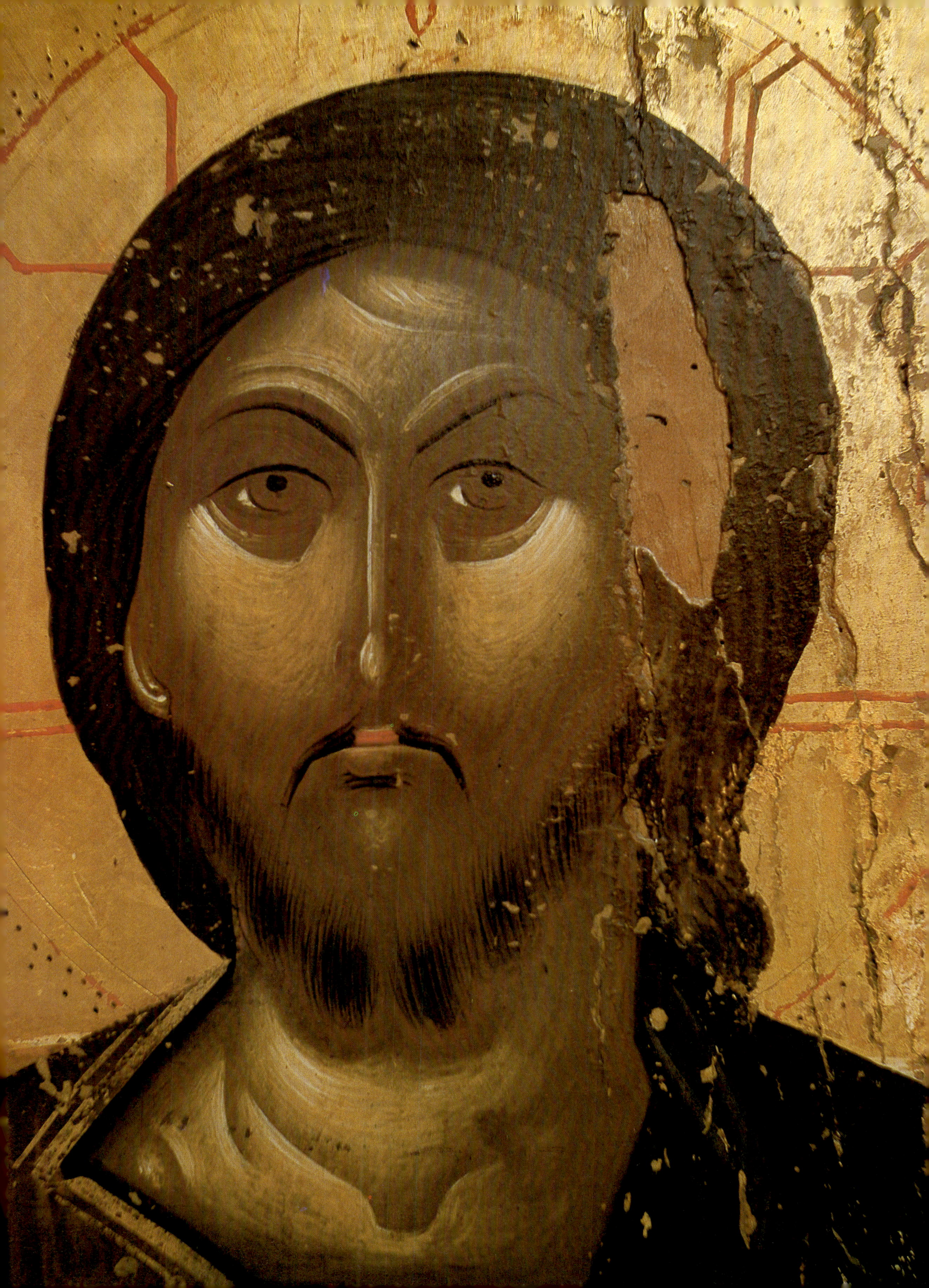

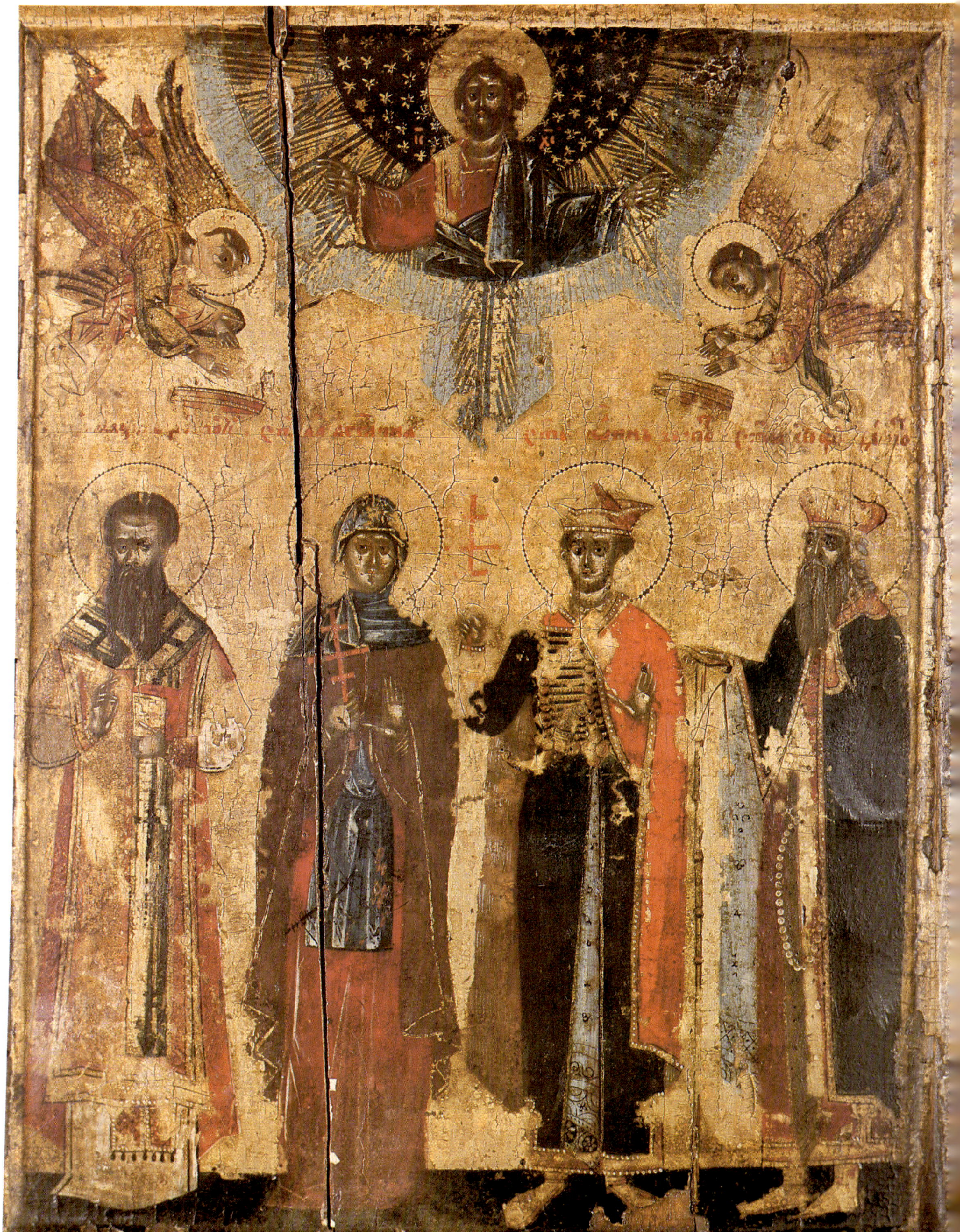

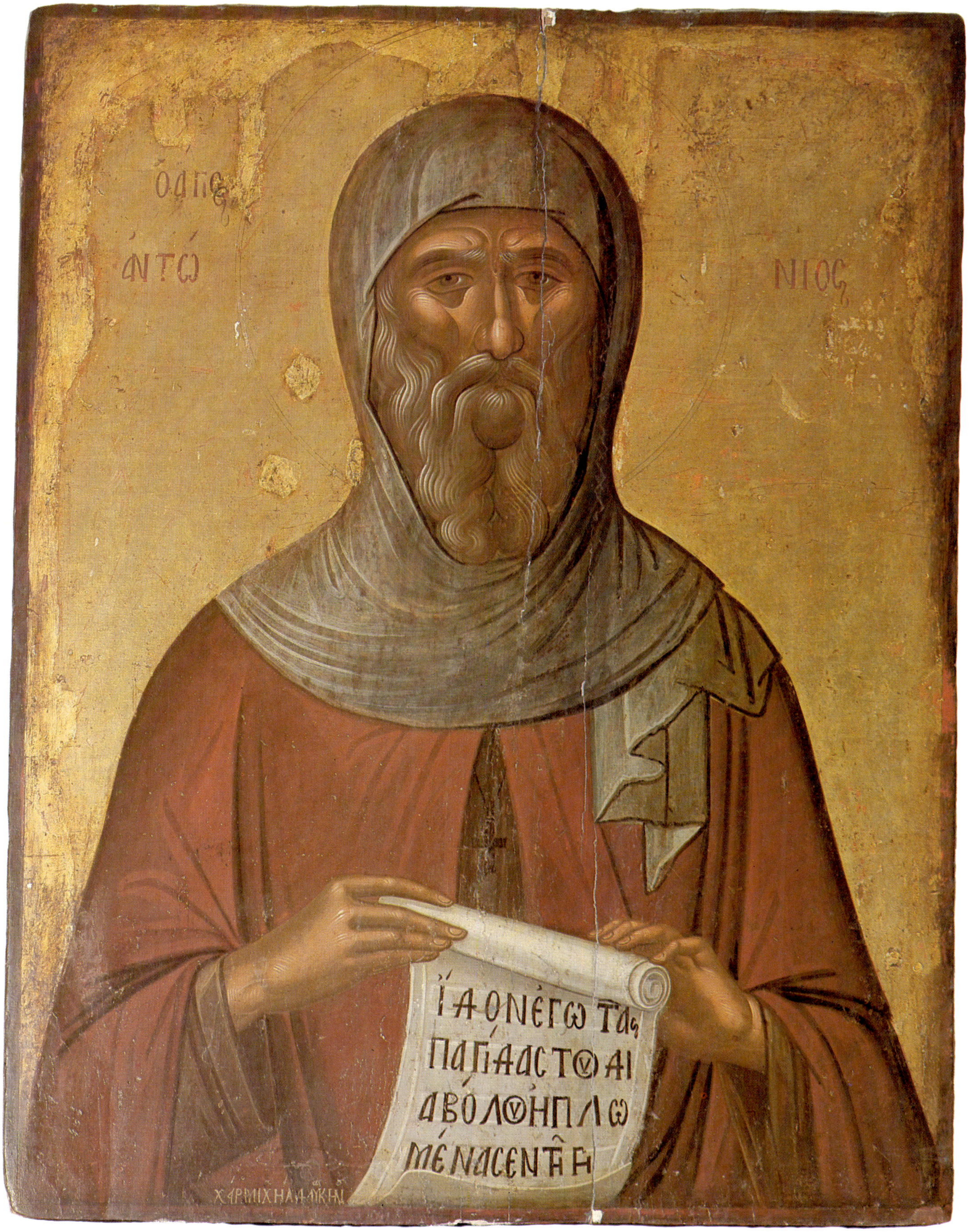

Links: Unbekannter serbischer Künstler: *Christus krönt serbische Heilige, ehemalige Despoten, Mitglieder der Familie Branković.* Tempera auf Holz, 35,8 x 28 cm; Kloster Krušedol, 17. Jahrh. — Belgrad, Museum der serbisch-orthodoxen Kirche.

Michael Damaskinos: *Der hl. Antonius.* Tempera auf Holz, 86 x 67 cm; Heraklion, Kreta, zweite Hälfte des 16. Jahrh. — Athen, Byzantinisches Museum.

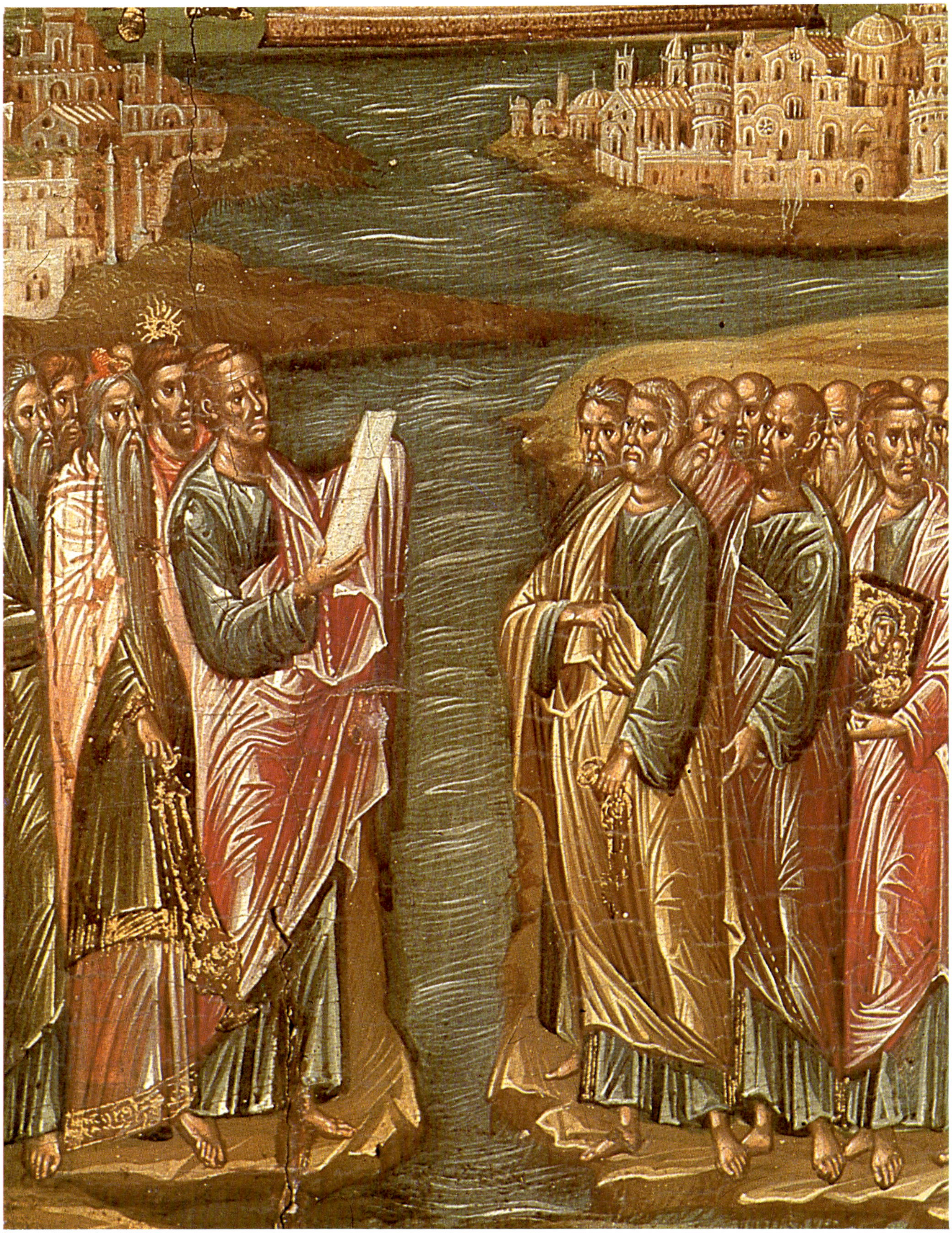

Ausschnitte aus der nebenstehenden Ikone.

Rechts: Georgios Klotzas: *Illustration zur Hymne an Maria „In der Freude"*. Tempera auf Holz, 71,5 x 47 cm; Heraklion, Kreta, zweite Hälfte des 16. Jahrh. — Venedig, Istituto ellenico di Studi bizantini e post-bizantini.

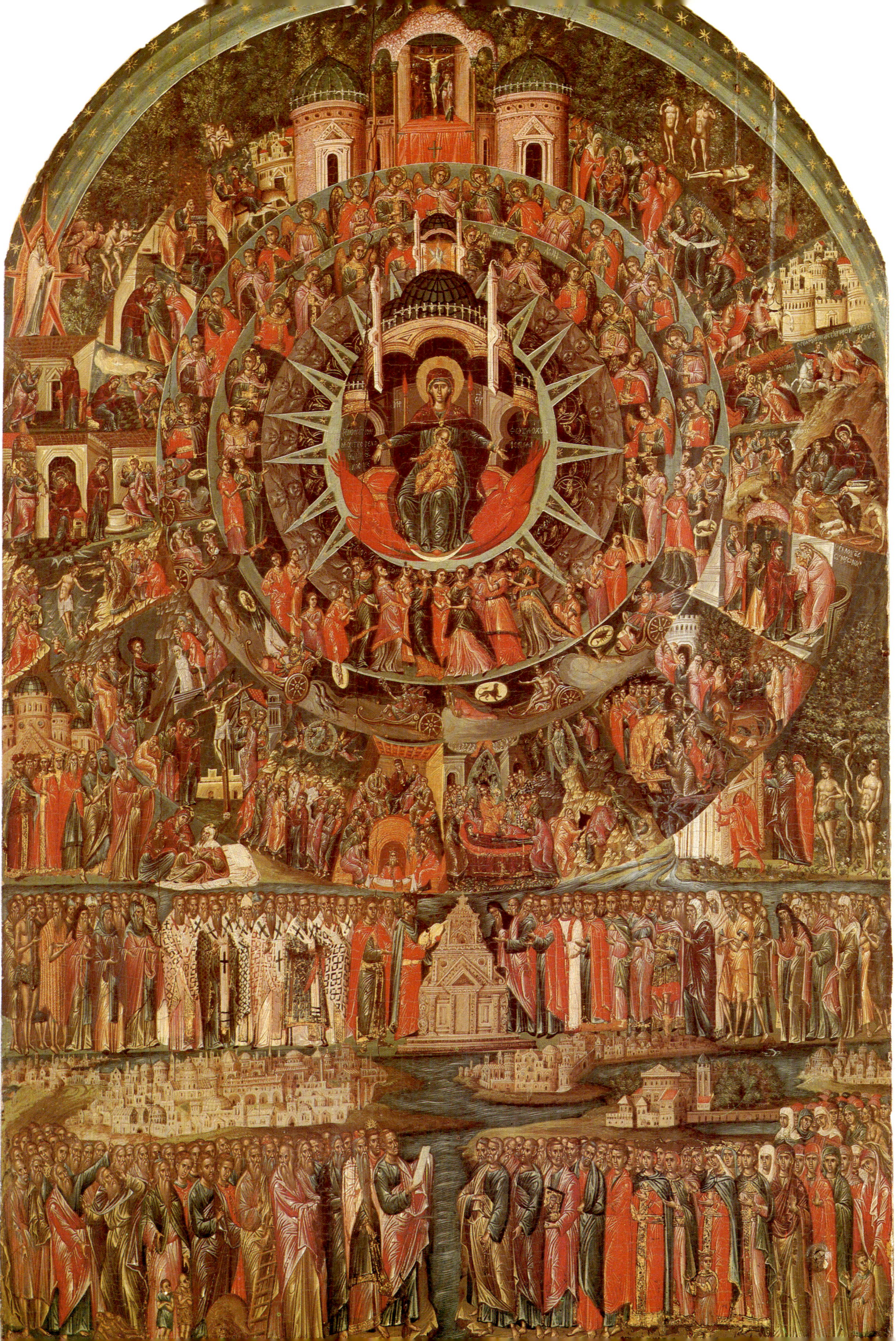

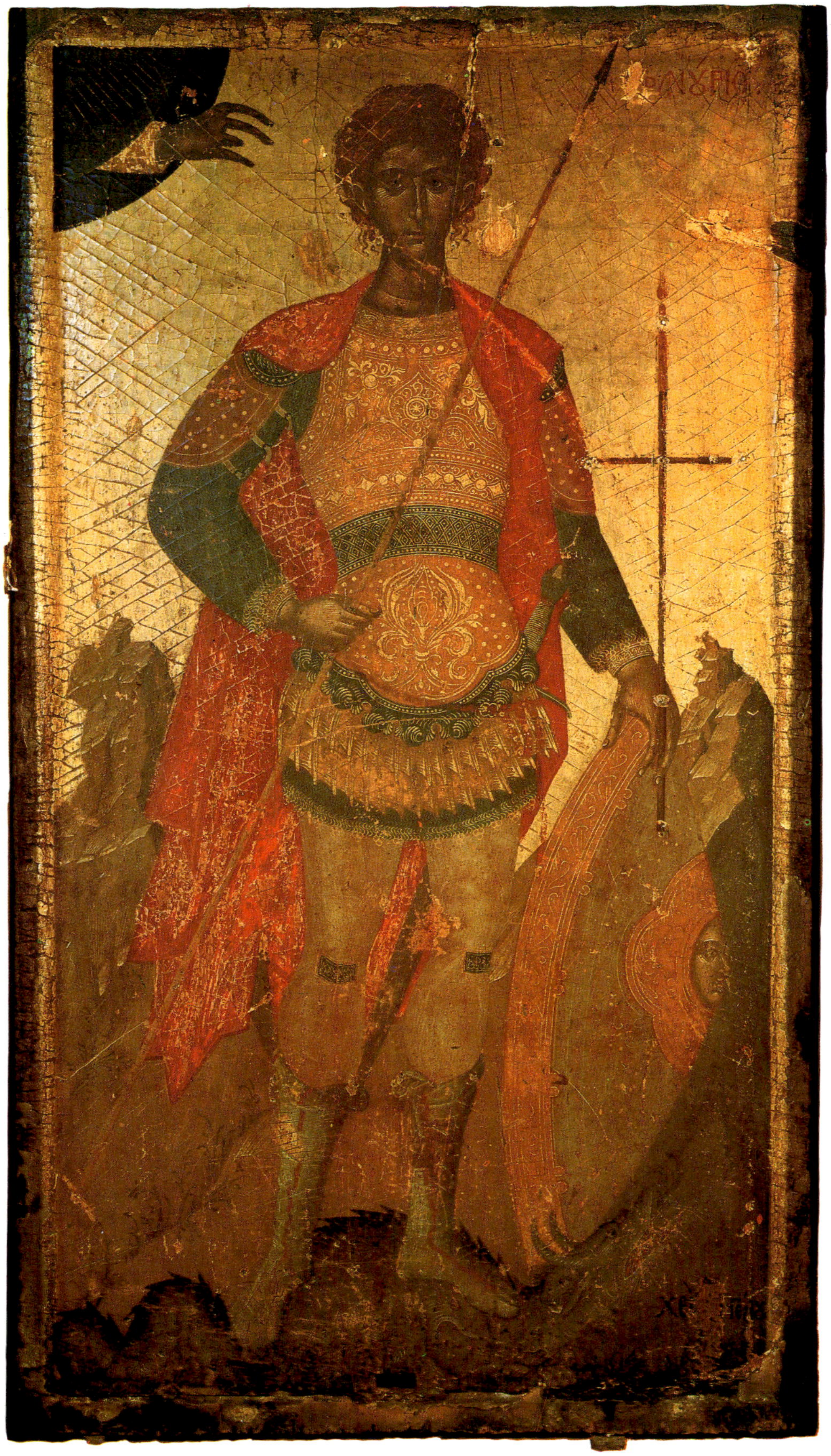

Angelos: *Hl. Phanourios.* Tempera auf Holz, 111 x 62,5 cm; Heraklion, Kreta, um 1600 (?). — Patmos, Kloster St. Johannes Theologos.

Rechts: Georgios Klotzas: *Auffindung des Heiligen Kreuzes.* Mittelfeld eines Triptychons, Tempera auf Holz, 45,5 x 30,5 cm; Heraklion, Kreta, 1580—1600. — Patmos, Kloster St. Johannes Theologos.

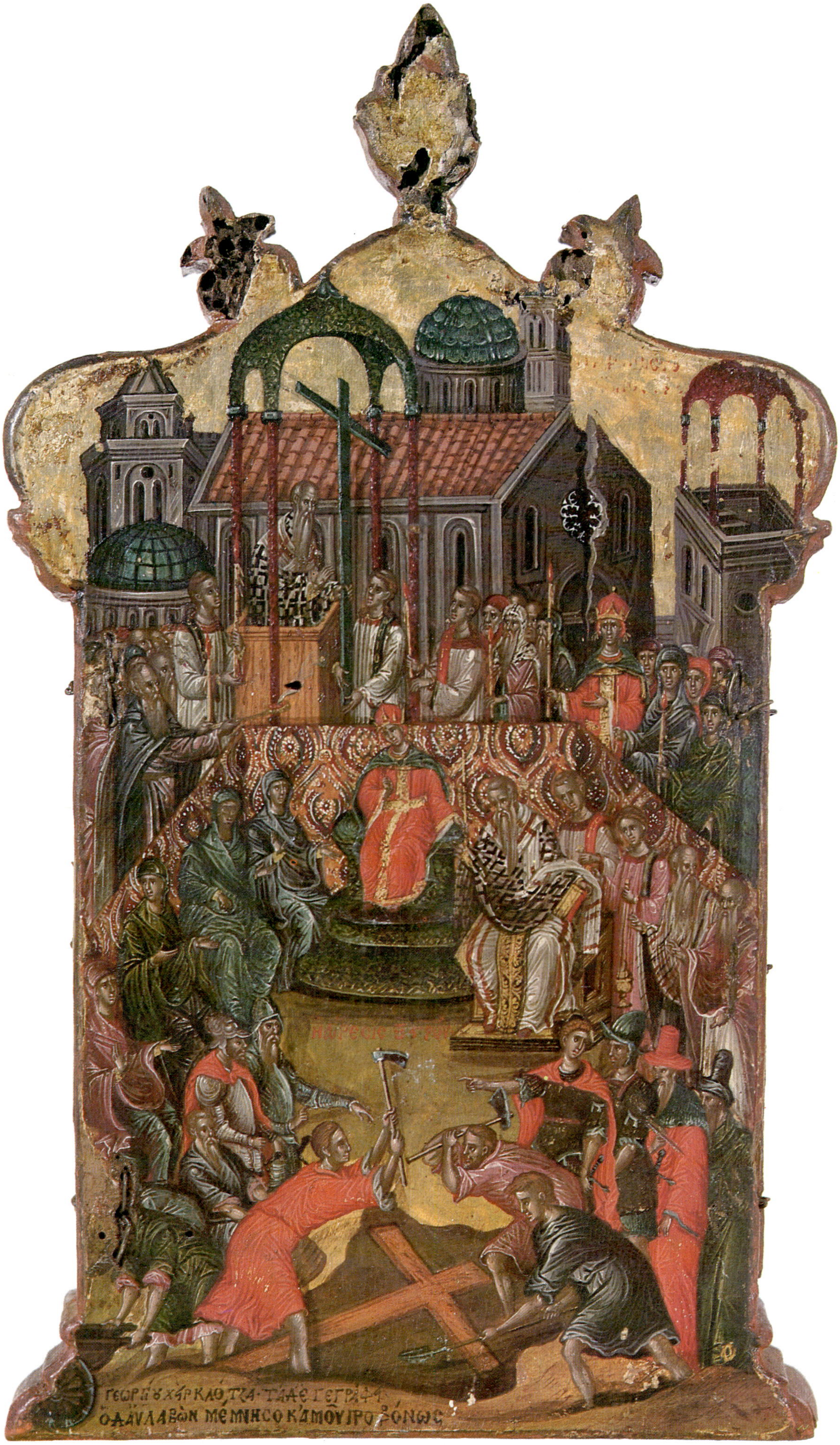

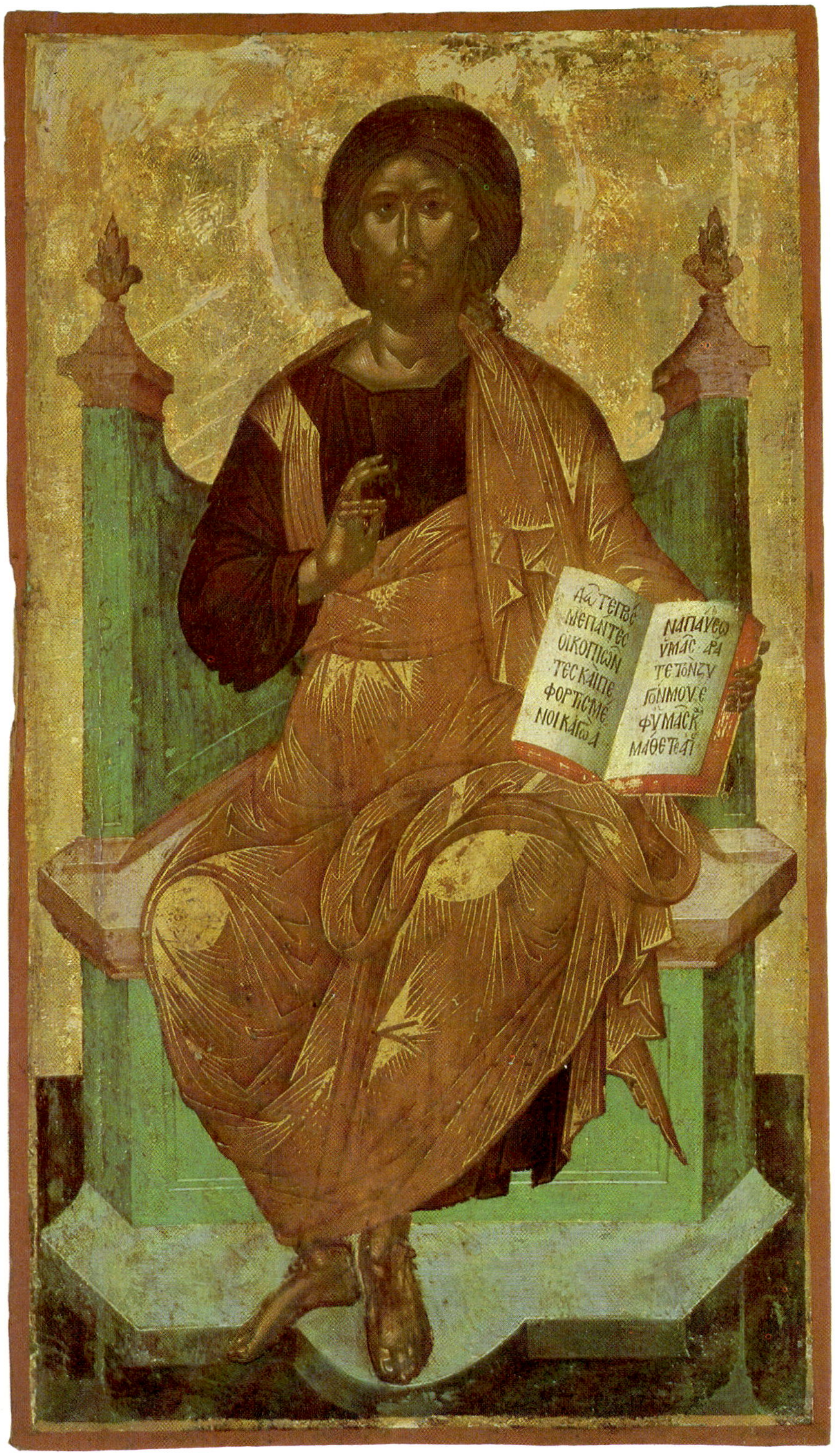

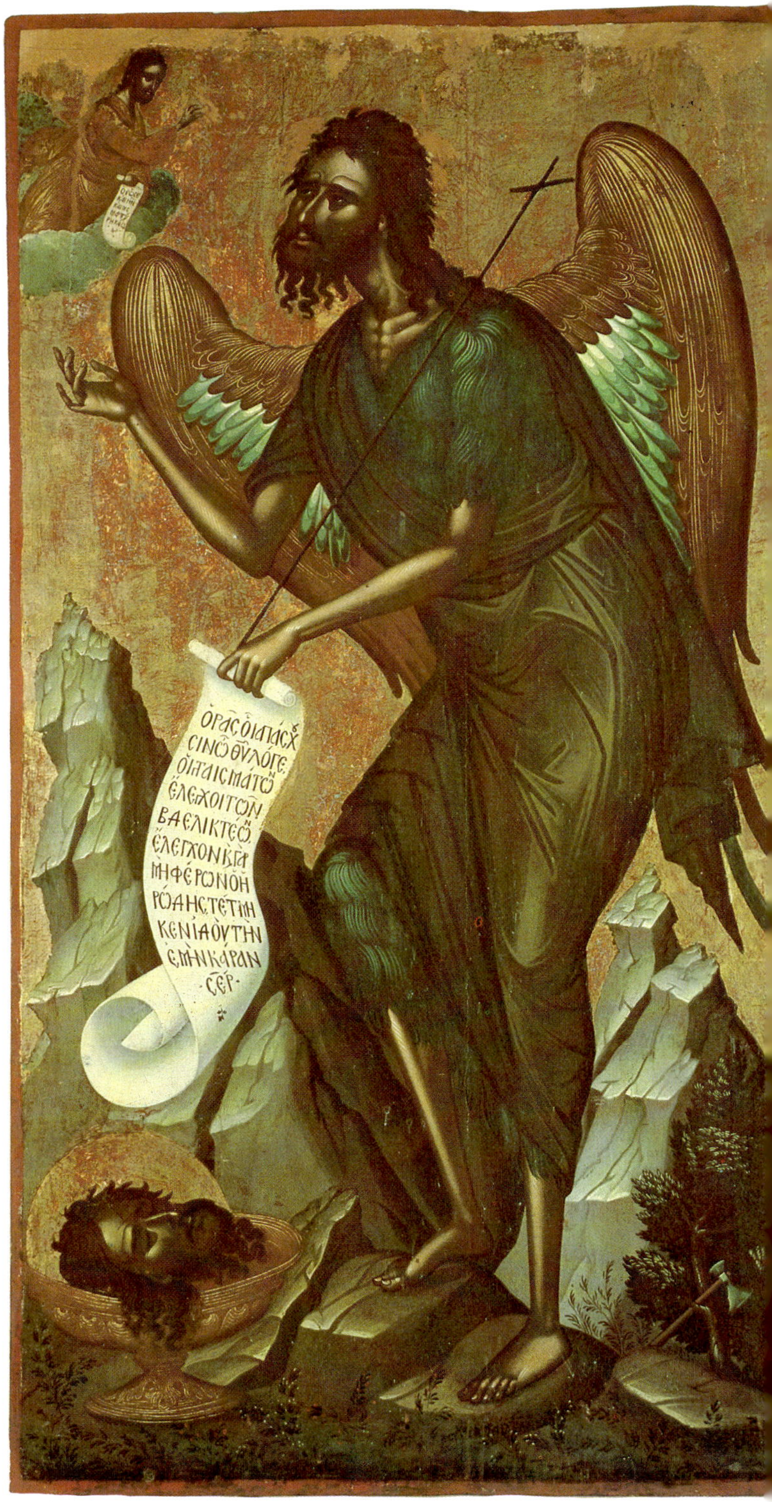

Links: Angelos: *Thronender Christus.* Tempera auf Holz, 104,3 x 59,7 cm; Heraklion, Kreta, um 1600 (?). — Zakynthos, Museum.

Rechts: Michael Damaskinos: *Johannes der Täufer.* Tempera auf Holz, 111 x 60,2 cm; Kreta, zweite Hälfte des 16. Jahrh. — Zakynthos, Museum.

Seite nebenan: Michael Damaskinos: *Anbetung der Weisen.* (der zweite der Weisen ist vielleicht ein Selbstporträt). Tempera auf Holz, 109 x 87 cm; Heraklion, Kreta, Ende des 16. Jahrh. — Heraklion, Katharinenkirche.

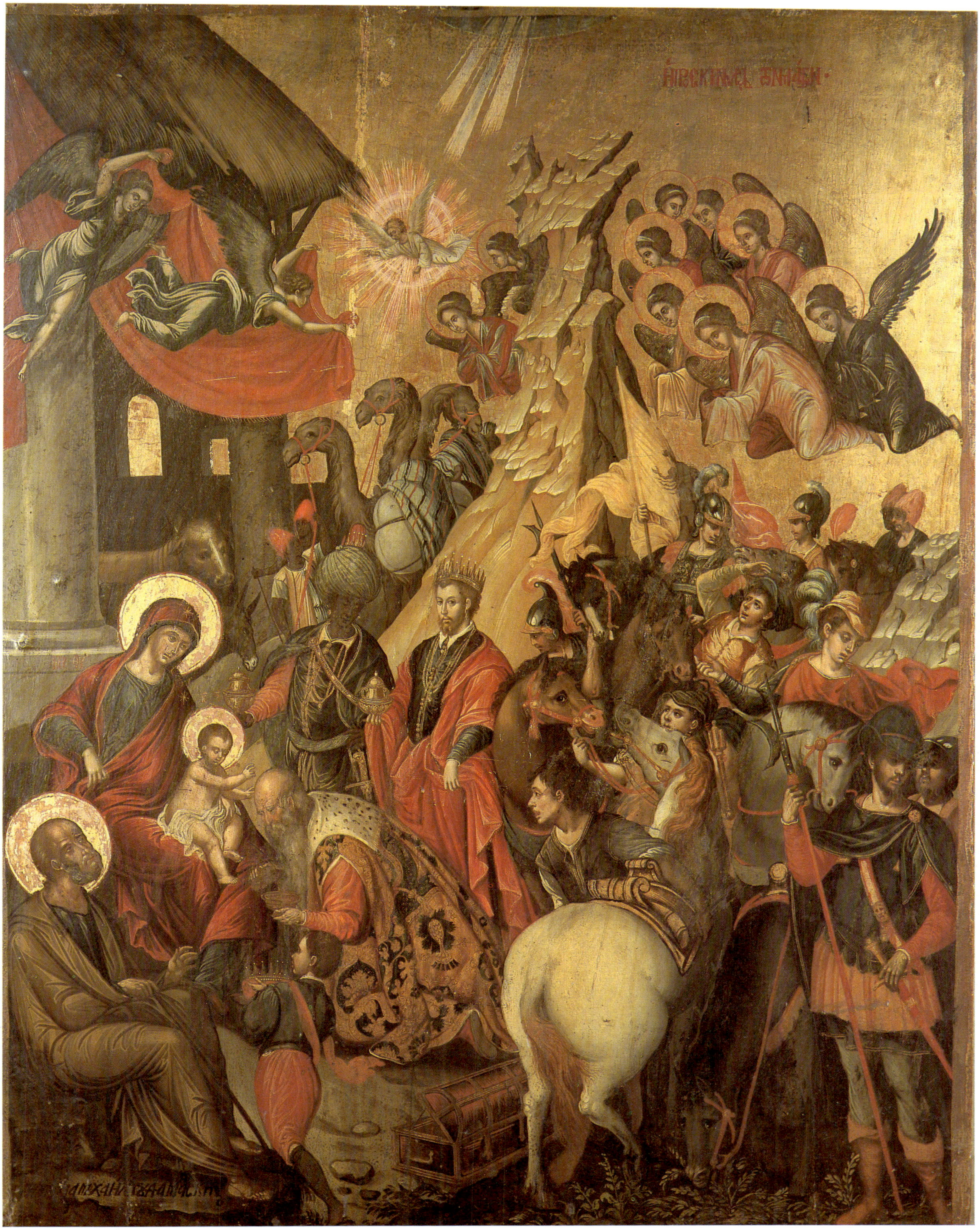

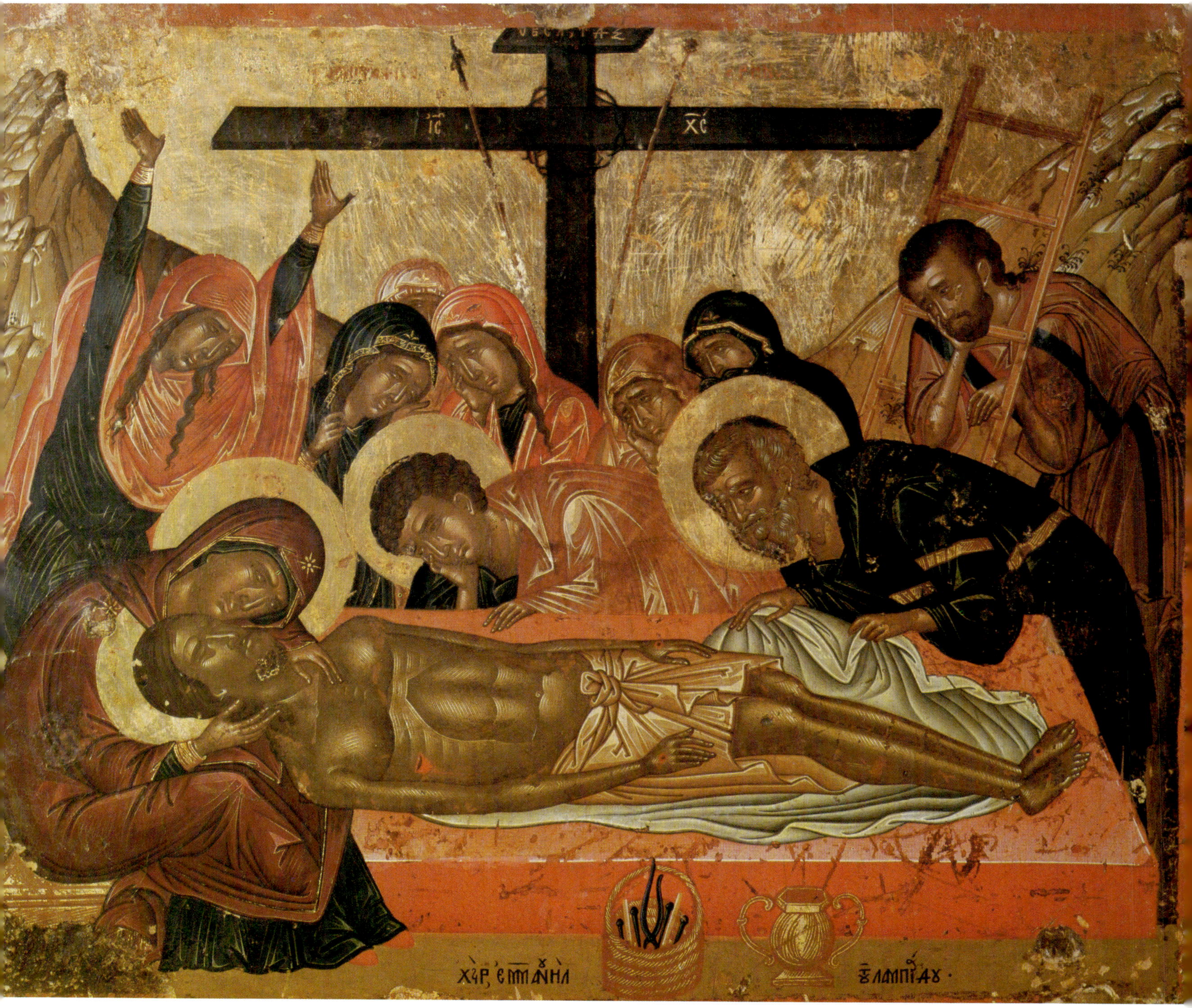

Emmanuel Lambardos: *Christus auf dem Salbstein.* Tempera auf Holz, 41 x 52 cm; Heraklion, Kreta, etwa 1600—1620. — Athen, Byzantinisches Museum.

Rechts: Emmanuel Lambardos: *Kreuzigung mit Stiftern.* Tempera auf Holz, 111 x 96 cm; Heraklion, Kreta, 1613—1618. — Venedig, San Giorgio dei Greci.

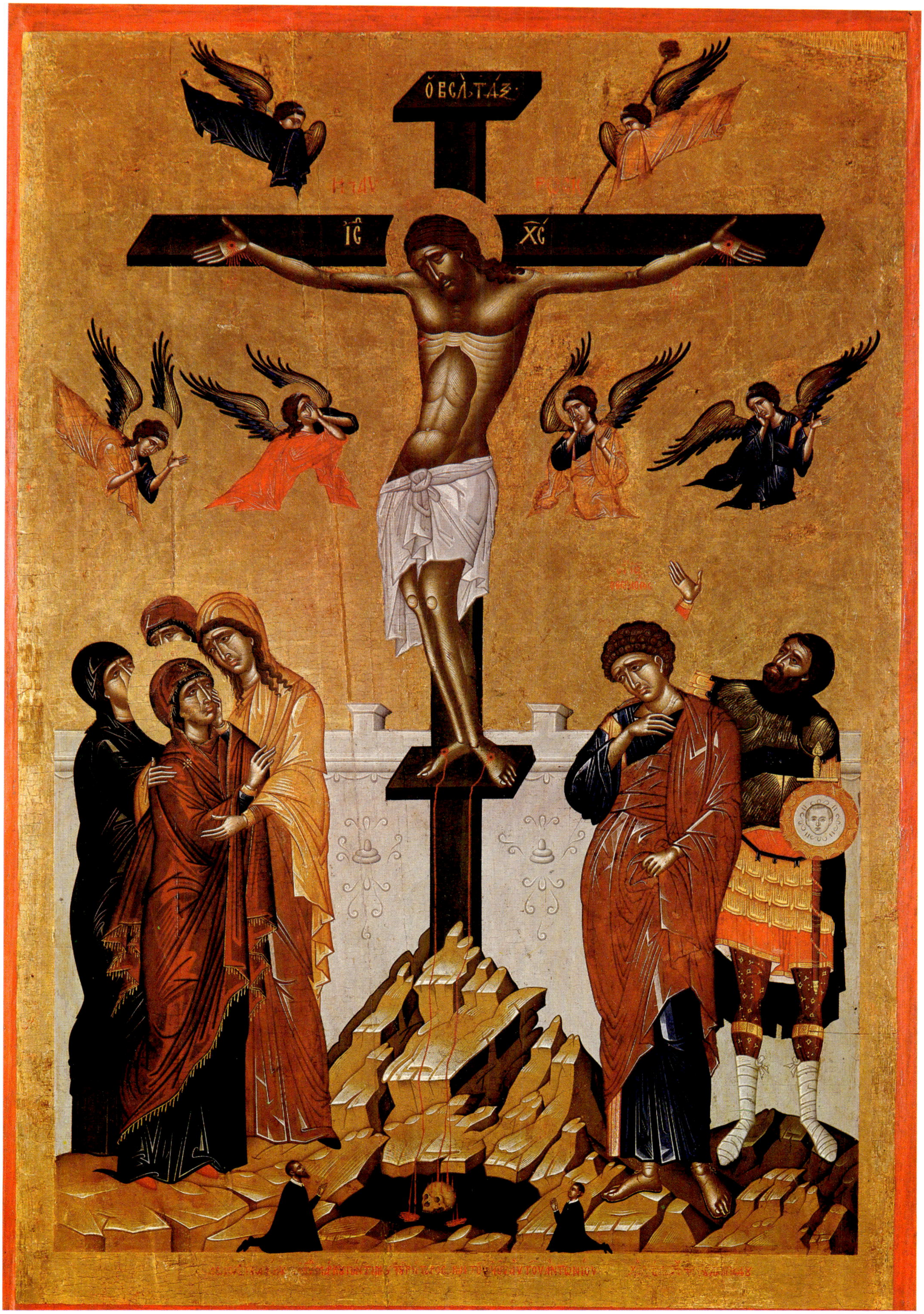
IC
XC

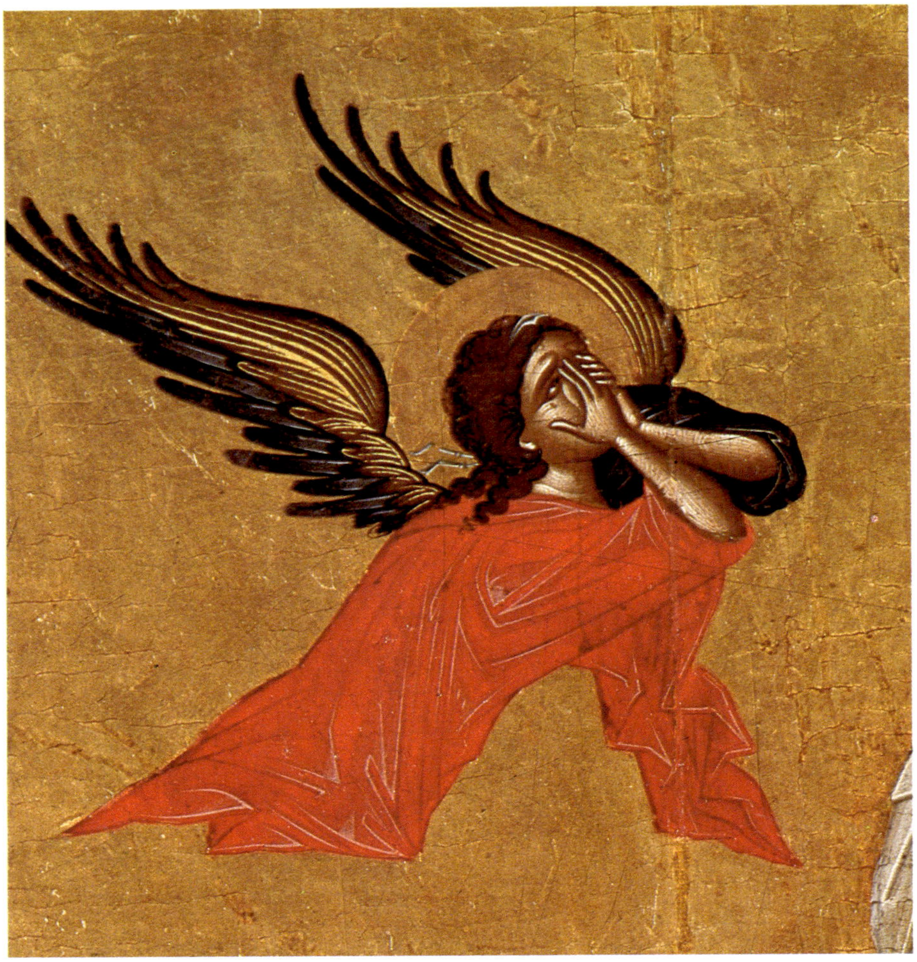

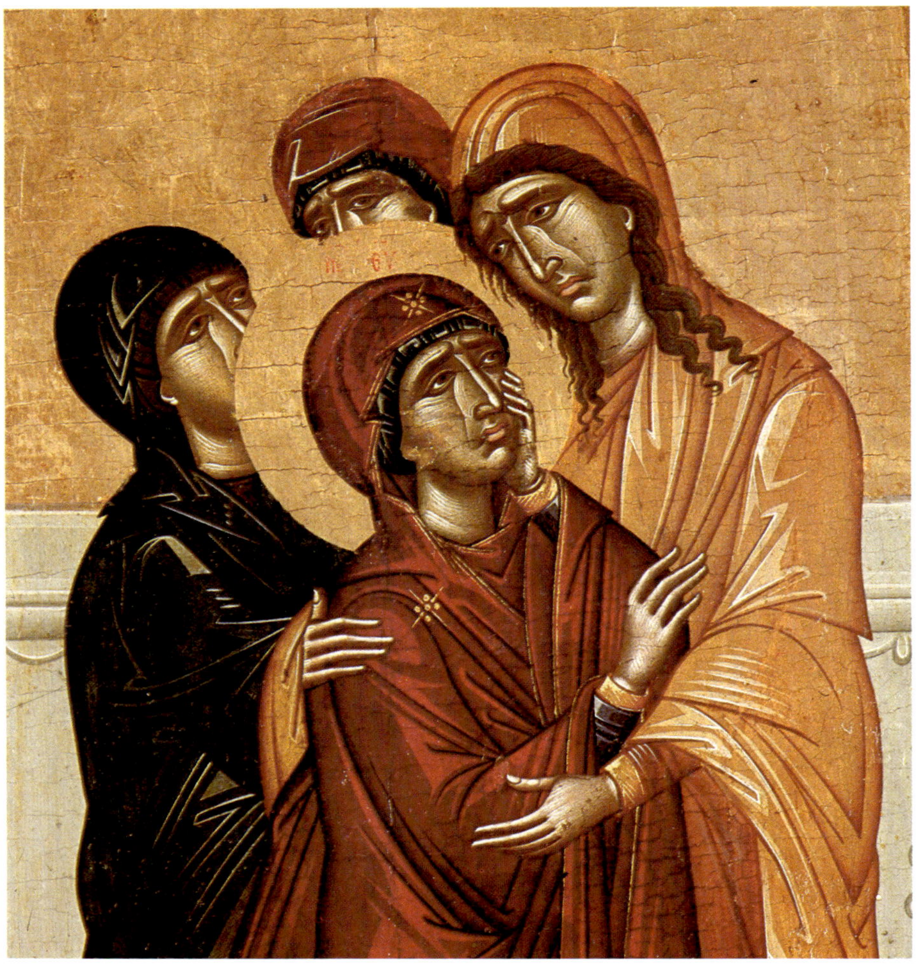

Links oben und unten: Zwei Ausschnitte aus der umseitigen „Kreuzigung".

Rechts: Johannes Apakas: *Abnahme vom Kreuz.* Tempera auf Holz 38,8 x 32,2 cm; Heraklion, Kreta, um 1600. — Athos, Kirche des Großen Lawra-Klosters.

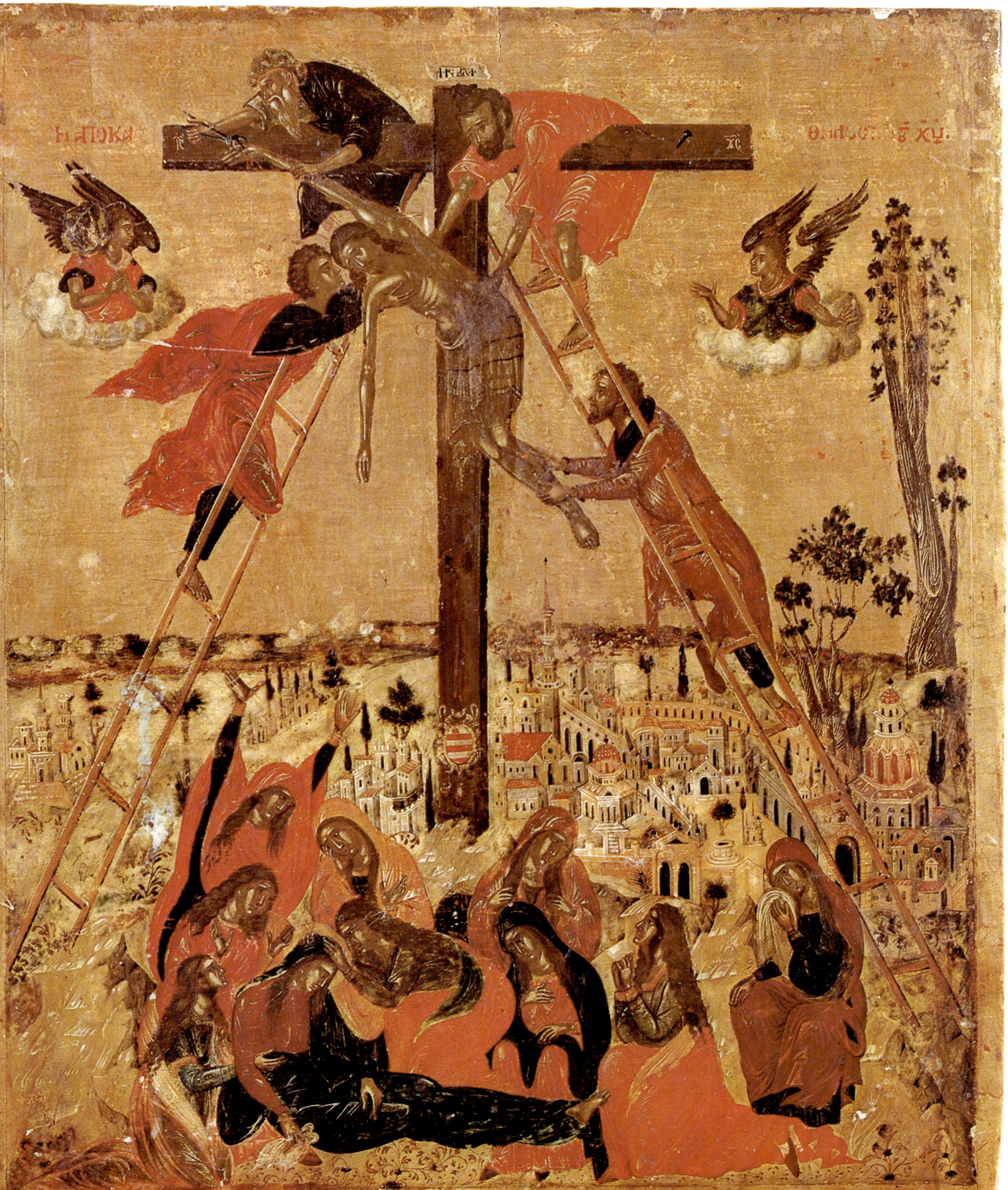

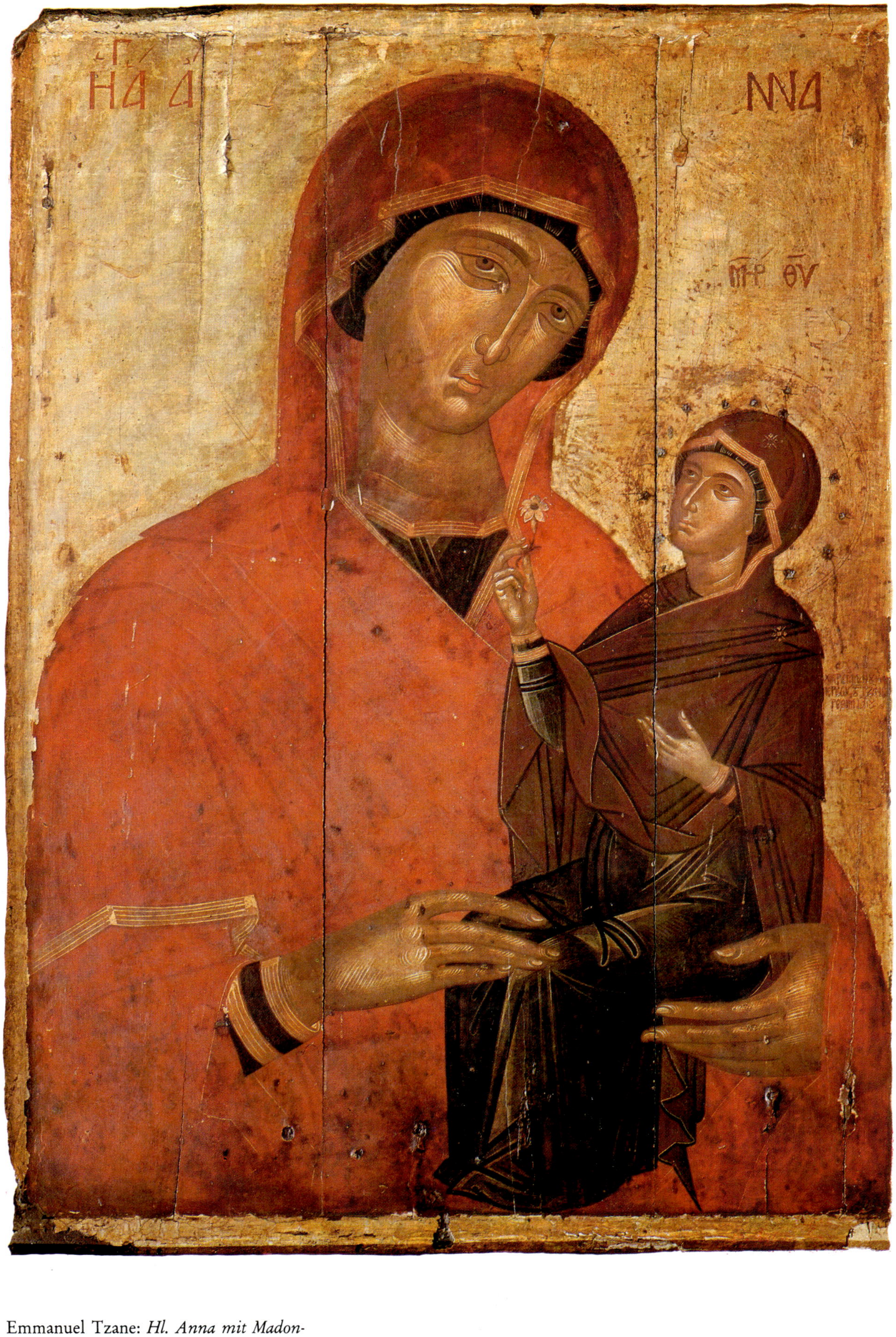

Emmanuel Tzane: *Hl. Anna mit Madonna.* Tempera auf Holz, 106 x 76 cm; Rethymnon, Kreta, 1637. — Athen, Museum Benaki.

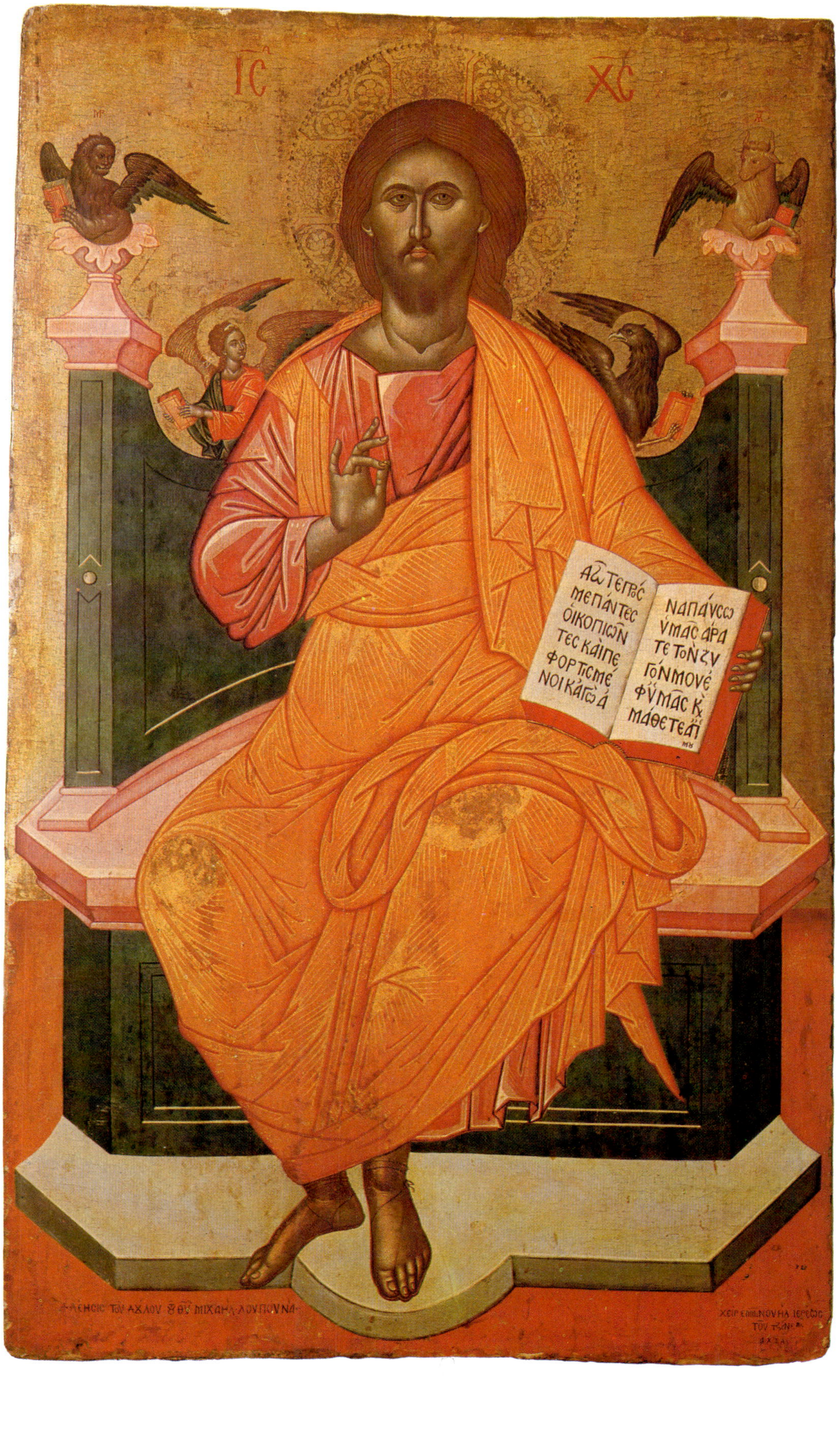

Emmanuel Tzane: *Thronender Christus.* Tempera auf Holz, 106 x 66 cm; Venedig, 1664. — Athen, Byzantinisches Museum.

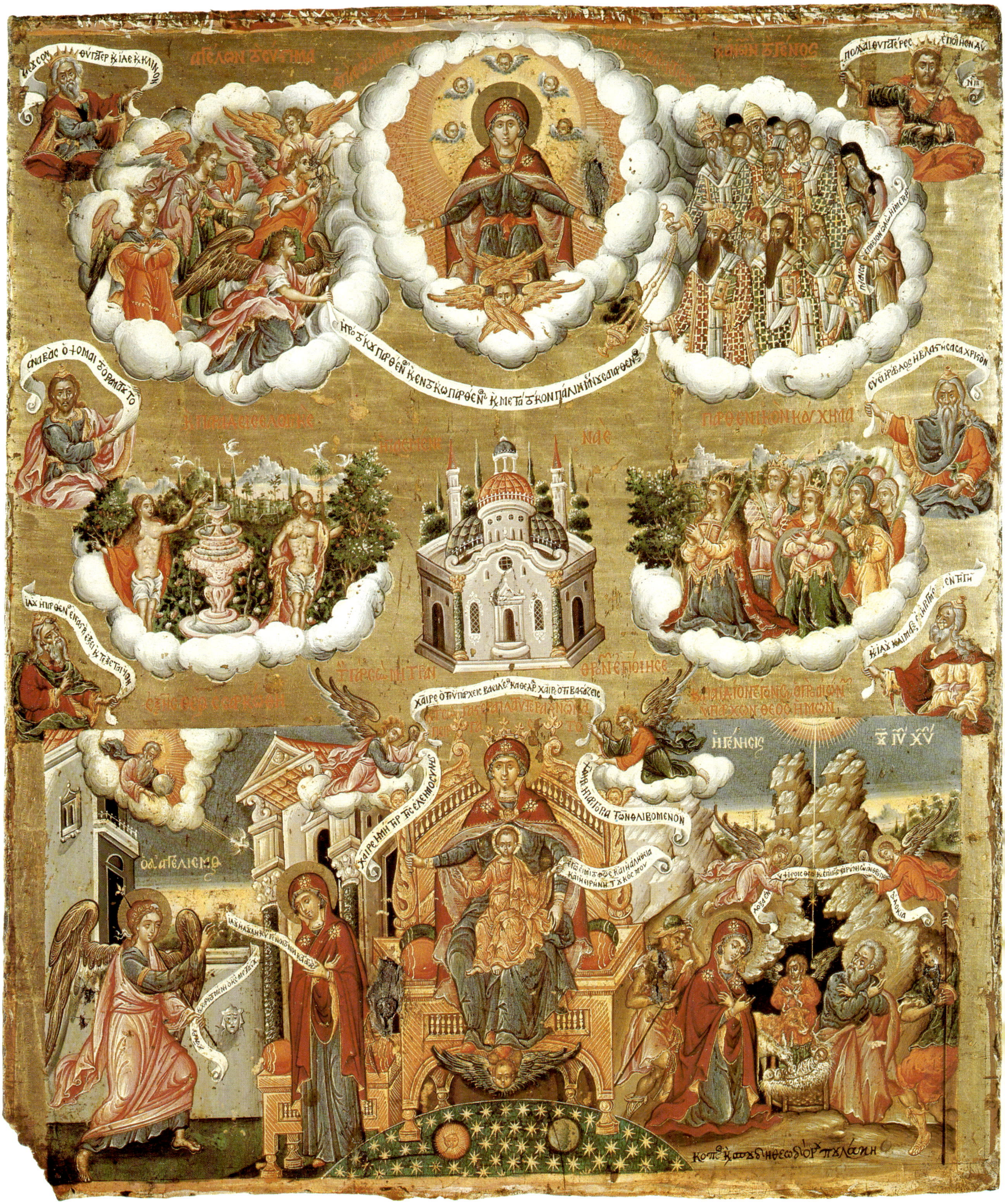

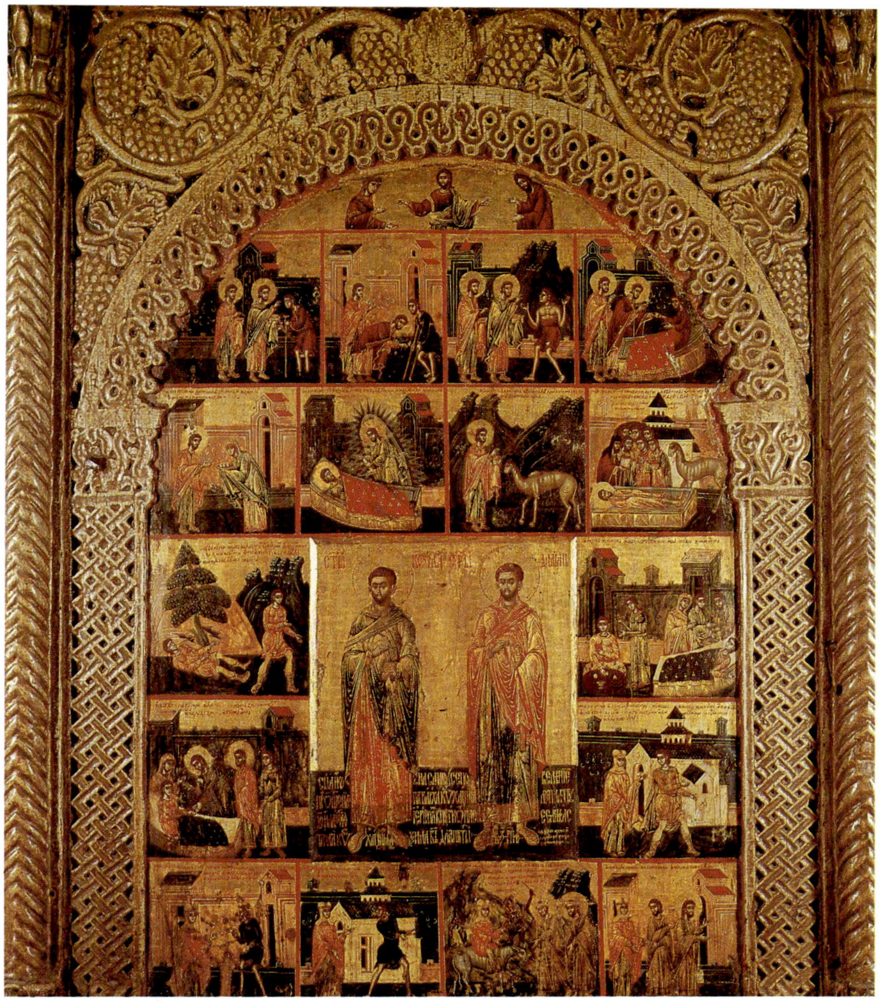

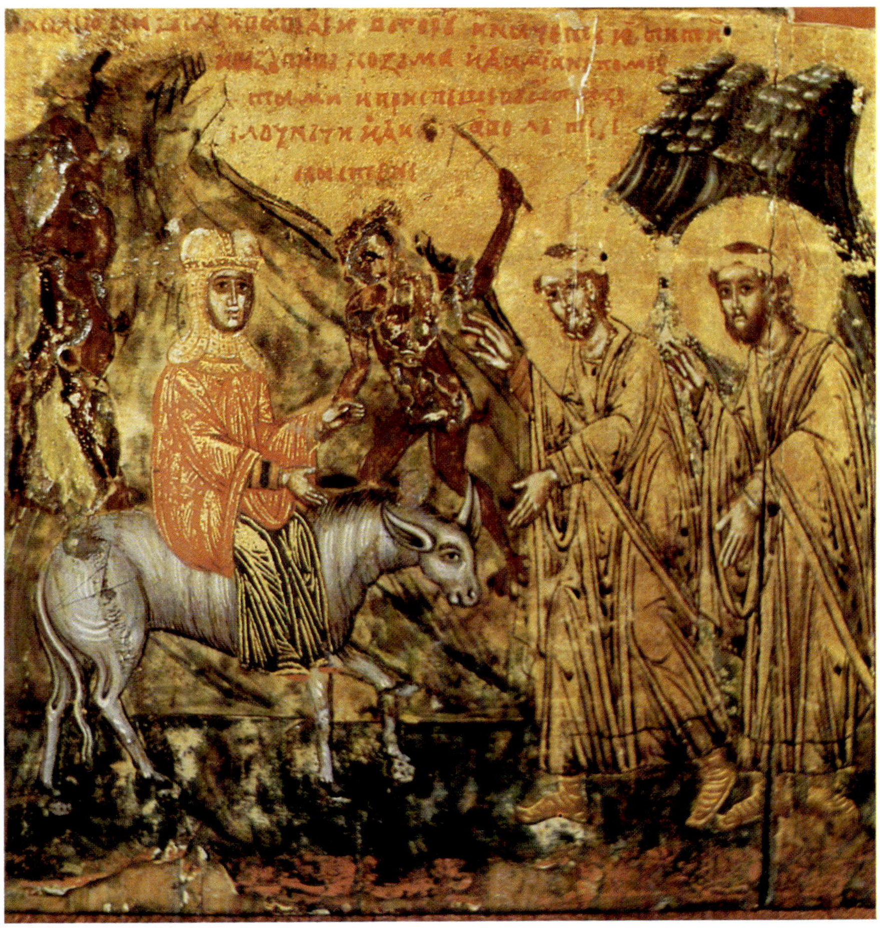

Links: Theodor Poulakis aus Chania, Kreta: *Illustration zum Hymnus an Maria „In der Freude"*. Tempera auf Holz, 45 x 38,2 cm; Korfu (?), letztes Jahrzehnt des 17. Jahrh. — Patmos, Kloster St. Johannes Theologos.

Rechts oben: Radul, serbischer Maler: *Die Heiligen Kosmas und Damian mit Szenen aus ihrem Leben und Wundern.* Tempera auf Holz, 98,5 x 85,5 cm; 1673—1674. — Peć, Patriarchat.

Rechts unten: Ausschnitt aus der obenstehenden Ikone.

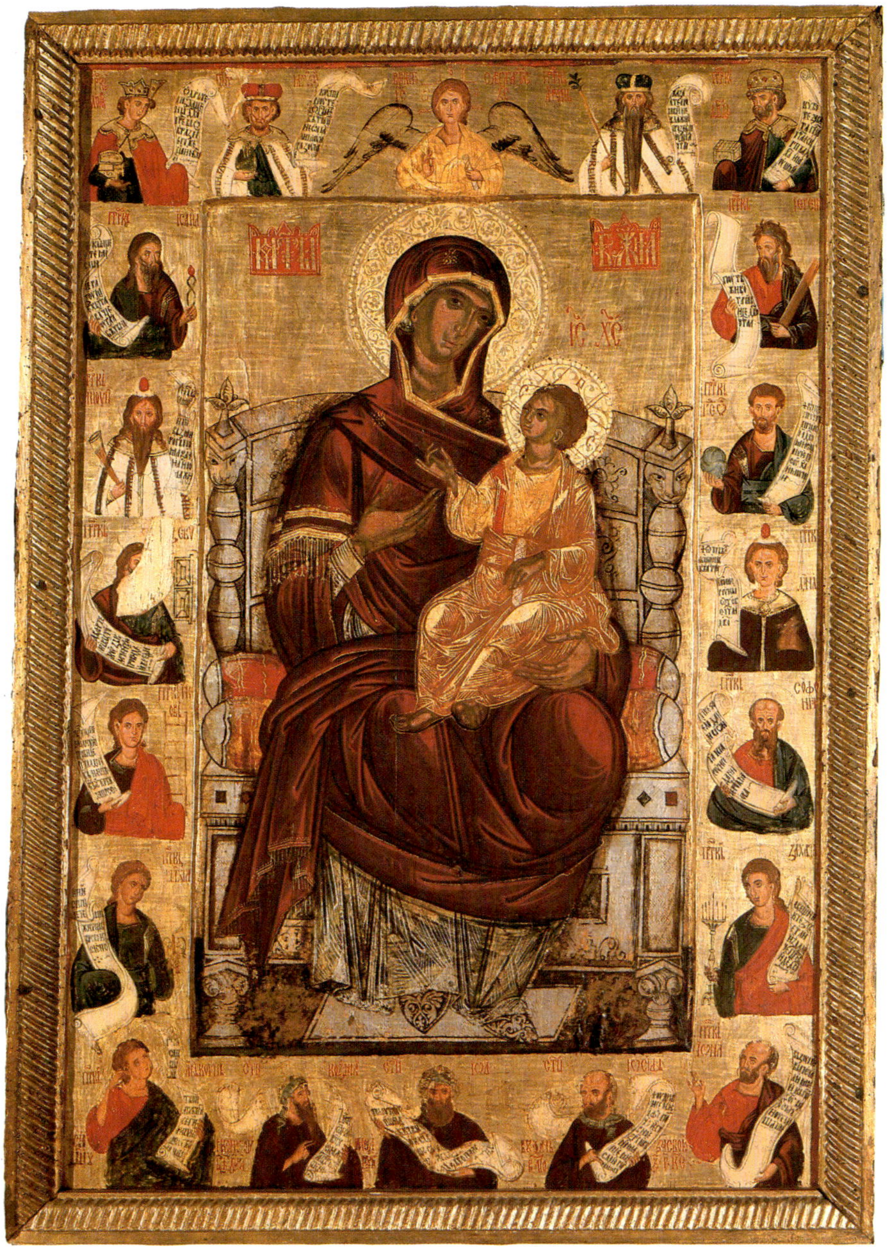

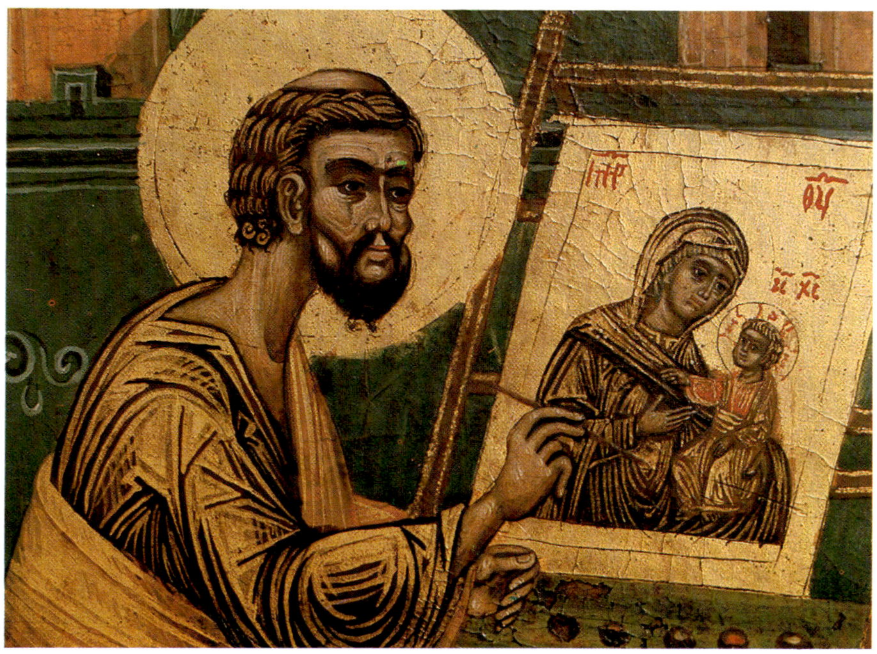

Links oben: Georg Mitrofanocić, in Serbien arbeitender Mönch des Klosters Chilandari: *Thronende Madonna mit Kind, Propheten und Hymnenschreibern.* 133 x 93 cm; 1616—1617. — Kloster Morača, Montenegro, Ikonostase.

Links unten: Unbekannter serbischer Maler: Hl. Lukas und Szenen seiner Vita. Ausschnitt: *Lukas malt die Ikone der Madonna mit Kind.* Tempera auf Holz, Gesamtmaße 88,5 x 73 cm; 1672—1673. — Kloster Morača, Montenegro (vgl. Bild auf dem Schutzumschlag).

Rechts: Maler Kozma: *Die serbischen Heiligen Sava und Simeon Nemanja mit Szenen aus dem Leben des hl. Sava.* Tempera auf Holz, 1645. — Kloster Morača, Montenegro.

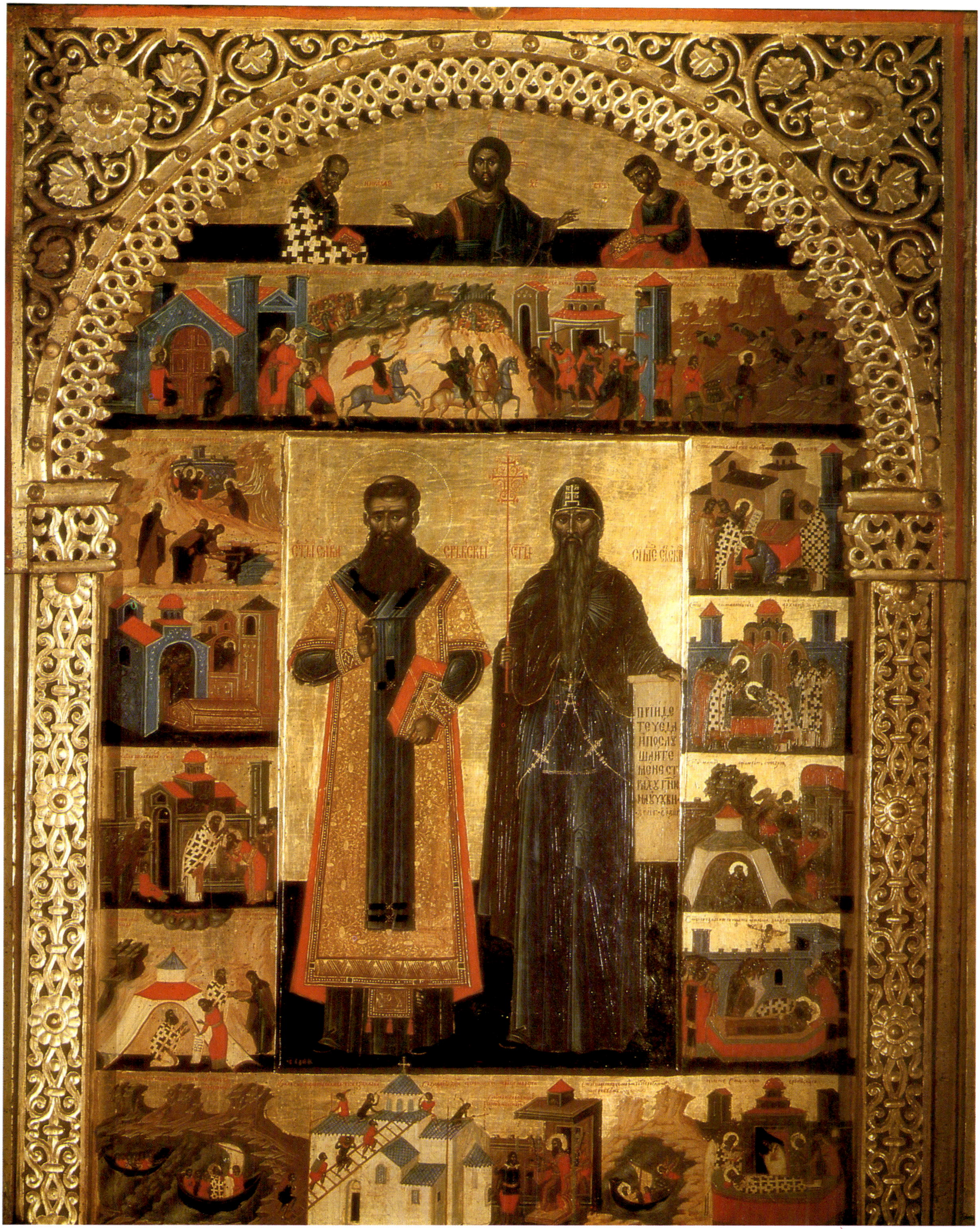

DIE IKONEN DER WALACHEI UND DER MOLDAU-PROVINZ

VON TEODORA VOINESCU

Die Geburt der nachbyzantinischen Kunst könnte auf ein bedeutendes historisches Ereignis zurückgeführt werden, nämlich den Fall Konstantinopels im Jahre 1453. Diese Kunst erwuchs vor einem historischen und kulturellen Hintergrund, der den vollen Glanz des byzantinischen Erbes bewahrt hatte, und enthält die gesamte Entwicklung künstlerischer Erfahrung im Südosten Europas. Außerdem ist die Ikonenmalerei des 15. bis 17. Jahrhunderts in den rumänischen Ländern ein besonders aktuelles Thema. Byzantinisten und Kunsthistoriker sind in zunehmendem Maße daran interessiert, ihren Wirkungsbereich zu erfassen und sogar zu erweitern, indem sie andere, der gleichen Vorstellungswelt entstammende künstlerische Ausdrucksmittel einbeziehen, die bisher falsch eingeschätzt wurden. Außerdem versuchen sie, die Gemeinsamkeit ihrer kulturellen und künstlerischen Tradition mit dem großen Bereich der byzantinischen und nachbyzantinischen Kultur zu erhellen. Betrachtet man die Faktoren, welche das kulturell-künstlerische Leben nach diesem dramatischen historischen Ereignis gefördert oder gehemmt haben, so entdeckt man eine Anzahl von Gemeinsamkeiten, Unterschieden, Besonderheiten, die durch gewisse, den politischen Einheiten Osteuropas eigene Zusammenhänge bedingt sind. Es ist durchaus kein Zufall, daß die Folgen des Falls von Konstantinopel von jenen in die Diskussion gebracht werden, die Kenntnis eines Datums mit der Kenntnis eines Ereignisses gleichsetzen und diesen Zeitpunkt als das Ende einer Kultur ansehen, die man noch kürzlich für folgenlos erstorben hielt. Heute legt man großen Wert auf die Bedeutung des Weiterlebens dieser Kultur in der Periode, die der letzten Entwicklungsphase der palaiologischen Kunst unmittelbar folgte. Der Historiker Nicolae Iorga bemerkte scharfsinnig, daß „auf diese Art viele neue Dinge an die Oberfläche kommen, aber tief unten ist es die byzantinische Kontinuität, die überlebt".

Das Fehlen einer zusammenfassenden Arbeit über nachbyzantinische Kunst als Folge einer zu geringen und ungleichmäßigen Forschungsarbeit wird durch eine Fülle erstklassiger Beiträge über Teilgebiete der verschiedenen nachbyzantinischen Kunstgattungen ausgeglichen. Solchen Studien verdanken wir unsere heutigen Kenntnisse über die Ikonenmalerei in der rumänischen Kunst.

Das Interesse, das Liebhaber und Spezialisten für die rumänischen Ikonen zeigen, hängt mit dem in den letzten Jahrzehnten erwachten allgemeinen Interesse für byzantinische und nachbyzantinische Ikonen des nordöstlichen und östlichen Europa zusammen. Und dieses Interesse ist um so mehr gerechtfertigt, als es nicht nur die Berührungspunkte von nach Kraft und Tiefe unterschiedlichen Kulturzonen untersuchen will, sondern auch Unterscheidungsmerkmale, originelle Züge und die Entwicklung des Geistes der Synthese, der die nachbyzantinische Kunst Rumäniens kennzeichnet. Byzanz, das im kulturellen Wurzelboden der Donauländer immer gegenwärtig blieb, bildete die Grundlage, auf der sich die Kunst der rumänischen Länder entwickelte, die sich von Anfang an durch Originalität und ihren Sinn für Interpretation, Übernahme und Synthese auszeichnete. Im Verlauf der nachbyzantinischen rumänischen Ikonenmalerei werden zwei Zielrichtungen wirksam: einerseits die Verarbeitung des allen orthodoxen Balkanländern dieser Zeit gemeinsamen künstlerischen Formenschatzes, was Nicolae Iorga treffend „Byzanz nach Byzanz" nennt; dann gibt es die Tendenz, über die stilistische Vielfalt, die übernommen wurde, hinaus das Originale und Besondere zu unterstreichen.

Die als Kunstwerke hochgeschätzten Ikonen hatten während des rumänischen Mittelalters das Verlangen der Menschen nach Schönheit erfüllt und mit ihrer Pracht den Reichtum der Kultstätten erhöht. Sie fanden ihren Weg in herrschaftliche Häuser und bekamen zwischen kunstvollem Mobiliar, Silber und Teppichen einen Ehrenplatz. Sie verschönerten Bürgerhäuser und Bauernhütten. Die nachbyzantinische Malerei, welche die geistige Welt einer bestimmten mittelalterlichen Epoche widerspiegelt, entwickelte in der Ikone ein wertvolles Medium, die Mentalität eben dieser Welt auszudrücken. So werden die Ikonen zu einem kräftigen, bedeutungsvollen Abglanz historischen, sozialen und kulturellen Lebens. Ihr Ursprung und ihre Entwicklung sind in einer Reihe von Faktoren zu suchen, die in der Zeit nach dem Fall Konstantinopels ein der Entwicklung kulturellen Lebens in byzantinischer Tradition günstiges Klima schufen. Einer dieser Faktoren ist die spätere Entstehung unabhängiger rumänischer Feudalfürstentümer. Das beweist die Mäzenatenrolle der regierenden Fürsten der Walachei von der Zeit von Neagoe Basarab (16. Jahrh.) bis Constantin Brîncoveanu (spätes 17., frühes 18. Jahrh.), in der Werke von hohem künstlerischem Wert entstanden. Von überragender Bedeutung für die Blüte der Kunst war aber die anhaltende, innere und äußere Unabhängigkeit der Fürstentümer, eine Stellung, die das rumänische Volk sich zu bewahren suchte, indem es sich auf harten politischen Widerstand einrichtete. So konnte die Kunst in der Walachei und im Moldaugebiet sich frei entwickeln und eigenständig werden.

Es erhebt sich die Frage, in welchem Maße die Ikonen mit ihrer künstlerischen Qualität und ihrer Verwandtschaft zu alten, byzantinischen Prototypen – Wandgemälde, Buchillustrationen, Stickerei – heute ein schlüssiges Bild des schöpferischen Vorgangs bieten können, der durch die besonderen historischen Bedingungen der rumänischen Länder nach dem Fall Konstantinopels gegeben war; und weiter, welches sind die stilistischen Merkmale, die sie jenen Lebensäußerungen zuordnen, die noch bis in sehr späte Zeit (Ende des 18. Jahrh.) traditionelle byzantinische Formen bewahrten? Um diese Frage richtig beantworten zu können, muß man das Konzept der rumänischen Ikone definieren und ihren Ort in der Gesamtheit der nachbyzantinischen Kunst und Kultur bestimmen.

Obwohl es viele Belege für die Kontinuität und die stufenweise Entwicklung der Ikonenmalerei in der Walachei und im Moldauraum gibt und auch bei örtlich begrenzten Untersuchungen schon eine Vielfalt an Material zur Verfügung stände, beschränken wir uns hier auf die schönsten Arbeiten, die sowohl Lokalkolorit haben als auch künstlerisch vollendet sind.

* * *

Der Ikonenschatz Rumäniens geht auf das Ende des 15. und die ersten Jahrzehnte des 16. Jahrhunderts zurück. Das bedeutet aber nicht, es habe die Ikonenmalerei nur in der Zeitspanne gegeben, in der einheimische und fremde Künstler in voller Übereinstimmung ihrer Weltschau und unter besonders günstigen Umweltbedingungen befähigt wurden, den Geist der Zeit in die tradierte Sprache der palaiologischen Kunst zu übersetzen. Die Geburt der Ikone in den Ländern Walachei und Moldau kann viel weiter zurückverfolgt werden. Ikonen waren keine plötzlich auftretende Einzelerscheinung. Sie entwickelten sich zugleich mit der mittelalterlichen Malerei, etwa den Wandbildern. Sie gehörten schon zur Entstehungszeit der unabhängigen rumänischen Fürstentümer vom 14. bis 15. Jahrhundert zum kulturellen und künstlerischen Gesamtbild und trugen die vertrauten Züge der Kunst Konstantinopels. Die bereits vorhandenen Traditionen erklären die Entwicklung der nachbyzantinischen Kunst und ihre Verwandtschaft mit Formen und Prototypen der palaiologischen Kunst. Das Ansehen, dessen sich Kunst und Kultur Konstantinopels trotz politischen und wirtschaftlichen Verfalls des Reiches in der orthodoxen Welt erfreute, machte den jungen Staat nördlich der Donau für diese Kultur empfänglich. Er lernte sie entweder durch unmittelbare Kontakte oder durch die Vermittlung der slawischen Balkanländer kennen. Letztere, Serbien zum Beispiel, hatten die Formen der palaiologischen Kunst zu einem früheren Zeitpunkt übernommen. Ihre große Blüte im 13. Jahrhundert führte zu einer weiten Verbreitung ihrer künstlerischen und kulturellen Errungenschaften. Deshalb können wir im ganzen 14. und der ersten Hälfte des 15. Jahrhunderts zunehmend enge Beziehungen zwischen den rumänischen Ländern, Byzanz und den Balkanstaaten feststellen. Man braucht sich nur an ältere Werke auf dem Gebiet der künftigen Feudalstaaten zu erinnern, die aus byzantinischem Geist und Formgefühl entstanden und Arbeiten nach sich zogen, die tief im voll entwickelten Formenschatz Konstantinopels verwurzelt waren, und in dem ersten, großartigen Gemälde zum Ausdruck kommen: in der Kirche der bessarabischen Woiwoden der Walachei in Curtea de Argeş (14. Jahrh., vielleicht auch früher, wie die eben anlaufende Forschung zu beweisen sucht). Das Moldaugebiet verzeichnete in der Zeit Alexanders des Guten (erste Hälfte des 15. Jahrh.) einen starken Umlauf ornamentaler Kunstgegenstände, byzantinischer Manuskripte und Ikonen, die entweder als Auftragsarbeiten entstanden oder Geschenke der Herrscher des Reiches waren. Kein Wunder also, daß einige der Maler, die offizielle Aufträge bekamen und vom 14. bis zum 15. Jahrhundert verschiedene Klöster, wie Cozia in der Walachei, oder die ersten fürstlichen Kirchen in der Moldau-Provinz dekorierten, auch Ikonen malten, wenigstens soweit sie für den Gottesdienst gebraucht wurden. Dadurch erhöhte sich die bescheidene Zahl der Ikonen, die durch missionierende Mönche in die Fürstentümer gelangt waren.

Eine besondere, sogar grundlegende Rolle spielte bei Entstehung und Entwicklung der nachbyzantinischen Ikonen in den Ländern Walachei und Moldau die altgewohnte Aufnahmebereitschaft für eine Typologie nach Vorbildern, eine Praxis, die noch in vormoderner Zeit üblich war, wie die große Zahl der Modell-Notizbücher besonders für das 18. Jahrhundert belegt. Im übrigen förderte die Beweglichkeit der Ikonen ihre Verbreitung in verschiedenen Ländern, so wurden sie zu Vorbildern der einheitlichen stilistischen Durchformung, die alle Ikonenmalerei gemeinsam hat.

Dieser Tatsache verdanken wir die Ikonengruppe des frühen 16. Jahrhunderts aus den Gebieten Walachei und Moldau von wahrhaft künstlerischem Wert. In der Regel handelt es sich um große Altar-Ikonen, die sich auf die frühe byzantinische und die Ikonographie der Schule von Ochrid im 13. Jahrhundert stützen. Sie zeigen die Madonna Hodegetria, den Erlöserchristus und den hl. Nikolaus (Büste) im Kreis von Heiligen. Ihre Monumentalität spiegelt die zeitgenössische Wandmalerei. Die mit sparsamen Mitteln recht kalligraphisch gezeichneten Figuren zeigen eine gewisse Starre. Ihre dunklen oder hellen Flächen heben sich gegen einen Hintergrund aus Blautönen ab, der mit Gold abgestimmt ist. Der verlängerte Umriß der Hand mit dünnen, steifen Fingern zeigt eine Neigung zum Manierismus.

Interessant für die Bearbeitung des Themas sind die Ikonen der Madonna Hodegetria (S.385) und des Christus Pantokrator, beide aus dem Kloster Bistritz (Vîlcea) und 1513 datiert. Die Ikone der Madonna, die sich typologisch auf ältere Vorbilder stützt, wurde im Auftrag von Pater Damaschin, dem Superior des Klosters Govora (Bezirk Vîlcea), in der ersten Hälfte des 15. Jahrhunderts (um 1530) ausgeführt, zusammen mit einer Anzahl von Altar-Ikonen, die in einer Einsiedelei dieses Bezirks gefunden wurden, aber schlecht erhalten sind.

Stilistisch verwandt ist die moldauische Ikone des hl. Nikolaus aus dem 15. Jahrhundert. Wahrscheinlich gehörte sie der Bogdăneşti-Kirche in der Nähe des Rîşca-Klosters und kam von dort zum Kloster Văratec, wo sie jetzt noch ist. Dieselbe typologische Beziehung zu byzantinischen Vorbildern erkennt man deutlich in der Madonnen-Ikone des Klosters Pîngăraţi (S.383), die sich heute im Kunstmuseum der Sozialistischen Republik Rumänien befindet. Anders als die walachischen Ikonenmaler (und die Madonnen-Ikone des Klosters Văratec, Bezirk Neamţ) verfügten die Maler des Moldauraums über größere typologische Vielfalt, malten in wärmeren Farben mit Abtönungen von Braun und Dunkelrot und einer Vorliebe für Gold.

Gleichzeitig mit den obigen Arbeiten, aber von gänzlich anderer künstlerischer Auffassung ist eine kleine Tafel, die vom Sarg mit den Reliquien des hl. Johannes des Neuen stammen soll und im 15. Jahrhundert von Moncastro nach Suceava gebracht wurde, ein Ereignis, das in der mittelalterlichen Malerei des Moldaugebiets eine beständige Ikonographie begründete. Diese in östlichem und westlichem Gewand auftretenden Ikonen sind Belege für einen anderen Typ und ein anderes künstlerisches Klima in der Provinz Moldau. Die Szene „Johannes wird vor den Bischof gebracht" (S.384) ist in erlesenen, malerischen Bildern dargestellt. Die Hauptgruppe steht in tiefem Rot und cremefarbigem Weiß vor einem gedämpften, dunkelbraunen Hintergrund. Es ist ein einzigartiges Beispiel erzählender Malerei, dessen Entsprechung sich in den meisterhaft bearbeiteten vergoldeten Silberplatten findet, die den Sarg, der immer noch die Reliquien des legendären Märtyrers birgt, einrahmen.

Um die Wende des 16. Jahrhunderts zeigte die moldauische und walachische Ikonenmalerei eigenwillige Züge, wie man in der Ikonengruppe der fürstlichen Kirche von Curtea de Argeş (aus der Zeit des Woiwoden Neagoe Basarab) und des Klosters Humor erkennt, die aus der Zeit des Woiwoden Petru Rareş und seiner Nachfolger stammt. Die moldauische Serie ist zur gleichen Zeit wie die weltberühmten Malereien an Außenwänden entstanden, die von unvergleichlichem Können zeugen. In dem fruchtbaren kulturellen und künstlerischen Klima der Walachei schufen bekannte Meister wie Dobromir und seine Mitarbeiter Bemerkenswertes (in den Klöstern Dealu, Argeş, Tismana und Snagov, S.386/387).

Diese Epoche des Überschäumens wurde von der ungewöhnlichen Persönlichkeit des Neagoe Basarab bestimmt, eines Mannes, der mit den künstlerischen Strömungen seiner Zeit vertraut war. Seine Berufung als orthodoxer Schutzherr der Künste und großer Stifter religiöser Institutionen regte ihn dazu an, in der fast unüberschaubaren Vielfalt künstlerischer Schaffensmöglichkeiten ein möglichst breites Feld zu fördern, wodurch auch die Ikonenmalerei angeregt wurde. Schriftliche Quellen berichten von seinen Aufträgen und den Preisen, die er für aus Konstantinopel eingeführte Werke zahlte, die seine neugegründete Kirche in Curtea de Argeş zierten. Außerdem wurden Ikonen in der Werkstatt des Fürsten von einheimischen Malern produziert. Die wenigen Exemplare dieser Kategorie übertreffen qualitativ alles bis zu dieser Zeit Geschaffene. Sie entfalten große thematische Verschiedenheit und betonen eher die Unterschiede als das Gemeinsame. Sie alle basieren auf der authentischen, traditionellen Kunst; ihre Verschiedenheit entspringt einem weltoffenen Zeitgeist, der den Künstlern die Möglichkeit bot, ihr Talent zu entfalten und ihre Themen auf eigene, originale Art zu bearbeiten.

Wie in den Fresken behandelten die Künstler auch in den Ikonen byzantinische und nachbyzantinische Urtypen, die denen wandernder kretischer Maler, die durch die Walachei gereist waren, sehr ähnelten. Aber jetzt wurden die Darstellungen einem feudalen Geschmack und fürstlichen Wünschen angepaßt. Eine gewisse Zusammenarbeit zwischen Herrenschicht und Künstlern war auch in anderen Kunstzweigen üblich. So führten zum Beispiel die „sächsischen" Silberschmiede Transsilvaniens Kultobjekte und Gebrauchsgegenstände für den fürstlichen Hof aus.

Es ist sehr wahrscheinlich, daß die zehn großen Ikonen, die ursprünglich den Raum zwischen den Säulen des Pronaos (Vorhalle) in der Bischofskirche von Curtea de Argeş einnahmen, aus denselben Ateliers stammten. Sie sind beidseitig bemalt. In das Innere der Kirche blicken Gestalten heiliger Anachoreten, während berittene heilige Krieger in den Pronaos blicken und die Ungläubigen zerschmettern. Von dieser

Gruppe sind nur die Ikonen des den Drachen tötenden hl. Georg und der Heiligen Alexis, Barlaam und Joasaf erhalten. Außer ihrem kultischen Inhalt verkündeten die Ikonen auch eine politische Botschaft, denn es war ja der Fürst, der die Anordnung in der Kirche geplant und befohlen und so ein einzigartiges Werk geschaffen hatte. Die Eleganz und Präzision der Zeichnung, die freie Gestaltung der Figuren und die brillante Palette reihen dieses Ensemble unter die besten Werke des frühen 16. Jahrhunderts ein.

Beziehungen zur Wandmalerei hat auch die Ikone der Beweinung Christi, ein altes Thema, das jedoch in der Ikonenmalerei selten ist. Man begegnet ihm häufiger in der Ikonographie von Epitaphen, deren Komposition mit der Ikone von Argeş einiges gemeinsam hat. Der Künstler vertiefte das emotionelle Pathos der Szene durch würdig-ernste Figuren.

Die im Jahre 1512 gemalte Ikone des hl. Nikolaus (S. 389) zeigt einen weißhaarigen, vollbärtigen Mann mit vorspringenden Stirn- und Backenknochen. Seine priesterliche, frontale Stellung gemahnt an eine alte, traditionelle Typologie. Sein archaisches Gewand und das mit schwarzen Kreuzen verzierte Omophorion, das sich hell vom Hintergrund des rötlichen Gewandes abhebt, entspricht dem Priester in den Altarfriesen der Kirchen, die den Melismos illustrieren, eine Tatsache, die Gemeinsamkeiten zwischen Ikonen und Wandmalerei unterstreicht. Diese Ähnlichkeit wird auch in anderen Fällen sichtbar, wie in der Ikone der Heiligen Markus und Matthäus, deren Typologie und Ausarbeitung zu Christus im Kreis der Apostel (Detail S. 388) überleitet, einer Szene aus dem Letzten Abendmahl des Freskos der Tîrgşor-Kirche, wahrscheinlich aus dem 16. Jahrhundert. Sein Eindruck von Tiefe, die Einfachheit und Nüchternheit des Aufbaus, die fast monochrome Farbgebung verleihen diesem Gemälde die spezifische Monumentalität der Wandmalerei des 16. Jahrhunderts, die trotz des kleinen Formats auch in den Ikonen dieser Zeit eingefangen ist.

Die Ikonenmaler erprobten dadurch ikonographische und stilistische Neuerungen, daß sie Themen aus anderen Kunstgattungen und Schulen bearbeiteten. Auf diese Art konnten ihre Arbeiten besser den Ansprüchen ihrer fürstlichen Wohltäter und der allgemeinen Tendenz der Zeit genügen, indem sie so malten, daß sich das Bild der Feudalgesellschaft in den Gemälden spiegelte. Besonders wichtig für diese neue Richtung war die Kreuzabnahme mit der Einfügung der Stifterin Despina, die ihren toten Sohn Theodosius im Arm hält (S. 390/391). Die Künstler zogen eine feinsinnige Parallele zwischen den Schicksalen, um den gemeinsamen Kummer der beiden Mütter auszudrücken. Das Werk ist offensichtlich von westlicher Kunst beeinflußt. Das ist die Folge der Übernahme westlicher Formen und Typen, die entweder auf direktem Weg aus Dalmatien kamen oder durch wandernde Maler, die mit der Typologie der späten Gotik vertraut waren, eingeführt wurden. Offenbar war den Ikonenmalern der fürstlichen Werkstätten die künstlerische Auffassung der transsilvanischen Maler bekannt, vor allem die der Nachfolger des Veit Stoß, von denen sich einer in Braşov niedergelassen hatte. Aus den Quellen wissen wir, daß er durch Aufträge und Besuche mit dem Fürstenhof der Walachei in Verbindung stand.

Dasselbe gilt für die Ikonen Johannes' des Täufers und der Madonna von Domeşti, beide zur Gruppe der Trauer-Ikonen gehörig, die in dieser Zeit gemalt wurden. Die „Kreuzabnahme mit Stiftern" findet eine Entsprechung in einigen zeitgenössischen Trauer-Epitaphen Mitteleuropas.

Die Ikone der Heiligen Simeon und Sava (S. 392), ein beliebtes Thema der serbischen Ikonographie, erhielt Neagoe Basarab von den Blutsverwandten seiner Gattin im befreundeten Nachbarland. Es ist die am besten gelungene Ikone dieser Gruppe. Die Figuren sind ruhig, hieratisch, asketisch und lassen sich bis zu den Einsiedler-Figuren im Pronaos des Klosters von Cozia zurückverfolgen. Das freiere und ausdrucksvollere Farbschema mit Olivgrün, Schwarz und Dunkelbraun in den breit angelegten Kleiderfalten spricht für die Feinfühligkeit der Maler.

Die Hereinnahme zeitgenössischer Porträts, die stets Fürst Neagoe und seine Familie in prächtigen Festgewändern darstellen, verleiht diesen königlichen Werken einen dokumentarischen Wert und verrät in Wand- und Ikonenmalerei eine Vorliebe für Gruppenporträts.

Auch als die Malerei im 16. Jahrhundert Neuland eroberte, behielten die Ikonen weiter ihren Ehrenplatz, vermochten aber in der zweiten Hälfte dieses Jahrhunderts nicht die Kunst der Meister von Argeş zu übertreffen.

Bedeutend sind die Ikonen in der Kirche des Klosters Humor in der Provinz Moldau. Sie können uns heute den Standard und die Strömungen der Ikonenmalerei in dem Augenblick verdeutlichen, in dem in der Wandmalerei ein sehr origineller Stil zum Durchbruch kam. Die Ikonen von Humor (S. 394/395) zeigen eine leichte Neigung zum Dekorativen, die vor der ersten Hälfte des 16. Jahrhunderts für die Holzschnitzkunst typisch war; ihre Figuren stehen vor einem gepunzten und reichlich vergoldeten Hintergrund aus Blatt- und Blütenornamenten.

Sie haben gewisse Ähnlichkeiten mit den aus vergoldetem Silberblech gehämmerten Werken im Byzanz des 12. und 13. Jahrhunderts. Der reich gemusterte, an Brokat gemahnende Hintergrund ist in der Punz-Technik spätgotischer Altäre Transsilvaniens gearbeitet. Aus Rosetten und geometrischen Figuren bestehende Flechtornamente in Flachrelief rahmen die bemalte Fläche ein und verstärken den ornamentalen Eindruck der Ikonen. Die in der überlieferten Technik gezeichneten Gesichter gewinnen zunehmend einen weniger strengen, menschlicheren Ausdruck. Eine erzählerische Tendenz bringt Szenen aus dem täglichen Leben ins Bild, zum Beispiel aus der Vita von Heiligen, welche jetzt die Büsten oder Ganzfiguren von Propheten und Aposteln in der Ikone des Erzengels Michael ersetzen.

Die Kombination von Malerei mit Holzschnitzerei oder Stuck-Ornamentierung, ein besonderes Kennzeichen der Moldau-Ikonen, findet man im ganzen 16. und 17. Jahrhundert. Sie hat gemeinsame Motive mit verschiedenen anderen Kunstgattungen und ist ein Beleg für die stilistische Einheit der moldauischen Kunst zur Zeit ihrer größten Blüte. Repräsentativ für diese Zeit sind die gravierten Ergänzungen der kriegerischen Heiligen in Sucevitza, die Madonna mit Kind, die im

Mittelfeld Figuren von Heiligen hat (Kloster Bistritz) und die Ikone der hl. Paraskeva von Därmăneşti (Bezirk Băcau).

Für das späte 16. Jahrhundert ist in der moldauischen Ikonographie eine große Mannigfaltigkeit belegt, was hauptsächlich der Erhaltung holzgeschnitzter Ikonostasen zu danken ist. Die Ikonen mit Darstellungen der großen Feste wurden zahlreicher, da sie den Künstlern die Freiheit boten, durch eine Verkleinerung des Maßstabs umfänglichere Kompositionen zu gestalten. In der „Verklärung" (S.396) zum Beispiel bedienten sich die Künstler mutig der Verkürzung, um den Sturz der Apostel im Vordergrund darstellen und so dessen genaue Beschreibung besonders eindringlich machen zu können. Eine glänzende Palette mit warmen Tönen von tiefem Rot bis zu sanftem Braun betont die Kontraste und erhöht die Wirkung dieser Ikone.

In der „Verkündigung" auf den Türen der Ikonostase von Cîrligi ist die Monumentalität der Figuren, die mit großen stuckverzierten Heiligenscheinen sich gegen die Architektur des Hintergrundes abheben, durchaus gewahrt. Die Komposition bildet in ihren abgestimmten Farben und der Goldlinierung von Falten und Kleiderschmuck eine vollkommene Einheit mit der durch die vertikale Leiste der Falttüre geteilten bogenförmigen Holztafel.

Von kleinerem Ausmaß, aber trotzdem der Wandmalerei ähnlich ist die Pieta des Klosters Bistritz (Bezirk Neamţ). Dem Künstler gelang es, in dieser bewegenden Szene auch die tiefe Beziehung zwischen der trauernden Mutter und dem ergebenen Ausdruck ihres leidenden Sohnes zu schildern. Das Bild ist schlicht, frei von Effekthascherei. Die düsteren, aber feinen Brauntöne sind mit großer Sorgfalt abgestuft. Das Werk verrät großes Können und eine Auffassung, die an kretische Ikonographie erinnert.

Es gibt in den Sammlungen von Klöstern wie Putna, Vatra Moldovitzei und Sucevitza noch viele Ikonen, die das allgemeine Bild der Malerei des 16. Jahrhunderts abrunden können. Aber dieser Überblick der rumänischen Ikonen des 16. Jahrhunderts wäre unvollständig, wenn er nicht auch die Werke der transsilvanischen Rumänen erwähnte. Zu den Hauptwerken gehören die Triptychen der Klöster Agîrbiciu und Bica (Bezirk Cluj), deren Qualität einen Vergleich mit den drei Provinzen des rumänischen Kernlandes aushält (S.393). Die transsilvanische Ikone bringt dieselben traditionellen Typen, aber in lebhafteren und packenderen Farbharmonien. Die Kompositionen sind umfangreicher und besser mit Figuren besetzt. Einige Ikonen verraten den Zusammenhang dieser Malerei mit den Moldau-Ikonen, aber durch den Kontakt mit der Kunst der Mitbevölkerung sind auch westliche Einflüsse erkennbar.

Die Ikonenmalerei des 17. Jahrhunderts tritt wie die rumänische Kunst im allgemeinen in eine neue Phase ein, die von historischen, sozialen und kulturellen Faktoren bestimmt und nach verschiedenen künstlerischen Idealen ausgerichtet ist. Die Moldau-Ikonen weisen größere stilistische Unterschiede auf als Folge der nachbarlichen Einflüsse aus Polen, der Slowakai und besonders aus Rußland, von wo der Woiwode Vasile Lupu Maler für seine Kirche Trei Ierarhi beorderte. Als die Ikonostase zu einer hohen Wand mit Bilderfriesen anwuchs, entwickelte sich eine neue Art großformatiger Tympanon-Ikonen.

Von stark eigenständigem Charakter und offensichtlich mit Volkskunst infiziert sind die Ikonen der in dieser Zeit besonders aktiven örtlichen Werkstätten, die sich um alte klösterliche Zentren wie Neamţ und Bistritz gebildet hatten. Obwohl deren Arbeiten einen gewissen rustikalen Anstrich haben, sind sie sehr ausdrucksstark und stammen von im Moldaugebiet ausgebildeten Malern. Aus dieser Schule stammt die „Erhebung des Heiligen Kreuzes" (S.397) und „Georg, den Drachen tötend", und zwar aus einer Werkstätte im Tal der Bistritz.

Die „Erhebung des Heiligen Kreuzes" (S.397), Schöpfung eines einheimischen Künstlers mit Namen Grigorie, zeigt uns, wie beliebt bei den Malern Szenen aus der byzantinischen Geschichte waren, die auch in der Wandmalerei vorkamen und in der moldauischen Kunst mit Zyklen wie der Belagerung Konstantinopels ihren Höhepunkt erreichten. Typologie und Gewänder der Heiligen in der Ikone des Grigorie erinnern an solche Werke. Das würde auch die besondere Wertschätzung erklären, deren sich die Darstellung Konstantins und Helenas unter Fürst Konstantin Brîncoveanu, dessen Schutzpatrone sie waren, erfreute.

Die Ikone des hl. Georg ist im gleichen Geiste gemalt. Ihre Unmittelbarkeit schafft eine traumhafte Atmosphäre. Ihr Stil entspricht der volkstümlichen Literatur, die in den Provinzen Moldau und Walachei verbreitet war. Auch sie beruht auf der sehr alten Typologie des thrakischen Reiters, bis zu dem man die Entwicklung dieses Themas zurückverfolgen kann.

Die Zahl der moldauischen Ikonenmaler nahm ständig zu. Einige von ihnen, wie Ion, Sofronie und Grigorie aus Bierileşti, hatten sich selbst in der lokalen künstlerischen Umgebung ausgebildet und wählten die Malerei des 15. und 16. Jahrhunderts zum Vorbild. Ihre Kunst hat enge Beziehungen zu dem Modell, das zwar die traditionelle Typologie byzantinischer Herkunft wahrt, es aber auf eine persönlichere und freiere Art behandelt. Diese Tatsache führte zum allmählichen Verlust des transzendentalen Charakters der alten Vorbilder zugunsten der Lokalfarbe, des Erzählerischen und des Malerischen. Unter obigen drei Malern scheint Grigorie von Bierileşti am stärksten der Tradition verhaftet. Seine Ikonen der Theodorkirche in Iaşi (S.401) beweisen, daß er von künstlerisch interessierten Kreisen geschätzt war. Seine Kompositionen finden auch ein Echo in den Werken des bekannten walachischen Malers Pîrvul Mutu, der seine Technik im Moldaugebiet verbessert hatte. Gestalten wie die hl. Marina in Mutus Wandmalerei und Grigories hl. Theodor in der Patronatsikone der Kirche von Iaşi sind ursprünglich Themen moldauischer Wandmalerei. So wiederholt die Theodor-Ikone die Haltung der Heiligen in den Darstellungen der Kirchen von Hîrlău und Dorohoi und der Kirche des hl. Demetrius in Suceava. Aber unabhängig von den Vorbildern, die ihn angeregt hatten, entging Grigorie nicht einem gewissen Manierismus, der für den Barock typisch ist und der späten moldauischen Malerei anhaftet. Das wird in der Ikone des hl. Theodor besonders deutlich.

Spätere Schöpfungen waren zunehmend von ausländischen Meistern, besonders Russen, Polen und Griechen, beeinflußt und sind für die mit westlichen Elementen durchsetzte Kunst typisch. Im Moldaugebiet führte die verstärkte Aufnahme traditionsfremder Elemente zu einer wachsenden Verwestlichung und schließlich zum Ende dieser Kunstgattung.

In der Walachei des 17. Jahrhunderts gaben die Herrschaften des Matei Basarab und des Konstantin Brîncoveanu neue kulturelle Impulse. Diese Jahre waren reich an nachbyzantinischen Ikonen von bemerkenswert eigenständigem Charakter. Die Ikonen dieser Zeit belegen den langen Weg, den die traditionellen byzantinischen Formen bis zu dieser Spätzeit zurückgelegt hatten, und zeigen die neue Synthese, die durch die Beziehungen zum Athos und der griechisch-kretischen Schule entstanden war, Einflüsse, die durch das Echo, das alles Griechische im Rumänien des späten 17. Jahrhunderts fand, verstärkt wurden. Dieser positive Einfluß erstreckte sich über zwei Perioden: die erste war die Herrschaft des Matei Basarab (1632—1654) und seiner Nachfolger bis zu den letzten Jahrzehnten des 17. Jahrhunderts; die zweite begann mit der Zeit des Serben Cantacuzino (1679—1688) und hielt an während der ganzen Zeit Brancovans, der Ende des 17. und Anfang des 18. Jahrhunderts malte, als die Walachei eine Epoche historischer und kultureller Ruhe erlebte, weil sich die osmanische Expansion auf Nachbarzonen konzentrierte. Die Walachei sah sich isoliert und weniger den Einflüssen der Nachbarländer ausgesetzt, die nicht in der Lage waren, ihr künstlerisches Erbe zu entwickeln und zu bereichern. Ikonenmalerei wurde eine einträgliche Tätigkeit dank der wachsenden Nachfrage einer neuen Kundenschicht, der erstarkenden ländlichen Bojaren. Die geringeren Ansprüche dieser Kundschaft förderten eine recht bescheidene und fast bodenständige Kunst, die trotzdem würdig und eindrucksvoll war. Die Ikonenmaler bildeten sich ihre Typologie nach berühmten Ikonen der Vergangenheit, zum Beispiel der Maria Hodegetria und der Maria Eleousa von Valea und Boda, oder sie transponierten Figuren aus der Wandmalerei zu Ikonenthemen, wie im Fall der Ikone des hl. Michael von Topolnitza oder der Deesis (S.398). Diese sogenannte archaistische Strömung, die in den literarischen Trends der Zeit eine Parallele fand, führte trotz des Weiterwirkens der überkommenen Regeln zu einer sehr persönlichen und gefälligen Kunst. Das glänzende, freundliche Farbschema mit den vorwiegend warmen Rottönen in Valea und die Glut in Gewand und Panzer des Erzengels Michael von Topolnitza sind für die nachbyzantinische Malerei in dem Augenblick bezeichnend, in dem sich auch die Architektur zu einem spezifisch walachischen Stil wandelt.

Es ist der Augenblick eines intensiven künstlerischen Austauschs mit der moldauischen Ikonenmalerei. Das Ergebnis war eine Anzahl walachischer Synthesen, die sich am besten in den Ikonen spiegeln, die Matei Basarab dem von ihm im Jahre 1640 gegründeten Kloster Arnota schenkte. Diese Ikonen sind das Werk des Malers Stroe aus Tîrgovişte. Sie alle haben wie die moldauischen einen üppig vergoldeten Hintergrund mit Blumenornamentik aus Stuck und vergoldete Aureolen in Stuckrelief mit Dekorationen, die den walachischen Prototyp noch übertreffen. Dasselbe Gleichgewicht erkennt man auch in den Ikonen anderer Maler dieser Zeit, zum Beispiel in denen, die der Metropolit Stefan für seine Stiftung Bălăneşti malen ließ, oder in den Ikonen der Dorfkirche Sîmbureşti (Bezirk Olt). Einige dieser Ikonen haben auch Andeutungen von Landschaft, zum Beispiel die Ikone der hl. Paraskeva von Bălăneşti (S.400), ähnlich den kleinen, sehr malerischen Bildern dieses Genre, deren Existenz das dieser Zeit eigene Streben nach westlicher Kultur verrät. Diese schüchternen Versuche entsprechen dem Verlangen nach Erneuerung durch Übernahme fremder Elemente. Aber solche Einzelfälle sind nicht von nachhaltiger Wirkung. Interessant ist auch das Wirken einiger ausländischer Meister, wie Mavros, der die Ikone des hl. Georg in Viforîta (1631) malte. Der Künstler fügte Elemente hinzu, die seiner eigenen Bildung und Betrachtungsweise entsprachen, und suchte sich den Publikumswünschen anzupassen, die immer mehr nach diesem Bildtyp verlangten.

Gegen Ende des 17. Jahrhunderts blühte die Ikonenmalerei unter einer anderen stilistischen Ausrichtung wieder auf. Aus historischen und kulturellen Gründen wendete sich die Wandmalerei der Welt der Athos-Klöster und ihrer Kunst zu. Die griechisch-kretischen Meister, denen diese Stätten zugänglich waren, brachten sowohl eine neue Typologie als auch westliche Einflüsse ins Land, allerdings durch das Filter Konstantinopels verändert. Die von einer wachsenden Zahl örtlicher Maler vorangetriebene rumänische Ikonenmalerei bewahrte traditionelle Elemente, entschied sich aber dem Geschmack einer dem Fortschritt zugeneigten Gesellschaft entsprechend für neue stilistische Ausdrucksmittel. Einen bedeutenden Beitrag leistete ein griechischer Maler namens Konstantin, der sich in der Walachei niedergelassen hatte. Er signierte seine Werke mit „Constantinos iconopsis“; nachdem er dann Oberhaupt des Malerzentrums von Hurezi geworden war, zeichnete er mit „Konstantin aus der Walachei“. Sehr häufig stellten ausländische Maler ihr Können in den Dienst reicher und einflußreicher Persönlichkeiten.

Nach der Ausbreitung des Osmanischen Reiches über den Balkan verließen viele Maler ihre Heimat und suchten neue Wirkstätten. Diese starke Bewegung führte zur Bildung neuer Kunstzentren in den rumänischen Städten und um die Klöster auf dem flachen Land.

Die letzte Phase der nachbyzantinischen Kunst wurde bestritten durch ausländische Ikonenmaler und rumänische Künstler, die im Land aufgewachsen und ausgebildet waren. Diesem Kreis verdanken wir die Ausgestaltung der Brancovan-Ikonostase, die ihrer großen Abmessungen wegen mit entsprechend großen Ikonen geschmückt wurde. Man arbeitete in zufälligen Gruppen oder organisierten Teams zusammen, auch familienweise, wenn sich das Können vom Vater auf den Sohn vererbt hatte. In ihren Ikonen und Wandgemälden paßten sich diese Männer den Zeitströmungen an. Aus ihren Reihen gingen in der ersten Hälfte des 17. Jahrhunderts Meister hervor wie Stoica aus Bradet, Stroe aus Tîrgovişte, Pîrvul Mutu, der Hofmaler der Familie Cantacuzino, und die Künstlergruppe des Klosters von Hurezi, aus der wir Ion, Andrei, Istratie, Ion den Priestermönch und viele andere kennen. Außerdem sollte man nicht die aus ländlicher und mönchischer Umgebung stammenden Maler des 18. Jahrhunderts vergessen, die im tradierten Brancovan-Stil reizvolle, malerische und volkstümliche Werke schufen.

Das Wirken des Malers Konstantin wurde erleichtert und besonders folgenreich, weil er bei seiner Ankunft in der Walachei eine Bewegung vorfand, die von Woiwoden und Bojaren geleitet wurde; diese glaubten, durch den Nachweis byzantinischer Herkunft könnten sie sich einen Platz in der Geschichte sichern. So hatten sie die Absicht, durch Errichtung großer religiöser Institutionen das Ansehen ihrer Familien zu erhöhen. Aber die Aufträge an fremde Maler allein konnten nicht mehr den Ansprüchen einer Zeit genügen, die eine rege Bautätigkeit als Bestätigung ihrer inneren und äußeren Autorität und ihrer Führerschaft in der orthodoxen Politik ansah. Unerläßlich war deshalb die Mitwirkung örtlicher Maler.

Was die Anpassung an neue künstlerische Anschauungen erleichterte, war die gemeinsame byzantinische Basis, die Konstantin trotz fremder Einflüsse aus Ost und West in Rumänien vorfand. Die Brancovan-Ikone entsprach mit ihren erhabenen, fürstlichen Gestalten dem Geist einer feudalen Zeit. Die gesamte künstlerische Entwicklung wurde von der Persönlichkeit des Fürsten Konstantin Brîncoveanu geprägt, dem Schutzpatron der Künste und Bewahrer alter Traditionen, der trotzdem für die aus wissenschaftlichen Kreisen stammenden Neuerungen aufgeschlossen war. Das alles begünstigte die Geburt eines Stils, der seinen Namen trägt und dessen Einfluß die Ikonenmalerei nicht entgehen konnte.

Ein wesentlicher Bestandteil des Brancovan-Phänomens, die zeitgenössische Ikone (z.B. in Hurezi), ist weder griechisch, wie einige aus den griechischen Inschriften schließen, noch ist es die Arbeit von Ausländern, die manchmal gräzisierte Namen hatten, was in der mönchischen Umgebung, der sie entstammten, üblich war. Die im künstlerischen Zentrum des Hurezi-Klosters, wo alle Arten von Künstlern zusammenarbeiteten, gepflegte Ikonenmalerei entwickelte Ausdrucksformen, die wie andere Brancovan-Schöpfungen nicht nur den Vorstellungen einer Person oder des Malers entsprachen, sondern die Anschauung einer ihrer Wünsche und Ziele bewußten Epoche wiedergaben.

Die Patronats-Ikone in der Kirche der Fürstin, die zu dem Ensemble gehört, das Konstantin und sein Mitarbeiter Ion im Jahre 1683 malten, stellt die Madonna beim Eintritt in die Kirche dar. Sie entspricht in ihren Dimensionen und im Stil der Genremalerei. Besonders auffällig sind die verlängerte, wohlgeformte Nase und die von einer dunklen, fast schwarzen Linie umgebenen Augen. Das olivfarbene Gesicht wird von Rot und leuchtenden Goldtönen kontrastiert, was der Weltauffassung der Umgebung des Künstlers entspricht. Dasselbe gilt für die Typologie der Ikonographie im Tympanon der Woiwodalkirche in Tîrgovişte und für einige Ikonen, die sich heute im Kloster Hurezi befinden.

In der Ikone der Madonna mit Kind (S.410) hat die Typologie der thronenden Madonna die traditionelle Form der Maria Hodegetria verdrängt. Der reichlich ornamentierte Thron wird zur Hauptsache, er verwandelt die Darstellung der Madonna und Christi in einen Formalismus. Die aufwendige Ornamentierung mit pflanzlichen Motiven in einer flächigen Pinselführung und die feinen Konturen in Tusche entsprechen der Vorliebe der Potentaten für das Pompöse. In anderen Werken, der Madonna mit Kind (S.402), der Deesis (S.403), den Ikonen der Heiligen Konstantin und Helena (S.407 u. 410), des hl. Prokopius von Hurezi (S.406), sehen die Figuren unter ihren schweren, lastenden Kronen menschlich aus. Aber die Gewänder aus Goldbrokat und der Hintergrund berichten von dem byzantinischen Pomp, der am Hofe des großen Woiwoden herrschte (S.408/409). Die aristokratische, betont erhabene Haltung in den Ikonen der Heiligen Konstantin und Helena von Hurezi verrät das Bemühen des Künstlers, durch etwas mehr als üppige Zutaten die Gleichheit des Brîncoveanu-Namensvetters, des ersten christlichen Kaisers, mit dem Porträt des Woiwoden auf Votivbildern zu betonen. Diese in Chroniken und der zeitgenössischen Literatur oft betonte Gleichheit bezeugt das große Ansehen, dessen sich Brîncoveanu erfreute.

Das Übermaß an schmückendem Beiwerk in den Brancovan-Ikonen (S.404, 405 u. 411) nimmt in dem Maße barocke Formen an, in dem die Gesichter der Madonnen stereotyp werden; wir sehen daraus, daß die späten Brancovan-Ikonen einem gewissen Manierismus erlagen.

Die Verbreitung der Ikonen in der nachbrancovanischen Periode nach 1700 hielt die byzantinische Tradition in dem ikonographischen Nebeneinander von verblassenden nachbyzantinischen Modellen und vordrängendem westlichem Einfluß lebendig. Das Bestehen dieses Phänomens bis zu Beginn des 19. Jahrhunderts versöhnt mit der im Vergleich zu den Nachbarländern ziemlich spät auftauchenden nachbyzantinischen Malerei in den Ländern Moldau und Walachei. Die im Verlauf des 18. Jahrhunderts von zahlreichen einheimischen Meistern produzierten Ikonen erreichten die abgelegensten Orte. Es ist eine Kunst, die ländliche und städtische Zentren in gleicher Weise anregte und ihren moralisierenden Gehalt auf die religiöse Literatur und die weitverbreiteten volkstümlichen Bücher ausstrahlte. Diese von einem feinsinnigen Künstlertum geschaffenen und auf kräftigem, ländlichem Nährboden gedeihenden Produktionen stehen am Ende der Entwicklung nachbyzantinischer rumänischer Kunst im allgemeinen und der Ikonenmalerei im besonderen; die visionäre Bilderwelt der überkommenen Tradition nahm folkloristische Züge an.

Zum Abschluß dieses Kapitels der Ikonenmalerei, das die Existenz byzantinischer und nachbyzantinischer Tradition bis in eine sehr späte Zeit hinein unterstreicht, können wir feststellen, daß sich während der Wandlungen dieser schöpferischen Kunst die Maler mit einem bemerkenswerten Sinn für Realitäten und einem gesunden Sinn für Selektion und Synthese je nach dem Geschmack verschiedener Epochen für bevorzugte Typen und Themen des umfangreichen ikonographischen Repertoirs entschieden. Indem sie von sich aus hinzufügten oder wegließen, konnten sie die Ikonographie den örtlichen Gegebenheiten und Erfordernissen anpassen. Es gelang ihnen, wenn auch mit abgewandelten Formen, die Tradition und Kontinuität der rumänischen Ikonenmalerei zu wahren.

Maria Hodegetria mit Kind. Tempera auf Holz, 124 x 107 cm; Walachei, Kloster Bistritz, Bezirk Vîlcea, Anfang des 16. Jahrh. — Bukarest, Rumänisches Kunstmuseum.

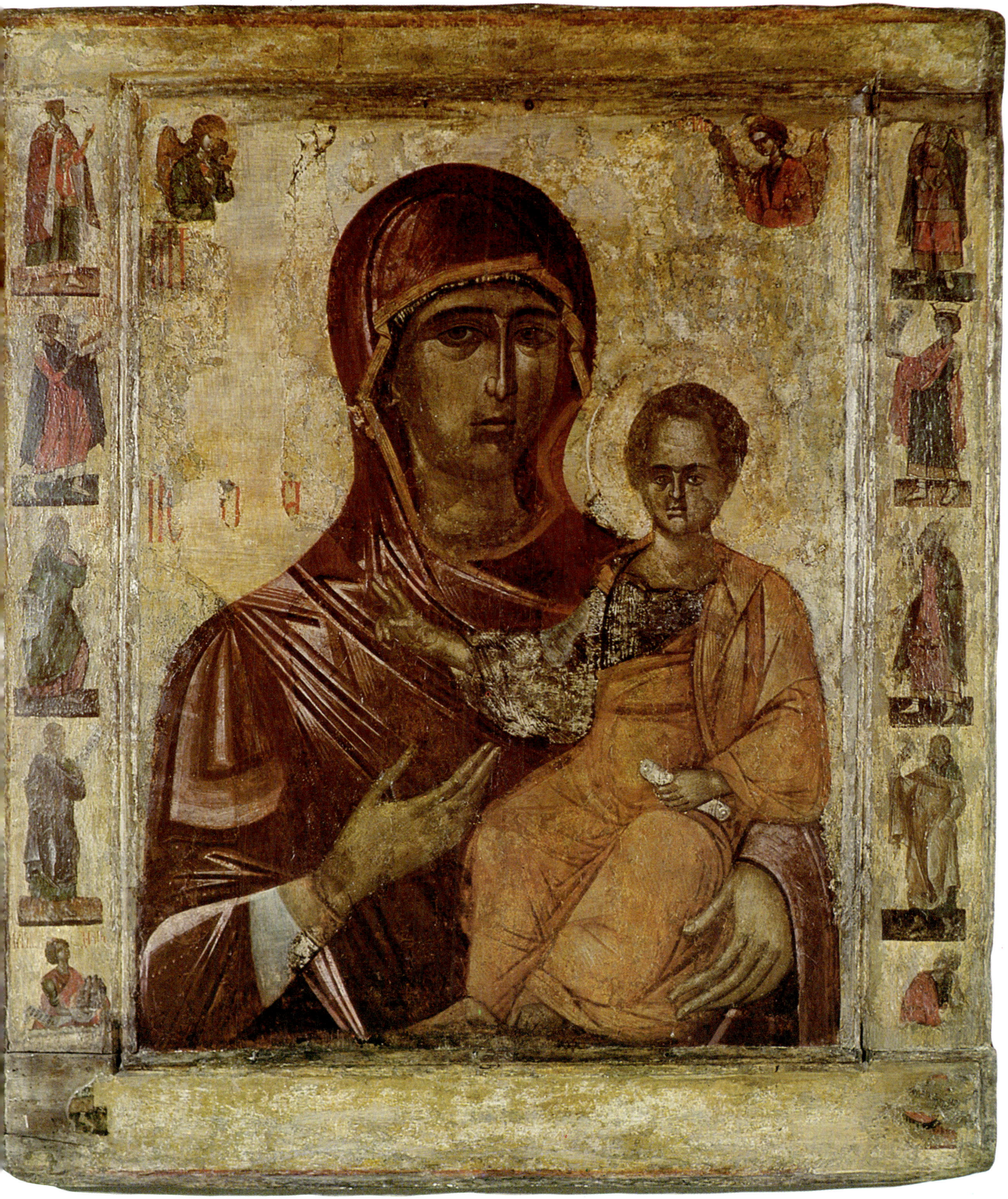

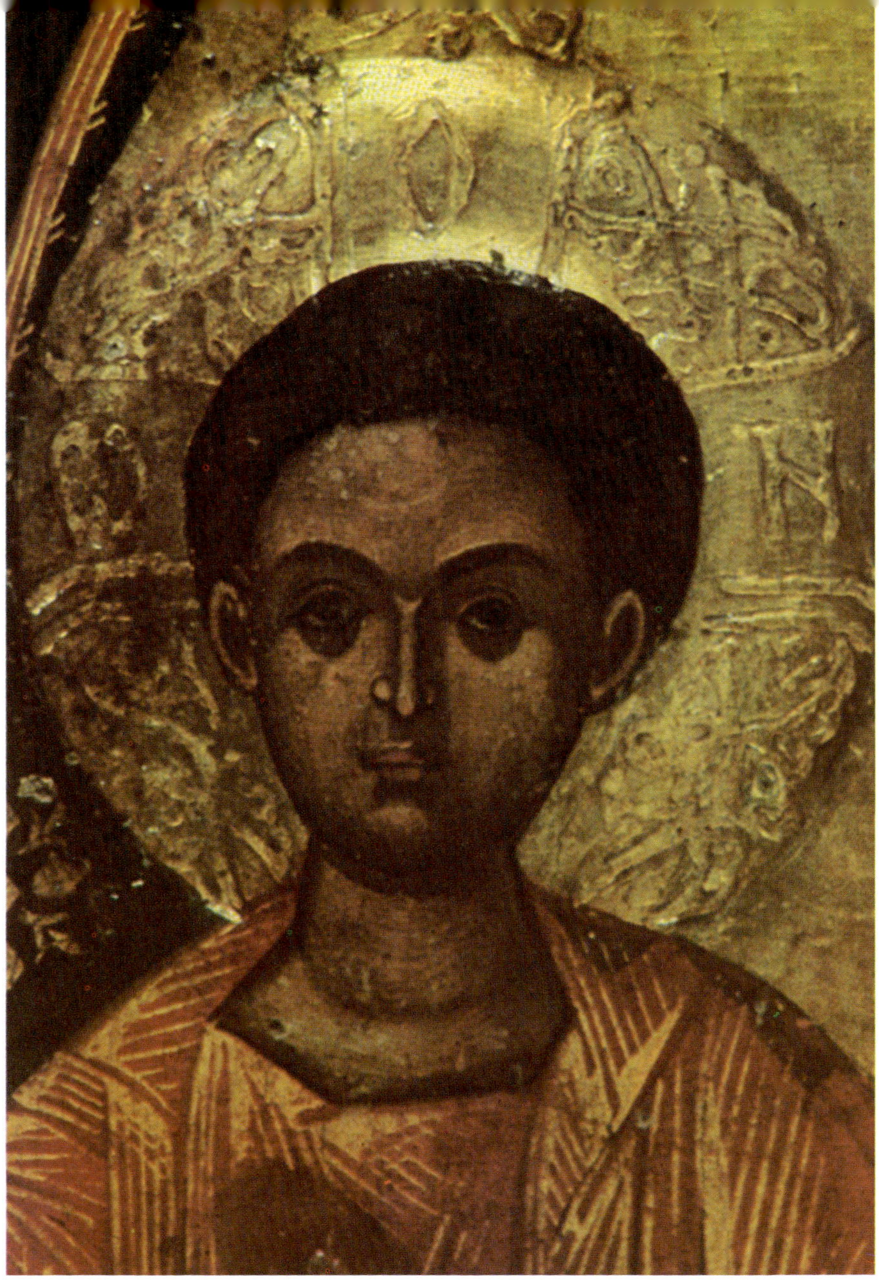

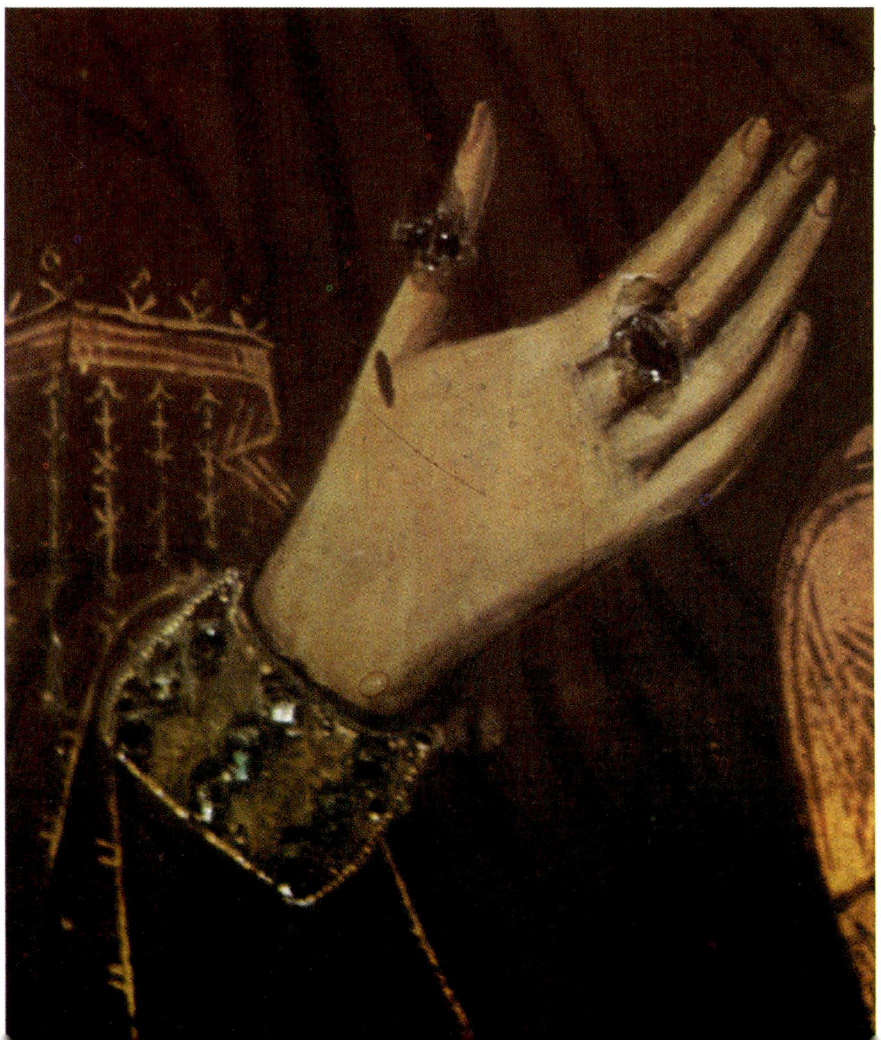

Rechts: *Madonna mit Kind.* Tempera auf Holz, 92,5 x 72,5 cm; Moldau, Văleni, 16. Jahrh. — Kloster Văratec, Bezirk Neamţ.

Links oben und unten: Ausschnitte aus der nebenstehenden Ikone.

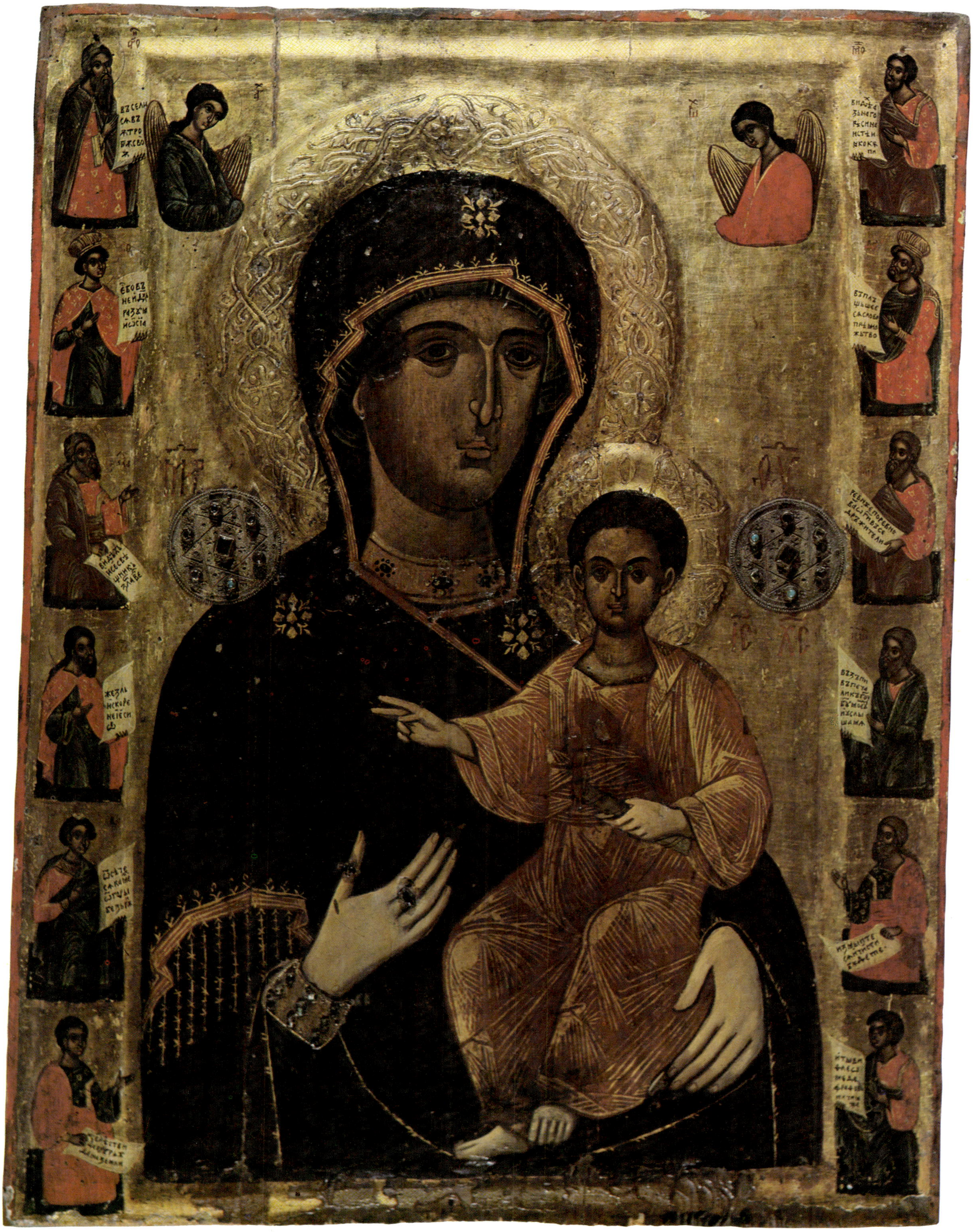

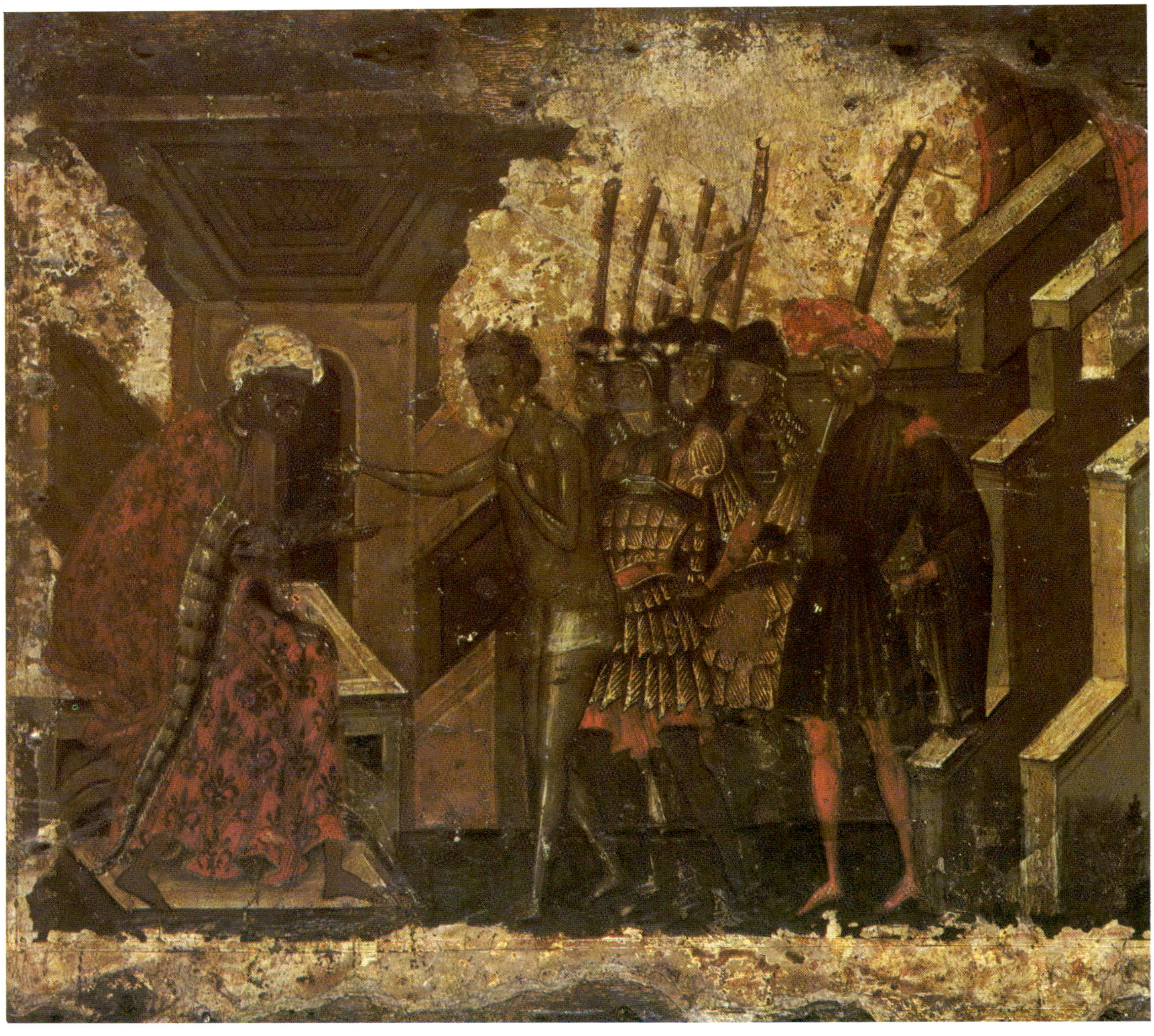

Der hl. Johannes wird vor den Diözesanbischof geführt. Tempera auf Holz, 26 x 28 cm, kleine Tafel vom Sarkophag mit der Reliquie des hl. Johannes des Neuen, die im 15. Jahrh. von Moncastro, dem Ort seines Martyriums, nach Suceava gebracht wurde. — Bukarest, Rumänisches Kunstmuseum.

Rechts: *Madonna Hodegetria mit Kind.* Tempera auf Holz, 109 x 73 cm; Walachei, Kloster Govora, Bezirk Vîlcea, Anfang des 16. Jahrh. — Bukarest, Rumänisches Kunstmuseum.

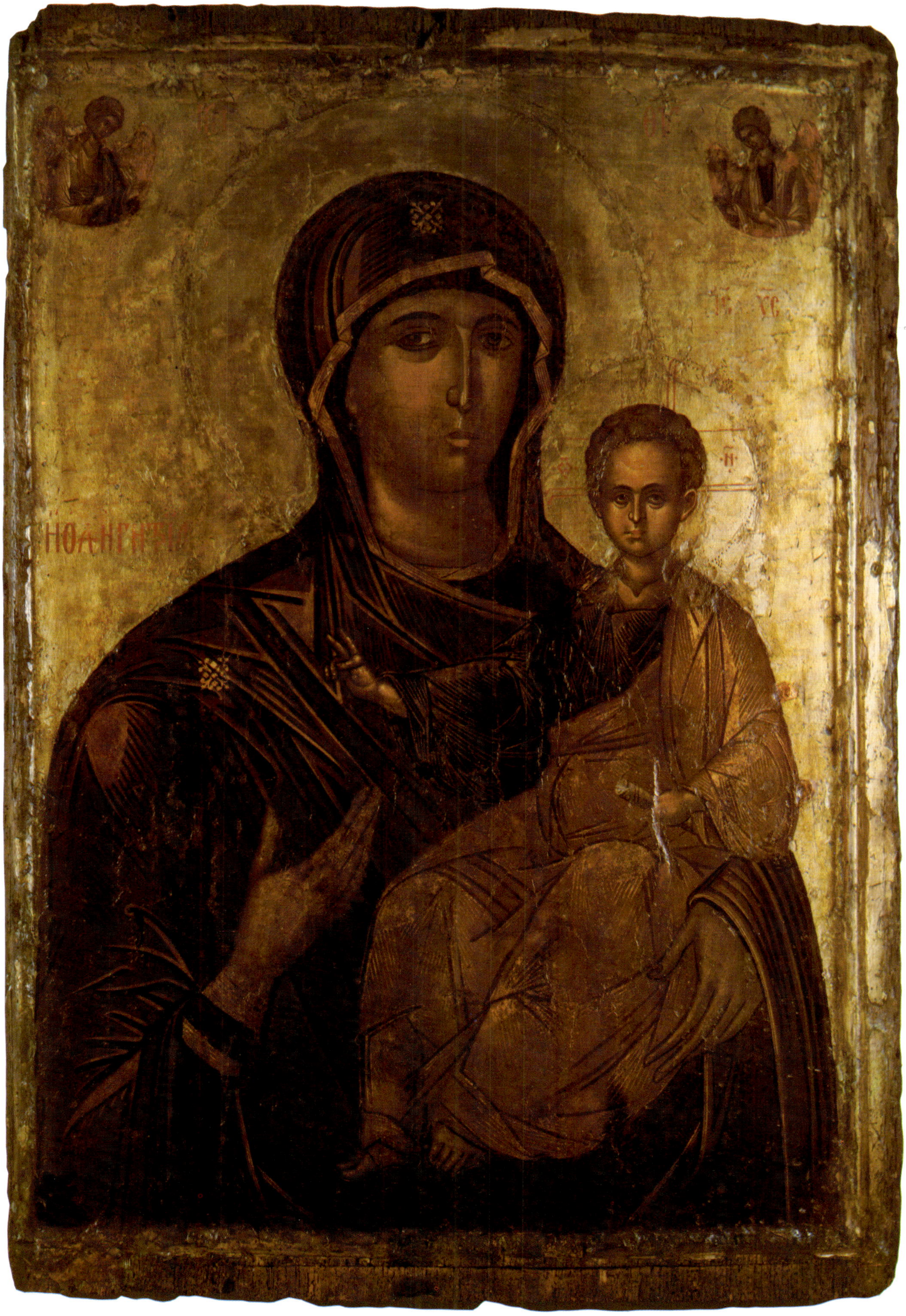
Η ΟΔΗΓΗΤΡΙΑ

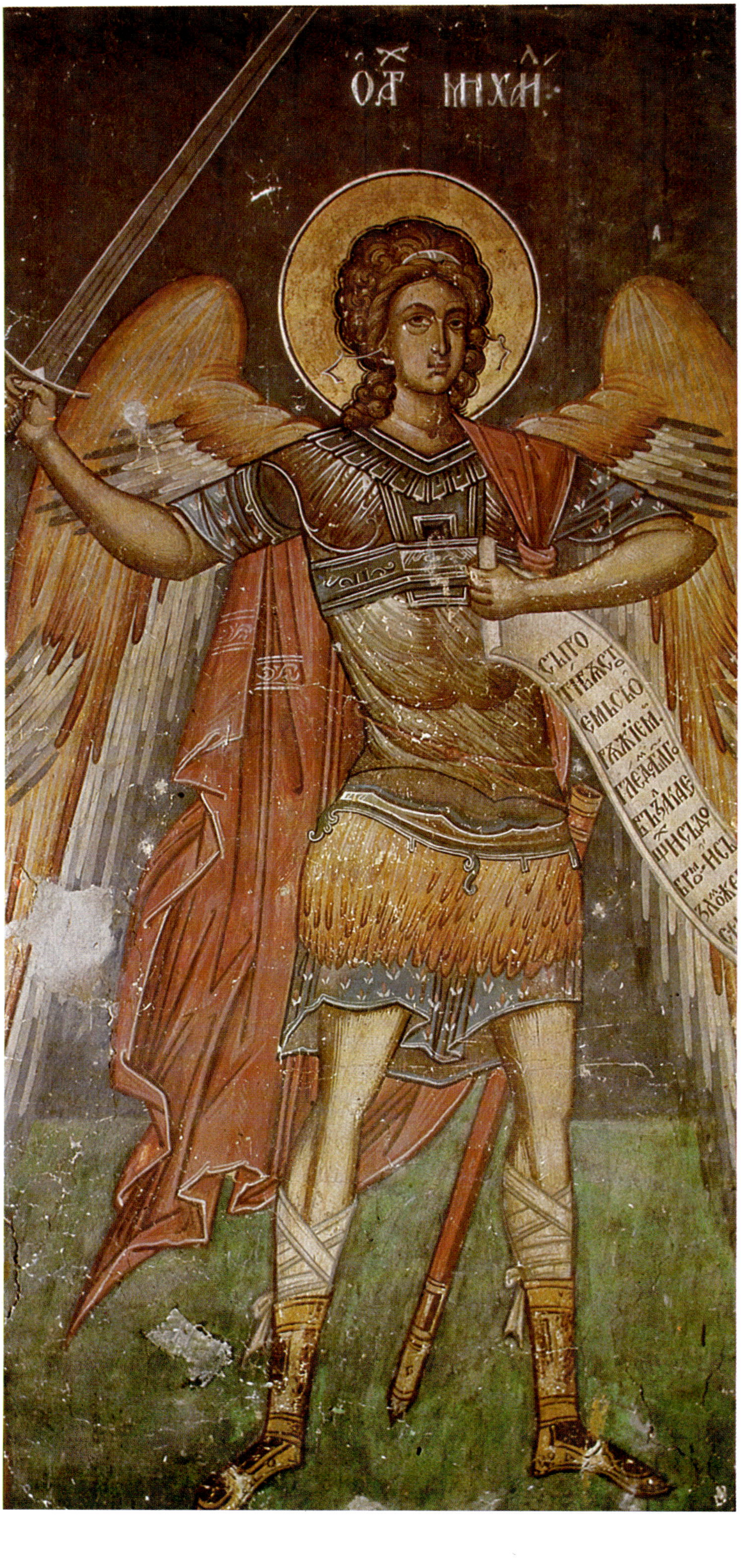

Links: Dobromir von Tîrgoviste: *Erzengel Michael.* Fresko-Ikone, 256 x 126 cm; Kloster Curtea de Argeş (Bezirk Argeş), 1526. — Bukarest, Rumänisches Kunstmuseum.

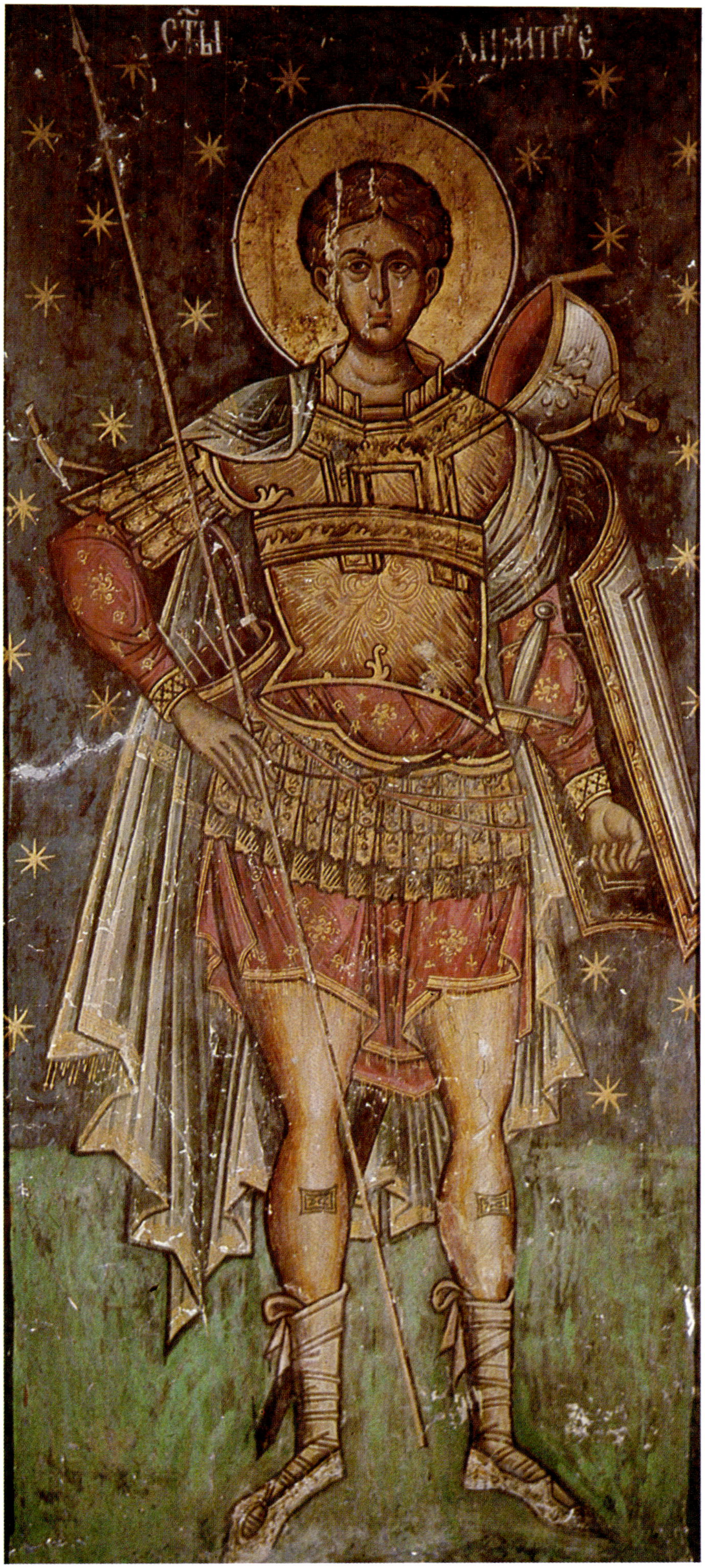

Rechts: Dobromir von Tîrgoviste: *Der hl. Demetrius.* Fresko-Ikone, 265 x 120 cm; Kloster Curtea de Argeş (Bezirk Argeş), 1526. — Bukarest, Rumäniches Kunstmuseum.

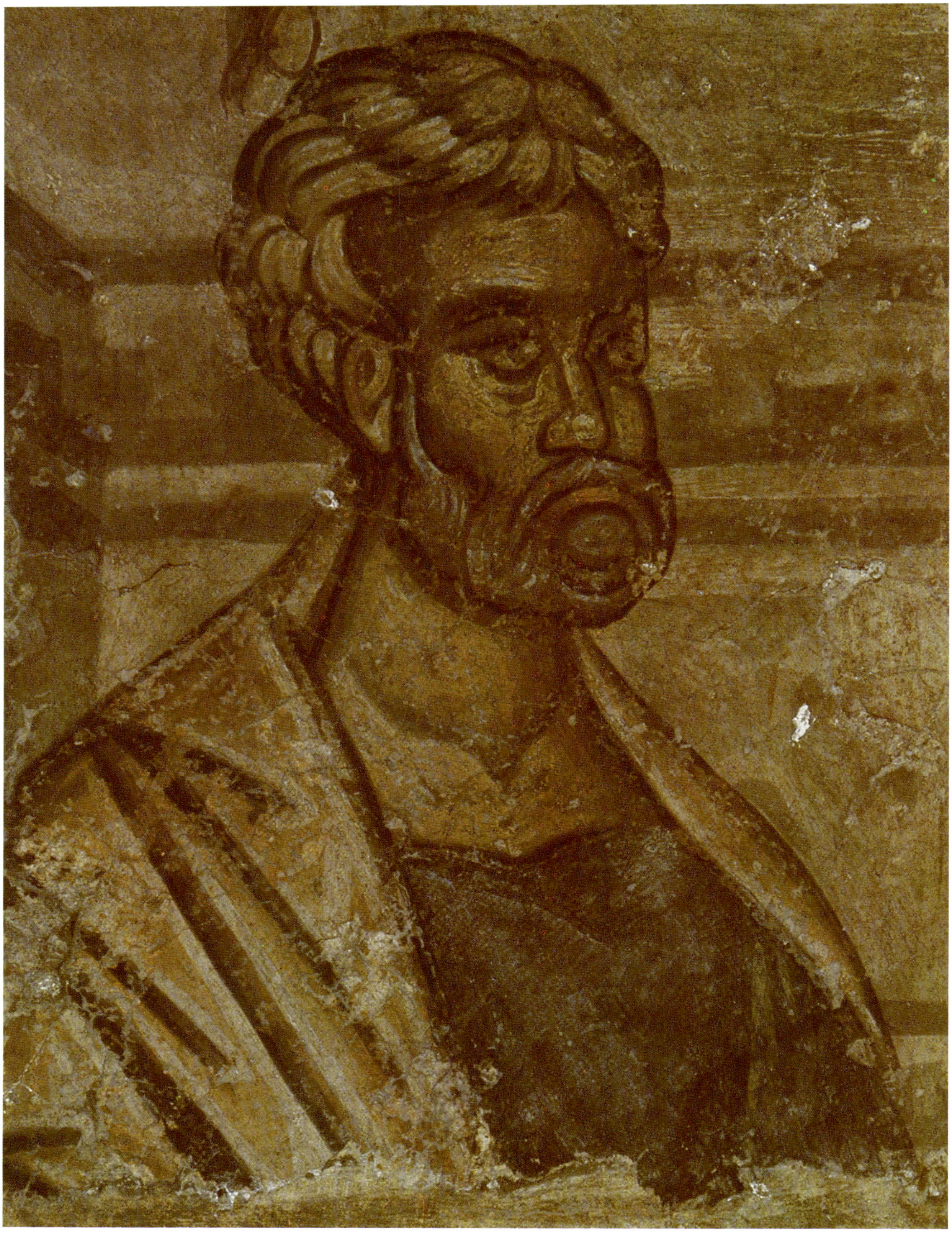

Apostel. Ausschnitt eines Wandgemäldes der Kirche von Tirgşor. Fresko-Ikone, Gesamtmaß 62 x 240 cm, 16. Jahrh. — Kirche von Tirgşor, Bezirk Prahova.

Rechts: *Hl. Nikolaus.* Tempera auf Holz, 90 x 67 cm; Walachei, Kloster Curtea de Argeş, Anfang des 16. Jahrh. — Bukarest, Museum des Klosters Antim.

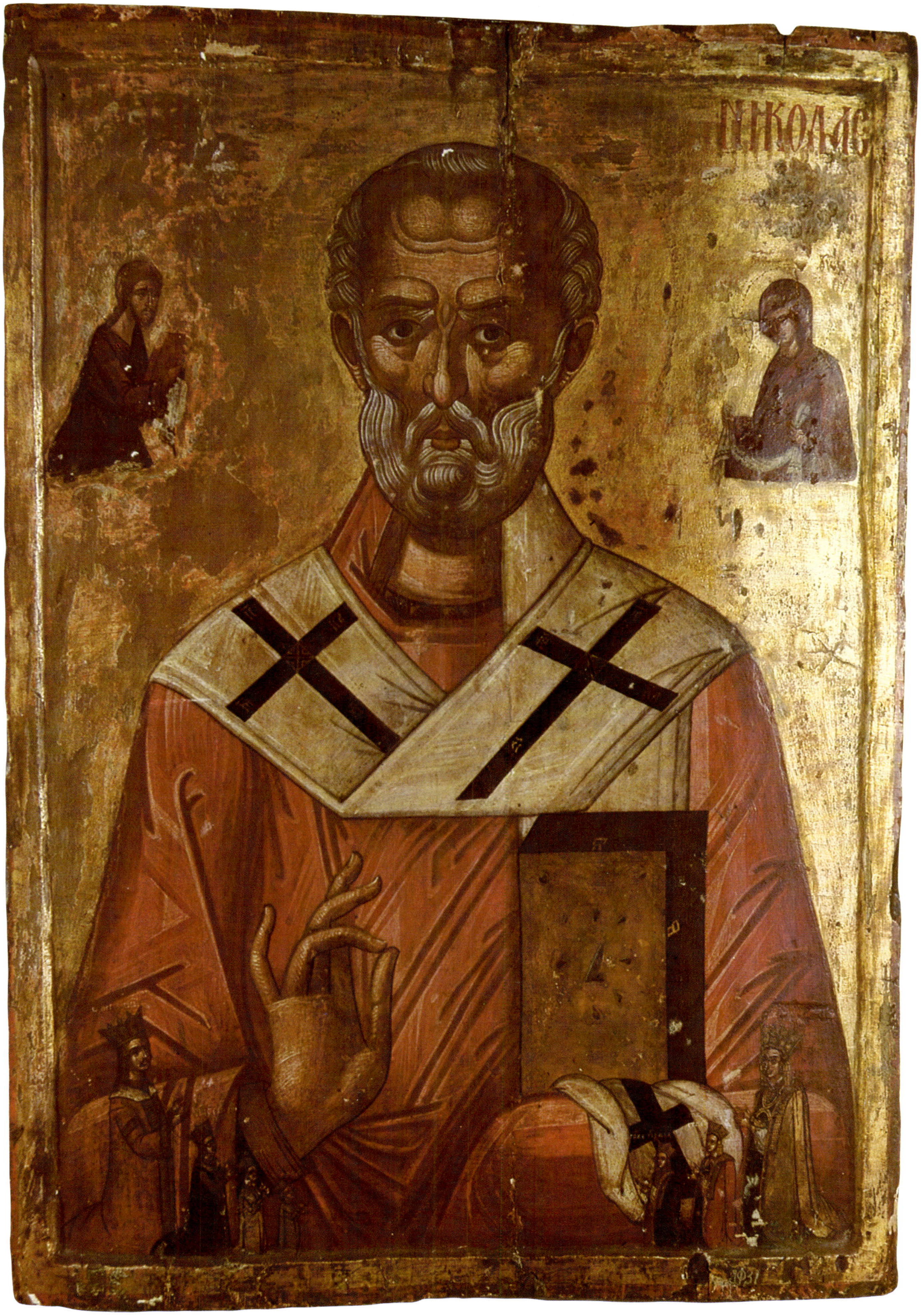
ΝΙΚΟΛΑΟ

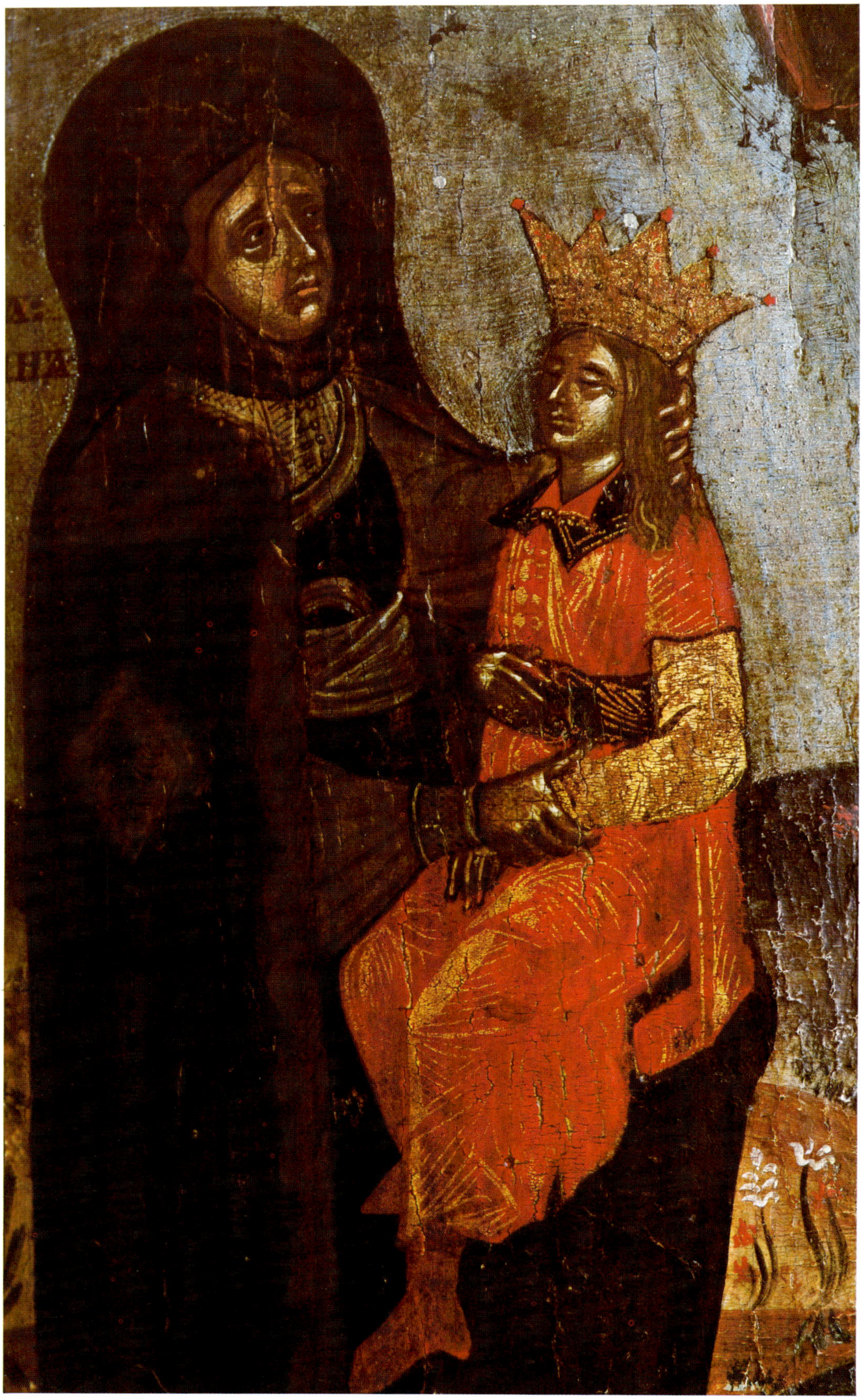

Die Stifterin Despina mit ihrem toten Sohn Theodosius. Ausschnitt aus nebenstehender Ikone.

Rechts: *Kreuzabnahme mit Stiftern.* Tempera auf Holz, 67,5 x 44,5; Walachei, Kloster Curtea de Argeş, Anfang des 16. Jahrh. — Bukarest, Rumänisches Kunstmuseum.

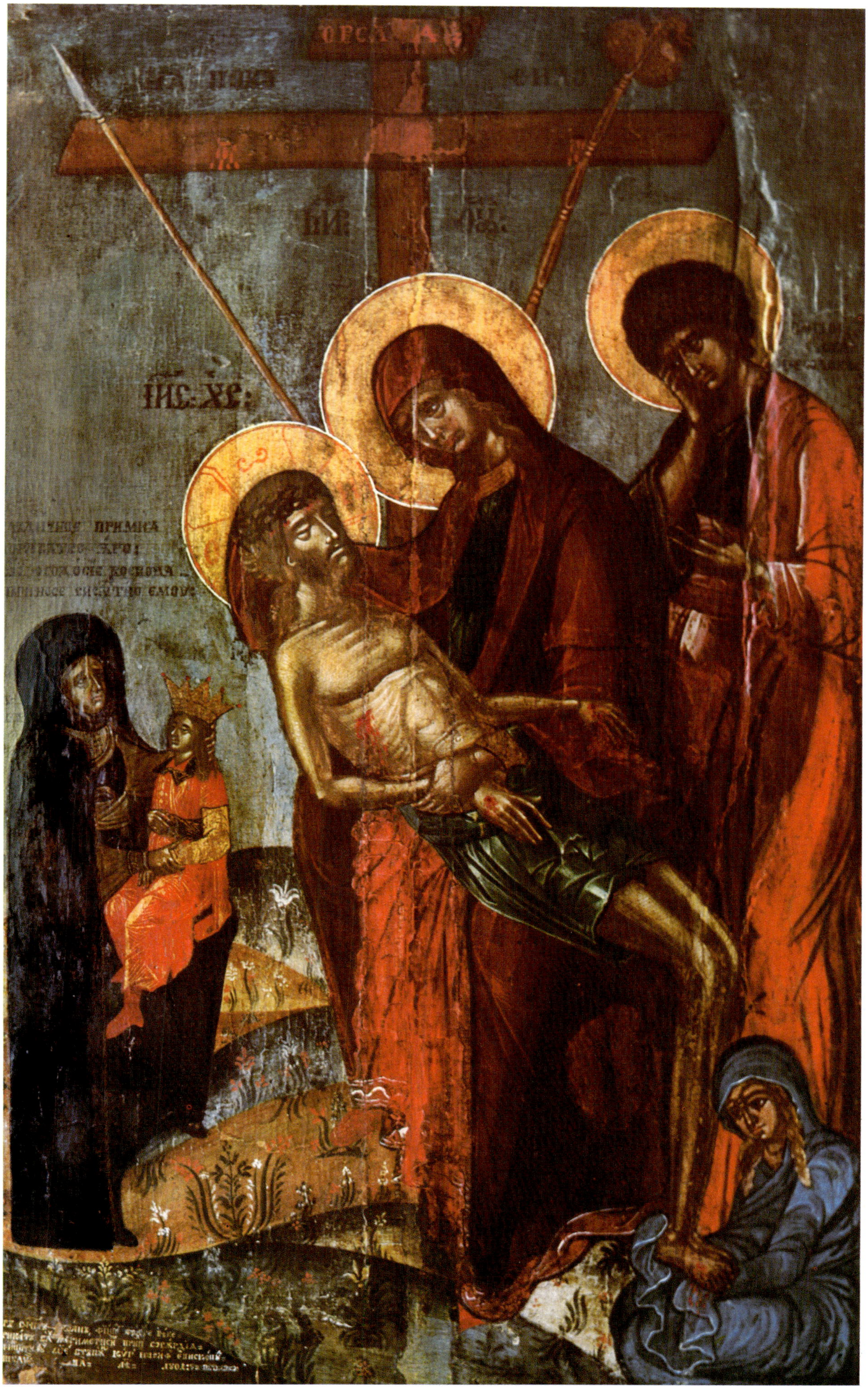

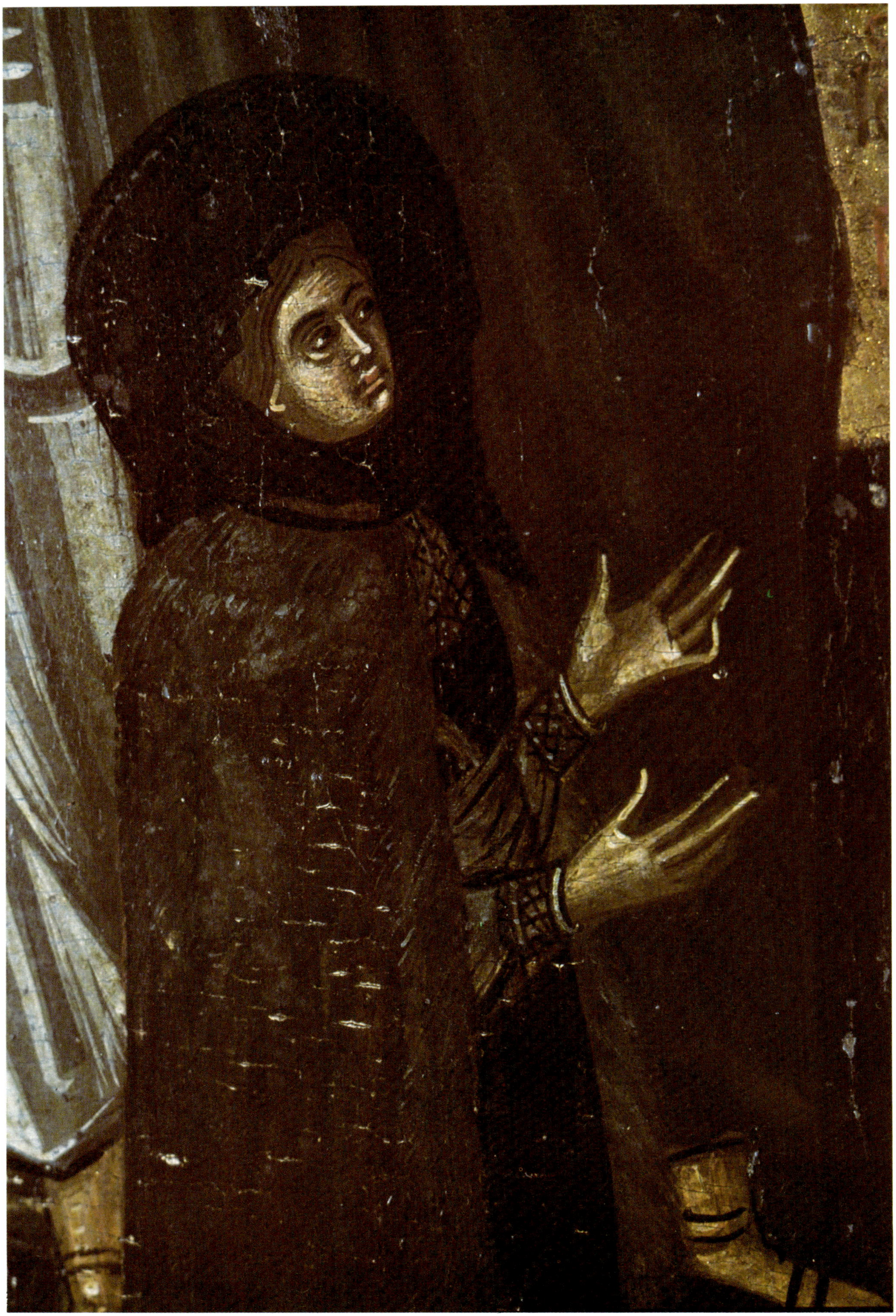

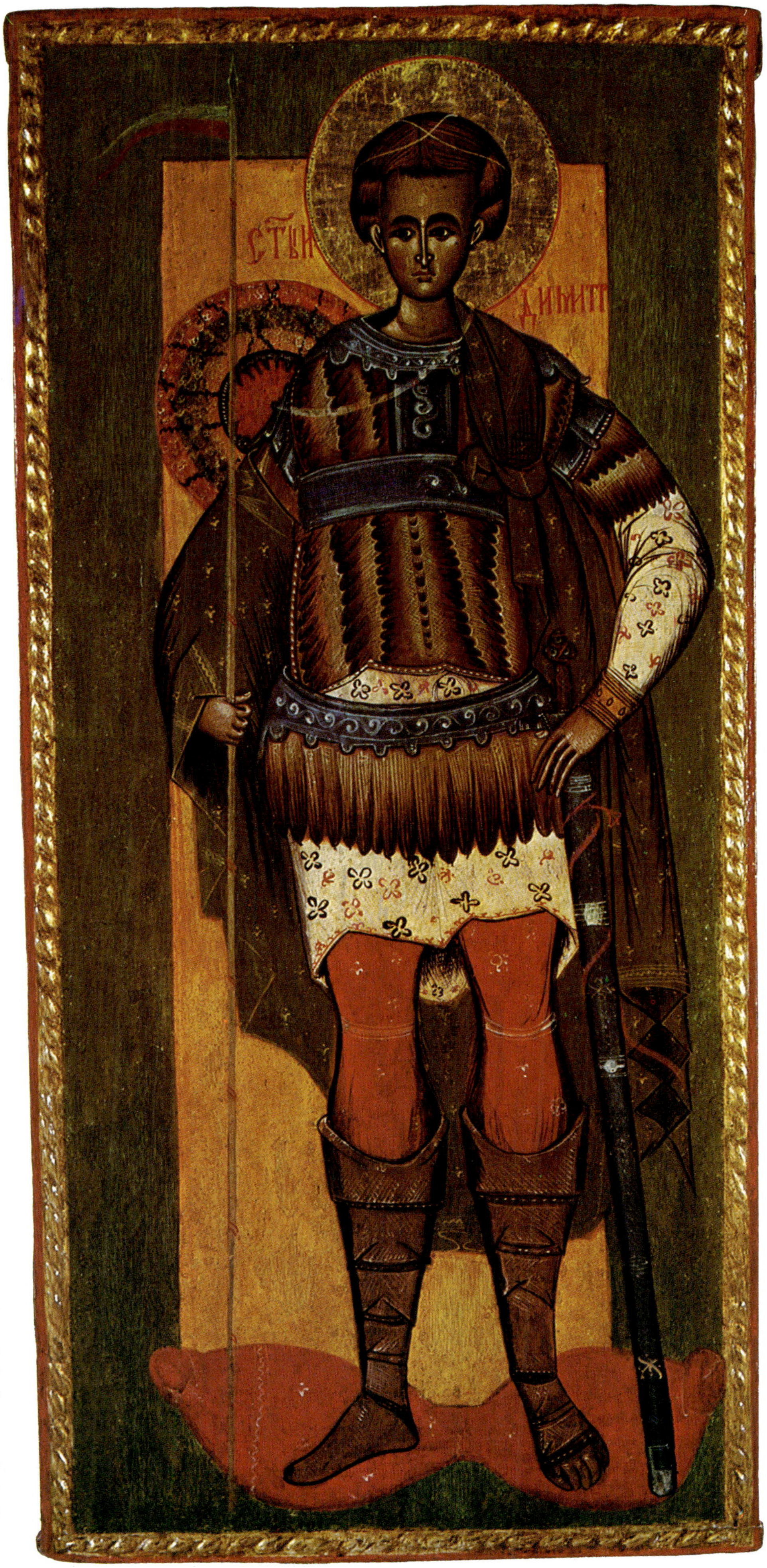

Links: Die Heiligen Simeon und Sava, Ausschnitt *Despina.* Tempera auf Holz, Gesamtmaße 47 x 30 cm; Walachei, Kloster Curtea de Argeş, Anfang des 16. Jahrh. — Bukarest, Rumänisches Kunstmuseum.

Rechts: *Hl. Demetrius.* Ausschnitt des Triptychons der Kirche von Bica Mănăstireni. Tempera auf Holz, 86 x 42 cm; Transsilvanien, Bezirk Cluj. — Metropolitan-Sammlung von Sibiu und Alba Iulia.

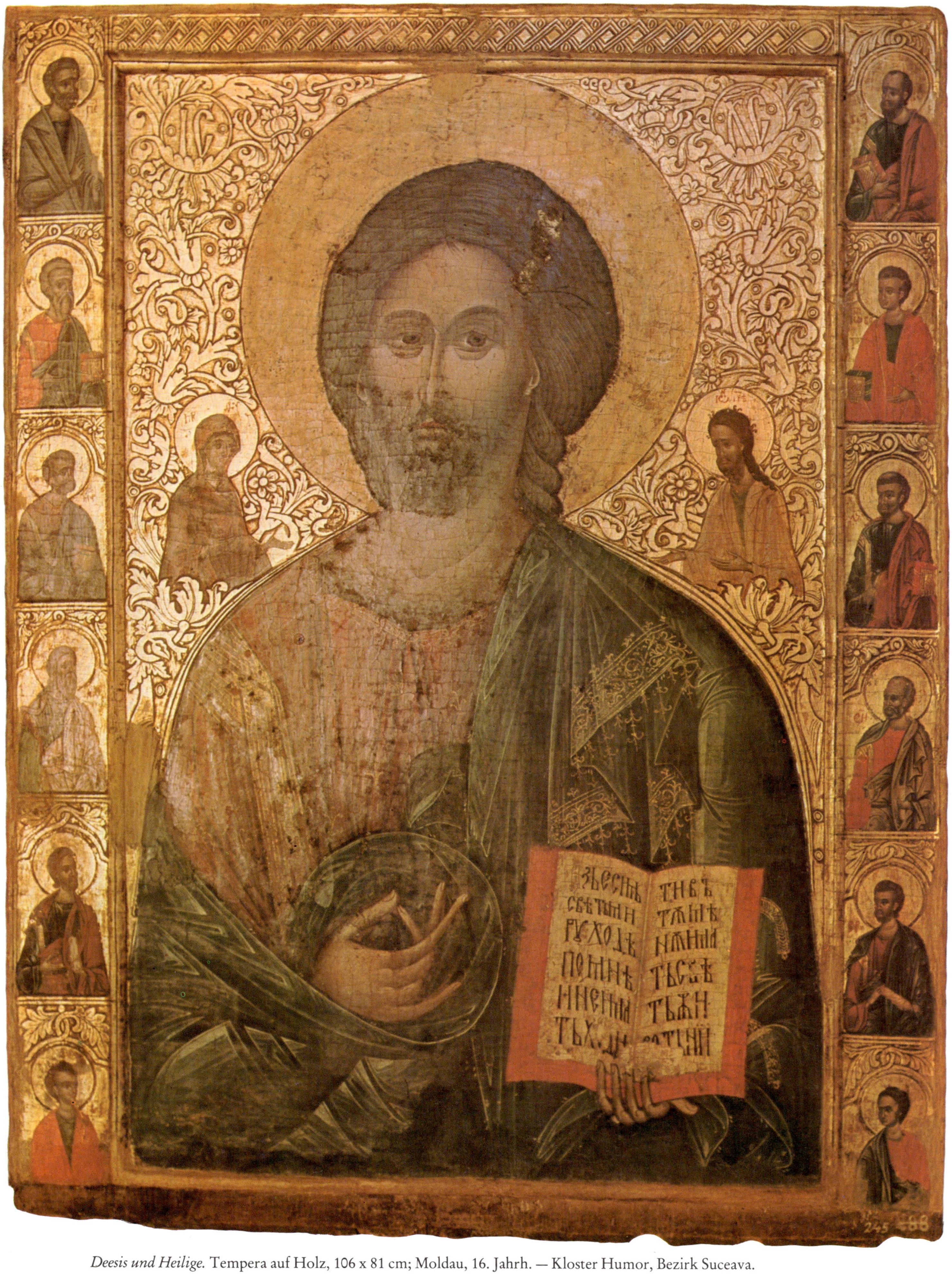

Deesis und Heilige. Tempera auf Holz, 106 x 81 cm; Moldau, 16. Jahrh. — Kloster Humor, Bezirk Suceava.

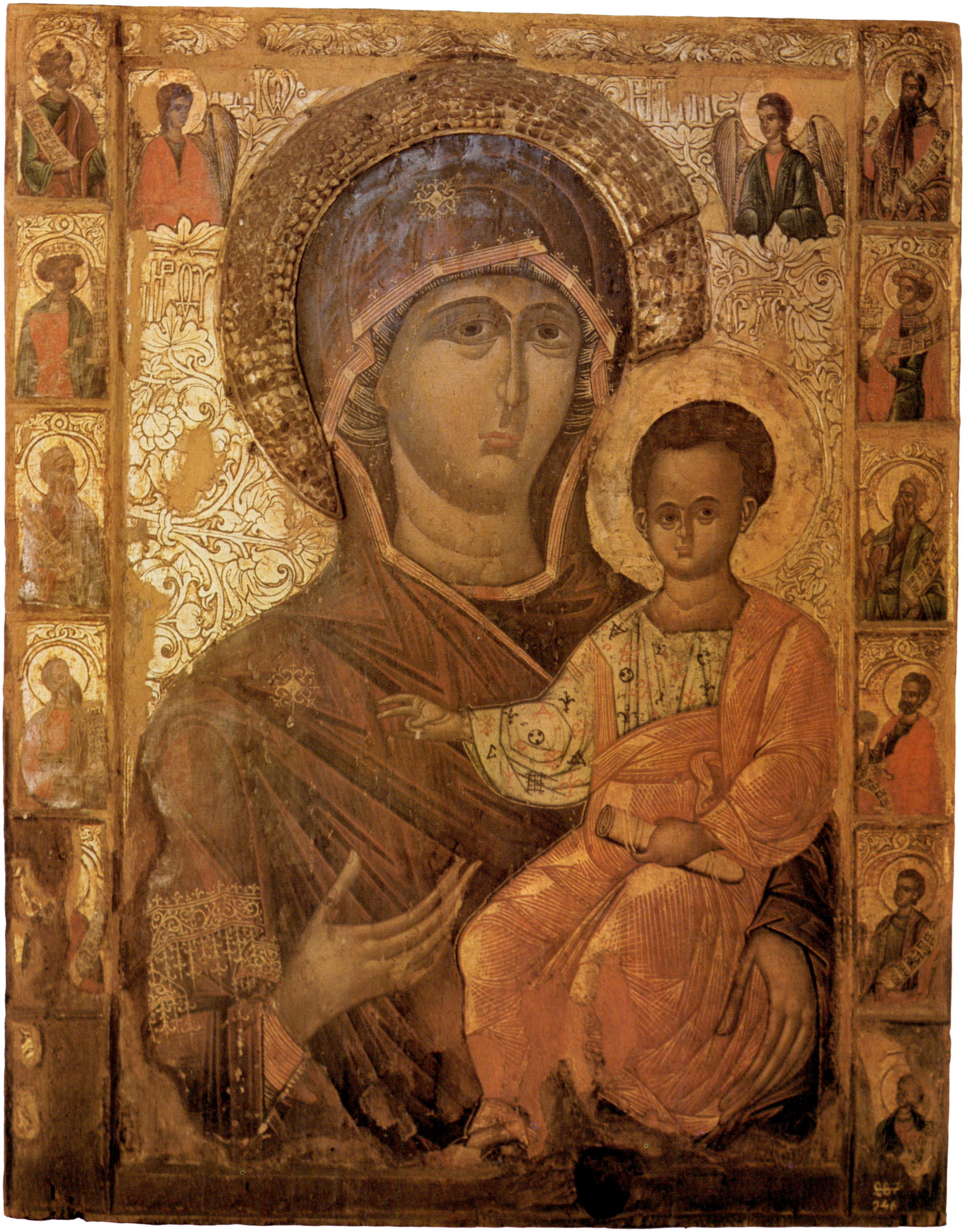

Madonna mit Kind. Tempera auf Holz, 106 x 81 cm; Moldau, 16. Jahrh. — Kloster Humor, Bezirk Suceava.

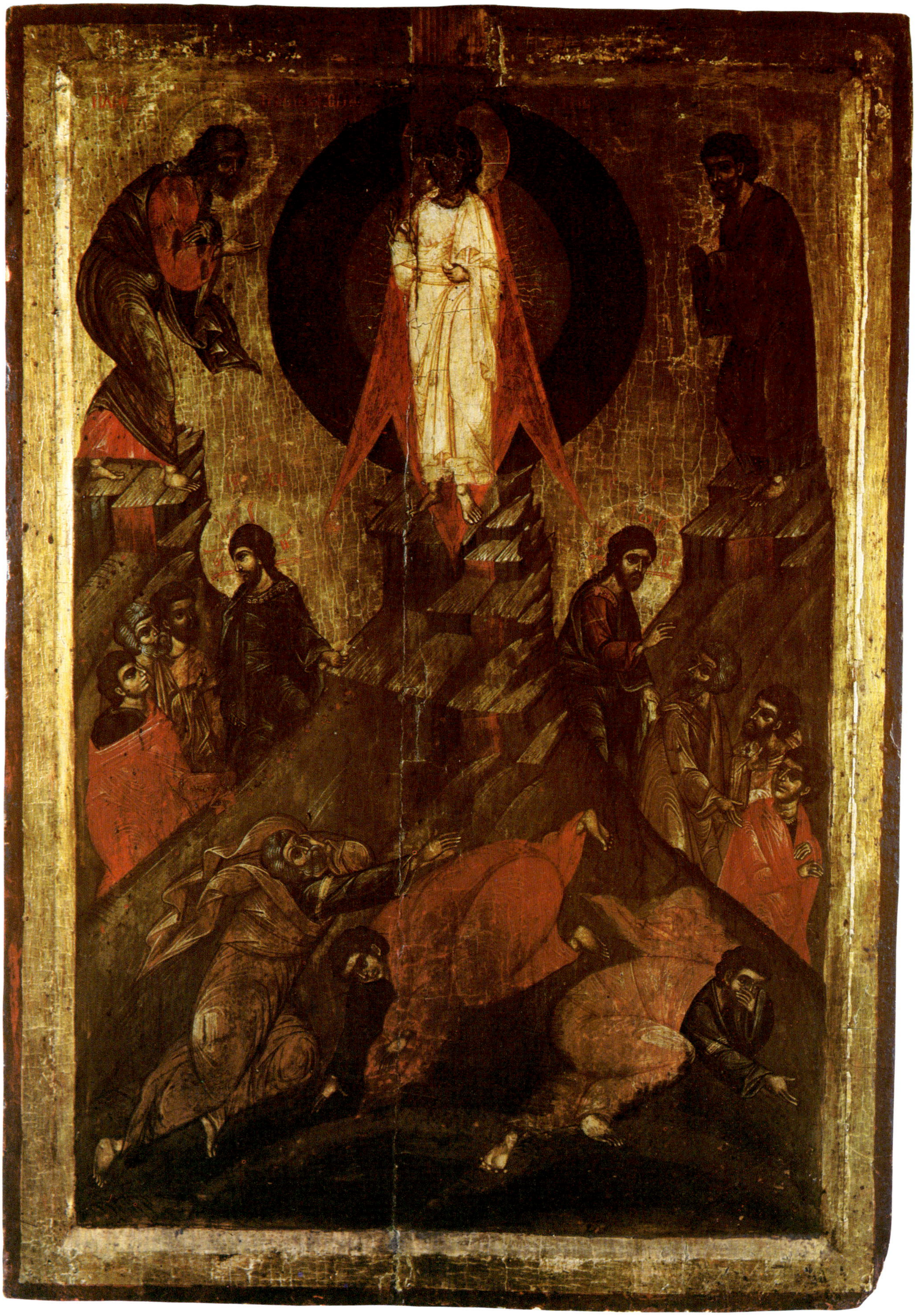

Verklärung Christi. Tempera auf Holz, 43 x 35,3 cm; Walachei, 12. Jahrh. — Bukarest, Rumänisches Kunstmuseum.

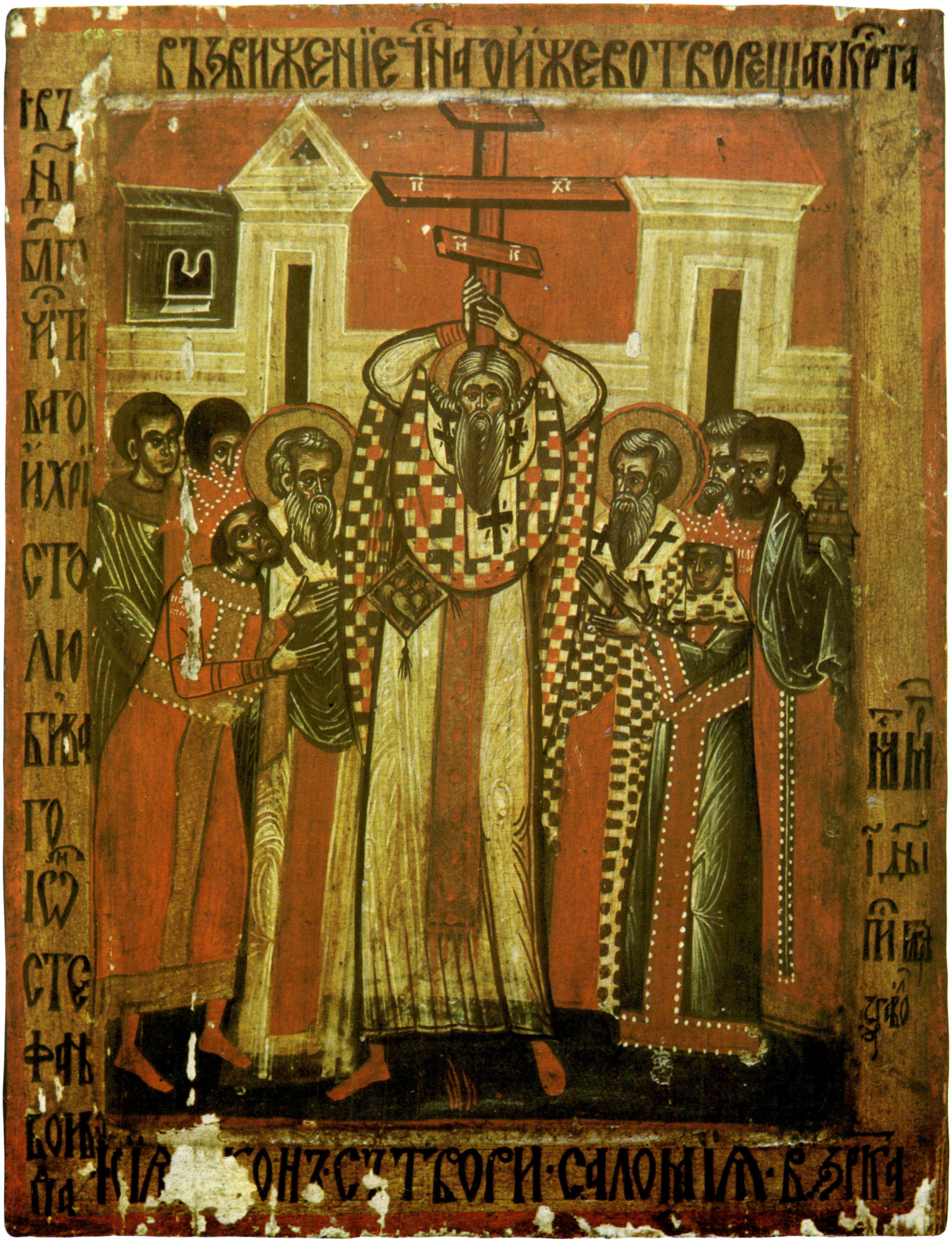

Maler Grigorie: *Erhebung des Heiligen Kreuzes.* Tempera auf Holz, 40 x 26 cm; Moldau, 17. Jahrh. — Kloster Bistritz, Bezirk Neamț.

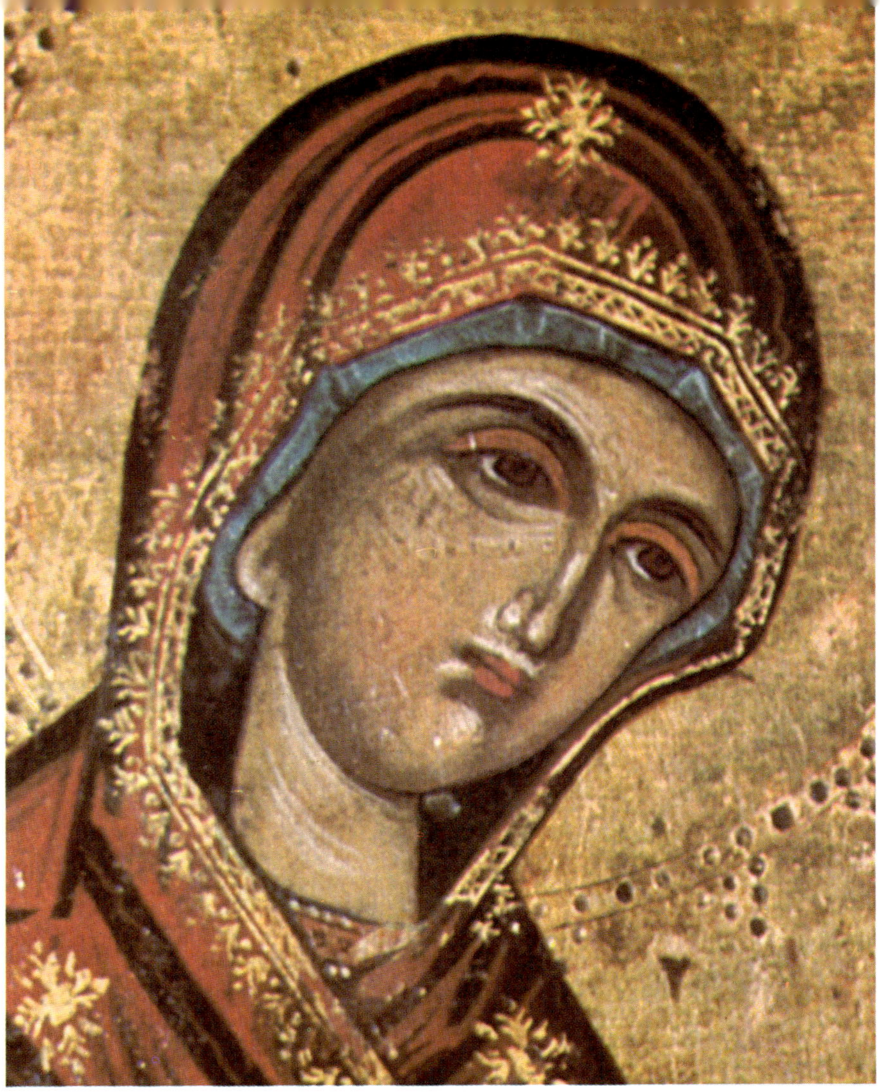

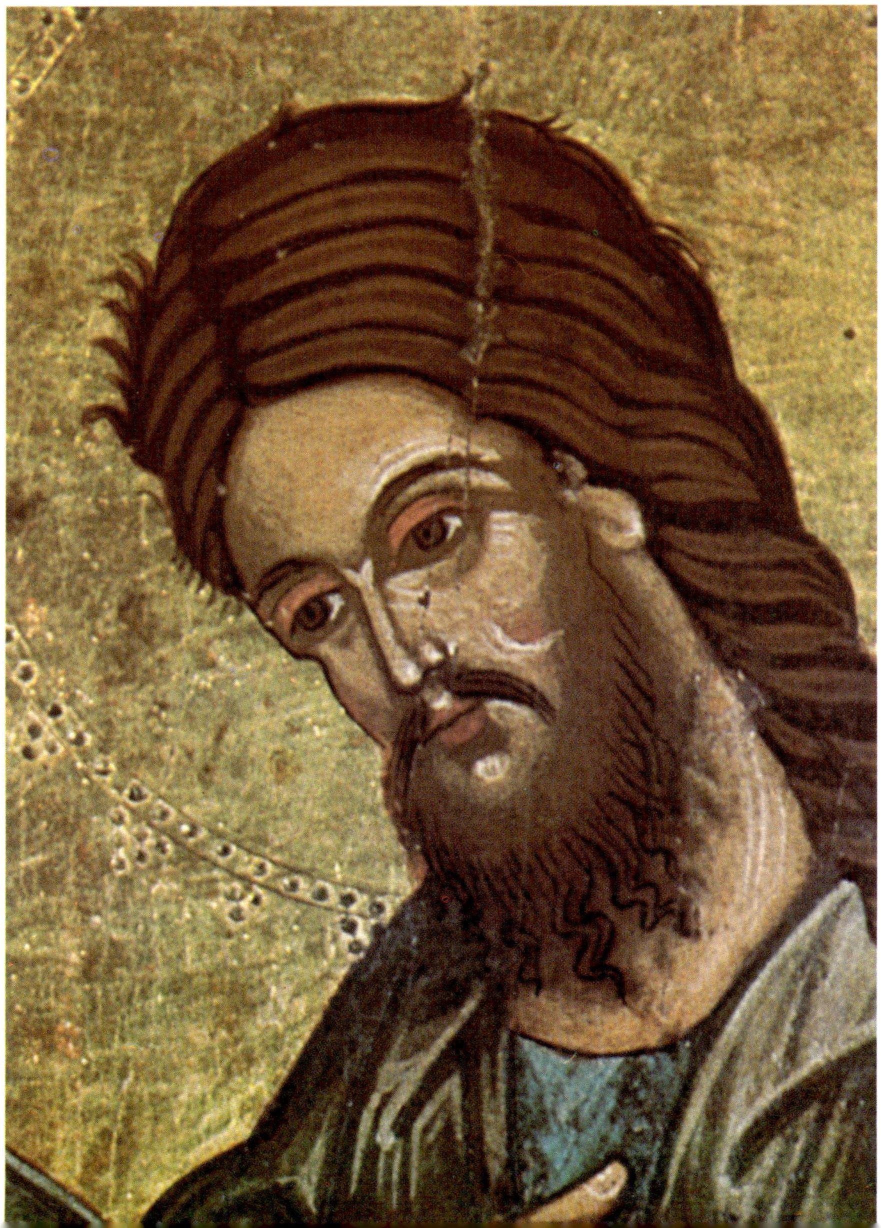

Rechts: *Deesis.* Tempera auf Holz, 72 x 46 cm; walachische Ikone, in Vălenii de munte gefunden, Bezirk Prahova, 17. Jahrh. — Bukarest, Rumänisches Kunstmuseum.

Links oben und unten: Ausschnitte mit Köpfen der Madonna und Johannes' des Täufers aus nebenstehender Deesis.

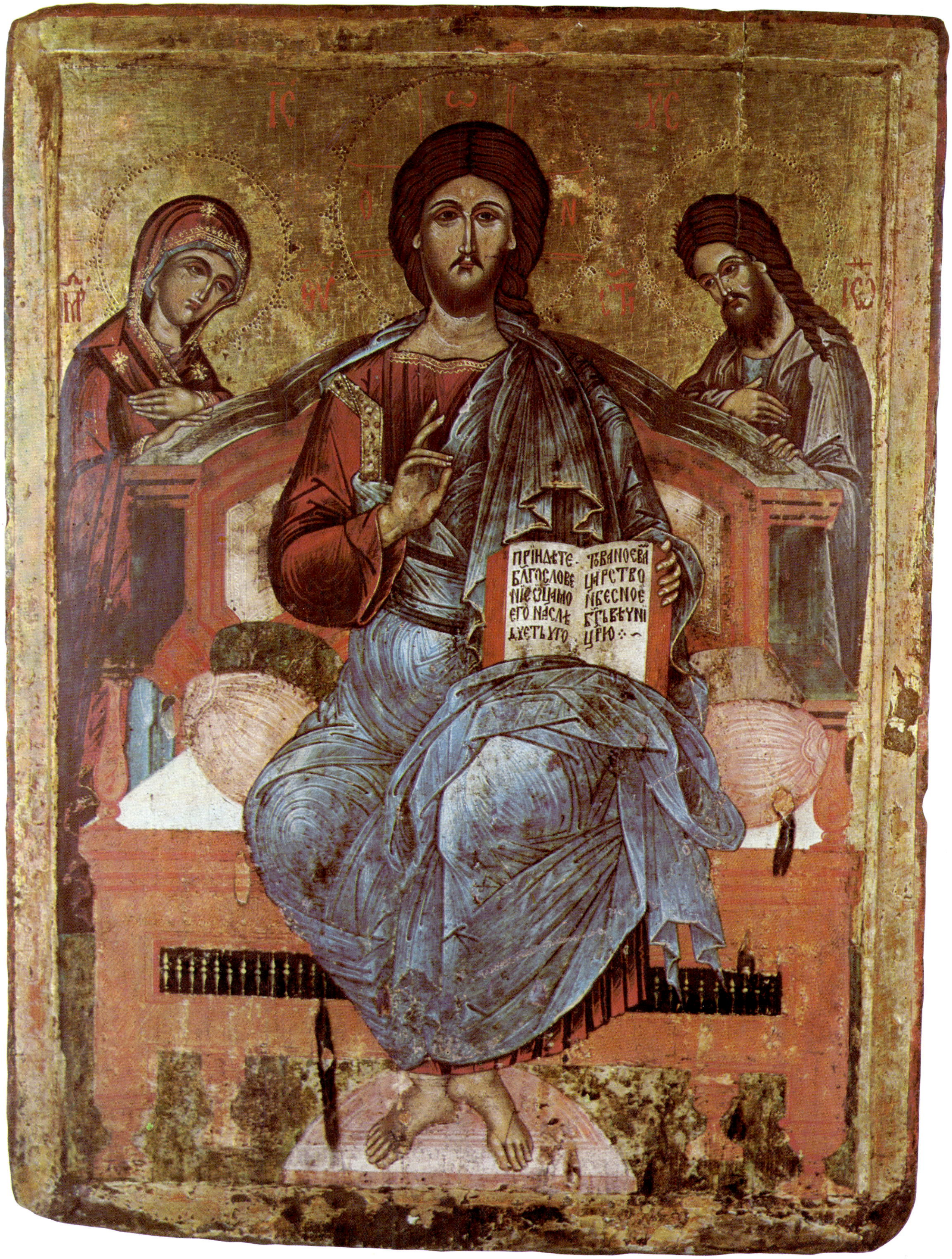

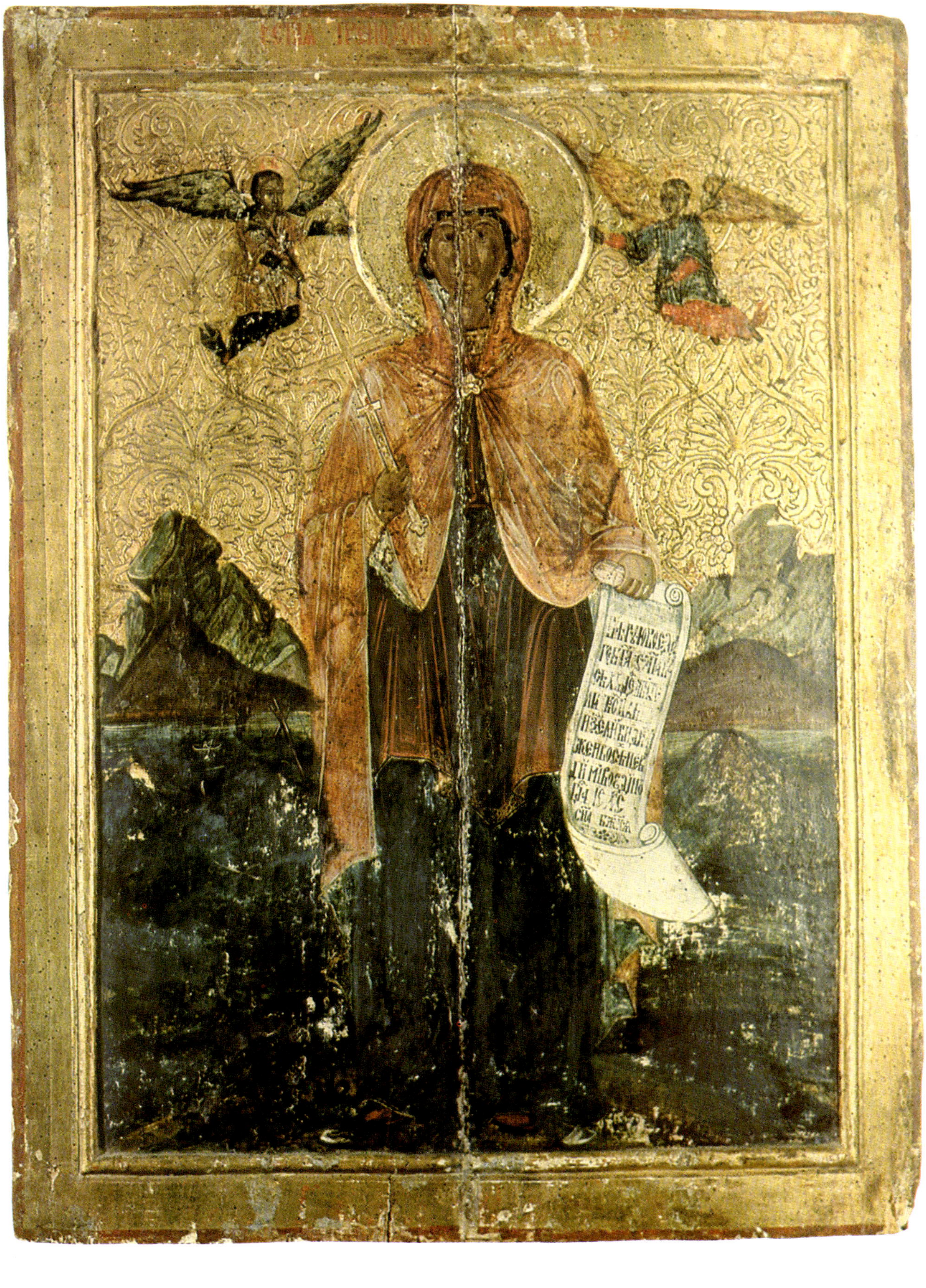

Hl. Paraskeva. Tempera auf Holz, 83 x 66 cm; Walachei, Kirche von Bălănesti, Bezirk Vîlcea, 17. Jahrh. — Museum des Klosters Hurezi.

Rechts: Grigorie von Bierileşti: *Deesis,* Ausschnitt. Tempera auf Holz, Gesamtmaß 110 x 90; Moldau, 17. Jahrh. — Iaşy, Theodorkirche.

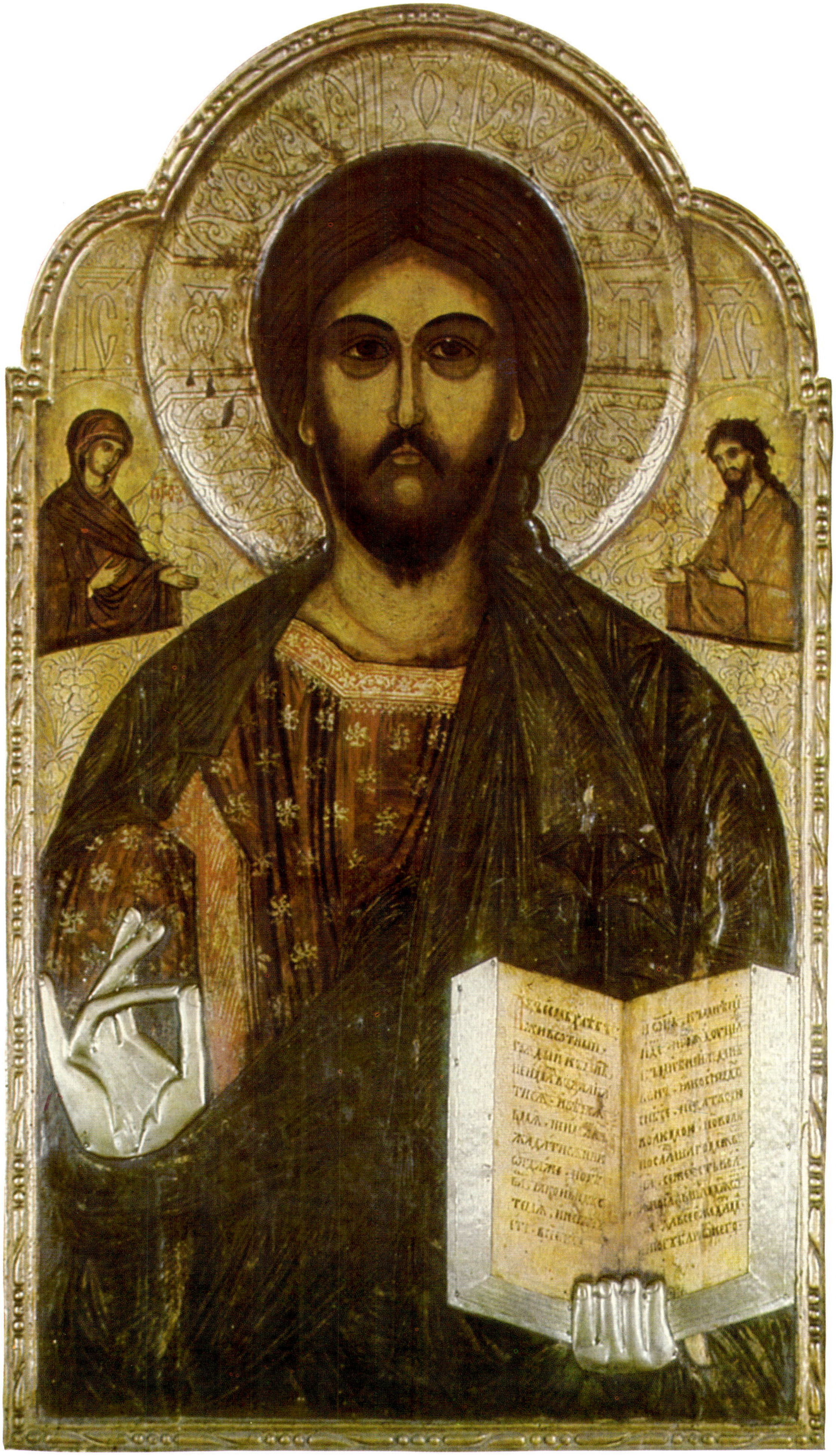
IC
XC

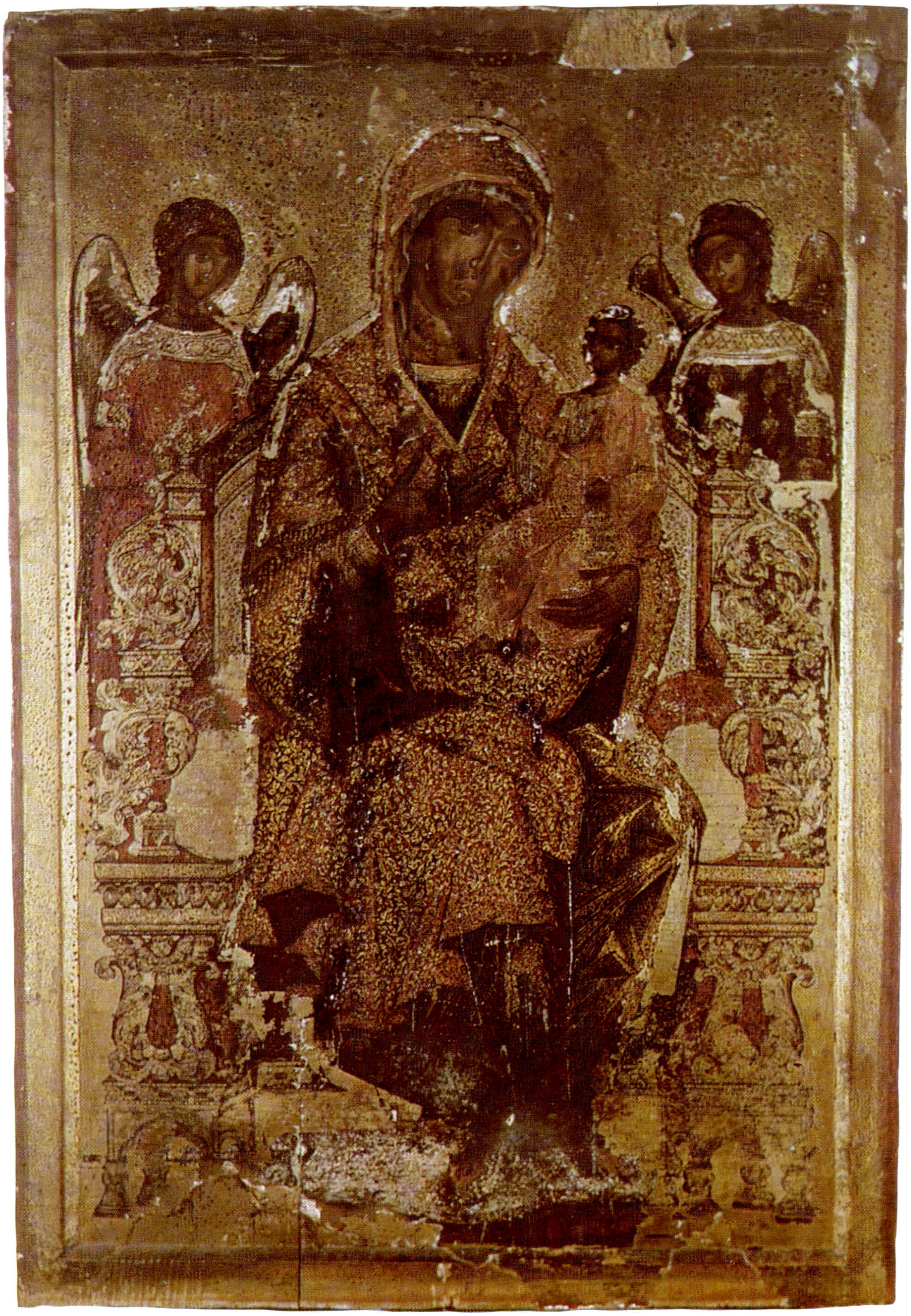

Thronende Madonna mit Kind. Tempera auf Holz 112 x 76 cm; Kloster Hurezi, Bezirk Vîlcea, Ende des 17. Jahrh. — Museum des Klosters Hurezi.

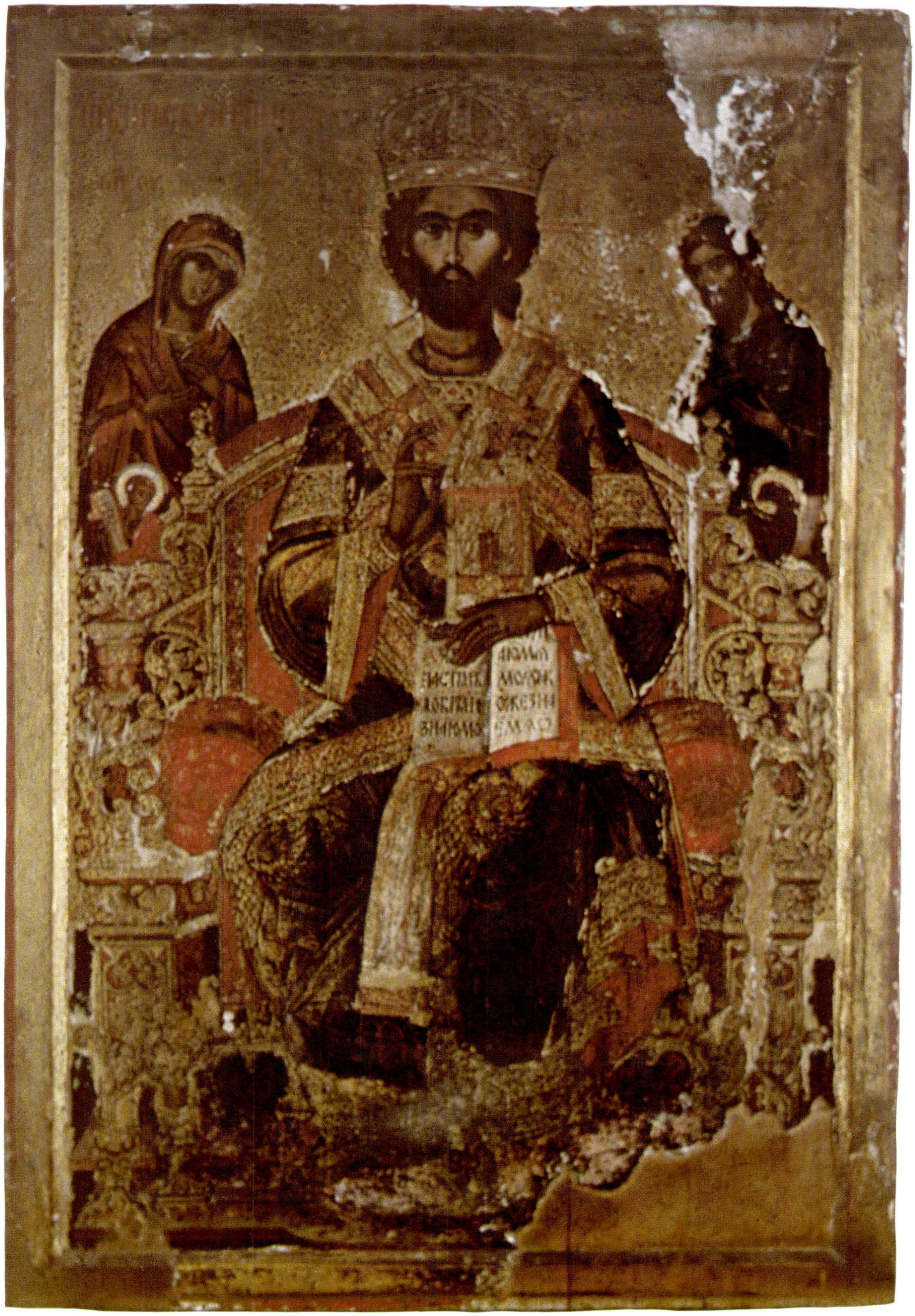

Deesis. Tempera auf Holz, 112 x 76 cm; von der Ikonostase der Klosterkirche Hurezi, Bezirk Vîlcea, Ende 17. Jahrh. – Museum des Klosters Hurezi.

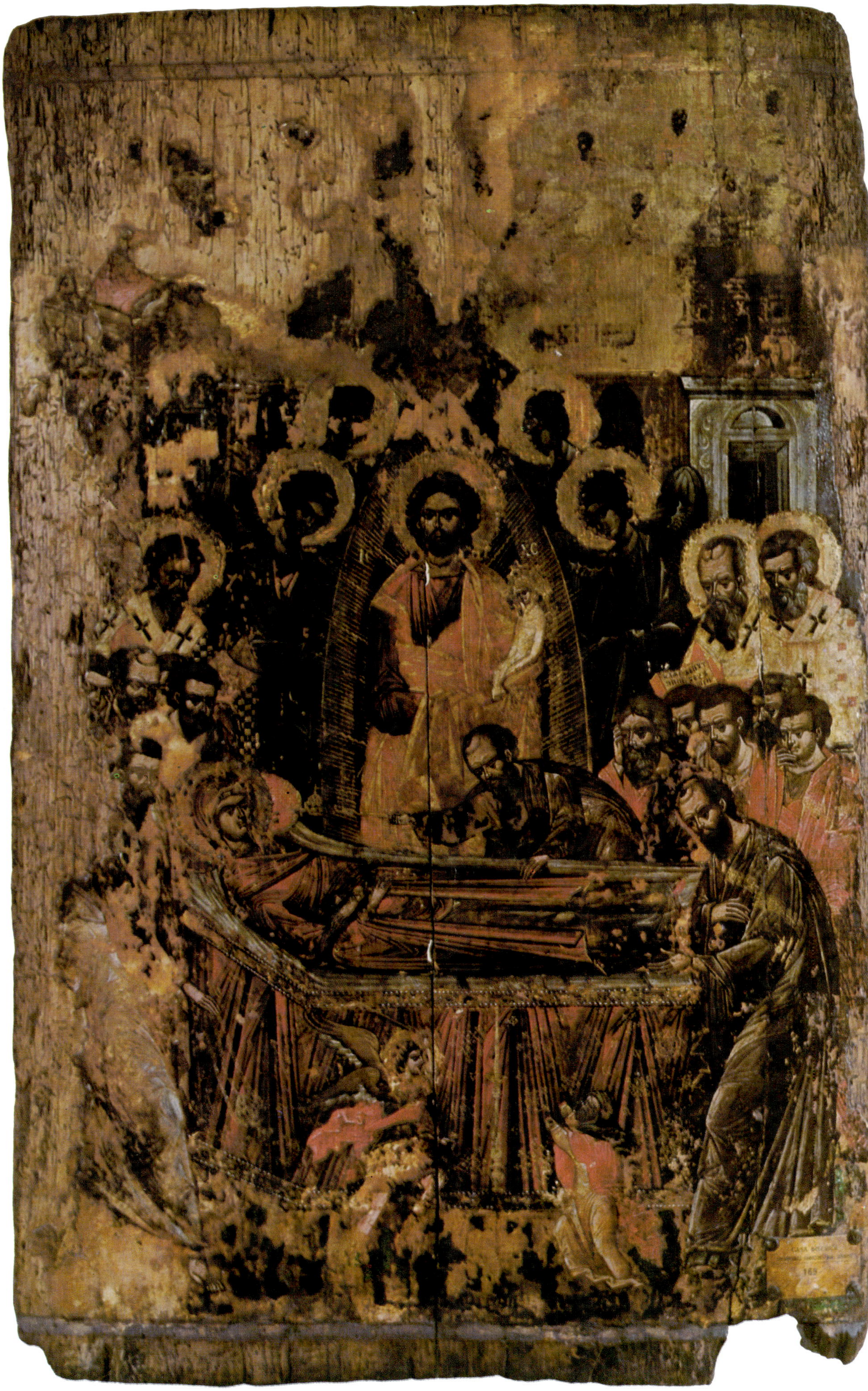

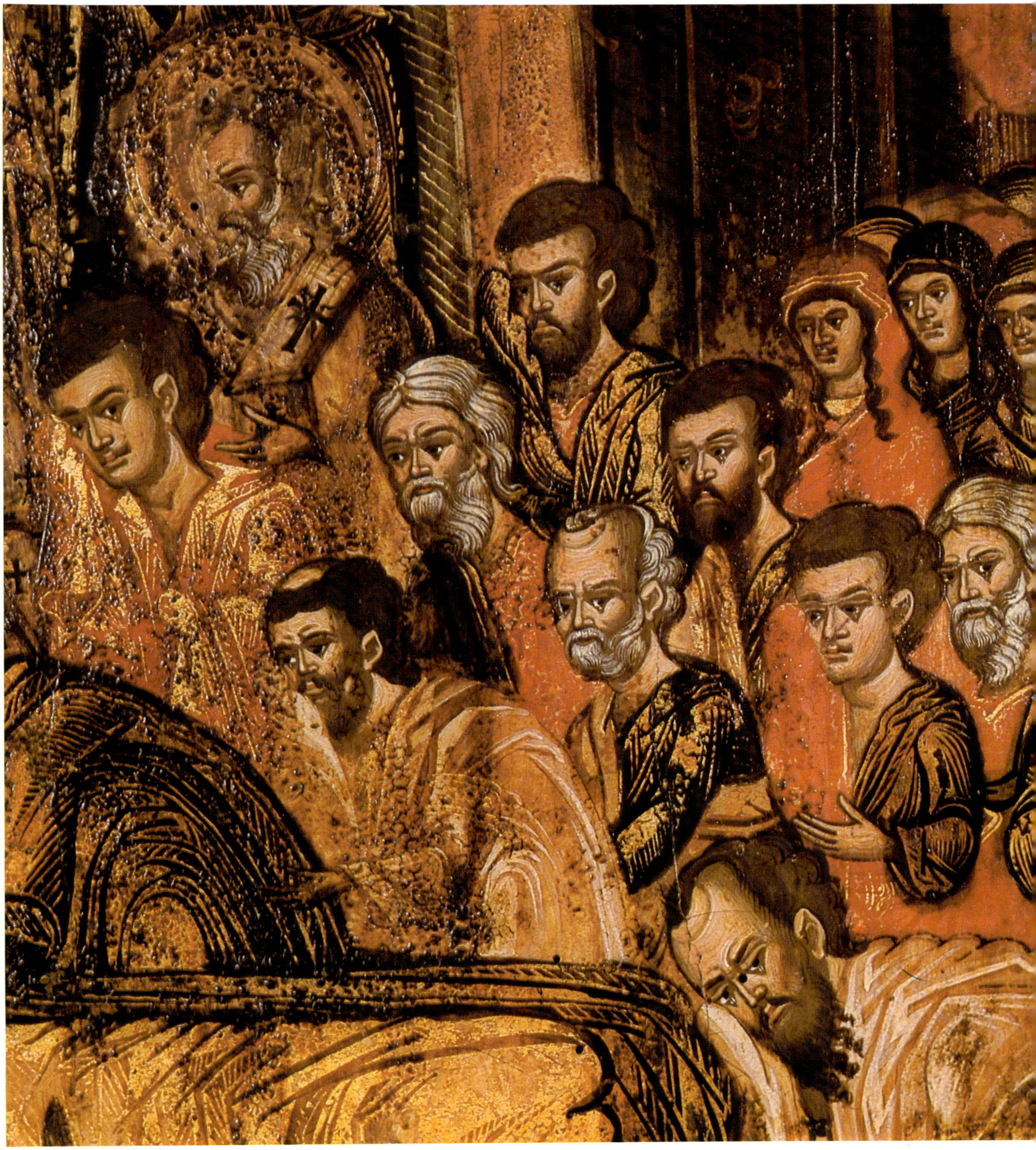

Links: *Tod Mariä.* Tempera auf Holz, 86 x 66 cm; Walachei, 17. Jahrh. — Bukarest, Rumänisches Kunstmuseum.

Nicolae Zugravu: *Tod Mariä,* Ausschnitt. Tempera auf Holz, Gesamtmaß 105 x 78 cm; 17. Jahrh. — Bukarest, Rumänisches Kunstmuseum.

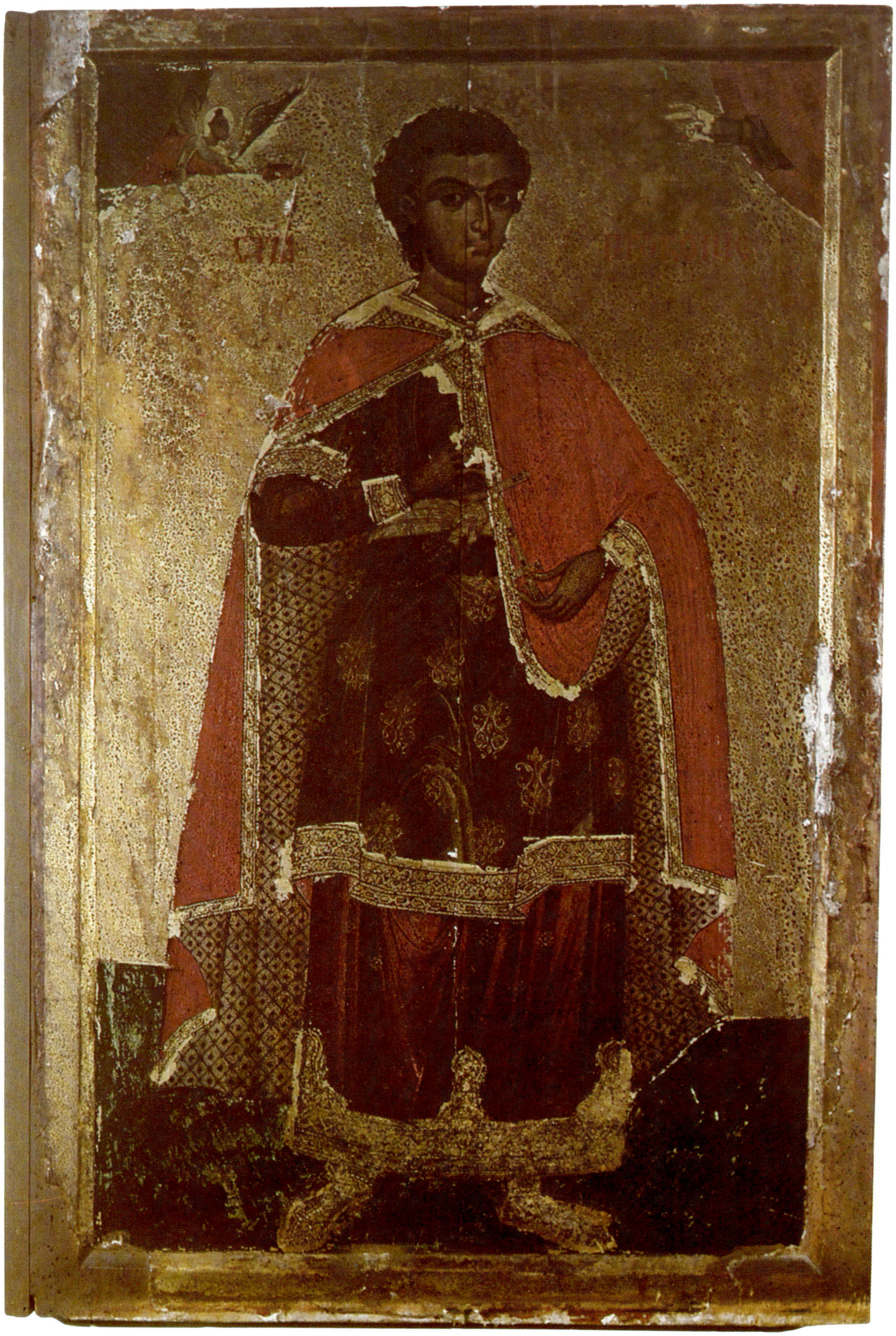

Hl. Prokopius. Tempera auf Holz, 112 x 76 cm; walachische Ikone von der ersten Ikonostase der Klosterkirche Hurezi, Bezirk Vîlcea, 17. Jahrh. — Museum des Klosters Hurezi.

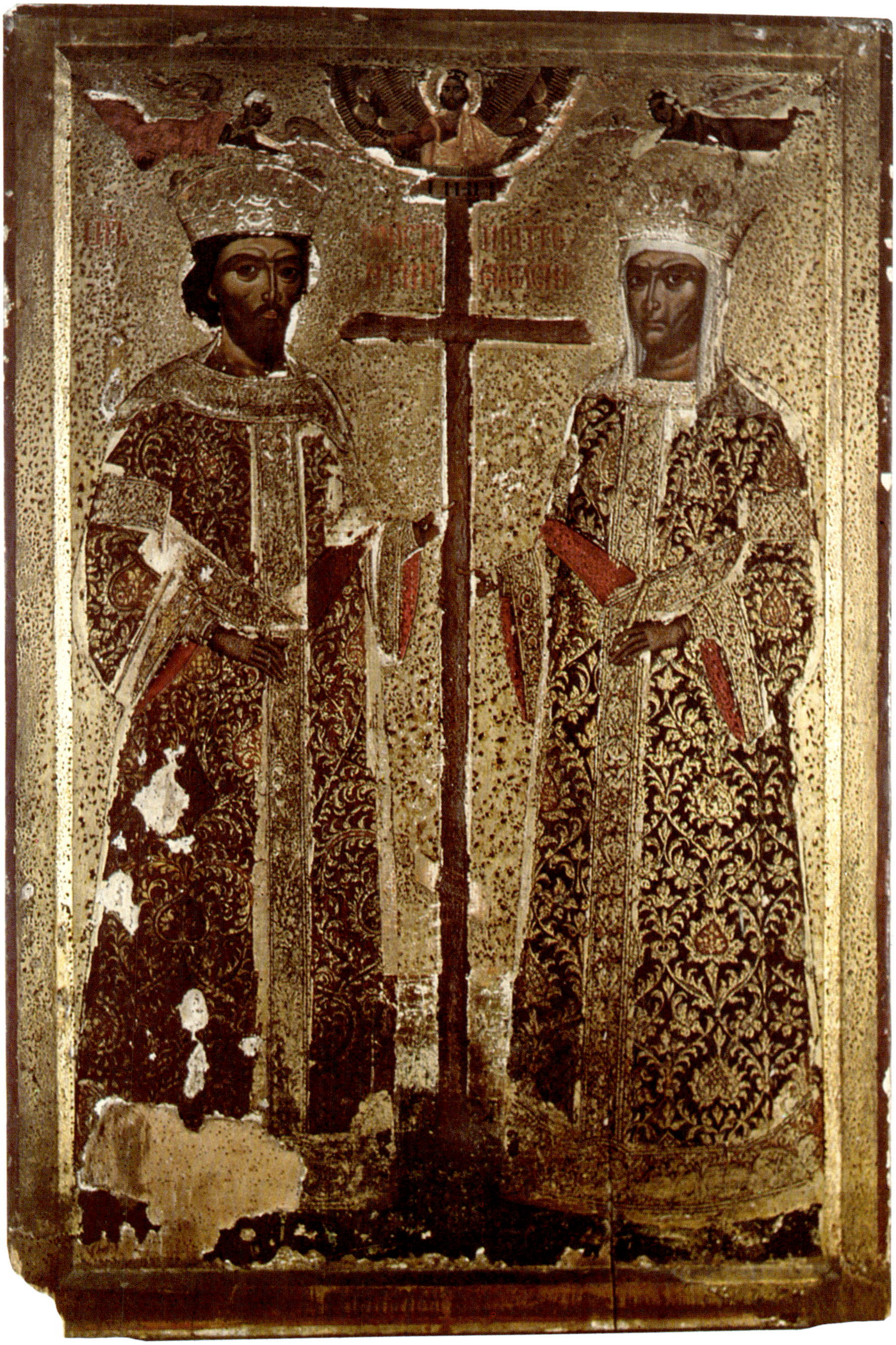

Die Heiligen Konstantin und Helena. Tempera auf Holz, 112 x 75 cm; walachische Ikone von der ersten Ikonostase der Klosterkirche von Hurezi, Bezirk Vîlcea, Ende des 17. Jahrh. — Museum des Klosters Hurezi.

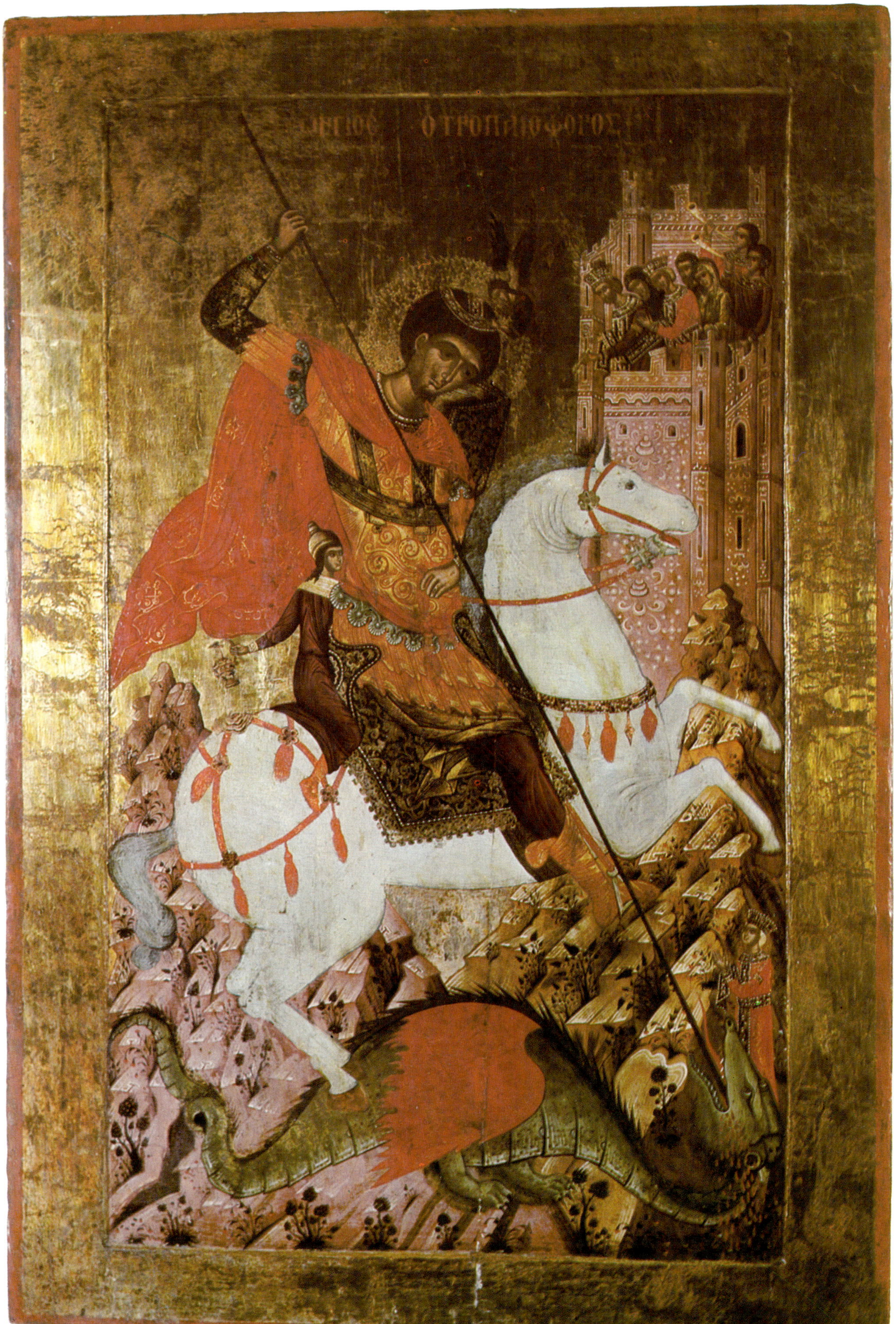

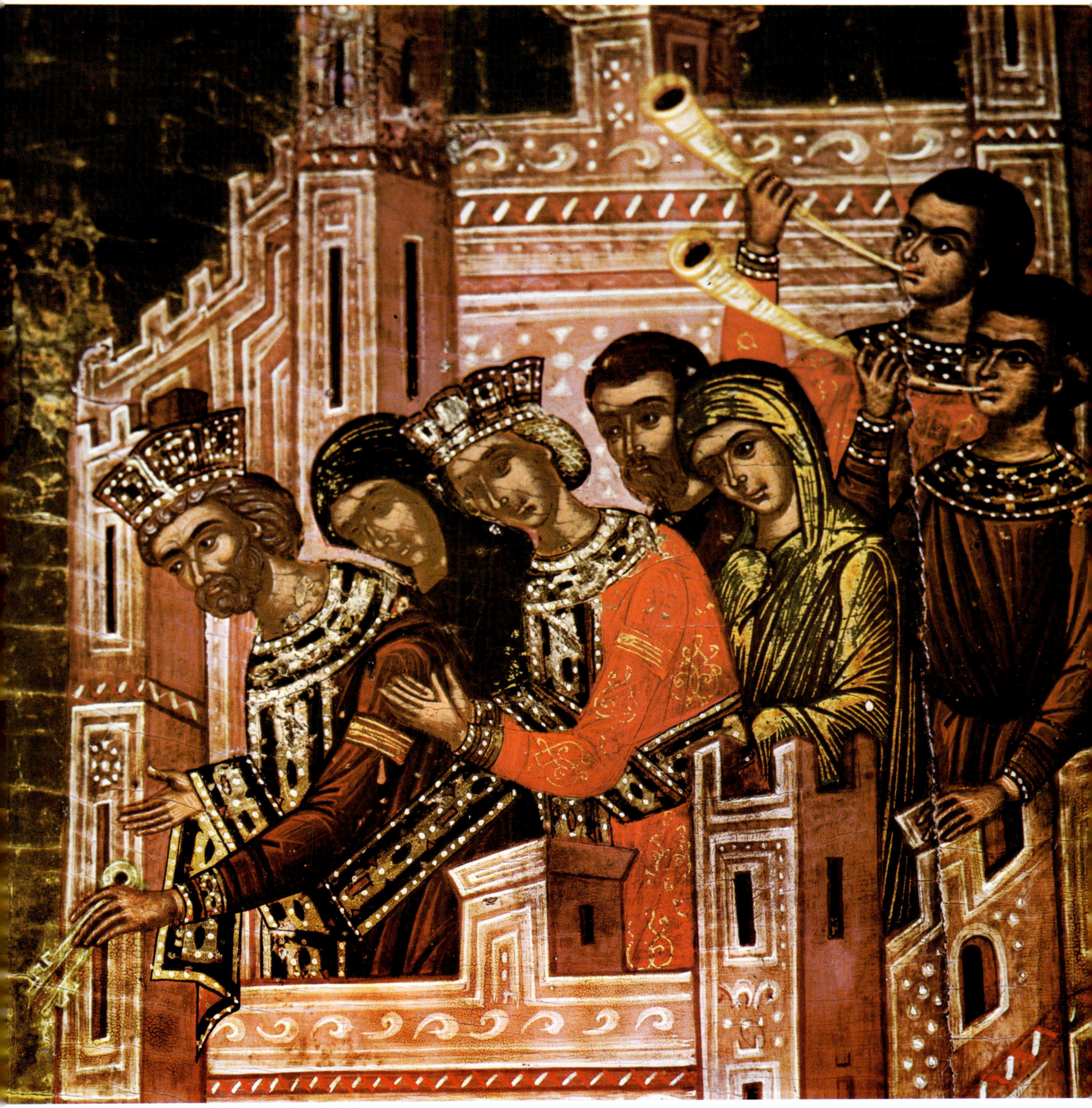

Links: *Hl. Georg als Drachentöter.* Tempera auf Holz, 116 x 78 cm; Ende des 17. Jahrh. — Bukarest, Rumänisches Kunstmuseum.

Zuschauer. Ausschnitt aus nebenstehender Ikone.

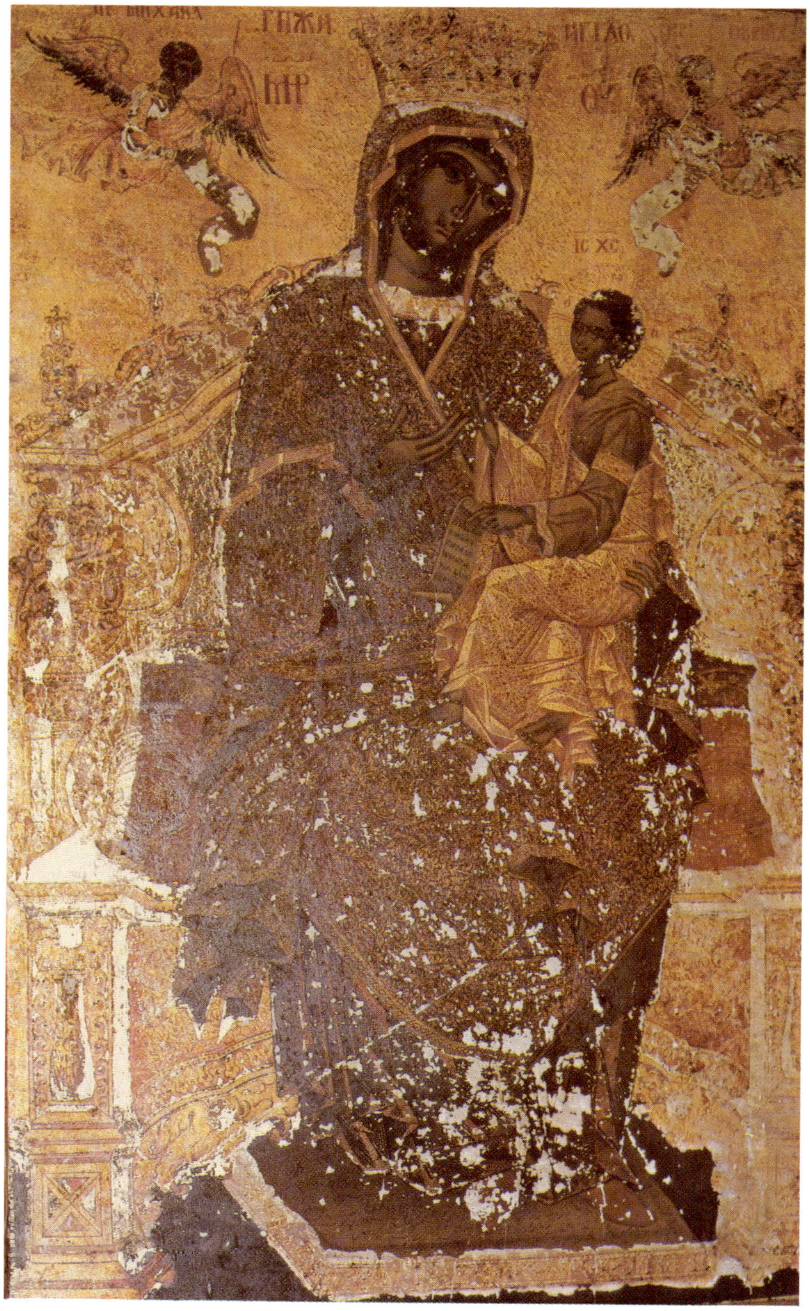

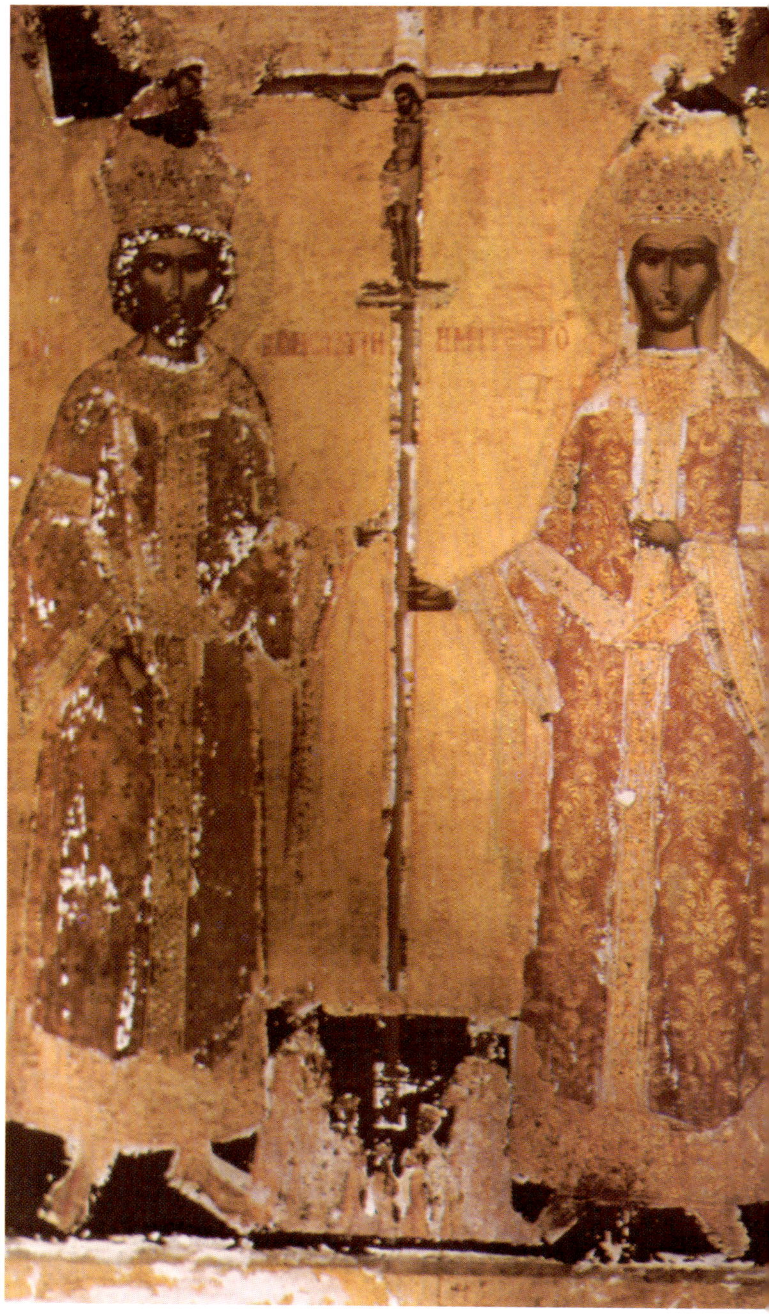

Links: *Thronende Madonna mit Kind.* Tempera auf Holz, 98 x 62 cm; um 1700. — Kloster Hurezi.

Rechts. *Die Heiligen Konstantin und Helena mit Stiftern.* Tempera auf Holz, 98 x 62 cm; Walachei um 1700. — Kloster Hurezi.

Nebenstehende Seite: *Einzug Christi in Jerusalem.* Tempera auf Holz, 36 x 28 cm; von der Ikonostase der Metropolitankirche Tîrgoviste, Bezirk Dimbovita, etwa 1707—1709. — Bukarest, Rumänisches Kunstmuseum.

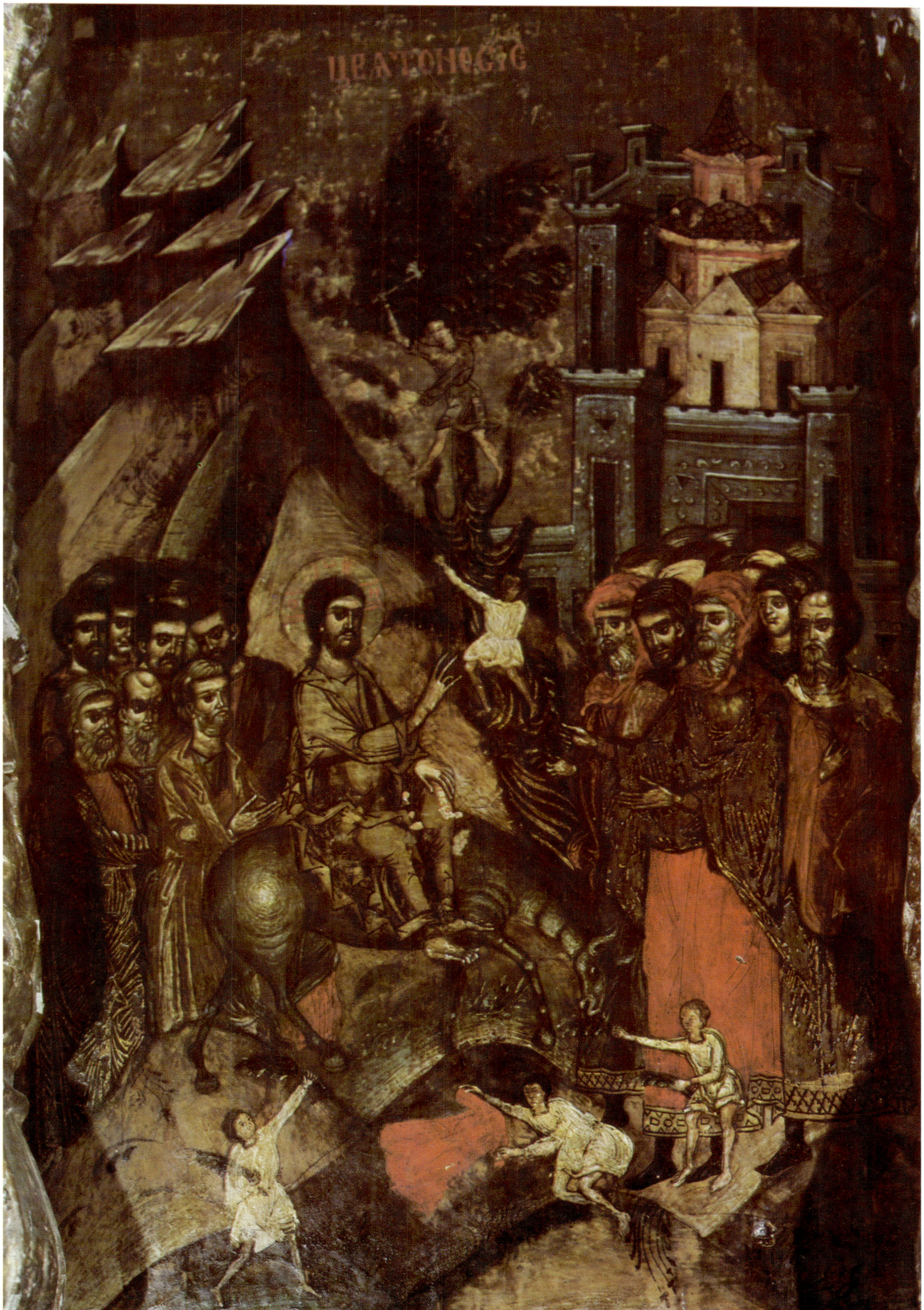

DIE THEOLOGISCHE UND LITURGISCHE BEDEUTUNG DER IKONEN

VON WILHELM NYSSEN

Ein einziger Blick auf das in diesem Band vorgelegte Ikonenmaterial der verschiedenen Länder des christlichen Ostens, der verschiedenen Techniken und ihrer Entwicklung, genügt, um deutlich werden zu lassen, daß diese Kunst einen geistlichen Impuls und ein geistliches Ziel ausstrahlt. Wiewohl sie sich bis in die späten russischen Ikonenschulen antiker Formelemente bedient, läßt sich an jedem Bild aufweisen, daß der antike Bildsinn als solcher gänzlich überboten ist in einen Sinn des Glaubens, den es außerhalb des Christentums nicht gibt. Während sich das christliche Abendland seit der Trennung vom christlichen Osten, spätestens seit der Gotik von einem Formwandel zum anderen bewegt und die Künstler und ihre Bildideen hervorhebt und preist, blieb der christliche Osten trotz der Verschiedenheit seiner Völker und trotz einer begrenzten künstlerischen Variation in der wesentlichen Grundaussage seiner Bilder beständig. Sie sind nach Herkunft und Ziel nie weltlich, sondern geistlich und wollen das immer bleiben. Dies kann als Starrsinn und Befangenheit heute bedauert werden, sogar als Verhinderung und Unterdrückung, aber dem Osten ging es immer nur um ein geistliches Ziel. Man muß ein wenig ausholen, um diesen eigentlichen Sinn der östlichen Bilder klar und eindeutig hervortreten zu lassen.

Als sich das Christentum in der Zeit Kaiser Konstantins aus der Nacht der Verfolgung und Unterdrückung in die Helle des säkularen Friedens erhob und damit weltöffentlich wurde und dies auch in Zeichen zu verdeutlichen hatte, war der entscheidende Kampf um das Bild und um seine Verwendung im Leben des Glaubens im Gegensatz zur antiken Bildauffassung und -form bereits ausgetragen. Die ersten Jahrhunderte der Kirche hatten sich gemäß den frühen Väterstimmen mit aller Entschiedenheit jener Bildform widersetzt, durch die ein heidnischer Synkretismus in das Leben der Gemeinden hätte eindringen können, dem Götterbild und allen Deriviaten seiner magischen Verwendbarkeit. Das einzige „Bild" der frühen Christenheit war das im Geist gehütete Bild des erhöhten Christus, des Königs der Könige und des Herrn der Herren, das für die Glaubenden nicht nur Bild, sondern gewisse Gegenwart bedeutete. Diesem Bild galt es sich zu stellen und ihm allein zu dienen. Das letzte Buch des Neuen Testamentes, die um das Jahr 90 in der großen Bedrängnis der jungen Christenheit unter Kaiser Domitian geschriebene Apokalypse des Johannes, eine einzige Bildgeschichte des erhöhten Menschensohnes, macht zur Genüge deutlich, daß die junge Kirche niemals bildlos geistig, sondern geradezu geistig bildbesessen war, allerdings in vollem Gegensatz gegen jede Bildauffassung der Antike.

Das Bild findet Eingang ins Christentum im Maße der Überwindung seines vordergründigen heidnischen Sinnes. Vom ersten Augenblick der Bilder im Christentum an wird auch ein tieferer, der Kreatur näherer Bildsinn erschlossen, der vor dem Kommen Gottes keine Erfahrungsgrundlage hatte, denn die Aussage des Bildes ist fast stärker als die des Wortes Aussage einer Erfahrung. Die ersten Bilder der Christenheit sind Zeichen, die auf das Heil verweisen, das jetzt inmitten der Erde Wirklichkeit geworden ist. Sie werden, selbst wenn sie aus dem Heidentum übernommene Stücke darstellen, mit der Fracht eines neuen Sinnes beladen, und dieser Sinn verwandelt mehr und mehr die Schrift der Zeichen. Das Unfaßliche des

Kommens Gottes in die Zeit, das Atemberaubende seiner Menschwerdung läßt eine neue Schrift der Bezeugung entstehen, in der ungleich mehr von Seele, von Erde und von angenommener Einzelschaft des vom Sohne Gottes ergriffenen eigenen Schicksals zum Ausdruck kommt.

Die ersten noch auffindbaren Zeichen entstehen um 200 über den Gräbern der Märtyrer gemäß den Grabbräuchen der Umwelt. Sie sind Zeichen des Alten Testaments, und gerade darin offenbart sich der über bloßen Schmuck hinausgehende Sinn. Jonas, Daniel, Noe, die Jünglinge im Feuerofen, Abrahams Darbringung oder das Quellwunder des Moses verweisen auf einen rettenden Eingriff Gottes in das Schicksal des Menschen, wobei die einzelne alttestamentliche Gestalt, eben weil sie dem heiligen Geschehen Israels entstammt, nicht nur Zeichen für alle, sondern auch Vorbedeutung der Erlösung ist, die die Christen verkündigen. Indem ich das Zeichen male, verkündige ich das unmittelbare Handeln Gottes in den Gestalten, die ihre Rettung sichtbar machen, zugleich aber die Rettung, die alle in der Vollendung dieses nur vorbedeutenden Handelns Gottes getroffen hat, d.h. die alttestamentlichen Gestalten werden ein farbiges Spektrum der rettenden Tat, die Gott mit dem Kommen Jesu als Wende des Weltgeschehens gesetzt hat.

Bald treten zu diesen Darstellungen auch neutestamentliche Ereignisse. Zuerst die Wunder: die Heilung des Gichtbrüchigen, die Auferweckung des Lazarus, die Heilung der blutflüssigen Frau, und auch in ihnen ist wieder die rettende Tat des Kommens Gottes verdeutlicht. Kurze Zeit später werden Einzelszenen über Gräbern und an Sarkophagen zu reichen Zyklen der heiligen Geschichte gestaltet, wobei dann aber, besonders in konstantinischer Zeit, ein tiefer theologischer Sinn die Zyklen bewegt: Die Einzeldarstellung, das einzelne Ereignis des Heils bleibt nicht bloße historische Szenerie, sondern wird wie das vorbedeutende Bild des Alten Testamentes als Fixum eines Geschehens Verkündigung des unfaßbaren Ganzen des Heils, das in der Welt Ereignis geworden ist.

Damit ist der Grund gelegt für die weltöffentliche Bezeugung, die die Christenheit nach der Zeit der Verfolgung in Bauten und Bildern zu leisten hatte, und hier zeigt sich, wie die Kühnheit früher Theologen noch vor einer ausgeprägten Bildsprache in der Kirche Pate gestanden hat zu einer Bildaussage, die niemals mehr die heidnischen Elemente der rein innerweltlichen Bildsprache der in sich gerundeten, aus der angenommenen Fülle des menschlichen Geistes stammenden Götterbilder in sich aufnehmen konnte. Hier gab es nur die Fülle des Handelns Gottes, zu der jede menschliche Bezeugung nichts als die Spur eines Mangels, einer Ohnmacht, damit aber gerade das Signum einer von Gott her allein möglichen Vollendung auszusagen vermochte. Auch das Bild des Heiligen, das von da an vielfach Garantie für die Erlösung wird, bleibt in dieser „Beschränkung“: Der Heilige verkündet den Sieg eines andern, den er in seinem Leben sichtbar gemacht hat.

Die Überwindung des antiken Bilddenkens geschieht also nicht durch eine von Anfang an neu überlegte Formensprache der Christen — diese wächst erst langsam heran —, sondern durch Zeichen, die auf das hinweisen, was in der Welt kraft göttlichen Eingriffs geschah. Ohne den Glauben kann keiner die Zeichen setzen noch verstehen. Die Chiffre des Bildes ist wie die Verkündigung des Glaubens an die Tat Gottes gebunden, durch die dann allerdings auch die Welt neu erkannt wird. Ein solches Denken des Glaubens, das langsam auch eine neue Sprache des Bildes findet, hat Ephräm der Syrer in seinen Hymnen vielfältig ausgesagt:

„... Siehe dein Bild ist geformt + mit dem Blut der Trauben — auf dem Brot, + und geformt auf dem Herzen + vom Finger der Liebe + mit den Farben des Glaubens! + Gesegnet sei, der vergehen ließ — die Bilder aus Stein + durch sein wahres Bild!“ (De nativ. XVI, 7)

Das Götterbild der Antike, die malerische und plastische Deskription eines Mythos und seine magische Verwendbarkeit, war zu Beginn des 4. Jahrhunderts für die Kirche deswegen keine Gefahr mehr, weil die Christenheit unter Bild weder ein Porträt noch einen gestalteten Mythos verstand, sondern allein das verweisende Zeichen, das auf die unfaßliche Heilstat Gottes, die er in seinem Sohn gewirkt hat, hinwies. Auch die Erwähnung eines sogenannten Porträtbildes Christi nach der Abgarus-Legende bei Eusebius im Osten oder der Veronika-Erzählung im Westen hat keinen Bezug zu einem Porträtbild der Antike, da es der Legende und der späteren Darstellung nach auch nur ein „zurückgebliebenes“ Zeichen, ein Bild der Schmerzhaftigkeit genannt werden kann, das zudem wie ein Zeugnis, wie eine Garantie für das Ereignis des wirklichen Kommens Christi angesehen wurde, das in diesem Zeugnis ganz auf den zum Vater Erhöhten verwies.

Nun galt es in Konstantinischer Zeit, den christlichen Glauben nicht nur durch die Katechese zu verkünden, sondern auch durch die Verweisung im Bild zu bezeugen. Die großen Bauten der Konstantinischen Basiliken waren zuerst in den Apsiden mit Themen des Heils im Mosaik geschmückt: Weihnacht, Taufe im Jordan, Kreuzigung, Ostergeschehen, Heimgang zum Vater und Erwartung des Wiederkehrenden, des Christus Pantokrator, so daß die Gläubigen im Prozessionszug der Liturgie mit dem Auge einem Ereignis des Heils zugewandt waren, das zugleich (nach den Deutungen der Väter) das Ganze dieses Heils vergegenwärtigte.

Dennoch blieb auch im frühen Bild der Christenheit nicht nur ein antiker, sondern ein menschlicher Ursinn in der Auffassung vom Bild bestehen, daß das im Bild Dargestellte ein Dahinterliegendes, Urbildliches in irgendeiner Weise real gegenwärtig werden läßt. Wenn in der Folgezeit nicht nur die Apsis, der Ostteil des Raumes der Kirche, mit einem Bild des Heils geschmückt wird, sondern mehr und mehr der ganze Raum gemäß einer Entsprechung zu den Seiten des Weltgevierts, dann entsteht hier ein neuer Kosmos der Vergegenwärtigung, der sich immer genauer auf die großen Bildprogramme der mittelbyzantinischen Zeit hin verdichtet.
Schon früh kann man dabei vier Themenkreise von Bildern erkennen:

1. Die Ereignisse des Heils im Neuen Testament, nach den Zyklen der Geschichte der Menschwerdung, seiner Wunder und seines Todesweges geordnet.
2. Die Vorbildgestalten des Alten Bundes als die lebendigen Hinweise auf die Verheißung.

3. Apostel und Heilige im Neuen Bund als Verweisungen auf den Sieg Christi in seinen Heiligen.
4. Das Bild Mariens, das als Inbegriff einer Garantie für das geschehene Heil (die geschehene Erlösung) gewertet wird.

In der Zeit des Ikonoklasmus, des Bilderstreites in Byzanz, des größten weltanschaulichen Streites innerhalb der östlichen Christenheit (726—843), wurde das Bild im Christentum trotz seiner längst ausgeprägten Andersheit gegenüber jeder Bildvorstellung der Antike erneut in Frage gestellt und befehdet. Jüdische und islamische Bilderfeindlichkeit mischten sich mit kaiserlichen Maßnahmen gegen die Klöster, die Zentren der Bilderverehrung, und suchten die kaiserliche Macht zu stärken, während man die Bilder verbrannte. Theologen wie Johannes Damaszenus traten zu gleicher Zeit auf und verteidigten die heiligen Bilder, indem sie aus einer genialen Zusammenschau des Alten und Neuen Bundes dem heiligen Bild die Rolle der Bezeugung, ja der Garantie für die Menschwerdung Gottes zuschrieben. Dadurch wurde der Boden bereitet, die heiligen Ikonen als einen Bestandteil des Lebens der Kirche feierlich zu erklären, wie dies nach dem Ende des Bilderstreites auf dem vierten Konzil von Konstantinopel (869/70) geschah:

„Wir legen fest: Die Ikone Jesu Christi, unseres Herrn, des Befreiers und Heilandes aller, ist in gleicher Weise wie das Buch der Heiligen Evangelien zu verehren. Denn wie durch die aus Silben gefügten Worte, die in dem Buche überliefert werden, alle das Heil erlangen, so werden durch die darstellende Kraft der Farben alle, die Weisen und die Unweisen, in dem, was man vor Augen hat, zu ihrem Gewinn erfreut. Denn was die Rede in ihren Silben verkündet, das verkündet und empfiehlt auch die Schrift, die aus Farben besteht.

So ist es richtig, den Ikonen, gemäß vernünftiger Einsicht und auf Grund ältester Überlieferung, um ihrer Würde willen, da sie sich ja auf die Urbilder beziehen, gleichsam abgeleitet Ehre und Verehrung zu erweisen, genauso wie dem heiligen Buch der Heiligen Evangelien und der Gestalt des kostbaren Kreuzes. Wer also die Ikone Christi, des Heilandes, nicht verehrt, der soll auch nicht seine Gestalt schauen, wenn er in der väterlichen Glorie wiederkehrt, verherrlicht zu werden und seine Heiligen zu verherrlichen, sondern er soll draußen bleiben, fern von seiner Gemeinschaft und seiner Klarheit. Auch malen wir die Ikone seiner unversehrten Mutter und Gottesgebärerin Maria und die Ikonen der heiligen Engel, so wie ihnen die göttliche Schrift in Worten Gestalt verleiht. Aber wir ehren und verehren auch die Ikonen der rühmenswerten Apostel, der Propheten, der Märtyrer und der heiligen Männer, ja die Ikonen aller Heiligen. Und wer dies so nicht annimmt, der sei ausgeschlossen vom Vater und vom Sohne und vom Heiligen Geist."

Das vierte Konzil von Konstantinopel hatte den alten Gedanken, daß das Bild wie eine Schrift auf das Heil verweist, neu formuliert und beglaubigt: „Denn was die Rede in ihren Silben verkündet, das verkündet und empfiehlt auch die Schrift, die aus Farben besteht"; und es hatte durch das ausgesprochene Anathem das Bekenntnis vertieft: „Wer also die Ikone Christi, des Heilandes, nicht verehrt, der soll auch nicht seine Gestalt schauen, wenn er in der väterlichen Glorie wiederkehrt, verherrlicht zu werden und seine Heiligen zu verherrlichen. . ." Das heißt doch, daß von nun an das Bild wie das Wort fester Bestandteil der Verkündigung und des Bekenntnisses in der Kirche sind und daß das Wort wie das Bild auf eine besondere Weise die Gegenwart des Herrn enthalten. Wenn der Laut des verkündigenden Wortes ans Ohr des Menschen dringt, geht im Menschen der Herr in seiner Stimme auf. Wenn das Auge des Menschen sich dem Bild vereint, wird das Bild zu einem den Menschen ins Urbild fortziehenden Weg. Erfüllte Gegenwart des Herrn im Wort und im Bild, das ist die Grundlegung geblieben, aus der durch Jahrhunderte in den Kirchen des Ostens ein strenger Kanon die Bildgestalt an ihre jenseitige Verweisung gebunden hielt.

Inzwischen hatte sich in der Ausschmückung des byzantinischen Kirchenraumes vor allem in nachikonoklastischer Zeit ein Element herausgebildet, das fortan wie der in die Fläche gebannte Anblick des ewigen Jerusalem selbst erschien, die über und über mit Themen des Heils und der Heiligen gemalte Ikonostase oder Bilderwand, die in der byzantinischen Kirche den eigentlichen Altarraum vom Raum der Gläubigen trennt. In einzelnen gemalten Stockwerken wird jene Fülle des Heils sichtbar, die in der Feier der Liturgie lauthaft ans Ohr der Gläubigen dringt. Der Grundstruktur gemäß erscheinen

im unteren Stockwerk um das Bild Christi, des Allherrschers, die bittflehenden Gestalten seiner Kirche Maria und Johannes, die Erzengel Michael und Gabriel, die Apostelfürsten Petrus und Paulus, die Heiligen Väter Liturgisten sowie die Heiligen des jeweiligen Ortes.

Im Stockwerk darüber wird die Ordnung der Festtage als Bilderfolge der Mysterien des Heils wie ein Unisono der Taten des Menschensohnes inmitten seiner Erniedrigung auf Erden sichtbar.

Im oberen Stockwerk werden Könige und Propheten des Alten Bundes als eine Genealogie sichtbarer Verheißung um das Bild Mariens mit dem Kind, Thronsitz der Weisheit, geordnet.

Für den Gläubigen wird fortan die Ikonostase zum Inbegriff seines Schauens, zur Ahnung der Ewigkeit, zum Anruf der Bereitung auf das jenseitige Ziel. Man kann ohne Übertreibung sagen, daß als der eigentliche Ort jeder Ikone, die bis in die späte russische und balkanische Zeit gemalt wird, die Ikonostase in der Kirche gilt, die Versammlung aller Heiltümer, die das Fenster zur Ewigkeit öffnen. Auch die im Hause aufbewahrte Ikone wird nicht als Kunstwerk denn als in den Alltag hineingeholter Teil der göttlichen Liturgie aufgefaßt, als häusliches Siegel göttlicher Ereignisse, die das Leben des Menschen durchdringen und verwandeln wollen.

Das Malen der Ikonen in den vielen Schulen der einzelnen Jahrhunderte wird insgesamt als Dienst an der Verkündigung, als intensive Arbeit am „anderen Wort", nämlich am Wort des Bildes, angesehen. Dem Malen selbst geht ein strenges Fasten voraus, bis der Maler sich ganz einzufügen weiß in den überlieferten Kanon des Bildes und bis er so geläutert ist, um ihn in der eigenständigen Kraft glühender, ganz zum Klang gewordener Farben zu beleben. Ein einziges Beispiel mag genügen, das deutlich aufzeigt, wie die zum Anblick der Gläubigen freigegebene Ikone Christi, des Menschensohnes, vor ihrer Aufstellung in die Kirche getragen, dort beräuchert und mit geweihtem Wasser gesegnet wird. Dabei spricht der Priester ein langes, an den Vater gerichtetes Weihegebet, das in seinem Ausklang lautet:

„So haben auch wir, unser gütiger und allherrschender Gebieter, dieses Bild deines geliebten Sohnes zum Gedächtnis der erlösenden Fleischwerdung geschaffen und zum Gedächtnis all seiner ruhmreichen Wohltaten und Wunder, die er dem Menschengeschlechte erwiesen, da er auf Erden als ein Mensch erschienen ist. Nicht aber haben wir das Bild erstellt, um es zu einem Gott zu machen, sondern wir wissen, daß die dem Bilde erwiesene Ehre auf das Urbild übergeht; deshalb flehen wir unablässig zu dir: blicke gnädig auf uns herab und auf dieses Bild und um der Fleischwerdung Deines Sohnes willen und seiner Erscheinung bei uns, zu deren Gedenken wir ja das Bild angefertigt haben, sende uns deinen himmlischen Segen herab und die Gnade des Allheiligen Geistes, und segne und heilige das Bild; schenke ihm heilende Kraft, alle teuflischen Ränke zunichte zu machen, und erfülle es mit Segen und mit der Kraft jenes heiligen, nicht von Menschenhand gemachten Bildes, welches durch die Berührung mit dem heiligen und allehrwürdigen Antlitz deines geliebten Sohnes so reich ausgestattet wurde; gewähre diesem Bilde, durch seine Kräfte und Wunder zur Befestigung des orthodoxen Glaubens beizutragen und zum Heil deiner Gläubigen, auf daß alle, die vor ihm dich und deinen eingeborenen Sohn und den Allheiligen Geist anbeten und gläubig anrufen, in ihrem Gebet immerdar erhört werden und das Erbarmen deiner Menschenliebe erlangen und die Gnade empfangen.

Du bist ja unsere Heiligung und dir senden wir die Lobpreisung empor samt deinem eingeborenen Sohne und deinem Allheiligen und guten und lebendigmachenden Geiste, jetzt und immerdar und von Ewigkeit zu Ewigkeit!"

KURZBIOGRAPHIEN DER VERFASSER

KURT WEITZMANN hat in Deutschland und Wien Kunstgeschichte und Archäologie studiert. Er promovierte im Jahre 1929 an der Universität Berlin. Seit 1935 wohnt er in Princeton (USA), wo er bis zu seinem Ausscheiden im Jahre 1972 ständiges Mitglied des Institute for Advanced Study und seit 1945 an der Universität Professor für Archäologie und Kunstgeschichte gewesen ist. Er hat viel über die Kunst der spätklassischen, paläochristlichen, byzantinischen und mittelalterlich-abendländischen Zeit geschrieben. Zwischen 1956 und 1965 hat er fünf Expeditionen zum Katharinenkloster auf dem Sinai unternommen. Er ist Verfasser von fünf Büchern und einigen hundert Artikeln, vorwiegend über byzantinische Themen.

GAIANÉ ALIBEGAŠVILI ist in Kazbeghi, Georgien (URSS) geboren und Mitarbeiterin des Čoubinašvili-Instituts für georgische Kunst an der Wissenschaftlichen Akademie Georgiens. Sie promovierte in Kunstgeschichte, ist Professorin an der Georgischen Kunstakademie, ist Spezialistin für die mittelalterliche darstellende Kunst Georgiens, hat drei Bücher und mehrere Artikel geschrieben.

ANELI VOLSKAJA ist in Tiflis, Georgien (USSR) geboren und wissenschaftliche Mitarbeiterin des Čoubinašvili-Instituts für georgische Kunst an der Wissenschaftlichen Akademie Georgiens. Sie promovierte in Kunstgeschichte, ist Spezialistin für die mittelalterliche darstellende Kunst Georgiens, schrieb drei Bücher und mehrere Artikel.

GORDANA BABIĆ ist Kunsthistorikerin, Professorin an der philosophischen Fakultät der Universität Belgrad, promovierte 1963 an der Sorbonne nach dem Studium bei A. Grabar, dem Spezialisten für serbische und byzantinische Kunst des Mittelalters. Sie hat mit S. Der Nersessian, E. Kitzinger und P. Underwood am Dumbarton Oaks Center for Byzantine Studies, Washington D.C. zusammengearbeitet. Sie ist Gewinnerin des Herder-Preises von 1980 und ist Autorin zweier Bücher und weiterer dreißig Studien und Artikel über die serbische und byzantinische Kunst des Mittelalters, insbesondere der Malerei.

MIHAIL VLADIMIROVIČ ALPATOV ist Kunsthistoriker. Geboren in Moskau, promovierte in Moskau und ist seit 1943 Professor am staatlichen Institut Surikov in Moskau. Seit mehr als fünfzig Jahren hat er sich wissenschaftlichen Forschungen gewidmet, besonders auf dem Gebiet altrussischer sowie russischer und westeuropäischer Kunst. Außer Artikeln hat er mehr als hundertfünfzig Studien veröffentlicht.

MANOLIS G. CHATZIDAKIS ist in Heraklion auf Kreta geboren, war Direktor des Byzantinischen und des Benaki-Museums von Athen und Generalbeauftragter für Antiquitäten. Er war Mitglied der Akademie von Athen, korrespondierendes Mitglied der Akademie der Wissenschaften Wien und der Serbischen Akademie für Wissenschaft und Kunst in Belgrad. Er ist Dr. h. c. der Freien Universität Brüssel, Generalsekretär der internationalen Gesellschaft für Byzantinische Studien und Präsident der Christlich-Archäologischen Gesellschaft von Athen. Er ist Spezialist für byzantinische Kunst, insbesondere postbyzantinische Malerei, Autor von fünf Büchern und vielen Artikeln.

TEODORA G. VONESCU wurde in Bukarest, Rumänien geboren. Sie studierte und promovierte am Institut für Kunst und Archäologie der Sorbonne. Von 1946 bis 1953 war sie Direktorin am Nationalmuseum Bukarest, Abteilung Altrumänische und Volkskunst. Von 1951 bis 1975 leitete sie die Abteilung mittelalterliche Kunst an der Akademie für Soziale und Politische Wissenschaften Rumäniens in Bukarest. Von 1953 bis 1959 leitete sie die Abteilung für Mittelalterliche Kunst des Rumänischen Kunstmuseums. Sie hat Studien, Monographien und Artikel besonders über die mittelalterliche und postbyzantinische Kunst Rumäniens veröffentlicht.

WILHELM NYSSEN ist 1925 in Köln geboren, Studium der Theologie, Philosophie und Kunstgeschichte in Chartres, Bonn, München und Freiburg, dort 1954 Promotion in Philosophie, seit 1957 Hochschulpfarrer an der Universität Köln, 1977 Ehrendoktorat der Orthodoxen Theologischen Fakultät in Bukarest. Herausgeber der Reihe Sophia — Quellen östlicher Theologie in Trier (bisher 20 Bände) und der Reihe Occidens — Horizonte des Westens in Trier (bisher 5 Bände). Honorarprofessor für Ostkirchenkunde an der Byzantinischen Abteilung der Universität Köln.

ERKLÄRUNG EINIGER FACHBEGRIFFE

Acheiropoieten, „nicht von Hand gemachte“ Bilder; das bekannteste ist das sog. Abgar-Bild von Edessa, auch „Mandylion“ (= Taschentuch) genannt.
Anachoret, Einsiedler.

Chalke, Eingangsbau zum Kaiserpalast in Konstantinopel, bestehend aus Repräsentations-, Wohn- und Kirchenbauten.
Chiton, kurzes Untergewand.
Chlamys, an einer Seite rund angeschnittener Umhängemantel, getragen von hohen Beamten und Offizieren.
Clipeus, Schild; auch runde Platte, auf der an Sarkophagen das Porträt des Verstorbenen dargestellt ist.
Colobium, langes hemdartiges Gewand, ärmellos oder mit kurzen Ärmeln.

Dodekaorton, Zwölf-Feste-Zyklus der sog. großen Feste des Kirchenjahres.

Enkolpion, auf der Brust getragene runde oder kreuzförmige Kapsel mit Reliquien oder Bibelversen; Insignée der Klostervorsteher, Bischöfe, Metropoliten und Patriarchen in der orthodoxen Kirche.

Enkomion, Lobrede, Lobgedicht, Preisgesang.

Himation, über dem kurzen Chiton getragenes langes Obergewand, das den rechten Arm freiließ, während ein Gewandzipfel über die linke Schulter geworfen wurde.
Hodegetria, (= Wegleiterin) Madonnentyp nach einem hochverehrten Marienbild aus der Kirche des Hodegon-Klosters, dessen Mönche blinde und kranke Wallfahrer zu einer Heilquelle in ihrem Kloster „geleiteten“.

Koimesis, Tod(-estag) Mariens.

Loros, Zeremonialbinde, Bestandteil des kaiserlichen Ornats: schalartiger, reich mit Gold und Edelsteinen verzierter Streifen.

Maphorion, Kopf und Schulter bedeckendes, breites, meist purpurfarbiges Tuch; Gewand der Gottesmutter.
Menologion, liturgisches Buch der orthodoxen Kirche: enthält, nach Monaten und Tagen geordnet, die beim Gottesdienst verwendeten kurzen Legenden der Heiligen; entspricht in etwa dem Martyrologium.
Metochion, Niederlassung eines orthodoxen Klosters.
Mitra, Kopfdeckung der katholischen Bischöfe, Äbte, höherer Prälaten bei bestimmten feierlichen liturgischen Handlungen; gebräuchlich seit dem 8./11. Jahrh.

Naos, Kirchenschiff, Raum für die Gemeinde.

Omophorion, ein Ornatstück der Bischöfe der orthodoxen Kirchen; ein breites, mit Kreuzen geschmücktes Band, das so um die Schultern geschlungen wird, daß von den Schultern ein Ende nach vorn, das andere nach rückwärts herabfällt. Dem Pallium der Erzbischöfe der lateinischen Kirche verwandt.

Pänula, bei den Römern ein ärmelloser Mantel aus dickem Stoff mit Halsausschnitt, oft auch mit Kapuze.
oder:
ponchoartiger ärmelloser Mantel aus dikkem Stoff, oft auch mit Kapuze, als Winter- und Reisekleid der alten Römer.
Paraklesis, Fürbitte.
Primicerios, (= der an erster Stelle stehende) Leiter eines Amtes.
Proskynetarion, mit einem Baldachin versehener Lesepult, auf dem ein Gnadenbild oder die Festtags-Ikone aufgestellt wird.
Prothesis, Apsis links vom Altarraum, in der die Vorbereitung der Opfergaben vollzogen wird.

Staurothek, Gefäß (Behälter) für eine Reliquie des Heiligen Kreuzes.
Stratopedarch, Befehlshaber eines Militärlagers oder der kaiserlichen Leibwache.

Triodion, liturgisches Buch der Ostkirche, enthält die Offizien für die zehn Wochen vor Ostern. Das Pentekostarion enthält die Texte für die Zeit von Ostern bis Pfingsten.
Tunika, altrömisches hemdartiges Kleidungsstück, über dem die Männer die Toga, die Frauen die Stola trugen.

LITERATURHINWEISE

Gerhard, H.P., Welt der Ikonen, Recklinghausen [7]1980.

Ikone — Kunst, Geist & Glaube, Recklinghausen 1980.

Lexikon der christlichen Ikonographie, 8 Bde, Freiburg im Breisgau, 1./2. Nachdruck 1980.

Onasch, K., Ikonen, Wien 1980.

Wessel, K. / Brenske, H., Ikonen, München 1980.

Die Ikonen Konstantinopels

Bank, A., Byzantinische Kunst in der Sammlung des Staatl. Russischen Museums, Leningrad [2]1977.
Demus, O., Corpus der byzantinischen Miniaturhandschriften, 2 Bde, Stuttgart 1977/1978.
-, Romanische Wandmalerei, München 1968.
-, The Mosaics of Norman Sicily, London 1979.
Elbern, V.H., Ikonen. Aus der Frühchristl.-Byzantinischen Sammlung, Staatl. Museen, Berlin 1970.
Felicetti-Liebenfels, W., Geschichte der Byzantinischen Ikonenmalerei, Olten/Lausanne 1956.
Goldschmidt, A. / Weitzmann, K., Die Byzantinischen Elfenbeinskulpturen des X.—XIII. Jahrh., Berlin [2]1979.
Grabar, A., Les Revêtements des Icones Byzantines du Moyen Age, Venedig 1975.
-, Mittelalterliche Kunst Osteuropas, Baden-Baden 1979.
-, Venedig und seine Kunstschätze, Stuttgart 1963.
Hahnloser, H., u.a., Il Tesoro di San Marco. La Pala d'oro, Florenz 1965.
-, Il Tesoro di San Marco. Il Tesoro e il Museo, Florenz 1971.
Lange, R., Die Byzantinische Reliefikone, Recklinghausen 1964.
Mango, C., The Mosaics of St. Sophia at Istanbul, in „Dumbarton Oaks Studies VIII.“, Washington, D.C. 1962.
-, *u.a.,* The Mosaics and Frescoes of St. Mary Pammakaristos (Fethiye Camü) at Istanbul, in „Dumbarton Oaks Studies XV.“, Washington, D.C. 1978.
Müller, P.J., Byzantinische Ikonen, Genf 1978.
Ross, M.C., Catalogue of the Byzantine and Early Mediaeval Antiquities in the Dumbarton Oaks Collection, vol. I, Metalwork, Ceramics, Glass. Glyptics, Painting, Washington, D.C. 1962.
Schnitzler, H., u.a., Skulpturen, Elfenbein etc., Sammlung E. und M. Kofler-Truniger, Luzern 1964.
Sotiriou, G. und M., Ikonen vom Berg Sinai, Bd 1: Tafeln, Bd 2: Text in Griechisch, Athen 1956/1958.
Underwood, P., The Kariye Djami, Bde 1—3, New York 1966.
Volbach, F. / Salles, G. / Duthuit, G., Art Byzantine, Paris 1978.
Weitzmann, K., Die Ikone. Bildkunst der Ostkirche vom 6. bis 14. Jahrh., München 1978.
-, Spätantike und frühchristliche Buchmalerei, München 1977.
-, The Monastery of Saint Catherine at Mount Sinai. The Icons, Bd 1: From the Sixth to the Tenth Century, Princeton 1976.
-, *u.a.,* Frühe Ikonen. Sinai, Griechenland, Bulgarien, Jugoslawien, Wien/München 1965.
Wessel, K., Die Byzantinische Emailkunst, Recklinghausen 1967.

Die Ikonen Georgiens und Rußlands

Amiranachvili, S., Das Triptychon von Khakhuli, Tiflis 1972.
-, Les émaux de la Géorgie, Paris 1962.
Jeckel, S., Russische Metall-Ikonen, Bramsche 1980.
Mainka, R.M., Andrej Rublev's Dreifaltigkeitsikone. Geschichte, Kunst und Sinngehalt des Bildes, Ettal 1964.
Sakvarelidze, G. / Alibegašvili G., Die Geor-

gische Ikone als Relief und Gemälde (Text in Russisch), Tiflis 1980.
Schmidt-Voigt, J., Russische Ikonen. Lebendige Vergangenheit, München 1978.
Tchubinashvili, G.N., Die georgische Reliefikone vom VIII.—XVIII. Jahrh., Tiflis 1957.
-, Die georgische Reliefikone (Bd. 1: Text in Russisch; Bd. 2: Illustrationen), Tiflis 1959.
-, Ein Elfenbeintriptychon aus Racha, in „Voprosy istorii iskusstva", Bd. 1 (Text in Russisch), Tiflis 1970.

Die Ikonen der Balkanhalbinsel und der griechischen Inseln, Teil I

Chatzidakis, M., À propos de la date et du fondateur de St. Luc en Phocide, in „Cahiers archéologiques" Nr. 19, Paris 1969.
-, Aspects de la penture murale en Grèce au XIII siècle. L'art byzantin du XIII siècle, Belgrad 1967.
-, Classicisme et tendances populaires au XIV siècle, Bukarest 1977.
-, L'évolution de l'icone aux XI—XIII siècle et la transformation du templon, Athen 1979.
Djurić, V., Die Byzantinischen Fresken in Jugoslawien, München 1975.
-, La peinture murale byzantine, XII-XIII siècle, Athen 1979.
-, Les icones de Yougoslavie, Belgrad 1961.
Grabar, A., Les sculptures byzantines du Moyen Age, vol. II, Paris 1976.
Radojčić, S., Ikonen, Herrsching am Ammersee 1975.
-, Die Ikonen Serbiens und Makedoniens, Belgrad 1963.
-, Majstori starog srpskog slikarstva, Belgrad 1955.
Velmans, T., Deux églises byzantines du début du XIV siècle en Eubée, „Cahiers archéologiques" Nr. 18, Paris 1968.
Weitzmann, K., Byzantium and the West around the Year 1200, in „The Year 1200. A Symposium, Metropolitan Museum of Art", New York 1975.
-, Die Ikone. Bildkunst der Ostkirche vom 6. bis 14. Jahrh., München 1978.
-, /*Chatzidakis, M.* / *Radojčić, S.*, Le Grand Livre des icones, Paris 1978, New York 1980.

Die Ikonen der Kreuzfahrer

Weitzmann, K., Byzantium and the West around the Year 1200, in „The Year 1200. A Symposium, Metropolitan Museum of Art", New York 1975.
-, Four Icons on Mount Sinai: New Aspects in Crusader Art, in „Jahrbuch der Österreichischen Byzantinistik", Nr. 21, Wien 1972.
-, Icon Painting in the Crusader Kingdom, in „Dumbarton Oaks Papers", XX., Washington 1966.
-, Thirteenth Century Crusader Icons on Mount Sinai, in „The Art Bulletin", XLV., New York 1963.

Die Ikonen der Balkanhalbinsel und der griechischen Inseln, Teil II

Bogdanović, B. / *Djurić, V.* / *Medacović, D.*, Hilandar. Das serbische Athos-Kloster. Auf dem Heiligen Berg, Königstein 1979.
Chatzidakis, M., Études sur la peinture post-Byzantine, London 1976.
—, Icones de St. Georges des Grecs de la collection de l'Institut, Venedig 1962.
—, Les débuts de l'école crétoise et la question de l'école dite „italogreque", Venedig 1964.
—, Recherches sur le peintre Théophane le Crétoise, in „Dumbarton Oaks Papers", Washington 1969—1970.
Ćorović-Ljubinković, M., Srednjovekovni duborez u istočnim oblastima Jugoslavije, Belgrad 1965.
Djurić, V., U potrazi za delom slikara Andrije Raičevića, in „Starine Crne Gore I", Cetinje 1963.
Kajamaković, Z., Georgije Mitrofanović, Sarajewo 1977.
-, Kozma — Jovan, in „Zbornik za likovne umetnosti Matice srpske", Nr. 13, Novi Sad 1977.
Mazalić, D., Slikarska umjetnost u Bosni i Hercegovini u tursko doba, Sarajewo 1965.
Milosevic, D., Die Heiligen Serbiens, Recklinghausen 1968.
Mirković, L., Ikone manastira Dečana, in „Starine Kosova i Metohije", Bde. II—III, Priština 1963.
-, Sarine fruškogorskih manastira, Belgrad 1931.
Petković, S., Delatnost popa Strahinje iz Budimlja, in „Starine Crne gore", Bd. I, Cetinje 1963.
Skovran, A., Ikonostas crkve Svetog Nikole u podvrhu i njegov tvorac, in „Zograf", Nr. 4, Belgrad 1972.
Teodorović-Sakota, M., Zograf Longin, slikar i književnik XVI veka, in „Srpska književnost u književnoj kritici", I, Stara književnost, Belgrad 1965.
Weitzmann, K., Aus den Bibliotheken des Athos, Hamburg 1963.

Die Ikonen der Walachei und der Moldau-Provinz

Dojanski, Ana / *Simion, Victor*, Cultura bizantină în România, Bukarest 1971.
-, Arta în epoca lui Vasile Lupu, Bukarest 1979.
Iorga, N., Les arts mineurs en Roumanie, I., Icones, Bukarest 1934.
-, Byzance après Byzance, Continuation de l'histoire de la vie byzantine, Bukarest 1935.
Niculescu, C., Icoane vechi româneşti, Bukarest 1976.
Vătăşianu, V., Istoria artei feudale în Tările Române, I., Bukarest 1958.
Voinescu, V., Scoala de pictură de la Hurezi, in „Omagiu lui George Oprescu cu prilejul împlinirii a 80 de ani", Bukarest 1961.
-, Pîrvul Mutu zugravu, Bukarest 1968.

QUELLENHINWEISE

Die Abkürzungen o, u, r, l bezeichnen den Standort einer Abbildung auf der jeweiligen Seite (oben, unten, rechts, links)

Aurora, Leningrad 30—31 35 38 (Photo Tarasova) 55 56 60u 61 80 81 82 253 254 255 266 267 274 275 277
Azienda Autonoma di Soggiorno e Turismo, Cortona 36

Basilica pontificia di San Nicola, Bari 157
Bayerische Staatsbibliothek, München 26
Böhm, Osvald, Venedig 40 41 461

Chatzidakis, Manolis, Athen 152 153 154 166u 167 319 336or 359 360
Cleveland Museum of Arts, Cleveland 7
Comanescu, Alexandru, Bukarest 381—411

Drnkov, Blagoje, Skoplje 72 148 149 158 168 171 172r 174 175 186 1931 195
Derlemenko, Ievgenije Anatolijević, Kiew 93—127
Dumbarton Oaks Collection, Washington 25 45 50 59 68a 68b 69 701 71r 81

Griechische Nationalbank, Athen 320 330 331 332 333 358 365 368

Isskustvo, Moskau 256 257 259 260 261 262 263 264 265 268 269 270 271 272 273 278—303
Istituto ellenico di Studi bizantini e post-bizantini, Venedig 324 325 328 3361 356 357 363 364

Jovanović, Arsenije, Belgrad 151 159 162 169 170o 170u 172l 173o 180r 181l u. r 182 184 185 187l u. r 193r 194 196 198 276 338 340 341 343 344 345 346 347 349l u. r 351ol u. u 352 353 354 369u 370u
Jugoslavenska Revija, Belgrad 370o 371

Kontos, Nikos, Athen 145 164 165 327 334 335
Koprolčec, Željko, Zagreb 163, mit freundlicher Genehmigung des Museums für kroatische Geschichte

Melissa (Foto), Athen 146o
Metropolitan Museum of Art, New York 29, 321
Meyer (Foto), Wien 27, 322—323 © Kunsthistorisches Museum, Wien
Museo archeologico, Istambul 44ur 46r

Paul Getty Museum, Malibu, Californien 6
Popović, Branko, Sarajewo 318 321, mit freundlicher Genehmigung der altserbischen Kirche, Sarajewo 326, mit freundlicher Genehmigung des Franziskanerklosters, Dubrovnik
Princeton University, Department of Art Archaeology, Princeton, New Jersey 28 34

48 49 50 51 57 58 62 63 64b 66o u. u 70—71 209—235

Rampazzi, G., Turin 317, mit freundlicher Genehmigung der Galleria Sabauda, Turin

Savio, Oscar, Rom 32—33 76

Scala, Florenz 42u 43 47 52u 53 64o 74 75 155 178 179 329 337 366

Service de documentation photographique de la Réunion des Musées nationaux, Paris 42o 65, mit freundlicher Genehmigung des Musée du Louvre

Srpska knjizevna zadruga, Photo Tasic, Belgrad 192r 197

Staatliche Museen, Bildarchiv Preußischer Kulturbesitz, Berlin 8 54

Staatsbibliothek, Bamberg 37

Szelenyi, Karoly, Budapest 60o, mit freundlicher Genehmigung des christlichen Museums, Esztergom

Tasić, Dušan, Belgrad 146u 147 160 161 176 176—177 188 189 190 191 199 339 342 348 350 351or 369o

Turistička štampa, Belgrad 180l

Tzaferis, E., S. A., Athen 192l 355 362 367

Victoria and Albert Museum, London 39 44or u. l 77

Weitzmann, Kurt, Princeton, New Jersey 9 10

Xiloris, M., Hiraklion, Kreta 361

Zaharion, Athen 150

Zigrossi, P., Rom 156 mit freundlicher Genehmigung der Vatikanischen Museen

INHALT